内科疾病及相关诊疗技术进展

（第2版）

主　编　李晓明　范贤明　徐　勇

北京大学医学出版社

NEIKE JIBING JI XIANGGUAN ZHENLIAO JISHU JINZHAN

图书在版编目（CIP）数据

内科疾病及相关诊疗技术进展 / 李晓明，范贤明，徐勇主编．—2 版．—北京：北京大学医学出版社，2019. 12（2025. 7 重印）
全国高等医学院校教材
ISBN 978-7-5659-2124-7

Ⅰ．①内…　Ⅱ．①李…②范…③徐…　Ⅲ．①内科－疾病－诊疗－高等学校－教材　Ⅳ．① R5

中国版本图书馆 CIP 数据核字（2019）第 266113 号

内科疾病及相关诊疗技术进展（第 2 版）

主　　编： 李晓明　范贤明　徐　勇
出版发行： 北京大学医学出版社
地　　址：（100191）北京市海淀区学院路 38 号　北京大学医学部院内
电　　话： 发行部 010-82802230；图书邮购 010-82802495
网　　址： http://www.pumpress.com.cn
E-mail： booksale@bjmu.edu.cn
印　　刷： 北京溢漾印刷有限公司
经　　销： 新华书店
责任编辑： 刘　燕　靳　奕　**责任校对：** 靳新强　**责任印制：** 李　啸
开　　本： 787 mm × 1092 mm　1/16　**印张：** 33　**字数：** 865 千字
版　　次： 2019 年 12 月第 2 版　2025 年 7 月第 5 次印刷
书　　号： ISBN 978-7-5659-2124-7
定　　价： 98.00 元

编委会名单

第2版前言

内科学与基础医学和临床医学其他各学科之间关系密切，是临床医学中的核心学科，它涉及面广、系统性强，在临床医学中起着举足轻重的作用。内科学所阐述的内容在临床医学的理论和实践中具有指导意义，是学习和掌握其他临床学科的重要基础。

全国高等医学院校教材的《内科学》更新周期相对较长，所阐述的内容相对有限，并不能完全满足临床需要；目前我国年轻临床医生工作任务繁重，没有足够的时间和精力去了解和掌握内科各亚专业的研究进展。在这种背景下，我们编写了这本《内科疾病及相关诊疗技术进展》，旨在及时反映内科学各领域的新进展。第1版出版后，获得一线教师和学生的欢迎。第2版延续了第1版的精神，注重实用性和先进性并重，很多内容在全国高等医学院校教材中未涉及或涉及很少。本书主要供五年制、七年制、八年制医学生，临床医学专业研究生，住院医师规范化培训生，主治医师，高年资的住院医师使用。希望本书的出版能为读者在短时间内掌握内科学的新进展提供帮助。

编写本书的诸多同仁们凭借对专业的热忱，夜以继日忘我地奋战在临床一线。他们有着丰富的临床经验，且时时把握内科学的最新研究动态和进展。相信本书的再次出版必将使读者受益匪浅。

我们向为本书付出大量心血的作者们致以衷心的感谢，也感谢帮助我们实现此书出版的编辑们和出版社。本书在编写过程中，得到了西南医科大学领导的鼓励和支持，内科学教研室秘书石敏、范运斌对稿件的收集整理付出了辛勤的劳动，特此一并致谢！

由于时间仓促，加之我们水平有限，书中难免存在不足和错误之处，希望广大读者不吝指教，以便继续改进。

李晓明

2019年10月于泸州

目 录

第一章 呼吸系统疾病及相关诊疗技术进展

肺功能检查的临床应用

一、肺功能检查的适应证和禁忌证

自从1846年Hutchinson诊断阐述了可以通过肺量测定法测定肺活量后，经过100多年的发展，肺功能检查成为临床上诊断胸、肺疾病及呼吸生理的重要检查内容，对于早期检出肺、气管病变，诊断气道病变的部位，鉴别呼吸困难的原因，评估疾病的病情严重程度及预后，评定药物或其他治疗方法的疗效，评估胸、肺手术的耐受力，评估劳动强度及耐受力，以及指导危重患者的监护等，肺功能检查均是必不可少的内容。

1．肺功能测定的适应证　①呼吸功能的评价，利用肺功能检测结果可对受试者呼吸功能进行评价，明确其呼吸功能是否减损、减损程度、减损类型等；②疾病的诊断、病情评估、干预策略的制定，如呼吸困难的鉴别、外科术前评估、内科呼吸系统疾病干预治疗后的疗效判断等；③肺切除术及上腹部手术前的肺功能评估，这样可以帮助规避手术风险；④康复方法的选择或运动处方的确定；⑤职业病伤残等级评估及劳动能力的鉴定。

2．肺功能测定的禁忌证　对有下列情形者，酌情考虑或在呼吸内科会诊后决定是否进行肺功能检查：①活动性咯血、活动性肺结核；②未行胸腔闭式引流的气胸、用力呼吸测试可能会加剧心绞痛或引起血压改变的心血管疾病或者最近新发的心肌梗死或肺栓塞；③胸部、上腹部或者头颅的血管瘤（胸膜腔内压增高有引起破裂的危险）。

二、肺功能检查的常用指标及其临床意义

（一）肺容量指标

肺内气体含量称为肺的容量。随着呼吸运动及其幅度的变化，肺的容量相应改变，据此可分为四种基础肺容积（basal lung volume）和四种基础肺容量（basal lung capacity）。肺容量的大小与被测者的年龄、性别、身高、体重、体位等相关。衡量肺容量是否正常应将实测值与预计值比较，如降低不超过预计值的20%被认为是正常的。

1．潮气量（tidal volume，TV）　指平静呼吸时每次吸入或呼出的气量，用于计算每分通气量和调节呼吸机，安静状态下TV大致是稳定的。一般阻塞性通气功能障碍的患者，为减少气流阻力，常采用深慢呼吸，潮气量较大；限制性通气功能障碍的患者，为克服增加的肺组织阻力，常采用浅快的呼吸，潮气量减小。

2．补呼气量（expiratory reserve volume，ERV）　平静呼气末作用力呼气时能继续呼出的最大气量，与通气储备有关，一般占肺活量（vital capacity，VC）的1/3。严重的阻塞性通气障碍和部分限制性通气障碍（如肥胖、腹水等）患者此比例可严重缩小。因该指标受体位等多种因素影响，在正常人群中波动范围较大，临床价值不大。

3．补吸气量（inspiratory reserve volume，IRV）　平静吸气后所能吸入的最大气量，与通气储备有关。

4．残气量（residual volume，RV） 最大用力呼气后肺内不能呼出的气量，意义同功能残气量，但在肺阻塞性通气功能障碍疾病患者中的变化常常更显著。

5．功能残气量（functional residual capacity，FRC） 平静呼气后肺内所含有的气量，FRC=ERV+RV，肺限制性通气功能障碍时减少，肺阻塞性通气功能障碍时可增加。FRC 的存在可保持动脉血氧分压的稳定，不至于随每次呼吸产生较大波动，但过大的 FRC 会稀释吸入的新鲜空气，不利于气体交换。

6．深吸气量（inspiratory capacity，IC） 平静呼气后能吸入的最大气量，与通气储备有关，一般 IC 占 VC 的 2/3，多数肺限制性通气功能障碍疾病和严重的肺阻塞性通气功能障碍疾病患者存在 IC 的下降，一般在临床上应用较少。

7．肺活量（vital capacity，VC） 最大吸气后能呼出的最大气量，为临床最常用指标之一，减少见于肺的肺限制性通气功能障碍和严重肺阻塞性通气功能障碍疾病，如肺组织的扩张或回缩受限、肺部分切除术、呼吸道阻塞、呼吸肌疲劳等。对于肺限制性通气功能障碍，VC ＜预计值的 80% 为轻度限制性功能障碍，VC ＜预计值的 40% 为重度，两者之间为中度。对于肺阻塞性通气功能障碍的轻中度阶段，通过呼吸形式的代偿，肺活量可保持正常；但严重阻塞性通气功能障碍患者，即使缓慢呼气，气体也不能全部呼出，常出现 VC 下降，并出现内源性呼气末正压通气（positive end-expiratory pressure，PEEP）。

8．肺总量（total lung capacity，TLC） 深吸气后肺内所含有的总气量。TLC 增大反映肺组织弹性减退，TLC 正常说明肺组织弹性正常，TLC 下降反映肺容积减少和胸廓 - 肺组织的弹性增加。阻塞性肺疾病时 TLC 增加，且 RV/TLC 比值增加幅度反映气流阻塞的程度。

其中，TV、IRV、IC、ERV、VC 可通过肺量计或流速描计议直接测定出来；而 RV、FRC、TLC 均含有无法直接测定的残气量部分，需通过标记气体分析等方法间接换算出来。

（二）肺通气指标

肺通气的主要作用是吸入外界的氧气和排除肺内的二氧化碳，肺通气的指标包括静息通气量指标和用力通气量指标。

1．每分通气量（minute ventilation，VE） 静息状态下每分钟呼出的气量，所以也称静息通气量 VE = TV × RR（RR 为呼吸频率），约为 6 L，是人工机械通气时常用的指标。

2．无效腔通气量（dead space volume，VD） 每次呼气末能达到肺泡进行气体交换的无效气量，包括解剖无效腔和生理无效腔，肺部疾病时常增加。通常用无效腔通气量与潮气量的比值（VD/TV）反映每次肺通气效率的高低，比值越高，肺通气效率越低。正常人 VD 为 150 ml，VD/TV 约为 0.3。

3．肺泡通气量（alveolar ventilation，VA） 指静息状态下每分钟吸入的气体能达到肺泡进行气体交换的有效气量，VA=（TV – VD）× f（f 为呼吸频率），反映有效的通气量。

4．用力肺活量（forced vital capacity，FVC） 最大程度吸气后用最大努力快速呼气所能呼出的全部气量。因 FVC 明显受时间因素影响，在肺正常或肺限制性通气功能障碍患者中，由于气道阻力正常，FVC=VC；在肺阻塞性通气功能障碍患者中，VC 可正常，但 FVC 可明显下降，FVC ＜ VC。单纯的 FVC 下降缺乏特异性，需结合时间肺活量和肺容量的改变确定肺功能异常的类型。

5．第一秒用力呼气量（FEV_1） 最大程度吸气后用力快速呼气 1 秒所呼出的最大气量，系临床上最常用指标，重复性好，用力依赖性较强。它是判断气道可逆性的最常用指标，限制性和阻塞性通气功能障碍患者此指标均可下降。因 FEV_1 与最大通气量（maximal voluntary ventilation，MVV）有线性关系，FEV_1 可用来换算 MVV。

6．第一秒用力呼气量占用力肺活量百分率（FEV_1%） 即 FEV_1/FVC 比值，是判断有无阻塞性通气功能障碍的指标。FEV_1% 正常值＞75%，下降见于阻塞性通气功能障碍，FEV_1%＞90% 提示限制性通气功能障碍。

7．最大通气量（MVV） 单位时间内最大自主努力呼吸所达到的通气量，是判断阻塞性通气障碍程度和肺的储备功能的最可靠指标。反映呼吸系统整体效能（包括呼吸神经肌肉功能、胸和肺的顺应性、气道阻力等），用力依赖性强，阻塞性及限制性通气功能障碍均可致其下降。

8．最大呼气中期流量（maximal mid-expiratory flow，MMEF） 是用力呼气时呼出气量为肺活量的 25%～75% 区间的平均流量，MMEF 主要受小气道直径影响，下降见于小气道的气流阻塞，用力依赖性低。

9．呼气流量峰值（peak expiratory flow，PEF） 是用力呼气的最大流量，为简易通气指标，亦可反映咳嗽能力，用力依赖性强。下降见于阻塞性通气功能障碍和肺限制性通气功能障碍。

（三）弥散功能指标

气体分子由高分压向低分压区域转移的过程，称为气体弥散。肺内的气体弥散主要包括氧气和二氧化碳的弥散，它受气体的物理特性、弥散屏障的厚度和面积、气体分布、气体与血液接触的时间、通气 / 血流比例、血红蛋白浓度、弥散膜两侧的压力差、温度等因素影响。因 CO 与血红蛋白的结合能力为氧气的 200 倍，临床上采用测定 CO 弥散反映肺组织气体交换功能。

1．肺 - 氧化碳弥散量（diffusing lung capactiy for carbon monoxide，DLCO） 单位时间单位压力差时 CO 透过肺呼吸膜的量，正常值为 20 ml/（min · mmHg），受肺泡 - 毛细血管膜弥散能力、通气血流比例、血红蛋白、心排出量等因素影响。下降常见于肺容量（弥散面积）减少、肺间质病变（肺泡结构破坏、毛细血管阻塞、肺间质水肿或纤维化等）及贫血等。

2．DLCO/V_A 每升肺泡气量的一氧化碳弥散量（DLCO）。V_A 为肺泡通气量，正常值为 5 ml/（min · mmHg）。经肺泡容积矫正，它可用来鉴别肺容量减少与肺泡膜病变所致的弥散功能下降。

（四）气道阻力指标

1．气道阻力（airway resistance，Raw） 气体通过气道所消耗的压力与气体流速的比值，Raw =（Pao － Palv）/F，通常 Raw ＜ 0.2 cmH_2O/（L · s），增加提示气道阻塞。此指标受肺容量影响（成反比）。Pao 为气道口腔压，Palv 为肺泡内压。

2．气道传导率（airway conductance，Gaw） Raw 的倒数。

3．比气道传导率（specific airway conductance，sGaw） sGaw = Gaw/Vtg，经胸腔气量矫正，减少提示气道阻塞。Vtg 为胸腔内气体容积。

4．比气道阻力（specific airway resistance，sRaw） sRaw = Raw × Vtg，经胸腔气量矫正的 Raw，增加提示气道阻塞。

三、通气功能障碍的类型

肺通气的主要作用是摄取氧和排出二氧化碳，以保持正常的动脉血气水平。除非是存在动静脉分流，通常情况下，只要通气功能正常，即使换气功能稍差，也不会引起明显的缺氧。肺通气功能检查是呼吸功能检查中最主要也是最常用的部分，它包括VE、最大通气量（MVV）、最大呼气流量-容积曲线（maximum expiratory flow volume，MEFV曲线）、用力肺活量-时间曲线（FVC-t曲线）、肺泡通气量等。我们通过测定上述反映通气功能的参数，可以判定通气功能是否异常，以及其异常的程度，另外在临床工作中，我们为了寻找病因及有针对地治疗，常规地将多项结果综合起来，判断通气功能障碍的类型。

气道阻塞引起的通气功能障碍称为阻塞性通气功能障碍，主要见于慢性阻塞性肺疾病。在FVC下降的情况下，若$FEV_1\%$下降，即为阻塞性通气功能障碍，此时也伴随MEFV曲线的典型阻塞性改变。小气道的轻度阻塞性通气，通过深慢呼吸的代偿，肺容量指标VC、RV、FRC、TLC无变化，仅出现FEV_1和$FEV_1\%$轻度下降，且伴随MEFV曲线中、低容量时形态和流速的改变；但阻塞加重后深慢呼吸已不能维持正常的肺容积水平，可出现RV、FRC和RV/TLC升高，但缓慢呼气可呼出所有气体，VC变化不大，FEV_1和$FEV_1\%$轻度到中度下降，伴随MEFV曲线中、低容量时形态和流速的明显改变。严重阻塞时由于气道结构的严重破坏，用力快速呼气的整个过程中呼气流速显著受限，FEV_1和$FEV_1\%$重度下降，伴随整个MEFV曲线形态和流速的明显改变。在TLC位置时，气道即处于非常显著的阻塞状态，迅速出现大量气体陷闭于肺泡，FVC明显小于VC，VC也相对下降，RV、FRC和RV/TLC等容量指标明显升高。无论何种程度的阻塞性通气，由于用力呼吸受限，多伴随MVV的下降，FVC < VC。对于中等气道的阻塞，见于重度慢性支气管炎、支气管哮喘、肺气肿、支气管扩张等，其变化与小气道阻塞相似，并且常合并中、重度小气道阻塞，呼气初期即处于明显的阻塞状态，并持续整个呼气过程，因此FEV_1占预计值百分比、$FEV_1\%$显著下降；而大气道阻塞只要出现轻微阻塞即可导致FEV_1占预计值百分比、$FEV_1\%$显著下降，并且MEFV曲线出现特征性变化。

肺限制性通气功能障碍主要见于肺间质疾病、肺占位性病变、胸膜疾病、胸腔积液、胸壁和脊柱疾病、肺切除术后、肥胖等肺扩张受限引起的通气功能障碍。在该类患者中，FVC下降，$FEV_1\%$正常或增加，或用力呼气量提前完成，不同肺容积流速皆等比例下降，MEFV曲线的形态与正常相似或曲线更陡直，这与阻塞性通气功能障碍有明显的不同。肺容量指标VC、RV、FRC、TLC下降，VC = FVC。

如果同时存在气流的阻塞和胸、肺组织病变，则表现为混合性通气功能障碍，其特点是存在阻塞性改变，即$FEV_1\%$下降，但FVC和VC下降较单纯阻塞性疾病更显著；或存在限制性改变，即FVC和VC明显下降，但$FEV_1\%$的下降较单纯限制性疾病更显著。结合肺容量和气速指数判断更有价值。

不同类型的通气功能障碍的区别见表1-1、图1-1。

表1-1 不同类型通气功能障碍的区别

类型	FVC	FEV_1	FEV_1/FVC	RV	VC
阻塞性	—/↓	↓	↓	↑	—/↓
限制性	↓	—/↓	—/↓	—/↓	↓
混合性	↓	↓↓	↓	?	↓

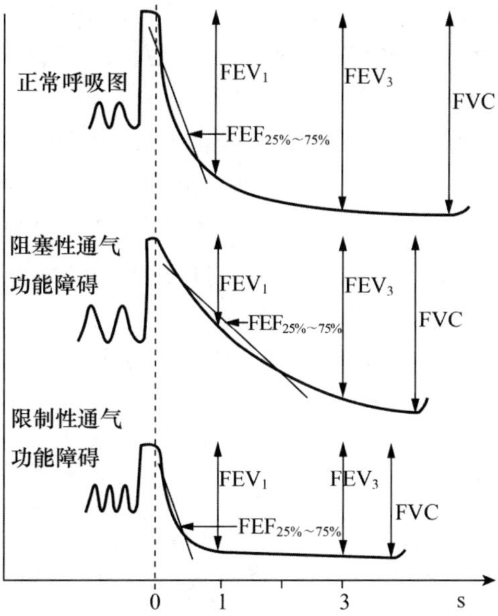

图 1-1　不同类型通气功能障碍的区别

四、小气道的概念与测定指标

小气道（small airway）是指吸气状态下直径≤ 2 mm 的气道，包括细支气管和终末细支气管。小气道管壁弹力纤维呈放射状向外发展，与周围肺泡壁的弹力纤维相连，形成网状结构，因此小气道口径直接受肺容积大小的影响。小气道的功能改变并不一定反映小气道的病变，只有排除了肺组织的弹性减退才能认为小气道功能反映小气道病变，所以需要同时测定小气道功能和肺的静态顺应性才能判断是否存在小气道病变。

小气道功能障碍不具有特异性，一些慢性非特异性炎症性肺疾病使小气道黏膜充血、水肿、痰栓形成，以及肺组织弹性减退使得小气道的口径减小均可使小气道功能出现异常，临床上常见于慢性阻塞性肺疾病、支气管哮喘病变早期、间质性肺疾病、肺水肿等患者，以及长期吸烟人群。

临床常用的小气道功能测定指标包括以下几个。

1．流量 - 容积曲线　该方法简便易行，可重复性好，在临床中应用广泛，几乎取代了其他传统测定方法。确切地说，小气道功能指标的改变反映的是病变早期的小气道功能。在高容量位置时，由于肺组织的牵拉作用，小气道处于扩张状态，流量基本正常；但在低容量时，由于小气道结构破坏或肺组织弹力下降，在气道外压作用下，小气道内径缩小或陷闭，呼气阻力增加，流量下降。一般认为 50% 和 25% 肺活量时的最大呼气流量（V_{50}、V_{25}）反映小气道功能，在小气道或肺组织的轻微病变时，仅有 V_{50}、V_{25} 下降，最大呼气流量（V_{max}）、75% 肺活量时的最大呼气流量（V_{75}）无明显变化；在严重小气道病变或肺组织弹性减退时，才会出现 V_{max} 和 V_{75} 的显著变化。在图形的形态上表现为高容积图形基本正常，但低容积出现凹陷性改变。若同时测定肺静态顺应性正常，则考虑小气道病变可能性大，反之则考虑肺弹性减退，小气道陷闭，或小气道病变同时存在。

2．最大呼气中期流量（MMEF）　是指在 FVC 曲线上，用力呼出气量在 25% ～ 75% 区间的平均流量。与低位肺容量位的流量相似，MMEF 主要受小气道直径的影响，流量下降反映小气道的气流阻塞，同样需同时测定肺的静态顺应性来判断小气道功能改变的原因。

3．闭合气量（closing volume，CV）和闭合容量（closing capacity，CC） CV 是指平静呼气过程中小气道开始关闭时还能呼出的最大气量。CC 是指小气道开始关闭时所测得的肺容量。当小气道病变时，其口径变小，呼气过程中提前关闭，因此 CC 和 CV 增大。为排除肺容积对气道关闭的影响，常用 CC/TLC 或 CV/VC 的百分比来判断气道陷闭情况，比值增加提示了小气道过早关闭。正常年轻人 CV/VC 的百分比为 5% ～ 10%，此值随年龄增加而增长，80 岁时可达 30%。

4．其他 另有动态顺应性和氦 - 氧流量 - 容积曲线等方法，但临床甚少开展，此处不详述。

五、气道反应性测定

气道反应性（airway responsiveness）是指气管和支气管对各种物理、化学、药物以及变应原等刺激引起的气道阻力变化的反应。气道高反应性（airway hyperresponsiveness，AHR 或 bronchial hyperresponsiveness，BHR）是指少量的这些刺激即可引起气道过快、过强的收缩反应，导致气道管腔狭窄和气道阻力明显增高。气道高反应性是支气管哮喘的主要病理生理特征和诊断依据。临床上，通过支气管激发试验或舒张试验来测定气道反应性。

（一）支气管激发试验

1．适应证

（1）支气管哮喘，包括咳嗽变异性哮喘、职业性哮喘等。

（2）伴有气道反应性增高的其他疾病，如过敏性鼻炎、慢性支气管炎、病毒性上呼吸道感染、过敏性肺泡炎、热带嗜酸细胞增多症、肺囊性纤维化（cystic fibrosis，CF）、结节病、支气管扩张、急性呼吸窘迫综合征（acute respiratory distress syndrom，ARDS）、心肺移植术后、左心衰竭，以及长期吸烟、接触臭氧等也可能出现 BHR。

（3）肺通气功能正常或仅有轻度气道阻塞（FEV_1 ＞ 70% 预计值）。

2．禁忌证

（1）绝对禁忌证 ①对诱发剂吸入明确过敏；②基础肺通气功能损害严重（FEV_1 ＜ 50% 预计值）；③心功能不稳定，近期内（＜ 3 个月）有心肌梗死或正在使用拟副交感神经药物、心动过缓、严重心律失常等；④严重的高血压；⑤近期脑血管意外；⑥确诊主动脉瘤；⑦严重甲状腺功能亢进症；⑧不能解释的荨麻疹；⑨不适宜测定用力肺活量（如肺大疱、气胸等），不宜采用用力肺活量法测定呼吸流速。

（2）相对禁忌证 ①基础肺功能呈中度下降（FEV_1 ＜ 70% 预计值）；②肺通气功能检查已诱发气道阻塞发生；③近期呼吸道感染（＜ 4 周）；④癫痫需用药物治疗；⑤哮喘发作加重期；⑥妊娠期妇女。

3．激发试验过程中可能出现的症状

（1）气道痉挛的症状 如咳嗽、胸闷、气促、喘鸣。此时以伴通气功能下降为特征。气道痉挛症状经吸入 β_2 受体激动药吸入剂可迅速缓解。

（2）非气道痉挛的症状 如咳嗽、声嘶、咽痛（咽喉部及声带受刺激导致充血、水肿所致）、头痛、面红等，但不伴有通气功能的降低。吸入组胺引起的这些症状较醋甲胆碱稍多。非气道痉挛症状多数经休息后 15 ～ 30 分钟，可自行缓解，小部分可延长至 2.5 ～ 4

小时。

对于特异性激发试验，应特别重视迟发相气道反应的发生，并严密观察至少 24 小时。

4．吸入性支气管激发试验　吸入性支气管激发试验是临床及实验中采用最为普遍的方法。包括各种吸入非特异性激发物，如组胺、醋甲胆碱、乙酰胆碱、腺苷、白三烯 E_4、高渗盐水、低渗盐水、冷空气，以及尘螨、花粉、动物皮毛等特异性抗原刺激物。通过刺激物的量化测量及与其相应的反应程度，还可判断气道高反应性的程度。雾化吸入是通过雾粒（携带激发药物的载体）在支气管树及肺泡的沉积而起作用，雾粒直径的大小、吸气流速以及气道的通畅性均可影响雾粒在气道的沉积，从而影响气道反应性。

测试前受试者应在实验室休息至少 15 分钟。应详细了解受试者的病史、是否曾经做过激发试验及其结果、是否有严重的气道痉挛发生，并做体格检查，排除所有激发试验的禁忌证。

受试者在检查前 48 小时停用抗组胺药物（如氯苯那敏、异丙嗪）、色甘酸钠及皮质激素类药物。12 小时前停用支气管扩张剂（如氨茶碱、沙丁胺醇、盐酸丙卡特罗等）。对于复查的患者，重复试验应选择每天相同的时间进行，以减少生物钟的影响。吸入性支气管激发试验的测定常用的吸入方法：① Chai 测定法（5 次间断深吸气法）；② Yan 测定法（简易手捏式雾化吸入法）；③ Cockcroft 测定法（潮气吸入法）；④滝岛任法（强迫振荡连续描记呼吸阻力法）。

（1）激发试验程序　①测定基础肺功能，FEV_1 实测值 / 预计值≥ 70%，可选为受试者。②经口吸入激发物稀释液作为对照，让患者认识吸入刺激物的过程，熟悉吸入方法；观察稀释液是否对肺通气功能有所影响，作为以后吸入激发物的对照。③从最低激发浓度（剂量）起，依次以双倍的浓度（剂量）递增吸入刺激物，吸入后 60 ～ 90 秒，测定肺功能，直至肺功能指标达到阳性标准或出现明显的不适及临床症状，或吸入最高浓度的激发剂仍呈阴性反应时，停止激发剂吸入。若受试者身体状况良好、无明显喘息病史，为加快试验进度，可采用 4 倍浓度（或剂量）递增的方式吸入刺激物。但当其气道功能指标改变达到预期值的一半时，应恢复为原 2 倍浓度递增方式吸入。例如，以 4 倍递增吸入方法激发后，FEV_1 较基础值下降＞ 10%（预期值为下降 20%），则改为 2 倍递增方法继续吸入。④若激发试验阳性且伴明显气促、喘息，应予支气管舒张剂吸入以缓解受试者症状。

（2）测定指标及结果判断

1）测定指标：常用的测定指标及其改变值的计算方法以 FEV_1、PEF、sGaw 最常用。FEV_1 重复性好，结果稳定；PEF 测定简单方便，不受场地限制，与 FEV_1 有较好的相关，适于流行病学调查，但其质控略逊于 FEV_1；sGaw 灵敏性好，但重复性稍差。

2）定性判断：在试验过程中，当 FEV_1、PEF 较基础值下降≥ 20%，或 sGaw 下降≥ 35% 时，可判断为激发试验阳性，即气道反应性增高；如果吸入最大浓度后，这些指标仍未达上述标准，则为气道反应性正常，激发试验阴性。

无论激发试验结果阴性或阳性，均应排除影响气道反应性的因素。对于结果可疑者（如 FEV_1 下降 15% ～ 20%，无气促、喘息发作），可预约 2 ～ 3 周后复查，必要时 2 个月后复查。

3）定量判断：①累积激发剂量（provoking dose，PD）或累积激发浓度（provoking concentration，PC），PD 或 PC 可用于定量判断气道反应性，为目前最常用的定量指标。如 PD_{20}-FEV_1 是指使 FEV_1 下降 20% 时累积吸入刺激物的剂量。BHR 严重程度依 PD_{20}-FEV_1（组胺）可分为四级：$PD_{20}-FEV_1$ < 0.1 mmol（0.03 mg）为重度BHR；0.1 ～ 0.8 mmol（0.03 ～ 0.24 mg）为中度BHR；0.9 ～ 3.2 mmol（0.25 ～ 0.98 mg）为轻度BHR；3.3 ～ 7.8 mmol（0.99 ～ 2.20 mg）为极轻度BHR。PD（PC）用于评价气道敏感性，其重复性好、特异性高。②阈值浓度（threshold concentration，TC），指连续测定3次肺功能（如FEV_1）的均值减去其两个标准差之值。TC灵敏度高，但特异度低。③剂量反应曲线斜率，是最后一个剂量相应的肺功能指标（如FEV_1）下降百分率与总吸入剂量之比。PD_{20}-FEV_1用于流行病学调查时，大多数正常人群因FEV_1下降少于20%而不能计算；而本法则可对所有人计算，不管其FEV_1下降多少。有报道称其与症状严重性的关系似乎优于PD_{20}-FEV_1。当试验后FEV_1无减少或增加时，斜率计算值为零或正数，为此将其转换为对数计算。

（二）支气管舒张试验

1．支气管舒张剂的选择　舒张支气管的药物，常用的有舒张支气管平滑肌的药物如β_2受体激动药、M受体拮抗药、茶碱等，以及消除气道黏膜水肿、减轻气道炎症而使气道通畅的药物如糖皮质激素等。可通过雾化吸入、口服、静脉等不同途径给药。其中雾化吸入β_2受体激动药因作用快速、疗效确切、使用剂量少、不良反应较小等优点被广泛使用。

（1）吸入型支气管舒张剂　吸入剂型包括定量气雾剂、干粉剂和悬液雾化吸入。药物以短效β_2受体激动药如沙丁胺醇及特布他林最为常用。所用剂量只为其口服剂量的1/10 ～ 1/20。一般吸入短效β_2受体激动药后5分钟内生效，达峰值浓度时间为15 ～ 30分钟。可依病情不同给予200 mg、300 mg、400 mg的沙丁胺醇。也可用M受体拮抗药，如异丙托溴铵40 ～ 80 mg吸入，15分钟起效，达峰值浓度时间为30 ～ 60分钟。

非选择性肾上腺素能兴奋剂如肾上腺素、异丙肾上腺素等的雾化吸入因其不良反应较多目前已基本弃用。

（2）非吸入型支气管舒张剂　通过口服或皮肤吸收、皮下注射、静脉注射等方式给予支气管舒张剂后，亦可测定支气管舒张的反应程度。对于部分对吸入型支气管舒张剂无反应或反应欠佳者可采用此方式进一步明确支气管的可舒张性，但该法起效较慢，需观察数小时、数天，甚至数周。

2．吸入药物的方法

（1）定量气雾剂单剂量吸入法　定量气雾剂单剂量吸入，让受试者张口从残气位或功能残气位开始经口做缓慢的深吸气（吸气时间1 ～ 2秒）、开始吸气后，操作者马上按下定量气雾药罐将药物释出，受试者吸入喷雾直至深吸气末（肺总量位），屏气5 ～ 10秒，或在没有感觉不适的情况下尽量屏息久些，然后才快速呼气至功能残气位。若需要多吸1剂，应间隔至少1分钟后再重新吸入。

该法为目前最为常用的方法，操作简便，价格便宜，适用于大多数受试者。对部分吸气动作配合欠佳者，可应用辅助吸入储雾罐（spacer），药物喷入罐后受试者只需用口含着储雾罐，做数个平静呼吸即可。

（2）干粉剂吸入法　受试者口含干粉吸入器，口角不能漏气。从残气位用口（不能用鼻）做深深地、缓慢地吸气（需保证有一定的气流速度，大于60 L/min）。该法吸入药物效果较好，结果稳定，尤适合于年老、体弱等患者。但年龄< 5岁的儿童因其吸气流速较小，不宜用此法。此外，干粉药物及其吸入器成本相对较高。

（3）潮气呼吸法　以平静、自然的潮气呼吸连续吸入雾化悬液，如5 ml沙丁胺醇雾化液（0.5%沙丁胺醇1 ml + 生理盐水4 ml）。该法适用于几乎所有受试者，吸入效果好，需时间较长。

3．受试者准备　试验前详细了解受试者的病史，尤其需了解其是否有对所用支气管舒张剂的过敏史，了解是否有严重心脏病史，体格检查心率＜ 120 次 / 分，肺功能基线检查的试验前准备同肺功能检查。

此外，支气管舒张试验前 4 ～ 6 小时，受试者需停止吸入短效 β_2 受体激动药。如为口服制剂的短效 β_2 受体激动药或氨茶碱，需停用 12 小时；长效或缓释放型 β_2 受体激动药及茶碱，则应停用 24 ～ 48 小时。

4．测试步骤与结果判断

（1）测试步骤　受试者先测定基础肺功能（如 FEV_1、PEF 或 sGaw），然后吸入 β_2 受体激动药（如沙丁胺醇）。吸入全部药物后 5 分钟、10 分钟、15 分钟，必要时 30 分钟重复肺功能检查。其他途径给药者，按药物性质给药数分钟至 2 周后复查肺功能。

（2）评定指标　评价支气管舒张试验的常用肺功能指标有 FEV_1、FVC、PEF、$FEF_{25\% \sim 75\%}$、$FEF_{50\%}$、sGaw、Raw、Fres（呼吸阻力）等。其中 FEV_1 最为常用，其结果可靠且重复性好；PEF 测定简便；sGaw 及 Fres 较为敏感，但重复性稍逊。

通常根据这些指标变化率及绝对值的改变来进行结果判断。①变化率，肺功能指标变化率（%）=（用药后肺功能指标 − 用药前肺功能指标）/ 用药前肺功能指标 ×100%。②绝对值改变，绝对值改变 = 用药后肺功能指标 − 用药前肺功能指标。

（3）结果判断

1）支气管舒张试验阳性

a. 以 FEV_1 判断：若用药后 FEV_1 变化率较用药前增加 15% 或以上（美国胸科学会建议 12% 或以上），且 FEV_1 绝对值增加＞ 200 ml，则判断支气管舒张试验为阳性。b. 其他指标阳性判断标准：用药后较用药前 FVC、PEF 增加 15% 或以上，$FEF_{25\% \sim 75\%}$、$FEF_{50\%}$ 增加 25% 或以上，sGaw 增加 35% 或以上，Zr 增加 1 倍或以上，Fres 减少 1 倍或以上，则判断支气管舒张试验为阳性。支气管舒张试验阳性，意味着缩窄的气道具有可舒张性，且对所用药物敏感，对于临床选用支气管舒张药物有十分重要的指导意义。

2）支气管舒张试验阴性：若使用舒张药物后肺功能指标达不到上述标准，则支气管舒张试验阴性。支气管舒张试验阴性，有以下可能原因：①轻度气道缩窄者，因其肺功能接近正常，用药后气道舒张的程度较小。②狭窄的气道内有较多的分泌物堵塞气道，如重症哮喘患者支气管腔内常有大量黏液栓，影响吸入药物在气道的沉积和作用。③药物吸入方法不当，致使药物作用不佳。④使用药物剂量不足，故有时为明确了解支气管的可舒张性，常用较大剂量，如干粉吸入 400 μg 沙丁胺醇。⑤缩窄的气道对该种支气管舒张剂不敏感，但并不一定对所有的支气管舒张剂都不敏感，此时应考虑改用别的支气管舒张剂再做检测，如由沙丁胺醇转为异丙托溴铵。⑥在做支气管舒张试验前数小时内已经使用了舒张剂，气道反应已达到极限，故此时再应用舒张剂效果不佳，但并不等于气道对该舒张剂不起反应。因此，在做舒张试验前应停用支气管舒张剂一段时间。吸入性短效 β_2 受体激动药或抗胆碱能药停用 4 ～ 6 小时，口服短效 β_2 受体激动药或茶碱停用 8 小时、长效或缓释型停用 12 小时以上。

（三）气道反应性测定在支气管哮喘中的应用价值

支气管哮喘产生气道高反应性（BHR）的机制有：各种原因导致气道慢性炎症；迷走神经反应性增高，β_2 受体数量和功能低下，非肾上腺素能、非胆碱能神经的活性增高；平滑肌细胞肥大、增生，管壁变厚、管腔狭窄；气道表面液体渗透压改变等。

1．协助哮喘的诊断　典型的哮喘由于表现为反复发作的咳嗽、胸闷、呼吸困难，出现特征性喘鸣，这些症状可经治疗缓解或自然缓解。在排除可能相关的其他肺部疾病后，根据病史、体征比较容易得出诊断。但对于轻度支气管哮喘或患有变应性鼻炎而哮喘处于潜伏期的患者，气道高反应性可能是唯一的临床特征和诊断依据。气道高反应性的早期发现对于哮喘的预防和早期治疗具有重要的指导作用。一般认为，大多数哮喘的患者都有气道反应性增高，有症状的哮喘患者几乎都有气道反应性增高。气道反应性增高的患者可能患有哮喘，或以后发展为哮喘。一些患者在缓解期既无症状，肺功能检查也正常，此时做支气管激发试验若为阳性，则可协助诊断，因为哮喘患者即使在缓解期，气道高反应性仍存在。有些患者仅以慢性咳嗽为哮喘的唯一症状，经多种检查仍不能明确原因。此时支气管激发试验如为阳性，则可考虑为咳嗽变异性哮喘（cough variability asthma，CVA）。结合平喘治疗有效而短期停药后复发可作出 CVA 诊断。此类型患者随访数月或数年后，多可出现典型的哮喘症状。目前大多数临床医生将气道高反应性作为早期发现和早期诊断哮喘的主要依据之一。

对于有职业刺激原反复接触史且怀疑在接触刺激原后诱发气道痉挛的患者，采用特异性支气管激发试验以鉴别该刺激物是否真的会诱发支气管收缩，这对于职业性哮喘的诊断以及防治有着重要的意义。

但个别患者 BHR 与其近期哮喘的程度并不完全一致。BHR 可见于慢性支气管炎患者和吸烟者等。6% ～ 8% 的无哮喘症状的儿童可有 BHR，3% 的正常成人可有 BHR。有哮喘史的患者，BHR 可持续存在，虽然其 BHR 程度可能较轻。所以，近期哮喘症状结合 BHR 才是哮喘诊断的最有力根据。

2．作为哮喘严重程度及预后的评估　气道反应性的高低常与哮喘的严重程度相平行。气道反应性的高低可以直接反映支气管哮喘的严重程度，它是目前判断哮喘病情轻重和严重程度分级的主要指标之一，并对判断支气管哮喘的预后提供了重要的参考资料。气道反应性较高而无症状的患者，其发生严重气道痉挛或猝死的危险性可能较有喘息但气道反应性较低的患者更大。

3．判断治疗效果的重要指标　测定气道反应性可作为哮喘患者重要的随访手段。高反应性轻者表明病情较轻，可减少用药，重者则提示应积极治疗。有学者提出将消除 BHR 作为哮喘治疗的最终目标。哮喘患者经长期治疗，气道高反应性减轻，这可以可指导临床减药或停药；亦可通过服药前后的气道反应性的改变来判断治疗哮喘药物的抗炎活性和临床疗效。在治疗哮喘的药物验证中，常测定气道反应性。

4．研究哮喘的发病机制　既然气道高反应性是哮喘的特征，了解气道高反应性形成的原因，也就可以了解哮喘的发病机制，从而有助于治疗哮喘。因此，无论在哮喘的机制研究还是治疗研究中，应经常测定气道反应性。

六、肺功能检测在外科领域的应用

肺功能在外科手术中的应用包括选择手术适应证、明确患者是否耐受全身麻醉、明确患者能耐受何种手术、评估手术过程和围术期内风险、评估手术后可能的并发症、评估手术后生命质量、考虑如何进行手术后的康复等方面。

（一）胸腹部外科手术是术后肺部并发症的重要危险因素

正常肺功能的基础是胸廓完整、气道通畅、呼吸肌健全、胸廓及肺组织顺应性良好，以及肺组织血流灌注良好。外科手术是创伤性治疗，手术操作本身及术前的麻醉、术后的伤口疼痛等，都会引起患者呼吸紊乱、有效肺通气及换气功能下降等肺功能障碍，导致术后出现呼吸系统感染、呼吸衰竭及心律失常等并发症，而使患者在围术期的死亡率增加。

术后并发症以术后肺部并发症（postoperative pulmonary complications，PPC）最为常见。临床上常根据术后出现明显咳嗽、胸痛、呼吸困难等症状，胸部物理检查有肺实变体征或术后有持续 3 天以上的体温超过 38.5℃并且白细胞升高或痰培养阳性，胸部 X 线检查有肺不张、肺部炎症影像或延长机械通气时间者诊断为 PPC。Doyle 报道胸部及上腹部手术后有 20% ～ 70% 患者发生 PPC。Ferguson 等发现心脏手术后患者 PPC 的发生率为 40%，食管手术后 PPC 的发生率为 25% ～ 50%。而对有肺部基础疾病的患者进行手术治疗，PPC 的发生率要比其他人群高几倍至几十倍，有报道称前者约为 70%，后者只有 8.2%。

腹部手术是外科手术的主体，包括胃肠手术、肝胆手术、胰腺手术、泌尿生殖系统手术等多种类型。Hall 等应用多变量分析研究了 1 000 例剖腹手术后肺部并发症的危险因素后，认为手术部位以及手术方式的不同会对术后 PPC 的发生率有明显的影响，由高到低依次为胃十二指肠（43.2%）、结肠（34.4%）、小肠（28.9%）、肝胆胰（24.9%）、其他（23.5%）、阑尾（5%）。腹部手术尤其是上腹部手术对术后的肺功能影响显著。另一项研究示腹部手术后 PPC 发生率为 10.3%，而非胸、腹部外科手术 PPC 发生率仅为 0.6%。

手术后的常见并发症有：①呼吸衰竭，见于手术直接损伤，手术前后使用药物，术后发生痰液堵塞、感染和 ARDS；②脂肪栓塞综合征，主要与骨盆、四肢的严重创伤和手术有关；③肺水肿；④呼吸道分泌物引流不畅；⑤肺部感染；⑥支气管哮喘急性发作；⑦急性肺损伤/ARDS；⑧支气管胸膜瘘等。

因此，术前的肺功能评估非常重要，目的在于鉴别手术高危患者，并且根据肺功能损害程度，制定合理的手术方式和围术期处理方案，以减少术后并发症的发生。对于手术高风险患者，避免手术，选用其他治疗手段，以减少围术期的死亡率。

（二）手术对肺功能的影响

1．胸部手术对肺功能的影响　胸骨切开术（开胸术）破坏了胸壁风箱式运动的动力平衡，并使术侧肺处于开放性气胸中。胸内负压所致的肺牵拉扩张作用消失，引起纵隔摆动和反常呼吸，导致肺泡通气量减少、缺氧和二氧化碳潴留。在术侧肺萎陷时，该侧肺通气量减少而血流灌注未相应减少，通气 / 血流灌注比值降低。术中损伤大血管导致的低血压、低血容量或出血性休克等亦影响通气 / 血流灌注比值和血液携氧能力。术中对胸壁、支气管和肺组织的损伤造成呼吸运动减弱。肋骨切除较多或骨折、胸壁软化、膈神经损伤、胸腔积液积气、疼痛、敷料包扎过紧均可大大限制呼吸运动幅度。挤压或牵拉肺组织过度、损伤健康肺组织较多，会使肺内分泌物或肿瘤组织进入健侧肺，引起肿瘤播散或增加阻塞。

在肺切除手术中，为根治或避免手术并发症常需扩大切除范围，这会使部分有功能的肺组织亦被切除。肺段切除术后 VC 和 MVV 分别下降 11.2% 和 11.6%，肺叶切除术后 VC 和 MVV 分别下降 23.1% 和 16.8%。推测全肺切除术对肺功能损害更大，使 VC、MVV 和血氧分压进一步降低。肺组织有效容量的减少，使得在获得代偿前，FVC 下降。因术后伤口疼痛，患者不敢用力呼吸、咳嗽，引起 FVC 进一步下降。FVC 的明显下降、咳嗽乏力和分泌物潴留，可引起肺不张和肺炎等并发症，从而导致通气 / 血流灌注比值失衡和肺内分流增加，产生低氧血症和组织氧合水平降低。

心脏手术对患者肺功能的影响主要是由于术后疼痛、麻醉、肺及胸廓顺应性减低，其肺功能的改变以限制性通气功能障碍为主。经胸入路施行食管癌手术影响了患者肺的膨胀，使胸腔容积下降、术侧膈肌与胸廓完整性被破坏，并损害了肋间肌，导致肺的限制性通气功能障碍。

胸腔镜手术的应用是 20 世纪 90 年代胸心外科的一大进步，用数个小切口连接具有电视影像的内镜施行不同的胸腔手术，较传统的开胸手术创伤大为减小，且出血少、术后疼痛轻、恢复较快，对肺功能的影响相对较小。

对于某些肺部疾病，手术切除病灶亦可改善肺功能，如肺气肿患者行肺减容术后胸腔内肺内负压可恢复，且过度拉伸的呼吸肌可恢复原长度，收缩效能增加，通气功能明显改善；又如肺大疱患者切除大疱后，减少了大疱对周围组织的压迫，肺叶间挤压得以减轻，肺间质内毛细血管床得到恢复，一部分病理性无效腔被消除，使肺内残余气体减少，从而改善了通气和换气功能；支气管扩张、肺脓肿等肺部炎症患者手术切除病灶后，受压抑的正常肺组织得到舒缓，病区生理性分流减少或解除了，肺功能改善了。

2．腹部手术对肺功能的影响　上腹部因靠近膈肌，故手术对患者呼吸功能的影响较大。上腹部纵向切开后，膈肌、胸腹壁肌肉运动受限，加上切口疼痛、腹带包扎过紧、腹胀等限制腹部运动，使膈肌上升，进而影响胸腔气量。腹部手术后肺功能的改变主要表现为限制性通气功能障碍，一般最早发生变化的是肺活量明显下降。Barisione 等的研究纳入了 361 例上腹部手术患者，发现术后第 5 天 FVC、PEF 降至术前的 50%，FRC 降至术前的 70%。Jackson 等的研究示上腹部手术后 VC 下降 50% ～ 60%，下腹部手术后 VC 较术前减少 25% ～ 30%。

FRC 下降亦是腹部手术后特征性的呼吸功能改变之一。Ferguson 等的研究示上腹部手术后 FRC 下降幅度约为术前的 30%，下腹部手术后为术前的 10% ～ 15%。由于手术操作、创伤、局部渗出、出血、炎症等可刺激腹腔脏器表面的传入神经纤维，经中枢神经系统反射地抑制膈神经，造成术后膈肌功能受损，表现为膈肌内在收缩特性的改变和膈神经反射受到抑制。反射性抑制膈神经可使膈肌主动性吸气性收缩障碍，但呼吸肌的被动性呼气运动仍然存在，故造成 FRC 的下降，而腹部术后肠麻痹持续这一影响。故腹部手术操作范围距离膈肌越远，PPC 发生率越低。

腹部手术后通气量不足，导致肺内气流量减少。当气道内压力接近肺泡闭合容积时，小气道关闭、肺泡内气体被吸收、肺泡完全萎陷，造成功能性肺组织减少、肺顺应性下降、通气功能紊乱、通气 / 血流（V/Q）比例失调，出现肺内分流和低氧血症，因此引起术后肺不张、肺炎等 PPC。肝疾病的患者可同时存在肺功能异常，肝肺综合征患者肺内动静脉分流可引起低氧血症。某些门静脉高压患者同时存在肺动脉高压。一般认为上腹部手术后 48 小时动脉血氧分压（arterial partial pressure of oxygen，PaO_2）下降 20% ～ 30%，下腹部手术后下降 5% ～ 10%。腹部手术后换气功能改变多继发于术后肺不张、肺炎等 PPC。

腹腔镜手术创伤小、耗时短，对患者呼吸功能的影响较小，主要为人工气腹造成充气并发症及血 CO_2 吸收后引起腹膜局部或全身酸碱平衡改变。

3．其他影响

（1）麻醉　在手术过程中亚麻醉剂量或镇痛剂量的麻醉对患者无明显通气抑制作用。随着意识消失，患者开始出现呼吸抑制，其程度因药物种类和剂量而不同。麻醉期间，患者丧失全部或部分知觉，肌肉张力低。因体位改变（卧位）限制了胸廓或膈肌活动，并使肺内血容量增加，胸廓和肺的顺应性降低，影响术后肺功能。硬膜外神经阻滞虽胸壁止痛效果较满意，但双侧胸脊神经和交感神经节受到不同程度的阻滞，患者呼吸肌张力减退，难以维持肺泡通气量。全身麻醉（全麻）操作中亦有多个环节影响肺功能，如机械性无效腔、装置中管道的弹性、气管内插管的内径和气流阻力，以及呼吸道分泌物排出受限等均可使通气功能发生障碍，导致气体交换异常。在术后早期，可因术前或麻醉时镇静剂、麻醉药剂量过大，继续抑制呼吸中枢作用，或麻醉后肌松剂残余效应使呼吸运动幅度降低。

（2）疼痛　手术切口疼痛限制患者术后的呼吸运动幅度，患者怕痛而不敢咳嗽、咳痰，致呼吸道分泌物排出受限等影响术后肺功能的恢复。术后有效的止痛措施能促进患者早期的膈肌运动、咳嗽排痰，减少了肺部感染、肺不张等 PPC 的发生，增加潮气量，达到改善肺功能的作用。

（三）肺功能检测对手术风险的评估作用

1．术前肺功能评估的研究概况　肺功能检测技术用于手术评估已有 40 多年历史，虽然在预计手术耐受性及 PPC 的作用上仍有争议，多数国内外学者认为术前肺功能检测是可以用来预测 PPC 和评估患者对手术的耐受性的。行心脏冠脉旁路术或上腹部手术的长期吸烟或呼吸困难的患者，行脑、颈或下腹部手术的呼吸困难病因不明或慢性肺疾病患者，以及所有行肺切除手术的患者均应行术前肺功能检测。肺功能检测结果可以作为预测 PPC 的初筛方法，常用的检测方法有肺通气功能、肺弥散功能、肺容量（残气量）、运动心肺功能（心肺运动试验）及分侧肺功能检测等。因为胸、腹部外科手术对患者术后肺功能的影响最大，以下所述的手术耐受力评估主要针对胸、腹部及耗时长的大型手术操作，对其他手术的术前肺功能评估可适当放宽指征。

FEV_1 和 MVV 等肺通气功能指标是最早应用于手术耐受力评估的指标，因其测定较为简便，在我国多数医院普及，是较好的初筛检查。它可反映气道阻塞程度及患者的呼吸储备、呼吸肌强度和动力水平，其测量值下降预示术后更易并发肺部感染等并发症。但它仅反映通气功能，灵敏度及特异度尚不能满足临床所需。

动脉血气分析一直是常规术前评价的一部分，Ninan 认为运动时血氧不饱和与 PPC 的发生率及病死率相关、术前 $PaO_2 < 50$ mmHg 或 $PaCO_2 > 45$ mmHg 增加了 PPC 的发生率，但单一测量值不能否定手术。

术前肺弥散功能能反映患者可利用的肺泡膜面积、厚度及肺毛细血管容积，其测量值明显下降者术后发生呼吸衰竭的危险性增加，但它对术后远期生存率的影响尚有争议。Markos 认为当 DLCO < 40% 预计值时，需谨慎估计手术的危险性，包括进行动脉血气分析、心肺运动试验及放射性核素肺扫描等来进一步评价手术的风险。

脉冲震荡法测定呼吸阻力是近年来用于临床肺功能检测的新技术，通过呼吸总阻力及其组成部分（黏性、弹性和惯性阻力）的特征性改变反映患者平静呼吸时肺通气功能的改变，尤其适用于年老或无法配合用力肺功能测定患者的术前评估。李琦等报道呼吸阻抗增加与术后呼吸衰竭（呼衰）的发生率密切相关，并指出在全肺切除者，Fres > 15 Hz 和中心气道阻力（R_{20}）> 150% 与术后呼吸衰竭发生的相关程度接近于 $FEV_1\% < 60\%$。而在肺叶切除者，$R_{20} > 140\%$ 与术后呼衰的发生密切相关。

术后剩余肺功能直接关系到患者是否会发生 PPC，故测量将被切除的肺组织相对于全肺的功能的比例很重要。对于肺组织的切除，分侧肺功能测定可了解左、右肺叶的肺功能状态。早期的分侧肺功能测定做气管插管堵塞左、右主支气管分别进行测定，因具有侵入性，且不能进一步明确各肺叶、肺段的肺功能状态，因此临床应用极为有限。放射性核素肺扫描显像的应用较好地解决了这个问题，通过吸入放射性核素在肺内的分布反映各肺野（肺叶、肺段）的通气情况（肺通气显影）；或通过注射可经肺呼出的核素显影的肺组织的血流灌注分布，代表了肺各区域的肺血管床数量（肺灌注显影）。预测术后肺功能计算公式为：FEV_1-ppo（术后 FEV_1）= 术前 FEV_1 × 术后 Q%（Q% 为切除后剩余肺占全部肺通气 / 血流灌注分布的比例）。因能反映全肺、指定肺叶或肺段肺的形态及功能改变，准确预计肺切除术对肺功能的影响，它起到预测术后剩余肺功能和 PPC 的作用，并具有创伤小、安全、方便的特点，放射性核素肺扫描显像已逐步代替了其他有创性的分侧肺功能试验。但由于费用昂贵，难以在国内普及，在不能开展该项检查的基层医院，可以用术后肺功能的数学预计公式：术后肺功能 = 术前肺功能 × ［1−（S × 5.26）/100］，其中 S 为所切除肺的段数（正常肺具有 19 个肺段，左下叶和右下叶各有 5 个肺段，左上叶 4 个肺段，右上叶 3 个肺段，右中叶 2 个肺段，每个肺段的肺功能约占全肺肺功能的 5.26%）。

最早应用于临床的心肺运动试验是登楼试验及定时行走距离试验，国外有研究表明 6 分钟步行距离大于 1 000 步者可耐受胸部手术。Pate 等认为一口气能登上 3 楼（约 11 米）者可行肺叶切除术，上 5 楼（约 18.4 米）者可行全肺切除术。用此试验预测手术安全性简便、无须特殊设备，但标准难统一，受主观影响大。近年来国外比较推崇运动心肺功能试验（cardiopulmonary exercise testing，CPX）。随着运动负荷的增加，受试者的通气量、摄氧量（耗氧量）、二氧化碳产生量、脉率及心输出量都相应增加，即整个心肺系统及氧运送系统的负荷增加，在某种程度上与肺切除手术对患者施加的负荷相似，故能比较全面地判断患者对手术的耐受力。

2．术前评估常用的肺功能指标　Miller 提出能耐受手术的最低标准：①一侧全肺切除，FEV_1 ＞ 2 L，$FEF_{25\% \sim 75\%}$ ＞ 1.6 L/s。②肺叶切除：FEV_1 ＞ 1 L，$FEF_{25\% \sim 75\%}$ ＞ 0.6 L/s。③肺段切除与肺楔形切除：FEV_1 ＞ 0.6 L，$FEF_{25\% \sim 75\%}$ ＞ 0.6 L/s。早期的研究资料示患者肺通气功能达到 FEV_1 ＞ 1.6L，或预计术后 FEV_1–ppo ＞ 1 L 才能考虑手术治疗方案。

因为不同年龄、性别、身高、体重患者肺功能正常值有所不同，故用实测肺功能值占预计值百分比来评估更客观。术前 FVC ＞ 80% 预计值，MVV ＞ 65% 预计值，可以行全肺切除术；术前 FVC ＞ 50% 预计值，MVV ＞ 40% 预计值，可以行肺叶切除术。手术耐受性的最低标准为 FEV_1 ＞ 40% 预计值且 FEV_1/FVC ＞ 50%，或 MVV ＞ 50% 预计值，或 DLCO ＞ 50% 预计值，或 RV/TLC ＜ 40%。

Markos 等结合核素肺通气 - 灌注扫描与肺功能来评估手术的研究显示，术前预计 FEV_1-ppo ＞ 40% 预计值的患者近期术后死亡率为 0，而 FEV_1-ppo ＜ 40% 预计值的患者近期术后死亡率为 50%。Bolliger 等提出术前预计 FEV_1-ppo ＜ 40% 且 DLCO-ppo ＜ 40% 预计值时手术危险性较大，而 FEV_1-ppo ＜ 30% 预计值或 FEV_1-ppo ＜ 40% 且 DLCO-ppo 都＜ 35% 预计值时应禁忌任何手术治疗。

目前认为最大摄氧量（maximal oxygen consumption，VO_2 max）＜ 10 ml/（kg · min）或 VO_2 max ＜ 35% 预计值为手术禁忌，VO_2 max ＜ 15 ml/（kg · min）或 VO_2 max ＜ 40% 预计值术后发生 PPC 的危险性较大；VO_2 max ＞ 20 ml/（kg · min）或 VO_2 max ＞ 75% 预计值手术危险性很小。Chris 等认为术前预计术后的运动心肺功能指标（VO_2 max-ppo）是最有效的 PPC 预测指标，并提出 VO_2 max-ppo ＜ 10 ml/（kg · min）的患者术后死亡率是 100%。

尽管心肺运动试验和分侧肺功能测定的研究日益受重视，但目前仍没有一项单一肺功能指标可准确判断患者能否耐受手术。Melendz 提出了呼吸系统并发症预测系数（PRQ =

FEV_1- ppo% × DLCO-ppo%2/A-aPO_2（其中 A-aPO_2 指肺泡 - 动脉血氧分压差），认为 PRQ ＜ 2200 术后发生 PPC 的危险性较大。Wyser 等提出术前肺功能综合评价方案，根据临床病史，心肺基础功能正常，如肺通气、换气功能正常者，可行包括全肺切除在内的任何手术；异常者，加做运动心肺功能试验判断手术耐受性，若仍低于最低标准，应进一步行分侧肺功能测定。

术前肺功能检测对决定手术方式、手术切除范围、麻醉措施，提高术后生存质量及减少 PPC 和死亡率均有不可替代的重要作用，是判断手术可行性和决定手术范围的主要依据，应注意不能仅凭其单一结果决定是否手术。尤其在老年患者，任何单一的肺功能指标测定值均不能成为能否进行手术的绝对可靠的评判指标。为此，应对病情做出综合判断，尤其应重视患者的体力活动耐受情况，必要时联合心肺功能试验等肺功能检测进行综合评估。选取灵敏度及特异度都高的肺功能检测指标进行综合评估，建立简易及精确的肺功能预测方程以纠正国内外术前肺功能预测指标使用意见的不统一，将有利于国内外医学界胸、腹部外科手术的进一步发展。这也是临床呼吸内外科今后工作的重点内容之一。

（代　丽　熊　彬　范贤明）

参考文献

[1] 穆魁津，林友华．肺功能测定原理与临床应用．北京：北京医科大学、中国协和医科大学联合出版社，1992，122-130.

[2] Chang YH，Yu CP．A model of ventilation distrbution in the human lung．Aerosol Sci Technol，1999，30：309-319.

[3] Tashkin DP．The role of small airway inflammation in asthma．Allergy Asthma Proc，2002，23：233-242.

[4] Am Thorac Society．Guidelines for methacholine and exercise challenge testing-1999，Am J Respir Crit Care Med，2000，161：309-329.

[5] 李征征，黄克武，等．脉冲振荡法在支气管激发试验中应用价值的探讨．首都医科大学学报，2000，(3)：21-22.

[6] 中华医学会呼吸病学分会慢性阻塞性肺疾病组．慢性阻塞性肺疾病诊治指南．中华结核和呼吸杂志，2002，25：453-460.

[7] 中华医学会呼吸病学分会哮喘组．支气管哮喘防治指南．中华结核和呼吸杂志，2003，26：132-138.

[8] 李敏然，钟南山，陈荣昌，等．胸外科手术后肺功能预测．广东医学，1997，18：651-654.

[9] 姚婉贞，赵鸣武，等．以肺功能实测值作为支气管激发试验的判定指标比较分析．中华结核和呼吸杂志，1994，17：221-224.

[10] Keller CA，Ruppel G，Hibbett A，et al．Thoracoscopic lung volume reduction surgery reduces dyspnea and improves exercise capacity in patients with emphysema．Am J Respir Crit Care Med，1997，156：60-67.

[11] Schuurmans MM，Diacon AH，Bolliger CT．Functional evaluation before lung resection．Clin Chest Med，2002，23：159-172.

非小细胞肺癌的内科治疗

原发性支气管肺癌（简称肺癌）是全球发病率和病死率最高的恶性肿瘤，而非小细胞肺癌（non-small cell lung carcinoma，NSCLC）占所有肺癌病例的 80% ～ 85%，其治疗手段主要包括放射治疗（放疗）、手术、化学治疗（化疗）、靶向治疗及免疫治疗。但非小细胞肺癌在临床确诊时超过 70% 的患者已处于进展期（ⅢB、Ⅳ期），往往失去了根治性手术和放疗的机会，所以 NSCLC 的内科治疗就显得尤为普遍而重要。

一、化疗

由于近 90% 的 NSCLC 在确诊时已属于中晚期，所以化疗往往变成了肺癌的主要基础治疗手段，90% 以上的 NSCLC 患者需要接受化疗，也就是说 NSCLC 化疗的适应证越来越宽。目前认为化疗是肺癌治疗的基石。

（一）化疗药物

1．长春瑞滨（vinorelbine） 又称盖诺、诺维本。其作用机制是抑制微管聚合形成和诱导微管解聚，从而导致纺锤体和 DNA 形成受阻，使细胞分裂停止于有丝分裂的中期。由于它对轴索微管的亲和力较差，只有在高浓度时才对轴索有作用，因此神经毒性与其他长春碱类药物相比相对较低。它对 NSCLC 的单药有效率是 14% ～ 33%。目前有口服和静脉两种剂型，常用量为按体表面积口服 60 ～ 80 mg/m^2，静脉剂型为 20 ～ 25 mg/m^2。此药在临床上比较突出的不良反应是静脉炎和神经毒性，少见的不良反应有麻痹性肠梗阻和支气管痉挛等。

2．吉西他滨（gemcitabine） 又称泽菲、健择。它为核苷类似物，其作用机制主要是杀伤 S 期（DNA 合成）的细胞，同时也阻断细胞由 G_1 期向 S 期过渡的进程。本品在细胞内由核苷激酶代谢成具有细胞毒活性的二磷酸核苷和三磷酸核苷盐。它对 NSCLC 的单药有效率是 20%。目前本药只有静脉剂型，常用量为按体表面积 1 000 mg ～ 1 250 mg/m^2。此药在临床上比较常用，不良反应较少见，包括造成肝肾功能损害、出现类流感样症状、心脏毒性等。

3．紫杉醇（paclitaxel） 又称泰素、紫素。它从紫衫树皮中提取后人工合成，其作用机制是促进微管蛋白装配成微管，同时抑制微管的解聚，从而导致微管束的排列异常，使纺锤体功能异常，抑制细胞有丝分裂，最终阻断细胞分化导致死亡。体外实验表明紫杉醇具有放疗增敏作用和诱导肿瘤坏死因子基因的表达。它对 NSCLC 的单药有效率是 3%~24%。目前本药只有静脉剂型，常用量为按体表面积 175 mg ～ 225 mg/m^2。此药在临床上比较突出的不良反应是过敏反应，严重者有生命危险，所以使用时常用地塞米松预处理，也可有骨髓抑制和心律失常等。

4．多西他赛（docetaxel） 又称多西紫杉醇、泰素帝、艾素。为半合成的紫杉醇，其稳定微管的作用比紫杉醇大 2 倍，作用于细胞微管和微管蛋白系统，促进微管聚合，阻断微管解聚，从而抑制肿瘤细胞的有丝分裂。与紫杉醇一样，它具有放疗增敏作用。它对 NSCLC 的单药有效率为 13%~32%。目前本药只有静脉剂型，常用量为按体表面积 75 mg/m^2。此药在临床上比较突出的不良反应是过敏反应，所以使用时常用地塞米松预处理；骨髓抑制也较常见；也可出现水钠潴留、皮肤损害和神经病变等。

5．培美曲塞（alimta）　又称力比泰、普来乐。它是一种抗叶酸代谢的抗肿瘤药物，通过抑制胸苷酸合成酶、二氢叶酸还原酶、甘氨酸核糖核苷甲酰基转移酶等叶酸依赖性酶，干扰胸腺嘧啶核苷酸和嘌呤核苷酸的生物合成，从而抑制细胞的复制过程。目前本药只有静脉剂型。临床上培美曲塞主要用于肺腺癌和恶性胸膜间皮瘤，常用量为按体表面积 500 mg/m^2。其不良反应主要为骨髓抑制、消化道毒性和出现皮疹，所以使用前后要规范进行叶酸和维生素 B_{12} 的补充治疗，并使用地塞米松预处理和中断非甾体消炎药的治疗。不良反应还可有发热、脱皮等。

6．顺铂（cisplatin）　又称氨氯铂、顺式铂。为第一代铂类，具有类似烷化剂双功能基团作用，水化后和 DNA 结合，形成链间及链内的交联，抑制 DNA 正常复制，发挥抑制肿瘤细胞增殖作用。它为细胞周期非特异性药物，具有广谱的抗肿瘤作用，所以在临床上使用非常普遍。目前本药只有静脉剂型，常用量为按体表面积 70 ～ 80 mg/m^2。此药在临床上比较明显的不良反应是出现胃肠道反应和造成肾功能损害，也有骨髓抑制、耳毒性、神经毒性及出现惊厥等。使用时要充分水化和避光。

7．卡铂（carboplatin）　又称碳铂。为第二代铂类，是细胞周期非特异性药物，与 DNA 结合，产生 DNA 交联、DNA 和蛋白质交联，从而抑制 DNA 复制，抑制肿瘤细胞增殖而起抗癌作用。单药有效率为 6%。目前本药只有静脉剂型，常用量一般按肌酐清除率计算。此药的主要不良反应是骨髓抑制和胃肠道反应，也可出现耳毒性、肾毒性、神经毒性等。使用时要避光，不需要水化。

8．奈达铂（nedaplatin）　又称捷佰舒。为第二代铂类，其作用机制是与肿瘤细胞的 DNA 碱基结合，阻碍 DNA 复制而发挥抗肿瘤作用。本品对肺癌的有效率大于 25%。目前只有静脉剂型，常用量为按体表面积 80 ～ 100 mg/m^2。主要的不良反应是骨髓抑制，发生率达 80%，肾毒性和胃肠道毒性较低。使用当天要适当水化和避光。

9．奥沙利铂（oxaliplatin）　又称草酸铂、乐沙定、艾恒，为第三代铂类。与其他铂类一样，它以 DNA 作为靶作用部位，铂原子与 DNA 形成链内或链间交联，从而抑制 DNA 的复制和转录，产生细胞毒作用和抗肿瘤活性，故为细胞周期非特异性药物。目前只有静脉剂型，常用量为按体表面积 130 mg/m^2。临床上主要的不良反应是周围神经毒性（遇冷明显加重）和出现胃肠道反应。使用时要避光，不需要水化。禁止服用时进食冷食、冷饮，避免接触凉风、凉水。

（二）化疗方案

目前对于 70 岁以下的 NSCLC 患者，其标准化疗方案主要是铂类联合第三代细胞毒性药物（所谓含铂两药方案），即长春瑞滨、吉西他滨、紫杉醇、多西他赛、培美曲塞中任何一种联合铂类药物（即 NP、GP、TP、DP、AP 方案）。长春瑞滨、吉西他滨、紫杉醇、多西他赛对组织细胞类型没有选择，而培美曲塞只用于腺癌。在铂类药物中，多选择顺铂，根据患者的合并疾病、并发症、全身情况及反应状况，也可以选择卡铂、奈达铂和奥沙利铂。对于年龄在 70 岁以上且体力状况评分为 0~2 分的老年患者（评分见表 1-2），也可以考虑单药（即长春瑞滨、吉西他滨、紫杉醇、多西他赛、培美曲塞中任何一种）化疗。对于不能耐受铂类药物的患者，一些非铂药物的两药联合方案如吉西他滨加多西他赛也有不错的疗效。

表1-2 体力状况评分标准

评分	症状
0	正常活动
1	有症状，但几乎完全可自由活动
2	有时卧床，但白天卧床时间不超过 50%
3	需要卧床，白天卧床时间超过 50%
4	卧床不起
5	死亡

二、分子靶向治疗

所谓分子靶向治疗指的是针对肿瘤细胞里面的某一个蛋白质家族的某部分分子，或者一个核苷酸的片段，或者一个基因产物进行的治疗。分子靶向治疗是靶向治疗中特异性的最高层次，它针对可能导致细胞癌变的环节，如细胞信号传导通路、原癌基因和抑癌基因、细胞因子及受体、抗肿瘤血管形成过程、自杀基因等，从分子水平来逆转这种恶性生物学行为，从而抑制肿瘤细胞生长，甚至使其完全消退的一种全新的生物治疗模式。虽然分子靶向治疗相关药物价格相对较贵，但是随着人们健康意识、经济水平的提高，对靶向治疗疗效好、不良反应小和使用方便等优点的了解，以及其陆续纳入医保，分子靶向治疗在我国肺癌的治疗中使用越来越广泛，已经成为 NSCLC 的一线治疗策略。

（一）以表皮生长因子受体为靶点的药物

1．小分子的酪氨酸激酶抑制剂（tyrosine kinase inhibitor，TKI） 简称表皮生长因子受体（epidermal growth factor receptor，EGFR）-TKI，抑制细胞膜内的酪氨酸激酶激活从而阻断信号传导通路。代表药物是一代的吉非替尼（易瑞沙）、厄洛替尼（特罗凯）、国产的埃克替尼（凯美纳），另外还有二代药物阿法替尼、达可替尼和三代药物奥西替尼。

（1）吉非替尼（gefitinib，Iressa） 是一种小分子的苯胺喹唑啉类化合物，它是选择性的酪氨酸激酶抑制剂，能竞争性地与 EGFR 酪氨酸激酶结合，抑制其酪氨酸激酶的活性，从而阻断 EGFR 介导的细胞信号传导，抑制细胞的增殖与转移，促进细胞的凋亡。该药可口服，半衰期为 27 ~ 41 小时，多数通过胆汁排泄进入肠道。最常见的不良反应是痤疮样皮疹和腹泻，最严重的不良反应是间质性肺病。

（2）厄洛替尼（erlotinib，Tarceva） 是一种高效、选择性的酪氨酸激酶抑制剂，能穿透细胞膜，与细胞质内位于 EGFR 分子的酪氨酸激酶结构域的 ATP 特异性结合，阻止 ATP 与细胞内酪氨酸激酶结合，抑制其磷酸化，阻断信号传导，从而抑制酪氨酸激酶的活性，促进细胞凋亡。该药可口服，平均半衰期 36.2 小时。主要副反应为痤疮样皮疹，偶见腹泻。

（3）埃克替尼（icotinib） 作为新型靶向生物制剂，它是一种强效、高选择性的口服 EGFR-TKI，其作用机制与细胞毒性药物完全不同。它完全由我国科学工作者和肿瘤临床专家自主原创，经历 8 年时间研制而成。其第一个适应证是 EFGF 突变阳性的晚期非小细胞肺癌。主要副反应为皮疹、腹泻、恶心、ALT 和（或）AST 升高。

（4）阿法替尼（afatinib） 是 EGFR 和人表皮生长因子受体 -2（HER-2）酪氨酸激酶的

强效、不可逆的双重抑制剂，为第二代药物。最常见的不良反应为腹泻和皮肤相关不良事件，以及口腔炎和甲沟炎。总体而言，该药的皮肤不良反应较明显，降低剂量可使不良反应的发生率降低。

（5）达可替尼（dacomitinib，PF-00299804）　是美国辉瑞公司研发的一种第二代不可逆EGFR-TKI，也是一种泛人体EGFR（HER）抑制剂，而且入脑效果较好（容易透过血脑屏障）。其靶点不仅有EGFR（HER1），而且还有HER2和HER4，其主要不良反应是间质性肺病、腹泻、皮肤不良反应等。

（6）奥西替尼（AZD9291）　为第三代不可逆的选择性EGFR突变抑制剂，是全球第一个上市，也是我国首个获批的用于EGFR-T790M突变阳性的局部晚期或转移性非小细胞肺癌的抗肿瘤药。在既往使用EGFR-TKI治疗的情况时优先使用或在治疗后出现疾病进展使用，并且适用于经检测确认存在EGFR-T790M突变阳性的局部晚期或转移性NSCLC成人患者。该药对脑转移患者效果更优。最常见的不良反应是腹泻、皮疹、皮肤干燥，以及指（趾）甲毒性。

2．单克隆抗体　通过阻断EGFR在细胞膜外的配体结合区而抑制EGFR活化。以抗HER1特异性单克隆抗体西妥昔单抗和抗HER2特异性单克隆抗体曲妥珠单抗（赫赛汀）为代表。

（1）西妥昔单抗（cetuximab）　是人鼠嵌合型的IgG1单克隆抗体，可以特异性地与EGFR结合，阻断其与配体的结合，从而阻断信号传导。主要副反应有痤疮样皮疹、发热、肌肉和关节疼痛、肝功能异常等。

（2）曲妥珠单抗（herceptin）　是一种人源化的单克隆抗体，与HER2结合，阻断HER2的功能，从而抑制下游信号传导途径，抑制细胞的生长。目前主要用在乳腺癌的治疗中，对乳腺癌的治疗具有里程碑的意义。

（二）以ALK融合基因为靶点的药物

1．克唑替尼（crizotinib）　是一种抑制Met/ALK/ROS的ATP竞争性的多靶点蛋白激酶抑制剂。最常见的不良反应（≥ 25%的患者出现）为视觉异常、恶心、腹泻、呕吐、便秘、水肿、疲乏及转氨酶升高。

2．阿来替尼（alectinib）　是治疗ALK的，阳性非小细胞肺癌的第二代靶向药物，其疗效好于第一代ALK抑制剂，是由罗氏公司研制用于治疗ALK阳性的局部晚期或转移性非小细胞肺癌。最常见的不良反应（≥ 20%的患者出现）包括便秘、水肿、肌痛、恶心、贫血、皮疹、胆红素升高等。

3．塞瑞替尼（ceritinib）　是一种激酶抑制剂，主要对象为对克唑替尼产生耐药的渐变性ALK阳性的转移性非小细胞肺癌的患者，是高效的二代ALK抑制剂。最常见的不良反应为便秘、食欲减退、贫血、疲劳、转氨酶升高等。

（三）以ROS1融合基因为靶点的药物

以ROS1融合基因为靶点的药物以克唑替尼为代表，前文已描述，不再赘述。

（四）以抗血管生成为靶点的药物

1．大分子单抗

（1）贝伐珠单抗（bevacizumab，Avastin）　是一种能与血管内皮生长因子（vascular endothelial growth factor，VEGF）受体结合，阻碍VEGF的生物活性，进一步抑制肿瘤新生血管形成的重组人源化IgG1单克隆抗体。它能破坏已存在的新生血管网（床）结构，并使肿瘤血管正常化，是第一个被证实具有生存优势的靶向药物。临床上用于晚期非鳞癌的一线治疗，而且主要是联合其他治疗方案使用，也可以作为联合治疗有效的患者的单药维持治疗。其主要不良反应是肺出血，所以不能用于鳞癌患者。

（2）雷莫芦单抗（ramucirumab） 为一种完全人源化的 IgG1 单克隆抗体，特异性地结合于 VEGFR-2 细胞外结构域、作为一个单抗类抗血管生成抑制剂用于 NSCLC 的二线治疗，一般与化疗药物联合使用，最常见的不良反应为高血压和腹泻。

2．小分子多靶点酪氨酸激酶抑制剂

（1）尼达尼布（nintedanib） 属于新一代的小分子多靶点 TKI，作用靶点包括 VEGF 受体 -1（WEGF receptor-1，VEGFR-1）、VEGFR-2、VEGFR-3、成纤维细胞生长因子受体 -1（fibroblast growth factor receptor-1，FGFR-1）、FGFR-2、FGFR-3，血小板源性生长因子受体 -α（platelet-derived growth factor receptor-α，PDGFR-α）、PDGFR-β 和 RET，欧盟已批准尼达尼布联合多西他赛用于肺腺癌二线治疗。其不良反应为腹泻、恶心和呕吐、腹痛、食欲减退、体重下降和肝酶升高。

（2）安罗替尼（anlotinib） 是一种口服的新型小分子多靶点酪氨酸激酶抑制剂，能有效抑制 VEGFR、PDGFR、FGFR 等激酶，具有抗肿瘤血管生成和抑制肿瘤生长的作用。用于肺癌的三线治疗，优于安慰剂。目前有研究表明该药有走向肺癌二线甚至一线治疗的趋势。需要关注的不良反应有高血压、出血倾向、手足皮肤过敏反应等。

（3）阿帕替尼（艾坦） 是我国研发的一个小分子口服抗血管生成靶向药物，主要机制为高度选择性竞争细胞内 VEGFR-2 的 ATP 结合位点，阻断下游信号转导，抑制肿瘤组织新血管生成，用于晚期 NSCLC 三线治疗的临床试验。不良反应主要为出血倾向、凝血功能异常、心脏毒性、肝毒性等。

（4）呋喹替尼（fruquintinib） 也是我国研发的一个小分子口服抗血管生成靶向药物，作用靶点为 VEGFR-1、VEGFR-2、VEGFR-3，目前也正用于晚期 NSCLC 三线治疗的Ⅲ期临床试验。不良反应主要高血压、蛋白尿、手足皮肤过敏反应、声音嘶哑、出血倾向、转氨酶升高等。

（5）索拉菲尼（sorafenib） 是一种多激酶抑制剂，一方面作用于 Raf/MEK/ERK 信号传导通路中 Raf-1、B-Raf 的丝氨酸 / 苏氨酸激酶活性，另一方面作用于 VEGFR-1、VEGFR-2、VEGFR-3 和 PDGFR-β 的酪氨酸激酶，以及 KIT、Fms 样酪氨酸激酶 3（Fms-like tyrosine kinase，FLT-3）和神经胶质细胞系来源的 RET 等，从而发挥抑制肿瘤细胞增殖及抗肿瘤血管生成的多重作用。

（6）舒尼替尼（sunitinib） 是一种小分子的吲哚酮类化合物，其作用靶点主要有 VEGFR-1、VEGFR-2、VEGFR-3、PDGFR-α、PDGFR-β、KIT、FLT-3、RET，通过抑制这些受体的酪氨酸激酶活性，阻滞信号传导，抑制肿瘤血管形成。该药主要在肝代谢，常见的不良反应为疲劳、肌痛、口腔炎等。

（7）范得它尼（vandetanib） 是一种合成的苯胺喹唑啉类化合物，为口服的小分子酪氨酸激酶抑制剂，可同时抑制 EGFR、VEGFR 的酪氨酸激酶活性，从而抑制肿瘤细胞生长和血管形成。其主要不良反应为皮疹、腹泻和无症状 QT 间期延长。

3．重组人血管内皮抑制素（recombinant human endostatin，恩度） 是我国自主研发，能够阻断多种血管生长因子诱导的血管生成，可以特异性作用于新生血管内皮细胞，通过抑制迁移，诱导细胞凋亡发挥抗血管生成，还可以调节肿瘤细胞表面血管内皮生长因子的表达和蛋白水解酶的活性，达到多靶点抗血管生成的作用。临床上可用于所有肺癌患者，但主要是联合其他方案使用，无单独使用的证据。其常见的不良反应是心脏损害，偶见腹泻、肝功能异常及皮肤过敏反应等。

三、免疫治疗

近 10 年来，免疫疗法作为一种新兴的癌症治疗手段，取得了令人瞩目的成果，为许多晚期癌症患者带来了生命的曙光。诸多临床研究已证实免疫治疗可改善肿瘤患者的预后，显著延长患者的生存期。免疫反应包括主动免疫和被动免疫，晚期肺癌的免疫治疗药物主要是指主动免疫治疗的免疫检查点抑制剂。这类药物并不直接靶向作用于肿瘤，它们会干扰癌细胞逃避免疫监视的能力，能够增强免疫系统对肿瘤细胞的反应，恢复 T 细胞对癌细胞的杀伤作用。免疫检查点药物分为两大类，一类是程序性死亡受体 -1/ 程序性死亡蛋白配体蛋白 -1 抑制剂，另一类则是细胞毒性 T 淋巴细胞相关抗原 4 抑制剂。

（一）程序性死亡受体 -1/ 程序性死亡蛋白配体蛋白 -1 抑制剂

程序性死亡受体 -1（programmed cell death protein1，PD-1），分布在 T 淋巴细胞表面，程序性死亡蛋白配体蛋白 -1（PD-L1 grand1，PD-L1）是 PD-1 的配体（分布于肿瘤细胞表面）。一旦 PD-1 与 PD-L1 相结合，PD-1 就会被激活，激活后的 PD-1 会对淋巴细胞的免疫功能起到抑制作用，使得肿瘤细胞成功逃脱人体免疫的追杀。目前，使用最广泛的是针对抑制 T 细胞活化的调节性免疫检查点分子的靶向单克隆抗体，其中以阻断 PD-1 和 PD-L1 的药物为主要代表。关于 PD-1 抗体的研究目前最多。目前 PD-1 抑制剂主要以帕博利珠单抗和纳武利尤单抗为主，在晚期 NSCLC 的治疗中具有较好的有效性和安全性，已被 FDA 批准用于晚期非小细胞肺癌，并已在中国大陆上市。

1．帕博利珠单抗（pembrolizumab，可瑞达，俗称“K”药）　本品用于Ⅳ期无驱动基因的 NSCLC 的一线治疗。于 2018 年国内上市的进口 PD-1 抑制剂，规格为 100 mg/4 ml。推荐剂量为 200 mg，静脉输注 30 分钟以上，每 3 周给药一次，直至出现进展或不可接受的毒性。其治疗的严重不良反应发生率远低于化疗，最常见的不良反应（≥ 20% 的患者）有疲乏、食欲减退、呼吸困难和咳嗽等。还有一些由于帕博利珠单抗过度激活免疫功能而造成的免疫相关不良反应，如免疫相关性肺炎、结肠炎、肝炎以及皮肤不良反应等。

2．纳武利尤单抗（nivolumab，欧狄沃，俗称“O”药）　本品单药适用于治疗 VEGFR 基因突变阴性和 ALK 阴性、既往接受过含铂方案化疗后疾病进展或不可耐受的局部晚期或转移性非小细胞肺癌成人患者。同样于 2018 年国内上市的进口 PD-1 抑制剂，规格有两种，分别为 40 mg/4 ml、100 mg/10 ml，推荐剂量为按体重 3 mg/kg，静脉注射，每 2 周一次，每次持续 60 分钟，直至出现疾病进展或产生不可接受的毒性。最常见的不良反应为免疫相关性肺炎、结肠炎、肝炎、肾炎、肾功能障碍、内分泌疾病，以及皮疹、瘙痒等。

3．阿替唑单抗（atezolizumab，Tecentriq，俗称“A”药）　是一种人源化单克隆抗体 IgG1，是目前唯一获批用于晚期 NSCLC 联合化疗治疗的抗 PD-L1 抑制剂，由于国内尚未上市，因此主要用于Ⅲ级推荐。推荐剂量为 1 200 mg，60 分钟静脉滴注，每 3 周一次，直到疾病恶化或发生不可接受的不良反应。最常见的不良反应为疲劳、食欲缺乏、恶心、尿路感染、发热和便秘。3 ～ 4 级副作用发生在 50% 的患者中。感染和免疫相关的副作用，如肺炎、肝炎、结肠炎、甲状腺疾病、肾上腺皮质功能不全、糖尿病、胰腺炎和皮炎、皮疹也有发生。

4．德瓦鲁单抗（durvalumab） 是一种人类单克隆抗体，阻断 PD-L1 与其受体的结合，于 2018 年 2 月获得美国 FDA 的批准，用于治疗不可切除的Ⅲ期 NSCLC 患者。作为广泛开发项目的一部分，durvalumab 也正在作为单药治疗和（或）与替西木单抗（一种抗 CTLA-4 单克隆抗体）联合应用，作用于 NSCLC、小细胞肺癌、局部晚期或转移性尿路上皮癌、头颈癌和其他实体瘤。目前国内尚未上市。其主要不良反应有免疫相关性肺炎、结肠炎、肝炎、肾炎以及皮疹等。

5．特瑞普利单抗（拓益） 该药为国产免疫治疗药物，规格为 240 mg/6 ml。推荐使用剂量为按体重 3 mg/kg，静脉输注每 2 周一次，直至疾病进展或出现不可耐受的毒性。主要不良反应有免疫相关性肺炎、腹泻、结肠炎、肝炎、肾炎、内分泌疾病及皮肤不良反应等。

6．信迪利单抗（达伯舒） 该药同样为国产免疫治疗药物，规格为 100 mg/10 ml。推荐剂量为 200 mg，每 3 周给药一次，直至疾病进展或出现不可耐受的毒性。主要不良反应有免疫相关性肺炎、结肠炎、肝炎、肾炎、内分泌疾病及皮肤不良反应等。

（二）细胞毒性 T 淋巴细胞相关蛋白 4 抑制剂

细胞毒性 T 淋巴细胞抗原 -4 属于免疫球蛋白超家族的 223 个氨基酸的蛋白分子，主要表达于活化的淋巴细胞并在 T 细胞介导的毒性作用中诱导表达细胞毒性 T 淋巴细胞相关蛋白 4 抑制剂（cytotoxic T-lymphocyte-associated protein 4，CTLA-4）。它与 CD28 竞争与配体结合，抑制共刺激信号，削弱 T 细胞活化和增殖。抗 CTLA-4 分子能有效阻止 CTLA-4 与 B7 配体分子的结合，减弱 CTLA-4 对 T 细胞活化的抑制作用，从而增强肿瘤特异性 T 细胞的浸润，从而加强对肿瘤的杀伤力。目前在肺癌中研究较多的 CTLA-4 的抗体有易普利姆玛和替西木单抗。

1．易普利姆玛（ipilimumab，伊匹木单抗） 是靶向作用于 CTLA-4 的全人源化单克隆抗体，通过作用于 APC 与 T 细胞的活化途径，可以有效阻断 CTLA-4 相关 T 细胞活性抑制信号，使效应 T 细胞在肿瘤内增长和浸润，间接活化抗肿瘤免疫反应，导致肿瘤细胞的坏死。虽然目前还没有进入肺癌的常规治疗，但国内外已进行了大量临床试验，其联合一线化疗治疗晚期肺鳞癌的Ⅲ期临床试验正在进行中。其主要不良反应有皮疹、免疫相关性结肠炎、心肌炎、肝炎、溶血性贫血、骨骼肌系统疾病，呼吸困难等。

2．替西木单抗（tremelimumab，又称 CP657206） 也是一种人源化 CTLA-4 的抗体，是一种 IgG2 抗体，与 CTLA-4 结合可以抑制其与 B7 配体相结合，从而降低 B7-CTLA-4 所介导的 T 细胞活性。但在肺癌治疗方面的效果似乎不佳，而且数据较少。其主要不良反应为免疫相关性肺炎、结肠炎、肝炎、肾炎以及皮疹等。

四、维持治疗

1．定义 目前没有确切的定义，一般是指对于诱导治疗若干周期后达到最佳疗效或未进展的患者所给予的较长时间的巩固治疗，分为继续维持治疗和换药维持治疗。NSCLC 一线治疗后是否应该采用化疗药物、靶向药物或是免疫治疗药物进行维持治疗是当前肺癌治疗中颇具争论的问题；而在维持治疗中，是继续采用一线有效药物延缓肿瘤复发和进展，还是换用非交叉耐药的二线药物推迟肿瘤细胞耐药的发生更是争论的焦点。

2．目的和意义 ①延长无疾病生存时间（progress free survival，PFS）；②在不损害生活质量（quality of life，QOL）的基础上推迟疾病相关症状恶化时间；③改善患者的总生存（overall survival，OS）。

3．可能从维持治疗中获益的人群　①具有较多预后不良因素，可能没有机会接受二线治疗的患者；②在二线治疗中可能较难获益的患者，如一线治疗仅病情稳定（stable disease，SD）的患者；③对维持治疗药物可能敏感的患者。

4．适合用作维持治疗的药物

（1）非鳞状细胞癌驱动基因阳性且不伴有耐药基因突变患者的治疗　对于 EGFR 敏感驱动基因阳性的患者，推荐使用 EGFR-TKI，包括吉非替尼、厄洛替尼、埃克替尼、阿法替尼、奥希替尼，脑转移患者更推荐奥希替尼。对于 *G719X*、*L861Q*、*S768I* 等少见突变的患者，首先推荐二代和三代 TKI。对于 ALK 融合基因阳性的患者，推荐使用克唑替尼。对于 ROS1 融合基因阳性的患者，一线治疗推荐使用克唑替尼。不同的基因突变患者，若经过上述诱导治疗若干周期后达到最佳疗效或未进展，可继续给予原药物维持治疗。

（2）非鳞状细胞癌驱动基因阴性或未知患者的治疗　一线化疗 4 ～ 6 个周期达到疾病控制（完全缓解、部分缓解和稳定），且体力状况（performance status，PS）评分（表 1-2）好、化疗耐受性好的患者可选择单药维持治疗。同药维持治疗的药物为培美曲塞、吉西他滨，换药维持治疗的药物为培美曲塞。

（3）鳞状细胞癌驱动基因阴性或未知患者的治疗　一线化疗 4 ～ 6 个周期达到疾病控制（完全缓解、部分缓解和稳定），且 PS 评分好、化疗耐受性好的患者可选择维持治疗。同药维持治疗的药物为吉西他滨，也可选择多西他赛。

（4）对于驱动基因突变阴性、PS 0 ～ 1 分的晚期非鳞状细胞癌的 NSCLC 患者，若贝伐珠单抗联合含铂双药一线治疗后达到疾病缓解或稳定，推荐使用贝伐珠单抗单药维持治疗，直至患者不可耐受或出现疾病进展。如患者使用贝伐珠单抗 + 铂类 + 培美曲塞方案作为一线药物，可选择贝伐珠单抗联合培美曲塞维持治疗，直至患者不可耐受或出现疾病进展。

（5）PD-1 抗癌药起效较慢，很多患者要 3 个月后才能见效。在 PD-1 治疗起效后，如果肿瘤完全消失，可以考虑不到 2 年提前停药；但是如果肿瘤只是缩小，没有完全消失，不能提前停药，最好用满 2 年。

5．维持治疗存在的问题

（1）目前维持治疗的循证依据尚不足以推翻一线治疗完成后的标准模式：观察与等待——进展后开始二线治疗。

（2）即使对于 SD 的患者，其病灶中肿瘤细胞的活性程度直接影响后续治疗效果，而普通 CT 并不能加以区分。长时间 SD 及较短时间 SD 的患者预后不同，对治疗的反应也不同。

（3）维持治疗药物的敏感性应予重视，如 EGFR 的突变情况会对 TKI 维持治疗有影响。

（4）维持治疗药物的长短期不良反应及其对生活质量的影响也会影响 OS。

（5）维持治疗的开始时间（一线化疗后立即开始、等待病变进展后开始、一线化疗结束后休息一定时间但病变尚未进展开始）尚无依据，需要更多的临床研究。

（6）引用证据的可靠性　目前大多数循证依据来自欧美国家，但分子靶向药物在不同的民族之间疗效是有差异的。

五、个体化治疗

1．定义及意义　根据患者自身遗传学背景和肺癌细胞的生物学特性选择化疗或分子靶向药物进行的治疗，即 4R（合适的患者、合适的时间、合适的药物、合适的剂量）原则。其意义是提高肺癌治疗效果，减少药物不良反应。

2．靶标　即肺癌的分子标志物，是识别患者个体差异的重要依据，对靶标的检测是实施肺癌个体化治疗的前提和基础。多种靶标对 NSCLC 患者的药物疗效和预后具有预测作用。目前主要是通过外科手术取得的组织标本进行靶标（基因）检测，近年来通过支气管镜或经皮肺穿刺取得的小组织标本以及血清、胸腔积液（胸水）等标本的靶标检测也在积极的研究中。

3．化疗药物的靶标及临床意义

（1）铂类（卡铂、顺铂）*ERCC1* 基因 mRNA 表达水平低则预示此类化疗药物疗效较好。

（2）培美曲塞，*TYMS* 基因 mRNA 表达水平低则预示该化疗药物疗效较好。

（3）吉西他滨，*RRM1* 基因 mRNA 表达水平低则预示该化疗药物疗效较好。

（4）紫杉醇、多西他赛、长春瑞滨，*TUBB3*、*STMN1* 基因 mRNA 表达水平低则预示此类化疗药物疗效较好。

4．靶向药物的靶标及临床意义

（1）吉非替尼、厄洛替尼、埃克替尼、阿法替尼、奥西替尼　*EGFR* 的 18、19、20 和 21 号外显子的相关突变提示对药物敏感。经典突变 19 号外显子 19-Del（1-19）突变以及 21 号外显子 *L858R* 突变常常选用一代 TKI，也可优先推荐三代 TKI——奥西替尼；罕见突变如 18 或 21 号外显子 *G719X*（A、C）或 *L861Q* 突变可优先选择二代 TKI——阿法替尼，也可选择三代 TKI——奥西替尼。*EGFR* 第 20 号外显子插入突变，简称 *EGFR* 20 ins，可选择三代 TKI。*T790M* 突变提示一、二代 TKI 耐药，需选择三代 TKI——奥西替尼。*KRAS* 第 12 和 13 密码子突变和 *BRAF* 的 V600E/A 突变预示耐药。

（2）克唑替尼、阿来替尼、赛瑞替尼　*ALK* 突变提示对药物敏感，临床选用上述药物。ROS1 融合基因突变可选用克唑替尼。

（3）西妥昔单抗、帕尼单抗　*KRAS* 第 12 和 13 密码子突变、*BRAF* 的 V600E/A 和 *PI3K* 的 9 和 20 号外显子突变提示耐药。

（4）贝伐单抗　*VEGFR2* 基因 mRNA 表达水平高则提示此药疗效较好。

5．免疫药物的靶标及临床意义　对于纳武利尤单抗、帕博利珠单抗，PD-1/PD-L1 抑制剂疗效与 PD-L1 表达水平密切相关。PD-1/PD-L1 抑制剂在各种肿瘤的疗效也与肿瘤基因突变负荷（tumor mutation burden，TMB）有一定关系。特别是单选免疫治疗时，建议做 PD-L1 检测，PD-L1 的阳性表达率在 50% 以上者疗效可能更好。

随着科学研究水平和实验技术的发展，越来越多的肺癌靶标（驱动基因）被发现，对临床上肺癌科学合理的治疗方案的优化选择有很大的指导意义。

六、联合治疗

1．免疫治疗联合化疗　许多基础研究和临床研究的结果均表明，免疫治疗联合化疗可能取得较单一疗法更加优异的疗效。化疗可能直接激活先天性免疫反应和刺激获得性免疫细胞，阻断促进肿瘤进展的免疫抑制通路，提高肿瘤细胞的抗原性或免疫原性，或加强免疫效应机制的敏感性。帕博利珠单抗联合化疗可用于转移性非小细胞肺癌患者的一线治疗。

2．抗血管生成药物联合化疗　《晚期非小细胞肺癌抗血管生成药物治疗中国专家共识（2019 版）》指出：在驱动基因阴性、PS 0 ～ 1 分的晚期 NSCLC 患者中，推荐贝伐珠单抗联合含铂双药方案作为一线治疗选择。在 EGFR 敏感型突变的晚期非鳞状细胞癌 NSCLC 患者（含无症状脑转移患者）中，一线可选择使用厄洛替尼联合贝伐珠单抗。对于驱动基因突变阴性、PS 0 ~ 1 分的晚期 NSCLC 患者（包括鳞状细胞癌 NSCLC 和非鳞状细胞癌 NSCLC），可一线使用重组人血管内皮抑制素联合长春瑞滨和顺铂治疗 2 ~ 4 个周期。在可耐受的情况下，可适当延长重组人血管内皮抑制素使用时间。既往化疗失败，且未使用过贝伐珠单抗治疗的晚期非鳞状细胞癌 NSCLC 患者，可选择贝伐珠单抗联合多西他赛用于二线及以上治疗。我国自主研发的抗血管生成药物——恩度（Endostar）联合化疗治疗 NSCLC 取得了令人振奋的疗效，所以 2010 年美国国家综合癌症网络发布的《恶性肿瘤临床实践指南（中国版）》已批准恩度联合全身化疗作为 NSCLC 的一线治疗。

3．化疗联合 TKI　为了进一步提高 NSCLC 患者的临床受益率，延长其总生存期，近年来，化疗联合 TKI 在 NSCLC 的研究（包括一线治疗和二线治疗）越来越多，但研究结果差异较大。有研究认为化疗联合分子靶向治疗（TKI）对 NSCLC 的治疗具有协同作用，可以提高 NSCLC 的治疗效果，改善患者生活质量，甚至延长其生存期。

4．免疫治疗联合靶向治疗　EGFR 突变所驱动的肺癌通过活化 PD-1/PD-L1 途径抑制 T 细胞功能并增加促炎因子分泌而抑制抗肿瘤免疫。EGFR-TKIs 除了直接抑制肿瘤细胞活性外，也通过下调肿瘤细胞 PD-L1 表达而增强抗肿瘤免疫，而 EGFR 突变患者在 TKI 耐药后，PD-L1 表达率也会出现明显升高。鉴于上述理论，免疫治疗联合靶向治疗成为可能。目前，EGFR-TKIs 与免疫检查点抑制剂联合使用的临床试验正在进行中，这或许能够成为晚期 NSCLC 新的治疗方式之一。

5．免疫治疗联合抗血管生成药物　VEGF 及 VEGFR 是肿瘤血管新生的关键信号途径，VEGF 在肿瘤免疫逃逸中发挥重要作用，可以阻断 VEGF/VEGFR 信号途径。这除了阻断血管新生外，还能通过增加 T 细胞募集浸润、减少免疫抑制因子分泌和免疫抑制细胞如调节性 T 细胞（regulatory T cells，Treg）和骨髓来源的抑制性细胞（myeloid-derived suppressor cells，MDSC）的数量等途径来发挥免疫调节功能。基于上述理论研究，抗血管生成靶向药物联合免疫治疗相关临床试验正在进行中，或许亦能成为晚期 NSCLC 治疗的新模式之一。

（邓述恺　刘　单）

参考文献

[1] Velling T，Stefansson A，Johansson，et al．EGFR and β1 integrins utilize different signaling pathways to activate Akt．Exp Cell Res，2008，5（314）：309-316．

[2] Omlin A，D’Addario G，Gillessen S，et al．Activity of pemetrexed against brain metastases in a patients with adenocarcinoma of the lung．Lung Cancer，2009，3（65）：383-384．

[3] Blumenschein GR，Gatzemeier U，Fossella F，et al．Phase Ⅱ，multicenter，uncontrolled trial of single-agent sorafenib in patients with relapsed or refractory，advanced non-small-cell lung cancer．J Clin Oncol，2009，27（26）：4274-4280．

[4] Adjei AA，Mandrekar SJ，Dy GK，et al．Phase Ⅱ trail of pemetrexed plus bevacizumab for second-line therapy of patients with advanced non-small-cell lung cancer：NCCTG and SWOG study N0426．J Clin Oncol，2010，2（4）：614-619．

[5] 秦艳，邓述恺．肺癌的分子靶向治疗研究进展．肿瘤基础与临床，2009，12（22）：548-550．

[6] 周清华，吴一龙，王长利．中国抗癌学会肺癌专业委员会第十二届全国肺癌大会论文集（2011）．武汉：[出版者不详]，2011.
[7] 陈羽中，沈波．EGFR敏感突变晚期非小细胞肺癌的靶向治疗进展．临床肿瘤学杂志，2019．24（5）：454-462．
[8] 苗秋丽，张四喜，王红玉等．非小细胞肺癌靶向治疗研究进展．医药导报，2017，36(8)：887-892．
[9] 杨雯靖，杨国旺．晚期非小细胞肺癌一线治疗策略的选择．临床肿瘤学杂志，2019，24（8）：762-766．
[10] 中国临床肿瘤学会．原发性肺癌诊疗指南（2019版）．北京：人民卫生出版社，2019.
[11] 中华医学会，中华医学会肿瘤学分会，中华医学会杂志社．肺癌临床诊疗指南（2018版）．中华肿瘤杂志，2018，40（12）：935-964．
[12] 中国临床肿瘤学会血管，靶向治疗专家委员会，非小细胞肺癌专家委员会，等．晚期非小细胞肺癌抗血管生成药物治疗中国专家共识（2019版）．中国肺癌杂志，2019，22（7）：401-412．
[13] Mok TSK，Wu YL，Kudaba I，et al．KEYNOTE-042 Investigators．Pembrolizumab versus chemotherapy for previously untreated，PD-L1-expressing，locally advanced or metastatic non-small-cell lung cancer（KEYNOTE-042）：a randomised，open-label，controlled，phase 3 trial．Lancet．2019，393（10183）：1819-1830．
[14] Lopes G，Wu YL，Kudaba I，et al．Pembrolizumab versus platinum-based chemotherapy as first-line therapy for advanced/metastatic NSCLC with a PD-L1 tumor proportion score ≥ 1%：Open-label，phase 3 KEYNOTE-042 study．J Clin Oncol，2018．36（18）：2．
[15] Socinski MA，Jotte RM，Cappuzzo F，et al．Atezoliumab for first-line treatment of metastatic nonsquamous NSCLC．N Engl J Med，2018，378（24）：2288-2301．
[16] Herbst RS，Baas P，Kim DW，et al．Pembrolizumab versus do- cetaxel for previously treated，PD-L1-positive，advanced non- small-cell lung cancer（KEYNOTE-010）：a randomised controlled trial．Lancet，2016，387（10027）：1540-1550．
[17] Garon EB，Rizvi NA，Hui R，et al．Pembrolizumab for the treat ment of non-small-cell lung cancer．N Engl J Med，2015，372（21）：2018-2028．
[18] Reck M，Rodríguez-Abreu D，Robinson AG，et al．Pembrolizum- ab versus chemotherapy for PD-L1-positive non-small-cell lung cancer．N Engl J Med，2016，375（19）：1823-1833．
[19] Gandhi L，Rodríguez-Abreu D，Gadgeel S，et al．Pembrolizumab plus chemotherapy in metastatic non-small-cell lung cancer．N Engl J Med，2018，378（22）：2078-2092．
[20] Zhou C，Wu YL，Chen G，et al．BEYOND：A randomized，double-blind，placebo-controlled，multicenter，phase Ⅲ study of first-line carboplatin/paclitaxel plus bevacizumab or placebo in chinese patients with advanced or recurrent nonsquamous non-small-cell lung cancer．J Clin Oncol，2015，33（19）：2197-2204．

机械通气的临床应用

机械通气是运用呼吸机使通气或（和）氧合功能障碍的患者恢复有效通气、改善氧合，从而为原发病治疗争取时间的一种支持手段，已成为治疗呼吸衰竭、心力衰竭等危重症的重要手段。机械通气分无创正压通气和有创正压通气，前者是指呼吸机通过鼻 / 面罩与患者连接，后者是指呼吸机通过气管插管或气管切开与患者连接。

机械通气从仅作为肺通气功能的支持治疗开始，经过多年来医学理论及呼吸机技术的发展，已经成为涉及气体交换、呼吸做功、肺损伤、胸腔内器官压力、循环及消化系统功能，并可产生多方面影响的重要干预措施，会对机体产生有利和不利的影响。机械通气运用合理、得当，会为原发病治疗赢得时间，提高呼吸衰竭患者的救治水平；若运用不当，有可能加重患者病情，甚至危及生命。近年来，随着对机械通气的基础及临床研究的深入，机械通气的一些常规观念有所转变，通气模式及通气策略不断更新。

一、呼吸机的工作原理和分类

（一）呼吸机的基本工作原理

呼吸机的工作原理都在于肺内外气体的压力差，一般呼吸机的工作原理有两种：①正压呼吸机使气体压力高于肺泡压，气体经呼吸机管道、患者气道直接流向肺泡，此时为吸气期；呼气时呼吸机管道与大气相通，肺泡压大于大气压，肺泡内气体即自行排出，直至与大气压相等。②胸廓负压将患者的胸部或整个身体置入密闭的容器中，呼吸道与大气相通。当容器中的压力低于大气压时，胸部被牵引扩张，肺泡内压力低于大气压，空气进入肺泡，为吸气期；而当容器压力转为正压时，胸廓受压迫缩小，肺泡内压力增高大于大气压，肺泡内气体排出体外，为呼气期。由于这类呼吸机体积大、动力大、通气效率低，目前已被淘汰。

（二）呼吸机分类

呼吸机分类的目的是说明其设计特点，以便在使用前可以了解其功能、操作特点，以及其对患者的适应性及可能出现的情况。常用呼吸机可分常频呼吸机和高频呼吸机。

1．常频呼吸机　常频呼吸机的通气频率为 5 ～ 60 次 / 分，是目前临床应用最多的呼吸机。按吸气终止转为呼气的切换方式可分为以下 3 类。

（1）压力转换型呼吸机　以气道压力作为切换参数。呼吸机可产生气流，经呼吸道使肺泡扩张，胸、肺被动扩大，气道内压不断升高，达到预定压力值后气流终止，开始呼气，此时气道内压不断下降，达到另一预定值，气流再次发生。吸气时间和气道内压的上升速率随气道阻力和肺顺应性而改变，由于它是以压力作为吸气终止的切换指标，因而当支气管痉挛、咳嗽、分泌物积聚，即增加吸气阻力、压力升高时，可造成吸气过程的停止。这时不能保证足够的潮气量。以往此型呼吸机多以压缩气体为动力，结构简单，易同步。一般认为对有严重肺实质病变者不适用，多用于新生儿通气或间歇正压通气治疗。近年来，压力控制型呼吸机的应用范围有所扩大。

（2）容量转换型呼吸机　以容量作为切换参数。呼吸机将预定的潮气量送入呼吸道，并保证在预定的压力范围内（由压力安全阀门调控），潮气量不受胸肺顺应性及气道阻力变化的影响。目前临床应用较多，多数以电力为动力，工作性能稳定，体积较大。如容量以气流量和时间的乘积决定，则又称为流量型。

（3）时间转换型呼吸机　以时间作为切换参数。即按预设吸气及呼气时间进行切换，潮气量则由吸气流速加以控制，故基本上和容量转换型呼吸机相仿。但由于吸气流速除由呼吸机工作压力决定外，还受气流阻力（包括摩擦阻力及弹性阻力）的影响，因而气道阻力及胸肺顺应性对潮气量仍有一定影响。

目前常用的呼吸机除具有容量转换型呼吸机的特点外，尚可同时具有其他类型的功能，可根据病情进行选择。此外，尚有许多分类方法。如按产生吸气压力的控制方式分为正压通气机和负压通气机，按吸气开始方式分为流量触发型、容量触发型、时间触发型（即按预定呼吸频率）及压力触发型（按设置的吸气敏感度）。

2. 高频呼吸机　上述的常频呼吸机的频率范围为5～60次/分，潮气量范围为100～2 000 ml。为了减少机械呼吸所带来的气压伤及血流动力学影响，近年来主张用较小的潮气量和较高的通气频率，既可提供一定的通气量，又能维持较低的气道内压和胸腔内压，因此产生了高频通气。它通过高频率的振动，大大加速了气体的弥散过程；同时气体在支气管内来回运动时产生偏流，肺组织非同步扩张，也形成了部分对流。实验结果表明，高频通气对心血管的不良影响小，对呼吸道和肺无损伤，肺内气体分布均匀。高频通气的呼吸频率＞60次/分，潮气量＜150 ml，吸气时间为0.001～0.1 s。根据频率的不同，高频通气可分为以下三型：高频正压通气（high-frequency positive pressure ventilation，HFPPV）、高频喷射通气（high frequency jet ventilation，HFJV）、高频振荡通气（high frequency oscillation ventilation，HFOV）。

二、机械通气的目的、应用范围和应用时机

（一）目的

机械通气可纠正急性呼吸性酸中毒、低氧血症，缓解呼吸肌疲劳，防止肺不张，为使用镇静药和肌松药保驾，稳定胸壁。

机械通气的目的包括：①维持适当的通气量，使肺泡通气量满足机体的需要；②改善肺气体交换功能，维持有效的气体交换（纠正低氧血症，减轻急性呼吸性酸中毒）；③减少呼吸肌做功（缓解呼吸肌疲劳），减轻呼吸窘迫（降低呼吸氧耗量）；④改变压力容积关系，防止或逆转肺不张，改善肺的顺应性，防止肺的进一步损伤；⑤肺内雾化吸入治疗；⑥促进肺或气道的愈合；⑦预防性机械通气用于休克等情况下的呼吸衰竭的预防性治疗，防止并发症的发生；⑧对接受手术或某些特殊操作者，呼吸机可为使用镇静剂和肌松剂提供安全保障。⑨稳定胸壁，在某些情况下（如肺叶切除、连枷胸等），由于胸壁完整性受到破坏，通气功能严重受损，此时机械通气可通过机械性的扩张作用使胸壁稳定，并保证充分的通气。

呼吸衰竭期间机械通气的主要优点是改善气体交换和减少呼吸功。

1. 机械通气通过改善通气量（V/Q）匹配来改善气体交换。这主要是生理分流减少的结果。

2. 由于肺力学改变（如气道阻力增加、顺应性降低）或呼吸需求增加（如代谢性酸中毒），呼吸活动可能会增加。维持呼吸强度增加的努力可能会导致呼吸肌疲劳和呼吸衰竭。机械通气可以承担部分或全部呼吸活动，从而使通气肌肉从疲劳中恢复。

（二）机械通气的应用范围

机械通气可用于具有下述病理状态的疾病（表1-3）。

1. 以通气功能损害为主的疾病　慢性阻塞性肺疾病（chronic obstructive pulmonary

disease，COPD）、支气管哮喘、重症肌无力、吉兰 - 巴雷综合征、胸廓畸形、胸外伤或胸部手术所致的呼吸衰竭、中枢神经系统疾病所致的中枢性呼吸衰竭等。

2．以换气功能损害为主的疾病　ARDS、重症肺炎、肺栓塞、间质性肺疾病等。

3．需强化气道管理的患者　保持气道通畅，使用具有呼吸抑制作用的药物等。

表1-3　临床常见的需要机械通气的情况

导致肺泡充盈的情况
肺炎（感染、误吸）
非心源性肺水肿 / 急性呼吸窘迫综合征（由于感染、吸入性损伤、溺水、输血、挫伤、高海拔等）
心源性肺水肿
肺出血
肿瘤（如绒癌）
肺泡蛋白沉着症
任何原因的血管内容量超负荷
肺血管疾病
肺血栓栓塞
羊水栓塞、肿瘤栓塞
引起中央气道阻塞的疾病
肿瘤
喉部血管性水肿
气管狭窄
引起周围气道阻塞的疾病
慢性阻塞性肺疾病的急性加重
急性、严重哮喘
换气不足：中枢驱动减少
全身麻醉
药物过量
换气不足：周围神经系统 / 呼吸肌功能障碍
肌萎缩侧索硬化
颈脊髓损伤合并四肢瘫
吉兰 - 巴雷综合征
重症肌无力
破伤风、虫咬
中毒（如新斯的明）
肌营养不良、强直性肌营养不良、肌炎
换气不足：胸壁和胸膜疾病
脊柱后侧凸
创伤（例如连枷胸）
大量胸腔积液
气胸

续表

通气需求增加
严重脓毒症 / 脓毒性休克
严重代谢性酸中毒

（三）机械通气的时机

严重呼吸功能障碍时应及时实施机械通气。如果实施机械通气过晚，患者会因严重低氧和 CO_2 潴留而出现多脏器受损，机械通气的疗效显著降低。因此，机械通气宜早实施，符合下述表现时应及时实施机械通气（表 1-4）。

表1-4　呼吸功能障碍提示需要机械通气的时机

	参数	数值
临床评估	窒息	
	严重喘息	
	意识障碍	
	连枷胸	
	无法清除呼吸道分泌物（例如，分泌物过多、保护性反射丧失、肌无力）	
	下颌骨、喉、气管的创伤	
通气储备的下降	呼吸频率	＞ 35 次 / 分钟
	潮气量	＜ 5 ml/kg
	肺活量	＜ 10 ml/kg
	吸气负压	＜ –25 cm H_2O（–2.44 kPa）
	每分通气量	＜ 10 L/min
	$PaCO_2$ 的上升	＞ 10 mmHg (1.33 kPa)
	难治性低氧血症	
	肺泡 - 动脉氧梯度［吸入氧气浓度（O_2 fraction of inspire，FiO_2）= 1］	＞ 450
	PaO_2/PAO_2	＜ 0.15
	充分氧疗后 PaO_2	＜ 55 mmHg（7.32 kPa）

注：PAO_2，肺泡氧分压

（四）机械通气的禁忌证

机械通气的禁忌证有气胸及纵隔气肿未行引流者、肺大疱和肺囊肿、低血容量性休克未补充血容量者、严重肺出血、气管 - 食管瘘、重症结核易出现播散等情况。上述禁忌证大多为相对禁忌证，在出现致命性通气和氧合障碍时，应在积极处理原发病（如尽快行胸腔闭式引流，积极补充血容量等）的同时，不失时机地应用机械通气，以避免患者因为严重 CO_2 潴留和低氧血症而死亡。因此，《机械通气临床应用指南》中指出：在出现致命性通气和氧合障碍时，机械通气无绝对禁忌证。

三、机械通气的操作方法

（一）呼吸机与患者的连接

呼吸机可通过鼻/面罩、气管插管、气管切开与患者连接。

1．鼻/面罩　用于无创通气。选择适合于每个患者脸型的鼻/面罩对保证顺利实施机械通气十分重要，鼻/面罩大小适宜，松紧以刚好不漏气为宜。

2．气管插管　患者如有下列情况，可考虑气管插管。

（1）因严重低氧血症和（或）高二氧化碳血症，或其他原因需要较长期机械通气，而又不考虑进行气管切开的患者。

（2）不能自行清除上呼吸道分泌物、胃内反流物和出血，随时有误吸危险者。

（3）下呼吸道分泌物过多或出血需要反复吸引者。

（4）上呼吸道损伤、狭窄、阻塞，气管食管瘘等影响正常通气者。

（5）因诊断和治疗需要，在短时间内要反复插入支气管镜者，为了减少患者的痛苦和操作方便，也可以事先行气管插管。

（6）患者自主呼吸突然停止，紧急建立人工气道行机械通气者。

（7）外科手术和麻醉，如需要长时间麻醉的手术、低温麻醉及控制性低血压手术，部分口腔内手术预防血性分泌物阻塞气道、特殊手术的体位等。

气管插管可经鼻或经口，各有其优缺点，经口气管插管，操作较易，插管的管径相对较大，便于气道内分泌物的清除，但其对会厌的影响较明显，患者耐受性也较差，且易脱出。经鼻气管，较易固定，舒适性优于经口气管插管，患者较易耐受，但管径较小，导致呼吸功增加，不利于气道及鼻窦分泌物的引流。

至于选择经口气管插管还是经鼻气管插管，没有统一标准。曾认为经鼻插管增加鼻窦炎、呼吸机相关性肺炎（ventilator-associated pneumonia，VAP）发生，但现有研究证实经鼻和经口插管感染性鼻窦炎和 VAP 发生率没有差别。尽管有一些指南推荐为防止 VAP 发生，最好经口插管，但目前仍缺乏大样本的研究资料。目前，临床选择经鼻还是经口插管还存在争议，一般来讲，在急救场合或因诊断及治疗需反复插入支气管镜（如气道腔内介入）者可首选经口气管插管。

3．气管切开　气管切开有下述适应证。

（1）预防性　对可能出现呼吸道梗阻或下呼吸道分泌物阻塞的疾病，气管切开作为辅助治疗方法：①神经系统疾病，由于病变侵及呼吸中枢，使呼吸反射障碍而出现呼吸困难，如感染性多发性神经炎、延髓型脊髓灰质炎、重症肌无力、脑血管疾病等；②各种原因的昏迷，如颅脑外伤、颅内肿瘤，气管切开术可防止或解除因咳嗽功能及吞咽功能抑制及喉痉挛引起的呼吸道阻塞；③行某些脑部手术时，为保持术后呼吸道通畅，术前可施行气管切开术；④胸部或腹部大手术后，重病年老体弱患者，因咳嗽功能差，易导致下呼吸道分泌物阻塞，早期气管切开可以预防肺部并发症的发生。

（2）治疗性　①上呼吸道梗阻不能经口和鼻插管者；②下呼吸道分泌物阻塞者而排痰困难者；③需要较长时间机械通气者。

目前，随着床旁经皮扩张气管切开术的开展，接受气管切开的患者明显增加。但气管插管机械通气后何时做气管切开，专家们意见不一。美国胸科医师学会（ACCP）、美国呼吸治疗学会（AARC）、美国重症医学会（SCCM）三个学会的推荐意见是：当患者需要延长呼吸机辅助已变明显时，应考虑行气管切开。而欧洲呼吸学会（ERS）、美国胸科学会（ATS）等 5 个学会没有提出任何推荐意见，只强调今后应开展更规范、更有针对性的循证医学研究。目前高容低压球囊气管导管的应用，使得临床气管插管时间明显延长，部分患者也因此避免了气管切开。俞森洋对 108 例高龄患者行经鼻气管插管机械通气，插管时间＞ 21 天的有 73 例，平均插管时间为（60.38±31.96）天，最长的 160 天，这 73 例患者均未气管切开。因此气管切开不应盲目进行，需认真评估患者是否能从气管切开中获益。

气管切开术创伤较大，可发生切口出血或感染，需严格掌握气管切开术禁忌证：①切开部位感染或化脓；②切开部位肿物，如巨大甲状腺肿、气管肿瘤等；③严重凝血功能障碍，如弥散性血管内凝血、特发性血小板减少症等。

（二）机械通气的模式

1．控制机械通气（controlled mechanical ventilation，CMV） 呼吸机完全替代自主呼吸的通气方式，包括容积控制通气和压力控制通气。

（1）容积控制通气（volume controlled ventilation，VCV） 潮气量（TV）、呼吸频率（respiratory rate，RR）、吸呼比（inspiratory/expiratory，I/E）和吸气流速完全由呼吸机来控制。调节参数为 TV、RR、I/E。特点为能保证潮气量的供给，但不能保证气道和肺泡压力，使用 VCV 时要注意监测气道压力，调节潮气量使气道峰压控制在 35 ～ 40 cm H_2O 以下，平台压控制在 30 ～ 35 cm H_2O 以内。

（2）压力控制通气（pressure controlled ventilation，PCV） 预置压力控制水平和吸气时间。吸气开始后，呼吸机提供的气流很快使气道压达到预置水平，之后送气速度减慢以维持预置压力到吸气结束。调节参数为吸入氧气浓度（forced inspiratory oxygen，FiO_2）、压力控制水平、RR、I/E。特点为吸气流速特点使峰压较低，能改善气体分布和 V/Q，有利于气体交换。该模式能控制气道压力，但不能保证潮气量，使用该模式时需要监测潮气量和每分通气量，应调节压力保证足够的潮气量和可以接受的动脉血二氧化碳分压（partial pressure of carbon dioxide in artery，$PaCO_2$）和 pH 水平。在加用 PEEP 时，有效驱动压力为设置压力与呼气末正压之间的差值。

CMV 时呼吸机完全替代患者的自主呼吸，其呼吸频率、潮气量、吸呼比及吸气流速均按预设值进行。它通常用于严重呼吸抑制、呼吸衰竭或呼吸停止患者。它可最大限度降低呼吸功，而有利于呼吸肌疲劳恢复。但当参数设置不当时，常发生通气过度或通气不足，当患者自主呼吸恢复及增强时常发生人机对抗现象。应用常规通气（conventional ventilation，CV）时间过长，易致呼吸肌萎缩而产生呼吸机依赖，故只要情况许可，应尽量采用部分通气支持，而不用完全通气支持（CMV 模式）。CMV 应用的适应证如下：①严重呼吸衰竭的开始阶段，特别是存在呼吸肌疲劳及呼吸驱动缺乏或不稳定时，如神经系统疾病继发的窒息、药物过量及神经肌肉疾病等。②颅内高压患者进行控制性高通气时。③机械通气初期存在明显的人机对抗时，可采取充分的镇静和肌松措施，缓解人机对抗，降低呼吸功，减少气压伤的发生率。④使患者在短期内（24 小时）得到完全休息。⑤严重胸外伤在自主呼吸时出现反常胸壁运动时。⑥对患者呼吸力学进行监测时，如静态肺顺应性、内源性 PEEP、呼吸功能的监测，也需在 CMV 时进行，所测得的数值才准确可靠。

2．辅助通气 辅助通气（associated ventilation，AV）是患者自主吸气触发呼吸机送气以辅助通气。AV 为同步部分通气，呼吸机按预设潮气量、频率及吸呼比进行送气。压力转换型呼吸机提供压力辅助，而容量转换型则提供容积辅助。AV 是最常使用的基本模式，与控制通气相比，AV 的主要优点是：①患者自主呼吸易与通气机的活动同步；②通气时可减少或避免使用镇静剂；③预防呼吸肌萎缩；④有利于改善机械通气对血流动力学的不利影响；⑤有利于撤机过程。

正确使用的关键是预设好恰当的潮气量及触发灵敏度。触发灵敏度的设置要根据患者呼气末气道压，因为患者的呼气末气道压通常为零，故触发灵敏度一般设置于 −2 cm H_2O 水平，但当加用呼气末正压通气（PEEP）或者患者气道内存在内源性 PEEP（internal PEEP PEEPi）时，应将触发灵敏度设置于 PEEP 或 PEEPi 为 2 cm H_2O 水平。为减少吸气触发所消耗的呼吸功，有些呼吸机已经采用了流量触发系统，将其设置于敏感触发部位，气道内只要有少量气流（1 ~ 3 L/min），该系统就可感知并启动呼吸机送气。AV 模式靠患者触发来启动，故不能用于自主呼吸停止或呼吸中枢驱动不稳定的患者。

3．辅助控制通气（assisted CMV，AC-MV） 它是将 AV 和 CV 的特点结合应用。自主呼吸触发呼吸机送气后，呼吸机按预置参数（TV、I/E）送气；患者无力触发或自主呼吸频率低于预置频率，呼吸机则以预置参数通气。与 CMV 不同的是需要设置触发灵敏度，其实际 RR 可大于预置 RR。

容量转换型 AC-MV 调节参数为触发敏感度、潮气量、通气频率、吸气流速 / 流速波形。压力转换型 AC-MV 调节参数为触发敏感度、压力水平、吸气时间、通气频率。特点为 AC-MV 为 ICU 患者机械通气的常用模式，可提供与自主呼吸基本同步的通气，提高了人机协调性，但当患者不能触发呼吸机时，AC-MV 可确保最小的指令每分通气量，以保证自主呼吸不稳定患者的通气安全。自主呼吸过强的患者可出现通气过度和呼吸性碱中毒。

AC-MV 模式是十分常用的通气支持模式，主要用于机械通气初期、呼吸驱动稳定，但是不能产生足够自主通气的患者。对呼吸中枢功能抑制和神经肌肉疾病导致的呼吸泵衰竭患者也可取得较好的效果。但需要注意的是该模式下患者只做触发功，不利于呼吸肌的锻炼，也不能反应患者自主呼吸的能力，故不能用于撤机。

4．间歇指令通气（intermittent mandatory ventilation，IMV）/ 同步间歇指令通气（synchronized IMV，SIMV） IMV 是指呼吸机按预置频率给予 CMV，实际 IMV 的频率与预置相同，间歇期间允许自主呼吸存在。SIMV 为 IMV 的每一次送气在同步触发窗内由自主呼吸触发，若在同步触发窗内无触发，呼吸机按预置参数送气，间歇期间允许自主呼吸存在。

IMV 和 SIMV 应用于具有一定自主呼吸，逐渐下调 IMV 辅助频率，向撤机过渡时。若自主呼吸频率过快，采用此种方式可降低自主呼吸频率和呼吸功耗。

调节参数为潮气量、流速 / 吸气时间、控制频率、触发敏感度，当压力控制 SIMV 时需设置压力水平及吸气时间。

特点为通过设定 IMV 的频率和潮气量确保最低每分通气量，但 IMV 时，易出现人机拮抗；SIMV 能与患者的自主呼吸相配合，减少患者与呼吸机的拮抗，减少正压通气的血流动力学负效应，并防止潜在的并发症，如气压伤等；通过改变预设的 SIMV 的频率改变呼吸支持的水平，即从完全支持到部分支持，可用于长期带机的患者的撤机；由于患者能应用较多的呼吸肌群，故可减轻呼吸肌萎缩；不适当的参数设置（如低流速）增加呼吸功，导致呼吸肌过度疲劳或过度通气导致呼吸性碱中毒，COPD 者出现动态过度肺膨胀；自主呼吸时不提供通气辅助，需克服呼吸机回路的阻力。

5．压力支持通气（pressure support ventilation，PSV） PSV 是吸气努力达到触发标准后，呼吸机提供吸气帮助，使气道压很快达到预置辅助压力水平以克服吸气阻力和扩张肺，并维持此压力到吸气流速降低至吸气流速峰值的一定百分比时，吸气转为呼气。该模式由自主呼吸触发，并决定 RR 和 I/E，因而有较好的人机协调。而 TV 与预置的压力支持水平、胸和肺呼吸力学特性（气道阻力、胸和肺顺应性）及吸气努力的大小有关。当吸气努力大，而气道阻力较小、胸和肺顺应性较大时，相同的压力支持水平送入的 TV 较大。

PSV 的应用适应证：①有自主呼吸能力，但需要通气支持的患者，特别是当呼吸频率超过 20 次 / 分且每分通气量需求超过 10 L/min 时。②有自主呼吸的 COPD 患者或其他呼吸肌疲劳患者需长时间机械通气治疗（> 48 小时），并且已经使用 SIMV 或持续气道正压通气（continuous positive airway pressure，CPAP）模式进行通气支持时。③具备自主呼吸功能，但已经有呼吸肌疲劳的临床表现或 COPD 患者应用低频率的 IMV 及 CPAP 治疗后，患者仍感呼吸困难时。

参数设置为 FiO_2、触发灵敏度和压力支持水平。某些呼吸机还可对压力递增时间和呼气触发标准进行调节。前者指通过对送气的初始流速进行调节而改变压力波形从起始部分到达峰压的坡度使坡度过大过小（垂直或渐升），初始流速过大或过小都会导致人机不协调；后者指对压力支持终止的流速标准进行调节。对于 COPD 患者，提前终止吸气可延长呼气时间，使气体陷闭量减少；对于 ARDS 患者，延迟终止吸气可增加吸气时间，从而增加吸入气体量，并有利于气体的分布。

特点为：①设定水平适当，则少有人机对抗，可有效地减小呼吸功，增加患者吸气努力的有效性。这种以恒定压力与流速波形的通气辅助，在患者的需要和呼吸机送气完全协调方面并不是理想的。②对血流动力学影响较小，包括心脏外科手术后患者。③一些研究认为 5 ~ 8 cm H_2O 的 PSV 可克服气管内导管和呼吸机回路的阻力，故 PSV 可应用于撤机过程。④ PSV 的潮气量是由呼吸系统的顺应性和阻力决定，当呼吸系统的力学改变时会引起潮气量的改变，应及时调整支持水平，故对严重而不稳定的呼吸衰竭患者或有支气管痉挛及分泌物较多的患者，应用时需格外小心，雾化吸入治疗时可导致通气不足。⑤如回路有大量气体泄露，可引起持续吸气压力辅助，呼吸机就不能切换到呼气相。⑥呼吸中枢驱动功能障碍的患者也可导致每分通气量的变化，甚至呼吸暂停而窒息，因此，需设置背景通气。

许多呼吸机可以设置为自动导管补偿模式。这种模式本质是一种 PSV，可施加足够水平的正压来克服气管内插管施加的呼吸功。自动导管补偿通常用于自主呼吸试验。与仅接受 CPAP 的患者相比，进行自动呼吸补偿的自主呼吸试验的患者更有可能成功耐受试验。 此外，许多呼吸机可以选择将自动导管补偿与其他模式结合使用，因此气管插管的阻力不会影响通气。

6．持续气道正压通气（CPAP） 是在自主呼吸条件下，整个呼吸周期以内（吸气及呼气期间）气道均保持正压，患者完成全部的呼吸功，是呼气末正压通气（PEEP）在自主呼吸条件下的特殊技术。它与 PEEP 不同之处在于前者是通过对持续气流的调节而获得动态的、相对稳定的持续气道正压，而后者是通过在呼气末使用附加阻力装置获得一个静态的、随自主呼吸强弱波动的呼气末正压。CPAP 的生理学效应与 PEEP 基本相似。

CPAP 的应用适应证：①自主呼吸功能良好的急性肺损伤患者，一般在早期有创机械通气建立前应用；②阻塞性睡眠呼吸暂停综合征；②心源性肺水肿的治疗；④撤机前自主呼吸试验时。

该通气模式仅需设定 CPAP 水平即可。

CPAP 具有 PEEP 的各种优点和作用，如增加肺泡内压和功能残气量、增加氧合、防止气道和肺泡的萎陷、改善肺顺应性、降低呼吸功、对抗内源性 PEEP。CPAP 压力过高会增加气道峰压和平均气道压，减少回心血量和肝、肾等重要脏器的血流灌注等。CPAP 时，由于存在自主呼吸，平均胸膜腔内压较相同压力水平的 PEEP 略低。

7．双水平气道正压通气（biphasic positive airway pressure，BiPAP） 是指自主呼吸时，交替给予两种不同水平的气道正压，吸气压和呼气压之间定时切换，且其吸气压时间、呼气压时间、吸气压水平、呼气压水平各自独立可调。利用从吸气压切换至呼气压时功能残气量（FRC）的减少，增加呼出气量，改善肺泡通气。

BiPAP 的应用适应证：①各种类型的急性呼吸衰竭，特别是 COPD 导致的急性高碳酸血症性呼吸衰竭；②急性左心衰和免疫抑制患者肺部严重并发症导致的急性低氧血症性呼吸衰竭、肺手术后的呼吸衰竭；③慢性通气功能衰竭患者，如胸壁疾病、神经肌肉疾病患者，以及存在夜间低通气的患者等。

调节参数为吸气压水平、呼气压水平、吸气压时间、呼气压时间、呼吸频率和触发敏感度等。

特点为：① BiPAP 通气时气道压力周期性地在高压水平和低压水平之间转换，每个压力水平，双向压力的时间比均独立可调。②若吸气压时间与呼气压时间不同，可变化为反比 BiPAP 或气道压力释放通气。③ BIPAP 通气时患者的自主呼吸少受干扰和抑制，尤其两个压力时相持续时间较长时，应用 BiPAP 比 CPAP 对增加患者的氧合具有更明显的作用。④ BiPAP 通气时可由控制通气向自主呼吸过渡，不用变更通气模式直至撤机，这是现代通气治疗的理念。

8．其他通气模式

（1）指令（最小）分钟通气（mandatory/minimum minute volume ventilation，MVV） 呼吸机按预置的每分通气量（MV）通气。自主呼吸的 MV 若低于预置 MV，不足部分由呼吸机提供；若等于或大于预置 MV，呼吸机停止送气。临床上应用 MVV 主要是为了保证从控制通气到自主呼吸的逐渐过渡，避免通气不足发生。这种模式对于呼吸浅快者易发生 CO_2 潴留和低氧，故不宜采用。

（2）压力调节容量控制通气（pressure regulated volume controlled ventilation，PRVCV） 在使用 PCV 时，随着气道阻力和胸肺顺应性的改变，必须人为地调整压力控制水平才能保证一定的 TV。在使用 PRVCV 时，呼吸机通过连续监测呼吸力学状况的变化，根据预置 TV 自动对压力控制水平进行调整，使实际 TV 与预置 TV 相等。

（3）容量支持通气（volume support ventilation，VSV） 可将 VSV 看作 PRVCV 与 PSV 的联合。具有 PSV 的特点为由自主呼吸触发，并决定 RR 和 I/E。同时 VSV 可监测呼吸力学的变化以不断调整压力支持水平，使实际 TV 与预置 TV 相等。若两次呼吸间隔超过 20 秒，则转为 PRVCV。

（4）比例辅助通气（proportional assisted ventilation，PAV） 呼吸机通过感知呼吸肌瞬间用力大小（以瞬间吸气流速和容量变化来表示）来判断瞬间吸气要求的大小，并根据当时的吸气气道压提供与之成比例的辅助压力，即吸气用力的大小决定辅助压力的水平，并且自主呼吸始终控制着呼吸形式（吸气流速、TV、RR、I/E），故有人称之为“呼吸肌的扩展”。PAV 和 PSV 一样，只适用于呼吸中枢驱动正常或偏高的患者。作者将 PAV 与 PSV 在 COPD 患者中进行对比，表明 PAV 模式具有较好的人机协调，患者自觉舒适，在维持基本相同的通气需求时能明显降低气道峰压，有一定的优势。

（5）气道压力释放通气（airway pressure release ventilation，APRV） APRV是在CPAP气道的基础上以一定的频率释放压力，压力释放水平和时间长短可调。在压力释放期间，肺部将被动地排气，相当于呼气，这样可以排出更多的CO_2。当短暂的压力释放结束后，气道压力又恢复到原有CPAP水平，这相当于吸气过程。因此，APRV较CPAP增加了肺泡通气，而与CMV+PEEP相比，APRV显著降低了气道峰压。它没有普遍接受的适应证，在急性呼吸窘迫综合征（ARDS）患者中，APRV及其相关模式已得到了很好的应用。从理论上讲，APRV可能会改善氧合作用。严重阻塞性气道疾病或高通气需求的患者很少使用APRV及其相关模式，因为其可能导致过度通气、高肺泡压和气压伤。

（6）压力增强通气（pressure augmentation ventilation） 是Brar1000呼吸机所特有的，其主要目的是保障PSV通气时的TV恒定，也可理解为具有容量保证特点的PSV。此模式首先预设适当的PSV水平，然后选择一个最小的TV和备用支持吸气流速，若实际TV超过设定的最小TV，无压力增强，呼吸机仍按流速转换方式转化为呼气，若TV低于设定的最小TV，备用支持气流装置向患者提供气流，直到达到预设的TV后停止，此时气道压力增加超过PSV水平，呼吸机以容量方式转换。

（7）适应性支持通气（adaptive support ventilation，ASV）和适应性压力通气（adaptive pressure ventilation，APV） 是瑞士生产的“伽利略”呼吸机特有的新的通气模式，是一种能适应患者通气需求的自动模式：①对无法触发呼吸机的患者进行压力控制呼吸；②能够触发呼吸机的患者获得了触发呼吸的压力支持，并根据需要补充了压力控制呼吸，以达到所需的呼吸频率。

ASV的主要优点有：①ASV自动调节来适应患者的通气需求，可用于自主及指令性通气；②ASV是第一个自动撤机支持系统，从开始工作的瞬间状态就自动地引导患者走向撤机；③ASV能提供安全的最低每分通气量；④ASV自动维持最佳通气方式，能监测患者每一次呼吸的肺顺应性、气道阻力及自主呼吸状况，根据测得数据重新计算最佳气道压力和通气频率，并最终引导患者进入撤机状态。APV是通过两种途径进行定压控制通气，对患者肺机械功能进行评估，计算并以最低的气道压力达到所需的潮气量、维持目标潮气量。

（8）反比通气 反比通气（inverse ratio ventilation，IRV）不是机械通气的一种模式，而是一种在容量控制或压力控制的机械通气过程中采用的策略。在IRV期间，吸气时间超过了呼气时间，增加了平均气道压力，并可能改善氧合。当患者使用最佳的PEEP和FiO_2仍存在严重低氧血症的时候，则可能需要进行IRV的尝试。

IRV可以在压控反比通气（pressure-control IRV，PC-IRV）或容控反比通气（volume-control IRV，VC-IRV）期间执行。两者显然都不比对方优越。在一项多中心、随机试验中，ARDS患者使用PC-IRV与VC-IRV，发现IRV的类型不影响死亡率。IRV的主要优点是气道峰压低和气体分布均匀。缺点为清醒患者难以耐受，需要镇静和肌松剂，IRV期间较短的呼气时间会增加自身PEEP及其不良后遗症（例如肺气压伤、低血压）的风险。

（9）高频通气（high frequency ventilation，HFV） 是一种通气频率超过正常呼吸频率4倍以上，而潮气量近似解剖无效腔容量的通气方式，主要用于支气管胸膜瘘和其他导致大量漏气的疾病，以及操作困难的气管镜和喉镜检查时。共有三种技术，高频正压通气，频率为60～100次/分，吸气时间百分率＜30%，潮气量小于正常；高频喷射通气，频率在100～500次/分，潮气量为1～3倍的生理无效腔容量；高频振荡通气，频率为900次/分以上，可达3 000次/分，一般认为1 000次/分以下已足够应用。潮气量小于生理无效腔容量。高频振荡通气，能产生呼吸道内震荡拍击，有利于排痰。

（10）神经调节通气辅助通气 神经调节通气辅助通气（neurally adjusted ventilatory assist ventilation，NAVA）是一种研究性通气模式，其中膈的放电（即膈激励，EAdi）被用来触发机械呼吸。当嵌入胃管中的导管检测到 EAdi 信号中的偏斜大于设定阈值（通常为 0.5 μv）时，便会触发机械通气。辅助程度随检测到的 EAdi 的幅度和临床医生设置的辅助水平而变化，从而使潮气量随呼吸变化。

与传统的机械通气模式相比，NAVA 的神经通气耦合更快。因此，NAVA 具有改善患者 - 呼吸机同步性的潜力（如在患有慢性阻塞性肺疾病的患者中）。

NAVA 的成功取决于完整的通气驱动（即患者必须自发呼吸），它不是通畅或无呼吸驱动（例如，由于严重的镇静作用或颈椎脊髓损伤导致的通气不足）的患者通气的合理方式。

此外，上述通气模式可相互组合，如 SIMV + PSV 等。

（三）呼吸机参数的调定

1．潮气量（VT） 机械通气时，VT 是需要首先考虑的问题，一般为 6 ～ 15 ml/kg，实际应用时根据血气和呼吸力学等监测指标不断调整，目标是保证足够通气的同时又不致通气过度。容积控制通气模式预置 VT，压力控制通气模式通过调节压力控制水平（如 PCV）和压力辅助水平（如 PSV）来获得一定量的 VT。近来研究发现，过大的 VT 使肺泡过度扩张，并且随呼吸周期的反复牵拉会导致严重的气压伤，直接影响患者的预后。因此，目前对 VT 的调节是以避免气道压过高为原则，即使平台压不超过 30 ～ 50 cmH_2O；而对于肺有效通气容量减少的疾病（如 ARDS），应采用小潮气量（6 ～ 8 mm/kg）通气。PSV 的水平一般不超过 25 ～ 30 cmH_2O，若在此水平仍不能满足通气要求，应考虑改用其他通气方式。

2．每分通气量（MV） MV 通常以呼出气量表示，每平方米一般为 3.5 ～ 4.5 L/min。但要注意呼吸无效腔，以了解实际肺泡通气量。无效腔除体内的解剖无效腔和生理无效腔外，由于呼吸机的参与，还应包括呼吸无效腔，即静态无效腔和动态无效腔。前者是指呼吸机本身和连接患者管道中参与重复呼吸的部分；后者是指正压通气时，气体受压，橡皮球囊、通气管扩张延伸，部分潮气量未进入呼吸道。动态无效腔与通气压力成正比。故一般通气量需较生理需要量高出 20% ～ 50%，通气量的调整最后需依据血二氧化碳水平。通气量应该逐渐增大，使血二氧化碳水平逐步下降，避免通气过度。

3．吸入氧气浓度（FiO_2） 机械通气时，FiO_2 调节原则是在保证氧合的情况下，尽可能使用较低的 FiO_2。呼吸机 FiO_2 的设置一般取决于动脉氧分压的目标水平、呼气末正压水平、平均气道压力和患者血流动力学状态。由于吸入高浓度氧气可产生氧中毒性肺损伤，一般要求 FiO_2 低于 50%。但是，在 FiO_2 的选择上，不但应考虑到高浓度氧气的肺损伤作用，还应考虑气道和肺泡压力过高对肺的损伤作用。对于氧合严重障碍的患者，应在充分镇静、肌松、采用适当水平呼气末正压的前提下，设置 FiO_2，使动脉氧饱和度达到 90%。

4．呼吸频率（RR） 呼吸频率的调节应注意以下几点：①应与 TV 相配合，以保证一定的 MV。②应根据原发病而定，慢频率通气有利于呼气，一般为 12 ～ 20 次 / 分；而在 ARDS 等限制性通气障碍的疾病以较快的频率辅以较小的潮气量通气，有利于减少克服弹性阻力所做的功和对心血管系统的不良影响。需特别注意的是频率的设置不宜太快，以避免肺内气体闭陷、产生内源性呼气末正压。一旦产生内源性呼气末正压，将影响肺通气 / 血流，增加患者呼吸功，并使气压伤的危险性增加。③应根据自主呼吸能力而定；如采用 SIMV 时，可随着自主呼吸能力的不断加强而逐渐下调 SIMV 的辅助频率。最终精确调整呼吸频率应依据 pH、$PaCO_2$ 与 PaO_2 的变化，综合调整。④机械通气 15 ～ 30 分钟后，应根据动脉血氧分压、二氧化碳分压和 pH，进一步调整机械通气频率。

5．吸呼比（I/E） 机械通气时，呼吸机 I/E 的设定应考虑机械通气对患者血流动力学的影响、氧合状态、自主呼吸水平等因素，一般为 1∶（1.5 ～ 2）。采用较小 I/E，可延长呼气时间，有利于呼气，在 COPD 和哮喘患者中常用，一般可小于 1/2。在 ARDS 患者中可适当增大 I/E，甚至采用反比通气（I/E > 1），使吸气时间延长，平均气道压升高，甚至使内源性呼气末正压也增加，有利于改善气体分布和氧合。但吸气时间过长、呼气时间过短会导致平均气道压增高和内源性 PEEP，往往会对血流动力学产生较大的不利影响，并且人机配合难以协调，有时需使用镇静药或肌松药。

6．吸气末停顿（end inspiratory pause） 吸气末停顿又称吸气屏气或吸气平台，是指吸气结束至呼气开始这段时间，一般不超过呼吸周期的 20% 左右，有血流动力学损害或患心血管疾病者，可设为呼吸周期的 5% ～ 7%。吸气末停顿的主要作用使气道压力提供最佳的吸入肺泡气分布，减少无效腔量，有利于气体在肺内的分布。但较长的吸气末停顿，可使平均气道压明显高，对血流动力学不利。

7．呼气末正压 呼气末正压借助于呼气管路中的阻力阀等装置使气道压高于大气压水平即获得呼气末正压。它可以产生如下生理学效应：①使气道压处于正压水平，平均气道压升高。②一定水平的呼气末正压，通过对小气道和肺泡的机械性扩张作用，使萎陷肺泡重新开放、肺表面活性物质释放增加、肺水肿减轻，故可以使肺顺应性增加、气道阻力降低；加之对内源性呼吸末正压的对抗作用，有利于改善通气。③功能残气量增加，气体分布在各肺区间趋于一致，Q_S/Q_T（肺内分流量 / 心排血量）降低，V/Q 改善。④肺弥散增加。

呼气末正压过高除对血流动力学产生不利影响外，还使肺泡处于过度扩张的状态，顺应性下降，持久会引起肺泡上皮和毛细血管内皮损，通透性增加，形成所谓的“容积伤”。由此可见，呼气末正压的作用是双相的，临床上应根据气体交换、呼吸力学和血流动力学的监测调节呼气末正压。目前推荐“最佳呼气末正压”的概念，需要：①最佳氧合状态；②最大氧运输量（DO_2）；③最好顺应性；④最低肺血管阻力；⑤最低 Q_S/Q_T；⑥达到上述要求的最小 PEEP。但在实际操作时，可根据病情和监测条件进行，一般从低水平开始，逐渐上调，待病情好转，再逐渐下调。

8．同步触发灵敏度（trigger） 可分为压力和流速触发两种。一般情况下，压力触发常为 −0.5 ～ −1.5 cm H_2O，流速触发常为 1 ～ 3 L/min。合适的触发灵敏度设置将明显使患者更舒适，促进人机协调。一些研究表明流速触发较压力触发能明显降低患者呼吸功。若触发敏感度设置过敏感，会引起与患者用力无关的自动触发，反而导致患者不适；若触发敏感度设置太高（灵敏度绝对值），将显著增加患者的吸气负荷，消耗额外的呼吸功。

9．吸气流量及波形 吸气流量反映每单位时间气体容量的变化，吸气时间取决于吸气流量，后者保证在足够时间内吸入预定的潮气量。通常成人的吸气流量定在 40 ～ 100 L/min，但患者呼吸频数 > 25 次 / 分时则需加大。在控制通气时，吸气时间由吸气流量和切换频率决定。

流量波形有方波、正弦波、减速波和加速波。在压力控制通气模式下，呼吸机均提供减速波，因此只在容积控制通气模式下才设置流速波形。由于减速波与其他三种波形比较，可使气道峰压更低，气体分布更佳，有利氧合改善，故临床应用较多。

10．呼吸机报警参数设置 呼吸机报警参数的设置非常重要，它是安全使用呼吸机的保证。现代呼吸机一般都配备有较好的报警监测与显示装置，但初学者往往对此不够重视，甚至忘记了相关参数的设置，或者在报警出现后不愿意进行仔细观察并做出恰当处理。最常用的报警参数有高压 / 低压和高每分通气量 / 低每分通气量报警。高压 / 低压报警通常设置在当时气道峰压和呼气相压力水平之上或之下 5 ～ 10 cmH_2O。每分通气量高限应高于当时每分通气量 20% ～ 30%；每分通气量低限应保证患者的最低通气需求，一般不应低于 4 ～ 6 L/min。

（四）人工气道的管理

1．环境的管理　最好在有空气净化设施的病房内，如无此条件，应在单人病房，每日消毒房间、地面、空气 1 ～ 2 次，限制探视与留陪，减少病房内流动人员。进入室内应戴口罩、帽子，谢绝上呼吸道感染者（包括上呼吸道感染的医护人员）进入。室内温度最好控制在 18 ～ 20℃，湿度 50% ～ 60%。

2．导管位置的管理　气管插管的位置经拍片后记录外露的长度并固定，每次交班时测量并记录，防止移位而导致插管滑入一侧支气管内，造成单侧肺通气过度致气胸，另一侧肺通气不足致肺不张，或插管脱出气管。气管切开时，切口不能过大、过低，否则易脱出，固定带松紧度适中，以能伸入一小指为宜。

3．气体的加温加湿问题　气管插管或切开的患者失去了上呼吸道的加温、湿化作用，机械通气时需使用加温加湿器予以补偿。要求吸入气体温度在 32 ～ 36℃，相对湿度为 100%，24 小时湿化液量至少 250 ml。

4．吸痰　吸痰可有效保持气道通畅，降低气道峰压，改善通气效果，同时也能较少发生感染或有利控制感染。每次吸痰前后给予高浓度氧（$FiO_2 > 70\%$）吸入 2 分钟，吸痰时间小于 15 秒，吸痰中应注意防止交叉感染。

5．雾化吸入　通过文丘里效应将药物水溶液雾化成 5 ～ 10 μm 的微滴送入气道后在局部发挥药物作用。常用药物有支气管扩张剂药（β_2 受体激动药、糖皮质激素等），有时使用氨基糖苷类等抗生素。

6．气管内滴入　通常用于稀释、化解痰液。每 0.5 ～ 1 小时一次缓慢注射到气管深部。

7．球囊放气、充气　气管黏膜下毛细血管内压约为 25 mmHg，为避免黏膜缺血坏死，需球囊内压＜ 25 mmHg（在保证气管导管与气管间间隙基本不漏气的前提下，尽可能降低充气压力）。每 4 小时将球囊放气 5 分钟，但放气前务必吸净球囊上分泌物，有较多研究已证明，充分吸尽球囊上分泌物可有效较少呼吸机相关性肺炎（VAP）的发生。但新观点认为不必常规放气、充气，其理由是目前临床多使用高容低压球囊，球囊放气后 1 小时，球囊压迫区的黏膜毛细血管血流难以恢复；球囊放气导致肺泡充气不足，危重患者往往不能耐受。这样做可以防止放气时球囊上方为吸尽的分泌物流入气道导致或加重感染。

四、机械通气的并发症

机械通气是重要的生命支持手段之一，但机械通气也会带来一些并发症，甚至是致命的并发症。合理应用机械通气将有助于减少甚至避免并发症的产生。因此，了解机械通气的并发症具有重要的临床意义。

（一）人工气道相关的并发症

人工气道是将导管直接插入或经上呼吸道插入气管所建立的气体通道。临床上常用的人工气道是气管插管和气管切开管。

1．导管易位 插管过深或固定不佳，均可使导管进入支气管。因右主支气管与气管所成角度较小，插管过深进入右主支气管，可造成左侧肺不张及同侧气胸。插管后应立即听诊双肺，如一侧肺呼吸减弱并叩浊提示肺不张，呼吸音减低伴叩诊呈鼓音提示气胸。发现气胸应立刻处理，同时摄X线片确认导管位置。

2．气道损伤 困难插管和急诊插管容易损伤声门和声带，长期气管插管可以导致声带功能异常、气道松弛。注意插管时动作轻柔、准确，留管时间尽可能缩短可减少类似并发症的发生。

球囊充气过多、压力太高，会压迫气管，导致气管黏膜缺血坏死、形成溃疡，可造成出血。应使用高容低压球囊，可避免充气压力过高，并监测球囊压力，压力低于25 cmH_2O能减少此类并发症。

3．人工气道梗阻 人工气道梗阻是人工气道最为严重的临床急症，常威胁患者生命。导致人工气道梗阻的常见原因包括导管扭曲、球囊疝出而嵌顿导管远端开口、痰栓或异物阻塞导管、导管塌陷、导管远端开口嵌顿于隆嵴、气管侧壁或支气管。

采取措施防止人工气道梗阻可能更为重要，认真的护理、密切的观察、及时的更换导管及有效的人工气道护理，对气道梗阻起着防患于未然的作用。

一旦发生人工气道梗阻，应采取以下措施：调整人工气道位置、抽出球囊气体、试验性插入吸痰管。如人工气道梗阻仍不缓解，则应立即拔除气管插管或气管切开管，然后重新建立人工气道。

4．气道出血 人工气道的患者出现气道出血，特别是大量鲜红色血液从气道涌出时，往往威胁患者生命，需要紧急处理。气道出血的常见原因包括气管内抽吸、气道腐蚀等。一旦出现气道出血，应针对原因，及时处理。

5．气管切开的常见并发症 气管切开是建立人工气道的常用手段之一。气管切开时气流不经过上呼吸道，因此，与气管插管相比，气管切开具有许多优点：易于固定及呼吸道分泌物引流；附加阻力低，而且易于实施呼吸治疗；能够经口进食，可做口腔护理；患者耐受性好。尽管具有上述优点，但气管切开也可引起许多并发症，根据并发症出现的时间，可分为早期、后期并发症。

（1）早期并发症 指气管切开24小时内出现的并发症。主要包括：①出血，是最常见的早期并发症。凝血功能障碍的患者，术后出血发生率更高。出血部位可能来自切口、气管壁。气管切开部位过低，如损伤无名动脉，则可引起致命性的大出血。切口的动脉性出血需打开切口、手术止血。非动脉性出血可通过油纱条等压迫止血，一般24小时内可改善。②气胸，是胸腔顶部胸膜受损的表现，多见于儿童、肺气肿等慢性阻塞性肺疾病患者。③空气栓塞，是较为少见的并发症，与气管切开时损伤胸膜静脉有关。由于胸膜静脉血管压力低于大气压，损伤时，空气可被吸入血管，导致空气栓塞。患者采用平卧位实施气管切开，有助于防止空气栓塞。④皮下气肿和纵隔气肿，是气管切开后较常见的并发症。颈部皮下气肿与气体进入颈部筋膜下疏松结缔组织有关。由于颈部筋膜向纵隔延伸，气体也可进入纵隔，导致纵隔气肿。皮下气肿和纵隔气肿本身并不会危及生命，但有可能伴发张力性气胸，需密切观察。

（2）后期并发症 指气管切开24～48小时后出现的并发症，发生率高达40%。主要包括：①切口感染，很常见的并发症。由于感染切口的细菌可能是肺部感染的来源，加强局部护理很重要。②气管切开后期出血，主要与感染组织腐蚀切口周围血管有关。当切口偏低或无名动脉位置较高时，感染组织腐蚀及管道摩擦易导致无名动脉破裂出血，为致死性的并发症。③气道梗阻，是可能危及生命的严重并发症。气管切开管被黏稠分泌物附着或形成结痂、球囊偏离疝入管道远端、气管切开管远端开口顶住气管壁、肉芽增生等原因均可导致气道梗阻。一旦发生，需紧急处理。④吞咽困难，也是较常见的并发症，与球囊压迫食管或管道对软组织牵拉影响吞咽反射有关。球囊放气后或拔除气管切开管后可缓解。⑤气管食管瘘，偶见，主要与球囊压迫及低血压引起局部低灌注有关。⑥气管软化，偶见，见于气管壁长期压迫、气管软骨退行性变、软骨萎缩而失去弹性时。

（二）正压通气相关的并发症

1．呼吸机相关性肺损伤（ventilator associated lung injury，VALI）　呼吸机相关性肺损伤指机械通气对正常肺组织的损伤或使已损伤的肺组织损伤加重。

VALI 包括气压伤、容积伤、萎陷伤和生物伤。气压伤是由于气道压力过高导致肺泡破裂。临床表现因程度不同表现为肺间质气肿、皮下气肿、纵隔气肿、心包积气、气胸等，一旦发生张力性气胸，可危及患者生命，必须立即处理。容积伤是指过大的吸气末容积对肺泡上皮和血管内皮的损伤，临床表现为气压伤和高通透性肺水肿。萎陷伤是指肺泡周期性开放和塌陷产生的剪切力引起的肺损伤。生物伤即以上机械及生物因素使肺泡上皮和血管内皮损伤，激活炎症反应导致的肺损伤，其对呼吸机相关肺损伤的发展和预后产生重要影响。

为了避免和减少呼吸机相关肺损伤的发生，机械通气应避免高潮气量和高平台压，吸气末平台压不超过 30 ～ 35 cmH_2O，以避免气压伤、容积伤，同时设定合适的呼气末正压，以预防萎陷伤。

2．呼吸机相关性肺炎（VAP）　是呼吸机最常见及最重要的并发症。据统计，其发生概率随上机时间延长而增加，通常每延长 1 天可增加 1% ～ 3%。建立人工气道者，3 天内可达 8.3%，超过 2 周可达 33% ～ 46%。由于上机患者都是严重危重患者，一旦合并 VAP，其死亡率大大增加，据统计可达 26% ～ 71%。上机 48 小时后新增加的肺部浸润影是 VAP 诊断的重要依据，但吸入、肺不张及肺梗死等疾病皆可与之混淆，故 VAP 的确诊并非易事。纤维支气管镜直视下从病变局部取分泌物培养及气管分泌物的定量培养是比较可靠的方法，对指导抗生素的使用也有重要意义。

由于 VAP 治疗困难及死亡率高，故加强预防以减少其发生就极其重要。VAP 感染主要的发生机制包括：①呼吸道与全身防御机制受损；②口咽部定植菌“误吸”，气管或肺组织内常处于无菌状态，机械通气时口咽部的定植病原菌通常经过“微误吸”进入气管和肺内；③胃内容物的反流、胃和十二指肠定植菌逆行和移位，据研究表明，胃液 pH 升高至大于 4 时，胃内需氧 G^- 菌可增殖达 10^7 ～ 10^9/ml，VAP 发生率也明显增高；④污染器械及不严格的无菌操作，使机械通气者吸入带菌气溶胶；⑤细菌生物膜形成。预防措施有以下几点。

（1）在可能条件下尽早撤机，缩短上机时间　“肺部感染控制窗”（pulmonary infectious control window，PICW），它是指进行有创 - 无创机械通气（双水平气道正压通气，PSV + PEEP）序贯治疗之间的间期。为了减少有创机械通气时间和 VAP 的发生，以 PICW 为切换点，对 COPD 患者实行早期拔管，进行有创 - 无创机械通气序贯疗法，患者的各项呼吸功能及循环指标无显著性变化，且基本稳定。在拔管后仅以鼻导管吸氧，虽然在一段时间内机体通过代偿能维持相对较稳定的临床状态，但是患者吸气时食管压波动明显增大，反映患者的吸气负荷显著增加。患者的呼吸肌负荷加大，呼吸功必将增加。这不仅不利于呼吸肌疲劳的恢复，更可能使呼吸肌功能恶化，从而导致撤机失败和需要再次插管上机。但是拔管后改用无创机械通气能明显减轻呼吸机吸气负荷，降低呼吸功，使患者呼吸肌疲劳和通气功能逐步得到恢复，从而平稳过渡到完全撤机。

PICW 切换点设定标准为：a. 胸部 X 线的肺部阴影较上机前明显吸收，无明显融合斑片影。b. 机械通气支持水平下调至同步间歇指令通气（SIMV）频率 10 ～ 12 次 / 分钟、PSV 压力支持水平为 10 ～ 12cmH_2O，伴下述指标中的一项：①体温较前下降 10℃或低于 38℃；②白细胞总数低于 1×10^{10}/L 或较前减少 2×10^{9}/L；③痰量明显减少、痰色转白或变浅、痰液黏稠度降低。

（2）加强消毒隔离，切断感染途径　如戴手套、帽子、口罩，以及洗手及器械消毒等，尤其是吸痰管的管理及呼吸机回路的消毒。

（3）气道分泌物的及时清除及防止吸入。带袖囊的插管并不能完全防止吸入，袖囊上方积存的分泌物随定时放气而吸入是 VAP 的重要感染来源。目前已倡导使用可吸取此处积存分泌物的新型插管。另外，为防止应激性胃肠溃疡及出血而常规使用制酸剂的措施，也受到很多非议，因为它可能是 VAP 发生率上升原因之一。因此，目前主张不宜常规预防性使用强制酸剂。

（4）加强营养支持　充分及合理的营养支持（肠道或肠道外）是增强全身免疫功能的重要方面。另外，为避免鼻饲插管增加反流、吸入机会，充气后可堵塞贲门的新型胃管正在研究中。

（5）合理使用必要的抗生素。

3．氧中毒　如 PAO_2 过高或 PAO_2 较高的持续时间过长，氧自由基的毒性作用会导致肺毛细血管内皮损伤、肺上皮损伤、Ⅱ型肺泡上皮细胞增生、肺间质水肿和纤维化等。一般来说，$FiO_2 < 40\%$ 时，较长时间的通气是安全的；$FiO_2 > 60\%$，持续超过 24 小时时，氧中毒的危险升高了；FiO_2 接近 100%，持续超过 6 小时时，可引起吸收性肺水肿、V/Q 比例失常和分流恶化。

氧中毒发生机制为：①酶失活，尤其是含有巯基的酶对活性氧类最为敏感，导致糖、蛋白质代谢障碍，另外它还可抑制超氧化物歧化酶（superoxide dismutase，SOD），使活性氧类清除系统障碍；②损伤 DNA，使其立体构象发生改变，并抑制其修复过程；③使生物膜脂质过氧化，导致细胞膜构造改变、受损，引起细胞膜功能障碍。治疗上常使用自由基清除剂维生素 C、维生素 E 和肾上腺皮质激素等，目前尚无特殊治疗措施。

4．呼吸机相关的膈肌功能不全　有 1% ～ 5% 的机械通气患者存在撤机困难。撤机困难的原因很多，其中呼吸肌的无力和疲劳是重要的原因之一。

呼吸机相关的膈肌功能不全特指在长时间机械通气过程中膈肌收缩能力下降。动物实验证明机械通气可以导致膈肌功能不全，而临床上由于存在多种因素（休克、全身性感染、营养不良、电解质紊乱、神经肌肉疾病、药物等）可以导致膈肌功能不全。因缺乏机械通气对患者膈肌功能影响的直接证据，因此，临床诊断呼吸机相关的膈肌功能不全很困难。保留自主呼吸可以保护膈肌功能。研究表明，实施控制通气时，膈肌肌电图显示肌肉活动减少，并且具有时间依赖性。随着时间延长，膈肌损伤明显加重，而保留自主呼吸部分功能可以减轻呼吸机相关的膈肌功能不全。

机械通气患者使用肌松药和大剂量糖皮质激素可以导致明显肌病的发生。患者肌肉活检显示肌纤维萎缩、坏死和结构破坏，以及肌纤维中空泡形成。因此，机械通气患者应尽量避免使用肌松药和糖皮质激素，以免加重膈肌功能不全。

总之，呼吸机相关的膈肌功能不全导致撤机困难，延长了机械通气和住院时间。机械通气患者应尽可能保留自主呼吸，加强呼吸肌锻炼，以增加肌肉的强度和耐力；同时，加强营养支持可以增强或改善呼吸肌功能。

（三）机械通气对肺外器官功能的影响

1. 对心血管系统的影响

（1）低血压与休克　机械通气使胸腔内压升高，导致静脉回流减少，心脏前负荷降低，其综合效应是心排血量降低、血压降低。血管容量相对不足或对前负荷较依赖的患者此效应尤为突出。在机械通气开始时，若增加 PEEP 水平或延长吸气时间时出现血压降低，快速输液或通过调整通气模式降低胸腔内压，多能使低血压改善。另外，机械通气会导致肺血管阻力增加、肺动脉压力升高、右心室压力升高，影响右心室功能。同时，由于左心室充盈不足，导致室间隔左偏，又损害左心室功能。

（2）心律失常　机械通气期间，可发生多种类型心律失常，其中以室性和房性期前收缩（早搏）多见。发生原因与低血压休克、缺氧、酸中毒、碱中毒、电解质紊乱及烦躁等因素有关。出现心律失常，应积极寻找原因，进行针对性治疗。

2. 对其他脏器功能的影响

（1）肾功能不全　机械通气引起患者胸腔内压力升高，静脉回流减少，导致抗利尿激素释放增加，导致机体水、钠潴留；同时机械通气导致静脉回流减少，使心脏前负荷降低，导致心排血量降低，使肾血流灌注减少，可能导致肾功能不全。鉴于机械通气对肾的影响，对于肾功能不全的患者或肾灌注已明显减少的患者，实施机械通气时，应注意机械通气对肾的影响，避免肾功能的恶化。

（2）消化系统功能不全　机械通气患者常出现腹胀。卧床，应用镇静药、肌松药等原因可引起肠道蠕动降低和便秘，咽喉部刺激和腹胀可引起呕吐，肠道缺血和应激等因素可导致消化道溃疡和出血。另外，PEEP 的应用可导致肝血液回流障碍和胆汁排泄障碍，可出现高胆红素血症和氨基转移酶轻度升高。

（3）精神障碍　极为常见，表现为紧张、焦虑、恐惧，主要与失眠、疼痛、恐惧、交流困难有关，也与对呼吸治疗的恐惧、对治疗的无知及气道造成的强烈刺激有关。因此，对于精神紧张的机械通气患者，应做耐心细致的说明，必要时，可应用镇静药和抗焦虑药物。

（四）与镇静药和肌肉松弛药相关的并发症

当机械通气患者不耐受气管插管、人机对抗或自主呼吸影响氧合时，常应用镇静药。但镇静药的应用可导致血管扩张和心排血量降低，导致血压降低、心率加快。镇静不足未达到镇静目的、镇静过度抑制了咳嗽反射，会使气道分泌物易发生潴留而导致肺不张和肺部感染。因此，在使用镇静药时，应对镇静效果进行评价。无论是间断还是持续静脉给药，每天均需中断或减少持续静脉给药的剂量，以使患者完全清醒，并重新调整剂量。

机械通气患者一般不推荐使用肌肉松弛药（肌松药）。肌松药完全抑制患者运动、抑制咳嗽反射，容易引起分泌物潴留，导致或加重肺部感染。部分肌松药可引起组胺释放，诱发或加重支气管哮喘，因此，对哮喘患者应选择组胺释放较弱的肌松药。应用肌松药时，患者必须处于充分的镇静状态，禁止单独使用肌松药。应用肌松药的患者，通气完全依赖呼吸机，一旦发生呼吸机管道与气管插管脱开或呼吸机发生故障，患者将处于完全无通气的“窒息”状态，将威胁患者生命。因此，对于应用肌松药的患者，必须重点护理。

总之，对于机械通气患者，使用镇静药时，应使用镇静方案及评价镇静效果。无论是间断还是持续静脉给药，每天均需中断或减少持续静脉给药的剂量，以使患者完全清醒，并重新调整剂量。不常规推荐使用肌松药。

五、机械通气的监护

（一）通气压力的监护

气道压力的监测包括气道峰压、呼气末正压、平均气道压力（airway pressure，Paw）、吸气平台压和内源性呼气末正压等。

1．气道峰压　也称吸气峰压（peak inspiratory pressure，PIP），是整个呼吸周期中气道的最高压力，在吸气末测得。正常值为 9 ～ 16 cm H_2O。机械通气时应保持 PIP 于 40 cm H_2O，如高于 40 cm H_2O，发生肺部气压伤的可能性增加。

2．平均气道压力（Paw）　为单个呼吸周期中的平均压力，Paw 与氧合程度以及血流动力学监测相关。Paw 能预计平均肺泡压力的变化，以及吸气和呼气阻力之间的关系。通气频率、吸气时间、PIP、呼气末正压、内源性呼气末正压和吸气流量波形等均能影响 Paw。由于 Paw 可对氧合产生影响，应记录和监测 Paw 的变化。

3．吸气平台压（P plat）　又称暂停压，这是吸气后屏气时的压力，正常值为 5 ～ 13 cm H_2O。机械通气时应使暂停压不超过 30 ～ 35 cm H_2O。暂停压超过 35 cm H_2O，气压伤的可能性增加。暂停压过高也可使肺循环受影响。

4．气道压力的监测和限制

（1）高压限制　通常将高压限制设定在比气道峰压高 10 cm H_2O 的水平上。如果气道压力高于该水平则呼吸机将报警，同时中止吸气。气道峰压的增加与肺部顺应性的降低或气道阻力的增加有关，也可见于张力性气胸等，具体原因有以下几个方面：①气道阻力的增加，常见原因有导管扭曲或导管中积水、气道中分泌物增加、气管插管或切开管进入右主支气管、球囊脱落到管口、支气管痉挛等。②肺部顺应性的降低，常见原因有肺不张、肺炎、ARDS、肺水肿、肺间质纤维化和气胸等。③患者咳嗽，或试图讲话，或欲“吐出”插管。④患者与呼吸机相对抗。

（2）吸气压力降低　吸气压力的低压报警通常设定在 5 ～ 10 cm H_2O，低于患者的平均气道压力。如果气道压力下降，低于患者的平均气道压力，呼吸机将会报警。吸气压力降低的常见原因为患者与呼吸机的连接管脱落或漏气。

（二）内源性呼气末正压

内源性呼气末正压见于气道阻塞性疾病，自主呼吸或机械通气期间。内源性呼气末正压可引起肺部气压伤、增加呼吸功、使患者与呼吸机发生对抗，影响血流动力学并可导致肺部顺应性计算的误差。

1．内源性呼气末正压产生原因

（1）呼气阻力增加　呼气阻力增加包括：①呼吸道对气流通过的阻力增加，COPD、哮喘等气流阻塞的患者，由于支气管痉挛、分泌物增多等原因，肺泡排空受阻，呼气不能充分完成；②机械通气时，气管插管、通气导管和呼气阀所增加的阻力也可使呼气流速减慢。

（2）呼气气流限制　COPD 和重症哮喘患者，由于肺实质破坏、气道黏膜水肿、气道痉挛等原因，小气道可在呼气时发生陷闭，从而气体不能完全排出。

（3）肺顺应性的改变　肺顺应性增加时，使时间常数增大，所需呼气时间延长。

（4）通气机参数设置不当　①快速的呼吸频率；②较高的每分通气量；③气流阻塞和 I/

E 反比通气；④呼气时间通常设置不恰当，造成了肺部气体的陷闭。以上种种原因，均可使这些陷闭的气体在胸腔内造成了一定的正压，即内源性呼气末正压。

2．内源性呼气末正压的测定　测定内源性呼气末正压时，需在下一次呼吸开始前，将呼气阀关闭。关闭呼气阀约几秒钟，使气道内的压力和呼吸机管道内的压力平衡，可从呼吸机的压力表上读出已设置的呼气末正压和内源性呼气末正压。压力表上获得的数值为总的呼气末正压。内源性呼气末正压 = 总的呼气末正压 − 设置的呼气末正压；所以有效应的呼气末正压实际上就是总的呼气末正压，也就是设置的呼气末正压与内源性呼气末正压两者之和。由于内源性呼气末正压的潜在生理效应，测定和监护内源性呼气末正压尤为重要。

3．内源性呼气末正压的临床意义和发现　临床上从以下几方面推测内源性呼气末正压的存在：①患者需用较大的吸气力量来触发呼吸机，患者呼吸费力；②压力控制通气时潮气量或每分通气量下降，呼吸频率增快；③容积控制通气时气道压力升高；④通气效果不佳；⑤患者有呼气气流阻塞的临床表现、有哮鸣、有 COPD 的病史、呼气阻力较高。

4．内源性呼气末正压的处理　临床上可通过调节通气机来纠正内源性呼气末正压：①设置呼气时间在较长水平，使肺能在下一次呼吸之前，回到其静止容量；②降低通气机的呼吸频率或潮气量，增加吸气流速率，使吸气时间减少，并能给予患者以较理想的潮气量；③撤除已设置的呼气末正压，使总呼气末正压降低；④应用支气管扩张剂减轻呼气气流的阻塞；⑤降低呼吸中枢驱动力（即恰当地应用镇静药）；⑥应用外源性呼气末正压。适当应用呼气末正压也可对抗内源性呼气末正压，而不增加呼气末肺容量和对血流动力学的影响。COPD 合并呼吸衰竭时，可选用呼气末正压，一般为 3 cm H_2O，不应大于 5 cm H_2O。也可根据所测定的内源性呼气末正压来决定呼气末正压，通常呼气末正压为 70% ～ 80% 的内源性呼气末正压。

（三）通气容量的监护

1．呼出潮气量或每分通气量的下降　潮气量低限报警数值的设置，通常将该值设定在低于预定潮气量（TV）10% ～ 15% 以下的水平，平均每分通气量的低限报警数值也可设置在这一水平，即低于预定平均每分通气量 10% ～ 15% 以下的水平。呼出潮气量或每分通气量下降的常见原因如下：①患者与呼吸机的连接管脱落，或在患者 - 呼吸机的某一连接部位出现漏气；②患者使用压力支持或压力控制的通气模式时，如果肺部出现顺应性的降低、气道阻力的增加，或有呼吸肌疲劳等表现时，均可有呼出潮气量或每分通气量的下降；③如果气道压力上升到报警的上限，呼吸机可排出“多余”的潮气量；④流量传感器受潮，使所测定的呼出气潮气量发生误差；⑤气体流量和吸呼比不适当，此时需调整吸呼比、增加吸气流速率。

2．呼出潮气量或每分通气量的增加　呼出潮气量或每分通气量的高限报警，应设置在高于预定呼出潮气量或每分通气量 10% ～ 15% 以上的水平。呼出潮气量和每分通气量增加的常见原因如下：①呼吸频率和潮气量的增加，其原因包括焦虑、紧张、疼痛、缺氧或发热、组织灌注不良、代谢性酸中毒等；②呼吸机参数设置不适当，包括潮气量、呼吸频率、灵敏度和压力支持水平等。

（四）患者与呼吸机对抗或非同步

与呼吸机对抗表示患者有急性呼吸窘迫的症状，且患者与呼吸机之间出现呼吸的非同步。临床上患者有明显的呼吸困难、烦躁不安、鼻翼扇动、心动过速、多汗和血压升高等症状。患者与呼吸机对抗的常见原因有两个方面：一为患者自身的因素，二为呼吸机方面的原因。

1．与患者有关的因素　①人工气道问题，气管插管或气管切开管上的球囊疝入、导管上移、支气管内插管；②气道阻力的突然增加，支气管痉挛、气道内分泌物增加；③肺部顺应性的急剧改变，张力性气胸，肺水肿；④呼吸驱动力的改变，中枢神经性高通气，呼吸肌疲劳；⑤内源性呼气末正压的产生，致使需要更大吸气力量，结果使呼吸功增加；⑥通气/血流灌注比例的突然变化，肺栓塞，体位改变后发生低氧血症；⑦烦躁不安和焦虑，可能与不适当的镇静、疼痛等有关。

2．与呼吸机有关的因素　①灵敏度设置太高或太低；②吸气峰流速率设置不当；③通气支持不恰当或氧输送存在某些问题；④呼吸机管道漏气或患者-呼吸机的某一部位脱落。

3．患者与呼吸机对抗的处理　呼吸监护时，发生患者与呼吸机对抗，首先需查明原因，针对病因进行处理：①纠正人工气道的并发症，如支气管内插管、球囊疝入等。选用适当的通气模式，必要时增加 FiO_2 和通气量，调节吸气流速、吸呼比和呼气末正压。检查呼吸机管道，如因痰液堵塞、管道不畅所致的人机对抗，应及时吸痰、排除管道中积水。②对于张力性气胸、肺不张、肺栓塞、支气管痉挛等原因产生的人机对抗，应针对病因进行相应处理。③对于因烦躁、疼痛、焦虑所致的人机对抗，可酌情使用镇静药、止痛药，先使用药物抑制自主呼吸，再进行机械通气治疗。④对于自主呼吸频率过快，潮气量小的患者，如 ARDS，当自主呼吸不能被镇静药所抑制时，可考虑使用非去极化肌肉松弛药。⑤对神志尚清楚的患者进行机械通气治疗前，应仔细向患者说明机械通气的必要性、方法和要求，努力解除患者的心理负担，争取患者合作。

六、呼吸机的撤离

从机械通气撤离到自主呼吸的恢复是一门临床艺术，需要根据临床情况，具体化对待。撤机成功与否常常取决于患者的基础状况和医务人员的判断和决策。呼吸机治疗存活患者中，约 90% 可在 7 天内撤机，对这些患者仅仅是决定呼吸机何时停用而已。在 1 周内不能达到撤离呼吸机的患者（约 9%）多数伴有严重的急、慢性肺部疾病、肺外多脏器损害或神经肌肉疾病，他们必须有一个撤离过程，即通过系统、全面的步骤，逐渐恢复自主呼吸，最后达到完全撤机的目的。

（一）机械通气撤离的时机和基本条件

当患者急性症状得到控制、病情趋向稳定后，即应对照该患者最初应用呼吸机的适应证、肺部和全身的原始状态，以及患者的生理储备能力，创造条件、选择时机，及时或渐进式地实施撤机过程。

1．开始撤机的基本条件

（1）使用呼吸机的原发病因消失，如炎症控制、窒息解除等。

（2）全身状态改善，血细胞比容、血浆蛋白及电解质接近正常，静脉及其他途径营养状况适当。

（3）循环状态稳定，停用静脉升压药或强心药，在自主呼吸时心率虽增加但低于 120 次/分，无严重心律失常。

（4）胸部 X 线检查显示肺部病情好转，无明显肺水肿、肺不张或气胸、胸腔积液等。

（5）无明显腹胀，不会影响吸气肌的效能。

（6）气道管理良好，痰液清除较理想，并有自主咳嗽动作。

（7）患者对口头命令有反应，情绪稳定，对撤机已有一定思想准备，能努力配合。

（8）呼吸中枢驱动完整，患者在辅助/控制通气模式下，能自行触发呼吸；或在 SIMV 模式下，在指令通气期间有自主呼吸出现。

（9）12 小时内未使用肌松药及镇静药，以免影响中枢驱动和肌肉收缩力。

2．预测撤机的常用指标

肺气体交换：$FiO_2 < 40\%$ 和 PEEP $< 5\ cmH_2O$ 时，$PaO_2 \geqslant 60$ mmHg，$PaO_2/PAO_2 \geqslant 0.35$，D（$A\text{-}aO_2$）$< 35$ mmHg，$PaO_2/FiO_2 \geqslant 200$。达到此指标可以撤机。

（二）机械通气的撤机流程

程序化撤机是近年来临床医护人员为患者撤离呼吸机时采取的有计划的撤机拔管的方法，包括预测撤机的指标（筛查试验）、自主呼吸试验（spontaneous breathing trial，SBT）、拔除气管导管等，区别于以往的经验性撤机的方法。

1．每日撤机筛查试验　对有创机械通气超过 24 h 者，于每天早晨进行一次筛查试验。患者通过筛查试验后可进行 SBT。每日筛查包含以下内容。

（1）呼吸衰竭的病因是否已经去除或部分改善。

（2）是否达到气体交换指标　$PaO_2/FiO_2 \geqslant 150 \sim 200$，PEEP $\leqslant 5 \sim 8\ cmH_2O$，$FiO_2 \leqslant 0.4 \sim 0.5$，pH $\geqslant 7.25$。

（3）血流动力学稳定　无心肌缺血表现，无明显低血压，停用或少用血管活性药物［多巴胺< 5 μg/（kg · min）］。

（4）有自主呼吸能力　自主呼吸 12 ~ 30 次/分钟，自主潮气量> 5 ml/kg，PSV $< 15\ cmH_2O$，呼气末正压$< 10\ cmH_2O$，最大吸气负压$< 20\ cmH_2O$。

2．SBT　SBT 是指患者在没有呼吸支持或很少呼吸支持的情况下进行 30 分钟至 2 小时的自主呼吸。SBT 的最小呼吸机支持方法包括低水平的 PSV（$5 \sim 8\ cmH_2O$）、自动导管补偿（automatic tube compensation，ATC）或持续气道正压通气（CPAP）$\leqslant 5\ cmH_2O$。成功的 SBT 是指患者在完成 SBT 时许多的生理指标达到了预设标准（例如心率、呼吸频率、血压、气体交换），这表明成功拔管的可能性很高。

SBT 成功标准包括以下几点。

（1）血气分析　$SpO_2 > 85\% \sim 90\%$，$PaO_2 > 50 \sim 60$ mmHg，pH > 7.32，$PaCO_2$ 增加< 10 mmHg。

（2）血流动力学稳定　HR $< 120 \sim 140$ 次/分钟或改变$< 20\%$，90 mmHg $<$ SBP < 180 mmHg 或改变小于 20%，不需要血管活性药物。

（3）呼吸平顺　RR < 35 次/分钟或 RR 改变$< 50\%$。

（4）神志清楚，无感觉不适，无发汗，无辅助呼吸肌参与呼吸。

在规定的试验时间内达到上述 SBT 成功标准，表示试验成功，则可以预测撤机成功，准备拔管。上述客观及主观指标中任意一项出现异常均提示 SBT 失败，不能拔除气管插管，需返回 SBT 前机械通气参数，继续机械通气，待 24 小时后再次试验。对于 SBT 尚未达到 2 小时但已明显出现上述指标变化者，随时终止 SBT。

3．评估拔管　患者通过 SBT 后可以进行拔管的评估，包括下列内容。

（1）气道保护能力评估　是否有指令性咳嗽、分泌物的量（吸痰频率）。

（2）气道是否通畅。

（3）有拔管后喘鸣高风险（损伤性插管、插管时间大于 6 天、大号气管插管、女性、非计划内拔管后再插管），建议行漏气试验（cuff leak test，CLT）。首先将呼吸机设置为辅助控制通气，潮气量10 ml/kg，松球囊后连续记录6个呼吸周期，3个最小呼气潮气量平均值和吸气潮气量的差值（球囊漏气量）< 110 ml或小于输出气量的10%，则提示拔管后气道梗阻的危险性增加。

（4）CLT阳性者建议拔管4小时前给予皮质激素。

4．建议对存在拔管失败高风险患者，予以无创机械通气序贯治疗，例如合并高碳酸血症、有COPD的基础、慢性充血性心力衰竭、有其他严重合并症的患者。

（代　丽　王文军）

参考文献

[1] Cook D, De Jonghe B. Influence of airway management on ventilation-associated pneumonia：evidence from randomized trials. JAMA，1998，79（10）：781-787.

[2] Granja C，Faraldo S. Control of the endotracheal cuff balloon pressure as a method of preventing laryngotracheal lesions in critically ill intubated patients. Rev Esp Anestesiol Reanim，2002，9（3）：137-140.

[3] Kollef MH，Skubas NJ. A randomized clinical trial of continuous aspiration of subglottic secretion in cardiac surgery patients. Chest，1999，6（5）：1339-1346.

[4] Smulders K，vander Hoeven H. A randomized clinical trial of intermittent subglottic secretion drainage in patients receiving mechanical ventilation. Chest，2002，21（3）：858-862.

[5] Dezfulian C，Shojania K. Subglottic secretion drainage for preventing ventilator-associated pneumonia：a meta-analysis. Am J Med，2005，18（1）：11-18.

[6] Liu SH，Yan XX，Cao SQ. The effect of subglottic secretion drainage on prevention of Ventilator associated lower airway infection. Zhonghua Jie He He Hu Xi Za Zhi，2006，（1）：19-22.

[7] Bo H，He L，Qu J. Influence of the subglottic secretion drainage on the morbidity of ventilator associated pneumonia in mechanically ventilated patients. Zhonghua Jie He He Hu Xi Za Zhi，2000，23（8）：472-474.

[8] Ricard JD，Le Miene E. Efficiency and safety of mechanical ventilation with a heat and moisture exchanger changed only once a week. Am J Respir Crit Care Med，2000，161（1）：104-109.

[9] Giralt C，Breton L. Mechanical effects of airway humidification devices in difficult to wean patients. Crit Care Med，2003，31（5）：1306-1311.

[10] Boots RJ，George N. Double-heater-wire circuits and heat-and-moisture exchangers and the risk of ventilation-associated pneumonia. Crit Care Med，2006，34（3）：687-693.

[11] Lacherade JC，Auburtin M. Impact of humidification systems on ventilation-associated pneumonia：a randomized multicenter trial. Am J Respir Crit Care Med，2005，172（10）：1276-1282.

[12] Ridling DA，Martin LD. Endotracheal suctioning with or without instillation of isotonic sodium chloride solution in critical ill children. Am J Crit Care，2003，12（3）：212-219.

[13] Ackerman MH，Mick D. Instillation of normal saline before suctioning in patients with pulmonary infections：a prospective randomized cotrolled trial. Am J Crit Care，1998，7（4）：261-266.

[14] Pierson DJ. Indications for mechanical ventilation in adults with acute respiratory failure. Respir Care，2002，47（3）：249-262.

[15] Evans TW，Albert RK，Angus DC International consensus conferences in intensive care medicine：noninvasive positive pressure ventilation in acute respiratory failure. Am J Respir Crit Care Med，2001，163：283-291.

[16] British Thoracic Society Standards of Care Committee. Non-invasive ventilation in acute respiratory failure. Thorax，2002，57：192-211.

[17] 中华医学会呼吸病学分会临床呼吸生理与 ICU 学组．无创正压通气临床应用中的几点建议．中华结核和呼吸杂志，2002，25：130-134.

[18] 曹志新，王辰．无创机械通气的应用范围及适应证．中华结核和呼吸杂志，2002，25：136-137.

[19] Nava S，Ceriana P. Causes of failure of noninvasive mechanical ventilation. Respir Care，2004，49：295-303.

[20] Derdak S，Mehta S，Stewart TE，et al. High-frequency oscillatory ventilation for acute respiratory distress syndrome in adults：a randomized，controlled trial. Am J Respir Crit Care Med，2002，166（6）：801-808.

[21] Kacmarek RM. Strategies to optimize alveolar recruitment. Curr Opin Crit Care，2001，7：15-20.

[22] Rimensberger PC，Cox PN，Frndova H，et al. The open lung during small tidal volume ventilation：concepts of recruitment and "optimal" positive end-expiratory pressure. Crit Care Med，1999，27：1946-1952.

[23] Maclntyre NR，Chen KG，Mcconnell R. Applied PEEP during pressure support reduces the inspiratory threshold load of intrinsic PEEP. Chest，1997，111：1888-1893.

[24] Whitehead T，Slutsky AS. The pulmonary physician in critical care c 7：ventilator induced lung injury. Thorax，2002，57：635-642.

[25] Eichacker PQ，Gerstenberger EP，Banks SM，et al. Meta-analysis of acute lung injury and acute respiratory distress syndrome trials testing low tidal volumes. Am J Respir Crit Care Med，2002，166：1510-1514.

[26] Hunter JD. Ventilator associated pneumonia. Post grad Med J，2006，82：172-178.

[27] Gayan-Ramirez G，Decramer M. Effects of mechanical ventilation on diaphragm function and biology. Eur Respir J，2002，20：1579-1586.

[28] Dellinger RP，Carlet JM，Masur H. Surviving Sepsis Campaign guidelines for management of severe sepsis and septic shock. Crit Care Med，2004，32：858 -873.

[29] Dojat M，Harf A，Touchard D，et al. Clinical evaluation of a computer controlled pressure support mode. Am J Respir Crit Care Med，2000，161：1161-1166.

[30] Perkins GD，Mistry D，Gates S，et al. Effect of protocolized weaning with early extubation to noninvasive ventilation vs invasive weaning on time to liberation from mechanical

ventilation among patients with respiratory failure：the breathe randomized clinical trial. JAMA，2018，320：1881.

[31] Zhang B，Qin YZ. Comparison of pressure support ventilation and T-piece in determining rapid shallow breathing index in spontaneous breathing trials. Am J Med Sci，2014，348：300.

[32] Ouellette DR，Patel S，Girard TD，et al. Liberation from mechanical ventilation in critically ill adults：an official American College of Chest Physicians/American Thoracic Society Clinical Practice Guideline：inspiratory pressure augmentation during spontaneous breathing trials，protocols minimizing sedation，and noninvasive ventilation immediately after extubation. Chest，2017，151：166.

[33] Schmidt GA，Girard TD，Kress JP，et al. Official executive summary of an American Thoracic Society/American College of Chest Physicians Clinical Practice Guideline：liberation from mechanical ventilation in critically ill adults. Am J Respir Crit Care Med，2017，195：115.

[34] Subirà C，Hernández G，Vázquez A，et al. Effect of pressure support vs t-piece ventilation strategies during spontaneous breathing trials on successful extubation among patients receiving mechanical ventilation：a randomized clinical trial. JAMA，2019，321：2175.

咯血的诊断与治疗

咯血为临床常见急症，轻者表现为痰中带血，重者可发生大咯血致窒息死亡。临床对咯血患者应高度重视，积极寻找病因和及时止血治疗，防止窒息死亡的发生。

肺具有双重血液供应，即受肺动脉和支气管动脉双重供血。肺动脉起自右心室，分支为左肺动脉、右肺动脉、肺叶动脉，最终形成广泛的毛细血管网完成气体交换。肺动脉是一个低压、低阻系统，肺动脉毛细血管网破裂出血，出血量不会太大，易止血；较大肺动脉或分支破裂出血，因血容量大及距右心室距离短，往往会发生大出血，抢救成功率较低。支气管动脉起自主动脉，也有少数起自肋间动脉，为肺实质提供营养。它是一个高压系统，紧密伴随支气管走行，最终在支气管壁黏膜下层形成毛细血管网，为支气管壁供应血液。如果支气管动脉破裂，因体循环压力高极易发生大出血。临床上应尽量明确是肺动脉破裂还是支气管动脉破裂，对于救治患者和制定抢救措施有较大的帮助。

【诊断与鉴别诊断】

咯血的诊断程序包括确定咯血诊断、评估病情严重程度和确定咯血病因。

（一）确定咯血诊断

1．咯血的定义　声门以下呼吸道或肺组织出血经口腔咯出者称为咯血。

2．咯血与上呼吸道出血的鉴别　上呼吸道出血是指口腔、鼻腔及咽部的出血。鉴别要点：①口腔与鼻咽部局部有出血灶；②鼻出血多自前鼻孔流出，鼻中隔前下方有出血灶；③鼻腔后部出血有咽部异物感，鼻咽镜检查见血液经后鼻孔沿软腭与咽后壁下流。

3．咯血与呕血的鉴别　呕血是指上消化道出血经口腔呕出，出血部位多为食管、胃及十二指肠。咯血与呕血的鉴别见表 1-5。

表1-5　咯血与呕血的鉴别

	咯血	呕血
病因	支气管扩张、肺结核、肺癌 肺炎、肺脓肿、心脏病	消化性溃疡、肝硬化、胃癌、急性胃黏膜病变、 胆道出血等
出血前症状	喉部痒感、胸闷、咳嗽等	上腹部不适、恶心、呕吐等
出血方式	咯出	呕出，可为喷射状
出血的颜色	鲜红色	暗红色、咖啡渣样，出血量大时可呈鲜红色
血中混杂物	痰、泡沫	食物残渣、胃液
酸碱反应	碱性	酸性
黑便	无，出血咽下较多时可有	可为柏油样，可持续数日
出血后痰的性状	常有血痰数日	无痰

（二）评估病情严重程度

明确咯血的诊断后，评估病情的严重程度对于决定治疗方式的选择以及患者的转归至关重要。咯血致死的危险与出血量、出血速度、肺内潴留的血量及患者的基础肺功能有关。病情严重性主要由出血量的大小和患者的一般状况决定。

1．出血量的大小　尚无普遍公认的标准，一般以 24 小时咯血量为参考指标，可分为少量咯血、中量咯血和大咯血。大咯血定义为危及生命的任何咯血量以及可能导致气道阻塞和窒息的任何咯血量。大咯血约占所有咯血患者的 5%，提示存在严重的呼吸系统或全身性疾病。大咯血的病死率为 6.5% ～ 38%。死亡原因一般为气道梗阻导致窒息或出血量过多导致休克，其中窒息是死亡的主要原因。咯血量＜ 100 ml/24 h 为少量咯血，咯血量 10 ～ 500 ml/24 h 为中量咯血，咯血量≥ 500 ml/24 h 或一次咯血量≥ 100 ml 为大咯血。

2．患者的一般状况　对咯血患者病情严重程度的判断，不应过分局限于咯血量的多少，还应重视患者的营养、面色、呼吸、脉搏、血压及是否发绀等一般状况综合判断。年老体弱或久病咳嗽无力、基础肺功能差者，即使少量咯血也可窒息死亡，对这类患者应高度重视，按照大咯血的救治原则进行积极救治。

（三）确定咯血病因

咯血可由近 100 种疾病引起，可分为以下四大类：①气管支气管疾病；②肺部疾病；③心血管疾病；④全身性疾病（表 1-6）。随着呼吸介入诊疗技术的推广普及应用，支气管镜诊疗相关操作、经皮肺穿刺活检及消融治疗、肺动脉导管置入等医源性因素导致的咯血应引起临床医生重视。大咯血病因复杂，呼吸系统疾病及全身各系统疾病均可导致大咯血。支气管扩张、支气管结核、肺曲霉菌病、坏死性肺炎、隐源性咯血和肺癌被认为是大咯血最常见的原因。临床上有 20% 的大咯血患者经常规检查仍未能发现确切病因，称为隐源性大咯血。

表1-6 咯血的常见病因

气管支气管疾病	肺部疾病	心血管疾病	全身性疾病
气管良恶性肿瘤	肺炎	肺栓塞	血小板减少
急慢性支气管炎	肺结核	原发性肺动脉高压	白血病
支气管扩张	原发性或转移性肺癌	肺动静脉瘘	再生障碍性贫血
支气管囊肿	肺脓肿	急性左心衰竭	血友病
支气管结石	肺吸虫病	二尖瓣狭窄	弥散性血管内凝血
支气管结核	肺血吸虫病	心房黏液瘤	抗凝剂治疗
支气管腺瘤	肺隔离症	结节性动脉周围炎	流行性出血热
支气管镜诊疗	肺曲霉菌病	纤维性纵隔炎	钩端螺旋体病
	尘肺	肺静脉阻塞	肺出血 - 肾炎综合征
	肺挫伤		韦氏肉芽肿
	特发性含铁血黄素沉着症		白塞病
	经皮肺穿刺活检及消融		遗传性毛细血管扩张症
			子宫内膜异位症

咯血病因的确定需要依据详细的询问病史、仔细的体格检查以及全面的辅助检查。

1．病史　询问病史应注意：①咯血发生的频率、持续时间、时间规律性和咯血量。②患者年龄，青壮年咯血多见于良性病变如支气管扩张、肺结核、二尖瓣狭窄等。40 岁以上且吸烟指数大于＞ 400（纸烟 20 支 / 日 ×20 年）者咯血应考虑原发性支气管肺癌的可能。③咯血的颜色和性状，鲜红色为新鲜出血，多见于支气管扩张、肺结核、肺脓肿及出血性疾病；铁锈色血痰见于肺炎链球菌肺炎；砖红色胶冻样痰见于克雷伯杆菌肺炎；二尖瓣狭窄咯血多为暗红色；左心衰竭咯血为浆液性粉红色泡沫痰；肺栓塞咯血为黏稠暗红色血痰。④询问疫区居留或疫源接触史有助于流行性出血热及钩端螺旋体病的诊断。⑤伴随症状，有无伴发热、胸痛、脓痰、黄疸、杵状指及皮肤、黏膜出血等。⑥有无支气管镜检查治疗、经皮肺穿刺活检及肺癌射频消融手术史等。

2．体格检查　皮肤、黏膜瘀斑、紫癜及出血提示出血性疾病；皮肤、黏膜出现毛细血管扩张提示遗传性毛细血管扩张症；杵状指提示先天性心脏病、慢性肺脓肿及支气管扩张等；单侧的干啰音提示支气管狭窄，如支气管肺癌或支气管异物等；还需检查胸部有无外伤、局部有无湿啰音。

3．辅助检查

（1）血液学检查　血白细胞总数或中性粒细胞分类增高提示感染；若有幼稚白细胞提示白血病，嗜酸性粒细胞增多提示寄生虫病，血小板减少和凝血功能指标异常提示出血性疾病。肝功能、肾功能异常提示肝、肾功能不全，血抗中性粒细胞胞质抗体（antineutrophil cytoplasmic autoantibody，ANCA）阳性提示韦氏肉芽肿等血管炎病。

（2）痰液检查　咳痰送检属无创检查，患者易于接受。通过痰涂片和培养，可查一般致病菌、结核分枝杆菌、真菌、寄生虫卵及肿瘤细胞等而明确相应诊断。

（3）胸部 X 线及 CT 检查　咯血患者均应行胸部 X 线检查，但约 30% 的咯血患者胸部

X 线检查无异常，而胸部 CT 具有密度及空间分辨率高的优点，能发现 X 线检查不能发现的局部小病灶及与心脏、肺门血管重叠的病灶。在支气管扩张的诊断方面，它已取代传统的支气管造影。胸部 CT 应作为咯血患者的一线检查。多层螺旋 CT 血管造影术通过经轴、多维的立体血管重建，可提供支气管动脉和其他胸部体循环动脉的图像，完整、准确地显示肺部出血性病变的供血动脉形态，弥补血管造影中遗漏的血管。多层螺旋 CT 诊断咯血病因具有无创、快速、准确的优点。

（4）支气管镜检查　支气管镜是目前了解气道内情况最快和最准确的方法，可帮助明确胸部 X 线或 CT 检查为正常的咯血患者的诊断。对咯血病因不明、经内科药物止血治疗效果不佳者，主张及早（咯血发生的 48 小时之内）行支气管镜检查。支气管镜直视下可明确出血的部位及发现支气管腔内的病变，通过活检、刷片或灌洗取标本送检而明确出血的病因如支气管肺癌、结核或支气管扩张等，也可进行支气管腔内介入止血治疗。

（5）血管造影检查　咯血患者进行血管造影具有创伤小、发现出血部位准确的优点，包括支气管动脉造影和肺动脉造影。选择性支气管动脉造影通过显示异常病变的血管、体循环与肺循环间血管分流及造影剂从血管内外溢等情况判断出血的确切部位，能发现支气管动脉的异常扩张、扭曲变形、动脉瘤形成及体循环 - 肺循环交通支的存在，从而为支气管动脉栓塞治疗提供依据。对于空洞性肺结核、肺脓肿所致的顽固性大咯血，疑有侵蚀性假性动脉瘤、肺动脉畸形存在者，应在做选择性支气管动脉造影的同时加做肺动脉造影。

（6）核医学检查　怀疑有肺栓塞者在出血停止后行肺通气 / 灌注扫描有重要诊断价值。

【治疗】

咯血的治疗目的是积极止血、消除病因、防治并发症特别是防止窒息死亡的发生。具体治疗措施包括一般治疗、药物治疗、支气管镜介入治疗、血管内介入治疗、外科手术治疗及防治并发症。

（一）一般治疗

咯血患者应住院治疗观察，卧床休息，适当安慰，保持镇静。取患侧在下体位，以利于保持健侧肺的通气功能和防止病变向健侧扩散。呼吸困难及发绀者予以氧疗，勿进食过热或过冷食物，保持大便通畅以免便秘排便时腹压增高加重咯血。大咯血、呼吸困难及发绀者予以氧疗，大咯血患者患侧卧位、保持气道开放。

1．体位　大咯血患者取患侧卧位。患者发生大咯血后，气道内的积血常会溢入健侧气道和肺内，严重影响肺的通气换气功能。患者取患侧卧位后，可有效防止患侧肺内的积血溢入健侧肺，防止病变向健侧扩散，可使已经残留于健侧肺内的积血通过咳嗽排出体外，利于改善患者的通气换气效率，有效提升血氧饱和度（图 1-2）。

2．保持气道的开放　对于未建立人工气道的患者，应在保持气道开放的同时，迅速建立人工气道。最迅速且简单的方法是在支气管镜引导下进行气管插管，最好选用 8.5 号带侧孔的加长气管导管插入健侧主支气管以利于隔绝出血、保障健侧肺的通气，必要时可辅以人工通气，以保证组织的供氧。双腔气管插管通过双腔管将肺通气和气道疏通分开操作，但精准的双腔气管插管、置管费时费力，且双腔管的独立管腔均过小，会妨碍操作，还需要专用的吸引管，以及需要使用肌松药等因素，导致双腔气管插管的应用受到限制。

（二）药物治疗

药物包括基础疾病治疗药物、一般止血药、缩血管药、扩血管药、糖皮质激素及其他药物等。

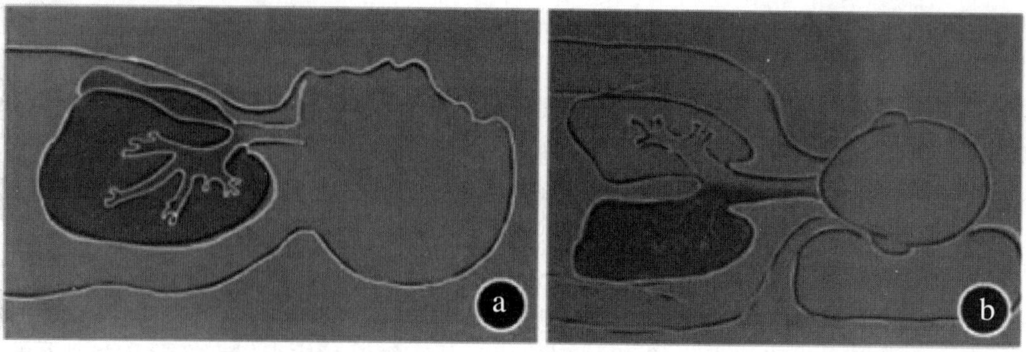

图 1-2 大咯血患者不同抢救体位示意图

a. 平卧位时，气道内的积血溢入健侧气道和肺内；b. 患侧卧位时，可以有效防止患侧肺内的积血溢入健侧肺

1．基础疾病治疗 肺炎、肺脓肿、支气管扩张等感染性疾病应积极抗感染治疗，肺结核患者应正规抗结核治疗，凝血因子缺乏者应补充新鲜血浆、急性左心衰竭患者应纠正心衰，抗凝药过量者应停药并应用相应拮抗剂，如维生素 K 拮抗华法林、鱼精蛋白拮抗肝素。当因为一些非解剖学病因而出现大咯血和（或）低氧血症型呼吸衰竭，如弥漫性肺泡出血（diffuse alveolar hemorrhage，DAH）引起的大咯血，在开始针对相关病因进行治疗的同时，应确保通过机械通气或其他辅助治疗措施提供充足的氧气。若疑诊 DAH，应积极使用大剂量甲泼尼龙冲击治疗，连用 3 天后每天按体重口服甲泼尼龙 1 mg/kg，同时应给予环磷酰胺 1 ～ 2 mg/kg。若疑诊肺出血 - 肾炎综合征应及时进行血浆置换，避免因等待血清学检验结果而错过治疗时机。

2．一般止血药 ①酚磺乙胺（止血敏），增加毛细血管抵抗力和增加血小板功能；②氨甲苯酸（止血芳酸），具有很强的抗纤维蛋白溶解作用；③氨基己酸（止血环酸），能阻止纤维蛋白溶酶的形成、抑制纤维蛋白的溶解；④肾上腺色腙（安络血、卡络柳钠），能降低毛细血管的通透性、增强毛细血管抵抗力；⑤维生素 K，是肝合成凝血因子的原料；⑥云南白药；⑦血凝酶，如立芷雪、白眉蝮蛇血清等，可直接作用于激活组织和血液的凝血酶，促进出血部位的血小板聚集、血液凝固形成血块达到止血作用。一般止血药适用于凝血功能障碍引起的咯血，临床上应避免过量或过多应用，以防导致血液高凝状态而形成血栓。

3．缩血管药 垂体后叶激素又名“内科止血钳”。作用机制为通过收缩小动脉使肺循环血量减少而达到较好的止血效果。大咯血患者使用垂体后叶激素 5 ～ 10 U 溶于 20 ml 溶剂中缓慢静脉注射（20 分钟），其后按体重 0.1 U/（kg・h）速度缓慢静脉滴注 24 小时维持，待出血停止后逐渐减量。不良反应包括：①收缩心血管、胃肠及子宫平滑肌，致心悸、胸闷、呕吐、腹痛、血压升高、面色苍白、出汗等；②低钠低氯血症、代谢性碱中毒，甚至低渗性脑病昏迷，严重者发生脑桥中央髓鞘溶解和脑桥外髓鞘溶解。禁忌证有冠心病、高血压、二尖瓣狭窄，以及妊娠期妇女等。

4．扩血管药 作用机制为扩张血管、降低肺动脉压、减少肺血流量。常用药物为酚妥拉明（苄胺唑啉），用法为 10 ～ 20 mg 酚妥拉明加 5% 葡萄糖溶液 250 ～ 500 ml 缓慢静脉滴注，连用 5 ～ 7 天。不良反应为低血压，故应在补足血容量基础上应用。适合于高血压和冠心病大咯血患者。

5．糖皮质激素　具有非特异性抗炎、抗过敏及降低毛细血管通透性作用，可降低体内肝素水平、缩短凝血时间。适应证：①血小板因素如特发性血小板减少性紫癜（immune thrombocytopenic purpura，ITP）咯血者；②肺炎和肺结核咯血经积极抗感染、抗结核和垂体后叶激素止血治疗效果不佳者，可加用泼尼松或氢化可的松短期（3 ～ 5 天）应用。

6．其他药物　①鱼精蛋白注射液，为肝素拮抗药，适用于肝素抗凝治疗过量而咯血者；②维生素 K，适用于华法林过量和肝功能不全咯血患者；③西咪替丁，0.2 g 口服、3 次 / 日，用于肺结核咯血有较好效果；④ 0.5% 甲硝唑，100 ml 静脉滴注、12 小时一次，持续 5 日，对支气管扩张和肺炎咯血者有效。

（三）支气管镜介入治疗

支气管镜介入治疗的适应证有咯血内科药物治疗无效或反复发作且病变广泛、高龄、全身情况差、不能外科手术治疗。硬质支气管镜适合于出血量较大者，可弯曲支气管镜（软镜）适合于出血量不大者。支气管镜介入止血治疗包括局部应用凝血药和机械止血。支气管镜介入治疗需要在充分的抢救预案和抢救器材的前提下，由经验丰富的操作者实施。常见的支气管镜介入治疗方法有下述几种。

1．支气管局部止血药物灌注　冰生理盐水（4℃）20 ～ 50 毫升 / 次或 1 : 20 000 的肾上腺素冰生理盐水溶液 10 ～ 15 毫升 / 次，经支气管镜活检孔道注入出血肺段支气管，保留 1 分钟后吸出，反复多次直至出血停止。局部应用 50 ～ 500 U/ml 的凝血酶溶液 3 ～ 5 ml 或 1 kU 的立芷雪稀释至 3 ～ 5 ml，经支气管镜直接注入出血部位止血。支气管灌洗法联合局部应用凝血药止血效果更佳。

2．出血部位的机械性压迫止血　常采用支气管镜插入部分末端填塞止血叶、段支气管。凡士林纱条或浸有止血药物的棉球局部填塞压迫止血的方法主要适用于硬质支气管镜下的操作。可弯曲支气管镜可治疗相关气道大出血，最有效的机械性压迫止血方法是采用腔内球囊压迫止血。应用 Fogarty 球囊导管经可弯曲支气管镜，将球囊充气后填塞出血的叶、段支气管治疗咯血，适用于药物治疗无效的中量以上咯血。球囊的压力不宜过高，一般为 1 ～ 2 个大气压。此法治疗咯血近期控制率为 100%，复发率为 20%。球囊填塞时间应小于 48 小时，若 48 小时后仍有出血应行支气管动脉栓塞或手术治疗。

3．经支气管镜氩等离子体凝固（argon plasma coagulation，APC）及冷冻治疗　使用可弯曲支气管镜治疗相关气道出血时，可进行经支气管镜 APC 及冷冻治疗。APC 又称氩气刀，适用于可视范围内气道的局部出血的止血治疗及良恶性气道肿瘤的治疗。冷冻治疗适用于气道腔内肿瘤出血的治疗及血凝块的摘除。

（四）血管内介入治疗

对于支气管循环系统来源的大出血，支气管动脉栓塞术（bronchial artery embolization，BAE）是最有效的非手术治疗方法，其即刻止血率高达 73% ～ 98%。适应证包括：①急性或反复大咯血经内科治疗无效；②不明原因反复咯血；③外科手术后再次咯血。禁忌证为支气管动脉与脊髓动脉间存在吻合支。在 X 线透视下先行选择性支气管动脉造影明确出血部位后，采用吸收性明胶海绵、聚乙烯醇颗粒及弹簧圈等材料将可疑病变的动脉全部栓塞而止血。若支气管动脉栓塞后仍出血者应加做肺动脉造影及栓塞治疗。支气管动脉栓塞治疗大咯血的严重并发症有脊髓损害、支气管黏膜坏死及其他器官的误栓（如脑栓塞）等。非支气管动脉来源的出血采用 BAE 治疗往往无效。

（五）外科手术治疗

适应证：① 24 小时咯血量超过 1 500 ml 或 24 小时内一次咯血量达 500 ml，经内科治疗无止血趋势；②反复大咯血有引起窒息先兆的；③一叶肺或一侧肺有确切的慢性不可逆性病变（如支气管扩张、空洞性肺结核、慢性肺脓肿、肺曲霉菌病等）；④肺动脉系统损伤所致的大出血；⑤实施 BAE 效果不佳仍有大咯血。若无手术禁忌且已明确出血部位，应行病损部位的外科手术切除，外科手术的干预可显著降低此类患者的死亡率。手术时机以咯血的间隙期为宜。

（六）防治并发症

大咯血的并发症包括肺不张、肺炎、失血性休克、窒息。

肺不张主要由血凝块阻塞支气管所致，可引起肺段、肺叶或全肺不张，处理原则为加强吸引或引流排痰，不用强效镇咳镇静药物，可经支气管镜介入行血凝块清除治疗，但应注意血凝块清除后再发大咯血。

窒息是大咯血最严重的并发症，可导致患者迅速死亡，临床应重点防治。大咯血窒息先兆为患者胸闷、憋气、冷汗、喉头喘鸣，大口咯血或血从口鼻涌出，随即烦躁、发绀、呼吸窘迫和昏迷。应取头低足高位，经鼻插入粗导管行强力吸引，并行紧急气管插管（直径 8.0 mm 以上）。经导管吸引保持气道通畅，也可插双腔支气管导管保证健侧肺通气，避免因窒息导致死亡。

（李　多）

参考文献

[1] 中国医师协会整合医学分会呼吸专业委员会．大咯血诊疗规范．中华肺部疾病杂志，2019，12（1）：1-8.

[2] 中华医学会呼吸病学分会．支气管镜诊疗操作相关大出血的预防和救治专家共识．中华结核和呼吸杂志，2016，39（8）：588-591.

[3] 陈文彬，潘祥林．诊断学．7 版．北京：人民卫生出版社，2010.

[4] 陆再英，钟南山．内科学．7 版．北京：人民卫生出版社，2008.

[5] 李强．呼吸内镜学．上海：上海科学技术出版社，2003.

[6] 俞森洋，蔡柏蔷．呼吸内科主治医生 660 问．2 版．北京：中国协和医科大学出版社，2009.

[7] 崔淑燕，李书彦，李梦杰．垂体后叶素治疗咯血发生严重低钠脑病 5 例的原因分析及辨证施护．中医临床研究，2011，3（11）：92-93.

[8] 张立群，谢莉，刘菲，等．垂体后叶素治疗咯血发生脑桥中央和脑桥外髓鞘溶解症 1 例．中国防痨杂志，2011，33（6）：391-393.

[9] 李冬琼，李多，刘丹，等．可弯曲支气管镜介入诊疗并发气道大出血的临床分析．航空航天医学杂志，2015，26（8）：931-933.

[10] 胡燕，李多．支气管镜介入诊疗操作相关大出血的临床防治．航空航天医学杂志，2016，27（4）：493-496.

慢性咳嗽的诊断与治疗

咳嗽是机体清除气道内的分泌物或异物的保护性反射，也是临床常见病症，特别是慢性咳嗽大约占呼吸专科门诊的 1/3 甚至更高。在美国，咳嗽占门诊患者就医原因的第二位，每年治疗费超过 10 亿美元，平均每位慢性咳嗽患者看过 7.4 名医生，做过 8.5 次检查。可见慢性咳嗽临床误诊、误治率高，给患者的工作、生活和学习带来严重困扰。

【定义】

咳嗽通常按时间可分为 3 类：急性咳嗽、亚急性咳嗽和慢性咳嗽。急性咳嗽时间＜ 3 周，普通感冒是最常见的原因。亚急性咳嗽为 3 ～ 8 周，感染后咳嗽为最常见原因。慢性咳嗽＞ 8 周，其原因依据影像学改变分两类，一类是 X 线胸片有明确病变者，如肺结核、肺癌等；另一类是 X 线胸片无异常者，即传统概念的慢性咳嗽，其病因复杂，诊断较困难，本文所讲慢性咳嗽即为该类。

【病因】

慢性咳嗽的病因很多，在不同国家和地区的研究中，慢性咳嗽原因有一定差异，但国内外资料均表明慢性咳嗽的常见病因主要为以下四种：上气道咳嗽综合征（upper airway cough syndrome，UACS）、咳嗽变异性哮喘（cough variant asthma，CVA）、嗜酸性粒细胞性支气管炎（eosinophilic bronchitis，EB）和胃食管反流性咳嗽（gastroesophageal reflux-related chronic cough，GERC），这些病因占呼吸内科门诊慢性咳嗽病因的 70% ～ 95%。其他原因还有变应性咳嗽、药物性咳嗽（ACEI 等）、支气管结核、心因性咳嗽等。最近还有资料提出阻塞型睡眠呼吸暂停低通气综合征（obstructive sleep apnea hypopnea syndrome，OSAHS），使用 β 受体阻断剂、α 干扰素，以及麦考酚酸吗乙酯、呋喃妥因、异丙酚、来氟米特、辛伐他汀等药物也可引起咳嗽。值得注意的是，临床上某些患者的咳嗽症状并非由单一因素引起，有报道 2 种病因者占 23%，3 种病因者占 3%，因此在诊治慢性咳嗽时需重视多病因合并存在。

【常见病因的诊治】

（一）上气道咳嗽综合征

1．定义　鼻后滴流综合征（postnasal drip syndrome，PNDS），是指由于鼻部疾病引起分泌物倒流鼻后和咽喉部，甚至反流入声门或气管，导致以咳嗽为主要表现的综合征。由于无法明确上呼吸道相关的咳嗽是否由鼻后滴流刺激或炎症直接刺激上呼吸道的咳嗽反射的感受器引起，2006 年美国对咳嗽的治疗指南建议用上气道咳嗽综合征（UACS）替代 PNDS。UACS 是引起慢性咳嗽的常见病因之一，是指上气道病变导致以咳嗽为主要表现的综合征，因此除了鼻部疾病外，UACS 还常与咽、喉、扁桃体的疾病有关，如变应性或非变应性咽炎、慢性扁桃体炎、喉炎等。

2．发病机制　UACS 可能与鼻和鼻窦分泌物倒流上呼吸道本身的炎症刺激直接刺激上呼吸道的咳嗽反射的感受器有关。最近有研究表明，UACS 患者血清 IL-4、TNF-α 明显高于健康者，而 IFN-γ 和 IL-27 高于健康者，证实 Th1/Th2 比例失衡也可能参与 UACS 患者发病。也有研究表明 UACS 患儿红细胞 C3b 受体花环率较健康者明显降低，提高红细胞 C3b 受体花环率可改善患儿症状，证明 UACS 患者存在红细胞免疫低下。总体来讲，UACS 发病机制复杂，目前不完全清楚，尚需更深入的研究。

3．临床表现　表现多样，除咳嗽、咳痰外，可出现鼻部症状，如鼻塞、鼻腔分泌物增加、频繁清嗓、咽后黏液附着、鼻后滴流感。变应性鼻炎表现为鼻痒、打喷嚏、流水样涕等。鼻 - 鼻窦炎表现为脓性黏液或脓性涕等。可伴有咽部症状：变应性咽炎以咽痒、阵发性刺激性咳嗽为主要特征，非变应性咽炎常有咽痛、咽部异物感或烧灼感。亦可伴有喉部症状：喉部炎症、新生物通常伴有声音嘶哑。

变应性鼻炎的鼻黏膜主要表现为苍白或水肿，鼻道及鼻腔底可见清涕或黏液。非变应性鼻炎的鼻黏膜多表现为黏膜肥厚或充血样改变，部分患者口咽部黏膜可见卵石样改变或咽后壁附有黏脓性分泌物。

4．诊断　对于鼻炎和鼻窦炎，大多患者通过仔细询问病史及专科检查，诊断并不困难，鼻窦 X 线或 CT 检查可提高诊断的准确性。但 UACS 是一个综合征，涉及整个上气道病变，其临床症状和体征并不特异，有时其诊断仍较困难。如一个有典型 UACS 症状的患者，其咳嗽的原因可能是哮喘或胃食管反流等原因，同时缺乏 UACS 典型表现的患者并不能排除 UACS。符合下述标准的人群要考虑 UACS 的诊断：①发作的或顽固性咳嗽，白天明显，入睡后较少；②有鼻部和（或）咽部疾病的临床表现和病史；③辅助检查支持鼻部和（或）咽部疾病诊断；④检查咽喉壁有鹅卵石样改变或有黏液附着；⑤针对治疗有效。

5．治疗　非变应性鼻炎、常年性鼻炎、血管运动性鼻炎首选第一代抗组胺药（马来酸溴苯那敏）和减充血药（麻黄碱），但麻黄碱应用时间不宜超过 2 周。

变应性鼻炎首选鼻腔吸入糖皮质激素和口服第二代抗组胺药，疗程≥ 12 周。常用吸入糖皮质激素有布地奈德鼻喷雾剂（雷诺考特）、糠酸莫米松鼻喷雾剂（内舒拿）、丙酸氟替卡松鼻喷雾剂（辅舒良）。第二代抗组胺药常用有阿司咪唑、氯雷他定。白三烯受体拮抗剂治疗变应性鼻炎有效。治疗变应性鼻炎还应重视避免变应原刺激、改善生活和工作环境。

细菌性鼻窦炎应选择适当的抗生素，抗菌谱应覆盖革兰氏阳性菌、革兰氏阴性菌及厌氧菌。急性鼻窦炎应用不少于 2 周，慢性鼻窦炎建议酌情延长使用时间。对于慢性鼻窦炎，有证据显示，长期低剂量使用大环内酯类抗生素（代表药物是红霉素和克拉霉素），可以缓解客观症状，改善客观指标。疗效与内镜鼻窦手术相近，疗程约 12 周。如内科治疗效果不佳，可考虑经鼻内镜手术治疗。

（二）咳嗽变异性哮喘

1．定义　咳嗽变异性哮喘（CVA）最初由 Glause 于 1972 年报道，是一种特殊类型的哮喘，以慢性咳嗽为唯一或主要临床症状，无明显喘息、气促等症状或体征，但有气道高反应性。痰或支气管肺泡灌洗液中嗜酸性粒细胞增加，气道黏膜下嗜酸性粒细胞浸润。

2．发病机制　CVA 发病机制不完全清楚，目前认为与气道炎症和咳嗽反射的感受器兴奋阈值降低有关。CVA 与典型哮喘一样，都表现为气道慢性炎症，但二者气道炎症的范围和程度不同。CVA 炎症反应主要在大气道，而大气道咳嗽受体更丰富，因此 CVA 炎症刺激咳嗽反射的感受器易导致咳嗽。同时 CVA 炎症反应相对较轻，不引起明显的气道狭窄，故没有喘息、呼吸困难症状。典型哮喘的炎症反应除大气道受累外，外周气道也受累，且炎症反应较 CVA 重，引起气道狭窄的程度较重，且症状除了咳嗽外，还有喘息、呼吸困难。也有研究表明，CVA 患者长期气道炎症导致气道黏膜损伤，同时也导致上皮下咳嗽反射的感受器兴奋阈值降低，对各种刺激的敏感性增加，从而表现出顽固性咳嗽。

3．临床表现　主要表现为刺激性干咳，夜间咳嗽为其重要特征，而白天相对较轻。感冒、冷空气、灰尘、油烟等容易诱发或加重咳嗽。咳嗽发作可能有季节性，以春秋季为多，部分患者有明确的哮喘家族史，自身有过敏性疾病史，如湿疹或过敏性皮炎等。

4．诊断　对于有上述临床表现的患者，常规治疗感冒，以及抗生素治疗、镇咳治疗无效，而支气管扩张剂治疗有效，应高度怀疑 CVA 的诊断。肺通气功能和气道反应性检查是诊断 CVA 的关键，但应注意气道反应性高并不一定都是哮喘，某些呼吸道病毒、支原体、衣原体感染及气管、支气管结核所致咳嗽患者，在一定时间内也存在气道反应性增高，在诊断时需仔细鉴别。有学者建议行气道反应性检查时间不宜太早，至少咳嗽 2 周后再行检查为妥。

诊断标准：①慢性咳嗽，常伴有明显的夜间刺激性咳嗽；②支气管激发试验阳性，或呼气流量峰值日间变异率＞ 10%，或支气管舒张试验阳性；③常规治疗感冒、抗生素治疗、镇咳药治疗无效，而支气管扩张剂、糖皮质激素治疗有效；④排除其他原因所致的咳嗽。

5．治疗　CVA 治疗原则与支气管哮喘相同。常用的平喘药物，如 β_2 受体激动药（吸入或口服）、茶碱类（口服或静脉滴注）、糖皮质激素（吸入或全身应用）等均有较好疗效。但治疗需个体化，对于间歇发作咳嗽的轻症患者，吸入短效 β_2 受体激动药（如沙丁胺醇、特布他林，每天 2 ～ 3 次）即可控制症状；对于每周发作超过 1 次的患者，则需要持续抗气道炎症治疗，如联合使用吸入性糖皮质激素和支气管扩张剂，且治疗时间大于 8 周。效果不佳者，可联合白三烯调节剂（如孟鲁司特）。对严重发作的咳嗽或顽固性咳嗽患者，可口服糖皮质激素（如泼尼松 10 ～ 20 mg/d，3 ～ 5 日），之后改为吸入糖皮质激素。

CVA 经治疗大多预后良好，如不治疗有 1/3 ～ 1/2 患者会演变为典型哮喘。

（三）嗜酸性粒细胞性支气管炎

1．定义　嗜酸性粒细胞性支气管炎（EB）由 Gibson 等 1989 年首先定义。是一种以气道嗜酸性粒细胞浸润为特征的非哮喘性支气管炎。患者肺功能正常，气道高反应性测定阴性，主要表现为慢性咳嗽，对糖皮质激素治疗反应良好。

2．发病机制　EB 发病机制目前尚不清楚，有人认为 EB 的发病机制与哮喘类似，诱导痰法和支气管镜刷检都发现嗜酸性粒细胞增加，支气管肺泡灌洗液（bronchoalveolar lavage fluid，BALF）表现出与哮喘相似的白细胞介素 -1（interleukin-1，IL-1）、粒细胞 - 巨噬细胞集落刺激因子（granulocyte macrophage-colony stimulating factor，GM-CSF）、Th2 基因表达。有研究发现，EB 虽然以嗜酸性粒细胞浸润为主，但嗜酸性粒细胞浸润的量、活性较哮喘轻，尚不致支气管平滑肌收缩。因此有人认为 EB 和哮喘本质也许一样，只是同一疾病的不同阶段。也有研究发现，虽然 EB 和哮喘都有嗜酸性粒细胞浸润，但 EB 患者嗜酸性粒细胞浸润主要部位在大中气道，而哮喘中大气道和外周气道嗜酸性粒细胞均明显增加。同时还有研究证明，EB 患者肥大细胞浸润主要在气道黏膜和黏膜下层，而哮喘气道平滑肌肥大细胞浸润数量明显增加。由于嗜酸性粒细胞和肥大细胞浸润部位不同而导致 EB 与哮喘临床表现不同，因此也有人认为 EB 是一个独立的疾病。至于 EB 会不会发展成为哮喘，目前尚无长期的观察报道，因此 EB 与哮喘的关系尚需进一步研究论证。

3．临床表现　与咳嗽变异性哮喘相似，EB 主要表现为慢性刺激性咳嗽，咳嗽常为唯一临床症状，一般为干咳，偶尔咳少许黏痰，可在白天或夜间咳嗽。部分患者对油烟、灰尘、异味、冷空气等比较敏感，常为咳嗽的诱发因素。患者无喘息、气促等症状，肺通气功能及呼气流量峰值正常，气道反应性检查正常，但诱导痰法发现嗜酸性粒细胞比例增加。我国《咳嗽的诊断与治疗指南（2015）》规定痰细胞学检查嗜酸性粒细胞比例≥ 2.5%。

4．诊断　EB 的临床表现缺乏特异性，与 CVA 临床表现类似，气道反应性检查和诱导痰法的嗜酸性粒细胞比例测定是诊断关键，也是与CVA鉴别的关键。符合下列标准需考虑EB的诊断：①慢性咳嗽，多为刺激性干咳或伴少量黏痰；②胸部X线片正常；③肺通气功能正常，气道高反应性测定阴性，呼气流量峰值日间变异率正常；④痰细胞学检查嗜酸性粒细胞比例≥2.5%；⑤排除其他嗜酸性粒细胞增多性疾病；⑥支气管扩张剂治疗无效，口服或吸入糖皮质激素有效。

5．治疗 通常采用吸入糖皮质激素治疗，丙酸倍氯米松（每次250～500 μg）或等效剂量的其他糖皮质激素，每天2次，持续应用4周以上。推荐使用干粉吸入剂。初始治疗可联合应用泼尼松口服，每天10～20 mg，持续3～5天。

大多EB患者对糖皮质激素治疗反应良好。有研究在患者治疗后观察21个月，发现大约80%以上的患者没有复发。国外报道少数EB患者可发展为慢性气道阻塞性疾病（哮喘样症状的COPD）。

（四）胃食管反流性咳嗽

1．定义 胃食管反流性咳嗽（GERC）是指因胃酸和其他胃内容物反流进入食管，导致以咳嗽为突出表现的临床综合征，它也是导致慢性咳嗽的常见病因。不同研究报道GERC占慢性咳嗽的10%～40%不等。

2．发病机制 GERC的发病机制主要有两个方面。一是食管-支气管反射，即反流的胃酸和胃内容物刺激食管黏膜感受器，反射性引起支气管痉挛和咳嗽。监测食管24小时pH发现GERC患者咳嗽与反流时间一致，咳嗽基本上在反流发生的5分钟内发生。另一方面是反流的胃酸和胃内容物直接刺激呼吸道黏膜咳嗽反射的感受器引起。当然这种反流量较少，一般不易察觉，可通过监测咽喉部pH发现反流的存在。

3．临床表现 GERC的临床表现主要表现为两方面，反流症状和咳嗽。反流症状如反酸、嗳气、胃灼热和胸骨后疼痛，这些反流症状可能以某个症状为主，并不都同时出现，且很多患者完全没有反流症状。咳嗽多为干咳，部分患者可有咳白色黏痰。因熟睡和卧位时食管下段括约肌处于收缩状态，而清醒和站立时，食管下段括约肌松弛，因此咳嗽在白天和体位变化时明显，进食容易诱发或加重。

4．诊断 咳嗽患者如有反流症状或为进食后咳嗽、白天为主的咳嗽，要考虑GERC的可能。确定存在与咳嗽一致的胃食管反流是诊断的关键，临床上有胃镜检查、食管压力测定、食管闪烁扫描、食管24小时pH监测等手段，其中食管24小时pH监测最为有效。中华医学会呼吸分会对GERC提出了初步的诊断标准，具体如下：①慢性咳嗽，以白天咳嗽为主；②24小时食管pH监测Demeester积分≥12.70，和（或）反流与咳嗽症状的相关概率（symptom association probability，SAP）≥75%；③排除EB、CVA、UACS等疾病引起的咳嗽；④抗反流治疗后咳嗽明显减轻或消失。虽然24小时食管pH监测是诊断的金指标，但由于该检查无法发现非酸性反流（弱酸和弱碱反流），故结果正常也不能完全排除GERC。同时有反流存在，不一定就是咳嗽的原因，因此美国胸科医师学会（ACCP）规定只有抗反流治疗有效才能明确诊断。需要指出的是很多单位均不能监测食管pH，对可疑者可进行经验性使用标准剂量质子泵抑制剂（如奥美拉唑20～40 mg，2次/天），诊断性治疗时间不少于2周，如抗反流治疗有效即可诊断GERC。

5．治疗

（1）调整生活方式 减肥，避免过饱和睡前进食，避免进食刺激性食物，避免饮用咖啡、茶、巧克力、可乐等饮料和饮酒，食物以高蛋白低脂肪为宜，不吸烟。

（2）药物 首选质子泵抑制剂（proton-pump inhibitor，PPI），尤其是新一代的PPI，如埃索美拉唑镁、雷贝拉唑等，有资料显示联合使用促胃动力药效果更佳，建议需餐前半小时或1小时服用。药物治疗起效时间较慢，一般需2～4周方可起效，治疗疗程至少8周。

（3）手术治疗 经充分药物治疗无效、咳嗽严重影响患者生活质量，且确诊为GERC的患者可考虑手术治疗。手术目的主要是改善食管下段括约肌功能，从而减少反流发生。国外研究表明有76%的患者手术后咳嗽症状明显改善。

（五）其他慢性咳嗽的病因及诊治

1．变应性咳嗽 临床上某些慢性咳嗽患者，具有一些特应性，抗组胺药物及糖皮质激素治疗有效，但不能诊断为哮喘、变应性鼻炎或嗜酸性粒细胞性支气管炎，将此类咳嗽定义为变应性咳嗽。其与变应性咽喉炎、嗜酸性粒细胞性支气管炎、感染后咳嗽的关系及异同有待进一步明确。临床表现为刺激性干咳，多为阵发性咳嗽，油烟、灰尘、冷空气、讲话等容易诱发咳嗽，常伴有咽喉发痒。通气功能正常，诱导痰细胞法检查嗜酸性粒细胞比例不高。诊断标准：a. 慢性咳嗽。b. 肺通气功能正常，气道高反应性测定阴性。c. 具有下列适应证之一：①过敏物质接触史；②变应原皮试阳性；③血清总IgE或特异性IgE增高；④咳嗽敏感性增高；d. 排除CVA、EB、PNDS等其他原因引起的慢性咳嗽；e. 抗组胺药物和（或）糖皮质激素治疗有效。抗组胺药物治疗有一定效果，必要时加用吸入或短期（3～5天）口服糖皮质激素。

2．感染后咳嗽（post infections cough，PIC） 感染后咳嗽，旧称感冒后咳嗽，是指呼吸道感染后，感冒症状消失但仍持续的咳嗽。是亚急性咳嗽的最常见原因，但也有部分患者可能持续咳嗽8周以上，成为慢性咳嗽。患者多表现为刺激性干咳或咳少量白色黏液痰，夜间更重，接触冷空气、刺激性气体可加重，胸部X线片正常。咳嗽多呈自限性，大多患者都能自行缓解。感染后咳嗽诊断无特异标准，我国《咳嗽的诊断与治疗指南》未提出具体诊断标准，日本对感染后咳嗽诊断标准如下：①感冒症状消失后持续咳嗽；②胸部X线片无明显异常；③用力肺活量、第一秒用力呼气量占用力肺活量百分率正常；④无慢性呼吸系统疾病的既往史；⑤排除其他原因引起的慢性咳嗽。感染后咳嗽使用抗菌药物治疗无效，一些慢性迁延性咳嗽可以短期应用中枢性镇咳药、抗组胺H_1受体拮抗药等。对少数顽固性重症感染后咳嗽患者，在一般治疗无效的情况下，可短期试用吸入或者口服糖皮质激素治疗，如10～20 mg泼尼松3～7天。

3．支气管结核（bronchial tuberculosis，BTB） 多数BTB患者合并肺结核，但临床上也有部分患者以咳嗽为唯一表现，无明显结核病中毒症状。胸部X线片检查无明显异常改变，临床医生容易误诊和漏诊。为引起临床医务工作者重视，减少BTB误诊和漏诊，2009年《咳嗽的诊断与治疗指南》也首次将其列入慢性咳嗽病因。

对怀疑BTB的患者首先进行痰涂片找抗酸杆菌，部分患者结核分枝杆菌培养可阳性，痰液中查到结核分枝杆菌即可确诊。胸部X线片的直接征象不多，可发现气管、主支气管的管壁增厚、狭窄或阻塞等病变，但诊断价值不大。CT特别是高分辨率CT显示支气管病变征象较X线胸片更为敏感，尤其能显示叶以下支气管的病变。纤维支气管镜（纤支镜）检查是确诊BTB的主要手段，镜下常规刷检和组织活检阳性率高。根据支气管镜下改变，我国学者将BTB分为5型，即炎症浸润型、溃疡坏死型、肉芽增生型、瘢痕狭窄型、管壁软化型，前3型常为活动性结核。BTB的治疗原则如下。

（1）药物治疗 有刺激性慢性咳嗽的支气管结核多为活动性，要求正规的全身抗结核治疗，且治疗疗程要求达 12 个月以上。由于支气管血液供应的特点、支气管病变部位黏膜组织的破坏及纤维增生，药物难以渗入到病变部位，所以单纯口服药物临床起效常较慢。一般认为，气道内给药能使药物直接作用于病灶区域，局部药物浓度大大超过血药浓度，能有效地起到杀菌、抑菌效果。国内外的研究结果均显示，通过气道局部给予抗结核药物，可以加快清除痰液中的结核分枝杆菌，促进病灶吸收。部分研究结果还显示，气道内给药可以减少气道狭窄的发生，但目前尚缺乏前瞻性、多中心、随机对照研究的依据。因此，气道内局部给药方法治疗 BTB 仍属经验性治疗方法。

（2）支气管腔内介入治疗　在抗结核药物治疗的基础上，配合支气管镜下的腔内介入治疗，不仅可以提高 BTB 的治愈率，减少 BTB 所致的各种并发症和后遗症，最大限度地保留患者的肺功能，同时还能有效地解决一些传统药物治疗无法解决的问题，如阻塞性肺不张、气道瘢痕性狭窄等。不同类型 BTB 所选用的介入治疗技术以及干预的时机亦不尽相同。

1）炎症浸润型：黏膜主要表现为充血、水肿，管腔尽管有轻度狭窄，但引流多无明显障碍，腔内介入治疗的方法主要是间断性应用支气管镜清除气道分泌物，同时配合局部应用敏感的抗结核药物，以控制结核分枝杆菌感染，减轻局部的炎症反应，促进病变的愈合。

2）溃疡坏死型：此时气道处于结核性损伤的明显期，病变处的气道黏膜出现坏死并形成溃疡。局部黏膜组织充血、水肿，溃疡表面多有干酪样坏死组织所覆盖，加上局部黏液栓的形成，易导致远端肺不张。通常采用介入治疗方法：①间断性应用支气管镜清除气道内的黏液栓及干酪样坏死组织，以恢复气道的通畅。对于活检钳难以清除的坏死组织，可采用冷冻、热烧灼等方法将坏死组织彻底清除。以往的经验表明，与热烧灼法相比，冷冻治疗所引起的局部炎症反应相对较轻，可作为优先选择。对于病变范围广泛且伴有明显气道狭窄的患者，可配合间断性的球囊扩张，以恢复并保持气道通畅。②在完成上述腔内介入治疗操作后，通常再给予抗结核药物局部灌注治疗，以控制 BTB 感染，减轻局部炎症反应，促进病变的愈合。③此期 BTB 所致的气道狭窄，若确需要支架植入，为防止支架植入后再狭窄的发生，宜选择可以方便取出的硅酮支架或金属覆膜支架。金属网眼裸支架植入属于禁忌。

3）肉芽增生型：此时气道的结核性病变处于由损伤向修复阶段转化期，黏膜的溃疡坏死面逐渐愈合，取而代之的是增生的肉芽组织，并可导致管腔狭窄。此型 BTB 可选用的介入治疗方法：①对过度增生的肉芽组织可采用冷冻、热烧灼的方法予以清除；②对于病变范围广且明显管腔狭窄者，可适时选择腔内球囊扩张，以保持气道的开放状态；③在完成上述腔内介入治疗操作后，通常可再给予抗结核药物局部注射治疗，以控制结核菌感染，减轻局部炎症反应，促进病变愈合。

瘢痕狭窄型和管壁软化型 BTB 为非活动性结核，一般不引起慢性刺激性咳嗽，其腔内介入治疗就不再赘述。

需要特别强调的是，支气管镜引导下的各种腔内介入治疗是 BTB 治疗的重要手段，但应该注意这一操作可潜在性地引起 BTB 的播散，故支气管腔内介入治疗必须在充分抗结核治疗的基础上进行。

4．血管紧张素转换酶抑制剂（angiotensin-converting enzyme inhibitor，ACEI）诱发的咳嗽　ACEI 类降压药如卡托普利、依那普利、赖诺普利等引起咳嗽的发生率达 5% ～ 20%。此类型的咳嗽好发于女性，常在服药后 1 周至 6 个月后出现咳嗽，表现为刺激性干咳，个别患者有少量白色黏液痰，停药后 14 日至 3 个月可自行消失。再次服用或更换另一种 ACEI 类药物还会引起咳嗽。

通过停用ACEI类药物咳嗽减轻或消失，再次服用又出现咳嗽即可确诊。一旦考虑是ACEI诱发的咳嗽，就应停用ACEI类药物。使用中枢性镇咳剂治疗无效，吲哚美辛可治疗ACEI引起的咳嗽。

5．心因性咳嗽　由患者严重的心理问题或有意清嗓引起。儿童相对常见，在儿童1个月以上咳嗽病因中占3%～10%，典型表现为日间咳嗽，专注于某一事物及夜间休息时咳嗽消失，常伴随焦虑症状。心因性咳嗽的诊断是排他性诊断。儿童主要治疗方法是暗示疗法，可以短期应用止咳药物辅助治疗。对年龄大的患者可辅以心理咨询或精神干预治疗，适当应用抗焦虑药物。

6．慢性咳嗽高敏综合征　部分慢性咳嗽患者在进行了全面检查、治疗之后，病因仍无法明确。既往将这一类咳嗽归为不明原因慢性咳嗽。有学者在2010年提出慢性咳嗽高敏综合征（chronic cough hypersensitivity syndrome，CCHS）的概念，CCHS是指咳嗽敏感性增高，对外界刺激（化学物、机械、温度等）敏感。它是以咳嗽为主要表现的呼吸综合征，并可被由红辣椒提取的辣椒素（capsaicin）诱发。中年女性多见，常以上呼吸道感染作为起病的首发因素，主要表现为慢性刺激性干咳，伴咽痒或异物感，对油烟、灰尘、异味及冷空气敏感，目前的常规治疗无效。治疗以降低咳嗽反射敏感性为目的，神经调节因子类药物加巴喷丁治疗有效，其他药物如阿米替林、巴氯芬、卡马西平、普瑞巴林等亦可选用。非药物治疗手段——咳嗽抑制性治疗（cough suppression therapy，CST）有一定效果。

慢性咳嗽的原因还有慢性支气管炎、支气管扩张等，在这里就不再赘述。

（六）慢性咳嗽病因诊断程序

慢性咳嗽诊断时要重视病史，根据病史选择有关检查，由简单到复杂。先检查常见病，后检查少见病。诊断和治疗两者应同步或顺序进行。如前者条件不具备时，根据临床特征进行经验性治疗，并根据治疗反应确定咳嗽病因，治疗无效时再选择有关检查。

但需注意，经验性治疗并非对症治疗，应尽量避免单纯应用镇咳药物。可使用覆盖范围较广、价格适中的复方制剂进行经验性治疗，如美敏伪麻溶液、复方甲氧那明等。但经验性治疗要有时间限制，对UACS、CVA和EB，一般先治疗1周；GERC一般先治疗2～4周。有效则切换到相应病因的标准疗法，无效则针对其他常见病因治疗。仍无效时，需进一步检查以免误诊与漏诊。

慢性咳嗽的诊断程序如图1-3所示。

（七）常用的镇咳祛痰药物

虽然咳嗽最重要的是病因治疗，但强烈的咳嗽往往影响生活质量，所以止咳的对症治疗也很重要。但咳嗽分为干咳和湿咳，干咳患者可用镇咳药，有痰的（湿咳）患者应用祛痰药。

1．镇咳药　镇咳药根据作用机制分中枢性和外周性两大类。

中枢性镇咳药的作用机制是抑制延髓中枢，根据其是否具有成瘾性和麻醉作用又可分为依赖性和非依赖性镇咳药。前者的代表药物是可待因和福尔可定，适用于各种原因所致的剧烈干咳和刺激性咳嗽，尤其伴有胸痛的咳嗽。但由于具有成瘾性，只能短暂使用。非依赖性镇咳药的代表药是右美沙芬和喷托维林，该类药物镇咳作用与可待因相似，但更安全，对呼吸中枢无抑制作用，也无成瘾性。

外周性镇咳药主要通过抑制咳嗽反射弧中的某一环节而起到镇咳作用。这类药物包括局部麻醉药和黏膜防护药，代表药物有那可丁、苯丙哌林、莫吉司坦等。

目前正在进行研究的镇咳药物有作用于中枢位点的药物，如选择性阿片受体激动药和γ-

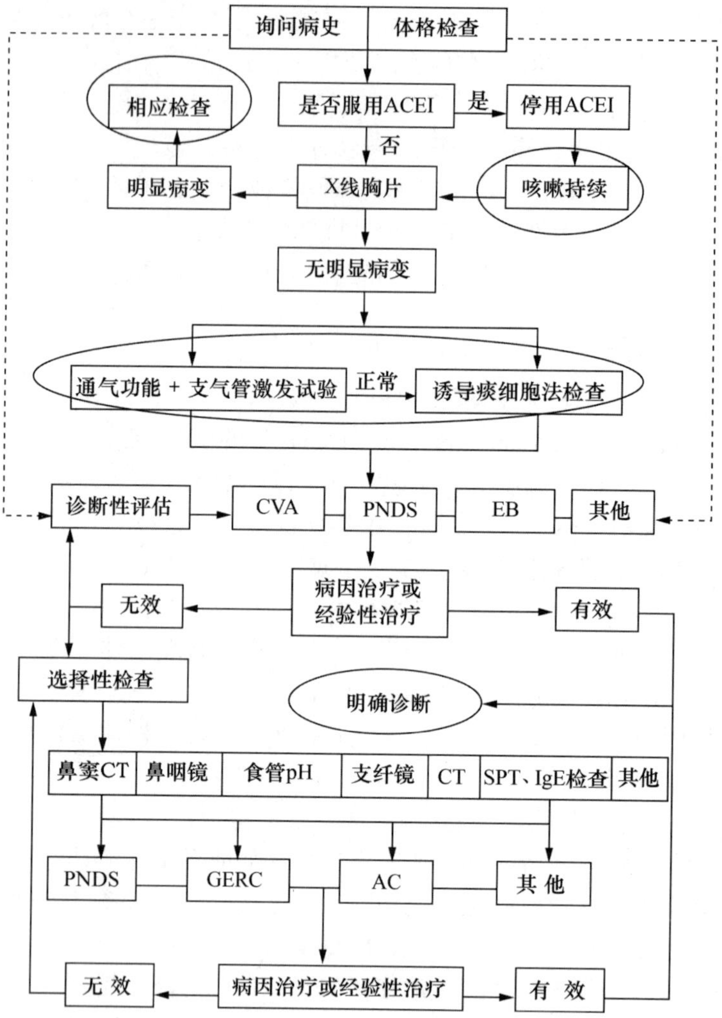

图 1-3　慢性咳嗽的诊断程序

注：AC，过敏性咳嗽；SPT，皮肤点刺试验。

氨基丁酸（γ-aminobutyric acid，γ-GABA）激动药；作用于外周位点的药物，如瞬时受体电位香草素 1 型受体（transient receptor potential vanilloid-1，TRPV1）拮抗药、速激肽受体拮抗药和钾通道开放药等。但这些药物的研究都还停留在动物研究阶段，距离临床应用还有一段距离。

2．祛痰药　常见的祛痰药物及其机制如下。

（1）愈创木酚甘油醚　增加分泌物的排出量，降低黏滞度，此外有一定的舒张支气管的作用。

（2）氨溴索和溴己新　破坏类黏蛋白的酸性黏多糖结构，使分泌物黏滞度下降，还可促进纤毛运动和增强抗生素在呼吸道的浓度。氨溴索用法为每次 30 mg，每日 3 次。溴己新用法为每次 8 ～ 16 mg，每日 3 次。

（3）桃金娘油（稀化粘素）：桃金娘科树叶的标准提取物，能促进气道和鼻窦黏膜纤毛运动。用法为 0.3 ～ 0.6 g，每日 3 次。

（4）乙酰半胱氨酸　可使黏液糖蛋白多肽链的硫键断裂，降低痰液的黏滞度。用法为每次 200 mg，每日 2 ～ 3 次。

（5）羧甲司坦　可使黏蛋白的二硫键断裂，降低分泌物黏滞度。用法为每次 0.5 g，每日 3 次。厄多司坦是其前体药物，口服经代谢产生 3 个含有游离巯基的代谢产物而发挥药理作用。每次口服 300 mg，每日 2 次。

痰多的患者，应主张其多饮水，只有在气道相对湿化的情况下，痰液才更容易排出。联合应用支气管扩张剂可提高部分患者的咳嗽清除能力。

（张　莉　王文军）

参考文献

[1] Morice AH，Kastelik JA. Cough 1：chronic cough in adults. Thorax，2003，58（10）：901-907.

[2] 中华医学会呼吸病学分会哮喘学组. 咳嗽的诊断与治疗指南（2015）. 中华结核和呼吸杂志，2015，39（5）：323-354.

[3] Pratter MR. Overview of common causes of chronic cough：ACCP evidence-based clinical practice guidelines. Chest，2006，129（1 Suppl）：59S-62S.

[4] 赖克方，陈如冲，刘春丽，等. 慢性咳嗽的病因分布及诊断程序建立. 中华结核和呼吸杂志，2006，29（2）：96-99.

[5] 谢家政，陈兴无，金艺凤，等. 慢性咳嗽 83 例临床分析. 实用全科医学，2007，5（4）：314-315.

[6] Irwin RS，Baumann MH，Bolser DC，et al. Diagnosis and management of cough executive summary：ACCP evidence-based clinical practice guidelines. Chest，2006，129（1 Suppl）：1S-23S.

[7] 庄晓秋. 慢性咳嗽的诊断与治疗. 中医药导刊，2007，4（5）：16-17.

[8] Pratter MR. Chronic upper airway cough syndrome secondary to rhinosinus diseases（previously referred to as postnasal drip syndrome）ACCP evidence-based clinical practice guidelines. chest，2006，129（1 Suppl）：63S-71S.

[9] 张卓然，靳伟，陈杰. 上气道咳嗽综合征患者 Th1、Th2 细胞表达水平研究. 国际呼吸病杂志，2011，6（10）：1008-1009.

[10] 林东江，辛晓卉，吴博. 上气道咳嗽综合征中医治疗与红细胞免疫的相关性研究. 世界中西医结合杂志，2011，6（10）：850-852.

[11] Matsumoto H，Niimi A，Takemura M，et al. Features of cough variant asthma and classic asthma during methacholine-induced brochoconstriction：a cross-sectional study. Cough，2009，5：3.

[12] Takemura M，Niimi A，Matsumoto H，et al. Atopic features of cough variant asthma and classic asthma with wheezing. Clin Exp Allergy，2007，37（12）：1833-1839.

[13] 罗炜，赖克方，陈如冲，等. 嗜酸粒细胞性支气管炎患者气道炎症细胞及介质特征的探讨. 中华结核和呼吸杂志，2005，28（9）：626-629.

[14] 罗炜，赖克方，陈如冲，等. 嗜酸粒细胞性支气管炎气道炎症病理特征的探讨. 中国病理生理杂志，2006，22（5）：943-947.

[15] 王长征．胃食管反流与慢性咳嗽．中国实用内科杂志，2006，26（1）：11-13.
[16] 王宇，余莉，邱忠民．胃食管反流性咳嗽的发病机制及治疗．国际呼吸病杂志，2010，30（7）：418-422.
[17] 张忠鲁．变应性咳嗽和感冒后咳嗽．中国实用内科杂志，2006，26（1）：13-15.
[18]《中华结核和呼吸杂志》编辑委员会．支气管结核的几点专家共识．中华结核和呼吸杂志，2009，32（8）：568-571.
[19] Dicpinigaitis PV．Potential future therapies for the management of cough：ACCP Evidence-Based Clinical Practice Guidelines．Chest，2006，129（1 Suppl）：284S-286S.
[20] Barnes PJ．The problem of cough and development of novel antitussives．Pulm Pharmacol Ther，2007，20（4）：416-422.
[21] 中华医学会．咳嗽基层诊疗指南（2018 年）．中华全科医师杂志，2019，18（3）：207-219.
[22] 赖克方，方章福，姚红梅．咳嗽高敏综合征：不明原因慢性咳嗽的新概念．解放军医学杂志，2014，39（5）：343-349.
[23] 马素忍，张丽，孙铁英．慢性咳嗽高敏综合征 TRPV1 通路相关治疗药物新探索．中华结核和呼吸杂志，2016，39（12）：966-969.

弥漫性泛细支气管炎的诊断与治疗

弥漫性泛细支气管炎（diffuse panbronchiolitis，DPB）是一种病因未明、主要累及呼吸性细支气管的小气道慢性炎症性疾病，由日本学者山中等在 1969 年首次报道。“弥漫性（diffuse）”指病变广泛分布在双侧肺部，“泛（pan）”指炎症累及呼吸性细支气管管壁全层。由于病变主要累及呼吸性细支气管及远端终末气道壁全层，以弥漫性呼吸性细支气管区域的慢性炎症为特征，故称之为弥漫性泛细支气管炎。本病主要的临床表现为慢性咳嗽、咳痰、活动后呼吸困难。严重者可导致呼吸功能障碍。它在临床上需与其他慢性气道疾病相鉴别。该病对糖皮质激素、支气管扩张剂等常规治疗气道疾病的药物反应欠佳，而对大环内酯类药物反应良好。

【流行病学】

全球最先提出 DPB 概念的是日本的山中、本间等。他们于 1969 年在研究肺气肿的过程中，发现 7 例以呼吸性细支气管炎症为主要病变的一种独立性疾病，并将其命名为 DPB。迄今为止，日本进行过两次全国性 DPB 调查。日本厚生劳动省于 1980—1982 年组织了 DPB 第一次全国性调查，确诊 319 例 DPB，82 例经病理组织学证实为 DPB。日本厚生劳动省又于 1988 年组织了 DPB 第二次全国性调查，确诊 229 例 DPB。20 世纪 90 年代后，韩国、马来西亚、泰国、新加坡等亚洲国家和中国台湾等地区陆续有病例报道；意大利、英国、法国、挪威、美国等西方国家也有零星病例报道，其中有一半以上患者是亚裔移民；非洲国家报道罕见。因此，目前认为 DPB 具有明显的人种特异性，患者主要为日本人、中国人、韩国人，且好发于幼年时身材矮小者，欧美国家极少见。1996 年，我国刘又宁和王厚东各分别首次报道了 1 例有病理证实的 DPB（经支气管肺活检和开胸肺活检）。截至 2002 年年底，中国大陆地区文献有关 DPB 的报道已达 78 例。李惠萍等报道 2001 年 7 月至 2007 年 5 月同济大学附属上海市肺科医院收治 DPB 患者 72 例，其中 51 例确诊。自 2002 年年底至今，还有文献散在报道了一些病例。据此推算，至今报道已有数百例。有学者认为 DPB 可能为一种全球性的疾病，但确有人种和地域的差异，以日本、韩国、中国为代表的东亚国家和地区较为常见。目前尚缺乏 DPB 全球发病情况的调查资料。日本的两次全国性 DPB 调查发现：①本病遍及日本各地，无地区分布差异；②男性多见；③发病年龄从 10 ～ 80 岁，各年龄组均有分布，以 40 ～ 50 岁为高峰，发病率为 3.4 ～ 11.1/10 万；④发病与吸入刺激性气体和吸烟无明显关系；⑤大多数患者合并慢性副鼻窦炎或有既往史，有的患者有家族性慢性副鼻窦炎史；⑥患者初次就诊往往误诊为慢性支气管炎、支气管扩张、支气管哮喘、慢性阻塞性肺疾病（chronic obstructive pulmonary disorder，COPD）等疾病。

我国目前尚缺乏多中心大样本的流行病学调查资料，李惠萍等分析了同济大学附属上海市肺科医院 2001 年 7 月至 2007 年 5 月收治的 72 例 DPB 患者，发现：①依据诊断标准，确诊 51 例，高度可疑诊断 6 例，可疑诊断 15 例。②所有病例均有咳嗽，98.6% 的患者有咳痰，91.7% 的患者有气促，超过 55.6% 的患者肺部听诊有干啰音，94.4% 的患者湿啰音 94.4%，41.7% 的患者伴有肺气肿。③有副鼻窦炎者占 77.8%，有吸烟史者占 23.6%。④继发支气管扩张者占 45.8%，伴有肺心病者占 9.7%，同时合并支气管哮喘者占 5.5%（4 例），合并高血压者占 5.6%，合并类风湿关节炎者占 2.8%，合并胸腺增生者 1 例。⑤经过以大环内酯类抗生素为主的综合治疗，80% 的患者咳嗽、咳痰、气促和肺部干啰音均在 3 天内得以明显改善，超过 90% 的病例治疗后 10 ～ 40 天影像学明显改善，治疗后第一秒用力呼气量占用力肺活量百分率（FEV_1/FVC%）较治疗前有所改善，动脉血氧分压和动脉血氧饱和度均较治疗前提高。72 例患者中的 13 例（18.1%）完全治愈，但 2 例停药后复发（15.38%），再次治疗后 1 例治愈，另 1 例好转。其余 57 例不同程度好转，好转者中 2 例在随访中死亡，1 例死于糖尿病酮症酸中毒，另 1 例死于心肌梗死。⑥合并细菌感染以铜绿假单胞菌最多（29/70，41.4%），其次为副流感嗜血杆菌（8/70，11.4%），第三位为肺炎克雷伯杆菌（4/70，5.7%）。⑦肺活检阳性率 9.7%，冷凝集素试验阳性率 14.3%（10/70）。12 例测定人类白细胞抗原 HLA-BW54，仅 3 例阳性（25.0%）。⑧ 51.4% 的患者被误诊为支气管扩张，38.9% 的患者最初被误诊为慢性支气管炎，其余依次为肺结核（20.8%）、特发性肺纤维化（12.5%）、支气管炎（9.7%）、结节病（2.8%）和哮喘（2.8%）、肺癌（1.4%）。由此我们得出结论：① DPB 在中国并非少见，尤其在 COPD 和支气管扩张的患者中可能隐藏部分 DPB 患者；②加强对本病的认识是提高 DPB 诊断的关键；③ DPB 预后良好，及时治疗可以治愈；④以大环内酯类抗生素为主的综合治疗是 DPB 的最佳治疗方案。

截至目前，我国报道的 DPB 大约只有数百例，而其中相当比例的病例是近年所报道的。我国报道的 DPB 相对较少，是该病在我国发病率本身较低，还是呼吸科或病理科医生对此病认识不足所致，是一个值得探讨的问题，目前更多学者倾向于后者。

【病因及发病机制】

本病病因及发病机制至今未明，近年来，随着本病报道的日益增多及分子生物学和免疫学等技术的发展，我们对 DPB 的发病机制有了进一步的认识，主要体现在以下几个方面。

（一）遗传因素

1．人类白细胞抗原（human leucocyte antigen，HLA）与 DPB　研究者已经发现大约 75% 的日本 DPB 患者有慢性鼻窦炎或有既往史。DPB 具有明显的人种特异性和地域差异，患者主要为日本人、中国人、韩国人，且好发于幼年时身材矮小者，欧美国家极少见。日本

DPB 患者具有蒙古系人种的特异性抗原的等位基因 HLA-BW54 者的比例（63.2% ～ 68.4%）明显高于正常人（11%）。我国已报道的患者中，仅有 6 例进行该抗原检测，阳性率为 66.7%（4/6）。HLA-BW54 在日本人（11.1% ～ 14.1%）、中国人（10.4%）、朝鲜人和少数犹太人（0.8%）中较常见，在白种人和黑人中罕见。She J 等证实 DPB 的发生与编码 HLA-BW54 抗原的 *B*5401* 基因具有高度相关性（$P < 0.01$），提示调控 DPB 易感性或参与免疫反应的一个或几个基因可能位于 HLA-BW54 位点上。

Park 等对 30 例韩国 DPB 患者的 HLA 对照研究发现，DPB 患者中高频率出现 HLA-A11，其阳性率为 53.3%，对照组为 17.5%；而 HLA-A54 没有明显的区别，推测韩国人 HLA-A11 与 DPB 有高度的相关性。而白血病患者进行造血干细胞移植后 4 周内发生了 DPB，也提示 HLA 可能参与 DPB 的发病。

2．*CETR*、*TAP*、*MUC5B*、*MVC5AC* 与 DPB　最近关于 DPB 病因学研究推测 DPB 的发病可能与第 7 号染色体上的 *CETR*（cystic fibrosis transmembrane conductance regulator）基因、*TAP*（transporter associated with antigen processing）基因变异以及黏蛋白基因 *MUC5B*、*MUC5AC* 异常表达有关。

（二）铜绿假单胞菌在 DPB 发病机制中的作用

铜绿假单胞菌是呼吸系统感染性疾病的常见病原体。对 DPB 患者的痰进行培养，铜绿假单胞菌早期阳性率为 55%，晚期可增加到 82%。Yanagihara 等用铜绿假单胞菌 PAO1 和 PAO-E64 两种菌株感染小鼠，成功复制了 DPB 模型。该实验发现，接种 90 天后，PAO1 感染小鼠的淋巴细胞总数比接种前增加 3 ～ 4 倍，而 PAO-E64 感染小鼠的淋巴细胞数明显低于 PAO1 感染的小鼠。肺组织病理学检查显示，PAO1 感染的小鼠在细支气管周围有广泛的炎症细胞聚集，而 PAO-E64 感染的小鼠仅出现局部炎症过程，提示铜绿假单胞菌弹性蛋白酶（pseudomonas elastase，PE）是 DPB 一种有效的致炎因子，铜绿假单胞菌可以诱导 DPB 的发生，进一步提示铜绿假单胞菌可能在 DPB 患者肺损伤中发挥着重要的作用。

（三）炎症细胞、炎症介质在 DPB 发病机制中的作用

部分 DPB 患者 BALF 中细胞总数、中性粒细胞以及 IL-8 等均升高提示本病存在慢性气道炎症。中性粒细胞在气道中的聚集是由于多种炎症性细胞因子作用的结果。IL-1β、IL-1Rα、IL-8 与中性粒细胞的聚集有明显的相关性。IL-10、IL-6、IL-12P40、TNF-α 作用有可能类似。这提示这些细胞因子很可能是由肺中聚集的中性粒细胞释放的，这些细胞因子可能一定程度上在 DPB 患者气道的慢性炎症中起了重要的作用，提示中性粒细胞在气道的聚集对 DPB 发病可能起着重要的作用。现已证明细胞黏附分子参与招募炎症细胞到炎症部位，故可推测其促进了中性粒细胞在 DPB 患者气道的聚集和浸润，可溶性细胞黏附分子水平，尤其是选择素水平可能能反映 DPB 疾病的活动性。

（四）一氧化氮在 DPB 发病机制中的作用

鼻部高浓度（一氧化氮 NO）在呼吸系统的病理生理中有很重要的作用，如对血管和支气管正常功能的调节、宿主的防御和黏膜纤毛的清除等。Nakano 等应用荧光技术检测了 8 例 DPB 患者鼻腔 NO 含量，结果 DPB 患者鼻腔 NO 含量低于正常对照组的 88%，提示鼻部 NO 下降可能与 DPB 发病有关。

综上所述，遗传因素、铜绿假单胞菌感染、炎症细胞、炎症介质及一氧化氮等在 DPB 发病中起了重要的作用，但所有这些研究都未能够全面阐明 DPB 的病因及发病机制，需要进一步的探索和研究。

【病理组织学改变】

肉眼观察，肺过度膨胀，肺表面及切面均可见 3 ～ 8 mm 淡黄色小结节，较均匀弥漫性存在于双肺中，呈小叶中央性分布。长期反复感染者可出现微小肺脓肿，传导性气道常呈柱状扩张。

DPB 典型的组织形态学改变为以呼吸性细支气管为中心的慢性呼吸性细支气管炎和呼吸性细支气管周围炎症。淋巴细胞、浆细胞、“泡沫细胞”（含大量脂肪滴的巨噬细胞）大量浸润和聚积在呼吸性细支气管壁全层、周围肺泡和间质内，细支气管上皮层部分剥离、脱落，部分患者细支气管周围纤维化改变，使呼吸性细支气管壁增厚，常伴有淋巴滤泡增生。上述病理学改变为 DPB 的特征性变化，称为 DPB 单元损伤。肉芽组织增生和组织纤维化，导致呼吸性细支气管狭窄、闭塞以及肺间质纤维化，使疾病晚期近端支气管扩张、远端的肺泡因过度充气而形成肺气肿。这种病理学改变在肺内广泛存在，最后出现全肺支气管扩张。DPB 没有肉芽组织形成、坏死性血管炎和组织嗜酸性粒细胞增多。

DPB 的组织病理学改变对于本病的确诊非常重要，因为慢性支气管炎、肺气肿、支气管扩张和阻塞性细支气管炎与 DPB 均有类似的临床表现，而无 DPB 所特有的病理学改变。弥漫性支气管扩张病理学改变主要在传导性气道，肺间质很少有泡沫细胞积聚。

【临床表现】

40 ～ 50 岁为 DPB 的发病高峰，男性发病率比女性高（5 : 1）。临床表现无特异性，主要症状为咳嗽、咳痰及活动性呼吸困难，部分患者症状不明显。DPB 发病初期隐袭，有咳嗽、咳痰，随着病情的进展，活动性呼吸困难进行性加重。早期咳痰无色或白色，每日痰量一般在 100 ml 以上，咯血少见，仅少部分患者可出现咯血或痰中带血。伴发呼吸道感染后痰液呈黄色或绿色，痰量增多，夜间咳嗽不止，影响睡眠，可伴有喘息。早期痰中常培养出流感嗜血杆菌，偶有肺炎链球菌、肺炎克雷伯杆菌和金黄色葡萄球菌，晚期常并发铜绿假单胞菌或其他假单孢菌感染。低氧血症较早出现为其特点。80% 以上的患者合并有副鼻窦炎病史，鼻部症状常早于肺部症状数年甚至数十年。

肺部听诊在吸气相和呼气相可闻及广泛中小水泡音，偶有干啰音，以双肺底明显，可伴有发绀和杵状指。

【辅助检查】

（一）影像学检查

1．胸部 X 线平片　胸部 X 线平片在 DPB 诊断价值有限。典型表现为两肺弥漫性散在边缘不清的颗粒状结节影，约 70% 的患者在初诊时即有双肺结节影，直径 2 ～ 5 mm，双下肺野多见，常伴肺过度膨胀、膈肌下降（不同于肺气肿膈肌，弧度仍存在）。既往支气管造影示呼吸性细支气管狭窄、闭塞，近端支气管扩张；选择性支气管肺泡造影时，外周气道闭塞致肺泡不显影。目前基本上使用高分辨率 CT（high resolution CT，HRCT）。

2．胸部 CT　胸部 CT 显示小叶中央型结节以及外周气道扩张更为清晰。胸部 CT 表现为弥漫性分布的小结节状阴影或线状阴影、细支气管和小支气管扩张、支气管壁增厚，但肺实质未见破坏。小结节状阴影位于支气管血管分支顶端的小叶中心。线状阴影为扩张、增厚的细支气管内存在黏液栓的影像。由于存在外周组织气体陷闭，肺组织密度不均匀。支气管扩张为本病晚期的特征之一。

HRCT 更有诊断价值，其特征性表现：①小叶中央性结节弥散分布于双肺，结节间无融合趋势，形成所谓的“树芽征”；②结节的周围，“Y”字形或线状高密度影与其相连；③结节与胸壁之间有少许间隔；④小支气管扩张呈柱状或环状，伴有管壁增厚；⑤病情进展时，结节间的气体潴留明显；⑥如治疗有效，HRCT 所示的小叶中央性结节可缩小，且数量亦可减少；⑦结节影、线状影、高密度黏液栓影均为可逆性，而小支气管扩张为不可逆病变。HRCT 对病情动态评价（随访观察）和疗效评价具有重要意义。

（二）肺功能检查

DPB 患者的肺功能表现为进行性的气流受限，呈重度阻塞性通气功能障碍和轻或中度限制性通气功能障碍，肺活量（VC）、第一秒用力呼气量（FEV_1）下降，残气量（RV）和残气量 / 肺总量比值（RV/TLC）增加，气道阻力增大，肺内气体分布严重不均匀。弥散量可正常或下降。

（三）血气分析

血气分析对确定低氧血症，高碳酸血症、酸碱平衡失调以及判断呼吸衰竭的类型有重要价值。DPB 动脉血气分析结果中低氧血症常见，高碳酸血症见于晚期 DPB。DPB 对支气管扩张剂的反应较 COPD 差。

（四）血清检查

国外文献（主要为日本）报道血清冷凝集素效价常较高，多在 64 倍以上，恶化时甚至高达 1 024 ～ 2 048 倍。但支原体抗体多为阴性，其原因不清楚。血清冷凝集素效价的变化可作为评价 DPB 治疗效果的指标之一。如治疗有效，血清冷凝集素效价则下降。值得一提的是，与日本患者有所差异，我国 DPB 患者血清冷凝集素试验阴性居多，所以该指标在我国临床应用价值有限。即使未合并严重细菌感染，DPB 患者外周血白细胞常增高。C- 反应蛋白增加，红细胞沉降率增快，类风湿因子阳性，γ 球蛋白升高，IgA 、 IgG 轻度升高。

（五）支气管肺泡灌洗

BALF 在 DPB 的应用中价值有限，巨噬细胞和淋巴细胞比例并未增加。

（六）痰液检查

在 DPB 早期，痰中常培养出流感嗜血杆菌，偶有肺炎链球菌、肺炎克雷伯杆菌和金黄色葡萄球菌；晚期常有铜绿假单胞菌或其他假单胞菌存在。

（七）肺活检

开胸术或电视辅助下胸腔镜肺活检可获得满意的组织标本，但创伤相对较大，患者不易接受，限制了其在 DPB 中的应用。电子支气管镜活检及经皮肺穿刺活检获得的标本相对较少，因创伤较小，故在临床工作中应用更为普遍。

【诊断标准】

（一）临床诊断标准

目前日本和我国均使用 1998 年第二次修订的新的临床诊断标准。诊断标准包括必要条件和参考条件。DPB 临床诊断标准如下。

1．必要条件　①持续性咳嗽、咳痰，活动时呼吸困难；②目前或既往有慢性鼻窦炎；③胸部 X 线片可见弥漫性分布两肺的颗粒样结节状阴影或胸部 CT 可见两肺弥漫性小叶中央性颗粒样结节状阴影。

2．参考条件　①胸部间断性湿性啰音；②第一秒用力呼气量占用力肺活量百分率（FEV_1/FVC%）＜ 70%，动脉血氧分压（PaO_2）＜ 80 mmHg；③血清冷凝集素试验效价＞ 1 ： 64。

3．临床诊断

（1）临床确诊 必要条件①＋②＋③，另加参考条件中两项以上。

（2）临床高度可疑诊断 必要条件①＋②＋③。

（3）临床可疑诊断 必要条件①＋②。

（二）病理诊断

病理诊断是诊断 DPB 的金标准。需要说明的是，典型病例经 HRCT 即可诊断；临床和影像学改变不典型者，须取肺组织活检。肺活检以开胸术或胸腔镜所获得标本为佳，实际临床工作中以内科活检小标本为主。DPB 具体的病理组织学改变详见前面相关内容。

【鉴别诊断】

DPB 属于小气道慢性炎症性疾病，临床表现缺乏特异性，DPB 需与慢性支气管炎、支气管扩张、支气管哮喘、COPD、粟粒性肺结核、弥漫性细支气管肺泡癌、特发性肺间质纤维化、囊性纤维化、闭塞性细支气管炎伴机化性肺炎（bronchiolitis obliterans organizing pneumonia，BOOP）鉴别。

DPB 与弥漫性支气管扩张在临床表现和实验室检查上有许多相似之处，有时很难鉴别。二者均可出现咳嗽、咳痰、气急、红细胞沉降率增快、C- 反应蛋白增加、血清冷凝集素效价增高，但 DPB 咳嗽、咳痰和呼吸困难几乎同时出现，而弥漫性支气管扩张呼吸困难出现较晚，且弥漫性支气管扩张 X 线胸片无弥漫性小结节影存在。但晚期 DPB 亦可产生弥漫性支气管扩张，因此有人认为 DPB 可能是弥漫性支气管扩张的原因之一。病理学组织检查发现，弥漫性支气管扩张病理学改变主要在传导性气道，肺间质中很少有泡沫细胞积聚，且缺乏特征性的"DPB 单元损伤"。

DPB 发病与吸烟和吸入刺激性气体无明显关系，活动时呼吸困难与咳嗽、咳痰几乎同时出现，痰量较多；而 COPD 患者多有长期吸烟或接触有害气体的病史，咳嗽、咳痰明显早于呼吸困难，呼吸困难相对较轻，平时痰量较 DPB 少，合并感染时痰量增多，有肺气肿体征，多数患者无副鼻窦炎或鼻息肉病史，并且胸部 CT 无弥漫性小结节影。这些是主要的鉴别特征之一。

DPB 可通过咳痰较多、X 线胸片结节影和肺过度扩张以及阻塞性通气功能障碍为主与特发性肺间质纤维化相鉴别。后者通常为干咳或痰量较少、劳力性气促；CT 表现为"毛玻璃样改变"或蜂窝样影；HRCT 中肺内呈现不规则线条网格样改变，可有胸膜下线形成；肺功能表现为限制性通气功能障碍和弥散量减少。

囊性纤维化与 DPB 的临床表现也有诸多相似之处。但囊性纤维化主要见于白种人，亚洲人罕见。它具有明确的家族遗传史，常起病于儿童，侵犯多脏器，主要表现为外分泌腺的功能紊乱，且以呼吸系统损害最为突出。新生儿出生后数日即可出现反复的支气管感染和气道阻塞症状，逐渐产生广泛性肺纤维化和阻塞性肺气肿，最后大多因Ⅱ型呼吸衰竭而死亡。DPB 白种人罕见，常起病于成人，多伴有鼻窦炎或有鼻窦炎既往史，胸部 CT 有特征性的弥漫性结节影，血清冷凝集素效价也较高。

BOOP 好发于 40 ～ 50 岁的成人，急性起病多见，症状有咳嗽、咳痰、发热，主要表现为闭塞性细支气管炎、机化性肺炎和间质性肺炎，是慢性间质性肺疾病中的一种。BOOP 病情具有间歇性和能自行缓解的特点，而 DPB 呈进行性进展。BOOP 病理学特征是细支气管腔内、肺泡管和肺泡内较多机化性渗出物，管腔内肉芽组织增生，肺泡壁炎症细胞浸润，甚至纤维化。BOOP X 线胸片双肺呈现多发斑片状阴影，病变跨肺叶、肺段，并且呈现游走性的特点。后期肺有容积缩小倾向。肺功能测定呈限制性通气功能障碍和弥散障碍。而DPB X线胸片和CT上有弥漫分布的、边界不太清楚的小结节影，呈“树芽征”，冷凝集素试验阳性，弥散功能可表现为正常。治疗上BOOP对皮质激素反应良好（可治愈，预后好），对大环内酯类抗生素治疗疗效未确定；而DPB对激素治疗的反应尚不肯定，对大环内酯类抗生素治疗的反应确切。

【治疗】

（一）大环内酯类抗生素应用

不论痰中的细菌情况，均首选红霉素。

1．一线方案　我国具体方案为红霉素250 mg，每日2次。在用药后1～3个月内，随访临床症状、肺功能及影像学等，确定是否有效。如有效，可继续使用红霉素，用药至少6个月。服药6个月后如果仍有临床症状应继续服用红霉素2年。如服用红霉素1～3个月无效，可选择使用二线方案。如3个月以上仍无效，应考虑是否为DPB患者。应谨慎排除其他疾病的可能。用药期间应注意监测肝功能等。

2．二线方案　多用于出现红霉素有副作用不能耐受，或药物相互拮抗，或使用红霉素治疗无效者。我国具体方案为克拉霉素250～500 mg/d，每日口服1～2次；或服用罗红霉素150～300 mg/d，每日1～2次。用药期间应注意复查肝功能等。

3．停药时间

（1）早期DPB患者　经6个月治疗后病情恢复正常者可考虑停药。

（2）进展期DPB患者　经2年治疗后病情稳定者可以停药。停药后复发者再用药仍有效。

（3）伴有严重肺功能障碍的DPB患者　需长期给药。

4．DPB急性发作期治疗　DPB患者如果出现发热、黄脓痰、痰量增加等急性加重表现时，多为支气管扩张合并铜绿假单胞菌感染所致，此时应根据痰培养结果加用其他敏感的抗生素。

DPB对大环内酯类之外的各种抗生素无效。虽然大环内酯类药物治疗DPB取得了显著的疗效，但其机制尚未完全清楚。最近研究表明大环内酯类药物治疗DPB的作用机制并非抗感染，而可能通过抑制炎症反应，阻断慢性气道感染的“恶性循环”而发挥作用。

（1）抑制中性粒细胞活性　通过抑制中性粒细胞与血管内皮和气道上皮黏膜的反应，减少中性粒细胞在气道黏膜的聚集，通过抑制转录调节因子——核因子-κb（nuclear factor-κb，NF-κb）的活性，抑制IL-8 mRNA表达水平。

（2）减少气道过度分泌　通过抑制黏蛋白和阻断氯离子通道以抑制水的分泌。

（3）抑制淋巴细胞的增生和活化，促进单核-巨噬细胞的成熟和分化。

（4）抑制铜绿假单胞菌生物膜的形成，抑制细菌产生的过氧化物及弹性蛋白酶等毒性代谢产物，减少气道上皮的损伤。

（二）糖皮质激素

糖皮质激素的应用，疗效虽不肯定，但应用普遍。其治疗机制可能主要在于其抗炎和免疫抑制作用。通常为1～2 mg/（kg·d），待症状缓解后，渐渐减量。疗程至少6个月，可于整个疗程中与大环内酯类药物配合使用。

（三）抗胆碱能药

部分DPB病例大环内酯类抗生素治疗后疗效不明显，吸入长效抗胆碱能药——噻托溴铵能改善此类患者的症状，尤其使其痰液量明显减少。但尚缺乏大规模、多中心临床试验的证据。

（四）中西医结合

DPB 在中医中属“咳嗽”或“喘证”范畴，可采用清肺化痰、降气平喘、活血化瘀、补肺益肾、利咽通窍、益气培本辨证施治。中医辨证施治结合小剂量红霉素治疗 DPB 有可能取得良好疗效。

（五）其他措施

其他措施包括使用抗生素、祛痰剂、支气管扩张剂，以及治疗副鼻窦炎等。

【预后与展望】

如果 DPB 患者能够得到早期诊断和规范化治疗，则预后良好，患者病情可能会好转或痊愈，恢复正常的生活和工作。目前 DPB 的 5 年生存率为 91%，7 年生存率为 90%，但晚期 DPB 如治疗不及时可合并铜绿假单胞菌感染及支气管扩张，若长期反复发作会伴发肺心病、呼吸衰竭，预后不良。

我国目前临床医生对本病认识仍不够充分，漏诊、误诊病例较多。目前亟须提高医生对 DPB 的认识，使更多患者得以早期诊断与正确治疗。基于此，展开 DPB 的流行病学调查，获取国人 DPB 的流行病学资料，制定适合本国的诊断标准和治疗原则是当务之急。充分发挥中医优势，采用辨证施治结合小剂量红霉素治疗 DPB，是我国有可能在 DPB 治疗方面取得突破性成果的优势领域。全面阐明 DPB 的病因及发病机制，探索早期诊断的方法，都是有待研究的重要课题。

（黄成亮　蒋雪莲　范贤明）

参考文献

[1] Yamanaka A，Saiki S，Tamura S，et al．Problems is chronic obstructive bronchial diseases，with special reference to diffuse panbrochiolitis．Naika，1969，23（3）：442-451．

[2] Azuma A，Kudoh S．Diffuse panbronchiolitis in East Asia．Respirology，2006，11（3）：249-261．

[3] Adams NP，Congelton J．Diffuse panbronchiolitis．Eur Respir J，2008，32（1）：237-238．

[4] 本间日臣．ひまん 性管支炎．日胸疾会杂志，1975，13：383-386．

[5] 刘又宁，胡红，蔡祖龙．弥漫性泛细支气管炎一例．中华结核和呼吸杂志，1996，19（2）：118．

[6] 王厚东，孙铁英，李燕明．弥漫性泛细支气管炎一例．中华结核和呼吸杂志，1996，19（2）：119．

[7] 李惠萍，何国钧．弥漫性泛细支气管炎研究进展．国外医学呼吸系统分册，2004，21（2）：100-102．

[8] Ding K，Liu MB，Wu JL，et al．Diffuse panbronchiolitis in China：analysis of 45 cases．Chin Med J（Engl），2007，120（22）：2046-2048．

[9] 李惠萍，范峰，李霞．弥漫性泛细支气管炎 72 例临床分析．中国实用内科学杂志，2009，29（4）：377-381．

[10] Grassi C，Rizzato G，Pozzi E，et al．Sarcoidosis and other granulomatous disorders．New York：Elsevier Science Publisher，1988，753-757．

[11] She J, Sun Q, Fan L, et al. Association of HLA genes with diffuse panbronchiolitis in Chinese patients. Respir Physiol Neurobiol, 2007, 157 (2-3): 366-373.

[12] Chen Y, Kang J, Wu M, et al. Differential association between HLA and diffuse panbronchiolitis in Northern and Southern Chinese. Intern Med, 2012, 51 (3): 271-276.

[13] Park M H, Kim YW, Yoon H I, et al. Association of HLA class I antigens with diffuse panbronchiolitis in Korea patients. Am J Respir Crit Care Med, 1999, 159 (2): 526-529.

[14] Kage H, Kohyama T, Kitagawa H, et al. Non-infectious bronchiolitis as an early pulmonary complication of hematopoietic stem cell transplantation. Intern Med, 2008, 47(1): 61-64.

[15] Ishimoto H, MuKae H, Sakamoto N, et al. Different effects of telithromycin on MUC5AC production induced by human neutrophil peptide-1 or lipopolysaccharide in NCI-H292 cells compared with azithromycin and clarithromycin. J Antimicrob Chemother, 2009, 63 (1): 109-114.

[16] Yanagihara K, Tomono K, Kaneko Y, et al. Role of elastase in a mouse model of chronic respiratory Pseudomonas aeruginosa infection that mimicsdiffuse panbronchiolitis. J Med Microbiol, 2003, 52 (6): 531-535.

[17] Mukae H, Urabe K, Yanagihara K, et al. Low expression of T-cell co-stimulatory molecules in bone marrow-derived dendritic cells in a mouse model of chronic respiratory infection with Pseudomonas aeruginosa. Tohoku J Exp Med, 2010, 220 (1): 59-65.

[18] Nakano H, Ide H, Imada M, et al. Reduced nasal nitric oxide in diffuse panbronchiolitis. Am J Respir Crit Care Med, 2000, 162 (6): 2218-2220.

[19] Okada F, Ando Y, Yoshitake S, et al. Clinical/pathologic correlations in 553 patients with primary centrilobular finding on high-resolution CT scan of the thorax. Chest, 2007, 132 (6): 1939-1948.

[20] 尤正千，朱晓华，马骏江，等. 弥漫性泛细支气管的HRCT诊断. 上海医学影像，2009，18 (2): 119-121.

[21] Chen W, Shao C, Song Y, et al. Clinical profiles of 12 Chinese patients with diffuse panbrochiolitis. Sarcoidosis Vasc Diffuse Lung Dis, 2013, 30 (4): 300-307.

[22] Poletti V, Casoni G, Chilosi M, et al. Diffuse panbronchiolitis. Eur Respir J, 2006, 28 (4): 862-871.

[23] Shinkai M, Henke MO, Rubin-BK. Macrolide antibiotics as immunomodulatory medications: proposed mechanisms of action. Pharmacol Ther, 2008, 117 (3): 393-405.

[24] Lin X, Lu J, Yang M, et al. Macrolides for diffuse panbronchiolitis. Cochrane Database Syst Rev, 2015, 1: CD007716.

[25] Ando M, Ono T, Usagawa Y, et al. The development of diffuse panbronchiolitis during the treatment with long-term, low-dose clarithromycin for chronic sinusitis. J Infect Chemother, 2019, 25 (2): 147-150.

[26] Saito Y, Azuma A, Morimoto T, et al. Tiotropium ameliorates symptoms in patients with chronic airway mucus hypersecretion which is resistant to macrolide therapy. Intern Med,

2008，47（7）：585-591．
[27] Azuma A，Kudoh S．Diffuse panbronchiolitis．Nippon Rinsho，2002，60 Suppl 1：32-45．

动脉血气分析与酸碱平衡失调

血液气体、酸碱、电解质是人体内环境的重要因素，三者平衡是机体的生理功能得以正常发挥的重要条件。血气分析与酸碱测定在临床工作中往往一并检测，因此常简称血气分析（blood gas analysis），所得结果对临床诊断与治疗具有重要价值，成为重症监护病房不可或缺的临床依据。血气分析根据血液来源分为动脉血气分析和静脉血气分析，在临床上应用较多的是动脉血气分析。

动脉血采血部位为桡动脉、肱动脉、股动脉，多选择桡动脉，因其浅表易触摸且存在双重循环。采血的注射器需经特殊的抗凝剂（如肝素）处理。因需测定全血血气，所以必须采取抗凝，一般用肝素抗凝（肝素锂最适用，浓度为 500 ~ 1 000 U/ml）。收集的血液与空气隔绝，混有气泡应立即排除。标本应尽快送检，不能立即送检时需在 4℃环境中保存，但不能超过 2 小时，以免结果失真。

一、动脉血气分析的常用指标

可以通过血气分析仪直接测得的指标有动脉血氧分压（PaO_2）、动脉血二氧化碳分压（$PaCO_2$）、动脉血氢离子浓度，然后根据上述三个测定值计算出其他多项指标，从而判断肺换气功能及酸碱平衡状况。

（一）PaO_2

PaO_2 是指动脉血中物理溶解的氧分子所产生的压力。正常人 PaO_2 受年龄和大气压影响，在海平面、静息状态下的年龄预计公式为 PaO_2 = 100 mmHg –（年龄 ×0.33）±5 mmHg。参考值是 95 ~ 100 mmHg。PaO_2 主要用于判断机体是否存在缺氧和缺氧的程度。PaO_2 < 80 mmHg 为低氧血症，PaO_2 < 60 mmHg 为呼吸衰竭。PaO_2 60 ~ 80 mmHg 为轻度低氧血症，40 ~ 60 mmHg 为中度低氧血症，PaO_2 < 40 mmHg 为重度低氧血症。

（二）肺泡 - 动脉血氧分压差

肺泡 - 动脉血氧分压差［$P_{(A-a)}O_2$］是指肺泡氧分压（P_AO_2）与 PaO_2 之差，不能直接测定，通过计算获得的计算公式如下。

$$P_{(A-a)}O_2 = P_AO_2 - PaO_2 = (P_IO_2 - PaCO_2)/R - PaO_2$$

P_IO_2 为吸气氧分压，$PaCO_2$ 为动脉血二氧化碳分压，R 为呼吸商（0.8）。$P_{(A-a)}O_2$ 的正常值为 15 ~ 20 mmHg，随年龄增加而增大，但最大不超过 30 mmHg。

$P_{(A-a)}O_2$ 是反映肺换气功能的指标，有时较 PaO_2 更为敏感，能较早地反映肺部氧摄取状况。$P_{(A-a)}O_2$ 增大提示肺换气功能差、分流增加、氧合不全。不过影响 $P_{(A-a)}O_2$ 的因素颇多，肺内分流量、通气 / 血流灌注比值、肺弥散功能、吸入氧气浓度、耗氧量、心排血量和氧解离曲线均可对 $P_{(A-a)}O_2$ 造成影响。肺内存在生理分流，正常支气管动脉血未经氧合能直接进入肺静脉，其次营养心肌的最小静脉血直接进入左心室，这样的结果则是正常自左心搏出的动脉血中，也有 3% ~ 5% 的静脉血掺杂。

$P_{(A-a)}O_2$ 增大具有临床意义，当伴有 PaO_2 降低时，提示肺本身受累所致氧合障碍，常见于肺内动 - 静脉解剖分流、弥漫性间质性肺疾病、肺水肿、急性呼吸窘迫综合征、阻塞性肺气肿、肺不张或肺栓塞；当不伴有 PaO_2 降低时，可见于肺泡通气量明显增加者。

（三）动脉血氧饱和度

动脉血氧饱和度（SaO_2）是指动脉血与氧结合的血红蛋白与总血红蛋白的比值，以百分数表示。正常值为 95% ～ 98%。因为血中有高铁血红蛋白、正铁血红蛋白及其他变性血红蛋白，故 SaO_2 不能达到 100%。SaO_2 是一个判断机体缺氧与否的指标，但反映缺氧不敏感，并有可能掩盖缺氧。

氧饱和度与血氧分压直接有关，即血氧分压降低，氧饱和度变低；氧分压增高，氧饱和度变高。但两者并非是直线关系，而是“S”形曲线，此即所谓氧解离曲线（oxygen dissociation curve，ODC）。在 60 mmHg 以上，曲线平坦，在此段即使 PaO_2 有大幅度变化，SaO_2 的增减变化很小，即使 PaO_2 降至 57 mmHg，SaO_2 仍可接近 90%；只有 PaO_2 在 57 mmHg 以下，曲线呈陡直，PaO_2 稍降低，SaO_2 即明显下降。因此，SaO_2 在较轻度的缺氧时尽管 PaO_2 已有明显下降，SaO_2 可无明显变化（图 1-4）。ODC 的这种特点有利于血液从肺泡摄取氧和在组织毛细血管中释放氧。肺泡氧分压正处于氧解离曲线的平坦段，因此肺泡氧分压有所减低，从而引起动脉血氧分压相应下降，动脉血氧饱和度可无明显变化，动脉血氧含量可以保持正常。组织细胞的氧分压处于氧解离曲线的陡直段，有利于氧合血红蛋白的解离并向组织供氧。

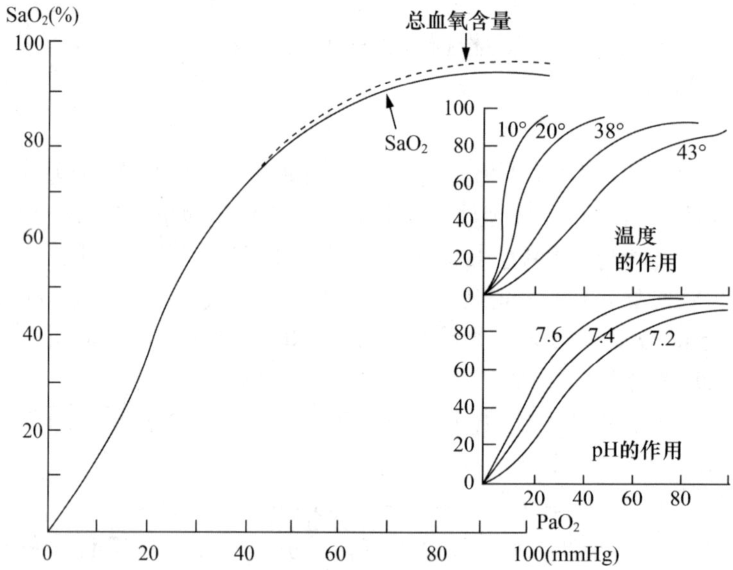

图 1-4　氧解离曲线

造成 ODC 右移的因素有 $PaCO_2$ 增高、pH 降低、体温上升、红细胞内 2,3- 二磷酸甘油酸（2,3-diphosphoglycerate，2,3-DPG）增加等。$PaCO_2$ 降低、pH 增高，体温降低和 2,3-DPG 减少则引起 ODC 左移。ODC 位置受 pH 影响时发生的移动，称为 Bohr 效应。pH 降低，曲线右移，虽 SaO_2 略降低，但氧合血红蛋白易释放氧，有利于提高组织氧分压；相反，pH 升高，曲线左移，会加重组织缺氧。

P_{50}是血氧饱度为50%时的氧分压，它可反映ODC位置。右移时P_{50}较大，左移时P_{50}较小。正常人pH7.4、$PaCO_2$ 40 mmHg、体温37℃时P_{50}为26.6 mmHg。

（四）动脉血氧含量

动脉血氧含量（CaO_2）是指单位容积（每升）的动脉血液中所含氧的总量（mmol）或每百毫升动脉血含氧的毫升数。CaO_2包括与血红蛋白结合的氧和物理溶解的氧两个部分。CaO_2正常值为8.55 ～ 9.45 mmol/L（19 ～ 21 ml/dl）。溶解于血中的氧随氧分压升高而增加。在3个大气压下，吸入纯氧时，PaO_2可达到2 000 mmHg，血中溶解氧达到6.0 ml/dl。此时，仅血中溶解的氧量即可满足机体组织代谢需要，这也正是采用高压氧舱治疗高铁血红蛋白血症和碳氧血红蛋白血症的机制。正常CaO_2与血红蛋白量有关，血红蛋白不变，CaO_2取决于SaO_2。CaO_2是反映动脉血携氧量的综合性指标。高原缺氧、慢性阻塞性肺疾病缺氧的患者，CaO_2随PaO_2降低而降低，但Hb正常或升高；贫血、CO中毒、高铁血红蛋白血症的患者，虽PaO_2正常，但CaO_2随Hb的降低而降低。

当同时测定组织回流的静脉血氧含量（CvO_2），则可得到动、静脉血氧含量差（CaO_2-CvO_2），此数值为该组织的实际摄氧量或耗氧量，据此可估计组织代谢状况。CvO_2正常值为6.3 ～ 6.75 mmol/L（14 ～ 15 ml/dl），CaO_2-CvO_2的正常值为2.25 mmol/L（5 ml/dl）。

当得出CaO_2-CvO_2时，还可计算出Q_S/Q_T。Q_S/Q_T是肺内右向左分流的指标，Q_S指肺内分流量，Q_T表示心排血量，正常值为3% ～ 5%。其计算方式按如下公式之一进行。

$$Q_S/Q_T=\frac{0.0031\times P_{(A\text{-}a)}O_2}{(CaO_2-CvO_2)+0.0031\times P_{(A\text{-}a)}O_2}\times 100\%\ \text{或}\ Q_S/Q_T=P_{(A\text{-}a)}O_2\,(\text{mmHg})/16$$

该值的重要性在于：如果是因肺组织通气/血流灌注（V/Q）失调所致的功能性分流，通过增加吸入氧气浓度很快可纠正该数值；而真正的分流，即解剖学缺陷或经动-静脉短路直接混入左心的动脉血，即使是吸入纯氧亦难以或不能纠正。

（五）pH

pH是反映血液酸碱度的重要指标。由于测定组织液的pH存在技术上的困难，故常用血液pH测定来间接了解。血液pH实际上是未分离血细胞的动脉血浆中氢离子H^+浓度的负对数值。正常血浆pH值为7.35 ～ 7.45，平均7.40，正常H^+浓度为35 ～ 45 mmol/L。pH主要取决于血液中碳酸氢根［HCO_3^-和碳酸（H_2CO_3）这一缓冲对（HCO_3^-/H_2CO_3）］。其中HCO_3^-由肾调节，H_2CO_3由肺调节，其两者比值为20 ：1。动脉血pH的病理学改变最大范围是6.80 ～ 7.80。

当pH ＜ 7.35时，称为酸血症，又称失代偿性酸中毒；当pH ＞ 7.45时，称为碱血症，又称失代偿性碱中毒。pH正常可有三种情况：无酸碱失衡、代偿性酸碱失衡、混合性酸碱失衡。临床上不能单用pH判断酸碱失衡的存在与类型，需结合其他指标进行综合分析。

（六）标准碳酸氢盐

标准碳酸氢盐（standard bicarbonate，SB）是指隔绝空气的全血标本在38℃条件下，血红蛋白完全饱和，经$PaCO_2$为40 mmHg的气体平衡后的标准状态下所测得的血浆HCO_3^-水平，是准确反应代谢性酸碱平衡的指标。SB一般不受呼吸的影响。正常值22 ～ 27 mmol/L，平均24 mmol/L。

（七）实际碳酸氢盐

实际碳酸氢盐（actual bicarbonate，AB）是指在实际$PaCO_2$和血氧饱和度条件下所测得

血浆 HCO_3^- 水平，AB 在一定程度上受呼吸因素的影响。正常值为 22 ~ 27 mmol/L。AB 增高可见于代谢性碱中毒，或呼吸性酸中毒经肾代偿。慢性呼吸性酸中毒时，AB 最大代偿极限为 45 mmol/L。AB 降低见于代谢性酸中毒，或呼吸性碱中毒经肾代偿。

AB 与 SB 数值的差异反映呼吸因素对血浆 HCO_3^- 影响的程度。当呼吸性酸中毒时，AB ＞ SB= 正常值；当呼吸性碱中毒时，AB ＜ SB= 正常值；当代谢性酸中毒时，AB=SB ＜正常值；当代谢性碱中毒时，AB=SB ＞正常值。

（八）缓冲碱

缓冲碱（buffer base，BB）是指 1L 血液（全血或血浆）中一切具有缓冲作用的碱性物质（阴离子）的总和，是反映代谢性因素的指标，不受呼吸因素、CO_2 变化的影响。碱性物质主要有 HCO_3^-、Hb^- 和血浆蛋白（Pr^-）和磷酸氢根（HPO_4^{2-}）。BB 正常值为 45 ~ 55 mmol/L，平均值是 50 mmol/L。HCO_3^- 是 BB 的主要成分，约占 50%（24/50）。BB 减少提示代谢性酸中毒，BB 增加提示代谢性碱中毒。

（九）剩余碱

剩余碱（base excess，BE）是指在 38℃条件下，血红蛋白充分氧合，经 $PaCO_2$40 mmHg 的气体平衡后的标准状态下，将 1L 血液标本滴定至 pH 等于 7.40 所需要的酸或碱的量。BE 只反映代谢性因素的指标。BE 正常值为 0±2.3 mmol/L。BE 为正值时，表示血中有碱剩余；BE 为负值时，表示血中碱缺失。

（十）血浆 CO_2 含量

血浆 CO_2 含量（total plasma CO_2 content，T-CO_2）又称 CO_2 总量，是指血浆中所有 CO_2 的总含量，包括结合形式的 HCO_3^- 和物理溶解的 CO_2，以及少量的、可忽略不计的 H_2CO_3、氨基甲酸血红蛋白（与血红蛋白结合）。T-CO_2 参考值是 25.2 mmol/L。计算公式如下：

$$\text{动脉 T-CO}_2 = HCO_3^- + PaCO_2 \times \alpha = 24 + 40 \times 0.03 = 25.2\ \text{mmol/L}$$

如按容积计算动脉血浆 T-CO_2 为 48.5 vol%，静脉血浆 T-CO_2 为 52.5 vol%。动脉血浆中 HCO_3^- 为 24 mmol/L，溶解的 CO_2 为 1.20 mmol/L，H_2CO_3 为 0.0017 mmol/L，碳酸根离子（CO_3^{2-}）为 0.03 mmol/L，氨基甲酸血红蛋白为 0.17 mmol/L，其中 HCO_3^- 占总量的 95% 以上，故 T-CO_2 基本反映 HCO_3^- 的含量。红细胞中 CO_2 含量较血浆中少，全血 CO_2 含量为 21.7 mmol/L。呼吸因素影响 T-CO_2，故其应用受到限制。当 CO_2 潴留和代谢性碱中毒时 T-CO_2 增加，当过度通气和代谢性酸中毒时 T-CO_2 降低。

（十一）阴离子间隙

阴离子间隙（anion gap，AG）是指血浆中的未测定阴离子（undetermined anion，UA）与未测定阳离子（undetermined cation，UC）的差值（即 AG = UA−UC）。AG 计算公式：$AG=Na^+ -（Cl^- + HCO_3^-）$。AG 升高数 = HCO_3^- 下降数。AG 正常值为 8 ~ 16 mmol/L，主要用于判断是否存在代谢性酸中毒，代谢性酸中毒时往往 AG 增高。

在三重酸碱失衡时，AG ＞ 30 mmol/L 时肯定为酸中毒，AG 为 20 ~ 30 mmol/L 时酸中毒可能性很大，AG 为 17 ~ 19 mmol/L 酸中毒可能性较小。AG 正常亦可能存在酸中毒，如高氯型性中毒，可能是由于酸排泄障碍（如肾小管酸中毒）、过多使用含氯的酸（如盐酸精氨酸）或 HCO_3^- 减少（如腹泻）。IgA 型多发性骨髓瘤，血中 Ca^{2+}、Mg^{2+}、K^+ 增加，多黏菌素 B 的应用，利尿剂的使用，低白蛋白血症均可使 AG 减少；血液浓缩、体内 HCO_3^- 消耗增加、碱血症可使 AG 增加。

（十二）混合静脉血氧分压

混合静脉血氧分压（partial pressure of oxygen of mixed venous blood，PvO_2）是指物理溶解于混合静脉血中的氧气产生的压力。PvO_2 常作为判断组织缺氧程度的一个指标。该指标存在生理变异，老年人或健康青壮年剧烈运动后均可降低。PvO_2 正常值为 35 ～ 45 mmHg（4.7 ～ 6.0 kPa），平均值为 40 mmHg（5.33 kPa）。混合静脉血（中心静脉血）是经右心导管取自肺动脉、右心房或右心室腔内的血。通过它，可分别测定其 PvO_2、混合静脉血氧饱和度（SvO_2），并计算静脉血氧含量（CvO_2）。Pa-vDO_2 是指动脉氧分压与混合静脉血氧分压之差，可反映组织摄氧的状况。Pa-vDO_2 正常值为 60 mmHg（8.0 kPa）。Pa-vDO_2 值变小，表明组织摄氧受阻；Pa-vDO_2 值增大，表明组织需氧量增加。

二、酸碱平衡失调的判断

判断酸碱平衡失调主要依据动脉血气分析中 pH、$PaCO_2$、HCO_3^- 指标的变化和预计代偿公式计算所得出的结论（表 1-7），但在判断结论时仍需密切结合临床。临床应用动脉血气判断酸碱失调的步骤如下。

1．pH 正常，但临床症状严重，例如有意识障碍等，需考虑存在混合性酸碱失调。

2．HCO_3^- 与 $PaCO_2$ 改变呈背道而驰。例如当代谢性碱中毒时，HCO_3^- 原发性升高，$PaCO_2$ 则应继发性减少，方能维持机体内 pH 正常，而此时实测 $PaCO_2$ 反而增高，亦应考虑存在混合性酸碱失调。

3．当动脉血气实测值在通过代偿公式所计算的预计值的范围之外时应判断为混合性酸碱失调。

表1-7　酸碱失调预计代偿公式

原发失衡	预计代偿公式	代偿极限
呼吸性酸中毒	急性 $\Delta HCO_3^- = \Delta PaCO_2 \times 0.07 \pm 1.5$	30 mmol/L
	慢性 $\Delta HCO_3^- = \Delta PaCO_2 \times 0.35 \pm 5.58$	45 mmol/L
呼吸性碱中毒	急性 $\Delta HCO_3^- = \Delta PaCO_2 \times 0.2 \pm 2.5$	18 mmol/L
	慢性 $\Delta HCO_3^- = \Delta PaCO_2 \times 0.5 \pm 2.5$	12 mmol/L
代谢性酸中毒	$PaCO_2 = HCO_3^- \times 1.5 + 8 \pm 2$	10 mmHg
代谢性碱中毒	$\Delta PaCO_2 = \Delta HCO_3^- \times 0.9 \pm 1.5$	55 mmHg

三、酸碱平衡失调类型及血气特点

机体通过酸碱平衡调节机制调节体内酸碱物质含量及其比例，维持血液 pH 在正常范围内的过程，称为酸碱平衡。体内无论是酸性物质还是碱性物质过多，超出机体的代偿能力，或者肺和肾功能障碍使调节酸碱平衡功能发生障碍，均会导致酸碱平衡失调，这种稳定性破坏称为酸碱平衡紊乱。酸碱平衡失调在临床上表现为多种类型，包括单纯性酸碱失调和混合性酸碱失调。混合性酸碱失调时人血液的酸碱度，即 pH 超过了 7.35 ～ 7.45 的范围。动脉血 pH ＜ 7.35 称为酸血症，pH ＞ 7.45 称为碱血症。有酸血症或碱血症必定有酸中毒或碱中毒，但有酸中毒或碱中毒不一定有酸血症或碱血症；也就是说在单纯性酸碱平衡失调时，酸中毒导致酸血症，碱中毒导致碱血症。但在两种或两种以上的酸碱失调同时存在的混合性酸碱平衡失调时，动脉血 pH 最终取决于各种酸碱失衡相互作用后的结果。

机体以 HCO_3^-、$PaCO_2$ 为原发改变所引起 pH 变化的病理生理过程称为酸中毒或碱中毒。以 HCO_3^- 下降为原发改变的酸中毒称为代谢性酸中毒，以 HCO_3^- 升高为原发改变的碱中毒称为代谢性碱中毒；以 $PaCO_2$ 升高为原发改变的酸中毒称为呼吸性酸中毒，以 $PaCO_2$ 下降为原发改变的碱中毒称为呼吸性碱中毒。在以上这些单纯性酸碱平衡失调时，体内的肺和肾等器官的调节机制必定会加强，以维护［HCO_3^-］/［H_2CO_3］处于正常水平，这种过程即为代偿过程。经过此代偿过程后，如果［HCO_3^-］/［H_2CO_3］比值能达到 20 ∶ 1，则血浆 pH 即可维持在正常范围，称为代偿性酸碱平衡失调；若代偿后［HCO_3^-］/［H_2CO_3］比值不能达到 20 ∶ 1，则血浆 pH 不能维持在正常范围，则称为失代偿性酸碱平衡失调。常见的酸碱平衡失调类型可见下列几种。

（一）代谢性酸中毒

代谢性酸中毒是指以 HCO_3^- 下降为原发改变而引起的一系列病理生理过程。引起代谢性酸中毒的原因主要是由于机体产酸过多、排酸障碍和碱性物质损失过多。临床上机体产酸过多可见于糖尿病、禁食时间过长、急性和慢性酒精中毒所致的酮症酸中毒，高热、外伤、严重感染与休克、缺氧、大量使用水杨酸类药物等所致的乳酸酸中毒，肾病所致的尿毒症。当机体通过血细胞、肺和肾的代偿性调节，使［HCO_3^-］/［H_2CO_3］趋于 20 ∶ 1，血液 pH 趋于正常时，称为代偿性代谢性酸中毒；当机体通过血细胞、肺和肾的代偿性调节，难以使［HCO_3^-］/［H_2CO_3］达到 20 ∶ 1，血浆 pH 小于正常值时，称为失代偿性代谢性酸中毒。

血气改变的特点为 AB、SB、BB 下降，血液 pH 接近或达到正常，BE 负值增大，$PaCO_2$ 下降。当机体不能代偿时，血液 pH 下降。代谢性酸中毒可分为 AG 增高型和 AG 正常型两类。AG 增高型代谢性酸中毒指除了 Cl^- 以外的所有非挥发性酸的血浆浓度增多的代谢性酸中毒，此时浓度降低，Cl^- 浓度无明显变化，$\Delta AG = \Delta HCO_3^-$。特点为 AG 增高，血氯正常。AG 正常型代谢性酸中毒指 HCO_3^- 浓度降低，而同时伴有 Cl^- 浓度代偿性升高，AG 值正常的代谢性酸中毒，$\Delta HCO_3^- = \Delta Cl^-$。特点为 AG 正常、血氯升高。

代谢性酸中毒主要引起心血管系统和中枢神经系统的功能障碍。严重酸中毒对骨骼系统也有一定的影响。严重代谢性酸中毒可引起心律失常、心肌收缩力减弱及心血管系统对儿茶酚胺的反应性降低，引起血管扩张、血压下降，甚至发生休克。中枢神经系统功能障碍主要表现为患者疲乏、肌肉软弱无力、感觉迟钝等抑制效应，严重者可有意识障碍、嗜睡、昏迷等，最后可因呼吸中枢和血管运动中枢麻痹而死亡。

代谢性酸中毒的治疗包括：a. 基本原则，预防和治疗原发病。b. 纠正水、电解质失衡，维护有效循环血量，改善肾功能。c. 补充碱性药物：① $NaHCO_3$，可直接补充 HCO_3^-，因此，$NaHCO_3$ 是代谢性酸中毒补碱的首选药；②乳酸钠，乳酸钠在体内可结合并中和过多的 H^+ 而变为乳酸；可在肝氧化为 H_2O 和 CO_2，为机体提供能量。但乳酸性酸中毒和肝功能损伤的患者不宜使用。

（二）呼吸性酸中毒

呼吸性酸中毒是指因呼吸功能障碍导致原发的 CO_2 潴留，使 $PaCO_2$ 升高、H^+ 浓度增加、pH 下降的病理生理过程。常见于多种呼吸系疾病如慢性阻塞性肺疾病、哮喘、胸廓畸形、呼吸肌麻痹、异物阻塞，以及其他可以累及呼吸系统的疾病。它们均可降低肺泡通气量，致 CO_2 潴留，产生呼吸性酸中毒。

急性呼吸性酸中毒常见于急性气道阻塞、呼吸中枢或呼吸肌麻痹引起的呼吸暂停等。由于肾的代偿作用缓慢，主要靠细胞内外离子交换及细胞内缓冲来调节，此时，$PaCO_2$ 增高，血液 pH 下降，AB 正常或略升高，BE 基本正常。肾代偿时，$PaCO_2$ 每升高 1.0 mmHg（0.133 kPa），HCO_3^- 约可增加 0.07 mmol/L，HCO_3^- 的肾代偿极限不超过 32 mmol/L。慢性呼吸性酸中毒见于慢性阻塞性肺疾病及广泛性肺纤维化或肺不张时，一般 $PaCO_2$ 高浓度潴留持续达 24 小时以上。其发生时，主要靠肾的代偿，此时，$PaCO_2$ 增高，血液 pH 正常或降低，AB 升高，AB ＞ SB，BE 正值增大。$PaCO_2$ 每升高 1.0 mmHg（0.133 kPa），HCO_3^- 经代偿后可增加 0.3 ～ 0.4 mmol/L（平均 0.35 mmol/L）。HCO_3^- 的肾代偿极限为 45 mmol/L。

呼吸性酸中毒对机体的影响主要表现为中枢神经系统和心血管系统的功能障碍。中枢神经系统功能障碍早期可出现持续头痛、焦虑不安，进一步发展表现为严重中枢神经系统功能障碍即“肺性脑病”，可有精神错乱、谵妄、震颤、嗜睡、昏迷等。心血管系统功能障碍可有心律失常、心肌收缩力减弱及心血管系统对儿茶酚胺的反应性降低等。

呼吸性酸中毒的治疗包括：①基本原则为防治原发病。对慢性阻塞性肺疾病引起酸中毒者应积极抗感染、解痉、祛痰等。急性呼吸性酸中毒应迅速解除引起通气障碍的原因。②增加肺泡通气量。尽快保持呼吸道畅通，改善通气功能，以利于 CO_2 的排出。必要时可做气管插管、气管切开及使用呼吸机改善通气。③适当供氧，宜低浓度供氧。高浓度供氧可使呼吸中枢受抑制，进而使通气功能减弱、加重 CO_2 潴留，并可致 CO_2 麻醉。④补充碱性药物，应谨慎给予，对严重呼吸性酸中毒的患者，必须保证足够通气的情况下才能应用碳酸氢钠。因为碱基与 H^+ 中和后可产生 H_2CO_3，使 $PaCO_2$ 进一步增高，反而加重呼吸性酸中毒。

（三）代谢性碱中毒

代谢性碱中毒是指原发的血浆 HCO_3^- 升高而引起的一系列病理生理过程。体液中 H^+ 和 Cl^- 丧失或 HCO_3^- 含量增加，均可引起代谢性碱中毒。临床常见的原因包括大量丢失胃液、长期应用利尿剂、存在严重低钾血症或低氯血症、患库欣综合征、患醛固酮增多症等。患者经肾丢失 H^+ 或输入过多碱性物质等导致代谢性碱中毒。

血气改变的特点为机体代偿时，AB、SB、BB 增高，血液 pH 接近正常，BE 正值增大，$PaCO_2$ 上升。机体失代偿时，$PaCO_2$ 反而降低或正常，血液 pH 上升。

代谢性碱中毒的临床表现往往被原发疾病所掩盖，缺乏典型的症状或体征。患者可有烦躁不安、谵妄、精神错乱等中枢神经系统兴奋性增高等表现。神经肌肉应激性增高，患者最常见的症状是手足抽搐、面部和肢体肌肉抽动、腱反射亢进、惊厥。

代谢性碱中毒的治疗包括：①治疗原发病，积极消除引起代谢性碱中毒的原因。②轻症只需输入生理盐水或葡萄糖盐水即可得以纠正。口服氯化铵 1 g，3 ～ 4 次 / 日。对于严重的碱中毒患者可给予一定量的弱酸性药物或酸性药物，如氨基酸（500 ～ 1 000 ml）、碳酸酐酶抑制剂——乙酰唑胺（250 ～ 750 mg/d），以及盐酸的稀释液或盐酸精氨酸溶液，以迅速排出过多的 HCO_3^-。③盐皮质激素过多的患者应尽量少用髓袢类或噻嗪类利尿剂。④丢失氯、失钾引起碱中毒者，则需同时补充氯化钾、含氯的酸性药物，以促进碱中毒的纠正。

（四）呼吸性碱中毒

呼吸性碱中毒是指由于过度通气使血浆 $PaCO_2$ 下降引起的一系列病理生理过程。各种导致肺泡通气增加，体内 CO_2 排出过多的疾病如癔症、颅脑损伤、脑炎、脑肿瘤以及缺氧等的患者，均可发生呼吸性碱中毒；某些药物（如水杨酸）、氨等可直接刺激呼吸中枢使通气增强。机体代谢增强和体温升高，如甲状腺功能亢进、高热等可刺激呼吸中枢，致患者呼吸加深、加快。机械通气使用不当，也可以因通气量过大而使使用者发生呼吸性碱中毒。

血气改变的特点为 $PaCO_2$ 下降，血液 pH 正常或升高，AB 在急性呼吸性碱中毒时正常或轻度下降，慢性呼吸性碱中毒时下降明显，AB ＜ SB，BE 负值增大，尿液可呈碱性。肾代偿速度在急、慢性期不同，急性呼吸性碱中毒时，$PaCO_2$ 每下降 0.133 kPa（1.0 mmHg），HCO_3^- 减少 0.2 mmol/L；慢性呼吸性碱中毒时，$PaCO_2$ 每下降 0.133 kPa（1.0 mmHg），HCO_3^- 减少 0.5 mmol/L，Cl^- 从细胞外移到细胞内，血清 K^+、Ca^{2+} 降低。

呼吸性碱中毒的临床表现为：①中枢神经系统功能障碍，患者易出现头痛、眩晕、易激惹、抽搐等症状，严重者甚至有意识不清；②神经肌肉应激性增高，患者可表现为手足抽搐、腱反射亢进、面部和肢体肌肉抽动，甚至惊厥。

呼吸性碱中毒的治疗包括：①治疗原发病，消除引起通气过度的原因。②急性呼吸性碱中毒可吸入含 5%CO_2 的混合气体，或用鼻面罩使患者吸入自己呼出的气体，提高 $PaCO_2$ 和 H_2CO_3。③纠正电解质紊乱，有反复抽搐的患者，可静脉注射钙剂；有明显缺 K^+ 者应补充钾盐。④缺氧症状明显者，可吸氧。

（五）呼吸性酸中毒合并代谢性酸中毒

呼吸性酸中毒合并代谢性酸中毒是指急、慢性呼吸性酸中毒合并不适当的 HCO_3^- 下降，或代谢性酸中毒合并不适当的 $PaCO_2$ 增加，多见于慢性阻塞性肺疾病患者。患者由于呼吸道阻塞、肺泡通气量下降、CO_2 潴留，导致呼吸性酸中毒；又由于缺氧、体内乳酸堆积，导致代谢性酸中毒。

血气改变的特点为 $PaCO_2$ 上升、正常或轻度下降，血液 pH 明显降低，AB、SB、BB 减少、正常或轻度升高，BE 负值增大。血氯降低或正常，血钾增高，血钠正常或降低。

（六）呼吸性酸中毒合并代谢性碱中毒

呼吸性酸中毒合并代谢性碱中毒是指急、慢性呼吸性酸中毒合并不适当的 HCO_3^- 升高，或者代谢性碱中毒合并不适当的 $PaCO_2$ 增加，见于慢性阻塞性肺疾病患者。患者除有 CO_2 潴留、呼吸性酸中毒外，还可因摄入减少、呕吐、使用糖皮质激素及利尿不当、低血钾、低血氯等而产生代谢性碱中毒。

血气变化特点为 $PaCO_2$ 上升；血液 pH 下降、正常或升高；AB 明显增加，并超过预计代偿的限度。急性呼吸性酸中毒时 HCO_3^- 的增加不超过 3 ～ 4 mmol/L，BE 正值增大。血氯、血钾明显降低，血钠可降低。尿液呈碱性。

（七）呼吸性碱中毒合并代谢性酸中毒

呼吸性碱中毒合并代谢性酸中毒是指呼吸性碱中毒伴有不适当的 HCO_3^- 下降或代谢性酸中毒伴有不适当的 $PaCO_2$ 减少。各种引起肺泡通气量增加的疾病如肺炎、间质性肺疾病、感染性发热等可产生呼吸性碱中毒，同时因肾功能障碍、机体排酸减少而产生代谢性酸中毒。

血气改变特点为 $PaCO_2$ 下降，AB、SB、BB 减少，BE 负值增大，血液 pH 升高或大致正常，AG 升高。血钾正常，血氯正常或增高，血钠正常。可根据公式计算机体的代偿限度以区别呼吸性碱中毒时机体发挥的代偿功能。慢性呼吸性碱中毒代偿的最大范围为 12 ～ 15 mmol/L，急性呼吸性碱中毒代偿最大范围 18 mmol/L。若 HCO_3^- 的减少量在上述范围内，则机体呈代偿状态，若低于上述范围则代谢性酸中毒同时存在。

（八）呼吸性碱中毒合并代谢性碱中毒

呼吸性碱中毒合并代谢性碱中毒是指血浆 HCO_3^- 增加同时合并 $PaCO_2$ 减少。两者并存时血液 pH 增高明显，可引起严重碱血症，预后极差。在存在引起肺泡通气量增加的疾病（如肝硬化合并肝肺综合征）时，因肺内分流、低氧血症致通气量增加、体内 CO_2 减少会发生呼吸性碱中毒，同时又因利尿剂治疗会发生代谢性碱中毒。

血气改变的特点为 $PaCO_2$ 下降、正常或轻度升高，血液 pH 明显上升，AB 增加、正常或轻度下降，BE 正值增大。HCO_3^- 减少、正常或轻度升高，血钾、血钙降低，血钠正常、增高或降低。尿液呈碱性。

（九）三重酸碱失衡

三重酸碱失衡是指在代谢性酸中毒合并代谢性碱中毒的基础上同时伴有呼吸性酸中毒或呼吸性碱中毒。三重酸碱失衡有两种类型。

（1）呼吸性酸中毒合并 AG 增高型代谢性酸中毒和代谢性碱中毒　如慢性呼吸衰竭患者因 CO_2 潴留出现呼吸性酸中毒，因缺氧致代谢性酸中毒，又因输入碱性液体和利尿等致代谢性碱中毒。其血气变化特点为 $PaCO_2$ 升高，AB、SB、BB 增加，BE 正值加大，Cl^- 降低，AG 增高，pH 和 HCO_3^- 可正常、升高或下降。ΔHCO_3^- 与 ΔAG 不成比例。血钾正常或下降。

（2）呼吸性碱中毒合并 AG 增高型代谢性酸中毒和代谢性碱中毒　可见于在呼吸性碱中毒伴代谢性碱中毒的基础上，再合并高 AG 代谢性酸中毒，也可见于在呼吸性碱中毒伴 AG 增高型代谢性酸中毒的基础上，由于补碱过多再合并代谢性碱中毒。常见于酮症酸中毒合并严重呕吐或碳酸氢盐使用过多，伴通气过度的患者。其血气特点为 $PaCO_2$ 下降，AB、SB、BB 增加，AG 升高，ΔHCO_3^- 与 ΔAG 不成比例。血液 pH 正常、升高或下降。血钾、血氯正常或下降。

（陈菊屏　范贤明）

参考文献

[1] 陈文彬，潘祥林．诊断学．7 版．北京：人民卫生出版社，2008.
[2] 马希涛．呼吸内科急症诊断与治疗．郑州：河南医科大学出版社出版，1998.
[3] 俞森洋．机械通气临床实践．北京：人民军医出版社，2008.
[4] 刘又宁．实用临床呼吸病学．北京：科学技术文献出版社，2007.
[5] 蔡映云．呼吸重症监护和治疗．北京：科学技术文献出版社，2006.
[6] 钱桂生．现代临床血气分析．北京：人民军医出版社，2002.
[7] 蔡柏蔷．呼吸内科诊疗常规．北京：人民卫生出版社，2004.

支气管镜介入的临床应用

目前，介入呼吸病学已成为我国现代呼吸病学的重要支柱。其在复杂气道病变的处理，以及良、恶性病变所致的中央气道的阻塞的缓解，胸膜疾病和肺血管性病变等的诊断和治疗，发挥着极其重要的作用。其中以支气管镜介入诊疗技术最为常用。

一、支气管镜检查的适应证及禁忌证

1．支气管镜检查适应证

（1）疑诊气管、支气管、肺肿瘤或肿瘤性病变，需要确定病理分型或确定浸润范围及分期时，应行支气管镜检查。鉴于近年来肺癌靶向治疗、免疫治疗的进展，支气管镜检查也适用于对肿瘤进行分子病理学诊断和评价，在治疗过程中对病变进行再活检，来对组织病理类型可能的变化及可能继发的基因突变进行评价，以指导后续治疗。

（2）不明原因咯血持续 1 周以上的患者，尤其是年龄在 40 岁以上，即使影像学未见明显异常，仍应行支气管镜检查术以明确出血部位及出血原因。

（3）对于不能明确诊断、进展迅速、抗菌药物效果欠佳、病变持续存在或吸收缓慢、临床诊断为下呼吸道感染或伴有免疫功能受损的患者，应行支气管镜检查，并采样行相关病原学检查及某些病原标志物检测。这有助于临床的正确诊断或病原学诊断。

（4）器官或骨髓移植后新发肺部病变，或者疑诊移植物抗宿主病、移植肺免疫排斥时，建议行支气管镜检查协助明确病因。

（5）临床上难以解释、病情进展或治疗效果欠佳的咳嗽患者，怀疑气管支气管肿瘤、异物或其他病变者，建议行支气管镜检查。

（6）原因不明的突发喘鸣、喘息，尤其是固定部位闻及鼾音或哮鸣音，需排除大气道狭窄或梗阻时，建议行气管镜检查。

（7）对于原因不明的弥漫性实质性肺疾病，如间质性肺炎、结节病、肺泡蛋白沉积症及职业性肺病等，均建议行支气管镜检查进行诊断和鉴别诊断。

（8）对于可疑气道狭窄的患者，支气管镜检查是重要的诊断和评价狭窄程度、长度、类型及病因的方法，为进一步治疗提供依据。

（9）对于任何原因引起的单侧肺、肺叶或肺段不张，均建议行支气管镜检查以明确诊断。

（10）外伤后可疑气道损伤的患者，推荐行支气管镜检查，以利于明确诊断并评估损伤部位、性质和程度。

（11）临床症状及影像学表现怀疑气管、支气管瘘，如气管食管瘘、支气管胸膜瘘等，均推荐行支气管镜检查，以确定其病因、部位、大小及类型。

（12）临床怀疑气道异物者，建议行支气管镜检查，以确定诊断，评估取出难度，决定治疗方案。

（13）存在原因不明的纵隔淋巴结肿大、纵隔肿物等，应行支气管镜检查，以获取病理学标本，进行诊断。

2．支气管镜检查禁忌证　支气管镜检查开展至今，已积累了丰富的经验，其禁忌证范围日趋缩小，或仅属于相对禁忌证。但在下列情况下行支气管镜检查发生并发症的风险显著高于一般人群，应慎重权衡利弊后再决定是否进行检查。

（1）急性心肌梗死后 4 周内不建议行支气管镜检查；急性心肌梗死后 4 ～ 6 周内若需行支气管镜检查，建议请心内科医生会诊，充分评估其发生心脏病的风险。

（2）活动性大咯血时行支气管镜检查风险较高。若必须行支气管镜检查时，应做好建立人工气道及急救的准备，以应对出血加重可能导致的窒息。

（3）血小板计数＜ $20 \times 10^9/L$ 时不推荐行支气管镜检查，血小板计数＜ $60 \times 10^9/L$ 时不推荐行支气管镜下黏膜活检或经支气管肺活检。

(4) 妊娠期间不推荐行支气管镜检查，除非紧急情况，则尽量推迟至分娩或妊娠 28 周以后进行，并提前与妇产科医生充分沟通，评估风险。

(5) 恶性心律失常、不稳定心绞痛、严重心肺功能不全、高血压危象、严重肺动脉高压、颅内高压、急性脑血管事件、主动脉夹层、主动脉瘤、严重精神疾病以及多器官功能极度衰竭等患者，发生并发症风险通常较高。若必须行支气管镜检查时需权衡利弊，应做好抢救准备。

二、常用支气管镜诊疗技术

(一) 支气管肺泡灌洗

支气管肺泡灌洗（bronchoalveolar lavage，BAL）是一种经纤维支气管镜获取肺泡的细胞与生化成分的广为使用而安全的方法。

1. 用途　对于某些特殊疾病，BAL 可以做出特异性的诊断：①机会性肺部感染，肺孢子菌肺炎、巨细胞病毒性肺炎、肺结核、肺真菌感染；②尘肺、石棉肺、肺出血；③铍肺（阳性淋巴细胞转换试验）；④支气管肺泡细胞癌、恶性淋巴瘤等（存在肿瘤细胞）；⑤肺泡蛋白沉积症（存在对氨基水杨酸－阳性小体）；⑥组织细胞增多症 X。

对于一些间质性肺疾病，BAL 是重要诊断手段，如结节病、外源性过敏性肺泡炎、闭塞性细支气管炎伴机化性肺炎（BOOP）、特发性肺纤维化（IPF）、慢性嗜酸性粒细胞肺炎等。

2. BAL 操作　绝大多数在局部麻醉（局麻）下使用纤维支气管镜进行。BAL 总是在其他纤维支气管镜（纤支镜）操作之前，以免造成 BAL 得到的成分不纯。

(1) 操作前用药　镇静剂，以便患者合作；胆碱能受体抑制剂，降低迷走神经反射、支气管分泌，可增加 BAL 回收。

(2) 局部麻醉　必须彻底麻醉，防止因咳嗽致损伤、出血及灌洗液丢失。进行 BAL 前应将利多卡因吸走，以免影响细胞回收、细胞活性及功能。

(3) 灌洗部位　常规为右中叶、左舌叶。中叶易于操作及嵌顿，回收的 BAL 较灌洗下叶多 20%。对于大多数弥漫性间质性肺疾病患者，一个部位的灌洗应该能代表全肺并能提供足够的临床资料。局部病变如肿瘤、炎性渗出等需行局部病变部位灌洗。

(4) 灌洗液　无菌生理盐水，37℃或室温。

(5) 灌洗和回收方法　使用灌洗液 20 ～ 50 毫升 / 次，总量为 100 ～ 300 毫升 / 肺段。临床上较实用而安全的灌洗量为 5 × 20 ml。每次灌洗后立刻经注射器手动回抽或用吸引器低压下轻轻吸引（25 ～ 100 mmHg）。通常回收 40% ～ 70%，当回收液＜ 25% 时，BAL 结果不可靠。回收的液体必须收集在塑料或硅化的注射器或容器内，防止巨噬细胞附着。可借助导管进行灌洗，嵌顿后将导管从活检孔送至支气管镜尖端，再行灌洗有利于注射器的变化，同时减少无效腔。

(6) BAL 操作关键　①局麻充分；②防止患者咳嗽；③急性支气管炎患者禁忌使用；④注意支气管镜嵌顿。

(二) 经支气管针吸活检

经支气管针吸活检（transbronchial needle aspiration，TBNA）的主要用途是从气道之外获取组织，通常是从纵隔淋巴结，或从邻近主气道的原发性肿瘤获取。因为这些病变隔着正常的气道组织，常用的支气管镜刷检、冲洗和钳夹活检方法不适用。为了TBNA方法能成功，熟悉胸部淋巴结的位置及其与气道和肺血管的关系等基础知识很必要。为了确定肿瘤的分期，应用TBNA技术时，掌握支气管肺癌转移途径的基本知识也很重要。

1．临床应用　临床应用包括：①了解肺癌的分期；②诊断肺及纵隔恶性病变；③诊断肺及纵隔良性病变；④纵隔囊肿引流。

2．穿刺方法　即将针尖先停放在穿刺部位的黏膜内，之后进一步向前送导管，以致差不多整根针在压力的作用下突出到支气管镜顶端之外。然后支气管镜术者用左手示指固定导管的近端，倚着支气管镜，以防止遇到阻力时针头向后退至支气管镜内。接着术者用右手把住支气管镜连同导管作为一个整体，朝着病变向前推。此操作方法有几个优点：①当针的硬金属部分突出到支气管镜顶端的前面时，针的上面可弯的导管部位被支气管镜加固、增强，使得整套装置系统的强度增大，所以很有利于穿透。②当支气管镜连同植入且固定在支气管壁内的针尖向前推进时，内镜的顶部连同其内的针导管被弯成一弓形。采用这一手法可摆准针头的方向，使它更垂直地对着穿刺部位、避开下一个软骨环，并且增加针穿入病变的深度。

TBNA穿刺阳性率较高的几种情况包括：①应用组织学穿刺针；②应用于小细胞肺癌患者；③病变位于气管旁或隆嵴附近等；④影像学可见的纵隔病变；⑤病变部位在右侧气管旁；⑥淋巴结肿大明显。

3．并发症　除有穿刺部位的自限性轻微出血、气胸、纵隔气肿之外，一般少有致命性并发症发生。

（三）在气道异物取出中的应用

气管与支气管异物是儿科常见的临床问题，临床表现常与吸入异物的大小、异物沉积的气道水平和管径、沉积处气道阻塞的程度、是否造成局部的水肿和出血等有关。轻者可以表现为刺激性咳嗽、气促等，少数患者亦可无明显症状；重者可有喘憋、呼吸困难，甚至窒息、死亡。

1．气道异物特点　异物吸入后沉积于右侧支气管的机会较左侧多，因为：①气管隆嵴部位多数偏左；②右侧主支气管内径较左侧粗大，且与气管所成的角度较小，以至于异物易于进入右侧支气管；③右肺呼吸量较大，因此异物吸入的力量也相应增大。

2．器具选择　异物摘除器具包括鳄口型异物钳、V字形异物钳、W字形异物钳、橡皮头型异物钳、三爪钳、篮型钳、圈套器、球囊导管以及冷冻电极等。操作者应根据异物的大小、种类、异物与周围组织的关系等的不同加以选择。

（四）经支气管镜球囊扩张治疗

经支气管镜（高压）球囊扩张术主要用于中央气道狭窄的治疗。其原理是将球囊置于狭窄的气管，通过高压枪泵加压扩张球囊，使狭窄部位的气管全周产生多处纵向小裂伤，裂伤处被纤维组织填充，从而达到狭窄部位扩张的目的。

1．适应证与禁忌证

（1）经支气管镜球囊扩张治疗适应证

1）气管、支气管结核性狭窄，主要是支气管结核治愈后因瘢痕收缩引起的支气管狭窄。

2）医源性气道狭窄：气管切开后、长期气管插管后、放射治疗后、肺部手术后吻合口狭窄（如肺移植、袖状切除和气管切除后）。

3）炎性疾病累及气道，如结节病、韦氏肉芽肿病。

4）外伤后气道狭窄。

5）先天性气道狭窄。

6）恶性气道狭窄：在外压性或合并外压性气道狭窄时，可以辅助扩张气道，利于气道支架的伸展、协助置入治疗性气道导管。

（2）经支气管镜球囊扩张治疗禁忌证

1）狭窄远端丧失肺功能，在治疗后气道即使通畅了，肺功能也不可能有任何好转。

2）严重的凝血功能障碍。

3）患者有不能耐受的严重心肺功能不全，因此失去治疗机会。但如果是因主气管狭窄而引起的心肺功能不全，应积极治疗争取早日解决病因，达到治疗的目的。

4）外科袖状吻合术后，气管的张力已经不一致，在进行扩张治疗时易造成吻合口的撕裂伤，扩张治疗需慎重。

5）气管软化不是球囊扩张治疗的适应证。支气管软骨被破坏导致气管壁的支撑作用消失，球囊扩张治疗时管腔可扩开，但球囊一放松管腔又会马上回缩。

2．操作的具体步骤和注意事项

（1）麻醉　主气管病变、狭窄严重，扩张时间长的患者选择全身麻醉（全麻）；病变位于主支气管，但对侧肺功能差，局麻下恐不能完成扩张操作的患者，建议进行全麻。

（2）选择恰当的球囊导管　了解正常气管和支气管的直径和长度。气管直径 16 ~ 20 mm，长度 10 ~ 325 px；右主支气管直径 12 ~ 15 mm，长度 1 ~ 50 px；右中间段支气管直径 12 mm，长度 75px；左主支气管直径 10 ~ 14 mm，长度 125 px。目前常用美国波士顿科学公司生产的球囊，根据治疗性支气管镜的工作孔道的内径以及球囊的直径和长度选择恰当的球囊导管。

（3）置入导管并进行扩张　目前常用支气管镜引导下经工作通道置入球囊导管，直视下确定扩张位置，用压力枪泵向球囊内注水，压力可选择 3 ~ 8 个大气压以达到不同的扩张直径，压力需从低到高依次递增。每次扩张操作为 30 ~ 60 秒，观察效果，如无效可以冷冻来处理病变再扩张，如仍无效可予高频电针切断瘢痕再扩张。注意勿切到气管膜部。根据扩张的程度，每次操作可重复 1 ~ 10 次。没有治疗型支气管镜时，可采用透视和支气管镜结合进行。先在透视下置入导丝和球囊导管，确定对应狭窄的位置，插入支气管镜观察球囊导管和狭窄处，这样利于操作者观察直视球囊扩张的过程。

（4）注意事项　①对于气管上段狭窄的扩张，注意保护声带；②操作中逐渐增加压力，以免造成气管壁撕裂伤；③球囊必须完全进入气道，避免损伤支气管镜；④用于支气管狭窄的扩张时，注意勿插入过深，以免损伤远端正常气道。

3．并发症　并发症有胸痛、出血、黏膜撕裂、气胸、皮下气肿。

（五）气道内支架植入术

气道支架可有效缓解气道狭窄的症状。因材质不同，多种可供选择的支架其优缺点各异。支架置入方法可分为在纤维支气管镜、硬质支气管镜（硬镜）及 X 线引导下置入三种。其中纤维支气管镜、硬镜下置入最为常见。

1．适应证与禁忌证

（1）气道内支架植入术的适应证

1）良、恶性病变所致中央气道器质性狭窄的管腔重建。

2）气管 / 支气管的软化薄弱处的支撑。

3）中央气道瘘口（食管、纵隔、胸膜）的封堵。

4）内科肺减容治疗、难治性气胸的封堵。

（2）气道内支架植入术的禁忌证

1）良性肉芽肿所致的气道组织增殖引起的气道阻塞，应当避免使用无覆膜的金属植入。

2）对阻塞解除后肺组织仍不能复张者，应避免植入支架。

3）全程气道狭窄病变。

4）病变上缘距声门小于 1 cm 的气管狭窄。

2．支架置入的近 / 远期并发症　①咳嗽、痰液附着、感染；②肿瘤及肉芽组织增生导致再狭窄；③支架移位；④支架断裂、大咯血；⑤支架嵌入和穿透气道壁。

（六）经支气管镜冷冻治疗

呼吸疾病的冷冻疗法是一种通过低温破坏气道病变组织结构的方法。

1．适应证与禁忌证

（1）经支气管镜冷冻治疗的适应证

1）气管、支气管腔内恶性肿瘤的姑息治疗。

2）气管、支气管良性病变的根治性治疗。

3）支架植入后，支架两端及腔内再狭窄的治疗。

4）气管、支气管异物，黏液栓子或血凝块的摘除。

（2）经支气管镜冷冻治疗的禁忌证　冷冻治疗不适用于外压性狭窄及严重气道狭窄患者。

2．并发症　经支气管镜冷冻治疗的并发症非常少见，有部分冷冻治疗患者出现发热、心律失常的报道，但尚不能明确其是否与冷冻治疗有关。

3．操作步骤

（1）患者准备　在实施冷冻治疗之前，先复习患者的胸部 X 线片或 CT 片，有条件者最好行气管或支气管三维 CT 重建，了解腔内病变的程度和范围。测定患者的出血时间、凝血时间，测量心电图，必要时进行血气分析等。

（2）术前准备　同纤支镜检查。术前禁食 4 ～ 6 小时。术前 30 分钟肌内注射地西泮 10 mg，必要时注射盐酸哌替啶 50 mg、阿托品 0.5 mg，雾化吸入 2% 利多卡因 10 ml。

（3）操作步骤　插入支气管镜，对气管、支气管进行全面检查，确定病变部位，并清除病灶表面的分泌物和坏死物，以便冷冻探头能与病灶充分接触。将无菌的冷冻探头经活检孔插入，冷冻探头的金属末端置于病灶中心，探头离支气管镜远端 5 mm 以上。可采用探头顶端垂直或与组织表面呈切线作用于组织，或直接作用病灶内部，以便产生最大的冷冻效果。踩下踏板启动探头，15 ～ 20 秒后，在探头顶端形成一个冰球，肉眼可见组织发白、冻结，松开开关后，让其自然融化。采用 1 ～ 3 个冷冻 - 消融循环，每个周期在相同或邻近的区域持续 3 ～ 4 分钟，较大的病灶可多点冷冻，直至可见部分完全被冷冻。如果支气管腔内被阻塞或治疗效果不满意，可多次冷冻治疗。

（七）高频电凝治疗

通过有效电极尖端产生的高频高压电流与肌体接触时对组织进行加热，实现对肌体组织的分离和凝固，从而起到切割和止血的目的。

1．适应证及禁忌证

（1）高频电凝治疗的适应证

1）失去手术机会的气管、支气管腔内恶性肿瘤的姑息性治疗。

2）气管、支气管腔内各种良性肿瘤的根治。

3）各种炎症、手术、外伤及异物性肉芽肿的切除。

4）支气管镜可见范围内的气道组织出血。

（2）高频电凝治疗的禁忌证

1）安装心脏起搏器的患者。高频电流可能使某些起搏器功能失灵，也有经体外起搏器导管头引起心肌烧伤和心室颤动的报道。

2）不能耐受常规支气管镜检查者。

3）外压性气道狭窄患者。

4）血管瘤。

2．常见并发症　常见并发症包括：①出血；②气管或食管穿孔；③感染；④气管内氧燃烧。

（八）经支气管镜氩等离子体凝固治疗

氩等离子体凝固（argon plasma coagulation，APC）又称氩气刀，是一种应用高频电流将电离的氩气流（等离子体）无接触地热凝固组织的方法。将氩等离子体用导管经支气管镜导入支气管内进行治疗称为经支气管镜氩气刀治疗。

1．适应证及禁忌证

（1）APC 的适应证

1）适用于可视范围内气管、支气管的局部出血，特别是弥漫性出血。

2）可视范围内气管、支气管内良、恶性肿瘤及肉芽肿等。

3）气管和支气管金属支架置入术后，肿瘤或肉芽肿经网眼向内生长。

（2）APC 的禁忌证：

1）不适宜行支气管镜检查的患者。

2）超出可视范围的病变或出血灶。

3）气管和支气管非管腔内增生性病变导致的狭窄，包括外压性狭窄、管腔塌陷性狭窄，瘢痕挛缩性狭窄。

4）安装心脏起搏器的患者。

2．常见并发症　常见并发症包括气胸、皮下气肿、纵隔气肿。

三、特殊支气管镜检查

（一）自发荧光支气管镜

自发荧光支气管镜检查（auto fluorescence bronchoscopy，AFB）是在普通白光支气管镜的基础上增加蓝色激发光，利用细胞自发荧光和电脑图像分析技术开发的一种新型支气管镜。组织细胞在受到特定波长的光线照射时会产生自发荧光，发生病变的组织发出的自发荧光与正常组织不同。AFB 检查通过区分正常和异常黏膜组织荧光的不同而发现黏膜病变，在自发荧光支气管镜下，正常组织显示为绿色荧光图像，而肿瘤组织则显示为深棕红色图像。

1．自发荧光支气管镜使用的特点：①准备工作同普通支气管镜；②先使用普通支气管镜检查，发现异常时再切换成荧光镜；③检查过程中无需特殊用药，操作简单，所用激光强度对周围组织破坏较小。

2．自发荧光镜检查的适应证

（1）痰细胞学检查发现有不典型增生，X 线胸片无异常但怀疑有癌变者。

（2）对于肺癌高危人群，近期出现久治不愈的咳嗽、咯血、胸痛等症状者。

（3）X线胸片或者CT发现异常，为确定病变部位，需要活检者。

（4）早期肺癌（Ⅰ、Ⅱ期）术后，怀疑复发者。

（5）为监测气管内肿瘤的治疗效果，以指导腔内肿瘤治疗定位者。

3．临床意义

（1）提高早期诊断率　欧洲一项前瞻性多中心的随机临床研究比较了自发荧光支气管镜和普通支气管镜在吸烟高危人群中检查出早期肺癌的情况。共1 173例长期吸烟者，随机分为联合组（自发荧光支气管镜和普通支气管镜）和单独普通支气管镜检查（white light bronchoscopy，WLB）组，结果表明联合组在浸润前病变检出率明显优于WLB组（$P < 0.05$）（表1-8）。

表1-8　联合组和单位WLB组的浸润前病变的检出情况

指标分组	浸润前病变的检出率（Ⅱ、Ⅲ级异常发育和原位癌）	检出浸润前病变的灵敏度	检出浸润前病变的特异度
联合组	5.1%	82.3%	62.1%
单独WLB	2.7%	57.9%	58.4%

（2）改善定位　自发荧光支气管镜不但具有发现早期病变的作用，还可以用于确定病变部位，指导治疗。据日本学者报告，采用自发荧光支气管镜检查发现的早期肺癌，接受光动力疗法（photodynamic therapy，PDT）治疗，治愈率达90%以上。

（二）支气管腔内超声

支气管腔内超声（endobronchial ultrasonography，EBUS）是一种较新的呼吸系统检查的辅助方法。将微型超声探头经支气管镜的操作通道送入气管-支气管腔，通过对病变部位的超声扫描，获得管壁、管周淋巴结及血管等结构的超声图像的诊断技术。

1．临床用途

（1）检查支气管管腔内较小肿瘤，其超声图像与组织学发现几乎有100%的相关性。

（2）指导切除支气管腔内较小的肿瘤。

（3）测定肿瘤侵犯的深度、累及周围组织情况。能测定小于3 mm的淋巴结可大大提高经支气管穿刺活检的准确性。

（4）支气管内超声将会成为重要的诊断工具和导航工具。

2．有效性

（1）EBUS-TBNA　Ernst A等报道，45例患者行EBUS-TBNA和纵隔镜对纵隔淋巴结准确分期的灵敏度、特异度及诊断准确率分别为76.9%和100%、90.9%和84.4%，以及100%和93.9%。国内报道CT、PET和EBUS-TBNA的灵敏度分别为76.9%、80%和92.3%，特异度分别为55.3%、70.1%和100%；诊断的准确率分别为60.8%、72.5%和98%。EBUS-TBNA用于肺癌纵隔淋巴结分期的阳性率在89%～98%。

（2）支气管超声导向鞘（endobronchial ultrasonography with a guide sheath，EBUS-GS）　大量文献证实，超声探头对可探及的病灶病变的诊断率为65%，对探不到的病灶病变的诊断率为20%；病灶≥20 mm时，探及病灶的概率为85%，而病灶＜20 mm时，探及病灶的概率为63%；恶性肿瘤病灶探及的概率为85%，良性病灶探及的概率为66%；距离肺门≤50 mm的病灶探及的概率为 91%，距离肺门 > 50 mm 的病灶探及的概率为 66%。

（三）电磁导航支气管镜技术

它是一种以电磁定位技术为基础，结合计算机仿真支气管镜与高分辨螺旋 CT 特点，经支气管镜进行诊断的技术。

1．电磁导航支气管镜技术的适应证

（1）肺外周病变的活检。

（2）纵隔、肺门淋巴结病变的活检。

（3）周围性肺癌手术前的标记定位。

（4）周围型、中央型肺癌立体放疗的粒子放置。

（5）周围型肺癌近距离放疗的导管放置。

（6）其他需要在肺部、气道、纵隔精确定位的呼吸介入。

四、气道狭窄介入治疗

（一）良性狭窄

良性中央气道狭窄是指气管、左右主支气管及右中间段支气管因各类良性病变引起的气道狭窄，可导致患者在临床上出现不同程度的呼吸困难，甚至窒息死亡。

1．常用介入技术

（1）热消融技术　主要针对良性气道狭窄中的增生性病变，电烧灼和 APC 操作简便、疗效肯定。

（2）冷冻技术　包括冷冻切除（简称冻切，cryoextraction）和冷冻消融（简称冻融，cryoablation）。

（3）机械扩张技术　有球囊扩张和硬质支气管镜扩张两种。

（4）介入治疗后气道再狭窄药物治疗的选择　气道狭窄治疗后常会因为瘢痕肉芽组织的增生导致再狭窄。常用药物包括糖皮质激素、丝裂霉素 C、曲尼司特及紫杉醇等。

（5）气道内近距离放射治疗　气道内照射，通过直接置入放射性物质（最常用 ^{192}Ir）或经过可弯曲支气管镜近距离照射气道瘢痕肉芽组织，促使成纤维细胞凋亡。

（6）气道支架置入　支架治疗应作为良性气道狭窄治疗最后选择的技术。

2．各种类型良性中心气道狭窄分型特点和个体化治疗

（1）管腔内生长（1 型）　又称内生型气道狭窄，多见于各种各样的气道良性肿瘤，单纯炎性肉芽增生不多见。对于肉芽增生性气道狭窄来说，电刀、APC 或激光均具有满意的疗效。注意治疗会引发新的肉芽增生，在处理小的病变或接近基底时，不建议使用烧灼范围或深度不容易控制的 APC、Nd：YAG 激光。基底部较浅及较窄的良性肿瘤，可以内镜下直接切除，很少复发，比较容易达到根治效果。基底部较深及较宽大的良性肿瘤，内镜下无法切除干净，常复发，应采取外科手术切除以达到根治的效果。弥漫性腔内生长是一种良性肿瘤恶性生长的方式，外科手术亦难于切除干净，复发率极高。虽然内镜下手术亦无法切除干净、达到根治的效果，但内镜下治疗创伤小，可反复进行。对于这种在气道内弥漫分布的良性肿瘤，可选用内镜下反复的姑息性切除。

（2）外源性压迫（2 型）　此型多见于各种良性病变（如增大的淋巴结、甲状腺肿、大血管或其他纵隔结构，包括非肺源性肿瘤等）压迫所致的外压型气道狭窄。如危及生命，治疗原则是先置入临时可取出的气道支架解决通气问题，待压迫因素解除后再将临时放置的气

道支架取出。经治疗解除压迫因素后，就应尽快将临时放置的气道支架取出，以免发生相关的气道支架并发症，甚至导致支架无法取出的严重并发症。对于无法解除的压迫，则只能放置永久的气道支架维持患者的生存。

（3）瘢痕挛缩（3型） 瘢痕挛缩性气道狭窄是最常见的获得性良性气道狭窄，主要是瘢痕收缩导致的狭窄。治疗流程为用针形电刀或激光切开松解瘢痕组织，将球囊或硬质支气管镜扩张狭窄气道。冷冻处理狭窄气道表面，再在气道狭窄部位局部应用药物（如细胞毒性药物、糖皮质激素及免疫抑制剂等）抑制瘢痕肉芽组织增生。

（4）扭曲变形（4型） 此型主要以气道出现扭曲变形为特征，可能是病变对气道的牵拉所致。即使气道狭窄程度＜50%，但患者无明显呼吸系统症状时，建议不予治疗。有症状者需要处理时，首选外科手术治疗。

（5）气道膜部向内膨出（5型） 此类型多见于肺气肿患者，表现为松软的气管膜部向腔内膨出，导致气道狭窄，呼气或咳嗽时为著。症状不明显者无需治疗，症状严重有呼吸困难的患者应给予治疗，姑息的方法是采用无创正压通气治疗，PEEP可在一定程度上减轻气道塌陷的程度，缓解呼吸困难。

（6）气管软化（6型） 气管软化症（tracheomalacia）是指由于各种原因造成的气管弹性纤维萎缩和减少，或气管软骨完整性受到破坏导致的气道变软且易塌陷的疾病。气管软化症的治疗颇为困难，与病因、管腔塌陷的程度、肺部萎陷的程度和肺功能损害的严重程度有关。无症状的动力性气道塌陷患者不建议给予任何干预措施（包括内镜下的气道介入治疗），以观察为主。

（二）恶性狭窄

恶性中央气道狭窄是指气管、隆嵴、左右主支气管及中间段支气管因原发或转移的恶性肿瘤引起的气道狭窄，可导致患者在临床上出现不同程度的呼吸困难或窒息死亡。恶性中央气道狭窄的常见病因为气道原发性恶性肿瘤和转移性恶性肿瘤。气道原发性肿瘤依次为鳞癌、腺样囊性癌、类癌、黏液表皮样癌及腺癌。转移性肿瘤可来自全身各处，可能是气道远端病灶累及近端或食管、纵隔、甲状腺、胸腺等肿瘤累及气管或压迫气管。最易转移至中央气道的肿瘤包括上呼吸道肿瘤、消化道肿瘤、乳腺癌、肾细胞癌、转移性黑色素瘤以及淋巴瘤等。

1．临床分型 通常根据肿瘤是否为单纯的位于管腔内、管腔外、管腔壁或混合型而将中央气道狭窄分为四类。

（1）腔内型，肿瘤局限在管腔内，称为内生型，即腔内型。

（2）腔外型，单纯因气管外肿瘤生长压迫导致气管狭窄，无腔内组织和管壁受损，称为外压型，即腔外型。

（3）管壁型，肿瘤沿管壁匍匐性生长，基底较宽，管壁较厚，可致管腔狭窄。

（4）肿瘤有腔内生长，也有管壁、管外累及，称为混合型。混合型肿瘤常源于毗邻气道的组织，侵犯气道壁并进而侵入管腔。

2．介入治疗方法选择的原则 对于恶性气道狭窄介入治疗方法的选择最好是根据狭窄的类型去决定。

（1）对于累及气道的单纯性腔内型肿瘤，内镜下采用冷冻消融、热消融术清除或用硬镜尖端直接切除即可。

（2）如果为混合性狭窄，内镜下可应用冷、热消融术清除部分管腔内病灶，然后置入支架，最好用金属支架。如果支架扩张效果不好，可用球囊扩张支架。

（3）如果为单纯性外压型狭窄，可直接置入支架，如重度狭窄可行支气管镜下球囊扩张术，术后再置入支架。

（4）如果外压性型窄伴气管壁侵犯，可置入带膜支架，不仅可阻止肿瘤再生，而且可对抗肿瘤的压迫效应。

除传统的外科手术、放疗和化疗外，介入呼吸技术，如腔内消融术、支架置入术等有快速通畅气道、改善通气的作用。要强调气道介入治疗恶性气道狭窄大多是姑息性治疗，能缓解症状、减少痛苦、延续生命，有些可为后续治疗提供时机。

五、肺气肿及支气管哮喘的介入治疗

（一）肺气肿患者经支气管镜实施肺减容术

对于运动耐量下降的以上叶为主的肺气肿患者而言，常规外科肺减容手术可以提高其生活质量和延长生存期。但围术期的并发症较多，术后 90 天的死亡率高达 5.2%，这限制了这一手术的广泛运用。为改善这种情况，目前有几种经支气管镜肺减容术（bronchoscopic lung volume reduction，BLVR）的方法，并且都得到了 FDA 的批准，包括单向活瓣植入、热蒸汽消融、生物线圈肺叶 / 段套扎术等。

1．经支气管镜活瓣植入（endobronchial valves，EBV）肺减容术

（1）原理　通过对目标肺叶植入单向活瓣阻塞叶 / 段支气管，吸气时阻挡气体进入目标肺叶，呼气时开放呼出残气，使过度充气的肺叶逐步萎陷至肺叶不张，从而达到肺减容的效果。

（2）研究背景　2002 年至今，EBV 技术的应用已有十余年历史。2010 年，EBV 在中国取得了国国家食品药品监督管理局认证，被正式引进中国。目前有两种单向活瓣。Zephyr 活瓣（ZEBV）是一种二级装置，有一个镍钛合金骨架，外面使用硅酮材料做成鸭嘴状，它比以前的支架产生的气道阻力更小；支气管内活瓣（IBV，Spiration Inc.，Redmond，WA，USA）是一种伞状单向活瓣，内部为镍钛合金骨架，外覆有聚合物膜，可以让分泌物和气体流出，使远端气道闭塞。还需要有进一步的研究来评估这两种活瓣的有效性，以及怎样才能将其适当地应用于进展性肺气肿患者。目前关于两种活瓣都有大型的多中心研究在进行中。

近 10 年的临床随机试验的结果证实肺叶的完全闭塞和无旁路通气存在是支气管镜活瓣植入获得显著临床疗效的关键。明确是否有旁路通气存在的方法。一种是通过一个带球囊的导管封堵需检测的肺段，导管可实时测量肺段内压力和气流的变化，从而确定该肺段是否存在旁路通气（Chartis 系统）。另一种是通过软件测量，使用软件把患者的高分辨螺旋 CT 数据进行重组，构建虚拟支气管树及肺图像，可对各部分肺容积、非均质程度、气道直径等进行测量，并确定叶间裂的完整程度。欧洲多中心研究的报道表明，同时存在（目标肺叶）完全的叶间裂和肺叶闭塞的患者通过单向活瓣植入治疗后 6 个月、12 个月疗效显著优于不同时具备该两项条件的患者。

（3）EBV 治疗的优点和不足　优点为疗效显著、创伤小、恢复快、操作简单。活瓣可以取出，不影响未来的肺气肿肺减容手术和肺移植治疗。缺点为成本较高，费用相对较贵，目前在我国尚未进入医保报销范围，因此其应用受到限制。

2．线圈肺减容术

（1）原理　肺减容线圈（lung volume reduction coil，LVRC）是一根预先塑形的金属线圈，使用支气管镜使其先以伸直的状态深入到支气管亚段，接近肺外周。然后线圈弯曲折

叠、牵拉肺叶，使肺叶收缩，从而达到对目标肺减容的结果。

（2）研究背景　该项技术已获得美国FDA批准。欧洲的临床研究结果表明，对25例严重肺气肿患者进行LVRC治疗，3、6个月后，第一秒用力呼气量（FEV_1）、残气量（RV）、6分钟步行试验（6-min walking distance，6MWD）结果、圣乔治呼吸问卷（St George's Respiratory Questionnaire，SGRQ）评分均较术前改善。FEV_1增加约150 ml，RV增加约500 ml，6MWD增加约70 m。疗效与是否具有完整叶间裂、是否存在非均质性肺气肿无关，治疗肺上叶或下叶无显著差异。治疗组患者未出现操作相关严重并发症。必要时可通过引导钳把线圈松解取出。

3．支气管热蒸汽消融术

（1）原理　一个带球囊的蒸汽导管置入目标肺叶亚段支气管，球囊封堵后通过蒸汽导管高速喷入高温水蒸气，对目标肺段进行热消融，使肺叶萎陷收缩，达到肺减容的目的。该项技术使用高温蒸汽使目标肺叶变性，因此不具备可逆性。叶间裂完整与否对支气管热蒸汽消融术（bronchoscopic thermal vaporablation，BTVA）治疗的效果没有或者只有很小的影响。

（2）研究背景　德国学者进行了一项临床研究，对44例严重肺气肿患者使用气道内热消融治疗，目标肺叶均为上叶，观察12个月，根据非均质系数（heterogeneity index，HI；一个由肺上叶与下叶肺通气功能的比值所得的系数，数值越大，上肺叶肺气肿较下叶越严重）分为HI > 1.6和HI < 1.6两组。结果显示HI > 1.6组患者目标肺容积减少，6MWD、FEV_1均有较显著改善且优于HI < 1.6组。常见近期并发症为发热（36%）、胸痛（36%）、气短（36%），远期并发症为COPD急性发作（5.4%）、肺炎（1.8%），目前该项技术仅在欧洲获得批准。

4．聚合物密封剂（sealant）减容术

（1）原理　是通过一种能使肺组织黏合密封的聚合体，像液体一样流到目标肺叶并填塞小气道及旁路通道，并起到密封、完全阻挡外界空气的作用，从而达到目标肺减容的目的。这种聚合物与肺组织黏合是化学性的，因此不具备可逆性。

（2）研究背景　目前该项技术处于临床验证阶段。

综上，通过呼吸介入方法内镜肺减容术治疗严重肺气肿患者具有一定的前景，各种新的方法的最适用患者有所不同，对于患者的选择目前尚未有明确定论，同时其远期疗效仍需进一步大规模临床研究证实。

（二）哮喘患者经支气管镜实施支气管热成形术

1．原理　通过支气管镜，将一射频消融探头置入患者支气管腔内，并将体外的射频发生器所产生的热能传导至支气管管壁，通过对支气管壁的加热从而使增生、肥厚的平滑肌细胞发生凝固、坏死，最终达到削减气道平滑肌层，并部分逆转气道结构重塑的目的。

2．支气管热成形术（bronchial thermoplasty，BT）治疗的适应人群　①18岁及以上的重度持续性哮喘患者；②NAEPP（美国哮喘教育和预防项目）指南推荐5～6级治疗患者；③GINA（哮喘全球防治创议）指南推荐4级治疗有症状的重度患者和5级治疗患者。

3．并发症　这项治疗的并发症总体来说是轻微或者不严重的，只有3.1%的BT组患者和1.5%的模拟组患者发生了可以定义为严重的并发症。并发症主要包括哮喘症状的加重、上呼吸道感染、肺炎，以及肺不张和咯血，这些都可以经常规处理解决。

目前尚缺少在中国人群中对于哮喘的流行、病因和治疗策略的大规模、高品质、随机、可控的前瞻性研究，关于哮喘，特别是非嗜酸性粒细胞为主的重症哮喘的分子发病机制需要

更多的研究。

六、经支气管镜活检新技术

（一）经支气管冷冻肺活检

经支气管冷冻肺活检（transbronchial cryobiopsy，TBCB）是将冷冻探头经支气管伸入到远端小支气管，利用冷冻探头在冷冻过程中的黏附性，将探头周围的组织撕裂，获得远端细支气管与肺组织标本的一项技术。2009 年以来，该技术在欧洲迅速传播和应用，国内自 2015 年以来也有单位陆续开展 。

1．适应证和禁忌证

（1）经支气管镜冷冻肺活检的适应证

1）弥漫性实质性肺疾病。

2）肺外周组织局部病变。

3）肺移植后排斥反应的监测。

（2）经支气管镜冷冻肺活检的禁忌证

绝对禁忌证：①存在常规支气管镜检查禁忌证；②不能纠正的凝血功能障碍、血流动力学不稳定、严重呼吸衰竭（给氧或机械通气情况下动脉血氧分压仍然小于 60 mmHg）；③已经通过 HRCT 等明确诊断的特发性肺纤维化（idiopathic pulmonary fibrosis，IPF）。

相对禁忌证：①未控制的肺动脉高压或高血压；②肺功能极差，肺一氧化碳弥散能力＜ 35% 预计值或用力肺活量＜ 50% 预计值；③拟活检的局限性病变靠近大中血管、空洞或肺大疱；④存在硬质支气管镜检查或气管插管禁忌证。有报道称此类患者可在喉罩下开展 TBCB，但存在较大的安全隐患，包括对出血风险控制弱、可能冻住声带，以及导致声带损伤和窒息等。

2．有效性　外科肺活检（surgical lung biopsy，SLB）是诊断大部分弥漫性实质性肺疾病（diffuse parenchymal lung disease，DPLD）病因的金标准，但因手术创伤大、费用高、受心肺功能限制等因素，临床实际应用受限；而传统的经支气管钳夹活检（transbronchial forceps biopsy，TBFB）和经皮肺穿刺活检因获取的组织标本小，不能充分代表病变的异质性，质量较差，难以满足部分病理诊断的需要。目前全球已经有 1 000 余例 DPLD 患者进行了 TBCB，大量研究结果表明 TBCB 对 DPLD 的病因诊断率达到 80% 以上，且严重并发症发生率低，被认为是有希望替代或大部分替代 SLB 诊断 DPLD 病因的微创检查方法。

3．TBCB 的操作规程和技术要点小结　TBCB 需在全麻或深度静脉麻醉下进行，建议插入硬镜鞘管或气管插管建立人工通道。选择距胸膜下 1 ～ 2 cm 病灶集中处（弥漫性病灶）或在径向超声、C 形臂、导航等可视设备引导下精准定位活检。外径 2.4 mm 的冷冻探头每次冷冻时间 3 ～ 6 秒，外径 1.9 mm 的冷冻探头每次冷冻时间 6 ～ 7 秒。取直径 ≥ 5 mm 的标本数目 3 ～ 5 块。解冻后尽快处理标本并送检。

4．并发症　与 TBCB 直接相关的并发症包括出血、气胸、纵隔气肿、皮下气肿、术后感染、病情急性加重等；间接并发症还有与支气管镜操作、麻醉、机械通气相关的并发症。总体而言，TBCB 的并发症发生率显著低于 SLB。TBCB 气胸的发生率与 TBFB 无明显差异。出血风险与 TBFB 相比在不同文献报道中不一致，有文献报道二者无显著差异，也有文献报道 TBCB 轻中度出血发生率显著高于 TBFB。从安全角度考虑，仍应高度重视出血风险并积极处置。

（二）支气管镜下建立经肺实质到达结节的通道技术

支气管镜下建立经肺实质到达结节的通道技术（bronehoscopic transparenchymal nodule access，BTPNA）是一种新的针对孤立性肺结节（solitary pulmonary nodules，SPN）的取样技术。

2014年，Silvestri等首次在动物实验中验证了BTPNA的可行性，并于2015年发表了第一次BTPNA人体试验的报道。BTPNA首先需要通过虚拟支气管镜导航系统计算出合适的气管壁入口点（point of entry，POE），以及从POE经肺实质到达SPN的直线的无血管路径。然后，在支气管镜下用针行POE穿刺造口和造口球囊扩张，再在融合透视技术下用带钝性探针的导管鞘在肺实质内逐步推进建立到达SPN的通道，最后经这一通道取样或治疗SPN。

国外一组统计中83.3%（10例/12例）的患者成功实施BTPNA。2例左上叶尖段SPN患者因气管镜角度和邻近大血管的限制，未能建立通道。平均的操作计划时间、通道建立时间、透视时间分别为18.0、21.8和5.5 rain，平均通道长度为47（10～90）mm。取得的样本量平均为3.3块，其活检阳性率与手术病理诊断一致（均为100%）。检查手术后切除肺叶发现通道路径准确无误。在操作中和随访6个月期间未见严重不良事件。对于BTPNA的局限性，研究者认为主要体现在找到合适的无血管通路，及克服肺尖部操作难度大的问题。有重要意义的是，BTPNA除用于诊断外，更可以通过所建立的通路对SPN进行冷冻消融、射频消融、微波、给药及放射粒子置入等治疗，以非手术方式精准“摧毁”SPN。

（王传辉）

参考文献

[1] 中华医学会呼吸病学分会介入呼吸病学学组．成人诊断性可弯曲支气管镜检查术应用指南（2019年版）．中华结核和呼吸杂志，2019，42（8），573-590．

[2] AST．The clinical utility of bronchial veolarl cellular analysis in interstitial lung disease：an ATS clinical practice guideline．Am J Reapir Crit Care Med，2012，185（9）：1004.

[3] Cortese DA，Edell ES，Kinsey JH．Photodynamic theraphy for early stage squamous cell carcinoma of the lung．Mayo Clin Pro，1997，72（7）：595-602．

[4] Bechara R，Parks C，Ernst A．Electromagnetic navigation bronchoscopy．Future Oncol，2011，7（2）：31-36.

[5] 荣福，王国本．经支气管针吸活检的临床应用．中华结核和呼吸杂志，1998，21，581-583.

[6] Rafanan AL，Mehta AC．Stenting of the tracheobronchial tree．Radiol Clin North Am，2000，38（2）：395-408．

[7] 李强，白冲，董宇超，等．高压球囊气道成型治疗良性近端气道狭窄．中华结核和呼吸杂志，2001，25（8）：481-484．

[8] 陈平，周锐等．呼吸疾病诊疗新技术．北京：人民卫生出版社，2012．

[9] 范勇，程永德．呼吸系统介入放射学．北京：科学出版社，2016．

[10] Nanshan Zhong，Chen wang，Wanzhen Yao，et al．Prevalence of chronic obstructive pulmonary disease in China：a large，population-based survey．Am J Respir Crit Care Med，2007，176：753-760.

特发性间质性肺炎的诊断与治疗

特发性间质性肺炎（idiopathic interstitial pneumonia，IIP）是间质性肺疾病（interstitial lung disease，ILD）或弥漫性实质性肺疾病（DPLD）疾病谱的一组疾病。IIP 不同病理类型临床表现和预后差异很大，治疗方案也各不相同。

一、概述

（一）特发性间质性肺炎的分类

1969 年，病理学家 Liebow 首次提出了 IIP 的分类，包括普通型间质性肺炎（usual interstitial pneumonia，UIP）、闭塞性细支气管炎、间质性肺炎、脱屑性间质性肺炎（desquamative interstitial pneumonia，DIP）、淋巴细胞性间质性肺炎（lymphocytic interstitial pneumonia，LIP）和巨细胞性间质性肺炎（giant cell interstitial pneumonia，GIP）5 种类型。但随后的研究证实巨细胞性间质性肺炎属于重金属所致职业性尘肺，故将 GIP 从此组疾病中剔除。

1997 年，Katzenstein 提出的分类方法成为新的代表，该分类包括 UIP、非特异性间质性肺炎（non-specific interstitial pueumonia，NSIP）、脱屑性间质性肺炎 / 呼吸性细支气管炎间质性肺病（DIP/respiratory bronchiolitis interstitial lung disease，RB-ILD）和急性间质性肺炎（acute interstitial pneumonia，AIP）4 种类型。新的分类将 AIP 和 NSIP 视为独立的类型。但 Katzenstein 认为 LIP 是淋巴组织增生性疾病，BIP 的病变并非位于肺间质，所以未将其归为 IIP。

2002 年 ATS 和 ERS 发表了关于 IIP 分类的国际多学科专家共识。此共识将 IIP 分为 UIP、NSIP、隐源性机化性肺炎（cryptogenic organizing pneumonia，COP）、弥漫性肺泡损伤（diffuse alveolar damage，DAD）、RB-ILD、DIP、LIP 7 种临床病理类型，并对各型临床、影像学及病理特征进行了详尽描述，强调了临床 - 影像 - 病理多学科讨论是诊断 IIP 的“金标准”（表 1-9）。

2013 年 ATS/ERS 对 2002 年的 IIP 专家共识进行了更新和补充，将 IIP 分为三大类：①主要的特发性间质性肺炎；②少见的特发性间质性肺炎；③未能分类的特发性间质性肺炎（表 1-10）。修订的共识除对 IIP 病理类型进行了归纳、补充，还提出了临床分类方案，根据 IIP 疾病行为学特征将其分为 5 组，并针对不同的临床组别制定了不同治疗目标和监测策略（表 1-11）。

表1-9　特发性间质性肺炎的分类（2002年）

临床诊断	相应病理类型
特发性肺纤维化（IPF）	普通型间质性肺炎（UIP）
非特异性间质性肺炎（NSIP）	非特异性间质性肺炎（NSIP）
隐源性机化性肺炎（COP）	机化性肺炎（OP）
急性间质性肺炎（AIP）	弥漫性肺泡损伤（DAD）
呼吸性细支气管炎间质性肺病（RB-ILD）	呼吸性细支气管炎（RB）
脱屑性间质性肺炎（DIP）	脱屑性间质性肺炎（DIP）
淋巴细胞性间质性肺炎（LIP）	淋巴细胞性间质性肺炎（LIP）

表1-10 特发性间质性肺炎的分类（2013年）

临床 - 影像 - 病理诊断	相应影像和（或）组织病理形态学类型
主要的 IIPs	
慢性纤维化性 IP	
特发性肺纤维化（IPF）	普通型间质性肺炎（UIP）
特发性非特异性间质性肺炎（iNSIP）	非特异性间质性肺炎（NSIP）
吸烟相关性 IP	
呼吸性细支气管炎伴间质性肺病（RB-ILD）	呼吸性细支气管炎（RB）
脱屑性间质性肺炎（DIP）	脱屑性间质性肺炎（DIP）
急性 / 亚急性 IP	
隐源性机化性肺炎（COP）	机化性肺炎（OP）
急性间质性肺炎（AIP）	弥漫性肺泡损伤（DAD）
罕见的 IIPs	
淋巴细胞性间质性肺炎（iLIP）	淋巴细胞性间质性肺炎（LIP）
特发性胸膜肺实质弹力纤维增生症（iPPFE）	胸膜肺实质弹力纤维增生症（PPFF）
未分类的 IIPs	

表1-11 不同临床组别的特发性间质性肺炎治疗目标和监测策略（2013年）

临床行为	治疗目的	监测策略
可逆性或自限性疾病（如呼吸性细支气管炎间质性肺病）	去除可能的原因	短期（3～6个月）观察，以判断疾病进展
伴有进展危险因素的可逆性疾病（如非特异性间质性肺炎、脱屑性间质性肺炎、隐源性机化性肺炎）	短期观察证实治疗有效，长期合理治疗	长期观察，保证治疗效果满意
伴有部分残留的稳定病变（如某些纤维化型非特异性间质性肺炎）	维持目前状态	长期观察评估疾病病程
具有潜在稳定，但可能进展的不可逆性疾病（如某些纤维化型非特异性间质性肺炎）	预防进展	长期观察评估疾病病程
即使积极治疗，仍呈不可逆进行性进展的疾病（如特发性肺纤维化、某些纤维化型非特异性间质性肺炎）	延缓疾病进展	长期观察评估疾病进程，判断是否需肺移植或有效的辅助治疗方法

（二）特发性间质性肺炎的诊断

IIP 的正确诊断依赖于诊断者的经验和完整的病例资料，近年来强调的多学科讨论的诊断方法使得 IIP 的诊断更为可靠。多学科讨论需呼吸科、放射科医生，必要时还需病理科医生共同参与，讨论必须结合患者的临床表现、职业暴露史、吸烟史、合并症、肺功能以及实验室检查结果等临床资料和影像学资料。

二、特发性肺纤维化

特发性肺纤维化（idiopathic pulmonary fibrosis，IPF）是一种病因不明，慢性、进行性的纤维化型间质性肺炎。病变局限于肺，以进行性加重的呼吸困难为主要表现，伴限制性通气功能障碍和气体交换障碍，导致低氧血症甚至呼吸衰竭。组织学和胸部 HRCT 特征性表现为普通型间质性肺炎（UIP）。IPF 好发于中老年男性。

其中，临床中有约 4.1% 的 IPF 患者可在疾病相对稳定的过程中短期内突发急性呼吸功能恶化，称为特发性肺纤维化急性加重（acute exacerbation-IPF，AE-IPF）。

（一）流行病学

IPF 是临床最常见的一种特发性间质性肺炎，其发病率呈现上升趋势。美国 IPF 的患病率和年发病率分别是（14 ～ 42.7）/10 万和（6.8 ～ 16.3）/10 万。前瞻性临床试验及回顾性队列研究显示 AE-IPF 的年发生率为 13 ～ 20/10 万。

目前为止，我国缺乏相应的 IPF 和 AE-IPF 的流行病学资料，但是临床实践中发现近年来 IPF 病例呈明显增多的趋势。

（二）病理改变

UIP 是 IPF 的特征性病理改变类型。

1．大体标本　UIP 患者肺组织体积缩小、重量增加、质地较硬、胸膜有局灶性瘢痕形成。切面可见肺斑片状实变，部位以下叶周边部和胸膜下为重，病变程度不一，严重受累处常形成“蜂窝肺”样改变。

2．组织学特征　UIP 的组织学特征是病变呈斑片状分布，主要累及胸膜下肺外周的肺腺泡或小叶。低倍镜下病变呈时相不一，本质是纤维化，表现为纤维化、蜂窝状改变、间质性炎症和正常肺组织并存，有结构变形、致密的纤维瘢痕区伴散在的成纤维细胞灶。

（三）病因和发病机制

1．IPF　迄今有关 IPF 的病因尚不清楚。危险因素包括吸烟、环境暴露（如金属粉尘、木尘等）、病毒感染。IPF 常合并胃食管反流，提示胃食管反流导致的微小吸入可能与 IPF 发病有关，但是二者之间的因果关系还不十分清楚。家族性 IPF 病例的报道提示 IPF 存在一定的遗传易感性，但是还没有特定的遗传基因被证实。

起初认为 IPF 的病因是慢性炎症，但现在该观点已被否定。其他如氧化应激、Th1/Th2 平衡失调、成纤维细胞过度增生等研究相继开展，但在临床实际药物验证中，都陆续被否定。目前认为 IPF 起源于肺泡上皮反复发生微小损伤后的异常修复。在已知或未知的遗传 / 环境因素的多重持续损伤下，受损的肺上皮细胞启动“重编程”，导致细胞自噬减少、凋亡增加、上皮再生修复不足、残存的细胞发生间充质样转化。肺上皮呈现促纤维化表型，大量分泌促纤维化因子，形成促纤维化微环境，使成纤维细胞活化转变为肌成纤维细胞。这会产生过量的细胞外基质沉积，导致纤维瘢痕与蜂窝状囊形成、肺结构破坏和功能丧失。

2．AE-IPF　有关 AE-IPF 的病因和发生机制也尚未明确。研究显示，可能导致或诱发 AE-IPF 的触发因素有以下几点。

（1）感染　病毒或细菌感染可能是 AE-IPF 的始发因素。研究发现 AE-IPF 患者的支气管肺泡灌洗液（BALF）中的细菌负荷明显高于稳定期患者。在动物模型中发现病毒感染参与了 IPF 急性加重的过程。

（2）胃内容物微量误吸　研究发现 AE-IPF 患者 BALF 中胃蛋白酶的含量显著高于稳定

期患者，抑酸药物的使用可延缓 IPF 患者用力肺活量下降和减少 AE-IPF 的发生风险，提示胃食管反流导致的微量误吸可能引起 AE-IPF 发生。

（3）胸部及气体外科手术和操作　回顾性研究显示，经支气管肺泡灌洗（BAL）和经支气管镜肺活检（TBLB）、胸部手术及非胸部手术均可能导致 AE-IPF 发生。高浓度氧疗和机械通气治疗下容积伤或气压伤也可能与 AE-IPF 有关。

（4）基础肺功能　稳定期 IPF 患者肺功能指标——FVC、一氧化碳弥散量和 6MWD 较差。进展性肺纤维化患者，病情急性加重的概率明显增加。

（5）空气污染　空气污染会导致 IPF 患者体内活性氧类的产生，当其含量超过肺组织承受能力时，则出现肺组织的损伤。由于 IPF 患者体内本身抗氧化能力下降，因此 IPF 患者更容易受到空气污染的影响，导致 AE-IPF 的发生。

（6）其他　如肺动脉高压、冠状动脉疾病，以及体重指数升高、接受免疫抑制剂治疗等也可能导致 AE-IPF 的发生。

（四）临床表现

IPF 发病年龄多在 50 岁以后，隐匿起病，主要表现为慢性活动后呼吸困难、进行性加重，伴干咳。90% 的患者可在两肺底闻及吸气末爆裂音（Velcro 啰音），约半数患者可见杵状指。终末期可出现明显发干、肺动脉高压及右心功能不全征象。

（五）辅助检查

1．胸部 HRCT　胸部 HRCT 是 IPF 诊断的必要手段，准确性高于 90%，可替代外科肺活检。胸部 HRCT 显示出 UIP 的特征性表现为主要分布在胸膜下、基底部的明显的网格，伴有蜂窝样变，伴或不伴牵拉性支气管扩张。ATS/ERS/JRS/ALAT 临床实践指南更新并使用 4 种诊断分型来描述 UIP 的胸部 HRCT：① UIP 型；②很可能 UIP 型；③不确定 UIP 型；④其他诊断（表 1-12）。

表1-12　UIP的胸部HRCT表现的4种诊断分型（2018年）

UIP 型	很可能 UIP 型	不确定 UIP 型	其他诊断
主要分布于胸膜下和肺底部，分布往往是异质的	主要分布于胸膜下和肺底部，分布往往是异质的	主要分布于胸膜下和肺底部	结果提示另一种诊断
呈蜂窝状，有或无外周牵拉性支气管扩张或支气管扩张	网状，伴外周牵拉性支气管扩张或支气管扩张 可能有轻度 GGO	致密网状结构，可能有轻度 GGO 或变形（早期 UIP 特征）	1．CT 特征 囊肿； 显著的马赛克衰减； 主要 GGO； 丰富的微结节； 小叶中央结节； 结节； 实变

续表

UIP 型	很可能 UIP 型	不确定 UIP 型	其他诊断
			2．主要分布于支气管周围血管、外淋巴、上肺或中肺 3．其他 有胸膜斑块，考虑石棉肺； 有食管扩张，考虑 CTD； 有锁骨远端侵蚀，考虑 RA； 有广泛淋巴结肿大，考虑其他病因； 有胸腔积液、胸膜增厚，考虑 CTD/ 药物因素

注：GGO，磨玻璃样影；CTD，结缔组织病

2．肺功能　主要表现为限制性通气功能障碍、弥散量降低伴低氧血症或 I 型呼吸衰竭。早期静息状态肺功能可以正常或接近正常，但运动状态肺功能表现出肺泡 - 动脉血氧分压差增加和氧分压降低。

3．血液化验和 BALF　IPF 患者血液涎液化糖链抗原 -6（krebs von den Lungen-6，KL-6）增高，红细胞沉降率（ESR）、抗核、抗体和类风湿因子可轻度增高，但无特异性。BALF 细胞分析多表现为中性粒细胞和（或）嗜酸性粒细胞的增加，BALF 对于 IPF 的诊断没有意义。虽然血液化验和 BALF 监测对 IPF 的诊断价值有限，但某些生物标志物对判断疾病进展风险、预后等有一定意义。有研究显示肺功能的迅速下降以及生存率的下降可能与血清中高水平的表面活性蛋白 A（surfactant protein-A，SP-A）、表面活性蛋白 D（SP-D）、KL-6、CC 类趋化因子配体 -18（CC chemokine ligand，CCL-18）及基质金属蛋白酶 -7（matrix metalloproteinase，MMP-7）等相关。此外，尽管有研究发现 IPF 患者血清中 SP-A 和 SP-D 蛋白水平及 DNA 含量显著高于 NSIP、COP 和胶原血管病继发间质性肺炎（collagen vascular disease-related interstitial pneumonia，CVD-IP）患者，也有研究表明 IPF 和 NSIP 患者的 BALF 分别表现为 Th2 反应和 Th1 优势，但因目前研究并不充足，指南并不推荐用血清生物标志物来区分 IPF 和其他 ILD。

4．肺活检　对于 HRCT 上不典型的 UIP 改变、诊断不清楚、无手术禁忌的患者需考虑活检。SLB 是目前的金标准，SLB 主要包括电视辅助下胸腔镜肺活检或开胸肺活检。TBCB 在某些研究中显示对 ILD 有较高的诊断率和较好的安全性，但尚缺乏大样本、前瞻性、多中心的临床研究数据，安全性也需进一步评估。TBLB 和经皮穿刺肺活检获取标本体积小，不能满足 UIP 病理诊断需求，通常不采用。活检过程推荐对照胸部 HRCT，多肺叶、多部位取材，一般需要 2 ～ 3 个部位，选取中度及轻度病变区域或磨玻璃影部位。

（六）诊断

在诊断方法上，目前胸部 HRCT 的地位尤为重要。

1．IPF 的诊断标准　①除外其他已知导致 ILD 的原因（如家庭和职业环境暴露、结缔组织病、药物中毒），同时符合②或③；② HRCT 表现为 UIP 型；③对取得肺组织活检标本的患者，则需要同时符合特定的 HRCT 表现和肺部组织病理学表现时才能诊断 IPF。肺活检病理表现为 UIP 型，而 HRCT 为非典型的 UIP 表现时（如广泛的磨玻璃影、结节影或马赛克征），通过多学科讨论后，仍有部分病例可诊断为 IPF。

2．AE-IPF 的诊断标准　①既往或当前诊断为 IPF；②通常在 1 个月内发生呼吸困难急性恶化或进展；③胸部 HRCT 表现为在原来网状阴影或蜂窝影等 UIP 型表现背景上新出现双肺弥漫性磨玻璃影和（或）实变影；④排除心力衰竭或液体负荷过重。需注意的是，对于典型 AE-IPF，发病的时间窗设定为 1 个月。如果临床医生认为符合急性加重，但病情发生在时间窗之外，亦可诊断为 AE-IPF。

将来，随着不断探索，基因检测、生物标志物及分子免疫学等研究也将为 IPF 的诊断提供非常重要的线索。

（七）治疗

IPF 不可治愈，治疗目的是延缓疾病进展、改善生活质量、延长生存期。

1．抗纤维化药物治疗　循证医学证据证明吡非尼酮（pirfenidone）和尼达尼布（nintedanib）能够对细胞增殖和某些细胞因子发挥抑制作用，可以减慢 IPF 患者肺功能下降。吡非尼酮是一种多效性的吡啶类化合物，具有抗炎、抗纤维化和抗氧化特性。尼达尼布是一种小分子多靶点酪氨酸激酶抑制剂，靶向针对成纤维细胞生长因子受体 -1（FGFR-1）、FGFR-2、FGFR-3 血小板源性生长因子受体 -α（PDGFR-α）、PDGFR-β、血管内皮生长因子受体 -1（VEGFR-1）VEGFR-2、VEGFR-3、Src、Lyn、Lck、Flt-3 及集落刺激因子 -1 受体（colony simulation factor-1 receptor，CSF1R），通过与这些酪氨酸激酶胞内 ATP 位点结合，从而抑制细胞内信号转导的激活。

高剂量 N- 乙酰半胱氨酸（1 800 mg/d）具有抗氧化，进而抗纤维化的作用，可用于部分 IPF 患者。目前国内外也都有一些新的药物在开发，包括一些抗体、小分子化合物等，但可能需要进一步的验证。

同时需注意，指南明确指出强烈反对华法林、安立生坦、伊马替尼及 N- 乙酰半胱氨酸 + 硫唑嘌呤 + 泼尼松用于 IPF 的治疗。

2．非药物治疗　包括戒烟、氧疗、肺康复、肺移植等。肺移植是目前 IPF 最有效的治疗方法，合适的患者应积极推荐进行肺移植。但一般不推荐使用机械通气治疗 IPF 所致的呼吸衰竭。

3．AE-IPF 的治疗

（1）对症支持治疗　根据现有的研究结果推荐氧疗、防控感染等对症支持治疗作为 AE-IPF 的主要治疗手段，以缓解低氧血症和减轻呼吸急促和咳嗽等症状，包括：①氧疗，如经鼻导管、面罩或高流量吸氧；②预防深静脉血栓，如穿弹力袜、间断性使用双下肢气压泵和低分子量肝素等；③机械通气，常规不推荐有创机械通气，可使用无创机械通气。对于满足肺移植标准的 AE-IPF 患者，可采用单独机械通气或联合体外膜式氧合（extracoporeal membrane oxygenation，ECMO）方案促进 AE-IPF 患者顺利过渡到肺移植。

（2）药物治疗　包括激素治疗、抗感染治疗、抗纤维化治疗以及抑酸治疗等。由于 AE-IPF 病情严重、病死率高，临床上仍然应用激素冲击或高剂量激素治疗，但激素的剂量、使用途径和疗程尚没有形成一致的意见。

（3）肺移植

（4）姑息性治疗　对于部分患者，明确治疗目标，在充分医患沟通的前提下遵患方意愿，可采取镇静、无创通气来减轻呼吸困难，阿片类止咳药物来减轻痛苦等。

4．其他　包括合并症治疗、疾病的监测以及患者教育和自我管理等。

（八）自然病程及预后

IPF 患者对糖皮质激素治疗无效。AE-IPF 是影响 IPF 预后和导致 IPF 患者死亡的一个重要原因。AE-IPF 预后极差，其中位生存期仅 3 ～ 4 个月，急性加重发生后住院期间病死率为 55% ～ 80%，初次发生急性加重后存活的患者，随后半年的病死率可达 90% 以上。由于缺乏有效的治疗措施，因此针对 AE-IPF 可能的诱发因素进行预防非常重要。

三、特发性非特异性间质性肺炎

特发性非特异性间质性肺炎（idiopathic nonspecific interstitial pneumonia，iNSIP）是一种慢性的 ILD，是 IIP 中的第二常见类型，表现为由炎症或纤维化引起的肺泡壁均匀增厚，呼吸困难、咳嗽为最常见症状，组织学和（或）胸部 HRCT 特征性表现为非特异性间质性肺炎（NSIP）。

（一）流行病学

iNSIP 起病多呈亚急性，少数为隐袭发病，病程长。患者以中老年为主，平均年龄约为 50 岁，也可发生于儿童，无明显性别差异，女性稍多于男性。此病与吸烟无明显关系。患病率和发病率尚无确切数据，患病率估测为 1/10 万～ 9/10 万。

（二）病理改变

不同于 IPF 有临床诊断标准，iNSIP 的确诊需要病理学（冷冻活检 / 外科肺活检），活检标本应多肺叶采集。

1．大体标本 iNSIP 患者肺组织体积缩小、重量增加、质地较硬，患者胸膜增厚。全肺切面呈弥漫性灰白色实变，病变轻者灰白和灰红色交杂。病变以双肺下叶周边部和胸膜下为重，一般不见蜂窝肺改变。

2．组织学特点 iNSIP 的肺组织学特征主要表现为：①肺间质不同程度的肺泡壁炎症和纤维化，肺泡隔以淋巴细胞和浆细胞浸润为主；②纤维化改变均一，病变分布均一（空间均一性），且表现为同一阶段（时间均一性）；③成纤维细胞灶罕见或没有。

根据病灶成分的差别，将 iNSIP 组织学类型分为两类：①细胞型，肺泡间隔增宽，间质轻、中度炎细胞浸润，主要为小淋巴细胞，偶见浆细胞。病变呈片状或弥漫分布。淋巴细胞在间质聚集、生发中心形成。Ⅱ型肺泡细胞增生。有些病例有灶性机化性肺炎改变，但在整个病变中，它占的比例很小。②纤维化型，间质纤维化（致密或疏松），病变时相一致，经常保留肺结构，缺乏 UIP 的新老病变并存的特征。有轻度、中度炎细胞浸润，主要为淋巴细胞、浆细胞。在大约 20% 的病例中可以找到成纤维细胞灶，但数量较少。大多数 iNSIP 病例为纤维化型，少部分病例表现为富细胞型。

（三）临床表现

呼吸困难、咳嗽为 iNSIP 患者最常见的症状，几乎半数患者有体重减轻，少数患者有全身症状如发热、乏力。10% ～ 35% 的 iNSIP 患者有杵状指。肺部可闻及爆裂音，起初以双下肺为著，但可能逐渐进展。某些患者可闻及吸气性哮鸣音。合并结缔组织病的患者有结缔组织病相应表现。

（四）辅助检查

1．影像学 iNSIP 在影像学上表现 NSIP，不具有 UIP、过敏性肺炎和 COP 等疾病的表现。iNSIP 患者最常见的 HRCT 异常表现为双肺模糊影，其他表现还包括牵拉性支气管扩张、肺叶容积减少、磨玻璃样变，极少部分可有蜂窝状改变。病变主要位于胸膜下，没有明显的肺尖到肺底逐渐加重的趋势。实变影提示可能有机化性肺炎的成分，这种 iNSIP 可能多继发于 CVD。

2．肺功能　几乎所有患者均有肺弥散功能降低，超过 90% 的患者表现出限制性通气功能障碍，超过 2/3 的患者有运动时低氧血症，部分患者有静息时低氧血症。

3．血液化验和 BALF　血液化验显示炎症指标［WBC、CRP、乳酸脱氧酶（lactate dehydrogenase，LDH）、IgG］增高，没有特异性。BALF 细胞分析多表现为 CD8+ 淋巴细胞增多。

4．肺活检　不同于 IPF，单靠胸部 HRCT 诊断 iNSIP 相对困难，因此病理学对于诊断 iNSIP 非常重要。

（五）诊断与鉴别诊断

iNSIP 的整个诊治过程都需要反复综合评估，需满足：①病理学提示 NSIP 改变；②胸部 HRCT 显示符合 NSIP 改变且未诊断其他类型间质性肺病，如过敏性肺炎等；③充分结合病史再次评估病情，结合临床除外继发性可能，如结缔组织病、胶原血管病、药物导致、变应原吸入等。

鉴别诊断主要需重点排除其他类型的特发性间质性肺炎和继发性因素所致。iNSIP 的诊断与鉴别诊断流程如图 1-5 所示。

（六）治疗

未经治疗的 iNSIP 的自然病史尚不清楚。没有随机试验研究其自然病程，因此，尚未报告自发缓解率。由于可以通过免疫抑制实现症状和生理情况改善或稳定，治疗被认为是有益的。

1．对于症状轻或无症状的患者，可动态监测症状和肺功能，以避免不必要的药物副作用。如果提示病情进展则开始治疗。

2．当需要治疗时，免疫抑制仍然是治疗的首选。

（1）皮质类固醇　iNSIP 患者对激素普遍反应很好，皮质类固醇是主要的，并且通常是初始药剂选择，可单独使用。目前有关最佳剂量和疗程尚无定论。现有研究多推荐小剂量开始［如泼尼松 0.5 ～ 1 mg/（kg · d）或 40 ～ 60 mg/d］，1 个月后如果影像学检查发现好转，则逐渐减量。

（2）细胞毒性药物　如硫唑嘌呤、环磷酰胺、环孢素及吗替麦考酚酯，用于增加或取代皮质类固醇治疗。当用于治疗严重病例时，环磷酰胺通常与类固醇一起使用。

（3）生物制剂　有研究证实利妥昔单抗用于 iNSIP 合并 CTD 患者可取得良好疗效。

3．肺移植　对于在治疗期间出现难以解释的肺功能明显下降的患者可考虑肺移植。

4．如果无限期治疗有益，则不确定最佳治疗时间长度。关于是否应该在诊断时开始使用细胞毒性药物或皮质类固醇是否产生依赖性尚未达成共识。在其他免疫抑制治疗方案失败的患者中可考虑使用环磷酰胺。

（七）预后

大部分 iNSIP 患者对糖皮质激素的反应较好，预后优于 IPF。总体 5 年死亡率约为 20%，5 年、10 年生存率分别约为 82%、73%。个体预后受纤维化程度影响，原发性细胞型 iNSIP 的生存率接近 100%；但纤维化型 NSIP 的 5 年生存率只有 45% ～ 90%，而 10 年生存率则仅为 35%。

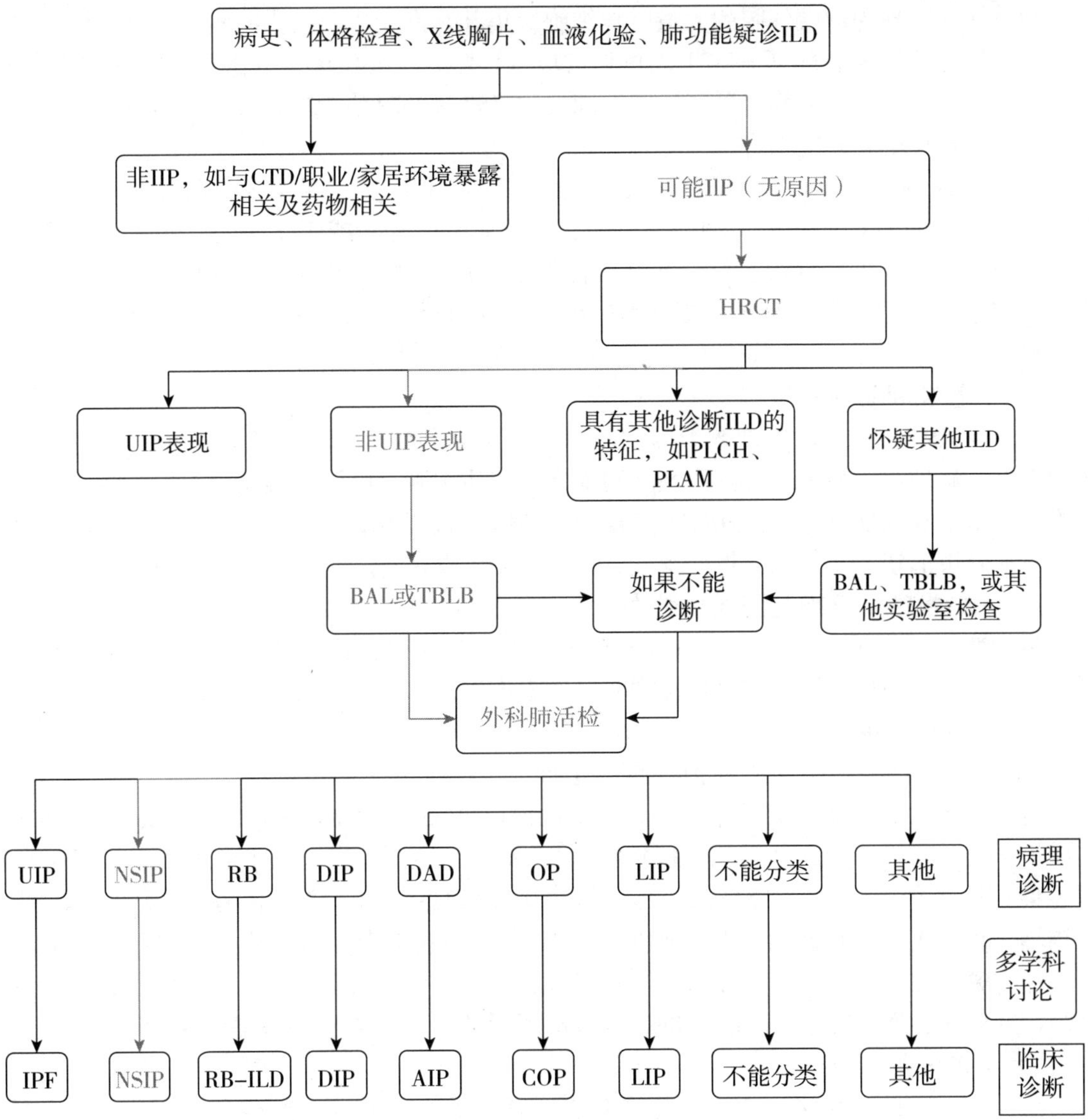

图 1-5 iNSIP 的诊断流程

注：PLCH，肺朗格汉斯细胞组织细胞增生症；PLAM，肺淋巴管平滑肌瘤病；DAD，弥漫性肺泡损伤

四、其他特发性间质性肺炎

（一）吸烟相关性间质性肺炎

吸烟相关性间质性肺炎主要是指 RB-ILD 和 DIP 两种类型。

1．呼吸性细支气管炎间质性肺病　RB 常见于吸烟者的肺组织病理中，为人体对吸烟的一种生理反应；但若在肺内分布广泛，且出现明显的临床症状和肺功能异常时则为 RB-ILD。特征性的 HRCT 表现是磨玻璃样影和小叶中心性结节。支气管肺泡灌洗液中有巨噬细胞增多，且没有明显的淋巴细胞增多就可以临床诊断该病。RB-ILD 的预后呈现多样性，部分患者在戒烟后肺部病变仍会继续进展。

2．脱屑性间质性肺炎　DIP 主要见于 40 ～ 50 岁的吸烟者，但少数患者可无吸烟史。

组织学特征性表现为远端气腔的大量巨噬细胞聚集并弥漫受累，肺泡间隔的浆细胞浸润并增厚，但纤维化不明显。胸部 HRCT 均可见磨玻璃样影，主要位于肺外围且中下肺更为多见；少数患者可呈灶性分布或弥漫分布。肾上腺皮质激素对 DIP 治疗有效，预后良好。

（二）隐源性机化性肺炎

COP 表现为亚急性起病，病程较短（中位病程＜ 3 个月），伴有不同程度的咳嗽和呼吸困难。特征性的 HRCT 表现是胸膜下、细支气管周围的片状或带状实变，病变常常呈现游走性，还常伴有磨玻璃样影、反晕征（或者环礁征）。病理表现为肺泡管和肺泡的机化，伴或不伴有细支气管腔内息肉状实变。大多数的 COP 患者经口服糖皮质激素可完全康复，但容易复发。

（三）急性间质性肺炎

AIP 与 ARDS 相似，通常数天内发病。目前 AIP 的病因尚不明确，通常发生在先前健康的人群。病理组织学表现为弥漫性肺泡损伤、间质水肿、肺泡内透明膜形成，随后出现成纤维细胞增生和间质纤维化。HRCT 表现为双肺斑片状磨玻璃样影及网格影，机化期可出现支气管血管束的扭曲变形和牵拉性支气管扩张。AIP 预后差。

（四）特发性淋巴细胞间质性肺炎

特发性 LIP（idiopathic LID，iLIP）很罕见，大多 iLIP 是继发性。胸部 HRCT 呈磨玻璃样改变，常出现网格状影，部分可出现明显的囊泡影。组织学表现为肺间质弥漫性淋巴细胞浸润。预后呈多样性。

（五）特发性胸膜肺实质弹力纤维增生症

特发性胸膜肺实质弹力纤维增生症（idiopathic pleuroparenchymal fibroelastosis，iPPFE）临床上罕见，常见于成人，平均发病年龄是 57 岁，无性别差异。约半数患者会出现反复肺部感染，易并发气胸。主要发病机制为双侧上胸部为主的胸膜增厚和胸膜下肺实质的弹力纤维增生，肺泡内胶原纤维沉积。胸部 HRCT 表现为双肺中上肺野分布，胸膜下致密实变影，伴有牵拉性支气管扩张、肺结构扭曲变形及上肺容积减低。病理上纤维化的成分为弹力纤维，并伴有肺泡内纤维化。60% 的患者病情逐渐进展，约 40% 的患者最终死于该病。

（六）未分类的 IIPs

该类别占 IIP 的 10% ～ 30%。主要包括以下情况：a. 临床、影像、病理学资料不全，不足以确定类型。b. 临床、影像、病理存在明显不一致的情况：①经治疗后，某些间质性肺炎的影像和病理学发生巨大变化时，如某些活检确诊的 DIP 患者接受糖皮质激素治疗后，影像学遗留类似 NSIP 的表现；②新的类型或已知类型的特殊变异，难以用 2002 年 IIP 指南的分型进行评价时，如患者以机化性肺炎的表现为主，但同时存在肺间质纤维化的表现；③同一个患者多次高分辨率 CT 和（或）病理学表现不一致，从而难以确定其具体类型。

（舒万红）

参考文献

[1] 徐作军．回顾与展望：特发性间质性肺炎的临床研究．协和医学杂志，2018，v.9（3）：16-20.

[2] Katzenstein AL，Myers JL．Idiopathic pulmonary fibrosis clinical relevance of pathologic classification．Am J Respir Crit Care Med，1998，157（4 Pt 1）：1301-1315.

[3] American Thoracic Society/European Respiratory Society International Multidisciplinary Consensus Classification of the Idiopathic Interstitial Pneumonias. This joint statement of the American Thoracic Society（ATS），and the European Respiratory Society（ERS）was adopted by the ATS board of directors，June 2001 and by the ERS Executive Committee，June 2001. Am J Respir Crit Care Med，2002，165（2）：277-304.

[4] Travis WD，Costabel U，Hansell DM，et al. An official American Thoracic Society/European Respiratory Society statement：update of the international multidisciplinary classification of the idiopathic interstitial pneumonias. Am J Respir Crit Care Med，2013，188（6）：733-748.

[5] Sverzellati N，Lynch DA，Hansell DM，et al. American Thoracic Society-European Respiratory Society Classification of the idiopathic interstitial pneumonias：advances in knowledge since 2002. Radio Graphics，2015，35（7）：1849-1871.

[6] 中华医学会呼吸病学分会间质性肺疾病学组．特发性肺纤维化诊断和治疗中国专家共识．中华结核和呼吸杂志，2016，39（6）：427-432.

[7] 葛均波，徐永健，王辰．内科学．9版．北京：人民卫生出版社，2018：90-93.

[8] 中华医学会呼吸病学分会间质性肺病学组中国医师协会呼吸医师分会间质性肺疾病工作委员会．特发性肺纤维化急性加重诊断和治疗中国专家共识．中华医学杂志，2019，99（26）：2014-2019.

[9] Raghu G，Remy JM，Myers JL，et al. Diagnosis of idiopathic pulmonary fibrosis. An official ATS/ERS/JRS/ALAT clinical practice guideline. Am J Respir Crit Care Med，2018，198：e44-e68.

[10] Hetzel J，Maldonado F，Ravaglia C，et al. Transbronchial cryobiopsies for the diagnosis of diffuse parenchymal lung diseases：expert statement from the cryobiopsy working group on safety and utility and a call for standardization of the procedure. Respiration，2018，95（3）：188-200.

[11] 罗凤鸣，陈小波，李时悦．从2018国外特发性肺纤维化诊断指南看冷冻肺活检在间质性肺疾病中的应用．中华结核和呼吸杂志，2018，41（12）：921.

[12] Collard HR，Ryerson CJ，Corte TJ，et al. Acute exacerbation of idiopathic pulmonary fibrosis：an international working group report. Am J Respir Crit Care Med，2016，194（3）：265-275.

[13] Flaherty KR，Martinez FJ. Nonspecific interstitial pneumonia. Semin Respir Crit Care Med. 2006，27：652-658.

[14] Fang X，Luo B，Yi X，et al. Usual interstitial pneumonia coexisted with nonspecific interstitial pneumonia，What' s the diagnosis? Diagn Pathol，2012，7：167.

[15] Travis WD. Idiopathic nonspecific interstitial pneumonia：report of anAmerican Thoracic Society project. Am J Respir Crit Care Med，2008，177：1338-1347.

[16] Fujita J，Ohtsuki Y，Yoshinouchi T，et al. Idiopathic non-specific interstitial pneumonia：as an autoimmune interstitial pneumonia. Respir Med，2005，99：234-240.

[17] Belloli EA，Beckford R，Hadley R，et al. Idiopathic non-specific interstitial pneumonia. Respirology，2016，21（2）：259-268.

[18] Lee JY，Jin SM，Lee BJ，et al．Treatment response and long term follow-up results of nonspecific interstitial pneumonia．J Korean Med Sci．2012，27：661-667.
[19] Xu W，Xiao Y，Liu H，et al.Nonspecific interstitial pneumonia：clinical associations and outcomes．BMC Pulm Med，2014，14：175.
[20] Bradley B，Branley HM，Egan JJ，et al．Interstitial lung disease guideline：the British Thoracic Society in collaboration with the Thoracic Society of Australia and New Zealand and the Irish Thoracic Society．Thorax，2008，63（Suppl.5）：v1-58.

慢性阻塞性肺疾病的肺康复治疗

慢性阻塞性肺疾病（简称慢阻肺，COPD）是一种常见的、可以预防和治疗的慢性呼吸系统疾病，以持续呼吸道症状和气流受限为特征，通常是由暴露于有毒颗粒或气体引起的气道和（或）肺泡异常所导致。慢阻肺目前是世界第四大死亡原因，预计到2020年将成为第三大死因。2018年Lancet上发表的一篇中国人群的流行病学调查显示，40岁以上人群的患病率为13.7%，经人口普查的数据推算全国慢阻肺患者已接近1亿。肺康复已成为慢阻肺治疗不可缺少的部分，慢性阻塞性肺疾病全球防治创议（GOLD）将肺康复训练作为慢阻肺的主要干预措施之一。

一、肺康复的定义及概述

根据ATS美国和ERS给出的定义，肺康复是指在全面评估患者后所进行的综合性干预措施，这些措施包括但又不限于运动训练、教育和行为改变，旨在改善慢性呼吸系统疾病患者的生理和心理状况，并促使患者长期坚持以促进健康的活动。肺康复又称为呼吸康复，主要采用物理治疗方法对患者进行个体化的运动训练和健康教育，改善肺通气功能、促进气体交换、减少痰液潴留、减轻呼吸困难症状、提高运动耐力、改善患者的生活质量、减少再入院。肺康复的主要对象是慢阻肺患者，也包括其他慢性呼吸系统疾病，如支气管哮喘、肺囊性纤维化患者。对脑卒中、神经肌肉疾病等其他原因继发的呼吸功能障碍也具有重要的治疗作用。

二、肺康复方法

1．咳嗽、排痰训练　患者放松姿势，坐位或身体前倾，以双手轻轻按压腹部，身体稍向前倾斜，深吸气，连续咳嗽。咳痰时，刻意收缩腹肌，结合胸部叩拍、体位变动等方法，用力将肺部深处的痰液咳出。咳嗽、排痰训练有助于促进呼吸道的清洁与畅通。对围术期慢阻肺患者在手术前后进行咳嗽、排痰训练，有助于减少术后肺部并发症发生。

2．缩唇呼吸　患者缓慢地用鼻深吸气，然后让患者撅起嘴唇缩成“吹口哨”状，屏气片刻，轻松地做吹笛式呼气。每次呼气持续4～6秒，吸气与呼气时间比为1∶2或1∶3，每次10～15分钟，每天3～4次。缩唇呼吸使小气道的压力相应增加，使等压点向大气道移动，防止小气道过早塌陷闭塞，利于肺泡残气排出，改善换气。重度至极重度慢阻肺患者通过缩唇呼吸运动训练可不同程度地改善其呼吸困难和呼吸肌功能，从而起到缓解病情，改善肺功能的作用。

3．腹式呼吸 患者取坐位、半卧位、卧位等各种舒适的体位，全身放松，经鼻吸气，从口呼气。一手置于腹部，另一手置于胸部，深吸气并自觉地鼓起腹部，利用腹部力量使置于腹部的手向前移。呼气时手稍微用力按压，呼气时腹部内陷，尽量将气体呼出。一般吸气2秒，呼气4～6秒，吸气与呼气时间比为1：2或1：3，呼吸频率保持在7～8次/分钟，10～15分钟/次，每日2～3次。慢阻肺患者运用腹式呼吸训练，改变辅助呼吸肌参与的不合理的浅速呼吸方式。呼气时间延长以提高潮气容积、减少无效腔、增加肺泡通气量、降低呼吸功、缓解气促症状。

4．吸气肌阻力训练 通过各种不同直径的管子或弹簧提供吸气阻力，患者经口中的阻力训练器吸气，每次训练时间逐渐增加到20～30分钟，以增加吸气肌耐力，每日2～3次。当患者的吸气肌力量和耐力有所改善时，逐渐将训练器的直径减小或增加弹簧阻力。个体化设置合适的吸气起始阻力，并逐渐增加训练器的阻力，从而让患者进行足够的负荷力量的吸气肌训练，逐渐提高吸气肌的耐力，增加患者的用力肺活量、减少呼吸阻力，改善呼吸劳累感。

5．运动训练 运动训练是肺康复的重要组成部分，以运动训练为主的肺康复对慢阻肺患者的获益已为大家认同。运动训练能增加慢阻肺患者的运动耐力、改善骨骼肌功能、减轻呼吸困难、部分逆转肌肉有氧功能失调。这样可减少患者焦虑和抑郁、提高生活质量、减少患者再入院风险，具有良好的成本效益比。可选择方式包括以下几点。

（1）步行或慢跑训练 步行训练时患者以两臂加大前后摆动幅度的方式行走，两臂摆动与躯干呈45°角，促进胸廓与肩部的活动程度。步行训练15～30分钟/次，2次/天。慢跑训练时上身微向前倾，放松上肢，使其与肩、颈，肘关节屈曲90°，10～15分钟/次，早晚各1次，可步行或慢跑训练交替进行。

（2）上肢训练 应用弹簧上肢拉力器训练，连续拉10分钟，一天2次。也可配合上举运动，3～5分钟/次，2次/天；或无负重训练（患者端坐在椅子上，双膝垂地，通过上肢前曲、上肢外展、手掌碰枕后、手掌碰后背4个运动，完成上肢训练），15分钟/次，一天1次。

（3）下肢训练 应用自行车进行耐力训练，15～30分钟/次，一天1次；或端坐椅子上，屈膝90°，缓慢交替抬腿，5～10分钟/次，一天2次。

（4）全身训练 全身运动是开合跳、背靠墙半蹲、伏地挺身、仰卧起坐、单腿上椅、深蹲、原地提膝踏步、箭步蹲等8个动作依次完成，每个运动持续15～30秒，一天1次。呼吸体操的全套动作包括伸展侧颈部、旋转肩部、伸展胸部、伸展肩部、伸展三头肌、倾斜拉伸、拉伸股四头肌、伸展腘绳肌、伸展小腿，每个动作保持20秒，重复2～3次，15～20分钟/次，一天1次。

（5）太极拳训练 采用简化太极拳训练，每周3次，共计24次，每次30分钟。每次患者进行太极拳训练前，先热身10分钟，完成30分钟的太极拳训练后，再进行10分钟的放松。运动强度可用6MWT测量患者最大心率、太极拳运动过程中，理想状态下的运动强度为达到6MWT测定的最大心率的40%～60%，可根据患者实际情况适当调整。太极拳训练可以改善慢阻肺稳定期患者的生存质量，减轻呼吸困难症状，提高患者的运动耐力，改善慢阻肺稳定期患者的抑郁状态，是一项有效的运动康复训练手段。

6．神经肌肉电刺激 重度慢阻肺患者存在骨骼肌功能失调、运动能力下降。肺康复对慢阻肺患者有益，但重度患者实施肺康复往往能力受限或依从性不够。神经肌肉刺激可能是一个替代选择，对于不能进行传统肺康复的重度慢阻肺患者使用神经肌肉电刺激可通过增加股四头肌的质量和功能，改善重度慢阻肺患者的运动能力。

7．健康教育　教育内容包括讲解慢阻肺疾病定义、病因、临床症状、治疗和预防等。让患者了解自己的病情，劝导患者戒烟，正确使用吸入装置。给予患者心理疏导，帮助患者树立战胜疾病的信心，消除焦虑紧张情绪。

三、肺康复的场所

关于肺康复的实施场所，大多数肺康复方案都是在医院门诊或住院环境中进行，也有部分社区环境和家庭环境可提供康复干预措施。如何分配最适当的患者到最适当的环境进行最适当的康复治疗，目前尚缺乏明确的证据。2017 年 GOLD 指出，肺康复可以在一些地点包括住院场所、院外场所和（或）患者家里实施。以家庭为主的肺康复模式，有最少的资源，但产生的短期临床效果，与传统医疗中心肺康复一样有效。以家庭为主的肺康复治疗可以作为慢阻肺患者无法获得医疗中心肺康复时的选择。

（王宋平　熊　洪）

参考文献

[1] Global initiative for chronic obstructive lung disease. Global strategy for the diagnosis，management，and prevention of chronic obstructive pulmonary disease 2017 report [EB/OL]. 2017-02-01 [2019-10-31]. http：//www.goldcopd.org.

[2] Wang C，Xu J，Yang L，et al. China Pulmonary Health Study Group. Prevalence and risk factors of chronic obstructive pulmonary disease in China [the China Pulmonary Health（CPH）study]：a national cross-sectional study. Lancet，2018，391（10131）：1706-1717.

[3] Spruit MA，Singh SJ，Garvey C，et al. ATS/ERS task force on pulmonary rehabilitation. An official American Thoracic Society/ European Respiratory Society statement：key concepts and advances in pulmonary rehabilitation. Am J Respir Crit Care Med，2013，188（8）：e13-64.

[4] 周敏，赵建平．现代肺康复常用方法．中国实用内科杂志，2018，38（5）：410-413.

[5] 潘怡，王振兴，闵婕，等．24 式简化太极拳在慢性阻塞性肺疾病稳定期肺康复中的疗效评价．中国康复医学杂志，2018，33（6）：681-686.

[6] 唐健滨，李红，刘燕，等．慢性阻塞性肺疾病患者肺康复训练体系的临床研究．国际呼吸杂志，2018，38（9）：672-678.

[7] Maddocks M，Nolan CM，Man WD，et al. Neuromuscular electrical stimulation to improve exercise capacity in patients with severe COPD：a randomised double-blind，placebo-controlled trial. Lancet Respir Med，2016，4（1）：27-36.

[8] Spruit MA，Pitta F，Garvey C，et al. Differences in content and organizational aspects of pulmonary rehabilitation programmes. Eur Respir J，2014，43（5）：1326-1337.

[9] 谢欲晓，卢茜，段亚景，等．肺康复的发展现状与展望．华西医学，2019，34（5）：498-502.

第二章　循环系统疾病及相关诊疗技术进展

心脏听诊技巧

尽管现代心脏检查技术发展日新月异，为临床医学提供了大量先进的科学仪器。但是，听诊仍然是最基本最重要的物理诊断方法之一，既简单、方便，又实用，所以熟练掌握心脏听诊技巧是每一位临床医生，尤其是心血管专科医生必具的基本功。

一、声音的物理性能

1．频率　是描述物体振动快慢的一个物理量，单位是赫兹（Hz），基音频率决定音调的高低。

人耳对声音的敏感范围是 1 000 ~ 3 000 Hz，对低于 500 Hz 的声音人耳敏感度迅速下降，心音和杂音的频率多数在 40 ~ 600 Hz。

2．强度　是指声源振动的强弱，单位是分贝（dB），人耳能听到的声强范围是 10 ~ 120 分贝。两种声音的强度差别必须要在 10% 以上，人耳才能区别开来，两种声音相伴，就有“掩盖现象”。例如，紧跟在一个响亮心音之后，一个很弱的心音将很难听到，如果被掩盖声音的频率和掩盖声音的频率比较接近，则“掩盖现象”将极为明显。

3．音色　是声音的一种主观特性，由陪伴基音的泛音决定，不同的声源，即使基频和声强相同，其音色不同，人耳仍能区别。

4．时间　声源振动持续的时间。心音和杂音都是频率不等、振幅各异、没有同期性的噪音（只有少数系音乐性杂音），其主要区别是心音持续时间短，杂音持续时间长。

二、正确使用听诊器

世界上最早出现的听诊器是在 1816 年，为木质、直管，称为“医者之笛”。一百多年以来，随着听诊器的广泛应用，式样曾多次改进，由单耳改双耳，从硬管改软管，直到现代听诊器出现。

现代听诊器由耳具、管道、胸具组成。听诊器性能不好，问题往往出在耳具上，耳具要能紧密地封住外耳道口，哪怕是与外耳道间留有一根头发丝几分之一的间隙，也会使传导的声音衰减 10 ~ 15 dB。耳具的朝向应与外耳道纵轴方向一致，每个人外耳道角度会各有差异，适当调整双耳管的弯度则可改善听诊效果。胸具接触胸部，重压使高音调的音清楚，轻压则使低音调的音清楚。例如，二尖瓣狭窄和关闭不全的患者，胸具重压使高音调的收缩期杂音清楚，轻压则使低音调的舒张期隆隆样杂音清楚。

三、心脏听诊区

传统的心脏瓣膜听诊区（常规听诊区）与心脏瓣膜的解剖学位置并不完全一致，它是各瓣膜活动产生的声响沿血流方向传达胸壁的最佳部位。在病理情况下，例如二尖瓣狭窄致右心室增大时，在心尖区听到的收缩期杂音往往是三尖瓣关闭不全所致。为此，Luisada 提出新的一个听诊区，即左心室区、右心室区、主动脉区、肺动脉区、左房区、右房区和降主动脉区，它反映了各心腔和大血管的心音、杂音传播的整个范围，可作为常规听诊区的补充。

四、心脏听诊注意事项

（1）心脏听诊者必须具备扎实的心脏解剖学、生理学基础，掌握心音产生的解剖学基础和与心动周期的关系。

（2）心脏听诊是医生获取临床资料的一种手段，听诊一定要结合病史、体征（望、触、叩、听）、实验室检查等进行综合分析，并在此基础上有目的地重复阳性听诊，注意声音的“掩盖现象”和“听觉疲劳”。

（3）安静环境、正确体位、集中注意力，应用“选择听诊法”不断训练可改善听力。

（4）遵循听诊步骤，按顺序逐区听诊，可采用“寸移法”辨别第一、第二心音。

（5）注意体位、呼吸、运动对心音和杂音的影响，例如运动使大多数心音、杂音增强。患者前倾位听主动脉瓣关闭不全的舒张期杂音更清楚，左侧卧位听二尖瓣狭窄的舒张期隆隆样杂音更清楚。

五、心脏听诊内容

心脏听诊内容包括心率、心律、心音、额外心音、杂音及心包摩擦音。

（一）心音

（1）心音由第一心音（S_1）、第二心音（S_2）、第三心音（S_3）、第四心音（S_4）组成。正常人心房收缩产生的低频振动（S_4）人耳听不到，大部分儿童和部分青年人可听到生理性S_3，40岁以后一般听不到生理性S_3，正常成年人一般只能听到S_1和S_2。

（2）分清S_1、S_2是心脏听诊的基础。听诊时应注意：①确定S_1、S_2的强弱；②确定额外心音与S_1、S_2的关系；③确定杂音与S_1、S_2的关系。病理情况下，在心尖区分不清S_1、S_2时，可以从心底部听S_1、S_2，以“寸移法”辨别。

（3）S_2是心脏听诊的钥匙，因为S_2的强弱、S_2两个分裂音在时距上的宽窄，以及先后顺序的改变，可为心血管疾病的诊断提供重要线索。例如肺动脉高压时S_2增强并出现宽分裂，房间隔缺损时S_2出现固定分裂。

（二）额外心音

临床上以舒张早期奔马律（病理性S_3）常见，临床意义重要。其次还有舒张期的开瓣音、心包叩击音、肿瘤扑落音等，听诊时均应注意并了解其临床意义。收缩期额外心音临床意义较小。

（三）心脏杂音

心脏杂音是血流引起心室壁、瓣膜或血管壁振动形成紊流而产生的。其形成机制与血液黏度下降、血流加速、前向血流受阻或通过不规则管腔，以及逆向血流通过关闭不全的瓣膜等有关。

1．杂音听诊要点　杂音应按其处于心动周期的时相（收缩期或舒张期）、部位、强度、时限、频率、传导方向，以及与呼吸、体位的关系加以描述。杂音听诊要与心前区触诊，颈动、静脉搏动和心音分析相结合。

（1）杂音出现的时间　定时及时限是分析杂音的首要问题，也是杂音分类的基础。根据与S_1、S_2的关系分期，即S_1之后出现的杂音是收缩期杂音，S_2之后出现的杂音是舒张期杂音，根据杂音时限可有早期、中期、晚期之分。从 S_1 之后延续至 S_2 之后的杂音为连续性杂音。

（2）杂音听诊部位及传导　影响杂音听诊最佳部位的因素与瓣膜位置、血流经过瓣膜的方向、杂音发生处与胸壁之间介质等因素有关。一般杂音最强部位即是杂音发源处。杂音的传导与产生杂音的血流方向一致，传导越远强度越弱，但性质不变。

（3）杂音的强度　杂音的强度决定于 3 个因素：①血流速度；②流经发音处的血流量；③与发音处的距离远近。

收缩期杂音以 6 级分法表示强度，一般 3 级以上者多为器质性杂音，但杂音强度与病变程度不一定成正比。例如，重度肺动脉瓣狭窄伴右心衰时可无杂音，又如哑性二尖瓣狭窄。

（4）杂音的性质　杂音的性质由频率决定，音调高低与血流速度和两侧压力阶差大小有关。不同病变产生不同性质的杂音。高音调杂音常呈吹风样、乐音样，如主动脉关闭不全、二尖瓣关闭不全。中音调杂音常较粗糙，表现为喷射样、机器样，如主动脉瓣狭窄、肺动脉瓣狭窄。低音调杂音常表现为隆隆样，如二尖瓣狭窄。音乐性杂音是一系列相同频率的规则的振动，多见于风湿性心脏病、感染性心内膜炎、乳头肌或腱索断裂等。

（5）体位和呼吸与运动的影响　来自右心及肺血管床的杂音于吸气时增强，来自左心的杂音于呼气时增强。运动使绝大多数器质性杂音增强。由卧位变为立位或做 Valsalva 动作可使大多数杂音减弱，但主动脉瓣下狭窄（如特发性肥厚性主动脉瓣下狭窄）的杂音增强。

2．杂音的分类

（1）收缩期杂音　有功能性、器质性和相对性之分。二尖瓣区、肺动脉瓣区可有功能性、器质性和相对性杂音存在。主动脉瓣区和三尖瓣区一般只有相对性和器质性杂音存在。

1）功能性收缩期杂音　儿童、青少年多见，性质柔和，强度常在 3 级以下，时限短（收缩早期或中期），无震颤，传导局限。站立位时减弱或消失，多发生在心尖处和肺动脉瓣处。

2）器质性收缩期杂音　见于任何年龄及各瓣膜区，多为全收缩期（二尖瓣脱垂时杂音可发生在收缩晚期），强度在 3 级以上，沿血流方向传远而广，可伴震颤。

3）相对性收缩期杂音　由于心室或大血管扩张引起瓣膜相对性关闭不全而产生的杂音，一般较柔，传导不远，无震颤。

（2）舒张期杂音　舒张期杂音大多为器质性，也可有相对性，据其产生机制可有反流性杂音和充盈性杂音。

1）器质性舒张期杂音　①充盈性杂音，发生于心室快速充盈期，常呈低调的隆隆样舒张中晚期杂音，较局限，可伴震颤。常见于二尖瓣狭窄，左侧卧位听诊更清楚。②反流性舒张期杂音，发生于心室等容收缩期，杂音开始于舒张早期，常呈叹息样，可下传至心尖。坐位前倾，呼气末屏气更清楚，无震颤，常见于主动脉瓣关闭不全。③心房喷射音，发生于缓慢充盈期，呈拍击性吹风样，常伴 S_1 增强及隆隆样舒张期杂音，见于二尖瓣狭窄（隔膜型），易将此杂音误认为二尖瓣关闭不全。

2）相对性舒张期杂音　① Austin-Flint 杂音，见于主动脉瓣关闭不全时反流血液引起相对性二尖瓣狭窄，发生在舒张早期，性质柔，无 S_1 增强及开瓣音，无震颤。② Graham-Steell 杂音，见于肺动脉高压，肺动脉扩张致肺动脉瓣关闭不全，杂音呈吹风样，吸气增强。

（3）连续性杂音　产生该杂音的基本因素是相同方向的血流从收缩期至舒张期持续进行。大多见于器质性病变，亦有少数为无害性杂音。连续性杂音有两种：①从高压向低压血管或心腔的分流（器质性），杂音开始于收缩早期，并持续整个收缩期和舒张期，性质粗糙、响亮，呈机器样或拉锯样，可伴震颤。常见于动脉导管未闭、主动脉窦瘤破裂和主肺动脉间隔缺损等。②血流快速通过正常或扩张的血管（无害性），该快速血流引起的紊流持续存在于收缩期和舒张期，杂音较柔和，非机器样，可见于妊娠或哺乳期的乳房杂音、儿童颈静脉营营音等，属无害性杂音。

（4）高流量杂音　因血流增强可致，可发生在收缩期或舒张期。严重主动脉瓣关闭不全时，于主动脉瓣区听到的收缩期杂音，多为高流量杂音而并非主动脉瓣狭窄。分流量大的室间隔缺损、动脉导管未闭亦可在心尖区听到舒张中期杂音，而非二尖瓣狭窄。

（四）心包摩擦音

它是心脏壁层和脏层因炎症或其他原因变粗糙，随心脏搏动相互摩擦而产生的振动，呈搔抓样，与心跳一致，在心前区各处均可听到，但在心尖区或胸骨左缘下方，用膜式胸具紧压胸壁，前倾位听诊更清楚。有时摩擦音只在收缩期听到，此时需与短促的肺动脉瓣喷射性杂音区别。心包摩擦音是心包炎的特征性表现。

（魏宗德）

慢性心力衰竭的诊断与治疗

【流行病学】

心力衰竭是一种复杂的临床症状群，是各种心脏病的严重阶段，发病率高，5 年存活率与恶性肿瘤相仿。2003 年我国首次报道我国 35 ～ 74 岁人群慢性心力衰竭患病率为 0.9%，其中男性为 0.7%，女性为 1%。据我国 50 家医院住院病例调查，心力衰竭住院率只占同期心血管病的 20%，但死亡率却占 40%，提示预后差。

【病因及发病机制】

冠心病和高血压已成为慢性心力衰竭的主要病因。其他原因已居次要地位。心力衰竭的主要发病机制之一为心肌病理性重构，它导致心力衰竭进展的两个关键过程：一是心肌坏死（坏死、凋亡、自噬等）的发生；二是神经内分泌系统和细胞因子的过度激活所致的系统性反应增加，其中肾素 - 血管紧张素 - 醛固酮（renin-angiotensin-aldosterone，RAAS）和交感神经系统过度兴奋起着主要作用。切断这两个关键过程是有效预防和治疗心力衰竭的基础。

【临床及治疗评估】

（一）临床评估

1．心脏病性质及程度判断　射血分数降低性心衰的临床表现为：①左心室增大、左室收缩末期容积增加及左室射血分数（left ventricular ejection fraction，LVEF）≤ 40%；②有基础心脏病的病史、症状及体征；③有或无呼吸困难、乏力和液体潴留（水肿）等症状。

（1）根据病史及体格检查，提供各种心脏病的病因线索，如冠心病、心脏瓣膜病、高血压、心肌病和先天性心脏病。根据临床症状及体征判断心力衰竭（心衰）左心衰竭、右心衰竭或全心衰竭。

（2）二维超声心动图（2D echocardiography，2DE）及多普勒超声检查　作用有：①诊断心包、心肌或心脏瓣膜疾病。②定量或定性检测，指标包括房室内径，心脏几何形状，室壁厚度，室壁运动，心包、瓣膜及血管结构，瓣膜狭窄、关闭不全程度，LVEF，左室舒张末期容积（left ventricular end-diastolic volume，LVEDV）和左室收缩末期容积（left ventricular end-systolic volume，LVESV）；③可以区别射血分数正常性心衰（heart failure with preserved ejection fraction，HFpEF，即舒张功能不全）、射血分数降低性心衰（heart failure with reduced ejection fraction，HFrEF；即收缩功能不全，LVEF ≤ 40%）和射血分数中间值心衰（heart failure with mid-range ejection fraction，HFmrEF；40% < LVEF < 49%，舒张功能不全）。④ LVEF 及 LVESV 是判断收缩功能和预后的最有价值的指标。左室收缩末期容量指数（LVESVI=LVESV/ 体表面积）达 45 ml/m^2 的冠心病患者，其死亡率增加 3 倍。⑤为评价治疗效果提供客观指标。

推荐采用 2DE 的改良 Simpson 法测量左室容量及 LVEF。由于超声检查简便、价廉、便于床旁检查及重复检查，故左室功能的测定还是以 2DE 最为普遍。

（3）核素心室造影及核素心肌灌注显像　核素心室造影可准确测定左室容量、LVEF 及室壁运动。核素心肌灌注显像可诊断心肌缺血和心肌梗死，对鉴别扩张型心肌病和缺血性心肌病有一定帮助。

（4）X 线胸片　提供心脏增大，肺淤血、肺水肿及原有肺部疾病的信息。

（5）心电图　提供既往心肌梗死、左室肥厚、广泛心肌损害及心律失常的信息。

（6）冠状动脉造影　有心绞痛或既往有心肌梗死，需血管重建者或临床怀疑冠心病者应行冠状动脉造影，冠状动脉造影也可鉴别缺血性和非缺血性心肌病。但冠状动脉造影不能判断存活心肌。存活心肌的评估对陈旧心肌梗死患者血管重建的必要性至关重要。有心肌存活的患者，血管重建可有效改善左室功能。

（7）应用于临床判断存活心肌的方法　①刺激心肌收缩力储备的小剂量多巴酚丁胺超声心动图（dobutamine stress echocardiography，DSE）负荷试验。②核素灌注心肌血流显像（^{201}Ti 和 ^{99}Tc-MIBI SPECT）及代谢示踪剂氟脱氧葡萄糖（fludeoxyglucose，FDG）判断心肌活性的正电子发射断层显像（positron emission tomography，PET）。

小剂量 DSE 负荷试验评估存活心肌的临床应用价值已为临床所公认，其诊断存活心肌的灵敏度为 80% ～ 85%，特异度为 85%。由于方法简便、安全、价格低廉，可作为评估存活心肌的首选方法。^{201}Ti 灌注心肌显像是一种比较可靠的评价存活心肌的方法。硝酸酯 ^{99}Tc-MIBI 心肌显像可提高评价存活心肌的准确性。PET 诊断心肌存活的灵敏度为 90%，特异度为 70%。心肌灌注是评价存活心肌的最可靠的无创方法，但价格昂贵，技术复杂，目前尚不能成为常规检查手段。

（8）心肌活检　对不明原因的心肌病诊断价值有限，有助于明确心肌炎症性或浸润性病变的诊断。

（9）B 型利尿钠肽（type B natriuretic peptide，BNP）和 N 端 BNP 前体（NT-proBNP）（Ⅰ类，A 级）　对于临床诊断尚不确定的急诊患者可测定，BNP < 35 ng/L、NT-proBNP < 125 ng/L 可排除心力衰竭。如果明显 BNP、NT-pro BNP 增高有利于心力衰竭的诊断，并可以评估心力衰竭的严重程度及预后。

（10）心肌损伤标记物 cTn（Ⅰ类，A 级）　心肌纤维化的可溶性生长刺激表达基因 2（growth stimulation expressed gene 2，ST2 蛋白；Ⅱ a 类，B 级）、半乳糖凝集素 -3（Ⅱ b 类，B 级）的测定。

（11）心脏磁共振（CMR）检查　对心脏容积、心肌质量、室壁运动的测量准确性和重复性较好，复杂先天性心脏病可首选。

2．心功能不全的程度判断

（1）NYHA（纽约心脏病学会）心功能分级　Ⅰ级，日常活动无心力衰竭症状；Ⅱ级，日常活动出现心力衰竭症状（呼吸困难、乏力）；Ⅲ级，低于日常活动出现心力衰竭症状；Ⅳ级，在休息时出现心力衰竭症状。心力衰竭患者的 LVEF 与心功能分级症状并非完全成正比。

（2）心功能分期　美国心脏病学院及美国心脏学会（ACC/AHA）于 2001 年发表的《成人慢性心力衰竭的评估和治疗指南分期》中将心功能分为 4 期：A 期，患者有发生心衰的高度危险因素，如高血压、糖尿病、动脉硬化性血管病、甲状腺疾病、酗酒史、风湿热史、心肌病家族史等，但无器质性心脏病；B 期，患者有器质性心脏病，但未发生过心衰症状；C 期：患者过去或目前有心衰症状；且有器质性心脏病；D 期，为终末期患者，需要如机械辅助循环、持续静脉滴注正性肌力药物、心脏移植或临终关怀等特殊治疗。

（3）6 分钟步行试验　在特定的情况下，测量在规定的时间内步行的距离。虽然心力衰竭患者在 6 分钟内步行的距离可能受到医生诱导或患者的主观能动性的影响，但此方法安全、简便易行，已逐渐在临床上应用。6 分钟步行距离不但能评定患者的运动耐力，而且可预测患者预后。距离＜ 150 m 为重度心功能不全，150 ～ 425 m 为中度，426 ～ 550 m 为轻度。

3．液体潴留及其严重程度判断　每次随诊时应记录患者的体重，注意颈静脉充盈的程度及肝颈静脉回流征，并注意肺和肝充血的程度（肺部啰音、肝大），检查下肢和骶部水肿，检查腹部移动性浊音以发现腹水。液体潴留的判断对决定是否需要利尿剂治疗十分重要，短时间内体重增加是液体潴留的可靠指标，故体重测量是有效的判断液体潴留的方法。

4．其他生理功能评价　有创性血流动力学检查主要用于严重威胁生命，并对治疗无反应的泵衰竭的患者或需对呼吸困难和低血压休克做鉴别诊断时。有心律失常时可做 24 小时动态心电图。

（二）治疗评估

1．临床状况的评估

（1）数十年来，临床一直普遍沿用 NYHA 心功能分级来评价心力衰竭治疗后症状的变化。

（2）6 分钟步行试验作为心力衰竭患者运动耐力的客观指标，可用来评价药物的治疗效果。

（3）利尿钠肽测定　利尿钠肽包括 B 型利尿钠肽（BNP）和 N 端 BNP 前体（NT-proBNP）测定，推荐用于心衰筛查（Ⅱa 类，B 级）、诊断和鉴别诊断（Ⅰ类，A 级）、病情严重程度及预后评估（Ⅰ类，A 级）。出院前的利尿钠肽检测有助于评估心衰患者出院后的心血管事件风险（Ⅰ类，B 级），BNP ＜ 100 ng/L、NT-proBNP ＜ 300 ng/L 时通常可排除急性心衰；BNP ＜ 35 ng/L、NT-proBNP ＜ 125 ng/L 时通常可排除慢性心衰，但其灵敏度和特异度较急性心衰低。诊断急性心衰时 NT-proBNP 水平应根据年龄和肾功能进行分层：50 岁以下患者的 NT-proBNP ＞ 450 ng/L，50 岁以上患者的 NT-proBNP ＞ 900 ng/L，75 岁以上患者的 NT-proBNP ＞ 1 800 ng/L，肾功能不全患者（肾小球滤过率＜ 60 ml/min）NT-proBNP ＞ 1 200 ng/L。经住院治疗后利尿钠肽水平无下降的心衰患者预后差。多种心血管疾病［心衰、急性冠状动脉综合征、心肌病变（如左心室肥厚）、心脏瓣膜病、心包疾病、心房颤动（房颤）、心肌炎、心脏手术后、心脏电复律后、心肌毒性损伤等］和非心血管疾病和情况（高龄、贫血、肾功能不全、睡眠呼吸暂停、重症肺炎、肺动脉高压、肺栓塞、严重全身性疾病、脓毒症、严重烧伤和卒中等）均会导致利尿钠肽水平增高，尤其是房颤、高龄和肾功能不全。脑啡肽酶抑制剂使 BNP 降解减少，而 NT-proBNP 不受影响。

2．疾病进展的评估

（1）死亡率　死亡率是临床预后的主要指标，大样本的系列临床试验设计以生存率来评价治疗效果已对临床实践产生重要影响。但是，死亡率并不能完全评价疾病的进展，不少心力衰竭患者虽然存活但症状恶化，需多次反复住院，并且需要高强度和昂贵的治疗。因此，需要结合疾病进展情况来综合评定。

（2）综合评价疾病进展　包括以下方面：①死亡；②猝死；③症状恶化（NYHA 心功能分级加重）；④因心力衰竭加重需要增加药物剂量或增加新药治疗；⑤因心力衰竭或其他原因需住院治疗，其中住院事件在临床和经济效益方面最有意义。

【治疗】

（一）心力衰竭治疗决策的演变

从心衰的危险因素发展为结构性心脏病，出现心衰症状再到难治性终末期心衰可分为 A、B、C、D 四个时期。心衰是一种慢性、自发进展性疾病，很难根治，但可预防。这样分期正体现了重在预防的策略，预防 A 期到 B 期的进展即防止发生结构性心脏病，预防 B 期到 C 期的发展即防止心衰的症状及体征出现。

慢性心力衰竭的治疗自 20 世纪 90 年代末期以来有重大转变：从旨在改善血流动力学状态转变为长期的修复策略，以改变衰竭心脏的生物学性质。从采用强心、利尿、扩血管药物转变为神经内分泌抑制剂，在此基础上积极应用非药物的器械治疗。更重要的是针对心肌重构的机制、防止心肌重构的发展，从而降低心力衰竭的死亡率和住院率。

（二）心力衰竭的一般治疗

1．去除或缓解基本病因　所有心力衰竭患者都应对导致心力衰竭的基本病因进行评价。凡有原发性瓣膜病合并心力衰竭（NYHA 心功能Ⅱ级及以上），主动脉瓣疾病有晕厥、心绞痛症状的患者均应予手术修补或置换瓣膜。缺血性心肌病导致的心力衰竭患者若伴心绞痛、左室功能低下，但证实有存活心肌的患者，冠状动脉血管重建术可望改善心功能。其他病因治疗还有甲状腺功能亢进症的治疗、室壁瘤的手术矫正等。

2．去除诱发因素　控制感染、治疗心律失常，特别是心房颤动伴快速心室律者；纠正贫血、电解质紊乱；注意是否并发肺梗死等。

3．改善生活方式，降低出现新的心脏损害的危险性　如戒烟、戒酒；肥胖患者应减轻体重；控制高血压病、高血脂病、糖尿病；饮食宜低脂、低盐；重度心力衰竭患者应限制入水量，应每日称体重以早期发现液体潴留。应鼓励心力衰竭患者进行动态运动，以避免去适应状态。重度心力衰竭患者，可在床边小坐；其他不同程度的心力衰竭患者，可每日多次步行，每次 3 ～ 5 分钟；心力衰竭稳定，心功能较好者，可在专业人员监护下进行症状限制性有氧运动，如步行，每周 3 ～ 5 次，每次 20 ～ 30 分钟。在呼吸道疾病流行或春冬季节，可给予流感、肺炎链球菌疫苗等以预防感染。

4．密切观察病情演变及定期随访　应特别了解患者对饮食及药物治疗的依从性、药物的不良反应等，及时发现病情恶化并采取措施。

5．心理和精神治疗　抑郁、焦虑和孤独在心力衰竭的恶化中发挥重要作用，也是心力衰竭患者死亡的重要影响因素，因此也要针对症状给予相应药物治疗。

6．关于心肌能量药物的应用问题　心肌能量药物如辅酶 Q_{10}、曲美他嗪、左卡尼汀、磷酸肌酸等可以改善患者症状和心脏功能，改善生活质量，但对远期预后的影响尚需进一步研究。

7．注意避免应用的药物　非甾体抗炎药物如吲哚美辛（消炎痛）、Ⅰ类抗心律失常药以及大多数的钙通道阻断药均应避免应用。

（三）瓣膜性心脏病导致的心力衰竭

国际上较一致的意见是所有有症状的瓣膜性心脏病导致的心力衰竭（NYHA 心功能Ⅱ级及以上），以及重度主动脉瓣病变伴有晕厥、心绞痛者，均必须进行介入治疗或手术置换瓣膜。因为有充分证据表明介入或手术治疗是有效和有益的，可提高长期生存率。迄今为止，没有证据表明应用神经内分泌拮抗药，如血管紧张素转换酶（angiotensin converting enzyme，ACE）抑制药、β 受体阻断药、醛固酮受体拮抗剂可以改变瓣膜性心脏病及先天性心脏病导致的心力衰竭患者的自然病程或提高生存率，更不能用它们来替代已有肯定疗效的介入或手术治疗。

（四）慢性 HFrEF 的治疗

1．药物治疗的基本（标准）方案

（1）利尿剂（Ⅰ类，C 级）　利尿剂是心力衰竭治疗中最常使用的药物。它能迅速改善心力衰竭症状，也是唯一能够最充分控制心力衰竭液体潴留的药物；因此，利尿剂是任何一种有效治疗心力衰竭策略中必不可少的组成部分，但是长期应用利尿剂有许多害处：①可以造成电解质紊乱；②可以激活 RAS 系统、交感神经系统等神经体液调节系统；③可以降低心房钠尿肽水平，引起周围血管收缩。目前，除了螺内酯以外，其他利尿剂还没有被证明可以改善心力衰竭预后。在使用利尿剂过程中应及时监测电解质。氢氯噻嗪 25 ～ 100 mg/d，托拉塞米 10 ～ 20 mg/d，呋塞米 20 mg/d 开始，且剂量不受限制。氢氯噻嗪用于轻度液体潴留、肾功能正常的心力衰竭患者。如有显著液体潴留，特别当有肾功能损害时，宜选用托拉塞米、呋塞米。

1）一旦病情控制（肺部啰音消失、水肿消退、体重稳定），即可以最小有效剂量长期维持，一般需无限期使用。在长期维持期间，仍应根据液体潴留情况随时调整剂量。

2）每日体重的变化是最可靠的监测利尿剂效果和调整利尿剂剂量的指标。

3）利尿剂用量不当有可能改变其他治疗心力衰竭药物的疗效和不良反应：如利尿剂用量不足致液体潴留可减弱 ACE 抑制药的疗效和增加 β 受体拮抗药治疗的危险；反之，剂量过大会引起血容量减少，可增加 ACE 抑制药和血管扩张剂治疗的低血压反应，以及 ACE 抑制药和血管紧张素Ⅱ（Ang Ⅱ）受体阻断药治疗出现肾功能不全的危险。

4）在应用利尿剂过程中，如出现低血压和氮质血症而无液体潴留，则可能是利尿过度、血容量减少所致，应减少利尿剂剂量。如患者有持续液体潴留，则低血压和氮质血症很可能是心力衰竭恶化、终末器官灌注不足的表现，应继续利尿，并短期使用能增加肾灌注的药物，如多巴胺或多巴酚酊胺。

5）出现利尿剂拮抗时（常伴有心力衰竭恶化），可用以下方法：①静脉给予利尿剂（如呋塞米）持续静脉滴注（1 ～ 5 mg/h）；② 2 种或 2 种以上利尿剂联合应用；③应用增加肾血流的药物，如短期应用小剂量的［2 ～ 5 μg/（kg · min）］多巴胺或多巴酚酊胺。

（2）ACE 抑制药（Ⅰ类，A 级）　ACE 抑制药治疗心力衰竭主要通过两个机制：①抑制 RAS（组织 RAS 在心肌重塑中起关键作用）；②作用于激肽酶Ⅱ，抑制缓激肽的降解，提高缓激肽水平。循证医学证实 ACE 抑制药阻断 RAS，有利于防止心室重构和心功能恶化，并能改善临床症状，降低死亡率。这两个机制奠定了 ACE 抑制药作为治疗心力衰竭的基石和首选药物的地位。

全部心力衰竭患者必须应用ACE抑制药，包括无症状性心力衰竭，除非有禁忌证或不能耐受。一般从小剂量开始，逐渐增加至大剂量，用ACE抑制药前最好先用利尿药排除体内潴留的水分。

常用的ACE抑制药的参考剂量及用法见表2-1。

表2-1 常用ACE抑制药的参考剂量及用法

药物	起始剂量及用法	目标剂量及用法
卡托普利	6.25 mg，3次/日	25～50 mg，3次/日
依那普利	2.5 mg，1次/日	10 mg，2次/日
培哚普利	2 mg，1次/日	4 mg，1次/日
雷米普利	1.25～2.5 mg，1次/日	2.5～5 mg，2次/日
贝那普利	2.5 mg，1次/日	5～10 mg，2次/日
福辛普利	10 mg，1次/日	20～40 mg，1次/日
西拉普利	0.5 mg，1次/日	1～2.5 mg，1次/日
赖诺普利	2.5 mg，1次/日	5～20 mg，1次/日

必须告知患者：①疗效在数周或数月后才出现，即使症状未见改善。仍可降低疾病进展的危险性。②不良反应可能早期就发生，但不妨碍长期应用。ACE抑制剂需无限期、终生应用。ACE抑制药一般与利尿剂合用，如无液体潴留时亦可单独应用，一般不再补充钾盐。ACE抑制药亦可与β受体阻断药和（或）地高辛合用。

对ACE抑制药曾有致命性不良反应的患者，如曾有血管神经性水肿、无尿性肾衰竭的患者或妊娠期妇女，绝对禁用ACE抑制药。以下情况须慎用：①双侧肾动脉狭窄；②血肌酐水平显著升高（血Cr > 225.2 μmol/L）；③高钾血症；④低血压患者须经其他处理，待血流动力学稳定后再决定是否应用ACE抑制药。必须从极小剂量开始使用，如能耐受则每隔3～7日剂量加倍。起始治疗前需注意利尿剂已维持在最合适剂量。起始治疗后1～2周内应监测肾功能和血钾，之后定期复查。ACE抑制药的目标剂量或最大耐受量不根据患者治疗反应来决定，只要患者能耐受，可一直增加到最大耐受量。一旦达到最大耐受量后，即可长期维持应用。

（3）β受体拮抗药　心衰时有交感神经兴奋性增强，血液中儿茶酚胺水平增高。这一方面是机体的代偿作用，可以增强心肌收缩力和增加心排血量。但是长期交感神经过度兴奋对心脏有不利影响，会引起小动脉收缩、外周阻力增加，引起心动过速，增加心肌氧耗量，促进心肌肥大、心肌纤维化、心肌凋亡，减弱心肌舒张功能。长期交感神经高度兴奋使心肌β受体密度下调，心肌功能愈发降低。所以交感神经兴奋是和心力衰竭预后差相关的。CIBIS Ⅱ和MERIT-HF等试验证实β受体拮抗药能改善临床情况、左室功能，降低死亡率和住院率。联合使用ACE抑制药可产生相加效应。

所有心力衰竭患者都必须应用β受体拮抗药，除非有禁忌证或不能耐受。应告知患者症状改善常在治疗后2～3个月，不良反应可能早期就发生，但不防碍长期应用。在使用上要注意：①应从小剂量开始，逐渐增加剂量，至能耐受的最大剂量；②应当长期使用；③在使用过程中应当严密监测病情。严重心动过缓、各种传导阻滞（如窦房传导阻滞、房室传导阻滞）、严重的支气管哮喘等情况仍是应用 β 受体拮抗药的禁忌证。

可选用选择性或非选择性 β 受体拮抗药，如开始时使用比索洛尔 1.25 mg/d，美托洛尔 12.5 mg/d，卡维地洛 3.125 mg，每日 2 次，可每隔 2 ～ 4 周将剂量加倍以达最大剂量。清醒状态静息心率不宜小于 55 次 / 分（最好控制在 55 ～ 60 次 / 分）。

β 受体拮抗药应用的一些观念需有所改变：①慢性心力衰竭恶化患者不宜停用或减少原来使用的 β 受体拮抗药；②即使小剂量 β 受体拮抗药也优于不用；③任何时候开始治疗都不算迟；④任何时候开始治疗都不为早。

（4）进一步治疗和加用药物建议　当患者完成标准和优化治疗后效果仍不满意时应考虑加用其他药物。不满意是指：①症状和体征改善不满意，LVEF 未见升高，心脏大小未见减小等；②心力衰竭生物标志物 BNP、NT-proBNP 降幅< 30% 甚至升高。

这时可加以下药物。

1）洋地黄　洋地黄的正性肌力和负性频率作用可以改善心功能，多年来一直作为心力衰竭治疗的基础。但是由于洋地黄类治疗量和中毒量非常接近，现已放弃了负荷剂量方案，改用每日维持量给药方案。主要用于 NYHA 心功能Ⅱ级及以上的伴有快速心室率的心房颤动的收缩性心力衰竭患者。地高辛常用量为 0.125 ～ 0.25 mg/d，毛花苷 C 为 0.2 ～ 0.4 mg/d。

地高辛没有明显的降低心力衰竭患者死亡率的作用，因而不主张早期应用。不推荐应用于 NYHA 心功能Ⅰ级的患者。

地高辛常用剂量为 0.25 mg/d。70 岁以上、肾功能减退者宜用 0.125 mg，每日 1 次或隔日 1 次。虽然有学者主张应用地高辛时，应测定其血清浓度指导选择地高辛的合适剂量，但尚无证据支持这一观点。与传统观念相反。地高辛安全、耐受性良好。不良反应主要见于大剂量时，但治疗心力衰竭并不需要大剂量。长期应用，剂量在一般认可的治疗范围内的地高辛是否会产生不良的心血管作用，目前还不清楚。

2）螺内酯（Ⅰ类，A 级）　心力衰竭时体内 RAS 被激活，这在 CHF 恶化中起重要作用。研究显示人体心肌有醛固酮受体。醛固酮可引起低镁、低钾外，可致自主神经功能失调，并有独立于 Ang Ⅱ和相与 Ang Ⅱ联合的对心脏结构和功能的不良作用。

螺内酯可促进心肌重塑、心肌纤维化，促进心力衰竭的发展。RALES 试验结果表明应用螺内酯后患者总死亡率降低了 30%，心脏死亡率降低了 31%，因心脏原因的住院率减少了 30%；只有不到 2% 的患者中出现了重度血钾增高，10% 的男性出现乳房发育。因此，对于近期或目前 NYHA 心功能Ⅲ～Ⅳ级的患者，可考虑应用小剂量的螺内酯 20 mg/d。

3）血管紧张素受体阻断药（angiotensin receptor blocker，ARB；Ⅰ类，A 级）　ARB 可以阻断靶组织上的 Ang Ⅱ受体，从而可以消除 Ang Ⅱ的种种不良作用，如血管收缩、血压增高、心肌和血管重构等。而且由于 ARB 不影响缓激肽降解，缓激肽不会过多聚集而致咳嗽。Val-HeFT 试验临床研究结果表明，缬沙坦明显降低了各种原因死亡率及发病率（13.3%）、心力衰竭患者住院率（27.5%），明显改善心力衰竭患者生活质量和心力衰竭患者的 NYHA 心功能分级。这说明 ARB 能明显降低心力衰竭患者的死亡率和致残率。

4）ARB 和血管紧张素受体脑啡肽酶抑制剂（angiotensin receptor neprilysin inhibitor，ARNI）　后者有 ARB 和脑啡肽酶抑制剂的作用，可升高利尿钠肽、缓激肽和肾上腺髓质激素及其他内源性血管活性肽的水平。ARNI 的代表药物是沙库巴曲、缬沙坦。PARADIGM-HF 试验显示，与依那普利相比，沙库巴曲缬沙坦钠使主要复合终点（心血管病死亡和心衰住院）风险降低 20%，心脏性猝死减少 20%。

对于 NYHA 心功能Ⅱ～Ⅲ级、有症状的 HFrEF 患者，若能够耐受 ACEI/ARB，推荐以 ARNI 替代 ACEI/ARB，以进一步减少心衰的发病率及死亡率（Ⅰ类，B 级）。它的禁忌证包括：①有血管神经性水肿病史；②双侧肾动脉严重狭窄；③妊娠期、哺乳期妇女；④重度肝损害（Child-Pugh 分级 C 级）、胆汁性肝硬化和胆汁淤积；⑤已知对 ARB 或 ARNI 过敏。以下情况者须慎用：①血肌酐＞ 221 μmol/L（2.5 mg/dl）或 eGFR ＜ 30 ml/（min・1.73 m^2）；②血钾＞ 5.4 mmol/L；③症状性低血压（收缩压＜ 95 mmHg）。

患者由服用 ACEI/ARB 转为 ARNI 前血压需稳定，并停用 ACEI 36 小时，因为 ARNI 和 ACEI 联用会增加血管神经性水肿的风险。ARNI 从小剂量开始，每 2 ～ 4 周剂量加倍，逐渐滴定至目标剂量。中度肝损伤（Child-Pugh 分级 B 级）、大于 75 岁患者起始剂量要小。开始治疗和剂量调整后应监测血压、肾功能和血钾。在未使用 ACEI/ARB 的有症状 HFrEF 患者中，在血压能够耐受的情况下，虽然首选 ARNI 也有效，但缺乏循证医学证据支持。因此从药物安全性考虑，临床应用需审慎。本药的不良反应主要是低血压、肾功能恶化、高钾血症和血管神经性水肿。不良反应的相关处理同 ACEI。

5）伊伐布雷定：伊伐布雷定通过特异性抑制心脏窦房结起搏电流（If）来减慢心率。SHIFT 研究显示伊伐布雷定使心血管死亡和心衰恶化住院的相对风险降低 18%，患者左室功能和生活质量均显著改善。SHIFT 中国亚组分析显示联合伊伐布雷定平均治疗 15 个月，心血管死亡或心衰住院复合终点的风险降低 44%。

NYHA 心功能Ⅱ～Ⅳ级、LVEF ≤ 35% 的窦性心律患者，合并以下情况之一可加用伊伐布雷定：①已使用 ACEI/ARB/ARNI、β 受体阻断药、醛固酮受体拮抗剂，β 受体阻断药已达到目标剂量或最大耐受剂量时，心率仍≥ 70 次 / 分钟（Ⅱa 类，B 级）；②心率≥ 70 次 / 分钟，对 β 受体阻断药禁忌或不能耐受（Ⅱa 类，C 级）。它的禁忌证包括：①病态窦房结综合征、窦房传导阻滞、Ⅱ度及以上房室传导阻滞、治疗前静息心率＜ 60 次 / 分钟；②血压＜ 90/50 mmHg；③急性失代偿性心衰；④重度肝功能不全；⑤房颤 / 心房扑动（房扑）；⑥依赖心房起搏。

伊伐布雷定起始剂量为 2.5 mg，一日 2 次，治疗 2 周后，根据静息心率调整剂量，每次剂量增加 2.5 mg，使患者的静息心率控制在 60 次 / 分钟左右。最大剂量为 7.5 mg，一日 2 次。高龄、伴有室内传导障碍的患者起始剂量要小。对合用 β 受体阻断药、地高辛、胺碘酮的患者应监测心率和 QT 间期，因低钾血症和心动过缓合并存在是发生严重心律失常的易感因素，特别是 QT 间期延长综合征患者。要避免与强效细胞色素氧化酶（P4503A4）抑制剂（如唑类抗真菌药、大环内酯类抗生素）合用。本药的不良反应最常见的为光幻症和心动过缓。如发生视觉功能恶化，应考虑停药。心率＜ 50 次 / 分钟或出现相关症状时应减量或停用。

2．非药物治疗

（1）心脏再同步化治疗（cardiac resynchronization therapy，CRT）　充分的证据表明，心衰患者在药物优化治疗至少 3 个月后仍存在以下情况应该进行 CRT 治疗，以改善症状及降低病死率：①窦性心律，QRS 时限≥ 150 ms，左束支传导阻滞（left bundle branch block,LBBB），LVEF ≤ 35% 的症状性心衰患者（Ⅰ类，A 级）；②窦性心律，QRS 时限≥ 150 ms，非 LBBB，LVEF ≤ 35% 的症状性心衰患者（Ⅱa 类，B 级）；③窦性心律，QRS 时限为 130 ～ 149 ms，LBBB，LVEF ≤ 35% 的症状性心衰患者（Ⅰ类，B 级）；④窦性心律，130 ms ≤ QRS 时限＜ 150 ms，非 LBBB，LVEF ≤ 35% 的症状性心衰患者（Ⅱb 类，B 级）；⑤需要高比例（＞ 40%）心室起搏的 HFrEF 患者（Ⅰ类，A 级）；⑥对于 QRS 时限 ≥ 130 ms，LVEF ≤ 35% 的房颤患者，如果心室率难控制，为确保双心室起搏可行房室结消融（Ⅱa 类，B 级）；⑦已植入起搏器或植入型心律转复除颤器（implantable cardioverter defibrillator，ICD）的 HFrEF 患者，若心功能恶化伴高比例右心室起搏，可考虑升级到 CRT（Ⅱb 类，B 级）。

CRT 方法有两种。a. 双心室起搏：是纠正室间及室内不同步的经典方法。在此基础上，对房室间期正常的 LBBB 患者，进行优化的单左心室起搏，可能提高 CRT 应答率。此外，有研究显示左心室多部位起搏较左心室单部位起搏临床效果更好，尤其适用于常规双心室起搏治疗无效或效果不佳者。b. 房室束起搏（His bundle pacing，HBP）：如果通过 HBP 能成功纠正希氏浦肯野系统传导病变（尤其是 LBBB），在理论上，它比双心室起搏更符合生理性。植入工具的改进大大提高了 HBP 的成功率，拓展了 HBP 的应用范围。它主要适合以下患者：①左心室导线植入失败患者；② CRT 术后无应答患者；③药物控制心室率不理想的房颤伴心衰，且经导管消融失败或不适合房颤消融，需要房室结消融控制心室率的患者；④慢性房颤伴心衰，需要高比例（＞ 40%）心室起搏的患者。HBP 尚处于起步阶段，需开展大规模临床试验证实其近期及远期疗效，尤其是其对生存率的影响。

（2）ICD 心衰患者植入 ICD 适应证有以下两点。a. 用于二级预防，慢性心衰伴低 LVEF，曾有心脏停搏、心室颤动（室颤）或伴血流动力学不稳定的室性心动过速（室速）（Ⅰ类，A 级）。b. 用于一级预防：①缺血性心脏病患者，优化药物治疗至少 3 个月、心肌梗死后至少 40 天及血运重建至少 90 天、预期生存期＞ 1 年时，若 LVEF ≤ 35%、NYHA 心功能Ⅱ～Ⅲ级，推荐 ICD 植入，减少心脏性猝死和总死亡率（Ⅰ类，A 级）；若 LVEF ≤ 30%、NYHA 心功能Ⅰ级，推荐植入 ICD，减少心脏性猝死和总死亡率（Ⅰ类，A 级）。②非缺血性心衰患者，优化药物治疗至少 3 个月、预期生存期＞ 1 年时，若 LVEF ≤ 35%、NYHA 心功能Ⅱ或Ⅲ级，推荐植入 ICD，减少心脏性猝死和总死亡率（Ⅰ类，A 级）；若 LVEF ≤ 35%，NYHA 心功能Ⅰ级，可考虑植入 ICD（Ⅱb 类，B 级）。

（3）左室辅助装置（left ventricular assist device，LVAD） 适用于严重心脏事件后或准备行心脏移植的过渡治疗。

（4）心脏移植。

（五）慢性 HFpEF 和 HFmrEF 的治疗

因基础心血管疾病（如房颤、高血压、冠心病、肺动脉高压）以及合并症（如糖尿病、慢性肾疾病等）的不同，患者的病理生理机制差异很大。非心血管疾病也是患者死亡和住院的原因。故建议对慢性 HFpEF 和 HFmrEF 患者进行心血管疾病和非心血管疾病合并症的筛查及评估，并给予相应的治疗，以改善症状及预后（Ⅰ类，C 级）。慢性 HFpEF 和 HFmrEF 诊断和评估见心衰的诊断和临床评估部分，在诊断不明确时可进行负荷超声心动图或有创检查明确左心室充盈压是否升高。HFpEF 患者的治疗主要针对症状、心血管基础疾病和合并症、心血管疾病危险因素，采取综合性治疗手段。临床研究未能证实 ACEI/ARB、β 受体阻断药能改善慢性 HFpEF 和 HFmrEF 患者的预后和降低病死率。合并症的治疗见心衰常见合并症的处理部分。

1．利尿剂　有液体潴留的慢性 HFpEF 和 HFmrEF 患者应使用利尿剂（Ⅰ类，B 级），利尿剂使用方法见慢性 HFrEF 的治疗中利尿剂部分。

2．基础疾病及合并症的治疗

（1）高血压 是最重要和最常见的 HFpEF 的病因，有效控制血压可降低因心衰住院、心血管事件及死亡率。按照目前高血压指南，将血压控制在 130/80 mmHg 以下（Ⅰ类，C 级）。降压药物推荐优选 ACEI/ARB、β 受体阻断药（Ⅱ a类，C 级）。存在容量负荷过重的患者首选利尿剂。

（2）冠心病 合并冠心病的 HFpEF 患者应按冠心病相关指南进行治疗，经规范的药物治疗后仍有心绞痛症状或存在心肌缺血，应考虑行冠状动脉血运重建术（Ⅱ a类，C 级）。冠心病治疗见心衰常见合并症的处理中冠心病部分。

（3）房颤 合并房颤的 HFpEF 患者根据相关指南进行治疗可改善心衰症状（Ⅱ a类，C 级）。房颤的治疗见心衰常见合并症处理中房颤部分。

（4）其他 积极治疗糖尿病和控制血糖，肥胖者要减轻体重。糖尿病的治疗见心衰常见合并症的处理中糖尿病部分。

HFmrEF 占心衰患者的 10% ～ 20%，HFmrEF 与 HFpEF 的临床表型不尽相同，目前关于其临床特点、病理生理、治疗与预后的临床证据有限。初步研究显示，HFmrEF 在病因学、临床特点、影像学表现、合并症、治疗及预后等方面介于 HFrEF 与 HFpEF 之间。HFmrEF 中缺血性心脏病的患者比例与 HFrEF 相似，明显高于 HFpEF 患者。部分 HFmrEF 可转变为 HFpEF 或 HFrEF，从 HFmrEF 进展到 HFrEF 的患者预后比那些保持在 HFmrEF 或转变为 HFpEF 的患者更差。对一些随机对照试验的回顾性分析以及荟萃分析表明，ACEI/ARB、β 受体阻断药、醛固酮受体拮抗剂可能改善 HFmrEF 患者的预后。

3．醛固酮受体拮抗剂 TOPCAT 研究亚组分析提示螺内酯可降低 HFpEF 患者因心衰住院风险。对 LVEF ≥ 45%，BNP 升高或 1 年内因心衰住院的 HFpEF 患者，可考虑使用醛固酮受体拮抗剂以降低住院风险（Ⅱ b，B）。

（陈良海 叶 强）

参考文献

[1] 杨杰等．2018 年中国心衰指南．中华心血管病杂志，2018，46（10）：760-788

[2] 高润霖，胡大一．心血管病诊治新进展 2011-2012．北京：中华医学电子音像出版社，2011．

[3] 葛均波，徐永健，王辰．内科学．9 版．北京：人民卫生出版社，2018．

原发性高血压的药物治疗

原发性高血压（essential hypertension，EH）也可称为高血压病，简称为高血压。高血压是一个由许多病因引起的处于不断进展状态的心血管综合征，可导致心脏和血管功能和结构的改变，这是 ASH 2005 年的新定义，把高血压从单纯的血压读数高扩大到了包括总的心血管危险因素、心脏和血管功能和结构的改变，并且强调它是不断发展和加重的一种状态。

高血压在我国十分常见，患病率为 25%，患者已超过 2.7 亿。但前几年统计的高血压知晓率仅为 30.2%，服药率仅为 24.7%，控制率只有 6.16%。我国高血压患者基数十分庞大，但控制率很不理想，这势必造成心脑血管疾病在我国的高度流行。实际上目前我国的现状就是如此，所以高血压控制面临十分严峻的形势，只有政府、医院、媒体、社区和个体联合起来，加大宣传力度，提高控制率，才能抑制心血管疾病的流行。

【高血压与靶器官损害】

高血压的危害主要在于造成心、脑、肾及大血管的损伤，可引起心肌肥厚、心力衰竭、冠心病、脑卒中、肾损害、肾衰竭及主动脉夹层。流行病学研究显示，随着收缩压和舒张压的升高，无论男性还是女性，缺血性心脏病和脑卒中的死亡率均显著升高，呈线性正相关。而大量的循证医学研究均显示降压治疗可显著降低心脑血管事件。

【分级及危险度分层】

由于血压与心血管事件相关，因此要对高血压进行分级，《中国高血压防治指南》把高血压分为 3 级，即 1 级、2 级和 3 级。由于高血压的危险性不仅与血压的分级有关，还与合并的其他危险因素有关，所以还要进行危险度分层，《中国高血压防治指南》建议将总的危险度分类为低危、中危、高危和极高危。依据危险度分类进行治疗。

【治疗】

20 世纪 50 年代前，一般认为高血压是一种老年性的机体代偿反应，对高血压的治疗并不积极。此后，逐渐增加的临床研究发现降压治疗可以减少心脑血管事件及降低死亡率。研究显示收缩压每下降 10 mmHg 和（或）舒张压下降 5 mmHg，脑卒中发病率降低 38%，冠心病发病率降低 16%，总心血管事件减少 20%。高血压的治疗包括不良生活方式的改变、降压药物的使用、危险因素的控制和相关疾病的治疗。高血压患者获益多少与降压程度密切相关，而与使用的降压药物关系较小，也就是说药物在降压之外的作用会被降压的益处掩盖，降压的作用是关键。5 大类降压药均可用。

（一）治疗目标

高血压治疗的主要目的是最大限度地降低心血管病的死亡率和病残的总危险，要取得此效果就要降压达标。不同人群血压的目标值不同：一般高血压人群降压的目标值为血压 < 140/90 mmHg；糖尿病及肾病导致的高血压及高血压高危患者血压 < 130/80 mmHg；老年高血压患者收缩压 < 150 mmHg，但舒张压不应低于 60 mmHg。流行病学及临床研究发现，在一定范围内，血压降得越低，心血管事件越少，获益就越多。但最近几年的研究发现，在某些情况下，如合并严重的心脏病及糖尿病时，收缩压 < 110 ~ 120 mmHg，心血管事件可能增加。这就说明在降压治疗方面确实存在 J 形曲线现象。在高血压早期，血管结构和功能大致正常的患者采用强化降压治疗不仅有效，而且安全。但已经存在明显动脉结构和功能异常的患者强化干预策略，可能明显增加事件风险。

（二）治疗方法

高血压的危险度不同，治疗方法也不同，低危患者首先应干预生活方式数月，无改善者可考虑开始药物干预；中危患者在强化性的生活方式干预数周后如果无效，可由医生决定治疗时间和治疗方案；高危和很高危的高血压患者，应当立即启动降压药物治疗。

1．生活方式干预　生活方式干预的益处在于可以降低血压；减少抗高血压药物的用量，增加抗高血压药物的效果；控制其他危险因素；并可作为人群中高血压和伴发心血管疾病的一级预防。具体内容有下述几个方面：①减轻体重，减重有助于胰岛素抵抗、糖尿病、高脂血症和左室肥厚的控制。②节制饮酒，少量饮酒可减少冠心病的危险，但过度饮酒使脑卒中的危险增加。男性患者应将乙醇控制在 20 ~ 30 mg/d，女性患者控制在 10 ~ 20 mg/d。

③限制钠盐，钠盐摄入量由 10.5 g/d 降至 4.7 ～ 5.8g/d，收缩压平均可以降低 4 ～ 6 mmHg。盐摄入量建议小于 6 g/d。④复合饮食改变，素食方式可以降低高血压患者的血压，建议高血压患者多吃水果和蔬菜并减少脂肪摄入。⑤增加体力活动，轻度运动可使收缩压降低 4 ～ 6 mmHg。从事坐立工作的患者应有规则地进行一定量的有氧运动，如快步走 30 ～ 45 分钟，每周 3 ～ 4 次。⑥减轻心理压力和环境压力，压力增加会导致个体采取不良的生活方式，从而导致高血压。⑦其他，如使用生物反馈法、改变微量营养和在饮食中补充钙、镁、纤维素或鱼油。

2．降压药物使用　目前国内最常用的抗高血压药物包括：利尿剂（diuretics，D）、β 受体阻断药（β-receptor blocker，β-RB）、钙通道阻断药（calcium channel blocker，CCB）、血管紧张素转化酶抑制药（ACEI）、血管紧张素受体阻断药（ARB）和复方降压药物。使用原则为联合治疗；长期治疗，甚至终生治疗；个体化治疗；尽量使用长效降压药物。

（三）联合降压药物治疗

近年来临床研究发现单用一个降压药很难控制血压达到目标水平，常常要 2 种甚至多个药物才能达标。因此，联合治疗是近年来高血压治疗的最重要的进展，多个国内外的指南都强调联合用药。联合治疗的好处在于：疗效大于单药，增强降压效果；减少不良反应，服药依从性高；有效保护脏器，减少并发症。临床研究显示单药治疗只能控制 40% ～ 50% 的患者的血压达到目标水平，联合治疗则可达到 80% 以上。单药降压效果为收缩压降低 7 ～ 13 mmHg，舒张压降低 4 ～ 8 mmHg；而联合药物降压效果为收缩压降低为 12 ～ 22 mmHg，舒张压降低 7 ～ 14 mmHg，联合用药降压幅度是单药的 2 倍。2/3 的高血压患者需要两种以上的药物治疗才能达标。单药治疗只干预一种升压机制；联合用药治疗可干预多种机制，且可抵消单药的不良反应。

1．联合用药的适应证　适合联合用药的情况主要有：①最初高血压为 2 ～ 3 级；②单药治疗不能控制的 1 级高血压；③危险度分类为高危或极高危。

2．联合用药的方法　可采用处方临时联合，其好处在于医生可自由组合，剂量也易调整；另外也可采用固定剂量联合，即由药厂制成复方制剂，其优点是患者服用方便、依从性高。常用的联合治疗方案有 CCB 与 ARB、CCB 与 ACEI、D 与 ACEI、氢氯噻嗪（hydrochlorothi azide，HCTZ）与 ARB、CCB 与 D、CCB 与 β-RB（二氢吡啶，DHP）。总的说来可把降压药分为两大类：作用于交感神经及 RAS 的抑制药，有 β-B、ACEI 和 ARB；作用于血容量的药，有 CCB 和 D。这两大类药物的联合应用为合理方案。

（四）个体化治疗

由于血压水平、存在的危险因素、靶器官损害及合并的临床疾病在不同的高血压患者常不一样，同时还要考虑患者的年龄、文化知识及经济条件，所以，高血压的治疗常常要采用个体化的策略。不能千篇一律用相同的降压药物。

1．冠心病和心力衰竭患者的降压治疗　对心肌梗死后患者早期应用 β-RB、ACEI 或 ARB，可降低其心肌梗死复发率和死亡率。对合并慢性冠心病的高血压患者进行降压治疗也可可减少其心血管事件。冠心病患者的降压目标值是 130/80 mmHg 左右或更低一些，但舒张压不能低于 60 mmHg，否则心血管事件反而增加。对于合并慢性收缩性心力衰竭的高血压患者也主要选用 ACEI 或 ARB 和 β-RB 及利尿剂，若血压不达标可加用长效 CCB，如氨氯地平和非洛地平缓释片。舒张性心衰在有高血压病史的患者中较常见，预后不良。目前尚无证据显示何种降压药物更有优势。

2．糖尿病患者的降压治疗　2 型糖尿病患者尤其应注意减重和减少盐的摄入。目标血压应小于 130/80 mmHg，常首选 ACEI 或 ARB。若血压不达标，可加用长效 CCB 或其他降压药物。常需 2 种或 2 种以上的降压药物联合应用。临床研究显示降压治疗可降低糖尿病患者的死亡率及减少心血管事件。

3．肾功能不全患者的降压治疗　肾功能不全与心血管事件风险密切相关。严格控制血压（血压＜ 130/80 mmHg；若尿蛋白＞ 1 g/d，则应更低）及降低尿蛋白水平，使其尽可能接近正常水平是防止肾功能不全进展及恶化的关键因素。为了达到目标血压，通常需要联合应用多种降压药物（包括袢利尿剂），但应首选 ACEI 或 ARB，常需加用 CCB 和 D。

4．脑血管病患者的降压治疗　已有大量研究显示，对有卒中或短暂性脑缺血发作（transient ischemic attack，TIA）病史的患者，降压治疗可显著降低其卒中的复发率，也可降低相关心脏事件的风险。高血压患者获益在很大程度上取决于血压下降本身，因此对脑血管病患者可以使用现有的各种药物和合理的联合治疗方案进行降压。

5．老年群的降压治疗　老年性高血压的特点是收缩期高血压为主、易发生体位性低血压、血压波动大、危险因素多、靶器官损害重、合并较多的临床疾病。因此，对老年患者高血压的降压治疗应从小剂量开始，缓慢加量。老年患者收缩压下降较难，常需联合用药。5 大类降压药均可选用，CCB 和 D 对老年性收缩性高血压的降压效果较好。循证医学研究显示无论 60 岁还是 80 岁的老年性高血压患者，降压治疗均可减少其心血管事件。

6．顽固性高血压患者的降压治疗　顽固性高血压是指在改善生活方式基础上，应用了足够剂量且合理的 3 种降压药物（包括利尿剂）后，血压仍在目标水平之上，或至少需要 4 种药物才能使血压达标的高血压。它占所有高血压的 20% ～ 30%。要选用适当的联合治疗方案：先采用三药方案，即 ACEI/ARB + CCB + 噻嗪类利尿剂；若不达标，可加用螺内酯、β-RB，或交感神经抑制药（可乐定）。近年来，研究发现经导管肾动脉交感神经射频消融术治疗顽固性高血压取得了较好的效果。一个临床研究将 106 例顽固性高血压患者分为两组，消融组 52 例，对照组 54 例。消融组中 49 例患者（94%）接受消融，对照组 51 例患者（94%）随访至 6 个月。消融组血压下降 32/12 mmHg（$P < 0.0001$），对照组血压变化 1/0 mmHg，6 个月时组间差异为 33/11 mmHg（$P < 0.0001$）。未出现与手术相关的严重并发症；1 例接受消融的患者出现本身的动脉粥样硬化进展，无需治疗。此介入治疗手术虽然开展不多，但显示了良好的应用前景。

（刘应才）

参考文献

[1] 吴兆苏 . 我国心血管流行病学发展 30 年回顾 . 中华心血管病杂志，2003，31：881-884.

[2] 刘国仗，马文君 . 高血压诊断和治疗研究进展 . 中华心血管病杂志，2003，31：884-888.

[3] 纪宝华 . 顽固性高血压治疗对策 . 中华心血管病杂志，2003，31（5）：395-397.

[4] 刘静，赵冬，王薇，等 . 中国多省市心血管病危险因素队列研究与美国弗莱明翰心脏研究结果的比较 . 中华心血管病杂志，2004，32（2）：167-172.

[5] Collins R，Peto R，MacMahon S，et al. Blood pressure，stroke，and coronary heart disease. Part2，Short-term reductions in blood pressure：overview of randomized drug trials in their epidemiological context. Lancet，1990，335：827-839.

[6] 中国高血压防治指南修订委员会 . 2010 年中国高血压防治指南 . 中华心血管病杂志，2011，39（7）：579-616.
[7] Chobanian AV，Bakris GL，Black HR，et al. Seventh report of the Joint National Committee on prevention，detection，evaluation，and treatment of high blood pressure. Hypertension，2003，42（6）：1206-1252.

心律失常的药物治疗

一、抗心律失常药物的分类及其作用机制

药物防治心律失常已近百年，Vaughan Willams 根据药物电生理特性将其分为四类。抗心律失常药物的分类及作用机制见表 2-2。

Ⅰ类药物：阻滞快钠通道，降低 0 期上升速率（V_{max}），减慢心肌传导，有效地终止钠通道依赖的折返。Ⅰ类药物根据通道作用动力学和阻滞强度的不同又可分为Ⅰa、Ⅰb 和Ⅰc 类。结合 / 解离时间常数＜ 1 秒者为Ⅰb 类药物，≥ 12 秒者为Ⅰc 类药物，介于二者之间者为Ⅰa 类药物。Ⅰ类药物对病态心肌、重症心功能障碍和缺血心肌特别敏感，应用要谨慎，尤其Ⅰc 类药物易诱发致命性心律失常。

Ⅱ类药物：阻滞 β 受体，降低交感神经效应，减轻由 β 受体介导的心律失常。此类药能降低 L 型钙通道电流（ICaL）、起搏电流（If），由此减慢窦性心律，抑制自律性，也能减慢房室结的传导。长期口服可能能缩短病态心肌细胞的复极时间，降低缺血心肌的复极离散度，并能提高致颤阈值，由此降低冠心病的猝死率。

表2-2　抗心律失常药物的分类及作用机制

类别	作用通道和受体	QT 间期	常用代表药物
Ⅰa	阻滞 INa ++	延长 +	奎尼丁、丙吡胺、普鲁卡因胺
Ⅰb	阻滞 INa	缩短 +	利多卡因、苯妥英、美西律、妥卡尼
Ⅰc	阻滞 INa +++	不变	普罗帕酮、氟卡尼、莫雷西嗪
Ⅱ	阻滞 β1	不变	阿替洛尔、美托洛尔、艾司洛尔
	阻滞 $β_1$、$β_2$	不变	纳多洛尔、普萘洛尔、索他洛尔
Ⅲ	阻滞 IKr	延长 +++	多非利特、索他洛尔
	阻滞 IKr、Ito	延长 +++	替地沙米
	阻滞 IKr，激活 INaS	延长 +++	伊布利特
	阻滞 IKr、IKs	延长 +++	胺碘酮、阿齐利特
	阻滞 IK、交感末梢	延长 +++	溴苄胺
Ⅳ	阻滞 ICaL	不变	维拉帕米、地尔硫䓬
其他	开放 IK	缩短 ++	腺苷

注：INa，快钠内流；INaS，慢钠内流；IK，延迟整流钾电流；IKr、IKs，分别代表快激活、缓慢激活延迟整流钾电流；Ito：瞬间外向钾流；ICaL，L 型钙通道电流；β、M_2，分别代表 β 受体和毒蕈碱受体，+ 表示作用强度。

Ⅲ类药物：多阻滞钾通道，延长心肌细胞动作电位时程，延长复极时间，延长有效不应期，有效地终止各种微折返，因此能有效地防颤、抗颤。此类药物以阻滞延迟整流钾电流（IK）为主，偶可增加慢钠电流（INaS），也可使动作电位时间延长。钾通道种类很多，目前已批准用于临床的Ⅲ类药有胺碘酮、索他洛尔、溴苄胺、多非利特、伊波利特。

Ⅳ类药物：钙通道阻断药，主要阻滞心肌细胞 ICaL，其介导的兴奋 - 收缩耦联减慢窦房结和房室结的传导，对早后除极和晚后除极电位及 ICaL 参与的心律失常有治疗作用。常用的有维拉帕米和地尔硫䓬，它们延长房室结有效不应期，有效地终止房室结折返性心动过速，减慢房颤的心室率。维拉帕米对治疗室性心动过速疗效较好。由于负性肌力作用较强，因此在心功能不全时不宜选用。

二、抗心律失常药物的临床应用

（一）Ⅰ类药物——钠通道阻断药

1．奎尼丁　是最早的抗心律失常药物，主要用于房颤与房扑的复律、窦性心律的维持和危及生命的室性心律失常的治疗。因其增加患者死亡率，近年已少用。

2．普鲁卡因胺　用于室上性和室性心律失常的治疗，也用于治疗预激综合征、房颤合并快速心率，但在我国无药供应。

3．利多卡因　用于室性心律失常。负荷量为按体重 1.0 mg/kg，3 ～ 5 分钟内静脉注射，继以 1 ～ 2 mg/min 静脉滴注维持。如无效，5 ～ 10 分钟后可重复负荷量，但 1 小时内最大用量不超过 200 ～ 300 mg（4.5 mg/kg）。连续应用 24 ～ 48 小时后半衰期延长，应减少维持量。毒性反应有语言不清、意识改变、肌肉搐动、眩晕和心动过缓。

4．美西律　利多卡因有效者口服美西律亦可有效，起始剂量 100 ～ 150 mg、8 小时一次，如需要，2 ～ 3 天后可增减 50 mg。宜与食物同服，以减少胃肠反应。神经系统不良反应如眩晕、震颤、运动失调、语音不清、视物模糊等比较常见。

5．莫雷西嗪　对治疗房性和室性心律失常均有效，剂量为 150 mg，8 小时一次。如需要，2 ～ 3 天后可增量 50 mg，但不宜超过 250 mg，8 小时一次。不良反应包括恶心、呕吐、眩晕、焦虑、口干、头痛、视物模糊等。

6．普罗帕酮　适用于室上性和室性心律失常的治疗，口服。初始剂量为 150 mg，8 小时一次。如需要，3 ～ 4 天后加量到 200 mg，8 小时一次。最大剂量为 200 mg，6 小时一次。如原有 QRS 波增宽者，剂量不得超过 150 mg，8 小时一次。静脉注射可用 1 ～ 2 mg/kg，以 10 mg/min 静脉注射，单次最大剂量不超过 140 mg。不良反应为室内传导障碍加重、QRS 波增宽、出现负性肌力作用，会诱发或使原有心衰加重。

（二）Ⅱ类药物——β 受体拮抗药

β 受体拮抗药主要用于控制房颤和房扑的心室率，也可减少房性和室性期前收缩（早搏），减少室速的复发。常用剂量为美托洛尔 25 mg、一日 2 次，普萘洛尔 10 mg、一日 3 次，阿替洛尔 12.5 ～ 25 mg、一日 3 次。静脉注射剂艾司洛尔主要用于麻醉时房颤或房扑需紧急控制心室率的患者。负荷量为 0.5 mg/kg，1 分钟内静脉注射，继之以 0.05 mg/（kg・min）的剂量静脉滴注 4 分钟，在 5 分钟内未获得有效反应，重复上述负荷量后继以 0.1 mg/（kg・min）的剂量静脉滴注 4 分钟。每重复一次，维持量增加 0.05 mg。一般不超过 0.2 mg/（kg・min），连续静脉滴注不超过 48 小时。

（三）Ⅲ类药物——钾通道阻断药

1．胺碘酮　适用于室上性和室性心律失常的治疗，可用于器质性心脏病、心功能不全者。口服负荷量为0.2 g，一日3次，共5～7日；之后为0.2 g，一日2次，共5～7日；维持量为0.1～0.3 g，一日1次，但要注意根据病情进行个体化治疗。此药含碘量高，长期应用影响甲状腺功能，应定期检查。长期大量使用可发生肺纤维化。服药期间QT间期均有不同程度的延长。对老年人或窦房结功能低下者，胺碘酮可进一步抑制窦房结，窦性心率<50次/分者，宜减量或暂停用药。静脉注射负荷量150 mg(3～5 mg/kg)，10分钟注入，10～15分钟后可重复，随后1～1.5 mg/min静脉滴注6小时，以后根据病情逐渐减量至0.5 mg/min。24小时总量一般不超过1.2 g，最大可达2.2 g。主要不良反应为低血压和心动过缓，尤其用于心功能明显障碍或心脏明显扩大者时，更要注意注射速度，监测血压。

2．索他洛尔　用于室上性和室性心律失常的治疗，常用剂量为80～160 mg，一日2次。其半衰期较长，由肾排出。低钾、低镁可加重索他洛尔的毒性反应。用药期间应监测心电图变化，当QTc间期≥0.55秒时应考虑减量或暂时停药。

3．伊布利特　用于转复近期发生的房颤，成人用1 mg溶于5%葡萄糖50 ml内静脉注射。如需要，10分钟后可重复。房颤终止则立即停用。肝肾功能不全者无需调整剂量，用药中应监测QTc间期变化。

4．多非利特　用于房颤复律及维持窦性心律，口服，250～500 μg，一日2次，可以有效转复房颤并保持窦性心律，不增加心衰患者死亡率，所以可用于左室功能重度障碍者。该药延长QT间期，1%～3%发生扭转型室速。

（四）Ⅳ类药物——钙通道阻断药

1．维拉帕米　用于控制房颤和房扑的心室率。口服80～120 mg、8小时一次，可增加到160 mg、8小时一次，最大剂量为480 mg/d，老年人酌情减量。静脉注射用于终止阵发性室上性心动过速（室上速）和某些特殊类型的室性心动过速。剂量为5～10分钟内静脉注射5～10 mg，如无反应，15分钟后可重复，5分钟内注射5 mg。

2．地尔硫䓬　用于控制房颤和房扑的心室率。静脉注射负荷量15～25 mg（0.25 mg/kg），随后5～15 mg/h静脉滴注。如首剂负荷量心室率控制不满意，15分钟内再给予负荷量。静脉注射地尔硫䓬时应监测血压。

（五）其他药物

腺苷用于终止室上速，2秒内静脉注射3～6 mg，2分钟内心律失常不终止，可再2秒内静脉注射6～12 mg。三磷酸腺苷适应证与腺苷相同，2秒内静脉注射10 mg，2分钟内无反应，2秒再次推注15 mg。此药半衰期极短，1～2分钟内效果消失。常有颜面潮红、头痛、恶心、呕吐、咳嗽、胸闷等不良反应，严重的有窦性停搏、房室传导阻滞等，故对有窦房结及房室传导功能障碍的患者不适用。

三、常见心律失常的药物治疗

（一）室上性快速心律失常

1．窦性心动过速　①寻找并去除引起窦性心动过速的原因；②首选β受体拮抗药，若需迅速控制心率，可选用静脉制剂；③不能使用β受体拮抗药时，可选用维拉帕米或地尔硫䓬。

2．房性期前收缩　对于无器质性心脏病且单纯房性期前收缩者，去除诱发因素外一般不需治疗。症状明显者可使用β受体拮抗药。

3．房性心动过速　①治疗基础疾病，去除诱因。②发作时可选用毛花苷C、β受体拮抗药、胺碘酮、普罗帕酮、维拉帕米或地尔硫䓬静脉注射。对血流动力学不稳定者，可采用直流电复律。刺激迷走神经的方法通常无效。对冠心病患者，选用β受体阻断药、胺碘酮或索他洛尔。对心力衰竭患者，可考虑首选胺碘酮。③对合并病态窦房结综合征或房室传导功能障碍者，需安置心脏起搏器。④对特发性房性心动过速患者，应首选射频消融治疗。

4．阵发性室上性心动过速　①维拉帕米静脉注射。②普罗帕酮缓慢静脉注射。以上两种药物都有负性肌力及负性传导作用，故器质性心脏病、心功能不全，缓慢型心律失常的患者慎用。③腺苷或三磷酸腺苷快速静脉注射，往往在10～40秒内能终止心动过速。④毛花苷C静脉注射。⑤也可以静脉注射地尔硫䓬或胺碘酮，但对终止阵发性室上性心动过速（室上速）效率不高。为防止病情复发应首选射频消融术。药物可以选择普罗帕酮或莫雷西嗪，必要时伴以阿替洛尔或美托洛尔。

5．加速性交界性自主心律　积极治疗基础疾病后心动过速仍反复发作并伴有明显症状者，可选用β受体拮抗药。如系洋地黄过量所致，应停用洋地黄，并给予钾盐、利多卡因、苯妥英或β受体拮抗药。

6．心房颤动及心房扑动

（1）心房颤动　①控制心室率，永久性房颤一般需用药物控制心室率，以保护心功能。地高辛和β受体拮抗药是常用药物，必要时二药合用。控制不满意者可以换用地尔硫䓬或维拉帕米，个别难治者也可选用胺碘酮或行射频消融改善房室结功能，慢快综合征患者需安置起搏器。②转复心律，心房颤动持续时间越长，越容易导致心房电重构而不易转复，因此复律治疗宜尽早开始。阵发性房颤多能自行转复，如果心室率不快、血流动力学稳定，患者能够耐受，可以观察24小时。如24小时后仍不能恢复则需进行心律转复。复律治疗前应查明并处理高血压、缺氧、急性心肌缺血或炎症、饮酒、甲状腺功能亢进症、胆囊疾病等诱发或影响因素。转复房颤有药物和电复律两种方法。电复律见效快、成功率可达86%～94%。电复律后需用药物维持窦性心律者在复律前要进行药物准备，用胺碘酮者最好能在用完负荷量后行电复律。药物转复成功率为70%～80%，可用胺碘酮、普罗帕酮、莫雷西嗪、丙吡胺、索他洛尔等，分次口服。静脉给普罗帕酮、依布利特、多非利特、胺碘酮终止房颤也有效。患器质性心脏病、心功能不全的患者首选胺碘酮，无器质性心脏病者可首选Ⅰ类药。近年报道，用普罗帕酮450～600 mg、顿服终止房颤发作，成功率较高。房颤心律转复后要用药维持窦律，此时可继续使用各有效药物的维持量。③预防血栓栓塞，心脏病学会建议：对小于65岁、无高危因素的永久性或持续性非心脏瓣膜疾病引起的房颤可用阿司匹林，大于或等于1个高危因素者则用华法林。65～75岁、无高危因素者，仍应首选华法林，也可用阿司匹林；有高危因素者应用华法林。大于75岁者，一律用华法林，若不能耐受则可用阿司匹林。抗血栓药物的主要并发症为出血，使用华法林需要定期检测凝血酶原时间及活动度。近年世界卫生组织建议用国际标准化比值（international normalized ratio，INR）作为抗凝监控指标调整华法林剂量，INR应在2～3的范围。

（2）心房扑动　一般将其分为两型。Ⅰ型房扑折返环位于右心房，心房率为240～340次/分。Ⅱ、Ⅲ、aVF导联F波倒置，V_1导联直立，电生理检查时可以诱发和终止。射频消融是首选方法，成功率达到83%～96%。Ⅱ型房扑心房率为340～430次/分。Ⅱ、Ⅲ、aVF导联F波向上，F波不典型，电生理检查不能诱发和终止。Ⅱ型房扑有时介于房颤与房扑之间，称为不纯性房扑。药物治疗原则与房颤相同。

（二）室性快速心律失常

1．室性期前收缩 其预后有很大差异，应进行危险分层。不伴有器质性心脏病的室性期前收缩，即使频发或有少数多形、成对的室性期前收缩，预后一般良好，不支持常规抗心律失常药物治疗，应去除患者诱发因素，对有精神紧张和焦虑者可使用镇静剂或小剂量β受体拮抗药。对某些室性期前收缩多、心理压力大且暂时无法解决者，可考虑短时间使用Ⅰb或Ⅰc类抗心律失常药（如美西律或普罗帕酮）。

伴有器质性心脏病的室性期前收缩，特别是多形、成对的室性期前收缩伴有心功能不全者预后较差，应该根据病史、左室射血分数等进行危险分层。在治疗原发疾病、促发因素基础上用β受体阻断药作为起始治疗。研究证实在非心肌梗死的器质性心脏病患者中，普罗帕酮、美西律和莫雷西嗪是有效而且比较安全的。胺碘酮或索他洛尔可用于复杂室性期前收缩的患者。胺碘酮可使总死亡率明显下降，特别适用于有心功能不全的患者。索他洛尔的长期疗效还有待证实。在下列情况下的室性期前收缩应给予急性治疗：急性心肌梗死、急性心肌缺血、再灌注性心律失常、严重心力衰竭、心肺复苏后存在的室性期前收缩，正处于持续室速频繁发作时期的室性期前收缩，各种原因造成的QT间期延长产生的室性期前收缩，其他急性情况（如严重呼吸衰竭伴低氧血症、严重酸碱平衡紊乱等）。

2．室性心动过速（室速）

（1）持续性室速 发生于器质性心脏病的持续性室速多预后不良，容易引起猝死，必须及时治疗。①终止室速，有血流动力学障碍者立即同步电复律。药物复律常用利多卡因，但效果欠佳，剂量大时易出现消化道和神经系统不良反应，也会加重心功能不全；其优点是半衰期短，数分钟作用即可消失，便于继续使用其他药物。胺碘酮静脉用药安全有效，心功能正常者也可以使用普罗帕酮。多形室速而QT正常者，先静脉给予β受体阻断药，常用美托洛尔5～10 mg稀释后在心电监护下缓慢静注，室速终止立即停药。β受体阻断药无效者，再使用利多卡因或胺碘酮。药物治疗无效应电复律。②预防复发，可以排除急性心肌梗死、电解质紊乱或药物等可逆性或一过性因素所致的持续性室速是植入型心律转复除颤器（ICD）的明确适应证。ICD可显著降低这类患者总死亡率和心律失常猝死率，效果明显优于抗心律失常药。无条件安置ICD的患者可给予胺碘酮治疗，无效或疗效不满意者可以合用β受体拮抗药。

（2）非持续性室速 发生于器质性心脏病患者的非持续性室速很可能是恶性室性心律失常的先兆，应该认真评价预后并积极寻找可能存在的诱因。心腔内电生理检查是评价预后的方法之一。如果电生理检查不能诱发持续性室速，治疗主要针对病因和诱因，在此基础上应用β受体拮抗药有助于改善症状和预后。对上述治疗措施效果不佳且室速发作频繁可以按持续性室速应用抗心律失常药。对于电生理检查能诱发持续性室速者，应按持续性室速处理。如果患者左心功能不全或诱发出有血流动力学障碍的持续性室速或室颤，应该首选ICD，无条件置入ICD者按持续性室速进行药物治疗。

（3）特发性室速 一般不合并有器质性心脏病，根据特征性心电图图形可分为起源于右室流出道的特发性室速和左室特发性室速。持续发作时间过长且有血流动力学改变者宜电转复。药物治疗情况为：①对右室流出道的特发性室速可选用维拉帕米、普罗帕酮、β受体拮抗药、腺苷或利多卡因，对左室特发性室速首选维拉帕米静脉注射。②预防复发，对右室流出道的特发性室速，β受体阻断药的有效率为25%～50%，维拉帕米和地尔硫䓬的有效率为 20% ～ 30%，β 受体阻断药和钙拮抗药合用可增强疗效。如果无效，可换用Ⅰc 类（如普罗帕酮），其有效率为 25% ～ 59%，胺碘酮和索他洛尔的有效率为 50% 左右。对左室特发性室速，可选用维拉帕米 160 ～ 320 mg/d。特发性室速可用射频消融根治，成功率很高。

（4）尖端扭转型室速　多见于 QT 间期延长者。先天性长 QT 间期综合征是离子通道的基因异常所致，根据基因突变位点的不同，将先天性长 QT 间期综合征分为Ⅰ～Ⅴ型，其中Ⅰ、Ⅱ型为不同的钾通道异常，Ⅲ型为复极时钠通道反复开放，Ⅳ、Ⅴ两型的基因型变异尚未完全清楚。临床上Ⅰ、Ⅴ型症状发生在运动或情绪激动时，Ⅲ型多发生在睡眠中，Ⅱ型在运动、激动、熟睡与唤醒之间。合并下列情况应视为高危患者：先天性耳聋、婴幼儿、家系中有猝死者、心电图上有 T 波电交替或 QTc 间期＞ 600 ms。获得性长 QT 间期综合征可由电解质紊乱如低钾血症、低镁血症引起，可发生于严重的心动过缓，如三度房室传导阻滞伴缓慢心室逸搏也可由药物引起，如抗心律失常药、非竞争性抗组胺药（如阿司咪唑）、三环类抗抑郁药等。因此防治尖端扭转型室速与及时识别和处理 QT 间期延长关系密切。对于先天性长 QT 间期综合征患者：①避免使用延长 QT 间期的药物；②不论是否有症状或猝死的家族史，均应使用患者所能耐受的最大剂量的 β 受体拮抗药；③心脏起搏对预防长间歇依赖性尖端扭转型室速（见于Ⅱ、Ⅲ型先天性长 QT 间期综合征）有效，也可预防大剂量 β 受体拮抗药所造成的严重心动过缓；④对于发生过心搏骤停的幸存者宜安置 ICD。对已使用足量 β 受体拮抗药仍有晕厥发作者，可考虑对左侧第 4 ～ 5 交感神经结行切除术。尖端扭转型室速发作期的紧急治疗：①首先寻找并处理 QT 间期延长的原因，如血钾、血镁浓度降低或药物等，停用一切可能引起或加重 QT 间期延长的药物。②采用药物终止心动过速时，首选硫酸镁，首剂为 2 ～ 5 g 静脉注射（3 ～ 5 分钟），然后以 2 ～ 20 mg/min 的速度静脉滴注。无效时可试用利多卡因、美西律或苯妥英静脉注射。③上述治疗效果不佳者行心脏起搏，可以缩短 QT 间期，消除心动过缓。④异丙肾上腺素能增快心率，缩短心室复极时间，有助于控制尖端扭转型室速，但可能使部分室速恶化为室颤，应小心。适用于获得性长 QT 间期综合征、心动过缓所致扭转型室速而没有条件立即行心脏起搏者。

（5）Brugada 综合征　患者心电图表现为右束支传导阻滞并有 V_1-V_3 ST 段抬高，或仅有 V_1-V_3 ST 段抬高，出现类似终末 R' 波，并有室颤发作史。ICD 能有效地预防心脏性猝死，在安置 ICD 后，可试用胺碘酮和（或）β 受体阻断药。

（6）加速性室性自主心律　其频率一般为 60 ～ 110 次 / 分。见于多种心脏病患者，也可发生于正常成人和儿童。在急性心肌梗死后，特别是再灌注治疗时，其发生率可达 80% 以上。这是一种良性异位心律，多为一过性。除治疗基础疾病外，对心律失常本身一般不需处理。

四、特殊临床情况下快速心律失常的处理

（一）心肌梗死伴心律失常的处理

急性心肌梗死由于缺血性心电不稳定可出现室性期前收缩、室速、室颤或加速性室性自主心律，泵衰竭或过度交感兴奋可引起窦性心动过速、房性期前收缩、房颤、房扑或室上速，缺血或自主神经反射可引起窦性心动过缓、房室传导阻滞或室内传导阻滞。

1．急性心肌梗死伴室上性心律失常的治疗　①房性期前收缩与交感神经兴奋或心功能不全有关，无特殊治疗。②阵发性室上速增加心肌耗氧量，必须积极处理。可静脉用维拉帕米、地尔硫䓬或美托洛尔。合并心衰、低血压者可用电复律，洋地黄制剂有效。③急性心肌梗死合并房扑少见且多为暂时性。④合并房颤常见，如血流动力学不稳定，需迅速电复律治

疗。血流动力学稳定的患者，以减慢心室率为首要目标。无心功能不全者可用美托洛尔、维拉帕米、地尔硫䓬，心功能不全者首选洋地黄制剂。胺碘酮对终止房颤、减慢心室率及复律后维持窦性心律均有价值。⑤通常情况下不建议使用Ⅰc类药物治疗。

2．急性心肌梗死伴室性心律失常的治疗　14项共9 063例患者的随机对照试验证明，利多卡因可降低室颤的发生率，但不降低总死亡率。相反较对照组死亡率高，且无证据说明利多卡因预防应用可降低患者死亡率。目前的建议为：①室颤、血流动力学不稳定的持续性多形性室速应迅速非同步电复律；②持续性单形性室速，伴心绞痛、肺水肿、低血压者应尽早同步电复律；③持续性单形性室速不伴上述情况可选用静脉给予利多卡因、胺碘酮和索他洛尔治疗；④频发、成对的室性期前收缩可严密观察或利多卡因治疗（< 24小时）；⑤加速性室性自主心律、偶发的室性期前收缩可予观察。

（二）心力衰竭中心律失常的处理

心律失常的治疗必须在积极治疗心衰及原发病、消除诱发因素及纠正电解质紊乱基础上进行。心脏性猝死占心衰总死亡率的30%～70%，主要与心衰时的快速室性心律失常有关。

心衰中Ⅰ类抗心律失常药物的应用也显示了心律失常抑制与死亡率的矛盾现象，因此不建议继续应用。胺碘酮对减少心衰患者的猝死和改善其生存有益，对心脏功能的抑制及促心律失常作用小，是严重心衰患者室性或房性心律失常时的可选治疗药物。

1．心衰伴房颤的治疗　房颤可见于大约20%的心衰患者中，伴死亡率增加。应尽可能使房颤转复为窦性心律，胺碘酮可用于复律并维持窦性心律。

2．心衰伴室性心律失常的治疗　①对无症状非持续性室速，不主张积极使用抗心律失常药物。②室颤、血流动力学不稳定的持续性室速应立即电复律；血流动力学稳定的持续性室速，首选胺碘酮治疗，其次为利多卡因，无效者电复律。③心衰患者的ICD植入对预防猝死的价值尚待证实。④心衰患者的室速治疗以胺碘酮为主，可减少心脏性猝死，对总死亡率降低可能有益。Ⅱ类药物使心脏性猝死率降低，总死亡率降低。Ⅰ类钠通道阻断药可能增加心衰猝死危险，不宜使用。

（三）心脏性猝死的治疗

心脏性猝死主要由恶性室性心律失常即室颤和快速或多形室速引起，其中很小一部分是由预激综合征伴发房颤经房室旁路下传引起室颤所致，少数心脏猝死发生于心动过缓。电复律是处理致命性快速室性心律失常的最迅速、有效的方法。对心动过缓所致者应进行临时起搏。对于快速心律失常性心脏性猝死，在复苏的同时经静脉应用抗心律失常药，目前主张首选胺碘酮。利多卡因仍可使用，但效果不如胺碘酮。在心肺复苏过程中，要注意可能存在的诱因，如电解质紊乱、药物不良反应、心肌缺血等。

五、抗心律失常药物的促心律失常作用

抗心律失常药物的促心律失常作用是指用药后诱发既往未曾发生过的心律失常，或者使原有的心律失常恶化。所用药物的剂量或血浆药物浓度低于中毒水平，从而区别于药物中毒或过量导致的各种心律失常。用药后QT间期延长引起尖端扭转型室速是较特异的促心律失常现象。1998年美国提出促心律失常作用共识。

1．新出现的持续性心律失常　包括尖端扭转型室速、QT间期延长、多形性室速、室颤、持续性单形性室速的间歇性发作、持续性单形性室速、房扑、窦房结功能低下、房室传导阻滞、明显的QRS增宽。

2．原有心律失常恶化　可表现为非持续性心律失常转变为持续性心律失常、心动过速频率加快等。

促心律失常多发生在用药24～48小时内，72小时后逐渐减少。发生促心律失常时应及时停药，测定血浆电解质浓度，包括血钾和血镁，并按具体心律失常处理。必要时可心室起搏，严重血流动力学障碍时可以电复律。

（罗兴林）

参考文献

[1] 胡大一．恶性室性心律失常的现代治疗．2版．北京：人民卫生出版社，2006.

[2] 卢才义．临床心律失常学．2版．北京：科学出版社，2006.

[3] Wann LS，Curtis AB，January CT，et al．2011 ACCF/AHA/HRS focused update on the management of patients with atrial fibrillation（updating the 2006 Guideline）：a report of the American College of Cardiology Foundation/American Heart Association Task Force on Practice Guidelines Circulation，2011，124（5）：e173.

血脂异常的检测与管理

近30年来，中国人群的血脂水平逐步升高，血脂异常的发生率明显增加。2012年全国调查结果显示，中国成人血脂异常总发生率高达40.4%，较2002年呈大幅度上升。人群血清胆固醇的升高将导致2010—2030年期间我国心血管病事件数约增加920万，以低密度脂蛋白胆固醇或总胆固醇（total cholesterol，TC）升高为特点的血脂异常是动脉粥样硬化性心血管疾病重要的危险因素。

鼓励民众采取健康的生活方式，是防治血脂异常和动脉粥样硬化性心血管疾病（atherosclerotic cardiovascular disease，ASCVD）的基本策略。对血脂异常患者，防治工作的重点是提高血脂异常的知晓率、治疗率和控制率。血脂异常作为脂质代谢异常的表现，属于代谢性疾病，但其对健康的损害主要在心血管系统，导致冠心病和其他动脉粥样硬化性疾病。

血脂是血浆中的胆固醇、甘油三酯（triglyceride，TG）和类脂如磷脂等的总称。血脂中与临床密切相关的主要是胆固醇和TG。在人体内，胆固醇主要以游离胆固醇及胆固醇酯的形式存在，TG是甘油分子的3个羟基被脂肪酸酯化而形成。血脂不溶于水，必须与特殊的蛋白质即载脂蛋白（apolipoprotein，Apo）结合形成脂蛋白才能溶于血液，被运输至组织进行代谢。脂蛋白分为乳糜微粒（chylomicrons，CM）、极低密度脂蛋白（very low density lipoprotein，VLDL）、中密度脂蛋白（intermediate density lipoprotein，LDL）、低密度脂蛋白（low density lipoprotein，LDL）和高密度脂蛋白（high density lipoprotein，HDL）；此外，还有一种脂蛋白称为脂蛋白（a）[lipoprotein（a），Lp（a）]。

一、血脂检测及临床意义

临床上血脂的检测方式较多，基本检测项目有TC、TG、高密度脂蛋白胆固醇（high

density lipoprotein-cholesterol，HDL-C）和低密度脂蛋白胆固醇（low density lipoprotein-cholesterol，LDL-C）。其他检测项目如 Apo A1、Apo B、Lp（a）等的临床应用价值也日益受到关注。

1．TC　TC 是指血液中各脂蛋白所含胆固醇之总和。影响 TC 水平的主要因素有：①年龄与性别，TC 水平常随年龄而上升，但到 70 岁后不再上升甚或有所下降。中青年期女性 TC 低于男性，女性绝经后 TC 水平较同年龄男性高。②饮食习惯，长期高胆固醇、高饱和脂肪酸摄入可造成 TC 升高。③遗传因素，与脂蛋白代谢相关的酶或受体基因发生突变，是引起 TC 显著升高的主要原因。

TC 对 ASCVD 的危险评估和预测价值不及 LDL-C 精准。利用公式计算非 HDL-C 和 VLDL-C 时，必须检测 TC。

2．TG　TG 水平受遗传和环境因素的双重影响，与种族、年龄、性别以及生活习惯（如饮食、运动等）有关。与 TC 不同，TG 水平在个体内和个体间的变异较大，且同一个体 TG 水平受饮食和时间等因素的影响。所以同一个体在多次测定时，TG 值可能有较大差异。人群中血清 TG 水平呈明显的正偏态分布。TG 轻至中度升高常反映 VLDL 及其残粒（颗粒更小的 VLDL）增多。这些残粒脂蛋白由于颗粒变小，可能具有直接致动脉粥样硬化作用。但多数研究提示，TG 升高很可能是通过影响 LDL 或 HDL 的结构而具有致动脉粥样硬化作用。调查资料表明，血清 TG 水平轻至中度升高者患冠心病危险性增加。TG 重度升高时，常可伴发急性胰腺炎。

3．HDL-C　HDL-C 能将周围组织，如血管壁内胆固醇转运至肝进行分解代谢，即胆固醇逆转运，可减少胆固醇在血管壁的沉积，起到抗动脉粥样硬化作用。因 HDL 中胆固醇含量比较稳定，故目前多通过检测其所含胆固醇的量，间接了解血中 HDL 水平。HDL-C 水平也明显受遗传因素影响。严重营养不良者若血清 TC 明显降低，HDL-C 也较低。肥胖者 HDL-C 大多偏低。吸烟可使 HDL-C 下降，而运动和少量饮酒会升高 HDL-C。糖尿病、肝炎、肝硬化和高甘油三酯血症患者往往 HDL-C 水平较低。大量流行病学资料表明，血清 HDL-C 水平与 ASCVD 发病危险呈负相关。

4．LDL-C　LDL 颗粒中含胆固醇约 50%，LDL-C 浓度基本能反映血液 LDL 总量。影响 TC 水平的因素均可同样影响 LDL-C 水平。LDL-C 增高是动脉粥样硬化发生、发展的主要危险因素。LDL 通过血管内皮进入血管壁内，在内皮下层滞留的 LDL 被修饰成氧化型 LDL，巨噬细胞吞噬氧化型 LDL 后形成泡沫细胞，后者不断增多、融合，构成动脉粥样硬化斑块的脂质核心。动脉粥样硬化在病理上虽表现慢性炎症性反应特征，但 LDL 很可能是这种慢性炎症启动和维持的基本要素。一般情况下，LDL-C 与 TC 成正比，TC 水平反过来也受 HDL-C 水平影响，故最好采用 LDL-C 作为对 ASCVD 危险性的评估指标。

各血脂项目测定数值的表达单位按国家标准为 mmol/L，国际上有些国家用 mg/dl，其转换系数如下：TC、HDL-C 和 LDL-C，1 mg/dl = 0.0259 mmol/L；TG，1 mg/dl = 0.0113 mmol/L。

二、血脂异常分类

血脂异常通常指血清中 TC 和（或）TG 水平升高，俗称高脂血症。实际上血脂异常也泛指包括高密度脂蛋白缺乏症在内的各种血脂异常。分类较繁杂，最简单的有病因分类和临床分类两种，最实用的是临床分类。

（一）血脂异常的病因分类

1．继发性高脂血症　继发性高脂血症是指由于其他疾病所引起的血脂异常。可引起血脂异常的疾病主要有肥胖、糖尿病、肾病综合征、甲状腺功能减 退症、肾衰竭、肝疾病、系统性红斑狼疮、糖原贮积症、骨髓瘤、脂肪萎缩、急性卟啉病、多囊卵巢 综合征等。此外，某些药物如利尿剂、非选择性 β 受体阻断药、糖皮质激素等也可能引起继发性血脂异常。

2．原发性高脂血症　除了不良生活方式（如高能量、高脂和高糖饮食，过度饮酒等）与血脂异常有关，大部分原发性高脂血症是由于单一基因或多个基因突变所致。由于基因突变所致的高脂血症多具有家族聚集性，有明显的遗传倾向，特别是单一基因突变者，故临床上通常称为家族性高脂血症。

（二）血脂异常的临床分类

世界卫生组织（WHO）制定了高脂蛋白血症分型，共分为 6 型，如Ⅰ、Ⅱa、Ⅱb、Ⅲ、Ⅳ和Ⅴ型。这种分型方法对指导临床上诊断和治疗高脂血症有很大的帮助，但也存在不足之处，其最明显的缺点是过于繁杂。从实用角度出发，血脂异常可进行简易的临床分型（表 2-3）。

表2-3　血脂异常的不同临床分型的TC、TG和HDC-C的水平

分型	TC 水平	TG 水平	HDL-C 水平	相当于 WHO 表型
高胆固醇血症	增高			Ⅱa
高甘油三酯血症		增高		Ⅳ、Ⅰ
混合型高脂血症	增高	增高		Ⅱb、Ⅲ、Ⅳ、Ⅴ
高密度脂蛋白缺乏症			降低	

三、血脂异常的筛查

对于早期检出的血脂异常的个体，监测其血脂水平变化，是有效实施 ASCVD 防治措施的重要基础。我国绝大部分医疗机构均具有血脂检测条件，所以血脂异常患者的检出和监测工作，主要通过对医疗机构就诊人群进行常规血脂检测来开展。这些人群既包括已经患有 ASCVD 的人群，也包括尚未患有 ASCVD 的人群。健康体检也是检出血脂异常患者的重要途径。为了及时发现血脂异常，建议 20 ～ 40 岁的成年人至少每 5 年行 1 次血脂检测（包括 TC、LDL-C、HDL-C 和 TG）；建议 40 岁以上男性和绝经期后女性每年检测血脂；ASCVD 患者及其高危人群，应每 3 ～ 6 个月行 1 次血脂检测；因 ASCVD 住院患者，应在入院时或入院 24 小时内检测血脂。血脂异常的主要危害是增加 ASCVD 的发病危险。表 2-4 中对于血脂合适水平和异常分层的建议主要适用于 ASCVD 一级预防的目标人群。

表2-4　中国ASCVD一级预防人群血脂合适水平和异常分层标准

分层	TC	LDL-C	HDL-C	非 HDL-C	TC
理想水平		< 2.6（100）		< 3.4（130）	
合适水平	< 5.2（200）	< 3.4（130）		< 4.1（160）	< 1.70（150）
边缘升高	≥ 5.2（200）且 < 6.2（240）	≥ 3.4（130）且 < 4.1（160）		≥ 4.1（160）且 < 4.9（190）	≥ 1.70（150） 且< 2.3（200）
升高	≥ 6.2（240）	≥ 4.1（160）		≥ 4.9（190）	≥ 2.3（200）
降低			< 1.0（40）		

血脂检查的重点对象为：①有 ASCVD 病史者；②存在多项 ASCVD 危险因素（如高血压、糖尿病、肥胖、吸烟）的人群；③有早发性心血管病家族史者（指男性一级直系亲属在 55 岁前或女性一级直系亲属在 65 岁前患缺血性心血管病），或有家族性高脂血症患者；④皮肤或肌腱黄色瘤及跟腱增厚者。

四、血脂异常的治疗

（一）血脂异常的治疗原则

血脂异常治疗的最主要目的是为了防控 ASCVD，降低心肌梗死、缺血性卒中或冠心病死亡等心血管病临床事件的发生危险。由于遗传背景和生活环境不同，个体罹患 ASCVD 的危险程度显著不同，调脂治疗能使 ASCVD 患者或高危人群获益。临床应根据个体 ASCVD 的危险程度，决定是否启动药物进行调脂治疗。

1．调脂治疗靶点　血脂异常尤其是 LDL-C 升高是导致 ASCVD 发生、发展的关键因素。大量临床研究反复证实，无论 采取何种药物或措施，只要能使血清 LDL-C 水平下降，就可稳定、延缓或消退动脉粥样硬化病变，并能显著减少 ASCVD 的发生率、致残率和死亡率。国内外血脂异常防治指南均强调，LDL-C 在 ASCVD 发病中起着核心作用，提倡以降低血清 LDL-C 水平来降低 ASCVD 风险。所以，推荐以 LDL-C 为首要干预靶点（Ⅰ类，A 级）；而非 HDL-C 可作为次要干预靶点（Ⅱa 类，B 级）。将非 HDL-C 设定为次要干预靶点，是考虑到高 TG 血症患者体内有残粒脂蛋白升高，后者很可能具有致动脉粥样硬化作用。

2．调脂目标值设定　调脂治疗设定目标值已为临床医生所熟知并习惯应用。有部分国外新发表的血脂异常诊疗指南不推荐设定调脂目标值。若取消调脂目标值则会严重影响患者服用调脂药物的依从性。从调脂 治疗获益的角度来说，长期坚持治疗最为重要。只有在设定调脂目标值后，医生才能更加准确地评价治疗方法的有效性，并能与患者有效交流，提高患者服用调脂药物的依从性。而且，没有证据支持取消调脂目标值。为此，调脂治疗需要设定目标值（Ⅰ类，C 级）。

凡临床上诊断为 ASCVD（包括急性冠状动脉综合征、稳定性冠心病、缺血性心肌病、缺血性卒中、短暂性脑缺血发作、周围动脉粥样硬化病、血管重建术后等）的患者均属于极高危人群。而在非 ASCVD 人群中，则需根据危险因素的严重程度及其数目多少，进行风险评估，将其分为高危、中危或低危群体，由危险程度决定 LDL-C 的调脂目标值。不同危险程度的人群需要达到的 LDL-C 有很大不同（Ⅰ类，B 级，表 2-5）。

表2-5 不同危险等级的ASCVD人群的LDL-C和非HDL-C治疗目标值

危险等级	LDL-C［mmol/L（mg/dl）］	非 LDL-C［mmol/L（mg/dl）］
低 / 中危	＜ 3.4（130）	＜ 4.1（160）
高危	＜ 2.6（100）	＜ 3.4（130）
极高危	＜ 1.8（70）	＜ 2.6（100）

如果 LDL-C 基线值较高，若调脂药物治疗 3 个月后，难以使 LDL-C 降至基本目标值，则可考虑将 LDL-C 至少降低 50% 作为替代目标（Ⅱa 类，B 级）。临床上也有部分极高危患者 LDL-C 基线值已在基本目标值以内，这时其 LDL-C 目标值可以为基线值降低 30% 左右（Ⅰ类，A 级）。非 HDL-C 目标值比 LDL-C 目标值约高 0.8 mmol/L（30 mg/dl）。不同危险人群非 HDL-C 治疗目标值见表 2-5（Ⅰ类，B 级）。

3．调脂达标策略　近 20 年来，多项大规模临床试验结果一致显示，他汀类药物在 ASCVD 一级和二级预防中均能显著降低心血管事件（包括心肌梗死、冠心病死亡和缺血性卒中等）危险。他汀类已成为防治这类疾病最为重要的药物。所以，为了调脂达标，临床上应首选他汀类调脂药物（Ⅰ类，A 级）。

他汀类药物的特点是每种他汀类药物的起始剂量均有良好调脂疗效，而剂量增倍，LDL-C 的进一步降低幅度仅约 6%（他汀疗效 6% 效应）。疗效的增加与他汀类药物剂量的增加不成比例。因此，建议临床上起始应使用中等强度他汀类药物治疗，根据个体降胆固醇疗效和耐受情况，适当调整剂量。若胆固醇水平不达标，他汀类药物与其他调脂药物（如依折麦布）联合应用，可获得安全有效的调脂效果（Ⅰ类，B 级）。

4．其他血脂异常的干预　除积极干预胆固醇外，其他血脂异常是否也需要进行处理，尚缺乏相关临床试验证据。血清 TG ≥ 1.7 mmol/L（150 mg/dl）时，首先应用非药物干预措施，包括治疗性饮食、减轻体重、减少饮酒、戒烈性酒等。若 TG 水平仅轻、中度升高[血清 TG 为 2.3 ～ 5.6 mmol/L（200 ～ 500 mg/dl）]，为了防控 ASCVD 风险，虽然以降低 LDL-C 水平为主要目标，但同时应强调非 HDL-C 需达到基本目标值。经他汀类药物治疗后，如非 HDL-C 仍不能达到目标值，可在他汀类药物使用基础上加用苯氧酸类药物、高纯度鱼油制剂。对于严重高甘油三酯血症患者，即空腹 TG ≥ 5.7 mmol/L（500 mg/dl），首先应考虑使用降低 TG 和 VLDL-C 的药物（如苯氧酸类、高纯度鱼油制剂或烟酸）。对于 HDL-C ＜ 1.0 mmol/L（40 mg/dl）者，主张控制饮食和改善生活方式来改善其血脂异常，目前无药物干预的足够证据。

5．生活方式干预　血脂异常明显受饮食及生活方式的影响，饮食治疗和生活方式改善是治疗血脂异常的基础措施。无论是否进行药物调脂治疗，都必须坚持控制饮食和改善生活方式（Ⅰ类，A 级）。良好的生活方式包括坚持心脏健康饮食、规律运动、远离烟草和保持理想体重。生活方式干预是一种最佳成本 - 效益比和风险 - 收益比的治疗措施。

6．治疗过程的监测　饮食与非药物治疗者，开始的 3 ～ 6 个月应复查血脂水平。如血脂控制达到建议目标，则继续非药物治疗，但仍需每 6 个月至 1 年复查，长期达标者可每年复查 1 次。服用调脂药物者，需要进行更严密的血脂监测。首次服用调脂药物者，应在用药 6 周内复查血脂及检测转氨酶和肌酸激酶。如血脂能达到目标值，且无药物不良反应，则逐步改为每 6 ～ 12 个月复查 1 次；如血脂未达标，且无药物不良反应，则每 3 个月监测 1 次；如治疗 3 ～ 6 个月后，血脂仍未达到目标值，则需调整调脂药物剂量或种类，或联合应用不同作用机制的调脂药物进行治疗。每当调整调脂药 物种类或剂量时，都应在治疗 6 周内复查。治疗性生活方式改变和调脂药物治疗必须长期坚持，才能 获得良好的临床益处。

（二）治疗性生活方式改变

血脂异常与饮食和生活方式有密切关系，饮食治疗和改善生活方式是血脂异常治疗的基础措施。无论是否选择药物调脂治疗都必须坚持控制饮食和改善生活方式。建议每日摄入胆固醇少于 300 mg，尤其是 ASCVD 等高危患者，摄入脂肪不应超过总能量的 20% ~ 30%。高甘油三酯血症者更应尽可能减少每日 摄入脂肪总量，每日烹调油应少于 30 g。脂肪摄入应优先选择富含 *n*-3 族多不饱和脂肪酸的食物（如深 海鱼、鱼油、植物油）。一般人群摄入饱和脂肪酸应小于总能量的 10%；而高胆固醇血症者饱和脂肪酸摄入量应小于总能量的 7%，反式脂肪酸摄入量应小于 总能量的 1%。在满足每日必需营养和总能量需要的基础上，当摄入饱和脂肪酸和反式脂肪酸的总量超过规定上限时，应该用不饱和脂 肪酸来替代。

建议每日摄入碳水化合物占总能量的 50% ~ 65%。每日饮食应包含 25 ~ 40 g 膳食纤维（其中 7 ~ 13 g 为水溶性膳食纤维）。富含膳食纤维和低升糖指数的碳水化合物可以替代饱和脂肪酸、碳水化合物摄入以谷类、薯类和全谷物为主，其中添加糖 摄入不应超过总能量的 10%（对于肥胖和高甘油三酯血症者要求比例更低）。食物添加剂如植物甾醇、植物甾、烷醇（2 ~ 3 g/d）、水溶性膳食纤维（10 ~ 25 g/d）有利于血脂控制，但应长期监测其安全性。

治疗性生活方式改变（therapeutic life-style change，TLC）主要包括以下几点。

1．控制体重　肥胖是血脂代谢异常的重要危险因素。血脂代谢异常的超重或肥胖者的能量摄入应 低于身体能量消耗，以控制体重增长，并争取逐渐减 少体重至理想状态。减少每日食物总能量、改善饮食结构、增加身体活动，可使超重和肥胖者体重减少 10% 以上。维持健康体重（BMI 为 20.0 ~ 23.9 kg/m^2），有利于血脂控制。

2．身体活动　建议每周 5 ~ 7 日、每日 30 分钟中等强度运动。对于 ASCVD 患者应先进行运动负荷试验，充分评估其安全性后，再进行身体活动。

3．戒烟　完全戒烟和有效避免吸入二手烟，有利于预防 ASCVD，并升高 HDL-C 水平。可以选择 戒烟门诊、戒烟热线咨询以及药物来协助戒烟。

4．限制饮酒　中等量饮酒（男性每日 20 ~ 30 g 乙醇，女性每日 10 ~ 20 g 乙醇）能升高 HDL-C 水平，即使少量饮酒也可使高甘油三酯血症患者 TG 水平进一步升高。饮酒对于心血管事件的影响尚无确切证据，但目前建议限制饮酒。

（三）血脂异常的药物治疗

人体血脂代谢途径复杂，有诸多酶、受体和转运蛋白参与。临床上可供选用的调脂药物有许多，大体上可分为两大类：主要降低胆固醇的药物和主要降低 TG 的药物。其中部分调脂药物既能降低胆 固醇，又能降低 TG。对于严重的高脂血症，常需多种调脂药联合应用，才能获得良好疗效。

1．主要降低胆固醇的药物　这类药物的主要作用机制是抑制肝细胞内胆固醇的合成，加速 LDL 分解代谢或减少肠道内胆固醇的吸收，包括他汀类药物、胆固醇吸收抑制剂、普罗布考、胆酸螯合剂及脂必泰、多廿烷醇等。

（1）他汀类　他汀类药物亦称 3- 羟基 -3- 甲基戊二酰辅酶 A 还原酶（3-hydroxy-3-methylglutaryl coenzyme A reductase，HMG-CoA）抑制剂，能够抑制胆固醇合成限速酶——HMG-CoA 还原酶，减少胆固醇合成，继而上调细胞表面 LDL 受体、加速血清 LDL 分解代谢，此外它还可抑制 VLDL 合成。因此他汀类药物能显著降低血清 TC、LDL-C 和 ApoB 水平，也能降低血清 TG 水平和轻度升高 HDL-C 水平。他汀类药物的问世在人类 ASCVD 防治史上具有里程碑式的意义。

他汀类药物适用于高胆固醇血症、混合型高脂血症和 ASCVD 患者。目前国内临床上使用的他汀类药物有洛伐他汀、辛伐他汀、普伐他汀、氟伐他汀、阿托伐他汀、瑞舒伐他汀和匹伐他汀。不同种类与剂量的他汀类药物降低胆固醇幅度有较大差别，但任何一种他汀剂量倍增时，LDL-C 进一步降低幅度仅约 6%。他汀类药物可使 TG 水平降低 7% ~ 30%，HDL-C 水平升高 5% ~ 15%。

他汀类药物每日服用 1 次，可在任何时间段服用，但在晚上服用时 LDL-C 降低幅度可稍有增多。他汀类药物应用取得预期疗效后应继续长期应用，如能耐受应避免停用。绝大多数人对他汀类药物的耐受性良好，其不良反应多见于接受大剂量他汀类药物治疗者，常见表现为肝功能异常，主要表现为转氨酶升高，发生率为 0.5% ~ 3.0%，呈剂量依赖性。血清谷丙转氨酶（alanine aminotransferase，ALT）和（或）谷草转氨酶（aspartate aminotransferase，AST）升高达正常值上限 3 倍以上及合并总胆红素升高患者，应减量或停药。对于转氨酶升高在正常值上限 3 倍以内者，可在原剂量或减量的基础上进行观察，部分患者经此处理后转氨酶可恢复正常。失代偿性肝硬化及急性肝衰竭是他汀类药物的禁忌证。他汀类药物相关肌肉不良反应包括肌痛、肌炎和横纹肌溶解。患者有肌肉不适和（或）肌无力，且连续检测发现肌酸激酶呈进行性升高时，应减少他汀类药物剂量或停药。

（2）胆固醇吸收抑制剂　依折麦布能有效抑制肠 道内胆固醇的吸收。依折麦布的推荐剂量为 10 mg/d，其安全性和耐受性良好。不良反应轻微且多为一过性，主要表现为头痛和消化道症状，与他汀类药物联用也可发生转氨酶增高和肌痛等不良反应。胆固醇吸收抑制剂禁用于妊娠期和哺乳期妇女。

（3）普罗布考　普罗布考通过掺入 LDL 颗粒核心中，影响脂蛋白代谢，使 LDL 易通过非受体途径被清除。普罗布考常用剂量为 0.5 克 / 次，一日 2 次。它主要适用于高胆固醇血症患者，尤其是纯合子型家族性高胆固醇血症及黄色瘤病患者，有减轻皮肤黄色瘤的作用。常见不良反应为胃肠道反应，也可引起头晕、头痛、失眠、皮疹等，极为少见的严重不良反应为 QT 间期延长。室性心律失常、QT 间期延长、血钾过低者禁用。

（4）胆酸螯合剂　胆酸螯合剂为碱性阴离子交换树脂，可阻断肠道内胆汁酸中胆固醇的重吸收。临床用法为考来烯胺 5 克 / 次，一日 3 次；考来替泊 5 克 / 次，一日 3 次；考来维仑 1.875 克 / 次，一日 2 次。与他汀类药物联用，可明显提高胆酸螯合剂调脂疗效。常见不良反应有胃肠道不适、便秘，它也会影响某些药物的吸收。胆酸螯合剂的绝对禁忌证为异常 β 脂蛋白血症和血清 TG ＞ 4.5 mmol/L（400 mg/dl）。

（5）脂必泰　它是一种包含红曲与中药（山楂、泽泻、白术）的复合制剂。常用剂量为 0.24 ~ 0.48 克 / 次，一日 2 次，具有轻中度降低胆固醇作用。该药的不良反应少见。

2．主要降低 TG 的药物　有 3 种主要降低 TG 的药物，分别为苯氧酸类药物、烟酸类药物和高纯度鱼油制剂。

（1）苯氧酸类药物　苯氧酸类药物通过激活过氧化物酶体增殖物激活受体 α（peroxisome proliferator-activated receptor α，PPARα）和激活脂蛋白脂酶（lipoprotein lipase，LPL）而降低血清 TG 水平和升高 HDL-C 水平。常用的苯氧酸类药物的剂量为非诺贝特 0.1 克 / 次，一日 3 次；微粒化非诺贝特 0.2 克 / 次，一日 1 次；吉非贝齐 0.6 克 / 次，一日 2 次；苯扎贝特 0.2 克 / 次，一日 3 次。常见不良反应与他汀类药物类似，包括出现肾毒性和肝功能异常、肌肉不良反应等，血清肌酸激酶和 ALT 水平升高的发生率均小于 1%。

（2）烟酸类药物　烟酸也称作维生素 B_3，属人体必需维生素。大剂量使用时具有降低 TC、LDL-C、TG 以及升高 HDL-C 的作用。它的调脂作用与抑制脂肪组织中激素敏感的脂酶活性、减少游离脂肪酸进入肝和降低 VLDL 分泌有关。烟酸有普通和缓释两种剂型，以缓释剂型更为常用。缓释片常用量为 1 ～ 2 克 / 次，一日 1 次。建议从小剂量（0.375 ～ 0.5 g/d）开始使用，睡前服用；4 周后逐渐加量至最大常用剂量。最常见的不良反应是颜面潮红，其他不良反应有肝损害、消化道不适以及出现高尿酸血症、高血糖、棘层肥厚等。慢性活动性肝病、活动性消化性溃疡和严重痛风者禁用。

（3）高纯度鱼油制剂　鱼油主要成分为 *n*-3 族脂肪酸即 ω-3 脂肪酸。常用剂量为 0.5 ～ 1.0 克 / 次，一日 3 次，主要用于治疗高甘油三酯血症。不良反应少见，发生率为 2% ～ 3%，包括消化道症状，少数病例 出现转氨酶或肌酸激酶轻度升高，偶见出血倾向。

3．新型调脂药物　近年来在国外已有 3 种新型调脂药被批准临床应用。

（1）微粒体 TG 转移蛋白抑制剂　洛美他派（lomitapide，商品名为 juxtapid）于 2012 年由 FDA 批准上市，主要用于治疗纯合子型家族性高胆固醇血症（homozyous familial hypercholesterolemia，HoFH）。可使 LDL-C 降低约 40%。该药不良反应发生率较高，主要表现为转氨酶升高或脂肪肝。

（2）ApoB100 合成抑制剂　米泊美生（mipomersen）是第 2 代反义寡核苷酸，2013 年 FDA 批准可单独或与其他调脂药联合用于治疗 HoFH。

（3）前蛋白转化酶枯草溶菌素 9（proprotein convertase subtilisin/kexin type 9，PCSK9）抑制剂　PCSK9 是肝合成的分泌型丝氨酸蛋白酶，可与 LDL 受体结合并使其降解，从而减少 LDL 受体对血清 LDL-C 的清除。通过抑制 PCSK9，可阻止 LDL 受体降解，促进 LDL-C 的清除。

4．调脂药物的联合应用　调脂药物的联合应用可能是血脂异常干预措施的趋势，优势在于提高血脂控制达标率，同时降低不良反应发生率。由于他汀类药物作用肯定、不良反应少、可降低总死亡率，联合调脂方案多由他汀类药物与另一种作用机制不同的调脂药物组成。针对调脂药物的不同作用机制，有不同的药物联合应用方案。

（1）他汀类药物与依折麦布联合应用　两种药物分别影 响胆固醇的合成和吸收，可产生良好协同作用。

（2）他汀类药物与苯氧酸联合应用　两者联用能更有效地降低 LDL-C 和 TG 水平及升高 HDL-C 水平，降低小而密低密度脂蛋白胆固醇（sLDL-C）。

（3）他汀类药物与 PCSK9 抑制剂联合应用　尽管 PCSK9 抑制剂尚未在中国上市，他汀类药物与 PCSK9 抑制剂的联合应用已成为欧美国家治疗严重血脂异常尤其是家族性高胆固醇血症（familial hypercholesterolemia，FH）患者的联合方式。它可较任何单一的药物治疗带来更大程度的 LDL-C 水平下降，提高达标率。

（4）他汀类药物与 *n*-3 族脂肪酸联合应用：他汀类药物与鱼油制剂的 n-3 脂肪酸联合应用可用于治疗混合型高脂血症，且不增加各自的不良反应。由于服用较大剂量 n-3 多不饱和脂肪酸有增加出血的危险，并会增加糖尿病和肥胖患者的能量摄入，不宜长期应用。此种联合是否能够减少心血管事件尚在探索中。

（江　凤）

参考文献

[1] 胡大一．降低密度脂蛋白胆固醇是硬道理．中华心血管病杂志，2015，43（1）：3-4.
[2] 中国成人血脂异常防治指南修订联合委员会．中国成人血脂异常防治指南（2016年修订版）．中华全科医师杂志，2017，16（1）：15-35.

急性心肌梗死的诊断与治疗

随着人们生活水平的提高及人类寿命的延长，心血管疾病已成为现代社会威胁人类健康的主要疾病，也是死亡的主要原因之一，同时给家庭和国家带来了沉重的经济负担。美国近年统计资料显示，在所有死亡病例中约45%的死因为心血管疾病，其中一半是冠状动脉粥样硬化性心脏病（冠心病）。高死亡率和惊人的医疗费用引起了全世界医学界的关注，并促使医学界对冠心病从基础到临床进行了广泛而深入的研究。我国正处在经济高速发展时期，冠心病呈现快速增长和年轻化趋势。近30年来，对急性心肌梗死（acute myocardial infarction，AMI）的诊断和治疗都取得了长足进展。目前认识到冠状动脉（冠脉）粥样硬化的病理进展模式为斑块形成-破裂-血栓形成。一般而言，具有脂核大、纤维帽薄、炎细胞（巨噬细胞）浸润明显的斑块属于易损斑块，极易破裂并促发局部血栓形成，引起心肌急性或亚急性缺血，临床上表现为不稳定型心绞痛到心肌梗死的连续临床谱，医学界统称为急性冠状动脉综合征（acute coronary syndrome，ACS）。根据患者心电图ST段是否抬高并结合其不同的病理生理基础，常将急性心肌梗死分为ST段抬高型心肌梗死（ST-elevation myocardial infarction，STEMI）与非ST段抬高型心肌梗死（non-ST-elevation myocardial infarction，NSTEMI）两类。前者是混合血栓形成后完全闭塞冠脉的结果，而后者往往是以血小板为主的白血栓形成但未完全闭塞冠脉的结果。针对这两者之间病理上的不同，采用不同的干预对策或治疗方法，可显著改善患者的临床预后。

一、急性心肌梗死概念的演变

急性心肌梗死是指冠状动脉急性、持续性缺血、缺氧所引起的心肌坏死。患者多发生在冠状动脉粥样硬化狭窄的基础上，由于某些诱因致使冠状动脉粥样斑块破裂，血中的血小板在破裂的斑块表面聚集，形成血块（血栓），突然阻塞冠状动脉管腔，导致心肌缺血坏死。另外，学者近年认识到下述原因都可以引起急性心肌梗死（心梗），包括：①心肌严重而持续缺血；②心肌供氧减少或需氧增加；③冠状动脉痉挛；④冠状动脉介入治疗或冠脉旁路手术治疗对冠状动脉造成影响；⑤其他原因引起的心梗。这提示我们在诊断和处理心梗时一定要弄清诱发心梗的原因，才能达到正确治疗目的。因此，2000年欧洲心脏病学会（ESC）和美国心脏病学会（ACC）发布联合共识，对急性心肌梗死进行了再定义。在此基础上，ESC、ACC、美国心脏协会（AHA）和世界心脏联盟（WHF）组织多学科专家组成心肌梗死再定义工作组，并于2007年联合发布了心肌梗死全球统一定义。2012年在德国慕尼黑召开的ESC大会上公布了第三版更新的心肌梗死全球统一定义。全球统一定义将心肌梗死细分为5型6类：①1型，与缺血有关的自发性心肌梗死。由原发的冠状动脉事件如斑块侵袭和（或）破裂、裂隙或夹层引起冠状动脉内血栓形成，从而心肌灌注明显下降或远端血管血小板血栓形成，导致心肌梗死。② 2 型，继发于缺血的心肌梗死，由心肌供氧减少或需氧增加所致，如冠状动脉痉挛、冠状动脉栓塞、贫血、心律失常、高血压或低血压导致的心梗。③ 3 型，突发、未预料到的心脏性死亡（猝死），包括心脏停搏，通常有心肌缺血的症状，伴随新的 ST 段抬高或新的左束支传导阻滞（left bundle branch block，LBBB）；或冠状动脉造影和（或）尸检发现冠状动脉有新鲜血栓的证据，但死亡发生于可取得血样之前或血中生物标志物增多之前。3 型危害最大，病死率高，需要加强教育，对高危患者加强预防。④ 4a 型，伴发于经皮冠状动脉介入治疗（percutaneous coronary intervention，PCI）的心肌梗死；4b 型，冠状动脉造影或尸检证实的伴发于支架血栓形成的心肌梗死。⑤ 5 型，伴发于冠状动脉旁路移植术（coronary aortic bypass grafting，CABG）的心肌梗死。

二、急性心肌梗死的诊断

急性心肌梗死（心梗）的临床诊断主要依赖下列 3 方面证据：①特征性的缺血性胸痛表现；②反映心肌从缺血 - 损伤 - 坏死的心电图动态演变；③反映心肌坏死的血清心肌标记物升高的动态改变。

（一）缺血性胸痛症状

急性心肌梗死患者的缺血性胸痛表现通常与典型心绞痛相似，但具有程度更重、持续时间更长（可达数小时至数天）、使用硝酸酯类药物不能缓解等特点。约半数以上的急性心肌梗死患者，在起病前 1 ～ 2 天甚至 1 ～ 2 周就有前驱症状，最常见的是原有的心绞痛加重或由继往的劳力性胸痛转变为自发性胸痛，且发作时间延长或对硝酸甘油效果变差。询问缺血性胸痛病史时应注意非典型胸痛的情况，如女性患者胸痛常不典型，老年人常表现为胸闷伴呼吸困难、卒中、呕吐等，还有部分患者特别是糖尿病患者可呈无痛性心肌梗死，一开始即表现为低血压休克或急性心力衰竭。

（二）心电图动态改变

要求在初次接触患者 10 分钟内完成疑诊心肌梗死患者的 18 导联心电图（常规 12 导联 $+V_{7\text{-}9}+V_{3R\text{-}5R}$）的描记和分析。急性心肌梗死典型心电图演变是随病程进展依次出现 T 波高尖、ST 段弓背上抬、Q 波形成、T 波倒置、弓背上抬的 ST 段回落到正常基线、T 波由倒置转为直立而 Q 波常保持不变。应注意，对疑诊急性心肌梗死而心电图胸前导联（V_1-V_3）仅显示 ST 段压低的患者，一定要仔细观察正后壁导联（V_7-V_9）ST 段有无弓背上抬，以防漏诊正后壁的急性 ST 段抬高型心肌梗死。对于心电图确无 ST 段弓背上抬，但心肌损伤标志物有明显序列升高的患者，即可诊断为急性非 ST 段抬高型心肌梗死。

（三）心肌坏死的血清心肌标志物浓度动态改变

心肌坏死的特征性标志物主要有肌钙蛋白（cTnT、cTnI）、肌酸激酶同工酶（CK-MB）等。它们在血清中出现、达峰、消失的时间各不相同，呈特定的序列变化，详见表 2-6。现提倡采用床旁快速检测高敏肌钙蛋白的方法，抽血 20 分钟内可出检测结果。对怀疑急性心梗者均应多次采血以动态监测血清心肌损伤标志物浓度。

表2-6 急性心肌梗死患者的血清心肌标记物及其检测时间

项目	肌红蛋白	肌钙蛋白		CK-MB
		cTnI	cTnT	
出现时间（小时）	1 ~ 2	2 ~ 4	2 ~ 4	3 ~ 4
100% 敏感时间（小时）	4 ~ 8	8 ~ 12	8 ~ 12	8 ~ 12
峰值时间（小时）	4 ~ 8	10 ~ 24	10 ~ 24	10 ~ 24
持续时间（天）	0.5 ~ 1	5 ~ 10	5 ~ 14	2 ~ 4

cTnI，肌钙蛋白 I；cTnT，肌钙蛋白 T；CK-MB，肌酸激酶同工酶。

三、急性心肌梗死患者的危险性评估

STEMI 与 NSTEMI 两者虽然发病时表现有轻重差别，但其危险程度并无明显差异。流行病学研究结果显示，STEMI 严重心血管事件多在入院前和入院后的短期内发生，而 NSTEMI 急性期病情可能会轻一些，但其严重心血管事件的风险常持续到发病后的数天至数周甚至更长时间。两者 6 个月的死亡率相似，所以在临床治疗上应给予同样重视。一般而言，ST 段抬高出现的导联越多、血清心肌标志物浓度上升得越高，提示心肌梗死面积越大、患者死亡率越高。此外，急性心肌梗死患者伴有下列任一项者提示为高危患者：女性，高龄（年龄在 70 岁以上），既往有心肌梗死病史，有心房颤动、糖尿病、广泛性前壁心肌梗死、肺部湿啰音、低血压、窦性心动过速等。

四、急性心肌梗死患者的治疗

（一）急性心梗患者的院前急救

心肌梗死的救治具有很强的时效性，可以说“时间就是心肌，时间就是生命”。因为持续缺血 20 分钟心肌细胞便开始坏死，2 小时后缺血区心肌坏死近 50%，缺血时间越长心肌坏死就越多。可见，早期识别心梗并及时进行冠脉血管重建治疗意义重大，可挽救更多濒死心肌、稳定心电活动、保存左心室功能、及时防止各种并发症，这样才能显著改善患者的预后。急性心肌梗死的治疗应有一个标准流程和完整链条，包括院前急救、住院治疗和长期治疗（即二级预防和康复治疗）。其中以静脉溶栓治疗和 PCI 为主的冠脉血管重建又是挽救缺血心肌乃至患者生命的最关键手段。然而我国大多数急性心梗患者首诊于基层医院，普遍存在既未就地成功溶栓又未及时转运至上级医院行急诊 PCI 的情况。这样患者就错失了早期冠脉血管重建的治疗机会，再加上出院后未进行心脏康复治疗和坚持冠心病二级预防措施，致使急性心梗患者总体预后不佳。为此，近年在我国正大力推进区域胸痛中心的建设，即建设急性心梗患者的区域协同救治体系。目标是通过培训与教育，提高公众健康及急救知识水平，并向急救系统和各级医疗单位灌输院前心梗的早期识别、信息传输及诊疗的绿色通道理念，优化流程、缩短转运时间，以最快方式将急性心梗患者送至具有救治能力的医院接受冠脉血管重建治疗，从而有助于提高心梗救治率、降低死亡率，并改善患者长期预后。

流行病学调查显示，因急性心梗死亡的患者中约 50% 是于发病 1 小时内在院外猝死的，其死因多是可救治的致命性心律失常，主要是心室颤动。

急性心肌梗死的院前急救措施如下：①停止任何主动活动和运动。②立即舌下含服硝酸甘油 1 片，每 5 分钟可重复使用，最多 3 次。③若患者含服硝酸甘油无效且胸痛持续超过 5 分钟应立即拨打 120 求救，在救护车接诊患者后 10 分钟内尽快记录全导联心电图，并及时判读结果。一旦提示为急性心梗，应即刻将患者胸痛及心电图等信息传输给胸痛中心，同时给予阿司匹林 300 mg、替格瑞洛 180 mg 嚼服，还可静注肝素 3 000 ～ 5 000 IU，并尽快直接向有急诊 PCI 条件的医院转运。在救护车接送患者到医院的途中，应由专业医护人员全程予以心电及血压监护，还要求救护车上配备紧急电复律设备，并有保障血压甚至静脉溶栓等治疗条件。

（二）急性心梗患者的院内治疗

之前都习惯先将急性心肌梗死患者收入心内科心脏病监护病房（cardiac care unit，CCU），按部就班地进行监护、对症处理、有条件者再给予血管重建等特殊治疗。现在应当把上述处理顺序颠倒过来，即在确诊急性心梗的第一时间必须先给予有效的抗栓治疗，再以最快速度实施静脉溶栓或急诊 PCI 完成冠脉血管重建，最后才送入 CCU 病房进行监护、对症和防止并发症等处理。

1．STEMI 的治疗

（1）抗栓治疗　为了尽快起效，应如上所述给患者即刻嚼服负荷量的双联抗血小板药物。首选阿司匹林 300 mg + 替格瑞洛 180 mg，若没有替格瑞洛或存在高龄、高出血风险等替格瑞洛相对禁忌证的患者可选用阿司匹林 300 mg + 氯吡格雷 600 mg，然后口服维持量的双联抗血小板药物 12 个月，再改为单用阿司匹林长期服用。为加强急性期的抗栓效果，还可同时静脉使用肝素，不便之处是需要频繁监测活化部分促凝血酶原激酶时间（activated partial thromboplastin time，aPTT）或活化凝血时间（activated coagulation time，ACT），宜保持凝血时间延长到正常的 1.5 ～ 2 倍。近年更多使用低分子肝素（首选依诺肝素）来抗凝，0.6 ml、q12 h 皮下注射，可连用 3 ～ 7 天。期间不需监测 aPTT 等指标来调整剂量，且出血发生率较低。最近更有临床试验显示，新型口服抗凝药物（如利伐沙班等较低分子肝素）有更好的疗效和安全性。

（2）再灌注治疗　再灌注治疗主要有两条途经，即药物溶栓和 PCI。如果发病在 3 小时内，药物溶栓与直接 PCI 两种方式效果相近，都可选用。但有以下情况推荐选择介入治疗：①有熟练的 PCI 技术和条件，尤其是能在入院后 90 分钟内开通梗死血管；②高危 STEMI 患者，提示为冠脉前降支近段闭塞的广泛性前壁心肌梗死、伴发心源性休克、伴发急性左心衰（Killip 分级达 3 级以上）等；③有溶栓禁忌证；④发病时间超过 3 小时；⑤不能确定为 STEMT。

1）药物溶栓治疗　优点为价廉、应用方便、各级医院均可开展。缺点为禁忌证多（仅 50% 的 STEMI 患者有用药适应证）、TIMI 血流分级 3 级者血流再通率约 50%、出血风险大、残余狭窄继续存在、再梗死率高、多数需要再行 PCI。应充分认识到溶栓疗效具有明显的时间依赖性，溶栓距发病时间越短，梗死相关血管再通率越高。因此，溶栓治疗主要用于没有条件做急诊 PCI、发病在 12 小时（最好是 3 小时）以内、无溶栓禁忌证的急性心肌梗死患者。故在我国广大的偏远基层医院溶栓治疗仍是不可或缺的。

溶栓治疗的主要禁忌证包括：①既往任何时间发生过出血性脑卒中，1 年内发生过缺血性脑卒中或脑血管事件；②颅内肿瘤；③活动性消化性溃疡，或近期（2 ～ 4 周）活动性内脏出血（月经除外）；④可疑主动脉夹层；⑤未控制的超高血压［收缩压＞ 180 mmHg（24.0 kPa），舒张压＞ 110 mmHg（14.7 kPa）］或有严重的慢性高血压史；⑥目前正在使用治疗剂量的抗凝药［国际标准化比值（INR）为 2 ～ 3］伴有已知的出血倾向；⑦近期（2 ～ 4 周内）有创伤史，包括头部外伤、创伤性心肺复苏或较长时间（超过 10 分钟）的心肺复苏；⑧近期（3 周以内）有外科大手术史，或者近期（2 周以内）有不能压迫部位的大血管穿刺史；⑨妊娠。

目前常用的有尿激酶（urokinase，UK）、链激酶（streptokinase，SK）或重组链激酶（recombinant SK，rSK）、重组组织型纤维蛋白溶酶原激活剂（recombinant tissue-plasminogen activator，rt-PA）、重组葡激酶（recombinant-staphylokinase，r-STA）等。其中我国最常用的是：① UK，总量为 150 万 U，先用 30 万 U 静脉注射，余下的 120 万 U 于 30 分钟内静脉滴注；② rt-PA，总量为 50 mg，先用 8 mg 静脉注射，余下的 42 mg 在 90 分钟内静脉滴注。

2）介入治疗　优点为禁忌证少、出血风险小、闭塞冠脉开通的成功率＞ 95%、TIMI 血流分级 3 级血流再通率约 90%、残余狭窄几乎为 0、再梗死率低。缺点为要求条件高（特殊设备和专业人员）、费用高，且要求从入院到球囊扩张开通闭塞血管（door-to-balloon）的时间＜ 90 分钟。

急诊介入治疗的适应证包括急性心肌梗死起病 12 小时以内者、超过 12 小时但仍有持续胸痛伴 ST 段抬高者、伴发心源性休克者没有起病时间限制均需介入治疗。

急诊 PCI 时需注意以下要点：首选经桡动脉入路以减少穿刺点的出血并发症，对血栓负荷重者应先抽吸血栓，对存在斑块破裂或残余狭窄较重的罪犯病变应常规植入支架且首选新一代药物洗脱支架。

总之，对 STEMI 的诊治必须争分夺秒，因为“时间就是心肌，时间就是生命”，尤其是尽早应用再灌注治疗方法，可进一步改善患者的近期及远期临床预后。医生在接触患者的第一时间，通过迅速询问胸痛等病史，描记 18 导联心电图并观察其动态变化，需要时再结合血清心肌损伤标志物变化，常能快速做出正确诊断。随即给予负荷量抗血小板药物（阿司匹林、氯吡格雷）嚼服，同时，通过绿色通道将患者转送至有条件的医院心导管室行直接 PCI 治疗（Ia 类）。若因条件所限无法直接 PCI 治疗而发病又在 12 小时以内者，应就地进行溶栓治疗。若溶栓不成功，则立即转送至有条件的医院行补救 PCI 治疗；若溶栓成功，可在 2 ～ 24 小时内行冠脉造影，并视情况对病变处的残余狭窄行 PCI 治疗。

（3）一般治疗

1）监测：包括心电图、血压、血氧饱和度的监测。

2）卧床休息：病情轻者卧床休息 1 ～ 3 天，不稳定或高危者适当延长卧床休息时间。应待症状缓解，血流动力学稳定 12 ～ 24 小时后可开始活动。

3）建立静脉通道：维持水、电解质及酸碱平衡。

4）镇静与镇痛：给予地西泮（安定）使患者处于轻度嗜睡状态。严重胸痛者可给予吗啡 3 ～ 5 mg 静脉注射，必要时每 5 分钟重复 1 次，总量不宜超过 15 mg，应注意吗啡的不良反应，如恶心、呕吐、低血压、呼吸抑制等。

5）吸氧：伴有呼吸困难或低氧血症者（SaO_2 ＜ 90%）、肺水肿或持续心肌缺血的患者尤其需要氧疗。

6）饮食和通便：禁食至胸痛消失，然后进食流质或半流质，逐渐过渡到进普通饮食。必要时给予缓泻剂通便。

7）硝酸甘油：静脉滴注 24 ～ 48 小时后改为口服硝酸酯类药物。注意，收缩压低于

90 mmHg（12 kPa）、心率＜ 50 次 / 分或心率＞ 100 次 / 分应禁用硝酸甘油，下壁伴右心室梗死者应慎用硝酸甘油。

8）强化调脂治疗：调脂治疗主要使用他汀类药物，如阿托伐他汀 20 ～ 40 mg/d 或瑞舒伐他汀 10 ～ 20 mg/d。调脂治疗目标是将 LDL-C 降低 50% 以上或降至 1.4 mmol/L 以下。单用他汀类药物常不能达成上述目标则应再联用依折麦布 10 mg qd。对于家族性高胆固醇血症（familial hypercholesterolemia，FH）患者，可能还要再加用 PCSK9 抑制剂才能控制其极高的 LDL-C 水平。

9）其他：ACEI/ARB 与 β 受体阻断药若无禁忌证均应常规使用；出现严重快速室性心律失常首选胺碘酮治疗，紧急情况可采用电复律；出现严重缓慢性心律失常应安置临时起搏器；严重心衰特别是伴心源性休克者，在相应药物治疗的同时采用主动脉内气囊反搏（intra-aorta ballon pumping，IABP）等机械辅助循环装置常能有效帮助患者度过急性危险期。

（三）NSTEMI 的处理

NSTEMI 的治疗原则是积极抗栓而不溶栓，同时需对患者进行危险分层，以决定进一步介入治疗的时机。危险性越高的患者越是需要尽早开始介入治疗。其他药物治疗与 STEMI 患者相同。

参与 NSTEMI 危险分层的因素主要有：年龄、糖尿病史、ST 段压低程度、肌钙蛋白升高的水平、心电活动是否稳定、血流动力学状态是否稳定等。凡有药物难治性反复性胸痛或持续性胸痛发作；明显 ST-T 动态改变，特别是出现间歇性 ST 段抬高；明显左心衰；低血压休克、致命性心律失常；新出现心梗后机械并发症等患者，属于极高危患者，应抓紧时间争取在 2 小时内行冠脉造影及 PCI 治疗。其余患者冠脉介入诊疗的时间要求可适当放宽，高危者应在 24 小时内完成，中、低危者可在 72 小时内完成。

（四）急性心梗患者出院后的长期治疗（二级预防）

冠心病本质上属于后天获得性疾病。大量流行病学调查结果显示，90% 的心肌梗死后天可检测、通过可控制的因素预测。这些因素按权重排序依次为：血脂异常、吸烟、糖尿病、高血压、腹型肥胖、缺乏运动、蔬菜和水果摄入不足、精神紧张等。一项国际、多中心合作的研究结果表明，10 例心肌梗死 9 例可以被解释，6 例心肌梗死 5 例可以被预防。用于急性心肌梗死患者恢复后防止再次梗死并降低其死亡危险的二级预防策略（ABCDE 策略）如下。

（1）Aspirin（阿司匹林）、ACEI（血管紧张素转换酶抑制药）。

（2）β-blocker（β 受体阻断药）、Blood pressure control（控制血压）。

（3）Cholesterol lowing（降低胆固醇，他汀类药物）、Cigarette quitting（戒烟）。

（4）Diabetes control（控制血糖）、Diet（合理饮食）。

（5）Exercise（运动）、Education（患者健康教育）。

除此之外，许多经历心梗的患者都有心功能受损并伴有焦虑、抑郁等心理障碍，需要指导他们进行科学的运动康复及心理康复。部分大面积心梗患者遗留有严重心功能不全，需要持续进行抗心衰药物治疗，必要时还可辅助应用心脏再同步疗法（cardiac resynchronization therapy，CRT）等器械治疗。未来随着技术的发展和成熟，用于细胞移植去再生、修复梗死的心肌细胞将为心梗治疗带来更好的前景。

（黄维义）

参考文献

[1] 葛均波，徐永健，王辰．内科学．9 版．北京：人民卫生出版社，2018：229-245.
[2] 中华医学会心血管病学分会．急性 ST 段抬高型心肌梗死诊断及治疗指南．中华心血管病杂志，2015，43（5）：380-394.
[3] Neumann FJ，Sousa-Uva M，Ahlsson A，et al. 2018 ESC/EACTS guidelines on myocardial revascularization. Euro Intervention. 2019，14（14）：1435-1534.
[4] Ibanez B，James S，Agewall S，et al.2017 ESC Guidelines for the management of acute myocardial infarction in patients presenting with ST-segment elevation：the task force for the management of acute myocardial infarction in patients presenting with ST-segment elevation of the European Society of Cardiology（ESC）. Eur Heart J，2018，39（2）：119-177.

慢性心力衰竭的非药物治疗

慢性心力衰竭是一种由各种病因导致器质性心血管疾病的复杂临床症状群，为各种心血管疾病的终末阶段，是临床上常见的危重症。目前慢性心力衰竭（心衰）的治疗手段主要有药物治疗和非药物治疗。近年来随着对慢性心力衰竭发病机制的深入研究，涌现出越来越多的针对慢性心衰的非药物治疗手段，诸如微创介入、双心室同步治疗、基因治疗及干细胞治疗等，为药物治疗效果不佳的慢性心衰患者带来了希望。

一、机械性辅助循环支持

对药物治疗无效的慢性心力衰竭患者，机械性辅助循环支持为重要的辅助治疗手段；而且当心力衰竭无法逆转，需要行心脏移植时，机械性辅助循环支持也可作为一种过渡治疗。目前机械性辅助循环手段主要有 IABP、体外膜式氧合（extracorporeal membrane oxygenation，ECMO）及心脏机械辅助装置。

（一）主动脉球囊反搏

它是治疗心力衰竭的有效手段，其疗效优于药物，为常用心脏机械性辅助手段之一。IABP 主要是将与外界相通的球囊安置在降主动脉近心端，心脏收缩前，气囊排气，主动脉内瞬间减压，心脏射血阻力减少，心肌耗氧减少；心脏舒张时球囊充气，主动脉舒张压升高，增加心肌供血和供氧，从而达到反搏辅助循环的效果。IABP 可用于心脏术后心肌功能障碍患者、PCI 手术前后辅助、急性心肌梗死导致的心源性休克及失代偿的慢性心力衰竭患者。

（二）体外膜式氧合

它为人工心肺支持技术，即人工肺和人工心脏。它是通过静脉插管将患者的静脉血引至体外，经过氧合器气体交换后，再通过动脉或静脉将氧合血输回患者体内，从而供氧并排出机体内的二氧化碳。达到减轻心脏前负荷、增加组织灌注的目的。ECMO 适用于心脏手术后心源性休克、急性心肌炎、急性心肌梗死后导致的心源性休克、心肌病的过渡治疗及急性肺栓塞引起的右心衰。ECMO 最常见的并发症为出血，可能与长期使用肝素与凝血因子消耗有关。

（三）心室辅助装置

心室辅助装置是将心脏或静脉系统中的血液直接泵入动脉系统，从而部分或全部替代心室做功的人工机械装置。目前有左心室辅助装置；右心室辅助装置和全人工心脏。心室辅助装置既可辅助左心室，将左心房血液引出，泵入主动脉；又可辅助右心室，将右心房血液直接泵入主肺动脉。

全人工心脏能同时支持体循环和肺循环，能保持双心室排血量的平衡，而且能根据生理需求改变心排血量。相对于心室辅助装置，全人工心脏适用于心肌坏死面积大、心脏结构遭到破坏的患者，但安置人工心脏创伤更大、风险更高。由于其心脏替代功能要强于其他同类装置，故可作为心脏疾病治疗的“底线守护者”。

二、心脏再同步治疗及植入型心律转复除颤器

慢性心衰患者死亡的主要原因为进行性心力衰竭和恶性心律失常。针对前者，心脏再同步治疗（CRT）可以改善患者的心功能，降低由于进行性心衰所致的死亡；而针对后者，ICD 可以自动感知恶性心律失常，从而有效防止因恶性心律失常导致的心脏性猝死。就本质而言，无论是 CRT，或者是 ICD，其实都是一种心脏起搏器。只不过 CRT 是带有同步治疗功能的心脏起搏器，而 ICD 是带有自动复律、除颤功能的心脏起搏器。

（一）CRT

慢性心力衰竭的患者多存在心室传导异常，因此房室、室间或室内运动不同步，从而引起心室舒张期充盈时间缩短、心脏泵血能力下降。CRT 则是在传统右心房、右心室双心腔起搏基础上通过冠状静脉窦起搏左心室，按照一定的房室间和室间顺序发放刺激，实现正常的心房、心室电激动传导，以改善心脏的不协调运动，恢复房室、左右室间和左室室内运动的协调性，使心脏功能得到改善。CRT 分为 CRT-P 和 CRT-D。只具有起搏功能的再同步治疗称为 CRT-P，同时兼具自动除颤功能的再同步治疗称为 CRT-D。虽然已有研究表明 CRT 能显著改善心衰患者的生活质量，降低总死亡率，但 CRT 尚不能完全取代药物治疗。药物治疗仍是 CRT 发挥作用的先决条件之一。而且，如何确定最佳电极起搏位置及最佳程控参数、如何客观评价 CRT 疗效、如何选择合适的 CRT 患者等一系列问题尚待解决。

（二）ICD

慢性心力衰竭的患者由于存在心肌纤维化、心肌细胞肥大以及神经内分泌功能紊乱，更易发生恶性心律失常（室性心动过速、心室颤动）。ICD 系统能持续不断地监测患者心脏的节律，当监测到任何异常的心脏搏动时，它将采取电疗措施从而恢复心脏的正常节律。ICD 系统主要由 ICD 及电极两部分组成。其中 ICD 表面为钛金属，内部由微处理器、集成电路块及一个电池组成。

三、心脏移植

自 1967 年南非医生 Barnard 成功实施了人类第一例同种异体原位心脏移植术后，随着免疫抑制药的出现及心脏保护技术的改进，心脏移植技术日趋完善，逐渐成为对药物治疗难以奏效的终末期心衰患者的最有效措施。目前心脏移植主要适用于经内外科常规治疗无效的终末期心衰患者，且无不可逆的重度肺动脉高压或肺动脉压≤ 60 mmHg、其他重要器官功能正常或者可逆、患者精神状态稳定和对生活充满信心。成功心脏移植后，50% 的患者可恢复工作，40% 的患者心功能达到 Ⅰ 级，6 年生存率可达 60%。然而，感染和排斥反应仍是

心脏移植术后死亡的主要原因，且存在合格的供体来源少、手术难度大及费用高等问题。

四、外科心室重建技术

慢性心力衰竭患者由于长期受神经体液因素及心脏前后负荷的作用，心肌结构及功能遭到进行性损害，引起心脏内径和心肌质量的改变，心室不断扩大，最终使左心室变为球形。最近针对慢性心力衰竭患者心室几何形态异常的重建技术引起人们的日益关注。

（一）左心室减容术

心脏供体缺乏，导致心脏移植手术受限，迫使人们不得不开展多元化的方法，左心室减容术就是其中之一。左心室减容术主要是通过切除左心室部分肌肉，使扩张的左心室容积缩小，逆转左心室重构，从而改善心脏功能。该手术的关键是纠正二尖瓣、三尖瓣关闭不全。手术适应证目前尚无统一标准，一般认为是无法行心脏移植的终末期心衰患者，经内科治疗无效，且无其他手术禁忌证。左心室减容术能在一定程度上改善慢性心衰患者心功能、延长其等待心脏移植的时间。

（二）背阔肌心肌成形术

将心力衰竭患者的背阔肌游离出来，通过左肋间包裹衰竭的心室，通过植入感知和刺激装置，使背阔肌和心肌同步收缩，从而辅助心脏收缩、防止心脏过度舒张，达到治疗心衰的目的。该技术可作为心脏移植的桥梁性手术。该手术的治疗原理可能为以下三方面：①包裹心脏的肌肉防止心脏的过度扩张；②包裹心脏的肌肉收缩期的主动收缩增加的心脏的射血量；③促进心肌新生血管的形成，改善了血供。该手术的 5 年生存率达 60% 以上。

五、干细胞治疗

维持心脏工作的心肌细胞不可逆性死亡是慢性心力衰竭重要的发病机制之一。近年来，干细胞治疗技术日趋成熟，给慢性心力衰竭的治疗带来了突破性进展。干细胞是具备自我复制和多向分化潜能的细胞，当组织受损时，它可通过定向分化成该组织细胞而修复受损组织。干细胞按来源不同可分为胚胎干细胞、内皮组细胞、骨骼肌卫星细胞、骨髓间充质干细胞等。最近的动物研究表明通过将体外培养干细胞注入受损心脏区域，干细胞可分化为心肌细胞改善心脏局部或整体功能。而且移植成活的干细胞还能分化为血管内皮细胞，促进局部心肌新生血管的产生，增加血供，促进顿抑心肌或冬眠心肌细胞功能恢复。此外，干细胞还能分泌一些有益的细胞因子，改善心肌间质成分并抑制心肌细胞凋亡，预防心脏进一步重构。目前干细胞治疗技术尚停留在实验研究阶段，临床研究较少，病例数少，其安全性及有效性等问题还有待进一步观察。总的来说，较心脏移植而言，干细胞治疗取材方便、移植方法及途径较简单，而且自体干细胞还避免了免疫排斥反应，完全可以取代心脏移植成为治疗慢性心衰的主要手段之一。

六、基因治疗

慢性心力衰竭时心肌细胞会出现肥大、收缩力下降、细胞内的一系列基因异常表达。正是基于此，人们提出了基因治疗的概念。基因治疗就是将外源目的基因以一定技术导入体内，通过补充失去正常功能的心肌基因，或抑制其某些基因的过度表达，从而达到治疗心衰的目的。由于慢性心力衰竭涉及多基因的异常，基础研究的基因也比较多，主要集中在以下方面：①增强心肌收缩力的基因，如提高心肌细胞 β 受体基因的表达及跨膜钙转运调控基因的表达；②导入抑制心肌细胞凋亡的基因，如抗凋亡基因 Bcl-2；③导入促进心肌梗死后的新生血管生成的基因，如缺氧诱导因子 -1、血管内皮生长因子，内皮型一氧化氮合酶等。目前越来越多的动物研究均显示基因治疗能减轻心衰患者的心脏重构，明显改善心脏功能。但临床基因治疗尚处于试验阶段，其有效性及安全性有待进一步验证，而且还存在伦理学和社会道德问题。

虽然随着人们对心衰发病机制研究的深入了解和新药的应用，慢性心衰的治疗已取得了长足的发展，但其患病率及死亡率仍居高不下。目前，CRT、心脏移植及外科手术等联合应用为心衰的治疗开辟了另一条新的途径。而基于干细胞移植与基因治疗的技术也正向我们展现其更广阔的应用前景及深远的临床意义，将来心衰的治疗策略正逐渐向针对致病基因的靶向治疗方向发展，慢性心衰患者有望从基因靶向治疗中获益。

（冯　健　范忠才　石　敏）

参考文献

[1] Ducas J，Grech ED. ABC of interventional cardiology. Percutaneous coronary intervention：cardiogenic shock. BMJ，2003，326（7404）：1450-1452.

[2] Zhong ZP，Wang H，Hou XT. Extracorporeal Membrane oxygenation as a bridge for heart failure and cardiogenic shock. Biomed Res Int，2016，11（52）：726-728.

[3] Mayo Clinic. Left ventricular assist device（LVAD）[EB/OL]. 2010-05-20. [2019-10-08] https：//www.mayoclinic.org/tests-procedures/ventricular-assist-device/multimedia/left-ventricular-assist-device/img-20006714.

[4] 郭睿，刘宏宇. 非药物治疗心力衰竭新进展. 中国胸心血管外科临床杂志，2017，24（05）：390-395.

[5] Torregrossa G，Anyanwu A，Zucchetta F，et al. SynCardia：the total artificial heart. Ann Cardiothorac Surg，2014，3（6）：612-620.

心血管疾病的介入性诊疗的临床应用

心血管疾病的介入性诊疗是以心导管进行诊断和治疗心血管疾病的新兴分支学科，是近代临床医学领域中发展最快、最显著的学科之一。

一、冠状动脉造影

冠状动脉造影是用导管技术在心脏冠状动脉内注入造影剂，能准确、清晰地显示活体冠状血管的解剖结构，是冠心病诊断的常用且准确的方法。

（一）用于诊断目的

1．不明原因的胸痛，无创性检查不能确诊，临床怀疑冠心病。

2．不明原因的心律失常，如顽固性室性心律失常或新发的传导阻滞，有时需冠状动脉造影除外冠心病。

（3）不明原因的左心功能不全，主要见于扩张型心肌病或缺血性心肌病，两者鉴别往往需要行冠状动脉造影。

（4）PCI 或 CABG 后复发心绞痛。

（5）在治疗先天性心脏病和心脏瓣膜病等的重大手术前，年龄＞50 岁、易合并有冠状动脉畸形或动脉粥样硬化者可用于诊断，也可以在手术的同时进行干预。

（6）无症状但疑有冠心病，且从事高危职业如飞行员、汽车司机、警察、运动员及消防队员等，或医疗保险需要。

（二）用于治疗目的

临床冠心病诊断明确，行冠状动脉造影可进一步明确冠状动脉病变的范围、程度，来选择治疗方案。

（1）稳定型心绞痛或陈旧性心肌梗死，内科治疗效果不佳，影响学习、工作及生活。

（2）不稳定型心绞痛，首先采取内科积极强化治疗，一旦病情稳定，积极行冠状动脉造影；内科药物治疗无效，一般需紧急造影。对于高危的以自发性为主的不稳定型心绞痛患者，若伴有明显心电图的 ST 段改变及梗死后心绞痛，也可直接行冠状动脉造影。

（3）发作 6 小时以内的急性心肌梗死（AMI）或发病在 6 小时以上仍有持续性胸痛的 AMI，拟行急诊 PCI。如无条件开展 PCI 术，对于有溶栓禁忌证的患者，应尽量转入有条件的医院。AMI 后静脉溶栓未再通的患者，应适时争取补救性 PCI。对于无并发症的 AMI 患者，应考虑梗死后 1 周左右择期行冠状动脉造影；伴有心源性休克、室间隔穿孔等并发症的 AMI 患者应尽早在辅助循环的帮助下行血管再灌注治疗。对于高度怀疑 AMI 而不能确诊的患者，特别是伴有左束支传导阻滞、肺栓塞、主动脉夹层、心包炎的患者，可直接行冠状动脉造影明确诊断。

（4）无症状性冠心病的患者中，运动试验阳性、伴有明显的危险因素者，应行冠状动脉造影。

（5）CT 等影像学检查发现或高度怀疑冠状动脉中度以上狭窄或存在不稳定斑块。

（6）原发性心搏骤停复苏成功、冠脉左主干病变或前降支近段病变的可能性较大者均属高危人群，应早期进行血管病变干预治疗，需要评价冠状动脉。

（7）CABG 后或 PCI 术后，心绞痛复发，往往需要再行冠状动脉造影评价病变。

（三）用于预后评价目的

1．预后评价。

2．临床治疗转归与随访。

著名的冠脉介入专家 Sones 名言“只要操作医生称职合格，设备完善，对患者的危险性在可以接受的范围，需要显示冠脉才能解决的临床问题都是冠脉造影的适应证”。

冠状动脉造影对冠脉狭窄程度的心肌梗死的溶栓治疗（thrombolysis in myocardial infarction，TIMI）分级如下。

0 级：无血流灌注，闭塞血管远端无血流。

Ⅰ级：造影剂部分通过，冠脉狭窄远端不能完全充盈。

Ⅱ级：冠脉狭窄远端可完全充盈，但显影慢。

Ⅲ级：冠脉狭窄远端造影剂完全、迅速充盈和消除，类同正常冠脉血流。

二、经皮冠状动脉介入治疗

粥样斑块是导致冠脉狭窄引起冠心病的病理基础。经皮冠状动脉介入治疗（PCI）是用心导管介入技术对冠状动脉血管塑形和去除斑块的方法来恢复血管腔的正常形态而治疗冠心病。常用方法包括：a. 血管塑形，如球囊成形术、冠状动脉内支架等。b. 去除斑块：①切除阻塞物（如冠状动脉腔内斑块旋磨术等）；②切割球囊成形术。c. 冠脉内血栓抽吸术。d. 其他，准分子激光成形术、冠脉内放射治疗等，临床应用较少。

（一）PCI 方法

1．冠状动脉内血栓溶解　导管介入的冠状动脉内直接注射药物能有效地使血栓溶解，开通闭塞血管。

2．经皮腔内冠状动脉成形术　经皮腔内冠状动脉成形术（percutaneous transluminal coronary angioplasty，PTCA）是用球囊扩张冠脉的狭窄部位，使粥样斑块撕裂、扩张动脉中膜和外膜、减轻狭窄、增大冠脉内径、改善远端心肌缺血的心脏介入性手术。

3．冠状动脉内支架　冠状动脉内支架（percutaneous intracoronary stent implantation）是将可被球囊扩张开的多孔不锈钢管架置入病变冠脉内，支撑管壁的心脏介入性手术，主要用于急性血管撕裂及减少血管弹性回缩。球囊扩张的局限性是不能使病变血管“充分扩张”，若强行“充分扩张”可能导致主动脉夹层等并发症，而支架可以弥补其不足。

4．冠状动脉斑块旋切术　冠状动脉斑块旋切术（coronary atherectomy）是通过旋切导管将冠状动脉内的粥样斑块切除，使冠状动脉血流增加的介入性治疗技术，包括定向冠状动脉内斑块旋切术、冠状动脉腔内斑块旋切吸引术和冠状动脉腔内斑块旋磨术。主要适应证是大血管近端非成角、非钙化的局限性偏心性病变。

（二）PCI 指征

1．急性 ST 段抬高性心肌梗死（STEMI）　STEMI 患者的 PCI 治疗推荐见表 2-7。

表2-7　STEMI患者PCI治疗推荐

推荐	推荐类别	证据水平
直接 PCI		
发病 12 小时内（包括正后壁心肌梗死）或伴有新出现的左束支传导阻滞的患者	Ⅰ	A
伴严重心脏畸形、心力衰竭或心源性休克（不受发病时间限制）	Ⅰ	B
发病＞ 12 小时仍有缺血性胸痛或致命性心律失常	Ⅰ	C
对就诊延迟（发病后 12 ～ 48 小时）并具有临床和（或）心电图缺血证据的患者行直接 PCI 或溶栓后 PCI	Ⅱa	B
建议所有患者溶栓后 24 小时内送至 PCI 中心	Ⅰ	A
建议溶栓成功 24 小时内行冠状动脉造影，并根据需要对梗死相关的动脉（infarction-related artery，IRA）行血管重建	Ⅰ	A
溶栓后出现心源性休克或急性严重心力衰竭时建议行急诊冠状动脉造影，并对相关血管行血管重建	Ⅰ	B
建议对溶栓失败患者（溶栓后 60 分钟，ST 段下降＜ 50% 或仍有胸痛）行急诊补救性 PCI	Ⅰ	A
溶栓成功后出现再发缺血、血流动力学不稳定、危及生命的室性心律失常或有再次闭塞证据时，建议行急诊 PCI	Ⅰ	A
溶栓成功后血流动力学稳定的患者，3 ～ 24 小时内行冠状动脉造影	Ⅱa	A

续表

推荐	推荐类别	证据水平
非 IRA 的 PCI		
STEMI 多支病变患者在血流动力学稳定情况下		
择期完成非 IRA 的 PCI	Ⅱa	B
可考虑非 IRA 的 PCI，与直接 PCI 同期完成	Ⅱb	B

2．非 ST 段抬高性急性冠脉综合征（non-elevation-acute coronary syndrome，NSTE-ACS） NSTE-ACS 患者的冠脉造影及血管重建推荐见表 2-8。

表2-8 NSTE-ACS患者的冠脉造影及血管重建推荐

推荐	推荐类别	证据水平
极高危患者，包括：①血流动力学不稳定或心源性休克；②顽固性心绞痛；③危及生命的心律失常或心脏停搏；④心肌梗死机械性并发症；⑤急性心力衰竭伴难治性心绞痛和 ST 段改变；⑥再发心电图 ST-T 动态演变，尤其是伴有间歇性 ST 段抬高。推荐进行紧急冠状动脉造影（＜ 2 小时）	Ⅰ	C
高危患者，包括：①肌钙蛋白升高；②心电图 ST-T 动态演变（有或无症状）；③ Grace 评分＞ 140 分。推荐早期行冠状动脉造影，根据病变情况决定是否采用侵入策略（＜ 24 小时）	Ⅰ	A
中危患者，包括：①糖尿病；②肾功能不全，eGFR ＜ 60 ml/（min · 1.73 m^2）；③左心室功能下降（LVEF ＜ 40%）或慢性心力衰竭；④心肌梗死后早发性心绞痛；⑤近期行 PCT 治疗；⑥既往行 CABG 治疗；⑦ 109 分＜ Grace 评分＜ 140 分；⑧无创性负荷试验时再发心绞痛症状或出现缺血性心电图改变。推荐侵入策略（＜ 72 小时）	Ⅰ	A
低危缺血患者，先行非侵入性检查（首选心脏超声等影像学检查）。寻找缺血证据，再决定是否采用侵入策略	Ⅰ	A
根据患者临床情况，合并症、冠状动脉病变严重程度（如 SYNTAX 评分），由心脏团队或心脏内、外科联合会诊制定血管重建策略	Ⅰ	C

注：NSTE-ACS，非 ST 段抬高性急性冠状动脉综合征；GFR，估算的肾小球滤过率

3．慢性稳定性冠心病

慢性稳定性冠心病的血管重建推荐见表 2-9。

表2-9 稳定性冠心病血管重建推荐

冠心病程度（解剖 / 功能）	推荐类别	证据水平
针对预后		
左主干直径狭窄＞ 50%[a]	Ⅰ	A
前降支近段直径狭窄＞ 70%[a]	Ⅰ	A
二支或三支冠状动脉直径狭窄＞ 70%[a]，且左心室功能受损（LVEF ＜ 40%）[a]	Ⅰ	A

续表

冠心病程度（解剖 / 功能）	推荐类别	证据水平
大面积缺血（缺血面积＞左心室的 10%）	I	B
单支通畅冠状动脉直径狭窄＞ 50%[a]，针对症状	I	C
任一冠状动脉直径狭窄＞ 70%[a]，表现为活动诱发的心绞痛或等同症状，并对药物治疗反应欠佳	I	A

注：[a] 且该冠状动脉直径狭窄＜ 90% 并有缺血证据，或血流储备分数≤ 0.8；LVEF，左室射血分数

（三）其他冠脉诊疗技术

其他冠脉诊疗技术如冠状动脉内超声（intravascular ultrasound，IVUS）、光学相干成像（optical coherence tomography，OCT）、血流储备分数（fractional flow reserve，FFR）测定等已经在大的心脏中心开展，这些新技术的应用推动着冠脉介入技术的日益精准和安全。

三、经导管瓣膜介入治疗术

（一）经皮二尖瓣球囊成形术

经皮二尖瓣球囊成形术（percutaneous balloon mitral valvuloplasty，PBMV）是经皮穿刺股静脉及房间隔，置入球囊导管，扩张二尖瓣狭窄瓣膜的介入治疗方法。适应证为单纯二尖瓣狭窄（mitral valve stenosis，MS）、二尖瓣活动度好；瓣下结构病变轻、无左房血栓、合并二尖瓣关闭不全（mitral valve insufficiency，MI）或主动脉瓣关闭不全（aortic valve insufficiency，AI）仅属轻度、无活跃期风湿、瓣膜超声积分＜ 8 分（Wilkins 记分法）。

（二）经导管主动脉瓣置换术

经导管主动脉瓣置换术（transcatheter aortic valve replacement，TAVR）是一种微创瓣膜置换术，通过介入导管技术，将人工瓣膜输送到主动脉瓣位置，恢复瓣膜功能。对于不能耐受外科主动脉瓣置换术患者是极好的治疗选择。

绝对适应证包括：①老年退行性钙化性重度主动脉瓣狭窄（aortic valve stenosis，AS），超声心动图示跨主动脉瓣血流速度≥ 4 m/s，或跨主动脉瓣平均压差≥ 40 mmHg，或主动脉瓣口面积＜ 1.0 cm^2，或有效主动脉瓣口面积指数＜ 0.6 cm^2/m^2；同时对于低压差、低流速患者，根据左室射血分数是否正常需进行进一步评估（如行多巴酚丁胺试验）明确狭窄程度。②患者有主动脉瓣狭窄（分期 D 期）导致的临床症状或心功能降低，包括左室射血分数＜ 50% 及 NYHA 心功能分级Ⅱ级以上。③外科手术禁忌或高危，外科手术禁忌是指预期术后 30 天内发生死亡或不可逆合并症的风险＞ 50%，或存在手术禁忌的合并症如胸部放射治疗后、肝功能衰竭、主动脉弥漫性严重钙化、极度虚弱等。④主动脉根部及入路解剖结构符合 TAVR 要求。⑤三叶式主动脉瓣。⑥术后预期寿命＞ 1 年，因目前 TAVR 瓣膜耐久性尚缺乏大规模临床数据支持，对于年龄小于 70 岁的患者应充分考虑其预期寿命及外科手术风险，以决定治疗方法。

适应证为无法耐受外科手术的晚期主动脉狭窄患者。

（三）经导管肺动脉瓣置换术

经导管肺动脉瓣置换术（transcatheter pulmonary valve implantation，TPVI）是一种将人工瓣膜支架经血管输入，通过球囊扩张后展开植入到肺动脉瓣位置的介入治疗方法。

适应证包括：①有严重肺动脉脉瓣反流以及充分的右心功能不全证据，没有症状，但运动耐量下降的患者；②有严重肺动脉脉瓣反流伴右心功能不全和（或）右室扩张的有症状的患者；③无论有无症状，中度或重度肺动脉脉瓣反流合并室间隔缺损术后残余漏、肺动脉分支狭窄、三尖瓣反流，需要介入治疗的患者。

（四）经导管二尖瓣介入治疗

它的适应证为不能耐受外科手术的二尖瓣反流患者，包括经皮二尖瓣修复术和经皮二尖瓣置换术。经皮二尖瓣修复术包括经皮二尖瓣“缘对缘”修复术、经皮二尖瓣成形术、经皮二尖瓣人工腱索植入、心室瓣环重构术、经皮二尖瓣夹合术。其中以经皮二尖瓣夹合术（Mitralclip）最具有代表性也最成熟，我国已经开展此技术。经皮二尖瓣置换术的瓣膜包括 CardiAQ 和 FORTIS 瓣膜，在国外已小规模开展。

四、经导管射频消融治疗快速性心律失常

射频消融术（radiofrequency catheter ablation，RFCA）是用导管电极释放的射频电流（300 k ~ 1 000 kHz 的高频正弦交流电），产生能量可控的热效应（50 ~ 80℃），使局部组织脱水及凝固性坏死，从而阻断心律失常的折返途径，达到根治快速性心律失常的目的。

适应证包括：①预激综合征合并房室折返性心动过速；②房室折返性心动过速、房室结折返性心动过速、房性心动过速、典型心房扑动和心房颤动；③非典型房扑，发作频繁、心室率不易控制者（三维电解剖标测下消融）；④不适当窦速合并心动过速性心肌病者；⑤单形性、有症状的室性早搏（室早），药物治疗无效，24 小时内室早大于 1 万次或室早负荷大于 10%；⑥特发性室速；⑦心肌梗死后室速，发作频繁和（或）症状重，药物预防发作效果不好（三维电解剖标测下消融）。

五、心脏植入式电子设备

心脏植入式电子设备（cardiac implantable electronic devices，CIED）包括心脏永久性起搏器（pacemaker，PM）、ICD、植入式心电事件记录仪（insertable cardiac monitor，ICM）。心脏永久性起搏器是一种植入人体内帮助心脏有规律地跳动的微型”程序刺激”机。它发放脉冲电流，通过电极刺激心脏，以带动心搏，主要用于治疗缓慢性心律失常及部分快速性心律失常。近年来，用于治疗心力衰竭的心脏再同步治疗（CRT）已经广泛应用于临床，70% ~ 80% 的心衰合并完全性左束支传导阻滞患者获益。房室束系统起搏技术的兴起为生理性起搏带来了曙光，左束支区域起搏技术由我国学者创立。

1．心脏起搏器代码　心脏起搏器代码是为了表明不同类型起搏器的工作方式及功能，便于医生交流和工作的起搏器编码。国际通用的起搏器代码现在仍为 1987 年修改的 NBG 五位字母代码（表 2-10）。

表2-10　NBG五位字母代码（1987年）

位置	Ⅰ	Ⅱ	Ⅲ	Ⅳ	Ⅴ
功能	起搏心腔	感知心腔	反应方式	程控、频率应答和遥测	抗心动过速和除颤
代码	V（心室）	V（心室）	T（触发）	P（简单程控）	P（抗心动过速）
	A（心房）	A（心房）	I（抑制）	M（程控，2 种以上）	S（电复律）

续表

位置	Ⅰ	Ⅱ	Ⅲ	Ⅳ	Ⅴ
功能	起搏心腔	感知心腔	反应方式	程控、频率应答和遥测	抗心动过速和除颤
字符	D（心房、心室）	D（心房、心室）	D（心房、心室） R（频率应答）	C（遥测）	D（心房、心室）
	O（无）	O（无）	O（无）	O（无）	O（无）

NBG，北美起搏和电生理协会（NASPE）与英国心脏起搏电生理组（BPEG）。如 DDDR 为房室双腔起搏、双腔感知、R 波抑制或 P 波触发、频率应答起搏器。

2．人工心脏起搏器的类型

（1）单腔起搏器，如 VOO、AOO、VVI、AAI、VVT、AAT。

（2）双腔生理性起搏器，如 VAT、DVI、VDD、DDD。

（3）频率应答起搏器，如 VVIR、AAIR、DDDR 等。

（4）三腔起搏器［三腔为双房一室（左心房、右心房 + 右心室），双室一房（左心房、右心室 + 右心房）］，如 CRT（心脏再同步起搏器）、CRT-D（心脏再同步除颤起搏器）等。

（5）四腔起搏器［四腔为双房双室（左心房、右心室 + 左心房、右心房）］。

（6）抗心动过速起搏器，如 DVIMP、DDDMP 等。

（7）植入型自动心脏起搏电复律除颤器（automatic implantable pace cardioverter defibrillator，AIPCD）。

3．适应证　起搏器、ICD 和 ICM 的适应证见附录。

六、先天性心脏病的介入治疗

1．导管动脉导管未闭（patent ductus arteriosus，PDA）介入治疗　适应证：体重≥ 8 kg，具有临床症状和心脏超负荷表现，不合并需外科手术的其他心脏畸形。

（1）弹簧圈封堵器适应证　直径≤ 2 mm 的动脉导管未闭。

（2）蘑菇伞封堵器适应证　直径＞ 2 mm 的动脉导管未闭。

（3）其他封堵器　Amplatzer Plug、成角型蘑菇伞封堵器等。

2．房间隔缺损（atrial septal defect，ASD）介入治疗　适应证：①年龄≥ 3 岁；②继发性孔型 ASD 直径 5 ~ 36 mm，伴右心容量负荷增加；③缺损边缘至冠状静脉窦、上腔静脉和下腔静脉及肺静脉开口距离≥ 5 mm，至房室瓣距离≥ 7 mm；④房间隔直径大于所选用封堵器左房侧盘的直径；⑤不合并必须外科手术的其他心脏畸形；⑥外科术后残余分流。

3．室间隔缺损（ventricular septal defect，VSD）介入治疗　适应证如下。

（1）膜周部 VSD　①年龄通常≥ 3 岁；②体重＞ 5 kg；③有血流动力学异常的单纯 VSD，3 mmVSD 直径，＜ 14 mm；④ VSD 上缘距主动脉右冠瓣距离≥ 2 mm，无主动脉右冠瓣脱垂及主动脉瓣反流。

（2）肌部 VSD，直径＞ 3 mm。

（3）外科术后残余分流。

（4）心肌梗死或外伤后 VSD。

4．主动脉缩窄球囊扩张术　适应证：①主动脉缩窄外科术后再狭窄；②未经外科手术

的主动脉缩窄（局限性隔膜型）

5．肺动脉及肺静脉分支狭窄经皮球囊血管成形术。

6．镶嵌治疗（hybrid procedure） 利用心脏介入和传统外科手术相结合治疗复杂先天性心脏病的方法。如经导管房间隔造口术、经导管体肺侧支栓堵术、经导管肺动脉瓣打孔术、经导管血管支架置入术等。

7．房间隔造口术 它治疗完全性大血管错位的姑息疗法，分为限制性和非限制性造口术。

（1）限制性造口术 ①右心衰伴低心排血量（如梗阻性肺动脉高压）；②严重右心病变；③ Fontan 手术后伴明显低心排血量、静脉淤血或淋巴循环障碍（蛋白丢失性肠病、乳糜胸、乳糜心包积液等）；④高危 Fontan 手术或一些右心手术时需要保留心房水平适量的交通。

（2）非限制性造口术 ①新生儿完全性大动脉转位，增加体循环动脉的血氧饱和度（SaO_2），改善低氧血症；②右心发育不良综合征，包括三尖瓣闭锁、严重三尖瓣狭窄；③肺动脉闭锁；④二尖瓣闭锁或严重狭窄、右室双出口伴限制性室间隔缺损。

房间隔造口术可通过 Rashkind 球囊、多孔的交通装置、支架等实施。

七、心导管的其他使用范围

其他可使用心导管的情况有肥厚型梗阻性心肌病的化学消融术、大血管疾病的介入治疗（肾动脉狭窄的扩张和支架植入、胸腹主动脉瘤的支架植入术、颈动脉狭窄的扩张和支架植入术、肺动脉栓塞的消融术和取栓术、动静脉瘘栓塞术等）、左心和右心导管检查、心内膜和心肌活检等。

附录 2-1 2018 ACC/AHA/HRS 心动过缓和传导延迟患者评估及管理指南

1．窦房结功能异常（sinus node dysfunction，SND）患者植入永久性心脏起搏器的推荐

1.1 Ⅰ类

（1）有记录的症状性心动过缓，包括频发窦性停搏引起症状的 SND［证据等级（level of evidence，LOE）：C］。

（2）药物（治疗其他疾病所需）引起的症状性窦性心动过缓（LOE：C）。

1.2 Ⅱ a 类

（1）慢快综合征的症状是由心动过缓引起的患者（LOE：C）。

（2）有症状的变时性功能不全的 SND（LOE：C）。

1.3 Ⅱ b 类

（1）症状可能由病态窦房结引起的患者，通过口服茶碱能提高心率、改善症状（LOE：C）。

1.4 Ⅲ类

（1）对于继发于副交感神经张力升高的无症状的窦性心动过缓或窦性停搏（窦停），不推荐进行永久性起搏治疗（LOE：C）。

（2）与睡眠有关的窦性心动过缓或在睡眠中出现短暂窦停的患者，除非有其他起搏指征，否则不推荐进行永久性起搏治疗（LOE：C）。

（3）无症状的病态窦房结综合征患者，或有证据证实症状与心动过缓或变时性功能不全无关的患者，不推荐进行永久性起搏治疗（LOE：C）。

2．成人获得性 AVB 患者永久性心脏起搏器的推荐

2.1 Ⅰ类

（1）对于非可逆性或非生理原因导致的获得性二度Ⅱ型房室传导阻滞、高度房室传导阻滞或三度房室传导阻滞患者，无论是否有症状，均推荐行永久性起搏治疗（LOE：B）。

（2）对于传导阻滞与神经肌肉疾病相关的患者，包括肌肉萎缩或 Kearns-Sayre 综合征，若证实存在二度房室传导阻滞、三度房室传导阻滞，或 HV 间期≥ 70 ms，无论是否有症状，均推荐行永久性起搏治疗。如有需要且预计生存时间超过 1 年，可增加除颤功能（LOE：B）。

（3）对于永久性房颤且有症状的心动过缓患者，推荐行永久性起搏治疗（LOE：C）。

（4）指南指导下的疾病治疗和管理导致症状性房室传导阻滞的患者，临床需要继续治疗且没有其他替代治疗方法，推荐行永久性起搏以提高心率并改善症状（LOE：C）。

2.2 Ⅱ a类

（1）对于浸润性心肌病患者，如心脏结节病或淀粉样变，若伴有二度Ⅱ型房室传导阻滞、高度房室传导阻滞或三度房室传导阻滞，行永久性起搏治疗是合理的。如有需要且预计生存时间超过 1 年，可增加除颤功能（LOE：B）。

（2）对于核层蛋白 A/C 基因突变的患者，包括 limb-girdle 型和 Emery-Dreifuss 型肌营养不良，若伴有 PR 间期大于 240 ms 和 LBBB，行永久性起搏治疗是合理的。如有需要且预计生存时间超过 1 年，可增加除颤功能（LOE：B）。

（3）对于症状明确由房室传导阻滞引起的一度和二度Ⅰ型房室传导阻滞患者，行永久性起搏治疗是合理的（LOE：C）。

2.3 Ⅱ b类

对于神经肌肉疾病患者，如强直性肌营养不良 1 型，若 PR 间期大于 240 ms，QRS 宽度大于 120 ms，或有束支传导阻滞，可考虑行永久性起搏治疗。如有需要且预计生存时间超过 1 年，可增加除颤功能。（LOE：C）

2.4 Ⅲ类

（1）对于一度、二度Ⅰ型、2 : 1 房室传导阻滞的患者，若阻滞点位于房室结水平，且症状与房室传导阻滞无关，不推荐行永久性起搏治疗。（LOE：B）

（2）对于无症状的一度、二度Ⅰ型、2 : 1 房室传导阻滞患者，若阻滞点位于房室结水平，不推荐行永久性起搏治疗（LOE：C）。

3．房室传导阻滞引起的心动过缓行永久性起搏治疗治疗的技术和模式建议

3.1 Ⅱ a类

（1）对于符合永久性起搏适应证的房室传导阻滞患者，若左心室射血分数（LVEF）为 36% ～ 50%，预计心室起搏比例大于 40%，相比右室起搏，选择维持生理性心室激动的起搏技术是合理的（如 CRT、房室束起搏）（LOE：B）。

（2）对于符合永久性起搏适应证的房室传导阻滞患者，若 LVEF 为 36% ～ 50%，预计心室起搏比例小于 40%，相比维持生理性心室激动的起搏技术（如 CRT、房室束起搏），选择右室起搏是合理的（LOE：B）。

3.2 Ⅱ b类

对于符合永久性起搏适应证的房室传导阻滞患者，若阻滞点位于房室结水平，可考虑行房室束起搏以维持生理性心室激动（LOE：B）。

3.3 Ⅲ类

对于永久性或持续性房颤患者，若无节律控制计划，不应植入心房导线（LOE：C）。

4. 房室传导 1 : 1 且 PR 间期正常的传导障碍行永久性起搏治疗 / 管理的建议

4.1 Ⅰ类

（1）对于有症状的束支传导阻滞患者，若 HV 间期 ≥ 70 ms，且电生理试验证实为窦房结下阻滞，推荐行永久性起搏治疗（LOE：C）。

（2）对于交替性束支传导阻滞患者，推荐行永久性起搏治疗（LOE：C）。

4.2 Ⅱ a 类

对于有 Kearns-Sayre 综合征合并传导障碍的患者，行永久性起搏治疗是合理的。如有需要且预计生存时间超过 1 年，可增加除颤功能。

4.3 Ⅱ b 类

（1）对于有 Anderson-Fabry 综合征且 QRS 宽度大于 110 ms 的患者，可考虑行永久性起搏治疗。如有需要且预计生存时间超过 1 年，可增加除颤功能（LOE：C）。

（2）对于 LBBB（QRS ≥ 150 ms）的心衰患者，LVEF 为 36% ～ 50%，可考虑植入 CRT（LOE：C）。

4.4 Ⅲ类

对于无症状的单纯传导障碍疾病患者，房室传导 1 : 1，若无其他起搏适应证，不推荐行永久性起搏治疗（LOE：B）。

5．拟行其他手术的患者行永久性起搏治疗 / 管理的建议

5.1 Ⅰ类

（1）若其他手术后（如冠脉旁路移植术、房颤手术、传统主动脉瓣置换术、二尖瓣修复或置换术、三尖瓣手术、经导管主动脉瓣置换术）患者出现窦房结功能障碍或房室传导阻滞，伴有术后无法恢复的症状或血流动力学不稳定，推荐出院前行永久性起搏治疗（LOE：B）。

（2）对于酒精室间隔消融或切除术后出现二度Ⅱ型、高度或持续的完全性房室传导阻滞的患者，推荐出院前行永久性起搏治疗（LOE：B）。

5.2 Ⅱ a 类

（1）酒精室间隔消融或切除术后需要永久性起搏支持的肥厚型心肌病患者，心脏性猝死风险高。若预计生存时间长于 1 年，选择植入带有除颤功能的设备是合理的（LOE：B）。

（2）对于拟行三尖瓣置换或修复术的患者，术后房室传导阻滞风险高，术中植入永久心外膜导线是合理的（LOE：C）。

5.3 Ⅱ b 类

（1）对于经导管主动脉瓣置换术后出现持续 LBBB 的患者，可考虑植入永久性起搏器（LOE：B）。

（2）对于拟行其他手术（如冠脉旁路移植术、房颤手术、主动脉瓣置换术、二尖瓣修复或置换术）的患者，若未来需要植入 CRT 或心室起搏，可以考虑术中植入永久性的左室心外膜导线（LOE：C）。

6．成人先天性心脏病行永久起搏治疗 / 管理的建议

6.1 Ⅰ类

（1）对于成人先天性心脏病（adult congenital heart disease，ACHD）患者，伴有有症状的 SND 或变时性功能不全，推荐行基于心房的永久性起搏治疗（LOE：B）。

（2）对于 ACHD 患者，伴有房室传导阻滞引起的有症状的心动过缓，推荐行永久性起搏治疗（LOE：B）。

（3）对于先天性完全性房室传导阻滞伴有心动过缓症状的复杂室性异位心律或室性功能障碍的成年患者，宽 QRS 逸搏节律，平均日间心率低于 50 bpm，推荐行永久性起搏治疗（LOE：B）。

（4）对于 ACHD 患者，若术后有二度Ⅱ型、高度或三度房室传导阻滞预计无法恢复，推荐行永久性起搏治疗（LOE：B）。

6.2 Ⅱ a 类

（1）对于先天性完全性房室传导阻滞的无症状成年患者，行永久性起搏治疗是合理的（LOE：B）。

（2）对于符合适应证，需行永久性起搏治疗的修复后 ACHD 患者，植入带有心房抗心动过速起搏功能的起搏器是合理的（LOE：B）。

（3）对于拟行心脏手术的先天性窦房结疾病或房室传导疾病的 ACHD 患者，术中植入永久性的心外膜导线是合理的（LOE：C）。

6.3 Ⅱ b 类

对于植入起搏器的 ACHD 患者，可考虑基于心房的永久性起搏治疗以预防房性心律失常（LOE：B）。

6.4 Ⅲ类

先心病术后一过性房室传导阻滞（LOE：B）。

7．心肌梗死急性期后患者永久性起搏器植入指征

7.1 Ⅰ类

（1）出现窦房结功能障碍或房室传导阻滞的急性心梗患者，在决定是否需行永久性起搏之前应等待一段时间（LOE：B）。

（2）对于出现二度Ⅱ型房室传导阻滞、高度房室传导阻滞、交替性束支传导阻滞、持续性或窦房结下三度房室传导阻滞的急性心梗患者，推荐在等待期后进行永久性起搏治疗（LOE：B）。

7.2 Ⅲ类

（1）对于暂时性房室传导阻滞的急性心梗患者，不推荐行永久性起搏治疗（LOE：B）。

（2）对于新出现束支传导阻滞或单纯束支传导阻滞的急性心梗患者，不伴有二度或三度房室传导阻滞，不推荐行永久性起搏治疗（LOE：B）。

8．症状性心动过缓的癫痫患者行永久性起搏治疗 / 管理的建议

8.1 Ⅱa 类

对于伴有严重心动过缓症状（发作期心动过缓）的癫痫患者，抗癫痫药物无效，行永久性起搏治疗以缓解症状是合理的（LOE：C）。

9．对于停止起搏治疗的推荐

9.1 Ⅱa 类

对于即将更换起搏器的患者，或正在处理起搏器相关并发症的患者，若原本的起搏适应证已经解决或存在疑问，在关闭起搏功能一段时间进行症状评估后，停止起搏治疗是合理的（LOE：C）。

附录 2-2 2018 年中国心力衰竭指南中关于 CRT 的指征

1. Ⅰ类

（1）窦性心律，LVEF ≤ 35%，QRS 间期≥ 0.15 s 的左束支传导阻滞患者（LOE：A）。

（2）窦性心律，QRS 间期为 0.13 ～ 0.149 s，LVEF ≤ 35% 的左束支传导阻滞患者（LOE：B）。

（3）需要高比例（＞ 40%）心室起搏的 HFrEF 患者（LOE：A）。

2. Ⅱa 类

（1）窦性心律，QRS 间期≥ 0.15 s，非左束支传导阻滞，LVEF ≤ 35% 的有症状的心衰患者（LOE：B）。

（2）QRS 间期≥ 0.13 s，LVEF ≤ 35% 的房颤患者，如果心室率难控制，为确保双心室起搏可行房室结消融（LOE：B）。

3. Ⅱb 类

（1）窦性心律，QRS 间期为 0.13 ～ 0.149 s，非左束支传导阻滞，LVEF ≤ 35% 的有症状的心衰患者（LOE：B）。

（2）已经植入起搏器或 ICD 的 HFrEF 患者，心功能恶化伴高比例右心室起搏，可考虑升级到 CRT（LOE：B）。

4. Ⅲ类

（1）无其他起搏器植入指征，仅 LVEF 降低的无症状患者（LOE：B）。

（2）慢性非心脏疾病所致，功能状态和生存期有限的患者（LOE：C）。

附录 2-3 ICD 植入指征

一、ICD 在成人后天性心脏疾病患者中的应用

1. Ⅰ类

（1）心室颤动（室颤）或血流动力学不稳定的持续室速引起的心搏骤停存活者，经过仔细评估明确原因且完全排除可逆因素后（LOE：A）。

（2）合并自发性持续性室速的器质性心脏病患者，无论血流动力学是否稳定（LOE：B）。

（3）不明原因的晕厥患者，伴随电生理检查诱发的临床相关血流动力学不稳定的持续性室速或室颤（LOE：B）。

（4）心肌梗死所致 LVEF ＜ 35%，且心肌梗死 40 天以上，NYHAⅡ或Ⅲ级患者（LOE：A）。

（5）NYHA Ⅱ或Ⅲ级，LVEF ≤ 35% 的非缺血性心肌病患者（LOE：B）。

（6）心肌梗死所致 LVEF ＜ 30%，且心肌梗死 40 天以上，NYHA Ⅰ级患者（LOE：A）。

（7）心肌梗死所致非持续性室速，LVEF ＜ 40% 且电生理检查诱发出室颤或持续性室性心动过速（室速）的患者（LOE：B）。

2. Ⅱa 类

（1）不明原因晕厥患者，伴随明显左室功能障碍和非缺血性扩张型心肌病（LOE：C）。

（2）心室功能正常或接近正常的持续性室速患者（LOE：C）。

（3）伴随大于等于 1 个稳定性冠状动脉心脏病（stable coronary disease，SCD）主要危险因子的肥厚型心肌病患者（LOE：C）。

（4）伴随大于等于 1 个 SCD 主要危险因子的致心律失常型右心室发育不良/心肌病患者

（LOE：C）。

（5）服用β受体阻断药期间有晕厥和（或）室性心动过速（ventricular tachycardia，VT）史的长QT间期综合征患者（LOE：B）。

（6）等待心脏移植的非住院患者（LOE：C）。

（7）有晕厥史的Brugada综合征患者（LOE：C）。

（8）没有引起心搏骤停，但有明确室速记录的Brugada综合征患者（LOE：C）。

（9）服用β受体阻断药期间有晕厥和（或）记录到持续性室速的儿茶酚胺敏感性多形性室速患者（LOE：C）。

（10）心脏肉瘤、巨细胞性心肌炎或美洲锥虫病患者（LOE：C）。

3. Ⅱb类

（1）LVEF≤35%且NYHA Ⅰ级的非缺血性心肌病患者（LOE：C）。

（2）有SCD危险因素的长QT间期综合征患者（LOE：B）。

（3）合并严重器质性心脏病的晕厥患者，全面的有创和无创检查不能明确病因（LOE：C）。

（4）有猝死史的家族性心肌病患者（LOE：C）。

（5）左室心肌致病化不全患者（LOE：C）。

4. Ⅲ类

（1）满足以上Ⅰ、Ⅱa和Ⅱb类指征，但患者不能以较好的功能状态生存1年以上时（LOE：C）。

（2）无休止性室速或室颤患者（LOE：C）。

（3）存在明显的精神疾病，且可能由于ICD植入而加重，或不能进行系统的随访的患者（LOE：C）。

（4）NYHA Ⅳ级，不适合心脏移植或CRT治疗的顽固性充血性心力衰竭患者（LOE：C）。

（5）不合并器质性心脏病的不明原因晕厥患者，且无诱发的室性心律失常（LOE：C）。

（6）手术或导管射频消融［如合并WPW（wolf-Parkinson White）综合征的房性心律失常、左室流出道或右室流出道室速，或无器质性心脏病的分支性室速］可治愈的室颤或室速患者（LOE：C）。

（7）无器质性心脏病患者，由完全可逆因素（如电解质紊乱、药物或创伤）引起的快速性室性心律失常（LOE：B）。

二、ICD在儿童和先天性心脏病患者中的应用

1. Ⅰ类

（1）明确病因且除外可逆因素后的心搏骤停存活者（LOE：B）。

（2）经过血流动力学和电生理评价的先天性心脏病（先心病）患者，存在症状性持续性室速时。部分患者可考虑导管射频消融或手术修补（LOE：C）。

2. Ⅱa类

（1）反复出现不明原因晕厥的先心病患者，合并心室功能障碍或电生理检查可诱发室性心律失常时（LOE：B）。

3. Ⅱb类

（1）反复晕厥的复杂先心病患者，合并严重心室功能障碍，且全面的有创和无创评价不能明确病因时（LOE：C）。

4. Ⅲ类

（1）同上一部分“ICD植入指征”的Ⅲ类（LOE：C）。

附录2-4　ICM植入指南

ⅡA类　对于怀疑心律失常为晕厥病因的患者，为了评估所选择的活动患者，ICM可能是有用的（LOE：B）。

（查克岚　叶　强　莫余波）

参考文献

[1] 中国经皮冠状动脉介入治疗指南（2016）．中华心血管病杂志，2016，44（05）：382-400．

[2] 中国经导管主动脉瓣置换术临床路径专家共识．中国循环杂志，2018，33（12）：1162-1169.

[3] 2018年ACC/AHA/HRS心动过缓和传导延迟患者评估及管理指南 Circulation，2018，000：e000-e000.

[4] 2018年中国心衰指南 中华心血管病杂志，2018，46（10）：760-788．

[5] 2017 ACC/AHA/HRS晕厥诊断与处理指南 JACC2017．

[6] 葛均波，徐永健，王辰．内科学．9版．北京：人民卫生出版社，2018，229-245.

第三章 消化系统疾病及相关诊疗技术进展

上消化道出血的诊断与治疗

上消化道出血（upper gastrointestinal hemorrhage）指屈氏（Treitz）韧带以上（包括食管、胃和十二指肠、胆管和胰腺以及胃空肠吻合术后的空肠上段）的消化道病变引起的出血，在临床上颇为常见，根据出血的病因分为非静脉曲张性出血和静脉曲张性出血两类。临床主要表现为呕血和（或）解黑便，以及周围循环衰竭。上消化道大出血指在数小时内的失血量超过 1 000 ml 或循环血容量的 20%。

上消化道出血起病往往急骤、病情危重，如不及时诊治，常可危及生命。其病死率与病因误诊率较高，分别约为 10% 与 20%，应引起足够重视。迅速确定出血部位、找出病因、进行积极有效的治疗，对预后有重要意义。

【上消化道出血诊断的临床思路】

（一）呕血及解黑便的分析

呕血、解黑便是上消化道出血的主要症状，呕血必伴有解黑便，而解黑便未必伴有呕血。病变在幽门以上，特别是出血量较多者，常有呕血；病变位于幽门以下者，如短期内大量出血，血液反流入胃也可引起呕血；如果出血量少而缓慢，则单纯解黑便。

呕血的颜色取决于出血量和血液在胃内停留时间的长短，呕出的血多呈棕褐色或咖啡渣样，这是由于血液经胃酸作用形成正铁血红素所致。如出血量多，在胃内停留时间短，未经胃酸充分混合即呕出，则呈暗红色或鲜红色。黑便呈柏油样，黏稠而发亮，系血红蛋白中的铁经肠内硫化物作用形成硫化铁所致。如果出血量大、肠蠕动增快，血液在肠内运行较快，则排出暗红色血液，甚至鲜红色，类似下消化道出血，偶可带有血块。出血量大时应注意避免和下消化道出血混淆。

（二）出血的早期识别

1．与其他类型休克鉴别　休克发生在呕血和解黑便之前者应注意和中毒性、过敏性、心源性休克，急性出血性坏死性胰腺炎、宫外孕破裂、自发性或创伤性脾破裂、动脉瘤破裂等引起的休克鉴别。及时进行直肠指检，可较早发现尚未排出的黑便，有助于早期诊断。

2．与食物、药物引起的粪便发黑鉴别　进食猪肝、动物血、含铁多的蔬菜，口服活性炭、铁剂、铋剂、和血丹等均可出现黑便，应注意鉴别。

3．与口、鼻、咽喉部出血鉴别　注意询问病史和局部检查一般不难鉴别。

4．与下消化道出血鉴别　仅有解黑便而无呕血的上消化道出血须与下消化道出血鉴别。

5．与咯血鉴别　应注意呕血与咯血的鉴别，其鉴别要点详见表 3-1。

表3-1 呕血与咯血的鉴别要点

	呕血	咯血
基本病因	消化性溃疡、肝硬化、急性胃黏膜病变、胃癌等	肺结核、支气管扩张、二尖瓣狭窄、支气管肺癌等
出血先兆	上腹部不适或疼痛、恶心、头晕、心悸等	咳嗽、喉痒、胸闷、气急等
出血方式	呕出	咯出
出血物性状	棕褐色或咖啡渣样，常混有食物，呈酸性	鲜红色，常混有痰液及泡沫，呈碱性
出血后情况	黑便	咳血丝痰，无黑便，但若吞下血痰后可有黑便

（三）病情评估

主要包括对患者病情严重程度、有无活动性出血及出血预后的评估。

1．病情严重程度的评估　病情严重度与失血量呈正相关。一次出血量在400 ml以下可不出现全身症状；当出血量超过500 ml，失血又较快时，患者可有头晕、乏力、心动过速和血压偏低等表现；随出血量增加，症状更加显著，甚至引起失血性休克。关于上消化道出血量的估计，主要根据血容量减少所致周围循环衰竭的临床表现，特别是对血压、脉搏的动态观察。若患者由平卧位改为半卧位即出现脉搏增快、头晕、出汗甚至晕厥，即提示出血量较大，有紧急输血的适应证。根据患者的血液的红细胞计数、血红蛋白浓度及血细胞比容测定结果，也可估计失血的程度。如根据血容量减少导致周围循环的改变来判断失血量，休克指数（心率/收缩压）是判断失血量的重要指标，病情严重程度的评估见表3-2。

表3-2 上消化道出血病情严重程度分级

分级	失血量（ml）	血压（mmHg）	心率（次/分）	血红蛋白（g/L）	症状	休克指数
轻度	500	基本正常	正常	无变化	头晕	0.5
中度	500～1 000	下降	＞100	70～100	头晕、口渴、少尿	1
重度	＞1 500	收缩压＜80	＞120	＜70	肢冷、少尿、意识模糊	＞1.5

2．是否存在活动性出血的评估　临床上出现下列情况考虑有活动性出血：①呕血或黑便次数增多，呕吐物呈鲜红色或排出暗红血便，或伴有肠鸣音活跃；②经快速输液输血，周围循环衰竭的表现未见明显改善，或虽暂时好转而又再恶化，中心静脉压仍有波动，稍稳定又再下降；③红细胞计数、血红蛋白测定与血细胞比容继续下降，网织红细胞计数持续增高；④补液与尿量足够的情况下，血尿素氮持续或再次增高；⑤胃管抽出物有较多新鲜血。

3．出血预后的评估　临床上多采用Rockall评分系统来进行急性上消化道出血患者再出血和死亡危险性的评估，见表3-3。

表3-3　Rockall再出血和死亡危险性评分系统

变量	评分			
	0	1	2	3
年龄（岁）	< 60	60 ~ 79	≥ 80	—
休克状况	无休克[1]	心动过速[2]	低血压[3]	—
伴发病	无	—	心力衰竭、缺血性心脏病和其他重要伴发病	肝功能衰竭、肾衰竭和肿瘤播散
内镜诊断	无病变、Mallory-Weiss综合征	溃疡等其他病变	上消化道恶性疾病	—
内镜下出血征象	无或有黑斑	—	上消化道血液潴留，黏附血凝块；血管显露或喷血	—

注：1. 收缩压 > 100 mmHg，心率 < 100 次 / 分；2. 收缩压 > 100 mmHg，心率 > 100 次 / 分；3. 收缩压 < 100 mmHg，心率 > 100 次 / 分。积分 ≥ 5 分为高危，3 ~ 4 分为中危，0 ~ 2 分为低危。

（四）采集病史

系统而全面地采集病史是临床诊断的基础，应当充分重视。对上消化道出血患者，主要应注意询问以下内容。

1．出血方式　先有呕血或呕血与解黑便兼有者，出血部位多在胃或食管；单纯解黑便则常位于十二指肠。

2．伴随症状　有慢性、周期性、节律性上腹痛史，常提示消化性溃疡，尤其是出血前疼痛加剧，出血后疼痛减轻或缓解者。右上腹剧烈疼痛减轻后出现呕血或解黑便，伴黄疸、寒战与发热，应考虑胆管出血。

3．出血前情况　继发于饮酒、过度紧张与劳累、严重创伤、大手术、严重感染和服用非甾体抗炎药之后的消化道出血，最可能是急性胃黏膜病变。

4．有无慢性病　有慢性肝炎、慢性血吸虫病、慢性酒精中毒、肝硬化或肝癌，并且有肝脾大者，消化道出血最可能的原因是食管 - 胃底静脉曲张破裂。

5．其他情况

（1）慢性隐匿性消化道出血伴有慢性失血性贫血者，或有食欲减退和体重减轻者，应考虑胃癌。

（2）最初只有剧烈的恶心、呕吐，随后才出现呕血和解黑便，应考虑 Mallory-Weiss 综合征。

（五）内镜检查

临床上对呕血和（或）解黑便的患者，在纠正休克、稳定生命体征的原则下，应在出血后 24 小时之内进行急诊胃镜检查，对食管、胃和十二指肠做全面仔细的视诊，避免遗漏病灶。内镜检查对上消化道出血部位与病因的诊断准确率高达 80% ~ 94%。可根据内镜下出血表现区分活动性出血和近期出血，前者指病灶有喷血或渗血（Forrest Ⅰ型），后者见病灶呈黑褐色基底、黏连血块、血痂或见隆起的小血管（Forrest Ⅱ型）。仅见到病灶，但无上述表现者，如能排除其他原因，也可考虑为出血（Forrest Ⅲ型）。内镜检查见到病灶后，应取活体组织检查或刷片做脱落细胞检查，以提高病灶性质诊断的正确性。

1．食管疾病出血

（1）食管炎症与溃疡　各种原因所致的急性食管炎出血，内镜下见病变黏膜红肿，表面糜烂、粗糙不平，并有出血。日本学者远藤将食管溃疡分为以下 4 型。

1）Ⅰ型：位于食管下部，溃疡呈线状，并与食管长轴平行，也可为树枝状，溃疡多浅表，附有少量白苔。

2）Ⅱ型：位于食管与贲门结合部附近，溃疡多呈圆形或卵圆形，溃疡比较深大，慢性溃疡可引起食管局部狭窄。

3）Ⅲ型：即 Barrett 溃疡，溃疡又深又大，出血多见，其周围黏膜有充血、水肿。

4）Ⅳ型：位于食管中部，形状如长梭形，较浅表，多见于溃疡的恢复期。

（2）Mallory-Weiss 综合征　又称食管 - 贲门黏膜撕裂综合征。其病变位于食管与胃的结合部，与长轴相平行。病变黏膜呈线条状撕裂，可见出血及血凝块，撕裂处黏膜边缘红肿，可附有白苔。黏膜撕裂多为单发，少数呈多发性。

（3）食管静脉曲张　日本、欧美及我国有关食管静脉曲张的分级标准不同。我国 2008 年杭州会议推荐的分型方法为按食管静脉曲张形态及出血危险程度分轻、中、重三级。轻度（G_1），食管静脉曲张呈直线形或略有迂曲，无红色征。中度（G_2），食管静脉曲张呈直线形或略有迂曲，有红色征或食管静脉曲张呈蛇形迂曲隆起，但无红色征。重度（G_3），食管静脉曲张呈蛇形迂曲隆起且有红色征或食管静脉曲张呈串珠状、结节状或瘤状（不论是否有红色征）。

2．胃、十二指肠疾病出血

（1）急性胃黏膜病变　包括糜烂性出血性胃炎和应激性溃疡，病变多位于高位胃体的后壁，也可见于胃窦或十二指肠球部。病变黏膜呈广泛的片状充血、水肿、糜烂和出血。应激性溃疡多浅表，有白苔，可见鲜红色渗血，或有暗红色血凝块附着。

（2）胃、十二指肠溃疡　胃镜下溃疡呈圆形或卵圆形，少数呈线形或不规则形，边缘光整、底部平坦，且常有灰黄色或白色苔，周围黏膜可有充血肿胀，有时见皱襞向溃疡集中。内镜下溃疡可分为活动期、愈合期、瘢痕期 3 个病期，每一病期又可分为两个阶段。

1）活动期（active stage，A 期）　又分为 A_1 期和 A_2 期。A_1 期：溃疡基底部有厚白苔，周围黏膜肿胀、发红，无黏膜集中。A_2 期：溃疡基底部有厚白苔，溃疡边缘开始出现红色的再生上皮，周围黏膜肿胀减退，开始出现黏膜集中。

2）愈合期（healing stage，H 期）　又分为 H_1 期和 H_2 期。H_1 期：溃疡基底部有薄白苔，溃疡变浅，再生上皮进入溃疡处，周围黏膜皱襞集中更为显著。H_2 期：基本同上，但白苔几乎消失，再生上皮显著。

3）瘢痕期（scarring stage，S 期）　又分为 S_1 期和 S_2 期。S_1 期：白苔消失，被再生上皮覆盖，周围黏膜集中显著，称红色瘢痕期。S_2 期：发红的再生上皮消失，轻度黏膜皱襞集中，称白色瘢痕期。

（3）胃癌　分为早期癌与进展期癌。

1）早期癌　又分为 3 型。Ⅰ型：呈息肉样隆起，直径超过 2 cm，基底宽，表面不平，可有糜烂出血。Ⅱ型：即浅表平坦型，包括Ⅱa（浅表隆起）、Ⅱb（表面平坦）和Ⅱc（浅表凹陷）3 个亚型。Ⅲ型：即溃疡型，外观似良性溃疡，边缘粗糙不平或有糜烂。

2）进展期癌　按 Borrmann 分类法分为 4 型。Ⅰ型：即肿块型，病变凸起呈肿块状，边界清楚，表面不平，常有糜烂出血。Ⅱ型：即溃疡型，病变呈凹陷状，基底有白色或棕色坏死物，边缘僵硬不平，或呈结节状，出血时病灶有血块附着。Ⅲ型：即溃疡浸润型，在隆起浸润的病变顶部出现凹陷型溃疡，病变僵硬、高低不平、质脆易出血。Ⅳ型：即弥漫浸润型，又称皮革胃，胃腔小、僵硬，胃黏膜苍白、有灰白色结节，并有糜烂、浅表溃疡和出血。

（六）影像学诊断方法的应用

1．血管造影　大多数上消化道出血患者，经内镜检查都能确定出血部位和病因，但仍有极少数患者未能找到出血病灶。此项检查对急性大出血及慢性间歇性出血都有诊断意义。试验表明，如动脉出血量大于 0.5 ml/min，约 90% 的患者可能显示造影剂血管外溢现象，是出血部位的直接证据。如果出血已停止或出血量小于 0.5 ml/min，则难以显示造影剂外溢，但仍可发现出血的基本病变。此项检查是唯一能发现和证实血管畸形的检查方法。

2．钡餐 X 线造影检查　出血期间禁做钡餐 X 线造影检查，过去主张出血停止后 10 ～ 14 日才进行。因急性胃黏膜病变和浅小溃疡可在短期内好转或愈合，因此，钡餐检查时间宜提前。目前多主张最好在出血停止和病情稳定数天后行钡餐检查。

3．放射性核素显像　放射性核素显像是选择性血管造影前的筛选试验，可发现活动性出血。近年来用静脉注射 ^{99m}Tc 胶体后扫描，以探测标记物从血管外溢的证据。

（七）胃管抽吸检查

上消化道出血患者来医院就诊，首先可安置胃管，抽吸胃内容物，对了解是否出血和估计出血部位常有帮助。如果胃管抽出物有血，则出血部位在上消化道；如果抽出物无血，下消化道出血的可能性更大，但不能排除出血已停止和十二指肠的出血。

【上消化道出血的治疗措施】

（一）一般急救措施

患者应卧床休息，保持呼吸道通畅，避免呕血时血液吸入引起窒息，必要时吸氧。活动性出血期间禁食。

严密观测患者生命体征，如心率、血压、呼吸、尿量及意识变化。观察呕血与解黑便情况。定期复查血红蛋白、红细胞计数、血细胞比容与血尿素氮。必要时行中心静脉压测定。对老年患者根据情况进行心电监护。

（二）积极补充血容量

上消化道大出血时，应尽快建立有效的静脉输液通道，立即配血，尽快补充血容量。在配血过程中，可先输电解质平衡液或葡萄糖盐水，开始时输液宜快。若血源缺乏，可用右旋糖酐或其他血浆代用品暂时代替输血。改善急性失血性周围循环衰竭的关键是要输足量全血。

下列情况为紧急输血适应证：患者改变体位出现晕厥、血压下降和心率增快；收缩压 $<$ 90 mmHg（12.0 kPa，或较基础压下降 25%）；血红蛋白浓度 $<$ 70 g/L 或血细胞比容 $<$ 25%；心率增快，超过 120 次 / 分。

输血量视患者血流动力学及贫血状况而定，尿量是有价值的参考指标。应注意避免因输液、输血过快和过多而引起肺水肿，原有心脏病或老年患者必要时可根据中心静脉压调节输入量。肝硬化患者宜用新鲜血。

（三）急性非静脉曲张性上消化道出血的止血措施

1．药物治疗　血小板聚集及血浆凝血功能所诱导的止血作用需在 pH 大于 6.0 时才能有效发挥；相反，新形成的血凝块在 pH 小于 5.0 的胃液中会迅速被消化。因此，止血药物的作用多是抑制胃酸分泌，提高胃内pH值。药物与内镜联合治疗是目前首选的治疗方式，推荐一线使用质子泵抑制药（proton-pump inhibitor，PPI）、生长抑素和抗菌药物的联合用药方法。

（1）去甲肾上腺素　用去甲肾上腺素8 mg加生理盐水100 ml分次口服，可收缩胃黏膜的血管而帮助止血。

（2）抗酸剂　氢氧化铝凝胶或镁乳氢氧化铝合剂30 ml口服或胃管内注入、3～4小时一次，或铝碳酸镁1 g、每日3次。抗酸剂可中和胃酸，提高胃内pH。

（3）H_2受体拮抗药（H_2 receptor antagonist，H_2RA）　常用H_2RA针剂有西咪替丁、雷尼替丁、法莫替丁等。法莫替丁20 mg，静脉滴注，每日2次。该类药能抑制胃酸分泌，促进溃疡或糜烂病灶愈合。

（4）质子泵抑制药（PPIs）　常用PPIs针剂有奥美拉唑、兰索拉唑、泮托拉唑、雷贝拉唑和埃索美拉唑。临床资料表明：①PPIs的止血效果显著优于H_2RA。它起效快并可显著降低再出血的发生率。②尽可能早期应用PPIs，内镜检查前应用PPIs可以改善出血病灶的内镜下表面，从而减少内镜下止血的需要。③内镜介入治疗后，应用大剂量PPIs可降低患者再出血的发生率，并降低病死率。④静脉注射PPIs剂量的选择，推荐大剂量PPIs治疗，如埃索美拉唑80 mg静脉注射后，以8 mg/h的速度持续滴注72小时，适用于大量出血患者；常规剂量PPIs治疗，如埃索美拉唑40 mg静脉注射，每12小时一次，实用性强。该类药物能有效地抑制壁细胞分泌胃酸，是目前抑制胃酸分泌作用最强的药物，作用时间持久，一次给药可使胃内pH＞6达16～20小时，促进溃疡或糜烂灶愈合。

（5）生长抑素（somatostatin）及其类似物　可抑制胃酸分泌，又能抑制胃泌素和胃蛋白酶的作用，并使内脏血流减少和门静脉压下降，还能协同前列腺素对胃黏膜起保护作用。因此，生长抑素及其类似物对消化性溃疡和急性胃黏膜病变并发出血有良好的疗效。使用剂量为生长抑素（施他宁，Stilamin）首次250 μg，静脉注射，之后每小时静脉滴注250 μg，持续48～72小时；奥曲肽（Octreotide），首次静脉注射100 μg，之后每小时静脉滴注25 μg，持续72小时。应用生长抑素及其类似物后，少数患者可出现恶心、呕吐、腹泻、胀气等不良反应，但并不严重。

（6）血管活性药物。在补足液体的前提下，如血压仍不稳定，可以适当地选用血管活性药物（如多巴胺或去甲肾上腺素）以改善重要脏器的血液灌注。

（7）抗菌药物　活动性出血时常存在胃黏膜和食管黏膜炎性水肿，预防性使用抗菌药物有助于止血，并可减少早期再出血及感染，提高生存率。

（8）其他　包括凝血酶、立芷雪、肾上腺色腙（卡巴克络）、酚磺乙胺（止血敏）、氨基己酸等，但其疗效欠佳。

2．内镜下局部止血　内镜检查为上消化道出血病因诊断的关键检查，应尽量在出血后24～48小时进行。无法行内镜检查明确诊断的患者，医生可进行经验性诊断评估及治疗。

（1）喷洒止血剂　主要适用于黏膜糜烂渗血、肿瘤破溃渗血、面积较大但出血量不大或球后溃疡不易注射药物的上消化道出血患者。常选用8 mg%去甲肾上腺素生理盐水30～50 ml、凝血酶500～2 000 U、5%孟氏液（碱式硫酸铁溶液）或生物蛋白胶，对准出血灶进行喷洒。去甲肾上腺素通过血管收缩作用而止血；凝血酶可加速血液凝固、血栓形成而止血；孟氏液具有强烈收敛作用，可使蛋白质凝固、血管闭塞而止血；生物蛋白胶是由适当比例的纤维蛋白原、凝血酶、凝血因子XII、钙离子等组成，符合自然生理的生物止血材料。

（2）局部注射药物止血　内镜发现出血病灶后，送入胃内注射器，沿着出血灶边缘及中央，注射利多卡因、高渗盐水、肾上腺素（L-HS-E）混合液，每点 1.5 ~ 2 ml，注射 4 ~ 6 点，止血疗效甚佳；也可注射 1 ： 10 000 肾上腺素盐水、无水乙醇、5% 鱼肝油酸钠及 1% 乙氧硬化醇等。该法适用于消化性溃疡、胃黏膜糜烂等出血。

（3）热凝固法　热凝固法可使局部产生高热，使组织水肿、膨胀、压迫血管，血管内腔变小或闭塞，进一步血栓形成而达到止血效果。现常用的有高频电凝法、氩离子凝固术（APC）、Nd-YAG 激光照射法、微波法和热探头法。

（4）机械止血法　内镜直视下放置金属钛夹，将出血的血管钳夹止血，该法安全、简便、有效，适用于 Mallory-Weiss 综合征、消化性溃疡和血管性病变等露出血管的出血。皮圈结扎法是 Stiegmannetal 开发的内镜下静脉结扎术。近年来，皮圈结扎法已成为内镜治疗上消化道非静脉曲张出血的一种新方法，本法对 Dieulafoy 病出血尤其适用。缝合止血法主要适用于胃肠小动脉出血，如息肉及黏膜下肿瘤摘除术后基底部中央小动脉出血，对溃疡渗血及弥漫性出血不宜应用。

3．介入治疗　包括经动脉导管灌注法和动脉栓塞疗法。经动脉导管灌注法是选择性胃左动脉、胃十二指肠动脉、脾动脉或胰十二指肠动脉血管造影，找到出血部位，经血管导管滴注血管收缩剂，导致小血管和毛细血管收缩，使出血停止。动脉栓塞疗法则主要用于动脉药物灌注无效病例的治疗，常用栓塞剂有自体血凝块、吸收性明胶海绵、聚乙烯醇以及无水乙醇等。

4．手术止血　药物、内镜和放射介入治疗失败或病情特别凶险者，可考虑手术治疗。

（四）急性静脉曲张性上消化道出血的止血措施

1．药物降低门静脉压力　安全的血管活性药物联合内镜治疗是静脉曲张出血治疗的首选。常用血管活性药物有生长抑素和血管加压素。

药物治疗是静脉曲张出血的首选治疗手段。静脉曲张出血经内镜明确诊断后，推荐使用生长抑素与抗菌药物联合治疗。

（1）收缩血管药物

1）血管加压素及其类似物：能使肠系膜动脉和肝动脉收缩，减少肝血流，从而使门静脉压力下降，达到止血的目的。近年来多数学者主张使用垂体后叶激素静脉连续滴注，其具体方法为先用 0.2 ~ 0.4 U/min，静脉滴注 24 小时；若出血停止，就降为 0.15 ~ 0.2 U/min，静脉滴注 24 小时；若仍无出血，再降为 0.1 U/min，静脉滴注 24 小时。在减量时或停用后如再出血可再加量重复滴注。

垂体后叶激素对静脉曲张出血能起到止血作用，止血成功率约达 60%，但止血往往是暂时的，停药后约 1/2 的患者在短期内再度出血。其不良反应较多，可诱发心绞痛、心律失常、急性心肌梗死、腹痛、血压升高、头痛、脑血管意外和水潴留性低钠血症等。

特利加压素（terlipressin）为新型血管加压素，对心脏无影响。该药可增加肝动脉血流量和使门静脉压下降，其作用时间较长，半衰期达 10 小时，且作用强、不良反应少，是人工合成的长效血管加压素。应用该药首次静脉注射 2 mg，维持剂量为每 4 ~ 6 小时静脉注射 1 ~ 2 mg，连续使用 24 ~ 48 小时，止血成功率为 70%，明显高于垂体后叶激素。

2）生长抑素及其类似物：天然的生长抑素又称施他宁，是由 14 个氨基酸组成的肽链，除抑制生长激素分泌外，对多数胃肠激素亦有抑制作用。生长抑素降低门静脉压的机制可能是选择性收缩内脏血管及减少奇静脉血流，从而降低门静脉压而控制出血。生长抑素的半衰期很短，一般为3分钟，治疗时需持续静脉滴注。使用方法为生长抑素首次250 μg静脉注射，之后静脉滴注（或泵入）250 μg/h，疗程5天。对于高危患者（Child-Pugh B、C级或红色征阳性者），高剂量输注（500 μg/h）生长抑素，在改善患者内脏血流动力学、出血控制率和生存率方面均优于常规剂量。

奥曲肽（Octreotide）是人工合成的长效型生长抑素类似物，为含有8个氨基酸的环行多肽。其作用机制与生长抑素相似，两药的差异在于奥曲肽比生长抑素的半衰期长，为100分钟；生长抑素停止滴注后其作用立即消失，而奥曲肽停止滴注后其作用仍可持续1小时。使用方法为首次静脉注射100 μg，之后静脉滴注25 ~ 50 μg/h，疗程5天。少数患者可出现恶心、呕吐、胀气等不良反应，但并不严重。

伐普肽是新近人工合成的生长抑素类似物，静脉注射50 μg后，以50 μg/h维持。

（2）扩张血管药物　该类药通过降低门静脉血管阻力而使门静脉压力下降，目前主要与收缩血管药物合用及止血后应用以预防再出血。多数学者不主张在大出血时单独应用血管扩张剂。

1）硝酸酯类：大剂量可直接扩张侧支血管和门静脉肝血管床，使门静脉阻力降低，从而使门静脉压力下降；小剂量时扩张静脉，使心房压力降低，反射性引起内脏血管收缩，使进入门静脉的血流减少，从而使门静脉压力降低。该类药可选用硝酸甘油、硝酸异山梨酯。

2）α受体拮抗药：在静脉滴注收缩血管药物的同时，静脉滴注酚妥拉明0.1 ~ 0.3 mg/min，出血控制后减量维持，止血12小时后停药，其止血率达91.6%。

3）钙通道阻断药：其作用机制为松弛血管平滑肌，降低门静脉阻力，使门静脉压力下降。其常用药物有维拉帕米、硝苯地平、桂利嗪（脑益嗪）及粉防己碱等。大出血停止后，口服可预防曲张静脉出血，以粉防己碱较佳。

4）β受体拮抗药：普萘洛尔对预防门静脉高压患者再出血有一定疗效。在大出血时，因普萘洛尔抑制心肌收缩功能、减少肝血流量，对失血性休克患者的恢复不利，故不主张应用。一般在止血后2周开始服药，从小剂量开始，直至心率减慢25%，改用维持量，约持续服1年。其不良反应为可诱发肝性脑病、哮喘、心力衰竭等。

2．内镜下治疗措施　内镜治疗的目的是控制急性静脉曲张出血，并尽可能使静脉曲张消失或减轻，以防止其再出血。内镜治疗包括内镜下食管静脉曲张套扎术、硬化剂或组织黏合剂（氰基丙烯酸盐）注射治疗。药物联合内镜治疗是目前治疗急性静脉曲张出血的主要方法之一，可提高止血成功率。

（1）内镜下食管静脉曲张套扎术（esophageal varix ligation，EVL）　①适应证为急性食管静脉曲张出血、外科手术后食管静脉曲张再发、中重度食管静脉曲张虽无出血史但存在出血危险倾向、既往有食管静脉曲张破裂出血史。禁忌证为有上消化道内镜检查禁忌证、出血性休克未纠正、肝性脑病Ⅱ期或Ⅱ期以上、有过于粗大或细小的静脉曲张。首次套扎间隔10 ~ 14天可行第2次套扎，直至静脉曲张消失或基本消失。术后一般禁食24小时，观察有无并发症，如皮圈脱落（早期再发出血）、发热及局部哽噎感等。

（2）内镜下硬化治疗（endoscopic injection sclerotherapy，EIS）　适应证为同EVL。对于不适合套扎治疗的食管静脉曲张者，也可考虑应用EIS。禁忌证为有上消化道内镜检查禁忌证、出血性休克未纠正、肝性脑病Ⅱ期或Ⅱ期以上、伴有严重肝肾功能障碍和大量腹水或出血抢救时（应根据医生经验及医院情况而定）。第1次硬化治疗后，再行第2、3次硬化治疗，直至静脉曲张消失或基本消失，每次间隔时间约 1 周。禁食 6 ～ 8 小时后可进流质饮食，注意休息。适当应用抗生素预防感染，酌情应用降门静脉压力药物。严密观察出血、穿孔、发热、败血症及异位栓塞等并发症征象。由于胃曲张静脉直径较大，出血速度较快，硬化剂不能很好地闭塞血管，因此胃静脉曲张较少应用硬化治疗。

（3）内镜下注射组织黏合剂治疗　适应证为急性胃静脉曲张出血、胃静脉曲张有红色征或表面糜烂且有出血史，使用三明治夹心法。组织黏合剂总量根据胃曲张静脉的大小进行估计，最好一次将曲张静脉闭塞。术后处理同硬化治疗，给予抗生素治疗 5 ～ 7 天，注意酌情应用抑酸药。组织黏合剂疗法有效而经济，但治疗后可发生排胶出血、败血症和异位栓塞等并发症，且有一定的操作难度及风险。

3．三腔二囊管压迫止血　该方法使用时间已久，可使出血得到有效控制，短暂止血成功率约达 80%，但出血复发率高，吸入性肺炎、气道阻塞等严重并发症发生率高，严重者可致死亡。目前仅作为静脉曲张出血的过渡性疗法，以获得内镜或介入手术止血的时机。

4．介入治疗

（1）经颈静脉肝内门体静脉分流术（transjugular intrahepatic portosystemic shunt，TIPS）能在短期内明显降低门静脉压，因此推荐用于治疗门静脉高压和食管 - 胃底静脉曲张破裂出血。与外科门体静脉分流术相比，TIPS 具有创伤小、成功率高、降低门静脉压力效果可靠、可控制分流道直径、能同时行断流术（栓塞静脉曲张）、并发症少等优点。TIPS 对急性静脉曲张破裂出血的即刻止血成功率可达 90% ～ 99%。但其中远期（≥ 1 年）疗效尚不十分满意。适应证为食管 - 胃底静脉曲张破裂大出血保守治疗（药物、内镜下治疗等）效果不佳、外科手术后再发静脉曲张破裂出血、终末期肝病等待肝移植术期间静脉曲张破裂出血救治急性静脉曲张破裂大出血时 TIPS 无绝对禁忌证。但在下列情况下应持谨慎态度：重要脏器功能严重障碍；难以纠正的凝血功能异常；未能控制的感染性疾病，尤其存在胆道系统感染者；肺动脉高压存在右心功能衰竭者；顽固性肝性脑病；多囊肝或多发性肝囊肿；肝癌合并重度静脉曲张；门静脉海绵样变。

（2）其他介入疗法　经球囊导管阻塞下逆行闭塞静脉曲张术、脾动脉栓塞术、经皮经肝曲张静脉栓塞术等。

5．手术治疗　尽管有以上多种治疗措施，仍有约 20% 的患者出血不能控制或出血一度停止后 24 小时内复发出血。肝静脉压力梯度（hepatic venous pressure gradient，HVPG）＞ 20 mmHg（出血 24 小时内测量）但 Child-Pugh A 级者行急诊分流手术有可能挽救生命，Child-Pugh B 级者多考虑实施急诊断流手术，Child-Pugh C 级者决定手术应极为慎重（死亡率≥ 50%）。

（张　巍　康　敏）

参考文献

[1] 中华内科杂志编委会．急性非静脉曲张性上消化道出血诊治指南（2018，杭州）．中华内科杂志，2019，58（3）：173-180.

[2] 中国医师协会急诊医师分会．急性上消化道出血急诊诊治专家共识．中国急救医学，2015，10：865-873.

[3] 中华医学会消化病学分会．肝硬化门静脉高压食管胃静脉曲张出血的防治共识（2008，

杭州）. 内科理论与实践，2009，4（2）：152-158.
[4] Henrion J，Schapir M，Ghilain JM，et al.Upper gastrointestinal bleeding：what has changed during the last 20 years.Gastroenterol Clin Biol，2008，9（32）：839-847.
[5] Garcia-Tsao G，Sanyal AJ，Grace ND，et al.Prevention and management of gastroesophageal varices and variceal hemorrhage in cirrhosis.Hepatology，2007，46：922-938.
[6] 葛均波，徐永健. 内科学. 9 版，北京：人民卫生出版社，2018.

小肠疾病的诊断与治疗

小肠位于胃和大肠之间，从幽门以下开始直到回盲瓣结束，占整个消化道长度的 75%，黏膜面积的 90%。小肠疾病的整体发病率占整个消化疾病的 0.3% ～ 1%，临床多表现为腹痛、腹部肿块、发热、出血及其他如腹泻、贫血、消瘦等非特异性的症状。小肠常见疾病分类主要有：①急性出血性坏死性小肠炎；②小肠肿瘤；③小肠狭窄；④小肠糜烂和溃疡；⑤小肠手术后病变；⑥小肠先天性结构异常；⑦小肠血管性疾病；⑧小肠寄生虫病；⑨小肠结核；⑩小肠免疫性疾病等。由于小肠其解剖学位置、结构和生理特点，加上小肠疾病临床起病隐匿，临床表现无特异性，临床诊断上主要依赖于各项检查，包括一般的生化检查、肿瘤学标志物检查、免疫学检查，CT、MRI、小肠灌肠气镜双对比造影、放射性核素显像、数字减影血管造影（digital subtraction angiography，DSA）及消化道内镜等特殊检查。随着原有检查手段的改进及新检查手段尤其是胶囊内镜和气囊辅助小肠镜（balloon assisted enteroscopy，BAE）的应用，小肠疾病的诊治近年来有了较大进展，下面就对近年来小肠疾病的诊治进展做简要概述。

【诊断】

1. 腹部平片、口服钡剂造影和小肠灌肠（small bowel enema，SBE）气钡双对比造影

以往小肠疾病的检查手段主要是腹部平片、口服钡剂造影和 SBE 气钡双对比造影，可显示是否存在肠腔内积气、积液以及肠壁黏膜和肠管形态。Thompson 等在对 90 例怀疑急性完全性小肠梗阻（small bowel obstruction，SBO）的患者进行腹部平片检查后，认为腹部平片是诊断 SBO 较好的方法。由于小肠较长、走行弯曲、肠管常互相重叠，常规口服钡剂造影检查不能短时间；同时、全面显现整个小肠的形态。国外研究认为通过气钡双对比造影，翻身改变体位，反复细致地观察，可提高诊断阳性率。SBE 需要插管，操作较复杂，且患者比较痛苦，使得 SBE 气钡双对比造影不能普遍开展。

2. 核素扫描　该技术是一项敏感、安全的检查方法，常用于不明原因小肠活动性出血时的检查。临床上主要选用放射性核素 ^{99m}Tc 扫描，^{99m}Tc 扫描对梅克尔憩室（Meckel's diverticulum，MD）有很好的诊断价值。^{99m}Tc- 胶体硫扫描可发现出血肠段有放射性核素聚集，能发现出血量在 0.05 ～ 0.10 ml/min 的出血部位，检出率明显高于血管造影。^{99m}Tc-RBC 扫描检出率更高，特别对微量慢性出血有其他方法不可替代的作用，不足之处是核素浓集区可能是积血部位而非真正的出血部位，不能用于定性、定位诊断。

3. CT 和正电子发射断层显像（PET）　CT 作为无创伤性的检查手段可用于克罗恩病、不明原因小肠出血、小肠肿瘤等小肠疾病的诊断。Booya 等在对 42 例克罗恩病患者进行 CT 检查，认为小肠肠壁增厚是 CT 诊断该病较重要的征象。Paulsen 等对怀疑小肠疾病的患者进

行CT检查，认为CT是诊断炎症性肠病的首选手段，可显示肠壁分层、增厚等肠周围炎症性改变，亦是诊断小肠肿瘤的重要手段，可显示肿瘤与肠腔外周围结构的关系及有无转移，对肿瘤分期和治疗方案的选择有重要意义。PET及消化道复合声学造影对小肠肿瘤的意义，国内外已经开始研究，但尚需积累经验和进一步观察效果。

4．MRI　MRI能够很好地分辨软组织，进行多方位成像、现代MRI克服了呼吸运动伪影及肠蠕动伪影的干扰，较其他影像学检查有更大的优越性。MRI软硬件所具备的优点使胃肠道高分辨率的图像得以快速采集。随着MRI技术的发展，如快速扫描、水成像技术和造影剂的完善，MRI在小肠疾病的应用逐渐广泛。MRI有多种脉冲序列和成像技术，其中某些特殊序列可用于肠梗阻的诊断，Bemstein等研究认为MRI在诊断克罗恩病方面亦有优势。常用的成像方法为磁共振水成像，因肠液在MRI重T2加权序列呈高信号，可利用肠道内的液体作为天然造影剂，做横断面、冠状面、矢状面扫描。采用水成像技术，尤其适用于小肠肿瘤引起的肠梗阻，可以显示增厚的肠壁和梗阻性肿块。Ajaj等的研究认为小肠磁共振水成像技术利用肠壁和腔内对比产生的信号差异显示小肠的形态，有助于克罗恩病的诊断。

5．多层螺旋CT（multi-slice spiral computed tomography，MSCT）　CT小肠灌肠造影（computed tomography enteroclysis，CTE）早在19世纪90年代中期就已开展，由于早期的单排螺旋CT成像质量不高，其没有得到广泛的推广应用。新技术MSCT小肠灌肠造影（multi-slice spiral computed tomography enteroclysis，MSCTE）是通过小肠导管插管至十二指肠远段，经导管注入中性造影剂（如甲基纤维素配制成4%～15%的泛影酸钠水溶液）或阳性造影剂（如1%稀释钡剂）使肠腔充盈，并经MSCT增强扫描，将图像进行后处理，使肠腔、肠壁、壁外系膜、腹腔内血管、后腹膜及腹腔内实质脏器多方位显示出来。已经证明CTE能够较敏感地诊断克罗恩病及小肠肿瘤。在Minordi等的研究中，CTE诊断小肠疾病的灵敏度、特异度和诊断率分别为83%、100%和89%，与常规小肠造影相比，CTE能够较好地显示肠壁及肠腔外结构。Schmidt等认为，CTE是一项诊断小肠疾病的新技术，能较好地诊断小肠疾病。通过各项数据资料进行冠状面重建，可以增加确诊或排除小肠疾病的可信度。

6．MRI小肠灌肠造影（magnetic resonance enteroclysis，MRE）　MRE是一项新的技术，它结合传统小肠造影的优点和MRI形态学成像性能，使MRI从纯形态学图像诊断发展成为功能与形态相结合的检查方法。MRE检查需要肠道清洁良好及肠管充分扩张，同时小肠适宜的充盈至关重要。虽然SBE气钡双对比造影有利于观察早期黏膜改变，但难以观察肠壁周围及肠系膜的病变，而且患者受到较多的射线辐射。MRE技术无辐射，具有良好的软组织对比度，且可进行三维成像，可以观察黏膜，同时能够分析肠管周围的改变。

7．血管造影　常用于疑似小肠疾病引起的不明原因消化道出血的诊断，通常包括肠系膜上动脉、肠系膜下动脉造影，对活动性出血量大于0.5 ml/s的患者，血管造影检出率可达75%～83%。一次未检出者可复查，反复多次检查可提高诊断阳性率。诊断明确后，可即时进行栓塞治疗。

8．腹腔镜　腹腔镜可直接观察腹腔内病变，尤其对小肠浸润至浆膜层的病变，可进行病理检查，由于该技术属有创性检查，有一定并发症，故其应用受到限制。小肠疾病腹腔镜检查的适应证包括：①小肠梗阻（肠粘连、肠套叠、小肠肿瘤、感染性疾病、炎症性肠病、肠系膜炎性疾病、小肠疝等）的病因诊断和鉴别诊断；②小肠缺血及其原因的诊断；③小肠出血部位的诊断和鉴别诊断；④肠系膜发育异常、系膜根部肿瘤的诊断；⑤慢性腹痛的病因诊断等。近来随着腹腔镜检查技术的提高和普及，其优势得到不断体现。对于小肠病变而言，腹腔镜手术既可以完成对病灶的探查，又可以施行根治性治疗，同时具备创伤小的优点，因而是值得广泛推广的先进技术。

9．普通推进式小肠镜　电子小肠镜检查也是近年来开展起来的项目，目前国内外使用最多的是推进式小肠镜，可对小肠器质性病变进行诊断、活检及治疗。但检查过程中患者较为痛苦，操作难度较大，耗时较长，同时只能检查近段的部分小肠。

10．手术中内镜　手术中内镜是在手术过程中，在小肠中段切一个小孔，经切口向口侧进镜可观察至胃及十二指肠，向肛侧进镜可观察至盲肠。结合术前的胃镜、结肠镜检查，它能在手术中观察全部小肠黏膜，使小肠出血检出率提高到93% ~ 100%。血管病变由于光的投射，外科医生可观察到血管畸形等，从而进行病变定位。

11．胶囊内镜　亦称无线胶囊内镜。2001年以色列Given公司发明的胶囊内镜先期研究结果发表，2001年8月获美国FDA批准开始在临床上使用，随后大量的临床应用证实了这一方法的安全性和有效性。

胶囊内镜依靠小肠蠕动使胶囊前进，以数字信号传输图像存储记录。胶囊内镜检查适应证：①不明原因的消化道出血（obscure gastronintestinal bleeding，OGIB）；②不明原因的缺铁性贫血；③疑似克罗恩病或监测并指导克罗恩病的治疗；④疑似小肠肿瘤；⑤监测胃肠道息肉病综合征；⑥疑似或难以控制的吸收不良综合征（如乳糜泻）；⑦检测非甾体消炎药相关性小肠黏膜损害；⑧临床上需要排除小肠疾病者。胶囊内镜检查禁忌证：a. 绝对禁忌证，无手术条件或拒绝接受任何腹部手术者（一旦胶囊滞留将无法通过手术去除）。b. 相对禁忌证，①已知或怀疑胃肠道梗阻、狭窄及瘘管；②心脏起搏器或其他电子仪器植入者；③吞咽障碍者；④孕妇。近年来，随着大规模临床研究数据的积累，研究者发现这一方法明显优越于普通推进式小肠镜、口服钡剂造影、SBE气钡双对比造影和CT等，已经被广泛应用于小肠疾病的诊断。Brcsci等对64例怀疑小肠疾病引起消化道出血的患者进行胶囊内镜检查，诊断阳性率为91%。他们认为胶囊内镜是诊断小肠出血较为有效的措施，而且越早进行胶囊内镜检查，阳性率越高。胶囊内镜能够无创观察小肠全段，获得整个小肠的影像学资料，而且操作简单、患者安全无痛、检查期间患者可正常工作和生活、检查结束后即可正常进食。Leighton等研究认为在不明原因的消化道出血的诊断率方面，胶囊内镜比普通推进式小肠镜和SBE气钡双对比造影高30%；在克罗恩病诊断方面，胶囊内镜较普通推进式小肠镜、SBE气钡双对比造影和CT明显优越。胶囊内镜技术的最大优点是具有良好的安全性，患者对检查的耐受性好。但目前所有的胶囊内镜在定位、定向方面都不够准确，也不能对肠腔充气，不能进行活检和治疗，其临床价值局限于诊断性应用；而且对于部分胶囊内镜嵌顿的病例，需实施外科手术，部分可采用双气囊小肠镜或腹腔镜等方式取出。

近年来，将磁铁整合到胶囊内镜的全新的磁控胶囊内镜（magnetically guided capsule endoscopy，MGCE），通过外部磁场控制装置，产生足够的磁力控制胶囊的运动，同时改变受检查者体位来配合检查，可对小肠各个部位进行观察。MGCE与传统胶囊内镜均具有无创安全、图像清晰等优点。但两种检查方式，都不能进行病理活检和对病变部位进行相应的治疗，且还有部分胶囊内镜嵌顿的病例。

12．气囊辅助小肠镜　传统的推进式小肠镜进入小肠肠管时，往往只是将屈曲的肠管拉长，而内镜并不能进入小肠的深部，因此观察范围十分有限。双气囊小肠镜（double-balloon enteroscope，DBE）于2001年在日本问世，2003年进入中国临床，它主要由主机、带气囊的内镜和外套管、气泵三部分组成，通过对两个气囊的注气和放气等方法，将内镜送达小肠深部，从而实现对小肠疾病的诊治。2007 年，单气囊小肠镜 (single-balloon enteroscope，SBE) 在日本问世，SBE 是在原推进式小肠镜的基础上，加装了带气囊的外套管和气泵，也使得内镜能被送达小肠深部。2008 年，美国又推出了螺旋式小肠镜（spiral enteroscope，SPE），其由内镜和带螺纹的外套管组成，通过旋转外套管将小肠肠管套叠并固定于外套管上，使得内镜逐渐到达小肠深部。目前，我国临床应用最广泛的小肠镜是 DBE 和 SBE，因两者均有气囊辅助，故又统称为气囊辅助小肠镜（BAE）。

BAE 通过外套管和内镜的交替插入操作，将小肠远侧肠段牵拉到近侧。根据病变在小肠中的部位不同，选择经口侧或经肛侧进镜。通常情况经口侧进镜可达回肠中下段或末段回肠，经肛侧进镜可达空肠中上段，这样交叉进镜可使操作者对整个小肠进行完全、彻底、无盲区地检查，并能检查出绝大多数的小肠疾病。与推进式小肠镜相比，BAE 通过经口侧和经肛侧相结合进镜可完成全小肠检查，而且能够往返多次观察、活检，以及在相应的病变部位进行内镜治疗。

2018 年 10 月，最新版《中国小肠镜临床应用指南》经过中华消化内镜学会小肠镜和胶囊镜学组专家的讨论，对小肠镜检查的适应证与禁忌证做出更新。适应证包括：①潜在小肠出血（及不明原因缺铁性贫血）；②疑似克罗恩病；③不明原因腹泻或蛋白质丢失；④疑似吸收不良综合征（如乳糜泻等）；⑤疑似小肠肿瘤或增殖性病变；⑥不明原因的小肠梗阻；⑦外科肠道手术后异常情况（如出血、梗阻等）；⑧临床相关检查提示小肠存在的器质性病变可能；⑨已确诊的小肠病变（如克罗恩病、息肉、血管畸形等）治疗后复查；⑩小肠疾病的治疗，如小肠息肉切除术、小肠异物（如胶囊内镜等）取出术、小肠血管病变治疗术、小肠狭窄扩张术等；⑪ 困难的结肠镜无法完成的全结肠检查；⑫ 手术后消化道解剖结构改变导致常规十二指肠镜无法完成的内镜逆行胰胆管造影术（endoscopic retrograde cholangiopancreatography，ERCP）。禁忌证有绝对禁忌证和相对禁忌证。a. 绝对禁忌证：①严重心、肺等器官功能障碍者；②无法耐受或配合内镜检查者。b. 相对禁忌证：①小肠梗阻无法完成肠道准备者；②有多次腹部手术史者；③孕妇；④其他高风险状态或疾病患者（如中度以上食管 - 胃底静脉曲张者、大量腹水等）；⑤低龄儿童（< 12 岁）。

DBE 对小肠疾病的总体诊断率为 40% ～ 80%，DBE 检查过程较长，平均 90 ～ 120 分钟。可在静脉镇静、麻醉下进行，无明显不适反应。检查结束后患者偶有咽喉部不适、头晕、腹胀、腹痛、恶心和呕吐等不良反应，但均能自行缓解。双气囊小肠镜检查较安全，一般无与操作相关的消化道出血、急性胰腺炎、消化道穿孔和其他并发症。

通过活检孔道插入超声小探头进行的小肠腔内超声（intraluminal small intestinal ultrasonography，ISIU）是一种在 DBE 基础上临床安全、可行的用于小肠疾病诊断的辅助手段，尤其对小肠黏膜下肿瘤的鉴别、肿瘤的分期以及早期克罗恩病（Crohn's disease，CD）的诊断具有较好的临床价值。

SBE 对小肠疾病的总体诊断率为 41% ～ 65%，SBE 检查技术是一种新型安全、高效的检查手段，具有观察范围大、图像清晰、视野控制自如等优点。它既能够发现细小病变，又能同时进行活检和内镜下治疗，使医生能够对以往难以触及到的区域进行直接观察、活检和治疗。

总之，全消化道钡餐、小肠灌肠气钡双对比造影、血管造影等常规检查在小肠疾病中的诊断率较低；推进式小肠镜因操作性较差或仅能插至近端空肠，诊断率亦较低；胶囊内镜对小肠疾病有较高的诊断率，为诊断小肠疾病的主要方法，但无活检和治疗功能，且不能用于怀疑小肠不完全性梗阻患者的诊断，亦有局限性。多项研究显示，胶囊内镜在不明原因的消化道出血的小肠病变中诊断率高于BAE，且可指导双气囊小肠镜进镜方式的选择，减少盲目检查所带来的不良后果，但对肿瘤等疾病的诊断率则显著低于后者。小肠肿瘤治疗前病变部位的确定和活检非常重要，它有助于决定治疗方案的选择；同时可在病变狭窄部位通过小肠镜预先在黏膜下注射10 g/L的靛胭脂2 ml，作为外科手术的明确定位。BAE具有胶囊内镜所缺乏的诸多优点，如充气、吸引、冲洗、反复观察、活检和内镜下治疗等，因此BAE可作为诊断怀疑小肠狭窄，特别是肿瘤引起的小肠狭窄的首选检查方法。目前，专家们普遍认为胶囊内镜具有易吞咽、无创、无交叉感染、经济、方便、无需住院等特点，而双气囊小肠镜较胶囊内镜最大的优点在于具有活检及内镜下治疗的功能，但在不明原因的消化道出血首选检查方式的问题上仍存在争议。有学者认为，胶囊内镜因无创、并发症较少应作为一线工具；也有学者认为，双气囊小肠镜具有活检功能可为疾病诊断提供确诊依据，应首推双气囊内镜；还有学者认为应二者结合共同使用。术中小肠镜被认为是小肠疾病诊断的“金标准”。

【治疗】

1．内科药物治疗　某些小肠疾病可用药物治疗，如急性出血性坏死性小肠炎可予以抗感染治疗，小肠间质瘤用伊马替尼有一定疗效，小肠腺癌、小肠淋巴瘤可适当化疗；小肠克罗恩病可予以柳氮磺吡啶、类固醇激素、免疫抑制药治疗，非甾体类药物相关性小肠溃疡可应用肠黏膜保护剂，小肠白塞病应用类固醇激素和免疫抑制药，盲袢综合征可用甲硝唑，小肠毛细血管扩张症用雌激素有一定疗效，小肠寄生虫病可用驱虫治疗，小肠结核予以抗结核治疗，嗜酸细胞性肠炎可用类固醇激素、免疫抑制药治疗，原发性小肠淋巴管扩张症予以营养支持、生长抑素、抗纤溶酶治疗等。

2．内镜下治疗　应用双气囊小肠镜可开展以下治疗：①止血术；②息肉及黏膜切除术；③气囊扩张术；④支架置入术；⑤异物取出术等。

3．外科手术　对于内科药物治疗无效和内镜下不能处理的小肠病变，可通过外科手术予以止血、病变切除，发生完全性肠梗阻或肠穿孔等并发症亦需外科手术治疗。

（唐川康　罗　刚）

参考文献

[1] 智发朝，山本博德．双气囊内镜学．北京：科学出版社，2008.

[2] 中华医学会消化内镜学分会小肠病学组．双气囊内镜临床应用规范草案．中华消化内镜杂志，2008，25（1）：5-7.

[3] 中华医学会消化内镜学分会小肠镜和胶囊内镜学组．中国小肠镜临床应用指南．中华消化内镜杂志，2018，35（10）：693-702.

[4] Thompson WM，Kilani RK，Smith BB，et al．Accuracy of abdominal radiography in acute small-bowel obstruction：does reviewer experience matter? Am J Roentgenol，2007，188：W233-W238.

[5] Howarth DM．The role of nuclear medicine in the detection of acute gastrointestinal bleeding．Semin Nucl Med，2006，36：133-146.

[6] Booya F，Fletcher JG，Hupfich JE，et al．Active Crohn disease：CT findings and

interobserver agreement for enteric phase CT enterography. Radiology，2006，241：787-795.

[7] Zhang Y，Wu SY，Du YQ，et al. Epidemiology of obscure gastroin-testinal bleeding in China：a single-center series and comprehen-sive analysis of literature. J Dig Dis，2018，19（1）：33-39.

[8] Tennant SL，Ganatra R. Meckel's diverticulum-an incidental finding on PET/CT. Clin Nuel Med，2007，32：555-558.

[9] Fidler J. MR imaging of the small bowel. Radiol Clin North Am，2007，45：317-331.

[10] Gücer FI，Senturk S，Zkanli S，et al. Evaluation of Crohn's disease activity by MR enterography：derivation and histopathological comparison of an MR-based activity index. Eur J Radiol，2015，84：1829-1834.

[11] Ajaj W，Lauenstein TC，Langhomt J，et al. Small bowel hydro-MR imaging for optimized ileocecal distension in Crohn's disease：should all additional rectal enemata filling be performed? J Magn Reson Imaging，2005，22：92-100.

[12] O'Brien A，Cruz JP，Berries C，et al. Advances in radiography of the small intestine：computed tomography enteroclysis. Gastroenterol Hepatol，2006，29：528-533.

[13] Gomollon F，Dignass A，Annese V，et al. 3rd European Evidence-based Conseasus on the Diagnosis and Management of Crohn's Disease 2016. Diagnosis and Medical Management J Crohns Colitis，2017，1：5-7.

[14] Minordi LM，Vecchioli A，Guidi L，et a1. Multidetector CT enteroclysis versus barium entereelysis with methylcellulose in patients with suspected small bowel disease. Eur Radiol，2006，6：1527-1536.

[15] Sehmidt S，Felley C，Meuwly JY，et al. CT enteroclysis：technique and clinical applications. Eur Radiol，2006，16：648-660.

[16] 中华医学会消化内镜学分会. 中国胶囊内镜临床应用指南. 中国实用内科杂志，2014，34（10）：984-991.

[17] Mazzarolo S，Brady P. Small bowel capsule endoscopy：systematic review. South Med J，2007，100：274-280.

[18] Bresci G，Parisi G，Bertoni M，et al. The role of video capsule endoscopy for evaluating obscure gastrointestinal bleeding：usefulness of early use. J Ganstroenter，2005，40：256-259.

[19] Tong JL，Feng Q，Shen J，et al. Computed tomography enterography versus balloon-assisted enteroscopy for evaluation of small bowel lesions in Crohn’s disease. J Gastroenterol Hepatol，2013，28（7）：1180-1186.

[20] Dominguez EP，Choi Y，Raijman IL，et al. Laparoscopic approach for the retrieval of retained video capsule endoscopy. JSLS，2006，10：496-498.

[21] May A，Nachbar L，Ell C. Extraction of entrapped capsules from the small bowel by meals of push-and-pull enteroscopy with the double-balloon technique. Endoscopy，2005，37：591-593.

[22] He Q，Bai Y，Zhi FC，et al. Double-balloon enteroscopy for mesenchymal tumors of small bowel：nine years’ experience. World J Gastroenterol，2013，19（11）：1820-

1826.
[23] May A，Nachbar L，Schneider M，et al. Prospective comparison of push enteroscopy and push-and-pull enteroscopy in patients with suspected small-bowel bleeding. Am J Gastroenterol，2006，101：2016-2024.
[24] 施华秀，任建林，王琳，等. 麻醉推进式双气囊内镜在小肠疾病诊断中的评估. 中华消化内镜杂志，2007，24：168-171.
[25] Honda K，Mimtani T，Nakamum K，et al. Acute pancreatitis associated with peroral double-balloon enteroscopy：a case report. World J Gastroenterol，2006，12：1802-1804.
[26] 杨云生，孙刚，李闻，等. 双气囊电子小肠镜临床应用初探. 中华消化内镜杂志，2004，21（1）：17-19.
[27] 钟捷，张晨莉，张吉，等. 推进式双气囊电子小肠镜在小肠疾病诊断中的应用. 中华消化杂志，2003，23（10）：591-594.
[28] 张晨莉，钟捷，金承荣，等. 双气囊小肠镜与小肠钡灌肠诊断小肠疾病的对照研究. 上海第二医科大学学报，2005，25（9）：880-883.
[29] 智发朝. 小肠疾病的检查方法与评价. 腹部外科，2006，19（6）：156-158.

功能性胃肠病的诊断与治疗

罗马委员会在 Rome Ⅳ标准中正式提出脑 - 肠互动障碍（disorders of gut-brain interaction）的概念，功能性胃肠病（functional gastrointestinal diseases，FGIDs）为脑 - 肠相互作用疾病。它是一组根据以下任何相关胃肠道症状组合进行分类的疾病：胃肠运动障碍、内脏高敏感性、黏膜和免疫功能改变、肠道微生物种群改变，以及中枢神经系统功能改变。FGIDs 发病率很高，在普通人群的发生率达到 23.5% ～ 74%，在胃肠专科门诊中为 42% ～ 61%。FGIDs 逐年增多，是近年导致消化疾病谱变化的主要疾病。FGIDs 具有下列临床特征：①发病率高，推测仅次于上呼吸道感染；②病理生理机制复杂，尚不完全清楚；③慢性起病，症状反复发作或慢性迁延，病程可达数年至数十年；④症状多样，但全身状况不受影响；⑤多伴有神经精神症状，如失眠、焦虑、抑郁、恐惧、疑病等，但并非心理疾病；⑥种类繁多，Rome Ⅲ标准分类为成人 6 类 30 种和儿童 2 类 17 种，其中最常见的是功能性消化不良（functional dyspepsia，FD）及肠易激综合征（irritable bowel syndrome，IBS）。

一、概述

【发病机制】

FGIDs 的发病机制尚不完全清楚，病理生理过程复杂，可能与胃肠运动障碍、内脏高敏感性、黏膜和免疫功能障碍、脑 - 肠轴功能调节障碍等因素有关。研究显示 FGIDs 已经成为现代生物 - 心理 - 社会医学模型的典型代表。

1．胃肠运动障碍　强烈的情感和环境应激可导致健康人的食管、胃、小肠和结肠运动紊乱、减慢或增强。FGIDs 患者对应激（心理或生理的）的反应更加敏感。近年来胃肠动力检测方法增多，包括测压、pH 检测、X 线钡钡餐造影、放射性核素检查、胃电图及多通道腔内阻抗技术等，已被广泛应用于胃肠动力研究与临床诊断中。

2．内脏高敏感性　内脏高敏感是指引起内脏疼痛或不适的刺激的阈值降低、内脏对生理性刺激产生不适感或对伤害性刺激反应强烈的现象。目前认为内脏高敏感性是 FGIDs 产生症状的主要原因之一。FGIDs 患者多表现为内脏的痛觉过敏或者痛觉异常。食管源性的功能性胸痛、上腹疼痛综合征、IBS 和功能性腹痛综合征的疼痛症状与内脏高敏感性有关，与胃肠动力的关系并不密切。FGIDs 患者内脏高敏感性还表现为内脏 - 躯体牵涉痛的异常放大，内脏感觉可牵涉到大面积躯体表面。研究发现约 50% 的 FGIDs 患者存在内脏 - 躯体牵涉痛的异常放大现象。研究显示内脏高敏感性与中枢兴奋性增加、内脏传入信号下调机制的变化有关，肠黏膜和肠肌神经丛的受体敏感性改变与肠道炎症、肠神经附近肥大细胞脱颗粒、5-羟色胺增加、肠道菌群变化或感染有关。

3．脑 - 肠轴双向调节失调　脑 - 肠轴将大脑情感和认知中枢与胃肠道外周功能相联系，外在感觉（视觉、嗅觉）或者内在感受（情感、思维）信息通过高级中枢的神经连接可影响胃肠道的感觉、运动、分泌和炎症。反之，内脏的效应也可影响中枢的痛觉、情绪和行为。FGIDs 的一个特征是在心理应激的情况下对环境刺激的运动和感觉反应性增加。神经胃肠病学的快速发展，脑 - 肠轴研究的深入，包括改良的胃肠道动力评估法、检测胃肠道内脏感知的方法、刺激胃肠道引起的脑影像学变化（如 PET、功能性 MRI），以及心理测试和脑肠肽的研究进展，为社会心理因素与 FGIDs 的相互作用提供了可靠的研究手段。目前研究表明脑 - 肠轴通路上任何水平的异常都将引起 FGIDs 的症状，包括肌肉、腺体和感觉器官、肠神经系统（entral nervous system，ENS）、脊髓神经节、脑干、中枢等多环节，均可形成放大的病理生理效应的反射环路，可导致不同的临床症状。

4．遗传易感性及社会心理因素　遗传因素决定某些个体易患 FGIDs，而环境因素使疾病得以表现出来。流行病学调查资料显示胃肠门诊的 FGIDs 患者中，42% ～ 61% 伴有心理障碍。心理应激可影响健康人的胃肠道功能并产生症状，但在 FGIDs 患者更明显；心理创伤（如性或身体上的虐待史）可降低疼痛阈值，表现更多症状。FGIDs 可对社会心理产生影响，对幸福感、日常功能状态、控制症状的能力，以及工作均有影响。

1988 年制定了 FGIDs 最初的诊断标准——Rome 标准，1999 年制定了 Rome Ⅱ标准，2006 年修订了 Rome Ⅲ标准，2016 年修订了 Rome IV 标准。FGIDs Rome Ⅳ的诊断阈值设定为诊断前 6 个月有症状，近 3 个月病情活动（每周发作至少 1 天），包括 8 个种类（30+17），增减了 5 种疾病亚型，更新了诊断食管疾病、胃十二指肠疾病、肠道疾病的标准和 IBS 认知，Rome Ⅳ删除了某些文章标题和诊断名称中“功能性”一词，来更为贴切地突出发病机制、最低程度地使用“功能性”一词，并反映出新的脑 - 肠互动信息。

FGIDs 的 Rome Ⅳ标准以症状为依据，每一部位分类都包括数种疾病及相对特异性的临床表现，共包括成人的 6 类 30 种分类和儿童的 2 类 17 种分类。

A．食管疾病

B．功能性胃十二指肠疾病

C．功能性肠道疾病

D．中枢调控的腹痛综合征

E．胆囊和 Oddi 括约肌功能障碍

F．功能性肛门直肠疾病

G．新生儿和婴幼儿功能性疾病

H．儿童和青少年功能性疾病

【诊断标准】

中华医学会消化病学分会 2007 年制定了 FGIDs 诊断和治疗的相关指南。2010 年亚太胃肠动力组织（YAMA）也制订了 FGIDs 相关指南，称 YAMA 标准。目前国际、国内 FGIDs 临床诊断多采用 2006 年 Rome Ⅲ标准，常见 FGIDs 诊断标准如下。

A．癔球症诊断标准　必须符合以下所有条件：①持续或间断发作的咽喉部非痛性团块感或异物感；②感觉发生于两餐之间；③无吞咽困难或吞咽痛；④没有胃食管酸性反流引起症状的证据；⑤没有伴组织病理学异常的食管动力障碍。

诊断前症状出现至少 6 个月，近 3 个月症状符合以上标准。

B2．嗳气症

B2a．嗳气症诊断标准　必须符合以下所有条件：①令人烦恼的反复嗳气，每周至少发生数次；②嗳气可被客观观察或检测到。

诊断前症状出现至少 6 个月，近 3 个月症状符合以上标准。

B2b．非特异性过度嗳气诊断标准　必须符合以下所有条件：①令人烦恼的反复嗳气，每周至少发生数次；②没有过度嗳气引发症状的证据。

诊断前症状出现至少 6 个月，近 3 个月症状符合以上标准。

B3b．功能性呕吐诊断标准　必须符合以下所有条件：①呕吐平均每周发作一次或一次以上；②无进食障碍、反刍或无主要精神症状；③无自行诱导的呕吐和长期应用大麻；④无可以解释引起反复呕吐的中枢神经系统异常或代谢性疾病。

诊断前症状出现至少 6 个月，近 3 个月症状符合以上标准。

C2．功能性腹胀诊断标准　必须符合以下两点：① 3 个月内，每月至少有 3 天反复出现腹胀感或可见腹部膨胀；②没有足够的证据诊断功能性消化不良、肠易激综合征或其他功能性胃肠病。

诊断前症状出现至少 6 个月，近 3 个月症状符合以上标准（腹胀但排便习惯无改变区别于 IBS）。

C3．功能性便秘诊断标准

（1）必须符合以下两点或两点以上　①至少 25% 的排便感到费力；②至少 25% 的排便为块状便或硬便；③至少 25% 的排便有不尽感：④至少 25% 的排便有肛门直肠梗阻感 / 阻塞感：⑤至少 25% 的排便需以手法帮助（如以手指帮助排便、盆底支持）；⑥每周排便＜ 3 次。

（2）不使用轻泻药时几乎无松软便。

（3）没有足够的证据诊断 IBS。

诊断前症状出现至少 6 个月，近 3 个月症状符合以上标准。

C4．功能性腹泻诊断标准　至少 75% 的排便为不伴腹痛的松软（糊状）或水样便。

诊断前症状出现至少 6 个月，近 3 个月症状符合以上标准（无痛性松软便为特征）。

D．中枢调控腹痛综合征诊断标准　必须符合以下所有条件：①持续或近乎持续的腹痛；②疼痛与生理事件（如进食、排便或月经）无关或仅偶尔有关；③日常活动能力部分丧失；④疼痛并非伪装（如诈病）；⑤症状不满足其他能解释疼痛的功能性胃肠病的诊断标准。

诊断前症状出现至少 6 个月，近 3 个月症状符合以上标准。

报警症状和体征：FGIDs 的诊断为排他性诊断，应先判断有无下列提示器质性疾病。对有下列“报警症状和体征”者，必须进行彻底检查直至找到病因：① 45 岁以上，近期出现消化不良症状；②有消瘦、贫血、呕血、黑便、吞咽困难、腹部肿块、黄疸等症状；③消化不良症状进行性加重。

【治疗】

FGIDs的治疗目的不是“治愈”疾病，而是消除患者顾虑、改善症状、提高患者生活质量。引进多维度临床资料剖析（multi-dimensional clinical profile，MDCP），可以全面捕捉每位患者的临床表现，主张规划个体化、对症、分级的治疗原则。

1．建立良好的医患关系　医生必须仔细倾听患者的不适与担心，完成合理的检查与恰当的诊断后给予患者耐心的健康宣教和安慰。研究显示医生对患者的诊断信心与患者的症状严重程度成反比。如果在检查之前就以草率的方式安慰患者，则通常效果不佳。医生需要告诉患者该病是良性疾病，也不是心理疾病。

2．饮食调整　去除诱因，建立良好的生活习惯，避免烟、酒和非甾体药物的使用。

3．心理行为疗法　FGIDs伴随失眠、焦虑、抑郁、头痛等精神症状，部分患者与“恐癌”心理有关。心理行为疗法包括心理治疗、认知疗法、催眠术、生物反馈术等。IBS患者与焦虑、抑郁并存，抗抑郁治疗有效。三环类抗抑郁药可减慢传导，对抗抑郁有效但不良反应大。再摄取抑制药如帕罗西汀起效慢，服用时间长，应缓慢停药。

4．药物治疗　FGIDs目前尚无特效治疗药物，主要是经验性治疗。脑-肠轴功能失调、内脏高敏感性及胃肠动力调整的治疗方法涉及肠道和脑的神经肽及其受体，可能的药物包括最初的5-HT及其类似物、脑啡肽和阿片类激动药、P物质、降钙素基因相关多肽、胆囊收缩素、神经激肽受体、促肾上腺皮质释放激素拮抗药等。

【展望】

目前FGIDs尚有很多问题需要解决和进一步研究。人类对症状学评估的客观资料可能带有偏见，而FGIDs需要社会心理精神因素与胃肠生理相互作用的多层面的病理生理机制、脑-肠轴复杂的神经-内分泌-免疫机制，所以我们的临床试验要有严格的对照、双盲和前瞻性的设计等以对其进行进一步研究。将来应结合大脑的影像、胃肠生理学和心理学检测，制定量化的评价系统，加强循证医学的临床试验，优化诊治策略。

二、功能性消化不良

【概念】

消化不良根据其病因可分为器质性消化不良和功能性消化不良（FD）两大类。器质性消化不良是指有明确的病因，可能是由胃肠道疾病引起，也可能与肝、胆、胰系统疾病有关，甚至也可能由其他系统的疾病引起，如肾功能不全、甲状腺功能亢进症等。FD指具有上腹部疼痛或烧灼感、餐后上腹饱胀和早饱感，伴食欲减退、嗳气、恶心或呕吐等上消化道症状，经检查排除引起这些症状的器质性疾病的一组临床综合征。

【病因和发病机制】

FD病因及发病机制尚不清楚，可能与下列因素有关：①胃动力障碍；②内脏高敏感性；③胃酸分泌；④幽门螺杆菌感染；⑤精神心理因素；⑥其他，脑力劳动、工作紧张、睡眠质量差、服用NSAIDs和饮食不当等。

【临床表现】

1．症状

（1）消化不良症状　特异的症状包括餐后饱胀、早饱感、上腹疼痛和上腹烧灼感，部分可伴食欲减退、嗳气、恶心或呕吐等。常以某一种或者某一组症状为主，在病程中症状也可以发生变化。以餐后饱胀、早饱感和上腹部疼痛最常见。

（2）神经精神症状　可有失眠、焦虑、抑郁、恐惧、头痛、注意力不集中以及疑病等。

2．体征　无特异体征，部分患者有中上腹压痛。

【诊断和鉴别诊断】

1．功能性消化不良诊断标准（Rome Ⅲ）　必须符合以下一点或一点以上：①餐后饱胀不适；②早饱；③上腹痛；④上腹部烧灼感，没有可以解释症状的器质性疾病（包括内镜下）的证据。**诊断前症状出现至少6个月，近3个月症状符合以上标准。**

其中上腹痛为功能性消化不良的常见症状，部分患者以上腹痛为主要表现，伴或不伴有其他上腹部症状。上腹痛多无规律性，在部分患者腹痛与进食有关，表现为饥饿痛、进食后缓解，或表现为餐后0.5～3小时之间腹痛持续存在。早饱是指有饥饿感但进食后不久即有饱感，摄入食物明显减少。餐后饱胀是指正常餐量后即出现饱胀感。

2．功能性消化不良分型　Rome Ⅳ标准将FD分为两种亚型：餐后不适综合征（postprandial distress syndrome，PDS）、上腹疼痛综合征（epigastric pain syndrome，EPS）。重新定义餐后不适症状，有效区分PDS和EPS。

（1）餐后不适综合征（PDS）的诊断标准

1）必须包括以下1项或2项：①发生在进食平常食量后的餐后饱胀不适，每周发作数次；②早饱感使其不能完成平常食量的进食，每周发作数次。

*** 诊断前症状出现至少6个月，近3个月符合以上诊断标准。**

2）支持诊断的条件有　①上腹胀或餐后恶心、呕吐、嗳气；②同时存在上腹部疼痛。

（2）上腹疼痛综合征（EPS）的诊断标准

1）必须包括以下所有条件　①至少中等程度以上的上腹疼痛或烧灼感，每周至少1次；②疼痛为间断性；③不放射或不在腹部其他区域、胸部出现；④排便或排气后不缓解；⑤不符合胆囊或Oddi括约肌功能障碍的诊断。

*** 诊断前症状出现至少6个月，近3个月符合以上诊断标准。**

2）支持诊断的条件　①疼痛可为烧灼样，但不向胸骨后传导；②疼痛常因进餐诱发或缓解，但可发生在空腹状态；③可同时存在餐后不适综合征。

3．诊断程序　功能性消化不良为排除性诊断，首先应判断患者有无提示器质性疾病的消化不良“报警征象”。这些征象包括消瘦、贫血、上腹部包块、频繁呕吐、呕血或黑便、年龄＞40岁初发病、有肿瘤家族史等。对有报警征象者应进行彻底检查，以明确病因。

基本的检查有血常规、红细胞沉降率、粪潜血试验、胃镜、上腹部B超等；或先予2～4周的经验性治疗观察疗效，对治疗无效者再安排进一步的检查，如肝肾功能、血糖、消化系统肿瘤标志物、甲状腺功能、胸部X线、腹部CT检查等，以及心理评估以了解患者有无精神、心理障碍。必要时可选择胃功能检测、胶囊内镜和小肠镜检查。

4．鉴别诊断　功能性消化不良需要与胃食管反流病、慢性胃炎、消化性溃疡、肝胆胰等器质性疾病引起的消化不良，特别是食管癌、胃癌、肝癌等恶性疾病，以及其他系统疾病引起的胃肠道功能紊乱、药物引起的消化不良相鉴别。在功能性消化不良诊断过程中还需注意，不同部位的功能性疾病可以重叠存在。

【治疗】

（一）一般治疗

认识病情，生活规律，注意饮食，戒除烟酒，避免服用NSAID，去除发病因素，保证睡眠，保持良好的心态。医生应当理解患者就医的渴求，给予其充分的安慰和解释，帮助其树立治疗的信心。

（二）药物治疗

1．抗酸剂　铝碳酸镁、铝镁加混悬液等，注意长期服用有明显的不良反应。

2．抑酸剂　适当抑酸治疗对缓解疼痛有效，多选择 H_2 受体拮抗药如法莫替丁、尼扎替丁、罗沙替丁等，上腹疼痛综合征患者可用PPIs如奥美拉唑、雷贝拉唑和埃索美拉唑等。

3．促动力药　多巴胺受体拮抗药如甲氧氯普胺（胃复安）、多潘立酮（吗丁林）、依托必利等，5-羟色胺（5-HT）受体激动药莫沙必利作用是多潘立酮的10～12倍，且促进全消化道蠕动。

4．助消化药　包括复方消化酶和益生菌制剂。

5．根除幽门螺杆菌（Hp）治疗　根除Hp在治疗功能性消化不良时的效果目前尚存在争议。对于Hp阳性的FD患者，经其他方法治疗仍然症状顽固者可考虑根除Hp治疗，疗程7～14天。

6．抗抑郁药物　常用的三环类抗抑郁药有阿米替林以及新的选择性5-羟色胺再摄取抑制药（如氟西汀、舍曲林）等。

（三）精神心理治疗

行为治疗、认知疗法及心理干预可能对本病患者有益。

（四）治疗策略

选择个体化的治疗方案，对餐后不适综合征，可首选胃肠促动力药或合用抑酸剂；对上腹疼痛综合征，可首选抑酸药或合用促动力药；早饱为突出症状时可选用改善胃容量功能的药物，如舒马曲坦、匹维溴铵等；对于明显心理异常、腹腔感觉过敏者，选择小剂量三环类抗抑郁药。进行2～4周经验性治疗，如无效应对患者病情重新评估，调整治疗方案。

三、肠易激综合征

【定义】

肠易激综合征（IBS）是一种以腹痛、腹部不适伴排便习惯和性状改变为特征的功能性肠病，缺乏可解释症状的形态学改变和生化异常。Rome Ⅳ标准提出IBS并不是一个单纯独立的疾病。IBS、功能性便秘、功能性腹泻、功能性腹胀不再作为特定的疾病来看待，它们有着与病理生理机制相联系的症状谱，只是在临床上表现的症状数目、频度和严重度有差异。学者们认为它们可相互转换，相互演变。

【病因和发病机制】

IBS病因及发病机制尚不清楚，可能与多种因素有关：①胃肠道动力异常；②内脏敏感性增高；③脑-肠轴调节异常；④肠道感染与炎症反应；⑤精神心理异常。

【临床表现】

1．消化系统症状　IBS常见四大症状为腹痛、腹泻、便秘、腹胀。IBS几乎都有不同程度腹痛，以下腹和左下腹多见，排气、排便后可缓解。腹部不适是指不舒服的感觉，而非疼痛。腹泻每日3～5次，可达十几次，无脓血，排便不干扰睡眠。有时有排便费力、急迫或排便不尽感，部分患者有消化不良重叠症状。

2．神经精神症状　失眠、焦虑、抑郁、头晕、头痛等。

3．体征　无明显体征。可有下腹部轻压痛，左下腹有时可触及痉挛的肠管，直肠指检可发现肛门痉挛、张力较高、伴有触痛。

【辅助检查】

主要检查包括：①血、尿、便常规及粪便培养；②血液生化检查，肝肾功能、血糖、红细胞沉降率；③结肠镜或钡剂灌肠X线检查；④腹部超声检查。

【诊断标准】

目前IBS使用Rome Ⅳ诊断标准，标准包括以下几点。

（1）反复发作的腹痛最近3个月内每周发作至少1天，伴有以下的2项或2项以上：①与排便有关；②伴随排便次数改变；③伴随粪便性状（外观）改变。**注意：诊断前症状出现至少6个月，近3个月符合以上诊断标准。**

（2）如果有以下症状，更支持IBS的诊断：①排便频率异常（＜3次/周或＞3次/日）；②粪便性状异常（干球粪或硬粪，或糊状粪、稀水粪）；③粪便排出过程异常（排便费力、排便紧迫感、排便不尽感）；④排黏液便；⑤腹胀。

（3）缺乏可解释症状的形态学改变和生化异常。

【分型】

IBS使用Rome Ⅲ标准分型方法，在未用止泻药或轻泻药的情况下，根据粪便性状将IBS分为4种亚型：① IBS-D（IBS腹泻型）；② IBS-C（IBS便秘型）；③ IBS-M（IBS混合型）；④ IBS-U（IBS不定型）。Rome Ⅳ对IBS亚型的诊断标准做出调整，将其与具有症状意义的粪便而非所有粪便的比例相关联，从而使得未定型组患者的比例显著降低。

【鉴别诊断】

IBS需要与炎症性肠病、结直肠肿瘤、肠道感染性疾病、药物相关性腹泻、胆道疾病、嗜酸细胞性胃肠炎、内分泌疾病（如甲状腺功能亢进症、糖尿病等）及其他功能性肠道疾病（如功能性便秘、功能性腹泻）、乳糖不耐受等相鉴别。注意IBS可能与其他FGIDs并存。另随诊对于发现隐匿的器质性疾病，特别是没有经过检查的患者具有重要意义。

【治疗】

1．一般治疗　建立良好的医患关系。建议患者自我调节饮食，不要进食大量不易消化的食品。IBS患者应避免：①过度饮食；②大量饮酒；③使用咖啡因；④高脂饮食；⑤食用某些具有产气作用的蔬菜、豆类等；⑥便秘患者少食精加工食粮和人工食品，增加膳食纤维；⑦食用不耐受食物。

2．药物治疗

（1）解痉剂　腹痛明显可用选择性肠道平滑肌钙离子通道阻断药（常用），匹维溴铵或奥替溴铵；离子通道调节剂，马来酸曲美布汀等。

（2）止泻药　轻症腹泻可用吸附剂，如蒙脱石散（思密达）；腹泻较重的可用洛哌丁胺或复方地芬诺酯。

（3）导泻药　渗透性缓泻剂如聚乙二醇PEG4000、山梨醇或乳果糖等。

（4）肠道动力感觉调节药　阿洛司琼在病程6个月以上且对标准方法无效时才考虑应用。

（5）益生菌　口服酪酸杆菌、双歧杆菌、嗜酸乳杆菌、肠球菌三联活菌散剂（培菲康)、双歧杆菌乳杆菌三联活菌片（金双歧)、地衣芽孢杆菌活菌胶囊（整肠生）等。

（6）抗抑郁药　常用三环类抗抑郁药（阿米替林)、选择性5-羟色胺再摄取抑制药（帕罗西汀)。

3．心理和行为治疗　症状严重而顽固，经一般治疗和药物治疗无效者可心理治疗、认知疗法、生物反馈治疗和催眠治疗等。

（彭　燕　徐　劲）

参考文献

[1] Tack J，Talley NJ，Camilleri M，et al.Functional gastroduodenal disorders. Gastroenterology，2006，130：1466-1479.

[2] Pilichiewicz AN，Feltrin KL，Horowitz M，et al.Functional Dyspepsia is.associated with a greater symptomatic response of at but not carbohydrate，increased fasting and postprandial CCK，and diminished PYY.Am J Gastroenterol，2008，103：2613- 2623.

[3] Akamizu T，Iwakura H，Ariyasu H，et al.Repeated administration of ghrelin to patients with functional dyspepsia：its effects on food intake and appetite.Eur J Endocrinol，2008，158：491-498.

[4] Takamori K，Mizuta Y，Takeshima F，et al.Relation among plasma ghrelin in level，gastric emptying，and psychologic condition in patients with functional dyspepsia.J Clin Gastroent erol，2007，41：477- 483.

[5] Van Oudenhove L，Vandenberghe J，Geeraerts B，et al.Determinants of symptoms in functional dyspepsia：gastric sensorimotrice or function，psychosocial factors or somatisation? Gut，2008，57：1666-1673.

[6] Hsu YC，Liou JM，Liao SC，et al.Psychopathology and personality trait in subgroups of functional dyspepsia based on Rome criteria.Am J Gastroenterol，2009，104：2534-2542.

[7] Aro P，Talley NJ，Ronkainen J，et al.Anxiety is associated with uninvestigated and functional dyspepsia（Rome criteria）in a Swedish population-based study.Gastroenterology，2009，137：94-100.

[8] HaqueM，Wyeth JW，Stace NH，et al.Prevalence，severity and associated features of gastroesophageal reflux and dyspepsia：a population based study.N Z Med J，2000，113（1110）：178-181.

[9] Ho KY，Kang JY，Seow A.Prevalence of gastrointestinal symptoms in a multiracial Asian population，with particular reference to reflux type symptoms.Am J Gastroenterol，1998，93（10）：1816-1822.

[10] Stanghellini V.Three month prevalence rates of gastrointestinal symptoms and the influence surveillance study（D IGEST）.Scand J Gastroenterol Supp l，1999，231：20-28.

[11] Shaib Y，El-Serag HB.The prevalence and risk factors of functional dyspepsia in a multiethnic population in the United States.Am J Gastroenterol，2004，99（11）：2210-2216.

[12] Gschossmann JM，Haag S，Holtmann G.Epideological trends of functional gastrointestinal

disorders.Dig Dis，2001，19（3）：189-194.
[13] Yao X，Yang YS，Wang YH，et al.Study on the symptom overlap of gastroesophageal reflux disease and functional gastrointestinal disorders.Chin J Pract Inter Medi，2008，28（5）：360-362.
[14] 姚欣，杨云生，王永华，等．功能性胃肠病与胃食管反流病重叠发病的研究．中国实用内科杂志，2008，28（5）：360-362.
[15] Drossman DA，Corazziari E，Delvaux M，et al.Rome Ⅲ：the functional gastrointestinal disorders. New York：Michel Allen Press，2006：433-434.
[16] Moayyedi P，Deeks J，Talley NJ，et al.An update of the Cochrane systematic review of helicobacter pylori eradication therapy in nonulcer dyspepsia：resolving the discrepancy between systematic reviews.Am J Gastroenterol，2003，98（12）：2621-2626.
[17] Veldhuyzen van ZSJ，Jones MJ，Verlinden M，et al.Efficacy of cisapride and domperidone in functional（nonulcer）dyspepsia：a meta analysis.Am J Gastroenterol，2001，96（3）：689-696.
[18] van Rensburg C，Berghofer P，Enns R，et al.Efficacy and safety of pantoprazole 20 mg once daily treatment in patients with ulcer like functional dyspepsia.Curr Med Res Opin，2008，24（7）：2009-2018.
[19] van Kerkhoven LA，Laheij RJ，Aparicio N，et al.Effect of the antidepressant venlafaxine in functional dyspepsia：a randomized，double blind，placebo controlled trial.Clin Gastroenterol Hepatol，2008，6（7）：746-752.

消化内镜的临床应用

一、内镜发展历史

1868 年，德国人 Kussmaul 受到艺人吞剑表演的启发，将一根直的金属管放入人的胃内来观察胃腔，试制出第一台硬质管式内镜。1932 年，Wolf 和 Schindler 合作研制成功真正意义上的第一个半曲式胃镜，定名为 Wolf - Schindler 式胃镜，它的创造开辟了胃镜检查术的新纪元。1948 年，Benedict 在胃镜镜身内安装了活检通道，进一步提高了胃镜在临床应用中的诊治价值。1957 年，Hirschowitz 和他的研究组制成世界上第一个用于检查胃、十二指肠的光导纤维内镜，将消化内镜提高到一个新领域。这标志着现代消化内镜技术的诞生。1983 年，美国 Welch Allyn 公司研制并应用微型图像传感器代替了内镜的光导纤维导像术，宣告了电子内镜的诞生，实现了内镜发展史上又一次飞跃。

二、内镜的结构与技术

消化内镜系统主要分为电子内镜和观测系统（彩色监视器、中央处理器、光源装置）。内镜包括以下几种。

（一）电子胃镜和肠镜

它是一根前端装有微型摄像仪的软管，可直接将上消化道的食管、胃、十二指肠的图像传到电视屏幕上。

（二）色素内镜

1．色素内镜 - 碘染色（彩图 3-1）　正常食管的鳞状上皮中含有糖原，与 Lugol 溶液中的碘单质反应后呈棕色。胃柱状上皮和食管肿瘤中不含糖原，不被染色。主要用于食管早癌的检查。

2．色素内镜 - 靛胭脂染色（彩图 3-2）　是对比染色剂。染料不使黏膜着色，但可以沉积于细小的黏膜皱襞之间，改变了黏膜单一橘红色背景的缺点，从而增加了黏膜表面凹凸不平的对比度，使病变的微小变化显示得更清晰。可用于胃及结肠病变的检查。

3．色素内镜 - 美兰染色　美兰染料可与病灶分泌的黏液紧密结合。根据癌和各类异型增生的恶变程度不同，美兰染色的程度各异。通过喷洒显色可清晰显示出病变的隆起高度、凹陷深度、底部和皱襞的形态等，从而协助判断病变浸润深度，初步确定病变范围、大小等。

（三）电子染色内镜窄带成像术

窄带成像术（narrow band imaging，NBI）是一种利用窄波光的成像技术。它能够强调血管和黏膜表面的细微变化。由于消化道内壁黏膜上毛细血管内的血色素拥有很强的吸收窄波光的能力，通过血色素的强吸收和黏膜表面的强反射形成的鲜明对比，血管形态和黏膜构造被清晰地展现出来（彩图 3-3）。

（四）荧光内镜

荧光内镜的原理是人体病变组织与其相应的正常组织相比，组织的物理和化学特性都发生了变化，因此对应的自体荧光光谱在荧光强度、峰位位置、峰值变化速率和不同峰值之间的比值等方面存在差异，这些反映了病变组织的特异性。 当激光照射在黏膜下组织结构的荧光物质上时，荧光就被激发出来。而早期癌症和癌变前期病灶处黏膜厚度和血管密度的增加，使得它们与正常组织相比会吸收更多的荧光。

（五）放大内镜

放大内镜（magnifying endoscopy，ME）是通过在普通电子内镜基础上增加变焦镜头，使黏膜组织光学放大 1.5 ～ 150 倍的消化内镜检查方法。ME 通过观察消化道黏膜表面腺管开口、微血管及毛细血管等细微结构的改变，有利于判断黏膜病变的病理学性质、明确病变浸润范围及提高活检准确性，在消化道疾病尤其是早期肿瘤诊断方便具有独特优势。比较经典的就是 ME-NBI 下基于腺管开口形态的分型（表 3-3）。

（六）超声内镜

在内镜前端安装发射超声波的振子。这样就不仅仅是对消化道的黏膜表面，还能对黏膜表层以下病变起源、性质以及毗邻消化道管壁以外的病变也做出准确的诊断。

（七）胶囊内镜

胶囊内镜亦称无线胶囊内镜，2001 年以色列 Given 公司发明的胶囊内镜先期研究结果发表，2001 年 8 月，它获美国 FDA 批准开始在临床上使用。 胶囊内镜主要依靠小肠蠕动使胶囊前进，以数字信号传输图像进行存储记录。检查适应证有：①不明原因消化道出血；②不明原因缺铁性贫血；③病变疑似克罗恩病，或监测并指导克罗恩病的治疗；④病变疑似小肠肿瘤；⑤发现或监控小肠息肉；⑥病变疑似或难以控制的吸收不良综合征（如乳糜泻）；⑦检测非甾体消炎药相关性小肠黏膜损害；⑧临床上需要排除小肠疾病。

表3-3 消化道肿瘤的ME-NBI下基于腺管开口形态的分型

类型	形态	特点	腺管开口的大小（mm）
Ⅰ	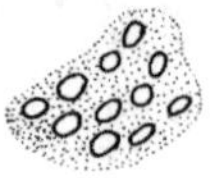	圆形（正常腺管开口形态）	0.07±0.02
Ⅱ	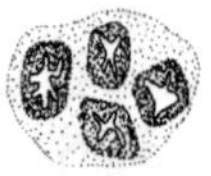	星型或乳头状	0.09±0.02
Ⅲ S	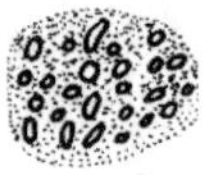	管状或圆盘状，比正常腺管开口小	0.03±0.01
Ⅲ L	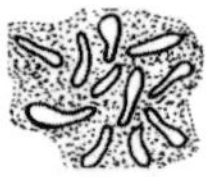	管状或圆盘状，比正常腺管开口大	0.22±0.09
Ⅳ	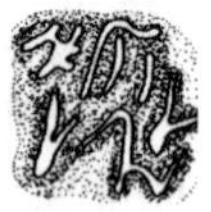	沟槽状，分支状，或脑回样	0.93±0.32
Ⅴ	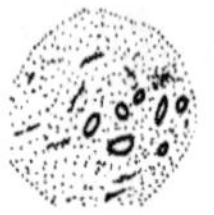	不规则（ⅤI）或无结构（ⅤN）	-

（八）小肠镜

传统的推进式小肠镜进入小肠肠管时，往往只是将屈曲的肠管拉长，而内镜并不能进入小肠的深部，因此观察范围十分有限。双气囊电子小肠镜（double-balloon enteroscope，DBE）主要由主机、带气囊的内镜和外套管、气泵 3 部分组成，通过对两个气囊的注气和放气等方法，将内镜送达小肠深部，从而实现对小肠疾病的诊治。单气囊电子小肠镜（single-balloon enteroscope，SBE）是在原推进式小肠镜的基础上，加装了带气囊的外套管和气泵，也使得内镜能被送达小肠深部。2008 年，美国又推出了螺旋式小肠镜（spiral enteroscope，SPE），其由内镜和带螺纹的外套管组成，通过旋转外套管将小肠肠管套叠并固定于外套管上，使得内镜逐渐到达小肠深部。目前，我国临床应用最广泛的小肠镜是 DBE 和 SBE，因两者均有气囊辅助，故又统称为气囊辅助小肠镜。

（九）共聚焦激光内镜

它由共聚焦激光显微镜和传统电子内镜组合而成，除做标准电子内镜检查外，还能进行聚焦显微镜检查。最大优点在于共聚焦激光内镜检查时无须活检和组织病理学检查，即可获取活体内表面及表面下结构的组织学图像。它可在体内及时发现病灶，于是这项技术具备了观察体内活组织的能力，可以“有的放矢”而非随机地进行活检，从而在需要进行常规活检时能提供更准确地检测。

三、消化道出血的治疗

（一）非静脉曲张性出血的治疗

1．喷洒止血术

（1）适应证　①局限性的较表浅的出血；②贲门黏膜撕裂综合征；③内镜下黏膜活检

术后及息肉切除术后出血。

（2）禁忌证 ①弥漫性黏膜病变；②巨大血管瘤、毛细血管瘤出血；③应激性溃疡；④滋养动脉破裂出血。

（3）常用药物 常用药物有去甲肾上腺素溶液、孟氏液、凝血酶等。

2．注射止血术

（1）适应证 ①溃疡面显露的小血管出血；②贲门黏膜撕裂综合征；③ Dieulafory 病变出血；④局限性血管畸形出血；⑤胃肠道早期癌或息肉内镜下切除术后出血；⑥十二指肠乳头切开术后出血。

（2）禁忌证 ①广泛损伤出血；②大而深的十二指肠球部和胃溃疡并出血。

（3）器械及药物 注射针、1 : 10000 肾上腺素、无水乙醇、凝血酶、1% 乙氧硬化醇。

3．金属钛夹止血术

（1）适应证 ①急慢性消化性溃疡出血、直肠孤立性溃疡出血；②贲门黏膜撕裂综合征；③ Dieulafory 病变出血（彩图 3-4）；④非门静脉高压性胃底静脉瘤伴发急性大出血；⑤肿瘤出血（血管残端可见性出血）；⑥结肠憩室出血；⑦内镜治疗后出血；⑧带蒂息肉切除前预防出血；⑨直径小于 0.5 cm 的穿孔并出血。

（2）禁忌证 ①大于 2 mm 直径的动脉性出血；②溃疡大穿孔合并出血；③弥漫性黏膜出血。

（3）器械 各种类型金属夹。

4．氩离子电凝止血术。

5．电凝止血术。

6．微波止血术。

7．光凝止血术。

（二）静脉曲张性消化道出血

1．曲张静脉套扎术（彩图 3-5）

2．硬化治疗术（彩图 3-6） 使用药物有 1% 乙氧硬化醇、5% 鱼肝油酸钠。

3．栓塞治疗术（彩图 3-7） 使用药物组织黏合剂 N-J 基 -α- 腈基丙烯酸酯。

（三）消化道病变的相关内镜下治疗

1．内镜下黏膜切除术（endoscopic mucosal resection，EMR；彩图 3-8）

（1）适应证 ①对常规活检未能明确诊断的病例获取组织标本进行病理学诊断；②切除消化道扁平息肉、早期癌和部分来源于黏膜肌层和黏膜下层的肿瘤。

（2）操作方法 ①息肉切除法，即黏膜下注射 - 切除法；②透明帽法；③套扎器法；④分片切除法。

（3）基本步骤 ①结肠息肉；②黏膜下注射；③圈套器圈套；④金属夹封闭创面。

2．内镜黏膜下剥离术（endoscopic submucosal dissection，ESD；彩图 3-9）

（1）主要适应证 ①消化道巨大平坦息肉，直径≥ 2 cm 的息肉推荐 ESD 治疗；②局限于黏膜层和没有淋巴结转移的黏膜下层早期癌；③黏膜下肿瘤。

（2）常用器械 末端绝缘手术（IT 刀）、Hook 刀、Flex 刀、三角形末端手术刀（TT 刀）、海博刀等。

（3）ESD 基本操作要点 内镜确定病变位置后，通过 ME-NBI 确定病变范围，标注病变边缘，进行黏膜下注射。再用 Dual 刀切开边缘，进行黏膜下剥离。术中如出血，可以用

IT刀、活检钳来止血，直至完整剥离病变。术后固定标本，送病理检查。

3．经口内镜下贲门括约肌切开术（peroral endoscopic myotomy，POEM） POEM术是在距离胃食管连接部以上约10 cm，黏膜下剥离后，建立黏膜下隧道至胃食管连接部以下约3 cm，暴露食管环形肌层。然后切断胃食管连接部以上5～8 cm、以下3 cm的食管贲门环形括约肌，达到治疗贲门失弛症的目的。在切断环形肌层后，退出内镜，以钛夹封闭隧道口。

该技术具有微创的特点，症状缓解效果明显，相比外科手术，其创伤小、恢复快、不易复发、近期以及远期疗效好。另外，由于保留了黏膜层，即使在切除过程中出现食管穿孔，亦可较安全地封闭隧道口，达到闭合穿孔的目的。

4．黏膜下隧道法内镜切除术（submucosal tunneling endoscopic resection，STER） 消化道黏膜下肿瘤（submucosal tumor，SMT）是来源于黏膜肌层、黏膜下肌层和固有肌层等的肿瘤，多发生于上消化道。肿瘤大小一般小于2 cm，大多数患者无明显消化道症状。STER是在消化道黏膜层与肌层之间建立隧道，充分暴露固有肌层肿物后切除肿瘤。

（四）良恶性狭窄的内镜治疗

1．扩张术

（1）概念　强力伸展狭窄环周的纤维组织，使局部扩张，使狭窄部一处或几处的黏膜撕裂，强力使黏膜下肌层撕裂。

（2）方法

1）探条扩张术（彩图3-10）：胃镜观察食管狭窄部位及程度，估计所需要的扩张器型号及狭窄部位近端距门齿的距离。通过胃镜活检孔将引导钢丝插入并越过狭窄部位插至胃腔，退出胃镜。再将探条沿导丝送入食管腔至狭窄处，从小到大依次增加扩张探条的直径，以达到扩张目的。

2）气囊或水囊扩张术（彩图3-11）：在透视下经口插入以探条为前导的气囊，使探条进入胃口，而气囊固定于食管与胃的连接处，注气或注液。出现胸痛时停止注气或注液。留置5～10分钟后拔出。

2．支架置放术　利用支架本身的张力，使受压或狭窄的管腔扩张。

（五）胰胆疾病的治疗

1．经内镜逆行胆、胰管造影术　它是将内镜插至十二指肠降部，找到十二指肠乳头，将导管经十二指肠镜插入十二指肠乳头内，然后向导管内注入造影剂，通过X线摄片，以显示胰胆管的技术。主要用于胰腺或胆道疾病的诊断。

2．经内镜十二指肠乳头切开术。

3．内镜下乳头括约肌气囊扩张术。

4．胆管结石取出术。

5．胆汁引流术　包括：①鼻胆管外引流术；②胆汁内引流术。

6．胆、胰管管腔内超声检查术。

7．超声内镜下胰腺假性囊肿引流术。

8．超声内镜下顺行胆管支架置入术。

9．超声内镜下胆/胰管引流术。

（六）经自然腔道内镜手术

1．经自然腔道内镜手术（natural orifice transluminal endoscopic surgery，NOTES）的概

念　通过人体的自然腔道如口腔、肛门、尿道及阴道等置入软性内镜，分别穿刺空腔脏器如胃、直肠、膀胱及阴道后壁等到达腹膜腔，建立操作通道和气腹。在内镜下完成各种腹部外科手术。

2．优点

（1）无腹壁损伤，体表无疤痕，无切口感染、切口疝等。

（2）减轻术后机体炎症反应的程度，降低了术后全身并发症的发生率。

（3）减少了术中术后麻醉药物和镇痛药物的用量。

（4）手术创伤小，加快了术后恢复过程。

（5）对于行腹腔镜和开腹手术有风险和难度的患者，NOTES 可能更适合。

3．NOTES 常用手术穿刺入路

（1）经气管，目前仅用于甲状腺的动物实验研究。

（2）经胃。

（3）经肛门 - 结肠。

（4）经阴道。

（5）经膀胱。

（6）经脐。

（夏国栋　石　蕾　王　烜）

参考文献

[1] 刘运祥，黄留业．实用消化内镜治疗学．2 版．北京：人民卫生出版社，2015.

[2] 姚礼庆，周平红．内镜黏膜下剥离术．上海：复旦大学出版社，2007.

[3] 金震东，李兆申．消化超声内镜学．3 版．北京：科学出版社，2013.

急性胰腺炎的诊断与治疗

急性胰腺炎（acute pancreatitis，AP）是指胰腺及其周围组织被胰酶自身消化所导致的化学性炎症。临床以急性上腹痛、恶心、呕吐、发热、血尿淀粉酶增高为特点。分为轻型及重型，前者以胰腺水肿为主要病变，经治疗数日可完全恢复，预后良好；后者病情凶险，胰腺出血坏死，易伴腹膜炎、多器官功能衰竭，病死率高达 25% ～ 40%。

【病因】

急性胰腺炎的各病因见表 3-4。

1．局部梗阻

（1）“共同通道”的阻塞　胰管、胆总管在进入十二指肠前形成一个“共同通道”，这是发生急性胰腺炎的主要结构基础。胆道系统疾病如胆石症、炎症、蛔虫等引起壶腹部狭窄和（或）Oddi 括约肌痉挛造成胆汁反流。反流的胆汁除激活胰酶外，其毒性物质如胆汁酸、溶血卵磷脂、非结合胆红素等可直接损伤胰腺。相对于结石引起的胰腺炎，目前更重视结石的移动、排石过程和影像学难以发现的微小结石在排石过程中对 Oddi 括约肌的损伤，引起 Oddi 括约肌暂时性松弛，使富含肠激酶的十二指肠液反流入胰管，激活胰酶。另外胆道炎症时细菌毒素、游离胆酸、非结合胆红素、溶血卵磷脂等也可通过胆胰间淋巴管交通支扩散到胰腺，激活胰酶，引起急性胰腺炎。

（2）胰管阻塞　胰管结石、蛔虫、肿瘤、先天性胰管发育异常（胰腺发育不全、环形胰及腹、背胰没有汇合或部分汇合）等引起胰液流通不畅而引起急性胰腺炎。另有报道Gardner综合征（家族性结肠腺瘤性息肉病）的患者中，有一部分患者可合并胆管和（或）胰管腺瘤，此种患者可发生急性复发性胰腺炎。

（3）十二指肠疾病　各种原因引起十二指肠乳头部狭窄、梗阻及Oddi括约肌功能失调使胰液、胆汁排入十二指肠受限，导致胆汁反流入胰管，激活胰酶原。毕Ⅱ式胃大部切除术后，输入袢梗阻，使十二指肠内容物，主要为胆汁反流入胰管；先天性十二指肠梗阻及十二指肠乳头旁憩室综合征（Lemmel syndrome）亦是急性胰腺炎的一个致病因素。

2．乙醇中毒　乙醇可引起Oddi括约肌痉挛使胰管引流不畅，导致管内压增高。同时乙醇刺激胃酸分泌，胃酸进入十二指肠又刺激胃泌素和胆囊收缩素的分泌，促使胰腺外分泌增多。由于胰管引流不畅，过多胰液在胰管系统内沉积、钙化，引起堵塞，使胰腺导管内压增高，重者引起胰腺小导管及腺泡破裂、胰液溢入间质，胰酶被激活，胰腺出血、坏死。

3．感染因素　严重细菌感染致败血症，细菌经血液或淋巴进入胰腺组织导致炎症，炎症亦可由附近脏器感染蔓延所致。病毒感染时，如急性腮腺炎、柯萨奇病毒感染、传染性单核细胞增多症、病毒性肝炎等也可并发胰腺炎。寄生虫感染如蛔虫进入胰管，引起阻塞与感染亦可导致急性胰腺炎。

4．代谢性疾病

（1）高脂血症　尤其是家族性高脂血症Ⅰ型和Ⅴ型可引起或促发胰腺炎。此病患者均有乳糜微粒血症和高前β脂蛋白血症。其机制可能是：①血液黏稠度增高致胰腺循环障碍；②胰腺内黄色瘤形成；③来自胰外的脂肪栓塞；④甘油三酯被胰脂肪酶水解，生成有毒性的游离脂肪酸。

（2）甲状旁腺功能亢进症或高钙血症　①钙盐沉积，形成胰管内钙化，阻塞胰腺导管，使胰液排泄不畅；②促使胰蛋白酶原转变为胰蛋白酶；③促使胰液分泌。

5．外伤和手术

（1）腹部创伤如钝挫伤、穿透伤可引起胰液外渗，同时血供不足、感染易发生重型胰腺炎。

（2）术后胰腺炎多源于：①Oddi括约肌水肿，如ERCP术后；②迷走神经兴奋，引起胰腺腺泡细胞分泌胰酶增加，但对胰腺导管细胞作用较小，故水和碳酸氢盐分泌增加不明显；③直接损伤胰腺；④损伤胰腺血供。

ERCP术后引起重型胰腺炎的原因可能是：反复插管损伤十二指肠乳头、胰液引流受阻、注射造影剂时引起胰管压力增高使上皮和腺泡受损及造影剂对胰腺的毒性作用等。另有资料显示，内镜下括约肌切开术（endoscopic sphincterotomy，EST）治疗Oddi括约肌功能障碍后重型胰腺炎的发生率为4.0%，尤以胆总管直径正常者为著。目前，大多数ERCP术应用选择性插管，尽量不插入胰管，ERCP术后胰腺炎发生率大大减少。

6．药物　目前已知大约有50种药物能引起急性胰腺炎或可能与急性胰腺炎的发生有关，药物引起胰腺炎可能的原因为：①药物过敏，如硫唑嘌呤；②药物对胰腺的毒性作用，如西咪替丁、喷他脒等；③影响胰腺的正常分泌，使胰液黏稠度增加，同时影响胰液排泄功能而致胰管堵塞，如肾上腺皮质激素、农用杀虫药等。

7. 血管性疾病　胰腺的血液供应极为丰富，故缺血性胰腺损害相对少见。各种原因所致血管炎如结节性多动脉炎、恶性高血压、系统性红斑狼疮等，可有系统性坏死性血管炎，累及胰腺和其他脏器的中、小动脉，引起血管壁炎症、坏死、血栓形成而致坏死性胰腺炎。肾移植后并发的胰腺炎可能为免疫抑制药物、激素诱致的血栓性病变及尿毒症导致的血管病变等多种因素综合作用所致。

8. 遗传因素　家族性遗传性胰腺炎常在一个家族中有多人发病，其特点为：①儿童时期即有反复发作的急性胰腺炎；②无已知的主要胰腺炎病因（如服用乙醇、胆石症、损伤等）；③家族中有两名以上发病者；④胰管中有钙化结石。

9. 其他　临床上原因不明的胰腺炎称为特发性胰腺炎，占发病的 8% ~ 25%。其病因可能为以下几点。

（1）隐性结石，一般直径小于 3 mm。

（2）Oddi 括约肌功能障碍。

（3）肿瘤，部分胰腺肿瘤患者以急性胰腺炎为首发临床表现。

（4）慢性肝炎干扰素治疗中可发生急性胰腺炎。

（5）有报道 8 例经皮肝穿刺的患者发生急性胰腺炎，其中 7 例有肝动脉血管瘤，推测诱发胰腺炎的可能因素为高胆汁血症和胆道出血。

（6）有研究显示，在诱导实验性急性胰腺炎中，给予大白鼠高蛋白高脂肪饲料喂养，它们的胰腺的病理改变明显重于喂食一般饲料的同窝大白鼠。临床上亦发现，欧美国家中重型胰腺炎的比例明显高于发展中国家，考虑可能为膳食成分的构成影响了胰液内酶类构成的比例所致。

（7）蛋白质营养不良被认为是青少年热带性胰腺炎综合征（juvenile tropic pancreatic syndrome，JTPS）的原因，此病多见于印度、马来西亚等国家，患者幼年发病，很快并发糖尿病、脂肪泻等疾病。

（8）低灌注状态下的胰腺炎　见于休克、心衰、急性心肌梗死等疾病患者，其发生可能与胰腺缺氧有关。且上述疾病患者如并发胰腺炎，死亡率明显升高。

（9）血管因素　动物实验中向胰动脉内注入微球蛋白，毫无例外地会导致急性坏死性胰腺炎，但在临床上由动脉粥样硬化引发的胰腺炎并不多见。

表3-4　急性胰腺炎的各种病因

常见病因
胆石症（包括微小胆石症）、服用乙醇、特发性高脂血症、高钙血症、Oddi 括约肌功能不全、使用药物、暴露于毒素、ERCP 后创伤、手术后
不常见的病因
胰腺分裂、壶腹癌、胰腺癌、壶腹周围憩室、血管炎
罕见病因
感染性疾病：腮腺炎、寄生虫病，以及感染柯萨奇病毒、HIV
自身免疫性疾病：系统性红斑狼疮、干燥综合征
α_1 抗胰蛋白酶缺乏

【发病机制】

1．胰酶消化学说　胰酶主要由胰腺细胞分泌，胰液中 H_2O、HCO_3^- 由胰腺小导管上皮分泌，正常胰腺为防止胰酶活化有一系列保护机制：①酶以酶原形式存在；②酶原以磷脂膜包围的酶原颗粒形式存在于腺上皮细胞内；③胰腺细胞分泌胰蛋白酶抑制因子抑制胰蛋白酶活性；④酶原在碱性环境下激活，而酶原颗粒存在于酸性环境；⑤胰腺实质与胰管、十二指肠有正常压力梯度，防止反流；⑥胰管括约肌、Oddi 括约肌可防止反流；⑦胰管中胰液的分泌压力大于胆管中胆汁的分泌压力。

其中关键是胰酶以酶原这种不活化形式存在。胰酶活化是急性胰腺炎最常见的原因。

胰酶主要成分为胰蛋白酶、羧肽酶、糜蛋白酶、弹力纤维酶、激肽释放酶、磷脂酶及脂肪酶。其中胰蛋白酶被肠激酶激活是关键。胰蛋白酶和胆汁使其他酶活化，被激活的酶可分别损伤胰腺细胞、小血管壁，引起其他炎症介质释放，改变血管通透性，造成胰腺水肿、出血、坏死。弹力蛋白酶使弹力蛋白分解，溶解弹力纤维组织，破坏血管壁及胰腺导管（表 3-5）。

近年研究提示，磷脂酶与急性胰腺炎时腺泡自身消化密切相关，被称为急性胰腺炎发病的关键酶。磷脂酶 A 被脱氧胆酸、胰蛋白酶、钙离子、肠激肽等激活，作用于细胞膜及线粒体膜的磷脂，使之分解为游离脂肪酸和溶血卵磷脂。后者对细胞膜有强烈溶解作用，溶解破坏胰腺细胞膜和线粒体内膜膜脂的蛋白质结构，致使细胞膜崩解，从而细胞内各种酶释出，造成胰腺出血、坏死及全身器官损伤。同时还发现磷脂酶 A 从甘油磷脂分解游离脂肪酸和溶血卵磷脂过程中产生一种强烈缩血管物质——血栓素 A_2（TXA_2），TXA_2 病理性增多可导致组织循环障碍，细胞内溶酶体膜破坏和胞浆内钙离子增加。

表3-5　各种胰酶的性质及对胰腺的作用

胰酶	激活物	抑制物	生化作用	对胰腺的病理作用
胰蛋白酶	肠激酶 自身催化酶 组织蛋白酶 B 低 pH	血清抑制物 抑肽酶	分解蛋白质 激活其他酶	水肿、出血、坏死
糜蛋白酶	蛋白酶	血清抑制物 抑肽酶	分解蛋白质	水肿、出血
激肽释放酶	蛋白酶 低 pH	血清抑制物 胰蛋白酶抑制剂 抑肽酶	释放激肽	水肿
弹力纤维酶	蛋白酶	血清抑制物 抑肽酶	分解弹力纤维	出血
磷脂酶 A	蛋白酶 胆酸	普鲁卡因	形成溶血卵磷脂	坏死
脂肪酶	胆酸		分解甘油三酯	脂肪坏死

2．微循环障碍学说　研究发现微循环障碍在急性重型胰腺炎及相关的多器官衰竭中起着重要作用。水肿性急性胰腺炎多无明显微循环灌注不足，一旦病变发展到出血坏死时，胰腺则有明显缺血的表现。胰腺缺血的机制可能系炎性介质和血管活性物质，如白三烯、激肽释放酶 - 激肽系统（kallikrein-kinin system，KKS）、一氧化氮（NO）、血栓素（TXA_2）、前列环素 2（prostacyclin 2，PGI_2）、血小板活化因子（platelet-activating factor，PAF）等因素引起。缺血可导致胰腺细胞膜功能破坏，主要表现为胰管壁通透性增加、腺泡细胞膜稳定性下降和细胞器膜结构受损、腺泡内大量胰酶被激活，最终导致自身消化。急性胰腺炎时胰组织血流灌注减少，导致抗胰蛋白酶对细胞膜和溶酶体膜保护作用减弱，进一步促成了胰腺内胰酶活化，加重损害。缺血组织所产生的氧自由基及中性粒细胞是缺血细胞损伤发生的媒介。在急性胰腺炎中，缺血 - 再灌注被认为是一种潜在损伤因素，实验表明缺血 - 再灌注导致微循环障碍的严重程度取决于缺血再灌持续时间的长短，形态学及生化改变表明缺血 - 再灌注导致炎症反应，其病理特征与心肌缺血 - 再灌注损伤部分相似。除了缺血 - 再灌注损伤，KKS 通过加强毛细血管的通透性和中性粒细胞积聚，调节急性炎症。

3．炎症介质学说　急性胰腺炎时，内毒素经高通透性的肠黏膜大量入血，与血液循环中的脂多糖结合蛋白（lipopolysaccharide-binding protein，LBP）结合，形成复合体转运给单核 - 巨噬细胞膜表面的受体 CD14 分子。LPS-LBP-CD14 复合体与 Toll 样受体 4（Toll-like receptor protein，TLR4）相互识别后，在辅助受体髓样分化蛋白 -2（myeloid differential protein-2，MD-2）的协助下通过磷酸化级联反应活化 NF-κB 等，诱导体内单核巨噬细胞、中性粒细胞和淋巴细胞等产生多种细胞因子，如氧衍生自由基（oxygen derived free radicals，ODFR）PAF、TNF、IL-2、IL-6、IL-8 等，促使胰腺水肿、腺泡坏死、胰腺出血及炎性细胞浸润，炎症信号放大后胰腺病变进一步加重，并导致全身炎症反应综合征（SIRS）和多器官功能障碍综合征（MODS）的发生。

4．细胞凋亡学说　细胞凋亡参与急性胰腺炎的病理生理过程，并对急性胰腺炎的严重程度和转归有很大影响。近年研究证实，急性胰腺炎严重程度与细胞凋亡呈负相关，即轻度急性胰腺炎中可观察到大量的胰腺细胞凋亡，而在重型急性胰腺炎则观察到广泛的胰腺细胞坏死。这表明细胞凋亡可能是胰腺细胞对损伤的有利反应。细胞凋亡时细胞内成分（包括多种酶原）释放到细胞外大大减少，因而周围炎症反应减轻。研究表明，生长抑素及其类似物治疗急性胰腺炎的机制可能是诱导损伤的胰腺细胞凋亡以减轻炎症反应，其机制与凋亡控制基因 p53 以及 Bax 表达上调有关。

5．肠道黏膜屏障功能障碍学说　研究表明，在重症急性胰腺炎状态下存在肠黏膜屏障功能障碍，与之有关的机制有：①肠黏膜血流量下降；②肠黏膜上皮细胞过度凋亡；③肠黏膜上皮细胞 NF-κB 活化及其介导的细胞因子过度表达；④肠黏膜上皮细胞生长因子及调节肠黏膜上皮细胞代谢的重要物质表达下调；⑤肠道局部免疫功能受损；⑥肠上皮细胞间、细胞与间质间的连接，肠上皮层的修复功能受损。

临床研究揭示，重型急性胰腺炎患者肠道转运时间明显延迟、肠道血液循环灌注下降、肠道菌群紊乱、血浆内毒素水平与预后密切相关。

【病理】

急性胰腺炎病因虽不尽相同，但病理变化大多相同，分为以下两型。

1．急性水肿性（间质型）　此型最多见，占 80% ~ 90%，病变累及部分或整个胰腺。主要表现为胰腺肿大、颜色苍白、质地结实，其周围组织可有少量坏死；镜下见间质充血、水肿、炎症细胞浸润，可有少量腺泡及脂肪坏死，血管变化不明显。

2．急性出血性坏死性　此型少见，但病变严重，主要表现为胰腺实质坏死、血管损害引起水肿出血和血栓形成、脂肪坏死，伴随炎症反应。可见大小不等、稍隆起的象牙斑点或斑块散落于大网膜和胰腺上。由于胰液外溢和血管损害，部分病例可有腹水、胸腔积液和心包积液出现。并可有肾小球病变、急性肾小管坏死、脂肪栓塞和弥散性血管内凝血等。病程稍长者可有脓肿、假性囊肿和瘘管形成。

【临床表现】

1．症状　急性胰腺炎的临床表现取决于病因、临床类型。轻型胰腺炎的临床症状较轻，经治疗 3 ～ 5 天可好转，而重型胰腺炎病情较重，并有严重并发症，可呈暴发经过，甚至猝死。

（1）腹痛　为主要症状，95% 的急性胰腺炎患者有腹痛，程度不等，典型者突然发作，持续性疼痛伴阵发性加剧。炎症位于胰头，疼痛部位常在中上腹偏右，如为胰体、胰尾部炎症，疼痛部位常在中上腹及左上腹，向腰背放射，前倾位时疼痛可减轻为其特点。极少部分患者可无腹痛发作，而以休克或胰性脑病为临床表现，此种情况主要发生于老年人，考虑可能与老年人疼痛阈值升高有关。

胰腺炎疼痛的发生机制：①胰腺的急性水肿、炎症刺激和牵拉其包膜上的神经末梢；②胰腺的炎性渗出物和胰液外溢刺激其邻近的腹膜和腹膜后组织产生局限性腹膜炎；③炎症累及肠道引起肠胀气及麻痹性肠梗阻；④胰管阻塞或伴随的胆囊炎、胆石症引起疼痛。

（2）恶心、呕吐　疼痛同时几乎均伴有恶心、呕吐，常在进食后发生，呕吐物为胃内容物，甚至胆汁、血性物，少数患者可呕吐蛔虫，呕吐后腹痛并不减轻。呕吐可能是机体对疼痛或胰腺炎症刺激产生的一种防御反应，也可由胃肠胀气、麻痹性肠梗阻或腹膜炎引起。

（3）发热　一般为中度发热，少数为高热，持续 3 ～ 5 天。如发热持续不退或高热，提示合并感染，如胰腺脓肿或腹膜炎。

（4）腹胀　急性胰腺炎大部分患者会出现腹胀，原因为麻痹性肠梗阻，且腹胀的程度与病情呈正相关，即病情越重腹胀越重，大部分患者 3 ～ 5 天内无排气排便。随病情好转，肠蠕动逐渐恢复。急性胰腺炎患者一般不发生腹泻，极个别患者发病时有 1 ～ 2 次稀便，此种患者均为饮酒所致，且有不洁食物食入史。导致肠麻痹的主要原因为：①炎症累及肠管；②有学者发现胰腺炎会导致消化道激素紊乱，可能为肠麻痹的原因。

（5）黄疸　黄疸多于发病后 1 ～ 2 天发生，黄疸的发生主要为肿大的胰头压迫胆总管引起，多于几天内消退，如黄疸持续不退甚至逐渐加深，则黄疸可能由胆总管结石引起。起病后第二周出现黄疸，一般为并发胰腺脓肿或囊肿压迫胆总管所致。少数患者后期可因并发肝细胞损害，引起肝细胞性黄疸。

（6）低血压、休克　主要发生在重型胰腺炎。其发生机制有：①出血和血浆大量渗出，体液丧失，血容量不足；②呕吐丢失体液及电解质；③胰蛋白酶可激活许多血管活性物质，如激肽释放酶原被激活，缓激肽生成增多，引起血管扩张；④坏死的胰腺释放心肌抑制因子，使心肌收缩不良；⑤并发感染或胃肠道出血。

（7）水、电解质、酸碱平衡及代谢紊乱　轻型患者多有轻重不等的脱水。重型者常有明显脱水和代谢性酸中毒。30% ～ 60% 的重型患者可出现低钙血症，血钙＜ 2 mmol/L，是由于大量脂肪组织坏死，分解出的脂肪酸与钙结合成脂肪酸钙以及刺激甲状腺分泌降钙素所致。部分重型患者血糖升高，多为暂时性高血糖，少数成为永久性糖尿病，偶可发生糖尿病酮症酸中毒或高渗性昏迷。

（8）累及其他重要脏器的症状　如由胸腔积液或并发 ARDS 引起的呼吸困难等。

2．体征　因常有肠麻痹患者有腹胀，但腹壁不僵硬，呼吸运动存在。腹部可出现皮下出血斑（Cullen 征及 Gray-Turner 征）。上腹部有压痛及反跳痛。如胰腺周围形成炎性包块或胰腺继发脓肿，上腹可触及包块。重型胰腺炎常有腹水，有时呈血性，移动性浊音在腹水量多时可阳性，肠鸣音减弱或消失。腹腔内如有继发性感染，可有腹膜炎体征。部分患者可有黄疸。

有时两肺底可抬高，横膈移动受限，左侧胸膜腔可有少量积液，肺底出现肺不张和肺炎体征，为膈面壁层腹膜炎症引起。

少数患者可因低钙血症发生手足搐搦。偶见下肢血栓性静脉炎。

3．病程　大多数轻型急性胰腺炎患者数天治疗后症状缓解，一周左右症状消失；若病因未根除，以后常可反复发作。重型患者病情严重，病程中多伴有各种并发症。极少数患者起病急骤，常无明显腹痛，迅速出现休克、昏迷、心搏骤停而死亡。

【并发症】

1．局部并发症

（1）急性液体积聚　发生于急性胰腺炎病程的早期，位于胰腺内或胰周囊壁包裹的液体积聚，大多可自行吸收，少数会发生胰腺脓肿或胰腺假性囊肿。影像学上表现为无明显囊壁包裹的急性液体积聚。

（2）胰腺脓肿　发生于急性胰腺炎胰腺周围的包裹性积脓，含少量或不含胰腺坏死组织。坏死性胰腺炎因胰腺及胰周坏死继发感染，起病 4 ～ 6 周后形成脓肿。胰腺周围脓肿边界不清，常位于胰腺体、尾部前面，也可位于头部背面，并可延伸至升、降结肠及小肠系膜根部。此时患者高热不退，白细胞计数持续升高，有持续腹痛和高淀粉酶血症，并可于腹部检查时扪及。腹部 B 超或腹部 CT 可证实，必要时在 B 超或 CT 引导下细针穿刺明确诊断。

（3）假性囊肿　常发生于重型胰腺炎，由富含胰酶的胰液及其降解产物、坏死组织在胰腺本身或其周围被包裹形成，囊壁无上皮，仅见坏死组织、肉芽组织、纤维组织。急性胰腺炎的假性囊肿与慢性胰腺炎假性囊肿不同（后者形成是胰管阻塞所致囊肿），可位于胰腺本身、小网膜内、胃结肠之间、胃肝之间或横结肠系膜之间。大者可有压迫症状。患有假性囊肿的患者常有持续腹部疼痛或胰酶持续升高，假性囊肿可破裂，形成慢性胰源性腹水。近 1/3 的假性囊肿可自行吸收，另一些需要治疗。

2．全身并发症

（1）多器官功能衰竭（multiple organ failure，MOF）　MOF 是重型急性胰腺炎病程各个时期的主要致死原因。以往认为重型急性胰腺炎的发生是由于胰蛋白酶、血管活性物质以及大量胰源性毒性物质溢入血流，释放到全身各脏器，导致脏器微血管床和组织细胞受损害，即多脏器功能衰竭。但有研究发现，据 MOF 的发展，可分为速发单向 MOF 和迟发双向 MOF。前者于病程第 4 天发生，呈急性乃至暴发性临床经过，起病即表现为显著性胰性腹膜炎、高热、外周血白细胞数显著增高等全身毒血症征象，随后 18 ～ 24 小时内迅速发生不可逆性循环休克、急性呼吸衰竭、急性肾衰竭、凝血功能障碍和上消化道出血。后者于病程中晚期发生 MOF，在病程早期也表现为显著性胰性腹膜炎和全身毒血症征象，并伴有心血管、肺、肾或脑等多器官损害，如早期手术，术后相继发生心血管、肺、肾衰竭，而未经手术治疗者，于病程后期以胰腺脓毒症为契机，全身情况再度恶化。速发性 MOF 均伴难治性休克和显著胰腺坏死，而迟发性 MOF 均存在重度胰腺坏死，并以胰腺脓毒症和（或）手术创伤为前驱因素。另有研究表明，胰腺坏死后继发感染，低血容量性休克和胰外器官损害均与胰腺坏死程度直接相关，因此，重度胰腺坏死在 MOF 是一个主导因素，它决定了急性胰腺炎病程演进。循环休克和继发性胰腺感染的发生，也决定了器官衰竭的最终发生。

1）急性肺损伤（acute lung injury，ALI）和 ARDS：在急性重型胰腺炎的并发症中，ALI 和 ARDS 最为常见。主要临床表现为呼吸困难和低氧血症，其发生机制有：①肺灌注不足；②磷脂酶 A 分解卵磷脂，使肺泡表面活性物质合成减少，造成肺泡萎陷；③磷脂酶分解细胞膜的甘油磷脂所产生的游离脂肪酸可损伤肺毛细血管壁引起肺水肿；④缓激肽引起血管扩张和血管通透性增加；⑤缺血、缺氧造成血管内皮损伤，激活血小板和凝血因子Ⅷ，导致肺微血管栓塞，肺微循环发生障碍。各种因素共同作用引起肺顺应性下降、肺间质水肿、肺出血、肺透明膜形成等 ARDS 病理变化。

ALI/ARDS 是同一疾病的不同阶段。ARDS 必然伴有 ALI，而 ALI 不一定发展到 ARDS。早期发现急性重型胰腺炎，对 ALI/ARDS 的治疗和预后有一定的积极作用。分析 ALI 发生时的血气结果，可以发现大部分患者在出现低氧血症之前首先有过度通气的表现，故急性胰腺炎患者应密切注意血气分析及呼吸功能监测，如有过度通气或氧合指数下降，及早改善全身氧输送，并根据情况给予氧疗和机械通气支持是十分重要的。

目前研究发现细胞因子在 ARDS 的发病中起重要作用，如白介素、肿瘤坏死因子及中性粒细胞在肺的聚集。治疗过程中，重点是预防腹腔感染。许多已控制良好的 ARDS 可由于病程后期发生腹腔感染而再度恶化，病死率增加。

2）急性肾衰竭：表现为少尿、无尿，其发生机制可能为低血容量性休克、血液高凝状态使微循环障碍，造成肾小管缺血坏死和肾皮质灌注不足引起。

3）循环功能衰竭：表现为心律失常和心力衰竭，发病机制为：①血容量不足，心肌灌注不足；②激活的胰酶对心脏的损害；③伴发感染，毒素对心肌的损害。

动物实验及重型胰腺炎患者的尸解均证实心脏左室内膜下可见局灶性心肌损害及循环紊乱。超微结构显示钙离子在胞内及肌浆网聚集。在血流动力学方面，超声心动检查（动物实验）可见左心室扩大、舒张功能下降。

4）胰性脑病：又称酶性脑病。患者表现为神经和精神异常、定向力差、谵妄、狂躁等。其发病机制为磷脂酶 A_2 被胰蛋白酶及胆酸激活后，将胆汁内的卵磷脂转变为溶血卵磷脂，后者具有高度的细胞毒性，可通过血脑屏障，损害脑细胞引起脑灰质、白质广泛脱髓鞘改变。本病男性多见，常在发病后 3 ～ 4 天出现神经、精神改变，且脑脊液淀粉酶、脂酶明显高于对照组。亦有人对胰性脑病患者行 MRI 检查，结果发现白斑信号异常。尸解证实类似多发性硬化的表现。另有尸解见脑中瘀斑、血管周围有脱髓鞘改变。目前尚无统一的诊断标准，当胰腺炎患者出现神经、精神表现时，要注意胰性脑病的发生，并要与其他中枢性疾病鉴别。

5）消化道出血：有研究报道，急性轻型胰腺炎并发消化道出血的临床发病率为 0.1%，而重症者发生率为 24%。消化道出血者其他器官并发症明显高于未出血者。出血者的预后较未出血者明显差。引起出血的主要原因为消化道黏膜溃疡或糜烂。肠瘘出血为下消化道出血的主要原因，多为腹膜后脓肿侵袭十二指肠或横结肠所致。胰体、尾部囊（脓）肿亦可压迫脾静脉引起区域性门脉高压导致食管 - 胃底静脉曲张破裂出血。

6）浆膜腔积液：急性胰腺炎合并浆膜腔积液通常提示重型胰腺炎的诊断。重型胰腺炎时，胰液可渗入或漏入腹腔，并可使血管扩张、通透性增加从而加重腹水，胰液刺激腹膜和肠系膜，引起出血和渗出。胰腺炎时腹腔可凭借位于横膈周围的淋巴丛与纵隔和胸膜下间隔相连贯，使富含胰酶的液体输送至纵隔及胸膜下间隙，组织渗透性增加，液体逐渐进入胸膜腔。研究表明发生积液的部位越多，患者的死亡率愈高。其机制为：①积液的部位越多，有效血容量丢失愈多，易发生休克和肾功能不全；②胸腔积液提示合并呼吸系统损害，易导致呼吸衰竭；③胸腔积液和心包积液共存，提示呼吸系统和心脏均受损，易致多脏器功能衰竭。

3．败血症及真菌感染　重型胰腺炎由于机体防御功能严重失调，局部感染灶扩散至全身，可引起败血症，早期以革兰阴性杆菌为主，后期常为混合菌种。严重病例因机体抵抗力极低，同时应用大量广谱抗生素，极易并发真菌感染。

4．糖尿病　重型胰腺炎由于胰岛 B 细胞遭到破坏，胰岛素分泌减少，少数可出现永久性糖尿病。

5．慢性胰腺炎　胰腺腺泡大量破坏，并发胰腺外分泌功能不全，演变成慢性胰腺炎。

6．肝损害　急性胰腺炎的肝损害多数病情较轻，仅表现为血转氨酶升高，重者表现一系列肝功能明显异常，甚至发展为肝功能衰竭。肝损害主要表现为血窦充血、肝细胞坏死，而以肝细胞的线粒体及溶酶体破坏最明显。其发病机制较复杂，可能与急性胰腺炎时胰腺组织释放出各种炎性因子，糖、脂肪、蛋白质代谢紊乱，肝细胞核酸代谢紊乱，氧自由基异常、前列腺素系统的异常及肝血流量下降有关。

7．其他　重型胰腺炎可出现凝血功能异常，表现为血栓性静脉炎、静脉及毛细血管广泛微血栓形成，甚至发展为弥散性血管内凝血。有关于脾静脉血栓及脊髓梗死导致截瘫的报道。

8．猝死型胰腺炎　亦称超急性型或暴发型重型胰腺炎。其临床特点为：①多于酗酒或暴饮暴食后发生；②多发生于青壮年男性，死于睡眠中；③死前多无尖叫、抽搐、小便失禁等；④死亡迅速，来不及抢救，多数无腹痛表现，很多患者被误诊为急性心肌梗死、脑血管意外等疾病。

此型胰腺炎发病机制不完全清楚。病理方面可见肺部显著病变，脑疝形成及心肌纤维断裂。有人推论可能为短时间内胰酶对脑组织的迅速破坏，使患者很快陷于昏迷状态。

【辅助检查】

1．血液及尿液检查

（1）淀粉酶测定

1）血、尿淀粉酶：血清及尿淀粉酶的增高见于 90% 以上的患者，因而血清、尿淀粉酶测定是重型胰腺炎最常用实验室指标。

血清淀粉酶在起病后 6 ～ 12 小时开始升高，48 小时开始下降，持续 3 ～ 5 天。超过正常值 3 倍即可确诊本病。尿淀粉酶于发病后 12 ～ 14 小时开始升高，下降较慢，持续 1 ～ 2 周。

临床意义：①淀粉酶增高幅度与病情常不成正比，如原已增高的淀粉酶突然降低而与症状不相符时，常为预后凶险的重型胰腺炎的重要依据；②血清淀粉酶正常不能排除急性胰腺炎，10% 的致死的胰腺炎患者血清淀粉酶可始终在正常范围内；③胸腔积液、腹水中淀粉酶显著增高可作为急性胰腺炎的诊断依据，但消化道穿孔时也有胸腔积液、腹水中淀粉酶增高，需作鉴别；④血清淀粉酶也可以在急性胰腺炎以外的情况中升高，如胃和小肠穿孔；⑤尿淀粉酶下降缓慢，且易反复波动，部分患者可持续升高两个月左右，但并无腹痛等临床症状。

2）淀粉酶同工酶测定：正常人血液中以唾液型淀粉酶（sam）为主，胰腺炎时升高的淀粉酶则主要为胰型（pam）。

（2）血清脂肪酶　一般认为胰腺是血清脂肪酶的主要来源，胰腺炎时胰脂肪酶相应增高，脂肪酶增高晚于淀粉酶增高，一般发病72～96小时达高峰，且恢复正常也较晚。正常值为0.5～1.5 U，胰腺炎时超过1.5 U，可持续5～10天后恢复到正常。此值增高对确诊胰腺炎有帮助，但对早期诊断无益。

（3）血清胰蛋白酶　用放免法测定，正常值400 ng/ml，急性胰腺炎时可增高10～40倍。

（4）磷脂酶A　此酶由胰腺腺泡合成，急性胰腺炎时增加，血清酶含量升高与疾病严重程度及预后有关。

（5）胰蛋白酶原激活肽（trypsinogen activation peptide，TAP）　TAP是胰蛋白酶原被活化形成胰蛋白酶时释出的一种含5个氨基酸的多肽，有较高的诊断价值。

（6）胰腺炎相关蛋白（pancreatitis-associated protein，PAP）　PAP的改变与病情严重程度呈正相关，在恢复期，PAP的浓度逐渐下降。

（7）血清正铁血红白蛋白　当腹腔出血时，红细胞破坏释放出血红素，在脂肪酸和蛋白酶的作用下转变为正铁血红素，再与白蛋白结合形成正铁血红白蛋白，见于出血性坏死性胰腺炎，可作为鉴别急性水肿型和出血性胰腺炎的指标之一。

（8）IL-6　为一种急性反应相蛋白，IL-6有助于早期识别重型胰腺炎，并可预测其预后。当IL-6浓度超过130 U/ml，诊断重型胰腺炎的灵敏度100%，特异度为71%。

（9）CRP　CRP是组织损伤和炎症的非特异性标志物，CRP有助于估计急性胰腺炎的严重性。当CRP > 150 mg/L时，提示广泛的胰腺坏死，对诊断胰腺坏死的灵敏度达67%～100%。且CRP值的变化与急性胰腺炎的预后呈正相关。

（10）电解质的测定

1）血清钙的测定：急性胰腺炎时血清钙水平改变的意义在于能反映病情的严重性及预后。低钙血症多发生于起病后2～3天，起病后6天可达最低水平。显著的血钙降低，说明胰腺坏死严重，预后不良。一般认为低钙血症是由于脂肪酶作用于中性脂肪，将其分解成甘油与脂肪酸，脂肪酸与钙离子结合而沉淀，致使血钙水平降低，尚有人认为急性胰腺炎时血中蛋白水解酶活性增高，可破坏血清中的甲状旁腺素而导致低钙血症。

2）血清钾测定：患者多有血钾降低，并与病情严重程度相关。

（11）其他检查

1）外周血：白细胞计数常升高，严重病例可出现核左移现象，甚至类白血病反应。有时出现贫血。

2）血糖增高：疾病早期常出现血糖暂时性轻度升高，为患者肾上腺皮质对应激的反应。后期则为胰岛细胞破坏，由胰岛素分泌不足引起。血糖升高可反映广泛的胰腺坏死和恶劣的预后。

3）血脂增高：主要为甘油三酯。可达非常高水平，血胆固醇正常或轻度升高。

4）血清胆红素增高：多在发病初暂时性轻度升高，由于胰头水肿压迫胆总管引起，发病4～7天恢复正常；如升高明显且持续时间长，可能为胆总管结石引起；发病后期升高，可能为肝细胞损害所致。

5）其他：低氧血症、血尿素氮升高及凝血机制异常，常预示着多器官功能衰竭的发生，预后差，死亡率高。

2．X 线检查

（1）X 线胸片　急性胰腺炎常有肺部并发症，如急性肺损伤、急性呼吸衰竭及胸腔积液。可见横膈抬高、肺不张、间质水肿等。

（2）腹平片　可见横结肠充气、腰大肌线模糊或消失、上腹部软组织密度增高、十二指肠或小肠节段性扩张、胰腺区可见钙化点，胰腺脓肿时在局部见气液平面。

3．超声波检查　腹部 B 超检查对鉴别轻型及重型胰腺炎及是否合并胆道结石和局部并发症有诊断价值。但急性胰腺炎肠积气时影响观察。近期有报道称运用胰管内超声对判断疾病的严重程度有价值。

4．CT 检查　对判断急性胰腺炎的严重程度及是否有局部并发症及附近器官受累程度有帮助。目前，主张以动态 CT 观察来判断胰腺炎的严重程度，它是较好的指标。

5．心电图　坏死的胰腺组织释放心肌抑制因子，可导致心力衰竭和心律失常，心电图上可出现 ST 段改变和 T 波异常及各种心律失常，个别病例可出现类似心肌梗死图形。

【诊断与鉴别诊断】

（一）诊断

急性胰腺炎临床分为轻型和重型，根据典型的临床表现、实验室及辅助影像学检查，常可做出诊断。但需注意淀粉酶水平与病情常不成正比。重型胰腺炎病情凶险，病变复杂、预后差，早期诊断不易，临床判断标准有许多种，现列于下以供参考。

1．有以下表现应考虑重型　①全腹剧痛，有腹膜刺激征；②烦躁不安，四肢厥冷，出现休克症状；③血钙低于 2 mmol/L 以下；④腹腔诊断性穿刺有高淀粉酶活性的腹水；⑤与病情不相适应的血淀粉酶突然下降；⑥肠鸣音显著降低、肠胀气等麻痹性肠梗阻表现；⑦ Grey-Turner 征或 Cullen 征；⑧正铁血白蛋白阳性；⑨肢体出现脂肪坏死；⑩消化道大量出血，低氧血症，白细胞＞ 18×10^9/L、血尿素氮＞ 14.3 mmol/L、血糖＞ 11.2 mmol/L（无糖尿病病史）。

2．Ranson 提出 11 个危险因素　入院时的五项指标：①年龄＞ 55 岁；②白细胞数＞ 16×10^9/L；③血糖＞ 11.1 mmol/L；④乳酸脱氢酶＞ 3501 U/dl；⑤ AST ＞ 250 IU/L。

入院后 48 小时内指标：①血尿素氮增长＞ 5 mg/dl；②动脉血氧分压＜ 8.0 kPa（60 mmHg）；③血钙＜ 2.0 mmol/L；④血细胞比容下降＞ 10%；⑤碱缺失＞ 4 mmol/L；⑥估计体液丢失＞ 6 000 ml。

有 3 项指标者即为重症，死亡率为 16%；有 5 ～ 6 项指标者，死亡率为 40%；有 7 项以上指标者，死亡率为 100%。

3．其他标准　Mager 等认为诊断性腹腔灌洗法所得抽吸液在 20 ml 以上，呈黑色或浅稻草色则提示重型胰腺炎。

Bager 从 34 项临床生化指标中筛选出 CRP、α_1- 抗胰蛋白酶、α_2- 巨球蛋白、乳酸脱氢酶 4 项指标用于鉴别轻型与重型胰腺炎。研究证明，4 项指标诊断正确率分别为 93%、83%、87%、85%，故这四项指标被选为临床诊断重型胰腺炎的基本指标。

欧美学者在起病或入院 24 ～ 48 小时内监测血中细胞因子作为判断依据。在 24 ～ 48 小时内，IL-6 ＞ 130 U/ml、CRP ＞ 150 mg/L，能区别轻型和重型。但是疾病可以发展或减轻，因此动态 CT 检查结果和器官功能，特别是肺和肾功能，应当作为标准和判断预后的重要指标。

急性胰腺炎的定义和术语见表 3-6。

表3-6 急性胰腺炎的定义和术语

术语	描述
急性胰腺炎	胰腺的急性炎症
轻型重型胰腺炎	轻微脏器功能不全，对输液有效应
重型急性胰腺炎	有下列表现之一：局部并发症（胰腺坏死、胰腺假性囊肿、胰腺脓肿）
	器官衰竭
	Ranson 评分≥ 3
	APACHE 评分≥ 8
急性积液	胰腺内或胰腺附近积液，发生在病程早期，且缺乏明确的壁
胰腺坏死	无活力的胰腺组织，由增强 CT 扫描诊断
急性假性囊肿	积液含有胰腺分泌物，有明确的壁
胰腺脓肿	脓性积液通常在胰腺内或胰腺附近

急性胰腺炎的形态学严重程度可以采用 Balthazar CT 严重度指数准确评定（表3-7）。

第一，急性炎症过程的严重性分为 A 到 E 级，相当于积分 0 ～ 4。

A 级：正常胰腺（0 分）。急性水肿性或间质性胰腺炎患者中 20% ～ 25% 的胰腺 CT 检查正常。这是由于炎症过程很轻，以至于没有胰腺周围或胰腺内液体积聚，胰腺周围软组织内没有改变。腺体可有轻度增大，但在急性发作开始之前没有基线扫描，这些改变可能太轻微而不能被检出。

B 级：胰腺内部改变（1 分）。B 级急性胰腺炎代表一组改变，包括局灶性或弥漫性腺体增大，腺体实质轻度不均一，以及由于小的侧支导管破裂或小的实质坏死（< 3 cm）和导管破裂引起小范围的液体积聚。

C 级：胰腺内部和外部的炎症改变（2 分）。C 级急性胰腺炎出现 B 级描述的腺体内部异常，而且还包括胰腺周围软组织的轻度炎症改变。

D 级：外部炎症改变（3 分）。D 级急性胰腺炎患者表现有更明显的胰腺周围炎症改变，但不超过界限不清的积液。

E 级：多处或广泛的胰腺外积液或脓肿（4 分）。这是急性胰腺炎的最严重 CT 表现，表现为明显的胰腺内部（积液、坏死）和胰腺周围（积液、腺体外脂肪坏死）的炎症性改变，或明显的胰腺脓肿形成。这些患者由于全身并发症（呼吸衰竭和肾衰竭、心血管性虚脱）而有高致残率和高死亡率。因此，序列 CT 扫描对随访疾病进程和检出另外的并发症极为重要。

表3-7 Balthazar CT分级评分系统

分级	胰腺组织影像学改变	积分
A 级	胰腺显示正常	0
B 级	胰腺局限性或弥漫性肿大（轮廓不规则、密度不均、胰管扩张、局限性积液）	1
C 级	除 B 级病变外，还有胰周的炎症改变	2
D 级	除胰腺病变外，胰腺有单发性积液区	3
E 级	胰腺或胰周有 2 个或多个积液积气区	4

第二，评估是否存在坏死及坏死的范围。如果存在坏死，其范围根据CT扫描评估为累及的腺体实质面积小于1/3、1/2或大于1/2。如果没有坏死其分值为0，小于1/3、1/2和大于1/2的分值分别为2、4和6分。

CT通常无法判断坏死组织有无感染，因此，胰腺有坏死的患者如出现脓毒症的临床征象，应在CT或超声（US）引导下进行胰腺区细针穿刺抽吸（fine needle aspiration，FNA）以判断有无细菌感染。在实践上，坏死性胰腺炎和明显严重败血症的患者需要急诊手术清创和引流，手术前或不需要做FNA。在坏死性胰腺炎或较大胰腺周围积液而疑有脓毒症，但做合理的内科治疗却没有改善或继续恶化时，细针穿刺抽吸最有帮助。在这些患者中，革兰氏染色或培养阳性表明需要手术或经皮介入治疗。

入院时有高APACHE Ⅱ评分（8或更高）、胸膜渗出、高体重指数、对比增强CT示坏死证据和48小时CRP水平高于150 mg/L都是预示严重疾病的有用标志物。

（二）鉴别诊断

应与下述疾病鉴别：急性胃炎、消化性溃疡穿孔、胆石症和急性胆囊炎、急性肠梗阻、心肌梗死、高位阑尾穿孔、肾绞痛、伴有急腹痛的糖尿病酮症酸中毒等。

【预后】

急性胰腺炎的病程和预后取决于病变严重程度以及有无并发症，轻型常在一周内恢复，多无后遗症。而重型者病情凶险，病变复杂，预后差。

【治疗】

急性胰腺炎的治疗，应根据临床分型、病情轻重、是否有并发症，以及是否伴有原发病来选择治疗方法。治疗原则为通过减少胰液分泌从而减少胰腺自身消化，防止继发感染及治疗各种诱发急性胰腺炎的原发病。

（一）内科治疗

1．抑制胰腺分泌　胰腺外分泌过盛是导致重型胰腺炎发生的原因之一，因此抑制胰腺外分泌在治疗急性胰腺炎中很重要。

（1）禁食、胃肠减压　一旦怀疑或诊断急性胰腺炎，即应禁食，重型患者同时给予胃肠减压。部分患者经胃肠减压可迅速缓轻腹痛症状。如何恢复饮食对急性胰腺炎患者有着重要作用。饮食恢复过早，病情易反复；禁食时间过长易造成电解质紊乱、营养不良，同时增加经济支出。故应根据病情区别对待。对于轻型患者发病后2～3天腹痛消失即可逐渐恢复饮食，可先给予米汤、藕粉等食物。少部分患者恢复饮食后淀粉酶可有轻度波动，急性胰腺炎患者出院后仍需保持清淡饮食。

（2）胆碱能受体拮抗药　可减少胃酸分泌，又可减少胰液分泌。既往常用阿托品、山莨菪碱等。但此类药可使胰液黏稠度增加，同时抑制胃肠蠕动，目前已很少应用。

（3）抑酸剂　因胃酸可刺激胰液分泌，故用此类药物可间接抑制胰腺分泌。

（4）生长抑素及拟似物（奥曲肽）　生长抑素治疗急性胰腺炎的确切机制尚不清楚，但已提出了几种可能：①生长抑素能够抑制胰腺的分泌，从而减少胰酶的量。②生长抑素可以松弛Oddi括约肌，使胰腺分泌物自由引流到十二指肠，因此可以保护腺泡细胞避免消化酶的有害影响。③急性胰腺炎时常伴有全身内毒素血症，内毒素血症又通过刺激细胞因子引起细胞因子级联反应，导致多器官功能衰竭。生长抑素是一个非常强的肝网状内皮系统刺激物，通过其作用，可促进其对内毒素的清除，从而减轻急性胰腺炎的内毒素血症的程度。④生长抑素具有细胞保护特性，即促进胰腺的修复，抑制磷脂酶A的活性。⑤诱导损伤的胰腺细胞凋亡以减轻炎症反应等。

奥曲肽（善得定，Sandostatin），先以 100 μg 静脉缓推，继之以 25 ～ 30 μg/h 的速度静脉滴注，持续 2 ～ 3 天；如病情稳定可改为 100 μg 皮下注射，4 ～ 6 小时一次，3 ～ 4 天停药，如病情反复可重复应用。生长抑素（Somatostatin）（施他宁），3 mg 溶于生理盐水或葡萄糖溶液中，以 250 μg/h 的速度持续静脉滴注 5 ～ 7 天。

（5）前列腺素家族　前列腺素 E_1（prostaglandin E_1，PGE_1）、PGE_2 及其甲基类似物 PGI_2 能抑制多种外源性与内源性刺激引起的胰液分泌，包括胰液总量、碳酸氢盐，并有扩张血管、改善微循环的作用。

2．抑制胰酶的活性　各种抑肽酶可以抑制胰酶活性，但效果不很理想，早期大量静脉滴注可控制炎症进展，并能挽救休克。

（1）加贝酯（Foy）　为非肽类化学合成剂，可抑制蛋白酶、激肽释放酶、凝血酶原、弹力纤维酶等。以 2.5 mg/（kg · h）静脉滴注。

（2）乌司他丁　本品系从人的尿液中提取精制的糖蛋白，属蛋白酶抑制药。具有抑制胰蛋白酶等各种胰酶活性的作用。本品尚有稳定溶酶体膜、抑制溶酶体酶的释放和抑制心肌抑制因子产生等作用，可用于急性循环衰竭的抢救治疗。

（3）氧自由基清除剂　近年来，应用氧自由基清除剂如超氧化物歧化酶（superoxide dismutase，SOD）、过氧化氢酶（catalase，CAT）、别嘌呤醇等可减轻病变程度，但 SOD、CAT 对胰腺缺乏直接保护作用及其生物活性利用率较差。近年又有些新的氧自由基清除剂如 CV3811，即抗坏血酸衍化物，对胰腺水肿、出血、坏死的改善方面均有显著疗效，也能提高生存率。

（4）纳洛酮　纳洛酮是特异性吗啡受体拮抗药。研究显示急性胰腺炎时的血流动力学改变可能与内啡肽参与有关，而纳洛酮能显著增加胰腺血流量和全身血流量，稳定胰腺溶酶体酶，减轻其他超微结构的破坏。

3．中医中药治疗　中药复方“柴芍承气汤”：柴胡、黄连、黄芩、积实、厚朴、木香、白芍、芒硝、大黄（后下）等，随症加减、生大黄、清胰汤等在重型胰腺炎治疗中有较好的疗效。

4．抗生素的应用　急性胰腺炎多属于无菌性炎症，但如在病程中继发细菌感染，病情将变得复杂而严重，治疗困难，而重型胰腺炎病程中多合并细菌感染。早期发现和及时、合理地治疗感染对预后极为重要。

急性胰腺炎的初始阶段，胰被膜下、后腹膜和小网膜内存在蛋白质含量高的渗出液，是细菌良好的培养液，此时感染多局限于坏死组织的区域，细菌多由肠道、胆道直接侵入，亦有少数血行感染，多为革兰氏阴性杆菌和厌氧菌感染；并选择脂溶性强、有效透过血胰屏障的药物，可选用喹诺酮类、硝基咪唑类、第三代头孢及碳青霉烯类等抗生素治疗。

后期，由于抗生素的长期应用，容易出现菌群失调，此时易发生院内感染，如泌尿系统、呼吸系统感染。致病菌以革兰氏阴性杆菌为主，并可发生革兰氏阳性球菌、真菌、病毒等感染，可根据细菌培养选用敏感药物治疗。

5．纠正水、盐电解质紊乱　由于禁食、呕吐、胃肠减压丢失水分及电解质，故应及早补充，注意血钾、血钙的变化，及时输入液体，补充体液的丢失。

6．营养支持　轻型胰腺炎病情轻，病程、禁食时间均短，给予葡萄糖补充热量即可渡过禁食期。重型胰腺炎表现为全身高代谢反应，能量消耗增加，如无足够热量补充，机体将处于负氮平衡与低蛋白血症状态，因此主张 TPN（应用脂肪乳剂的全胃肠道外营养）疗法。TPN 并不改变急性胰腺炎及其并发症的病程，但能有效地提供能源底物以减轻组织的消耗。

长时间 TPN 易合并感染，并发脂肪性肝病，并且治疗费用高。经肠内营养如鼻空肠导管比全胃肠道外营养对胰腺炎患者更有益，对胰腺炎的病程、转换为手术、治疗费用均有明显优势。急性胰腺炎动物模型显示，空肠内肠内营养与 TPN 相比，其耐受性良好，维持了免疫反应性和肠道完整性，而且减少了细菌和（或）内毒素移位。

7．休克治疗　休克提示预后不良，应积极抢救：①补充血容量，给予足够血浆、白蛋白甚至全血；②大量输入抑制胰酶活性药物。

8．急性呼吸窘迫综合征　急性呼吸窘迫综合征（ARDS）是系统性炎症或肺原发性损伤的表现。肺泡充满炎症渗出物，阻止气体交换，导致对补充氧气治疗呈抗性的低氧血症。胸部 X 线检查的典型表现为双侧肺野弥漫性渗出。治疗措施包括插管和机械通气。由于肺为斑块状受累，ARDS 患者在机械通气期间发生压力和容量相关性肺损伤的危险较高。建议保持潮气容量＜ 10 ml/kg，吸气压力峰值＜ 35 cm H_2O。应用呼气末正压通气以防止肺泡塌陷和 FiO_2 下降。

9．急性肾衰竭　在急性胰腺炎患者中，急性肾衰竭（ARF）可由肾灌注压下降，如低血压或低血容量，或者可能是急性肾小管坏死（acute tubular necrosis，ATN）的结果。ATN 的准确发病机制不祥，但可能涉及肾小管细胞的缺血性损害或炎症性损伤。临床标志是急性少尿。如果存在下列情况之一可诊断为 ARF：①血肌酐增加＞ 0.5 mg/dl（44 μmol/L）或比基线值高 50%；②肌酐清除率减少＞ 50%；③需要透析。

10．胰性脑病　表现为神经和精神异常、定向力差、谵妄、狂躁等。可出现脑电图（EEG）改变。处理包括血流动力学支持和避免应用可加重神志改变的药物。预后取决于严重程度。

11．腹腔灌洗　对重型胰腺炎伴腹水的患者，腹腔灌洗可清除腹水中大量毒素、胰酶、炎性因子及血管活性物质等，从而减轻这些物质进入循环后对全身脏器损害。早期实施更有效。

12．胆石症的治疗　胆总管结石脱落到胰胆管的共同通道内，是导致急性胰腺炎的一个重要原因。及早治疗胆系结石，可预防重型胰腺炎的发生。一旦发生急性胰腺炎，经 B 超、CT 证实有结石可通过十二指肠乳头切开取石。入院 72 小时内行 ERCP 和 EPS 并不危险，且能降低并发症的发生率及死亡率。胆源性、重型或伴有胆管炎或梗阻性黄疸的胰腺炎，应尽早（＜ 72 小时）行 ERCP、内镜下逆行括约肌切开术（endoscopic retrograde sphincterotomy）取石或胆管引流，轻型可病情稳定后 ERCP 治疗。入院 72 小时内行 ERCP 和括约肌切开术并不危险，且能降低并发症的发生率及死亡率。

（二）外科治疗

1．感染性胰腺坏死　感染性胰腺坏死一经证实，应立即进行坏死组织清除手术。

2．胰腺脓肿　可选择手术引流或经皮穿刺引流。

3．胰腺假性囊肿　直径＜ 6 cm 的小囊肿多数能自行吸收，直径＞ 6 cm 者应密切随访，必要时选择手术治疗、经皮穿刺引流或内镜下引流治疗。

4．诊断未明确　疑有腹腔脏器穿孔或肠坏死者需行剖腹探查术。

【预防】

积极治疗胆道疾病、戒酒、避免暴饮暴食、治疗十二指肠乳头周围的疾病、治疗高脂血症等，对急性胰腺炎均有预防意义。

（邓明明　刘　翼）

参考文献

[1] 林果为，王吉耀，葛均波．实用内科学．15版．北京：人民卫生出版社，2017．
[2] American Gastroenterological Association Initial medical treatment of acute pancreatitis. Gastroenterology American，2018，23（5）：37-40．
[3] 中华医学会消化病学分会胰腺病学组．中国重型胰腺炎诊治指南．中国胰腺病杂志，2019，19（5）：321-331.
[4] 卫生部．抗菌药物临床应用指导原则（国卫办医发［2015］43号）．2015．
[5] 葛均波，徐永健，王辰．内科学．9版．北京：人民卫生出版社，2018．

小肝细胞癌的诊断与治疗

小肝细胞癌又称 早期肝癌，目前国际上尚无统一的诊断标准。小肝细胞癌是相对于大肝癌而言的。小肝细胞癌又称为亚临床肝癌或早期肝癌，临床上无明显肝癌症状和体征。患者常无临床症状。瘤结节多呈球形，边界清楚，切面均匀一致，无出血及坏死。亚太肝病研究学会指南以及原发性肝癌规范化病理诊断指南均将单发肿瘤直径≤ 3 cm定义为小肝细胞癌，由于其特殊的生物学行为和病理学特点，它常被认为是有较好预后的肝细胞癌（hepatocellular carcinoma，HCC）。我国的小肝细胞癌标准是单个癌结节最大直径不超过3 cm；多个癌结节数目不超过两个，其最大直径总和应小于3 cm。随着影像学技术的发展、甲胎蛋白检测的应用，在肝病诊查和健康查体中发现小肝细胞癌（直径< 5 cm）日见增多。目前，小肝细胞癌的治疗仍以手术切除为主，但由于肝部分切除后，转化性生长因子活性增加，抑制了免疫细胞的增殖，残余肿瘤往往生长迅速，文献报道5年复发率高达43.5%。对于不能手术切除或复发后不能手术切除的患者，经导管动脉栓塞化疗（transcatheter arterial chemoembolization，TACE）、经皮无水乙醇瘤内注射（percutaneous ethanol injection，PEI）、微波固化、射频消融（radio frequency ablation，RFA）等局部微创治疗均可以选择，同时配合生物和综合治疗，达到延长生存期的目的。

一、小肝细胞癌的诊断

（1）对于乙型肝炎病毒或丙型肝炎病毒血清学指标阳性、有肝硬化或慢性肝炎史、年龄在35岁以上的男性可视为高危人群，对其定期监测是发现早期小肝细胞癌的主要途径。

（2）AFP（甲胎蛋白）和B超是目前小肝细胞癌筛查的最敏感、方便，且经济的监测手段。

（3）对AFP低浓度阳性者可辅以AFP异质体检测，对AFP阴性者可行其他肝癌标志物的检测，利于早期肝癌的定性诊断。

（4）超声检查　腹部超声检查因操作简便、灵活直观、无创便携等特点，是临床上最常用的肝影像学检查方法。常规超声筛查可以在早期、敏感地检出肝内可疑占位性病变，准确鉴别该占位是囊性或实质性占位，并观察肝内或腹部有无其他相关转移灶。彩色多普勒血流成像不仅可以观察病灶内血供，也可明确病灶与肝内重要血管的毗邻关系，为临床治疗方法的选择及手术方案的制定提供重要信息。实时超声造影技术可以揭示肝肿瘤的血流动力学改变，帮助鉴别和诊断不同性质的肝肿瘤，凭借实时显像和多切面显像的灵活特性，在评价肝肿瘤的微血管灌注和引导介入治疗方面具有优势。

（5）CT 检查　常规采用平扫 + 增强扫描方式（常用碘造影剂），其检出和诊断小肝细胞癌能力总体略逊于磁共振成像。目前除常见地应用于肝癌临床诊断及分期外，更多应用于肝癌局部治疗的疗效评价，特别是对经肝动脉化疗栓塞（transarterial chemoembolization，TACE）后碘油沉积观察有优势。同时，借助 CT 测量三维肝体积和肿瘤体积和评价肺和骨等其他脏器转移，临床应用广泛。

（6）MRI 检查　常规采用平扫 + 增强扫描方式［常用造影剂为钆喷酸葡铵（Gd-DTPA）］，因其无辐射影响，组织分辨率高，可以多方位、多序列参数成像，并具有形态结合功能（包括弥散加权成像、灌注加权成像和波谱分析）综合成像技术能力，成为临床肝癌检出、诊断和疗效评价的常用影像技术。若结合肝细胞特异性造影剂钆塞酸二钠（Gd-EOB-DTPA）使用，可提高 $\leqslant$ 1.0 cm 肝癌的检出率和对肝癌诊断及鉴别诊断的准确性。

（7）数字减影血管造影　数字减影血管造影（digital subtraction angiography，DSA）是一种侵入性、创伤性检查，多主张采用经选择性或超选择性肝动脉进行 DSA 检查，该技术更多用于肝癌局部治疗或急性肝癌破裂出血治疗等。肝癌在 DSA 的主要表现是清楚地鉴别肿瘤血管和肿瘤染色，还可以明确显示肝肿瘤数目、大小及其血供情况。DSA 能够为血管解剖变异和重要血管解剖关系，以及门静脉浸润情况提供正确客观的信息，对于判断手术切除的可能性和彻底性以及决定合理的治疗方案有重要价值。

（8）氟 -18- 脱氧葡萄糖 PET/CT 全身扫描　它的优势在于：①对肿瘤进行分期，通过一次检查能够全面评价淋巴结转移及远处器官的转移（证据等级Ⅰ）；②再分期，因 PET 功能影像不受解剖结构的影响，可准确显示解剖结构发生变化后或者是解剖结构复杂部位的复发转移灶（Ⅱ）；③疗效评价，对于抑制肿瘤活性的靶向药物，疗效评价更加敏感、准确（Ⅱ）；④指导放疗生物靶区的勾画、穿刺活检部位（Ⅱ）；⑤评价肿瘤的恶性程度和预后（Ⅱ）。^{11}C 标记的乙酸盐或胆碱 PET 显像可提高对高分化肝癌诊断的灵敏度，与 ^{18}F-FDG PET/CT 显像具有互补作用。

（9）活检　具有典型肝癌影像学特征的占位性病变，符合肝癌的临床诊断标准的患者，通常不需要以诊断为目的肝穿刺活检。对于缺乏典型肝癌影像学特征的占位性病变，肝穿刺活检可获得病理诊断，对于确立肝癌的诊断、指导治疗、判断预后非常重要。肝穿刺活检需要在超声或 CT 引导下进行，可采用 18G 或 16G 肝穿刺空芯针活检获得组织学诊断，也可用细针穿刺获得细胞学诊断。肝穿刺活检主要的风险是出血或针道种植。因此，术前应检查血小板和凝血功能，对于有严重出血倾向或严重心、肺、脑、肾疾病和全身衰竭的患者，应避免肝穿刺活检。为了避免肿瘤结节破裂和针道种植，穿刺路径需要经过正常的肝组织，避免直接穿刺肝表面的结节。推荐在肿瘤和肿瘤旁肝组织分别穿刺 1 条组织，以便客观对照，提高诊断准确性。肝穿刺活检的病理诊断存在一定的假阴性率，阴性结果不能完全排除肝癌的可能。

二、小肝细胞癌的治疗

（一）小肝细胞癌外科手术切除

目前，对于无肝硬化或合并轻度肝硬化的小肝细胞癌，临床实践证明手术切除仍然是其治疗的主要手段之一。过去，对于小肝细胞癌手术治疗采用非规则性部分肝切除，以保留更多的正常肝组织，有利于术后顺利恢复，减少肝功能衰竭的发生。而近年来小肝细胞癌术后生存率以及无瘤生存率的研究使不少学者重新认识了规则性切除肝的意义。Regimbeau 等认为，对于合并 Child-Pugh A 级肝硬化的小肝细胞癌的患者，不规则性切除与规则性切除相比，虽然手术简单，近期疗效、病死率等无统计学意义，但其远期疗效（5 年和 8 年）生存率和无瘤生存率因小肝细胞癌的生物转移学特性及肝受损情况仍不如规则性肝切除，其差别具有统计学意义。因此，据肿瘤大小、位置及肝功能贮备（包括 Child 分级、靛青绿试验、人血白蛋白水平等）以及患者合并的其他全身性疾病（如糖尿病等）进行术前综合评价，决定是否行手术切除，行规则或不规则切除是决定小肝细胞癌术后生存率的关键因素。

我国肝切除术（hepatic resection，HR）主要以开放性肝切除术（open liver resection，OLR）为主。OLR 失血量大，术后肝硬化失代偿和肝功能衰竭的发生率高。随着腹腔镜技术的改进和新技术和设备的发展，越来越多的治疗中心采用腹腔镜肝切除术（laparoscopic liver resection，LLR）治疗具有肝硬化或全身基础疾病不适合 OLR 的小肝细胞癌患者。LLR 可以减少术中出血量、降低术后疼痛，术后恢复更快，并且可以缩短住院时间。目前 LLR 的适应证主要包括直径≤ 5 cm 的外周孤立性肿瘤，尤其是肝Ⅱ ～ Ⅵ段。

（二）肝移植

对合并严重肝硬化、无大血管侵犯及肝外转移的小肝细胞癌，肝移植（liver transplantation，LT）是最佳治疗手段，其中重要的问题是准确选择病例。血管侵犯是肝移植的禁忌证。各种介入治疗可用于肝移植的过渡性治疗。目前采用的肝移植标准是 Mazzaferro 等提出的“米兰标准”，即单个肿瘤直径≤ 5 cm 或肿瘤数量＜ 3 个，而且最大直径≤ 3 cm，无大血管浸润，无淋巴结或肝外转移。符合这个标准的早期肝癌用肝移植治疗疗效肯定，5 年生存率在 75% 以上，复发率＜ 10%。仅考虑肿瘤的大小和数量，便于临床操作。而“米兰标准”的缺点是过于严格，一部分可能治愈的患者被排除在外，另外对肿瘤生物学特征考虑不足，如血管侵犯、淋巴转移、肿瘤分级和肿瘤标志物。但 Yao 等研究提示，Mazzaferro 标准仍有扩大的空间而并不影响移植后的生存率，但由于缺少前瞻性的随机对照研究，故最佳的选择标准尚需实践的检验。

由于我国多数小肝细胞癌（scirrhous hepatocellular carcinoma，sHCC）患者伴有慢性肝病病史，所以符合米兰标准甚至 UCSF 标准患者甚少，但米兰标准不能无限扩大，因此学者们又提出另一解决方法——降级治疗。降级治疗是指在 LT 前对不符合米兰标准的 HCC 患者使用局部治疗［如乙醇注射、射频消融（radio frequency ablation，RFA）、经导管动脉化学栓塞（transcatheter arterial chemoembolization，TACE）、立体定向放射治疗（stereotactic body radiotherapy，SBRT）或 HR］降低肿瘤分期以达到米兰标准。最常用的是 TACE，降低分级的成功率＞ 40%。研究表明，超过米兰标准成功降级的患者与米兰标准内的患者具有相似的生存率，但与符合米兰标准的患者比较，降低分级治疗后肝移植（liver transplantation，LT）与更高的移植后 HCC 复发率相关（5 年复发率高达 16%）。

（三）局部治疗

1．消融治疗 消融治疗是指在影像技术引导下进行的局部直接杀灭肿瘤的一类治疗手段，目前以 RFA 和微波消融及经皮无水乙醇注射（percutaneous ethanol injection，PEI）最为常见。RFA 是 sHCC 微创治疗的代表性手段，RFA 比 PEI 有更高的无复发生存率和总生存率，其治疗相关病死率是 0.5%，并发症发生率是 8.9%。对于小肝细胞癌，尤其是有严重肝硬化或位于肝门区靠近大血管的肝癌，它的疗效好，损伤小。陈敏山等报道了 RFA 在肝癌中的效果，认为 RFA 为小肝细胞癌的根治性治疗提供了一种新的手段，经过技术的提高和经验的积累，其疗效已经和手术切除相近，特别是对肿瘤直径≤ 3 cm 的小肝细胞癌，近期疗效优于手术切除，达到根治性效果。在条件许可和技术保证的情况下，RFA 可部分代替剖腹手术切除。

2．TACE 治疗 TACE 已广泛应用于不能手术切除的小肝细胞癌的治疗。随着放射影像技术和器械的改进，目前可超选至肝叶、肝段动脉，因其选择性和注药压力等原因既能使肿瘤病灶内充满碘油，完全阻断肝动脉供血；又能使碘油渗入肿瘤周边门静脉小分支，阻断肿瘤周边的门静脉供血，从而造成肿瘤本身更完全的坏死，达到肝动脉与门静脉双重栓塞的目的，进一步减少肿瘤复发的机会；还可以对周边子病灶、肝包膜浸润病灶进行栓塞治疗的同时，使非肿瘤组织得以保护，对患者的创伤较以往进行肝固有动脉的栓塞要小得多。重复进行 TACE 的时间也更多地考虑到肿瘤对治疗的反应和患者的耐受性，而不拘于固定的时间限制；化疗药物用量根据肿瘤大小来决定，从而使 TACE 疗效有了明显的提高；也可以有效控制肝癌破裂出血。对于某些小肝细胞癌破裂出血，TACE 是治疗的首选。TACE 用来治疗肝癌切除术后复发也取得了可喜的疗效，1 年生存率为 72% ～ 88%，3 年生存率达 38% ～ 48%。但由于对肿瘤的控制及对肝功能损害的失衡，远期生存率并无明显改善，对肝癌术后预防性治疗也一直有争议，目前大多数学者认为术后 TACE 并不能明显延长患者寿命，但对伴有门静脉癌栓、肿瘤分化不良等复发转移高危因素者，可有一定益处，如血管造影发现门静脉癌栓影响肝动脉供血，采用微导管行肝动脉选择性插管进行 TACE，可使癌栓缩小甚至消失。

（四）生物治疗

生物治疗在控制肿瘤的增殖、预防和延缓复发及提高患者的生存质量等方面都具有一定的作用，如免疫治疗、基因治疗，包括抗血管生成、自杀基因治疗、小干扰 RNA 技术等，但大都处于实验研究阶段，疗效尚不理想。肝癌新生血管的形成是肿瘤快速生长的重要物质基础。大量研究表明，促进肿瘤新生血管形成的因素是多方面的，而干预这一过程的预防和抑制措施也多种多样。索拉非尼是第一个口服多激酶抑制物，来抑制肿瘤细胞增殖和血管生成。厄洛替尼是另一种受体酪氨酸激酶抑制物，特异性阻断表皮生长因子受体，在肝癌临床研究中显示了良好的疗效，为肝癌药物治疗带来新的希望。

（五）综合治疗

小肝细胞癌的侵袭性及易转移的生物学特性是阻碍小肝细胞癌预后进一步提高的瓶颈。综合治疗可以取长补短，促使肿瘤完全坏死、缩短治疗周期、减少肝功能的损害、延长患者生存率。手术与术后 TACE 结合可提高小肝细胞癌患者的无瘤生存率，大多数学者认可了术后行 TACE 辅助化疗的意义。一般有完整包膜或无肝硬化的患者，术后不必行辅助化疗；而对于病理检查提示无完整包膜和伴肝硬化者，无论肿瘤大小，是否有子病灶和肿瘤侵犯血管，术后均应根据患者肝功能恢复情况给予 TACE。TACE 与 PEI（或 RFA）联合治疗时，

TACE 栓塞了肿瘤的肝动脉血供后，使大部分尤其是周边肿瘤组织坏死，又能发现并治疗肝内病灶，但对周边的侧支和门静脉却很少有效；PEI（或 RFA）可以破坏肿瘤的侧支循环和门静脉血管，可以增强 TACE 疗效。PEI 联合 RFA 治疗时，RFA 可以加热注入的无水乙醇，提高无水乙醇的治疗作用；PEI 使小血管栓塞，减少血流引起的“热流失效应”。无水乙醇既可以弥散到 RFA 的遗漏部位，也可以弥散到 RFA 消融范围的外周，从而达到一个有效的范围。

（六）展望

随着肝癌知识的普及、诊断技术的提高和对健康体格检查的重视，小肝细胞癌的检出率日益增多，其临床治疗将成为今后肝外科的重点。虽然目前小肝细胞癌的治疗无相对统一的标准，但相信随着新技术、新方法的不断创新和基础研究的不断突破，针对小肝细胞癌的治疗方法肯定会越来越先进，治疗手段也会越来越合理。

（张海龙　朱清亮）

参考文献

[1] 吴孟超．原发性肝癌的诊断及治疗进展．中国医学科学院学报，2008，30（40）：363-365．

[2] 胡宗泽，张清泉，王兴国，等．38 例小肝细胞癌诊断及治疗体会．中华普通外科杂志，1997，12（6）：329．

[3] 方万强，李升平，张昌卿，等．小肝细胞癌切缘复发预防及临床处理方法的探讨．癌症，2005，24（7）：834-836．

[4] Ueno S，Kubo F，Sakoda M，et al．Efficacy of anatomic resection vs nonanatomic resection for small nodular hepatocellular carcinoma based on gross classification．J Hepatobiliary Pancreat Surg，2008，15（5）：493-500．

[5] Regimbeau JM，Kianmanesh R，Farges O，et al．Extent of liver resection influences the outcome in patients with cirrhosis and small hepatocellular carcinoma．Surgery，2008，131（3）：311-317．

[6] Chen JY，Chau GY，Lui WY，et al．Clinicopathologic features and factors related to survival of patients with small hepatocellular carcinoma after hepatic resection．World J Surg，2006，27（3）：294-298．

[7] Mazzaferro V，Regalia E，Doci R，et al．Liver transplantation for the treatment of small hepatocellular carcinomas in patients with cirrhosis．N Engl J Med，2005，334（11）：693-699．

[8] Yao FY，Ferrell L，Bass NM，et al．Liver transplantation for hepatocellular carcinoma：expansion of the tumor size limits does not adversely impact survival．Hepatology，2001，33（6）：1394-1403．

[9] Poon RT，Fan ST，Lo CM，et al．Intrahepatic recurrence after curative resection of hepatocellular carcinoma：long term results of treatment and prognostic factors．Ann Surg，1999，229（2）：216-222．

[10] 陈自谦，杨利，杨熙章，等．肝癌介入治疗现状与进展．介入放射学杂志，2008，17

（3）：223-227.
[11] Manabu M，Kazushi N，Sugimori K，et al. Successful initial ablation therapy contri-butes to survival in patients with hepatocellular carcinoma. World J Gastroenterol，2007，13（7）：1003-1009.
[12] Shiina S，Teratani T，Obi S，et al. A randomized controlled trial of radio frequency ablation with，ethanol injection for small hepatocellular carcinoma. Gastroenterology，2007，129（1）：122-130.
[13] 中华人民共和国国家卫生和计划生育委员会. 原发性肝癌诊疗规范（2017 年版）. 临床肝胆病杂志，2017，33（8）：1419-1431.
[14] Zeng ZC，Seong J，Yoon SM，et al. Consensus on stereotactic body radiation therapy for small-sized hepatocellularcarcinoma at the 7th Asia-Pacific Primary Liver Cancer Expert Meeting. Liver Cancer，2017，6（4）：264-274.
[15] Guro H，Cho JY，Han HS，et al. Outcomes of major laparoscopic liver resection for hepatocellular carcinoma. Surg Oncol，2018，27（1）：31-35
[16] 苏泳诗，于新发. 小肝细胞癌临床治疗研究进展. 实用肿瘤杂志，2019，34（2）：175-179.
[17] Cucchetti A，Qiao GL，Cescon M，et al. Anatomic versus nonanatomic resection in cirrhotic patients with early hepatocellular carcinoma. Surgery，2014，155（3）：512-521.

肝硬化研究进展概述

肝硬化是由多种病因引起的一种慢性、进行性、弥漫性的肝病，是各种肝病发展的晚期阶段，病理上以肝弥漫性纤维化、再生结节形成和假小叶形成为特征，作为一种常见病，常出现多种并发症导致患者死亡，成为人类健康的主要“杀手”。在我国，肝硬化发病高峰年龄为 35 ～ 50 岁，以男性多见，所以对于肝硬化的诊断及治疗已经越来越被人们重视，近年，我国在肝硬化的病因、发病机制以及诊断治疗上已取得了不少进展，现概述如下。

【病因】

肝硬化的常见病因有下述 10 种：①病毒性肝炎；②慢性酒精中毒；③非酒精性脂肪性肝炎；④胆汁淤积；⑤肝静脉回流受阻；⑥遗传代谢性疾病；⑦工业毒物或药物；⑧自身免疫性肝炎；⑨血吸虫病；⑩隐源性（病因不明性）肝硬化。

在我国病毒性肝炎所致肝硬化仍然排在首位，除乙型肝炎病毒外，丙型肝炎病毒感染所致肝硬化已逐年上升。随着世界范围内肥胖的流行，非酒精性脂肪性肝炎引起的肝硬化发病也日益增加。最新国外研究表明，约 20% 非酒精性脂肪性肝炎可以发展成肝硬化，70% 原因不明的肝硬化可能由非酒精性脂肪性肝炎引起。而在我国，由于生活水平不断提高、肥胖人数急剧增加，非酒精性脂肪性肝炎患者发病率不断上升，非酒精性脂肪性肝炎引起的肝硬化发生不断增加，已经引起了重视。

【发病机制】

各种因素导致肝细胞损伤，发生变性坏死，进而肝细胞再生和纤维结缔组织增生、肝纤维化形成，最终发展为肝硬化，因此，肝纤维化的形成是一个动态的过程，是一个量变，而肝硬化是质变，是肝纤维化形成最终的结果。

肝纤维化的形成，是肝细胞外基质合成与降解的失衡，细胞外基质合成过多或降解减少，都会使肝细胞外基质大量沉积导致肝纤维化，而导致肝细胞外基质大量增多的原因与病因、肝炎症有关。

近年研究发现，肝星状细胞（hepatic stellate cells，HSCs）是肝纤维化时细胞外基质过多产生和沉积的主要来源细胞，它的活化、增殖是肝纤维化形成的关键。在正常肝中，肝星状细胞位于肝血窦内皮细胞外侧的窦周间隙（Disse 间隙）中，占整个肝细胞数的 15%，显示一个静止的表型。肝星状细胞内富含维生素 A 脂滴，有低的增殖能力，分泌少量的细胞因子、缺乏收缩力。我们认为静止的肝星状细胞是一种储存和代谢维生素 A 的细胞，它参与维生素 A 的代谢，还分泌一些细胞因子，如肝细胞生长因子（hepatic growth factor，HGF）、上皮生长因子（epithelial growth factor，EGF）等，可维持肝结构，并通过深入肝血窦壁的伪足调节肝血窦血流等方面发挥作用。然而，随着各种致病因素以及肝炎症的持续存在，在炎性因子、细胞因子，如转化生长因子 -β_1（transforming growth factor-β_1，TGF-β_1）、血小板源性生长因子（platelet-derived growth factor，PDGF）、肿瘤坏死因子 -α（TNF-α）以及氧自由基等活性物质的持续作用下，肝星状细胞被激活，其表型和功能发生变化、细胞增殖、胞内维生素 A 脂滴丢失、表达平滑肌肌动蛋白、合成多种细胞因子、大量合成细胞外基质（extracellular matrix，ECM），尤其Ⅰ、Ⅲ型胶原蛋白等。同时 HSCs 可以发生收缩和迁移，转化成具有高增殖能力和收缩能力的成纤维细胞，并分泌大量细胞外基质沉积于 Disse 间隙，造成肝血窦阻力增加，形成肝纤维化和门脉高压，故 HSCs 是肝纤维化的细胞学基础，是肝纤维化发生与发展的关键环节。激活的 HSCs 主要通过两个途径增加 ECM 的合成：①直接增加每个细胞的 ECM 合成；②通过 HSCs 的原位增殖或迁移而增加细胞的数目，从而增加 ECM 的合成。阻断肝星状细胞的活化增殖、促进其凋亡可有效抑制肝纤维化的形成。

肝纤维化的形成，与 ECM 的降解也有很大的关系。近年的研究也发现，ECM 的降解与胶原酶的活性有关，其中基质金属蛋白酶家族起到至关重要的作用。基质的降解需要基质金属蛋白酶（matrix metalloproteinases，MMP）的参与，而 MMP 的活性受到该酶特异性抑制因子（金属蛋白酶组织抑制因子，tissue inhibitor of metalloproteinase，TIMPs）调控，胶原纤维降解的关键在人体为 MMP-1，在鼠体内为 MMP-13。肝纤维化过程中，MMP-1 或 MMP-13 的表达非常有限，而 MMP-2 却增加。另一方面，在纤维化肝中 TIMPs 呈高表达，包括 TIMP-1 和 TIMP-2。因此，MMP 的低表达和 TIMPs 的高表达联合阻止了胶原纤维的降解，促进 MMP 的表达和降低 TIMPs 的产生也成为治疗肝纤维化的研究热点（图 3-12）。

关于 HSCs 的活化目前有两种假说。一是 Friedman 提出的两个阶段模式，另一个是 Gressner 等提出的“三步级联反应”模式，二者的共同点都是因肝损伤导致肝血窦内皮细胞、肝细胞、肝巨噬细胞和血小板增加并生成和释放肝内细胞因子，刺激 HSCs 活化转变为成纤维细胞（此为旁分泌活化通路）。HSCs 在转化过程中亦可分泌 TGF-β_1、PDGF 等细胞因子，反过来促进自身进一步活化（此为自分泌活化通路）。现已明确，血小板衍生生长因子是最强的促进 HSC 增殖和迁移的刺激因子，而 TGF-β_1 则是最强的促 HSC 生成纤维的细胞因子。内皮素（ET）引起的 HSCs 收缩与门静脉高压的形成和发展有密切关系，ECM 发出的信号可以通过一些黏附分子（如整合素）传导，这些黏附分子在肝星状细胞激活中也起

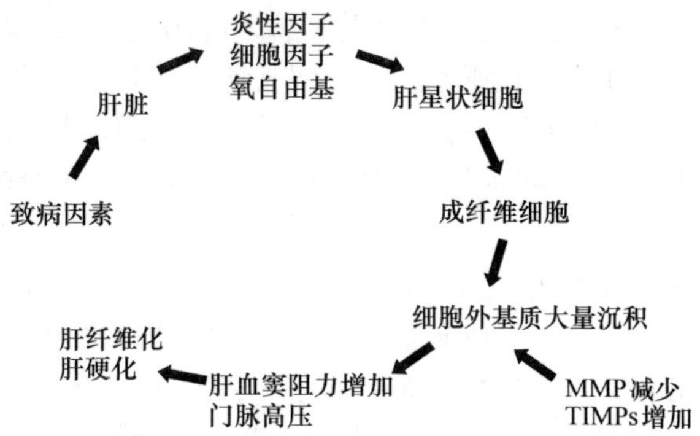

图 3-12 肝纤维化发生的主要细胞分子机制

到至关重要的作用。

因此，HSCs 的活化增殖，导致 ECM 大量合成，而 MMPs 和 TIMPs 之间的失衡导致 ECM 降解减少，也许是肝纤维化晚期不能逆转的原因。

【诊断】

（一）肝硬化的诊断依据

1．病史 肝炎、饮酒、药物、输血、生活及家族遗传病史等。

2．症状体征 门静脉高压和肝功能障碍表现。

3．肝功能检查 血清转氨酶升高、白蛋白降低、胆红素升高，凝血酶原时间延长等。

4．影像学检查 B 超、CT 检查或 MRI 提示肝硬化以及胃镜发现食管 - 胃底静脉曲张。肝组织活检仍是金标准。

（二）血清学检查和影像学检查进展

对于肝硬化失代偿期上述的诊断依据收集得可能非常充分，但是，对于肝硬化早期的诊断以及肝硬化程度的判断仍存在一定的困难。肝硬化早期的患者其门静脉高压和肝功能障碍的表现往往并不突出，因此，有学者主张从血清以及影像学检查来了解肝硬化的程度。

1．血清学检查

（1）血清Ⅲ型前胶原 Ⅲ型前胶原为Ⅲ型胶原蛋白的前体，在肝主要由肝星状细胞合成，并释放到细胞外。在肝纤维化的早期，Ⅲ型前胶原合成较活跃，但晚期合成减慢，因此Ⅲ型前胶原作为肝纤维化的程度的指标尚不够敏感，它只能作为活动性纤维化指标。

（2）血清Ⅳ型胶原 Ⅳ型胶原是由内皮细胞合成的，是构成基底膜的主要结构成分，通过其氨基端的四聚体（7s 片段）的检测反映Ⅳ型胶原降解的情况。有学者通过研究发现，它判断肝硬化的灵敏度为 79%，特异度为 82%，学者认为它是反映病毒性肝炎肝纤维化程度最有价值的指标。

（3）血清透明质酸 透明质酸是无核心的糖胺多糖，是结缔组织基质的主要成分。目前学者认为，透明质酸既是反映肝纤维化的敏感指标，也能反映肝功能损害的严重性。有研究发现血清透明质酸与肝纤维化程度的符合率最高，明显优于Ⅳ型胶原蛋白、Ⅲ型前胶原和层粘连蛋白，但应注意肝炎症活动和肝细胞坏死对数值可能存在影响。

（4）层粘连蛋白 层粘连蛋白是一种细胞外基质非胶原糖蛋白，正常肝组织中层粘连蛋白含量很少。它能反映肝的早期损害和肝组织病变的活动进程，对预示肝纤维化的发生和诊断肝硬化早期有重要价值。

（5）脯氨酰羟化酶　是胶原纤维合成的重要酶，应用夹心法酶联免疫吸附实验测定血清免疫反应性脯氨酰羟化酶分子中β亚单位，证明其含量与肝纤维化程度有关。

（6）脯氨酸肽酶　它是体内广泛存在的一种蛋白水解酶，与胶原蛋白降解密切相关。目前较多学者认为脯氨酸肽酶与炎症和纤维化都有关，其诊断肝硬化的灵敏度达90%，但特异度仅60%。

（7）基质金属蛋白酶（MMP）　目前已探明该酶有13种，命名从MMP-1至MMP-13。MMP-1即组织胶原酶，在胶原降解中起重要作用，其血清水平可估计肝内纤维降解情况，与肝组织纤维化程度呈负相关；血浆中MMP-2酶原浓度在肝硬化时明显增加，在诊断肝硬化方面不仅高于经典临床肝功能测试，而且高于血浆金属蛋白酶组织抑制药和血清透明质酸，因此，MMP-2增高提示慢性活动性肝炎患者已经向肝硬化发展。MMP-9与肝纤维化的关系也非常密切。

（8）血清细胞因子检测　TGF-β_1、FDGF、TNF-α等。

目前，血清Ⅲ型前胶原、血清Ⅳ型胶原蛋白、血清透明质酸、层粘连蛋白的检测已广泛应用于临床，其他的血清学临床检测尚不够成熟，停留于动物实验或试剂开发阶段。

2．影像检测

（1）二维超声　二维超声检查肝形态、大小、回声以及彩色多普勒检查、肝血流动力学指数等指标，始终无法避免仪器及人为干扰对检查结果所造成的影响，因此特异度及灵敏度受到限制。超声造影和超声肝瞬时弹性成像（Fibro Scan系统）有望克服这些缺点，成为肝硬化诊断的较好指标，可用于早期肝硬化的筛查和肝硬化程度的判断。超声造影通过造影剂可以比较准确和客观了解肝的血液流变的情况，而用超声波技术测定肝组织弹性或硬度的方法，称为瞬时弹性成像检测。肝组织质地越硬，超声切割波在肝组织内运行速度也越快，从而推算出感兴趣区域的弹性模量，用于提供肝纤维化程度的信息。该方法样本误差率低，具有无创、快速、可靠的特点，成为检测肝纤维化及肝硬化程度的有效工具。但随着临床应用的增多，学者发现瞬时弹性成像的影响因素也较多，可能与性别、年龄、体重指数（BMI）、糖尿病史、脂肪肝等多种因素相关，因此，该方法尚需在实践中进一步完善。

（2）CT门静脉系统血管成像　通过门静脉血管三维重建了解门静脉及侧支循环、肝动脉以及肝静脉情况。

（3）无创技术在门静脉高压领域的使用　CT是我国肝硬化患者常规的临床检查手段，既往的影像技术仅能提供肝形态、脾形态、门静脉侧支循环有无及程度的描述，缺乏对门静脉压力的量化评估。门静脉高压诊断与监测研究组（CHESS）首次将解剖学三维血管模型与功能学流体力学计算融合应用于肝硬化门静脉高压场景，提出并验证了一种虚拟肝静脉压力梯度（HVPG）新技术。近期，CHESS研究将影像组学技术率先应用于门静脉高压，建立并研发了一种基于CT影像组学的HVPG二分类算法技术。新兴的人工智能和深度学习技术在门静脉高压领域也极具潜力，CHESS研究将深度卷积神经网络（convolutional neural networks，CNN）技术应用于CT和磁共振图像分析，显示出对临床显著性门静脉高压的良好筛查价值。此外，功能性磁共振成像新技术对于肝硬化出血患者的肾功能评估也具有潜在价值。此技术正处于研发阶段，有望近年进入临床应用。

【治疗】

（一）寻找病因、去除病因

寻找病因、去除病因是肝硬化治疗最重要、最有效的措施。病毒性肝炎所致肝硬化仍是我国肝硬化发病的主要病因，故针对病毒性肝炎的治疗尤为重要，目前认为针对病因的抗病毒治疗能延缓肝硬化的发展、改善肝功能、降低肝功能失代偿和肝癌的发生、减少肝移植的需求。

1．无并发症，肝功能较好的乙型肝炎后肝硬化　HBeAg 阳性、HBV-DNA ≥ 10^5 拷贝 / 毫升或 HBeAg 阴性、HBV-DNA ≥ 10^4 拷贝 / 毫升可应用拉米夫定或阿德福韦酯治疗，干扰素慎用。

2．失代偿期乙型肝炎后肝硬化　HBV-DNA 为阳性，在知情同意的基础上，考虑应用拉米夫定或阿德福韦酯治疗，干扰素禁用。

3．肝功能代偿的丙型肝炎后肝硬化　应用 IFN-α、聚乙二醇 -α- 干扰素（PEG-IFNα）、聚乙二醇 - 干扰素（PEG-IFN）单独或联合利巴韦林治疗。

4．肝功能失代偿的丙型肝炎后肝硬化　肝移植。

在抗病毒治疗过程中需密切监测肝功能、HBV-DNA 或 HCV-RNA 滴度，若无效或肝功能损害加重，则及时停药或换药。

（二）针对并发症

1．食管 - 胃底静脉曲张破裂出血　食管 - 胃底静脉是最直接相关的侧支血管，其破裂可导致出血，这是肝硬化最常见的致命合并症。通常在 HVPG 为 10 ～ 12 mmHg 时就会出现静脉曲张。约 50% 的肝硬化患者存在静脉曲张，这与肝硬化程度相关，如 Child A 级者约有 40% 存在静脉曲张，而 Child C 级者则可达 85%。尚无静脉曲张者每年约有 8% 的概率出现静脉曲张。同样每年有 8% 的小静脉曲张会变成大静脉曲张，肝硬化肝功能失代偿是主要推动因素。

静脉曲张每年的出血率为 5% ～ 15%，曲张静脉直径越大，出血风险就越大。其他危险因素包括肝功能失代偿及曲张静脉红色征阳性。约 40% 的出血可自发停止。在现代治疗条件下，出血导致的 6 周内死亡率约为 20%。若出血时 HVPG ＞ 20 mmHg，不仅不易止血，再出血及 1 年内死亡率也大大高于 HVPG 较低者。首次出血后若未经积极治疗，随后 1 ～ 2 年内有 60% 以上的概率会再出血。曲张静脉大小、曲张静脉压力（以 HVPG 为代表）都是决定再出血的因素。将 HVPG 降至 12mm Hg 以下，曲张静脉很少再出血；若将 HVPG 降低 20%，再出血的风险会极大地下降。

（1）食管 - 胃底静脉曲张出血治疗方案

1）急性食管 - 胃底静脉曲张出血：包括药物治疗、内镜治疗、三腔二囊管压迫止血、经颈静脉肝内门体静脉分流术（TIPS）、外科手术。药物治疗包括一般处理、血容量的恢复、早期降低门静脉压药物的应用（血管加压素及其类似物、生长抑素及其类似物）、抗菌药物的应用、质子泵抑制剂的应用等。药物治疗失败者，根据医院现有的技术条件和医生的经验，早期实施内镜或 TIPS 治疗。三腔二囊管压迫止血可作为药物或内镜治疗失败或无条件进行内镜、TIPS 治疗时的挽救性治疗方法。

2）食管 - 胃底静脉曲张破裂出血的一级预防（预防首次出血）：对于有食管 - 胃底静脉曲张但没有过出血的患者，可以考虑药物预防。普萘洛尔推荐剂量为 10 mg，一日 2 次，可渐增至最大耐受剂量；卡维地洛起始剂量为 6.25 mg，一日 1 次，如耐受，可于 1 周后增至 12.5 mg，一日 1 次；纳多洛尔起始剂量 20 mg，一日 1 次，渐增至最大耐受剂量，应长期使用。应答达标的标准为 HVPG ≤ 12 mmHg 或较基线水平下降 10% 或超过 10%。应用普萘洛尔或纳多洛尔的患者，若不能检测 HVPG，则应使静息心率下降到基础心率的 75% 或静息心率达 50 ～ 60 次 / 分。对于重度食管静脉曲张，有红色征者，可以采用曲张静脉套扎治疗。

3）食管 - 胃底静脉曲张破裂出血的二级预防（预防再次出血）：既往有食管静脉曲张出血史或急性食管 - 胃底静脉曲张出血 5 天后开始二级预防。目前我国指南首选内镜治疗，治疗失败或有其他情况（有脾肾分流或胃肾分流、门静脉血栓、HVPG 大于 15 mmHg），可以考虑 TIPS 治疗。

4）对于存在粗大的脾胃肾分流的，最近报道有新的治疗方法——超声内镜引导下弹簧圈加组织胶注射阻塞血管，也可取得较好止血效果；也有报道通过内镜下钛夹阻断胃静脉分流流出道后，再进行胃底曲张静脉组织黏合剂硬化治疗，以避免异位栓塞的发生。

（2）食管 - 胃底静脉曲张出血治疗方法

1）内镜下治疗：食管静脉曲张可以采用硬化或套扎治疗，胃静脉曲张可采用硬化剂或组织胶治疗。一次治疗可能效果欠佳，需多次内镜下治疗。

内镜治疗相关并发症包括：①异位栓塞，少见，部位通常是肺、脑、肾、脾、门静脉等，严重可致死亡；②感染，早期可出现发热，需预防性应用抗生素；③出血，主要是排胶溃疡出血常见。

2）TIPS：是一种血管介入的方法，在肝内的门静脉分支与肝静脉分支间建立分流通道。优点是创伤小，能有效降低门静脉高压，治疗顽固性腹水、肝性胸腔积液，对预防消化道出血和肝肾综合征也有较好疗效，但远期疗效有待进一步观察，肝性脑病的发生以及分流支架的堵塞是其不足。近年，在 TIPS 基础上同时对异位曲张静脉进行栓塞，采用覆膜分流支架等，可以起到减少食管 - 胃底静脉曲张再出血以及支架堵塞的效果。

TIPS 后相关并发症包括以下几点。

a. 肝性脑病（hepatic encephalopathy，HE）：HE 是 TIPS 术后较为常见的分流相关并发症，但 TIPS 术后新发或加重的 HE 发生率仅为 13% ～ 36%，多出现在术后 1 ～ 3 个月。TIPS 术后 HE 的病因不单是建立的 TIPS 分流道导致肠源性神经毒素入体循环，还包括 TIPS 术后暂时性肝功能下降、血脑屏障通透性增加等。应用 TIPS 专用支架，术中栓塞自发性门体分流及曲张静脉，及从门静脉左支建立分流道等措施可以降低 TIPS 术后 HE 的发生率。对于轻度的 HE，给予一般对症治疗、饮食调整及药物治疗，并预防严重 HE 的发生；对于严重的 HE，首先要积极寻找诱因，去除诱因，并加强药物治疗。

难治性 HE 发生率为 3% ～ 8%，大部分患者可通过支架内限流术改善症状，但对限流术无反应的患者一般预后较差。临时封闭分流道可以用来治疗 TIPS 相关的早期肝功能衰竭。无论支架内限流术还是封闭分流道之前均应该考虑到术后再出血或者腹水加重等其他门静脉高压失代偿事件的再次发生。对于支架内限流或封闭后临床症状改善不明显的患者肝移植是最终的治疗方法。

b．肝性脊髓病：它是非常罕见的慢性肝病的并发症，外科行门腔静脉分流术后及 TIPS 术后严重肝功能不全时罕见发生，MRI 对肝性脊髓病的预测及诊断有意义。肝性脊髓病表现为伴有感觉缺失的痉挛性瘫痪及轻度感觉异常。肝性脊髓病患者应预防跌倒，保守治疗方法包括限制蛋白质摄入，口服乳果糖导泻，使用苯二氮䓬受体拮抗剂、大剂量维生素 B、加巴喷丁、己酮可可碱等药物。保守治疗效果不佳时，部分脾动脉栓塞、早期行 TIPS 分流道内限流术或封闭术及早期肝移植都是有效的治疗手段。

c．急性肝功能衰竭：TIPS 术后血流动力学改变可导致肝局部缺血，Child-Pugh 评分高的患者更易出现。多数患者为自限性或仅需保守治疗；少数患者可出现肝梗死及急性肝功能衰竭，病死率高。肝梗死可表现为右上腹痛及肝功能恶化，CT 或 MRI 有助于评估缺血梗死区域。除积极药物治疗外，通过缩减 TIPS 分流道直径可减少过多的分流，有望缓解肝功能的进一步恶化。如仍出现持续的胆红素升高，应考虑急性肝功能衰竭的可能，肝移植可能是肝功能衰竭患者挽救生命唯一有效的方法。

3）其他介入治疗方法：如经球囊导管阻塞下逆行闭塞静脉曲张术（balloon retrograde transvenous occlusion，BRTO）及经皮经肝曲张静脉栓塞术（percutaneous transhepatic varicial embolization,PTVE）。对于存在较大自发性脾 - 胃 - 肾分流的患者，或有 TIPS 禁忌证的患者，BRTO 被认为是治疗胃静脉曲张出血的有效方法。

（3）脾大、脾功能亢进的治疗：

1）脾切除 + 分流或断流术：除对脾功能亢进起到治疗作用外，能减低门静脉高压，减少出血概率。缺点是创伤大，对肝功能要求较高。

2）部分脾栓塞：创伤小，禁忌证少，对肝功能要求低于外科手术。现在主张首选该治疗。缺点是不一定能达到预期疗效，短期内容易产生腹水，但治疗后多数能吸收。

（4）顽固性腹水或肝肾综合征治疗

1）可应用高度选择性血管升压素 2（vasopressin 2，V2）受体拮抗剂治疗：托伐普坦是目前治疗腹水伴有低钠血症的最理想药物。应用托伐普坦（7.5 ~ 15 mg/d）治疗肝硬化腹水伴（或不伴）低钠血症患者的证据显示，短期（30 天）应用是安全、有效的，并且对 80% 的顽固性腹水患者效果很好，未见明显肝肾功能恶化。

2）特利加压素（2 ~ 4 mg/d）：应用于肾功能正常的大剂量利尿剂治疗无效的肝硬化顽固性腹水患者，67.5% 的患者有治疗应答，其中 35% 左右的患者腹水减少至少 2 级。

（三）人工肝

人工肝，又称人工肝支持系统，是采用非药物性手段或装置暂时支持肝以维持患者生命，初步纠正肝功能衰竭引起的严重代谢紊乱、清除体内蓄积的各种毒性物质，使病变的肝有时间和条件通过再生逐渐恢复其原有的结构和功能而获得生存的一种治疗方法。主要包括血液灌流和血浆置换，临床上血液灌流时应用较多的是吸附树脂，其吸附能力略逊于活性炭；但对各种亲脂性及带有疏水基团的物质如胆汁酸、胆红素、游离脂肪酸及酰胺等吸附率较大，对内毒素和细胞因子有较好清除的作用，可使患者的中毒症状显著改善。主要用于治疗重型肝炎肝性脑病，重型肝炎伴败血症、胆汁淤积及瘙痒等，也可作为肝移植前的辅助治疗，但该方法并不影响基本病理过程，属于对症治疗。因此，针对病因的处理不能忽视。

（四）干细胞移植与肝移植

1．干细胞移植　干细胞是具有自我更新、高度增殖和多向分化潜能的不均一细胞群体，其在一定的微环境下可以诱导分化为多种组织细胞，具有很强的可塑性。现已证明，干细胞在体内、外均有极强的向肝细胞分化的能力。通过移植具有分化、增殖能力的干细胞，使其在体内分化成肝细胞，可以代偿部分肝功能。干细胞移植在治疗肝疾病方面备受重视，现在通过外周血、骨髓，胎儿脐带血采集干细胞，采用肝动脉或门静脉注入肝的临床试验已在进行。结果显示，患者通过该项治疗后临床症状、肝功能、凝血功能等可有一定程度改善，但干细胞移植仅是作为治疗肝硬化的一种新治疗方法加以探索。由于开展此项工作不久，病例数尚少，其远期疗效以及有无严重不良反应尚需观察。

2．肝移植　对于晚期肝硬化患者，肝移植是目前医学界公认的最好办法。其缺点是供肝奇缺、费用昂贵及术后免疫移植排斥反应。

（五）中医中药治疗

中药抗肝纤维化的机制研究已较深入地开展，已证实某些活血化瘀类中药能抑制 HSCs 的活化、迁移、收缩，从而改善肝微循环和降低门静脉压力，促进活化 HSCs 的凋亡，促进胶原的降解等。中药抗肝纤维化具有独特的临床疗效。中药复方制剂成分复杂，作用比较广泛，对发病机制复杂的肝纤维化，疗效可能要比专门作用于单一发病环节的药物疗效更好，应当予以重视。现已上市的抗肝纤维化中药有扶正化瘀胶囊（片）、复方鳖甲软肝片、安络化纤丸和强肝胶囊等。

（周　贤　颜　琼）

参考文献

[1] 葛均波，徐永建，王辰．内科学．9 版．北京：人民卫生出版社，2018，405-414．
[2] Kisseleva T，Brenner DA．Anti-fibrogenic strategies and the regression of fibrosis．Best Pract Res Clin Gastroenterol，2011，25（2）：305-317．
[3] 徐列明．肝纤维化的研究进展．中华肝脏病杂志，2010，18（8）：563-565．
[4] 杨喜艳，卢放根．内镜下组织胶注射在胃静脉曲张治疗中的并发症．医学与哲学：临床决策论坛版，2013，34（6）：59-61．
[5] Forbes SJ，Parola M．Liver fibrogenic cells．Best Pract Res Clin Gastroenterol，2011，25（2）：207-17．
[6] Patsenker E，Stickel F．Role of integrins in fibrosing liver diseases．Am J Physiol Gastrointest Liver Physiol，2011，301（3）：G425-434．
[7] Bellayr IH，Mu X，Li Y．Biochemical insights into the role of matrix metalloproteina-ses in regeneration：challenges and recent developments．Future Med Chem，2009，1（6）：1095-1111．
[8] 顾杰，周扬，洪嘉禾，等．扶正化瘀方对 DMN 肝硬化模型大鼠门静脉压力的影响．世界华人消化杂志，2008，16：1042-1046．
[9] 董永杰，彭彦辉，赵晓云，等．肝纤维化血清学诊断方法的研究进展．医学综述，2010，13（22）：1743-1745．
[10] Fraquelli M，Rigamonti C，Casazza G，et al．Reproducibility of transient elastography in the evaluation of liver fibrosis in patients with chronic liver disease．Gut，2007，56：968-973．
[11] 冯彦红，钱林学，胡向东．肝纤维化及早期肝硬化的超声研究进展．世界华人消化杂志，2010，18（5）：454-461．
[12] Masaki N，Imamura M，Kikuchi Y，et al．Usefulness of elastometry in evaluating the extents of liver fibrosis in hemophiliacs coinfected with hepatitis C virus and human immunodeficiency virus．Hepatol Res，2006，35：135-139．
[13] 祁小龙．肝硬化门静脉高压无创时代：我们如何把握．中华肝脏病杂志，2018，26（4）：241-244．
[14] 徐小元，丁惠国，贾继东等．肝硬化门静脉高压食管胃静脉曲张出血的防治指南．实

用肝脏病杂志，2016，19（05）：641-656.
[15] 许秋泳，陈和清，许耀斌，等. 内镜下钛夹辅助组织胶联合聚桂醇治疗合并胃肾或脾肾分流道的胃底静脉曲张. 中国内镜杂志，2019，25（10）：78-83.
[16] 中国医师协会介入医师分会. 中国门静脉高压经颈静脉肝内门体分流术临床实践指南. 中华肝脏病杂志，2018，27（8）：582-593.
[17] 徐小元，丁惠国，李文刚，等. 肝硬化腹水及相关并发症的诊疗指南. 中华胃肠内镜电子杂志，2018，5（01）：1-17.
[18] 陈海鸥，胡小宣，刘洪，等. 脐血干细胞移植治疗肝硬化的疗效观察. 中华肝脏病杂志，2010，18（7）：537-538.
[19] 江军，范平，李东良，等. 骨髓干细胞与外周血干细胞移植治疗失代偿期乙型肝炎肝硬化的疗效. 中华肝脏病杂，2011，19（2）：136-137.
[20] 李楠，石玉玲，李娜，等. 经门静脉外周血干细胞移植治疗肝硬化失代偿期的疗效研究. 中国全科医学，2010，13（8）：852-854.

第四章　泌尿系统疾病及相关诊疗技术进展

连续性血液净化的临床应用

连续性血液净化（continuous blood purification，CBP）是一组以缓慢、持续清除溶质及代谢废物的治疗技术的总称。1977 年 Kramer 首次提出连续性动 - 静脉血液滤过（continuous arteriovenous hemofiltration，CAVH）的概念。同时 CBP 的另一命名“连续性肾替代治疗”（continuous renal replacement therapy，CRRT）也逐渐被肾医学、重症医学专业所公认，它从器官支持技术层面对 CBP 的含义做了扩展和延伸。1995 年第一届国际 CRRT 学术会召开，2000 年急性透析质量倡议组织成立，推动 CBP 技术发展进入全盛时期。经过近几十年的发展，CBP 已经成为一门多学科、广泛使用的器官支持技术。

一、连续性血液净化的基本理论

1．连续性血液净化的原理　CBP 的溶质清除原理包括弥散、对流及吸附。弥散是指在一个限定的分布空间，溶质依靠浓度梯度从高浓度向低浓度转运的过程，其转运能源来自溶质分子本身的布朗运动，主要驱动力是浓度差。这种清除模式主要针对小分子物质，是血液透析的主要原理。对流是指液体在跨膜压作用下通过半透膜向压力低的一侧移动的过程，溶质分子也随之通过半透膜。其清除效率与溶质分子量、膜孔径等多因素相关。它是血液滤过的基础。吸附是利用溶质的电荷、疏水性、亲水性等物理特性，用吸附材料将溶质吸附、清除的方式。它是大分子物质清除的主要方式，是血液灌流的基础。近年来，一些新型的有吸附作用的膜材料，可以清除炎症介质及内毒素。由于需要清除的溶质在分子量、蛋白质结合率、亲水性等指标上存在较大差异，医务人员需要根据净化目的不同，制定不同的血液净化策略。近年来随着 CBP 技术的发展，在 CAVH 基础上已经延伸出多种治疗模式。

2．连续性血液净化的模式　CBP 已在最初的 CAVH 基础上，发展出许多新的治疗模式，并且现有的 CBP 设备，可以通过与体外二氧化碳清除技术（extracorporeal CO_2 removal，$ECCO_2R$）、体外膜式氧合（ECMO）等技术联合使用，扩展 CBP 的器官支持效能。CBP 逐渐从单一的对溶质清除发展为对全身的器官支持（multi-organ support therapy，MOST）。目前关于 CBP 的命名仍然沿用 1995 年第一届国际 CRRT 学术会的命名原则（表 4-1）。其中连续性（continuous）是指持续 12 小时以上的治疗技术，相较于 3 ～ 5 小时的间隙治疗，连续性治疗模式可以取得更好的血流动力学稳定性、减少细胞内外溶质穿膜，提高了重症患者对溶质清除的耐受性。

在这样的一个命名系统中，动 - 静脉（arteriovenous）是指早期的 CBP 治疗中，通过同时穿刺动脉、静脉，利用动脉和静脉之间的压力差进行超滤的治疗模式，目前已被废止。静 - 静脉（venovenous）是指通过中心静脉置管，将血液引出体外，经净化后回输体内的方式。滤过（hemofiltration）是一种以对流为主要原理的净化方式，而透析（hemodialysis ）是一种以弥散为主要原理的净化方式。在相同治疗剂量下，透析和滤过在清除小分子的能力上相似，而清除中、大分子的能力滤过强于透析。

表4-1　常见CBP治疗模式命名举例

英文缩写	英文全称	中文命名
CAVH	continuous arteriovenous hemofiltration	连续性动 - 静脉血液滤过
CVVH	continuous venovenous hemofiltration	连续性静 - 静脉血液滤过
CVVHDF	continuous venovenous hemodiafiltration	连续性静 - 静脉血液透析滤过
CVVHD	continuous venovenous hemodialysis	连续性静 - 静脉血液透析
SCUF	slow continuous ultrafiltration	缓慢连续性超滤
CPFA	continuous plasma filtration absorption	连续性配对血浆滤过吸附
TPE	therapeutic plasma exchange	治疗性血浆置换

3．CBP 与间歇性血液透析的特点比较　如上所述，CBP 单位时间内透析效率低于间歇性血液透析（intermittent hemodialysis，IHD），所以可以获得更好的血流动力学稳定性，减少细胞内外溶质穿膜，从而提高了患者对溶质清除的耐受性。同时，CBP 使用的滤器截留分子量在 3 万～ 4 万 Da，显著高于 IHD。所以 CBP 对大分子炎症介质、代谢废物有更好的清除效率。如横纹肌溶解的临床研究发现大分子肌红蛋白在 IHD 中清除效率较差，而 CVVH 治疗模式中可以取得较好的清除效率，改善患者预后。CBP 相对缺点包括需要持续抗凝、持续对体外循环保持高度关注和较高的治疗费用，以及会持续存在潜在的营养物质及蛋白质流失。

二、连续性血液净化的实现

1．CBP 硬件　CBP 硬件包括机器与专用耗材。CBP 机器配备 3 个以上的蠕动泵，采用一个或多个秤，持续对滤出液、置换液或（和）透析液进行称重，将上述结果作为流量指标，由机器软件进行分析，从而实现精准的容量和溶质调控。CBP 机器配备精准的加温系统，配备对滤器前、后等关键节点压力的精准监测及报警系统，从而全面保障患者治疗期间的安全。CBP 机器通过外接不同种类的滤器、血液灌流器、血浆分离器等实现不同的治疗模式。

CBP 滤器是 CBP 耗材中最为核心的部件，是中空纤维集束组成的用于溶质和溶液交换的核心场所。不同滤器的孔径、膜面积等参数存在显著差异，从而使不同滤器清除效能及使用人群存在差异。

2．置换液　CBP 的核心就是清除体内溶质及代谢废物，补充新鲜的液体成分（置换液）。置换液就是在 CBP 治疗中使用的、从体外循环补入的接近生理状态的液体。早期 CBP 多为自行配置置换液，这存在医源性感染风险，在液体成分标准化、无菌性上都存在风险。目前指南更推荐使用统一商品化置换液，根据患者病情及治疗需要进行调整。商品化置换液为碳酸氢盐缓冲对，呈酸性，钙离子水平在 1.5 mmol/L 左右，不含钾。使用时需要另行泵入碳酸氢钠及氯化钾，使得进入体内的置换液与人体正常生理状态相近。在 TPE 模式中，血浆制品即作为置换液。

CBP 置换液可以通过滤器前或滤器后进行补入，在滤器前补入置换液叫作前稀释，在滤器后补入置换液叫作后稀释。在净化效率上，后稀释大于前稀释；在体外循环凝血风险上，后稀释也较前稀释大。所以两种补入方式各有优缺点，需要根据患者病情进行个性化选择。

3．抗凝技术　CBP抗凝技术包括肝素抗凝、枸橼酸抗凝及阿加曲班抗凝。其中枸橼酸抗凝技术因其抗凝效果确切、安全性好成为目前首选的抗凝方式。按照KDIGO组织关于急性肾损伤指南推荐，如没有枸橼酸抗凝的禁忌证，枸橼酸抗凝应作为CBP的首选抗凝方式。枸橼酸抗凝是通过使用枸橼酸钠，在体外螯合钙，阻断钙在凝血系统中的作用而起到抗凝效果。进入体内后，枸橼酸钙在肝、肾及肌肉等线粒体丰富的组织中经三羧酸循环代谢为碳酸氢根，钙离子重新解离，所以在体内不起抗凝作用。如果患者处于严重肝衰竭、严重低氧、低血压等线粒体三羧酸障碍状态，可能导致枸橼酸钙不能解离，出现进行性低血钙。在补入大量酸性置换液的情况下，由于碳酸氢根不能解离，可能出现代谢性酸中毒持续加重。所以在上述情况枸橼酸抗凝需慎用。在枸橼酸实施过程中，需要持续监测周围循环（反映体内钙平衡状态）及滤器后游离钙（反应抗凝效果）水平，力求将周围循环的游离钙维持在1.0 mmol/L以上、滤器后游离钙维持在0.3 mmol/L以下，以保持抗凝的效果及患者安全性。

肝素是存在于人或哺乳动物体内肥大细胞分泌的颗粒中的一种硫酸化的糖胺聚糖。正常人血液中肝素含量极少。它可以增强抗凝血酶Ⅲ活性，从而起到抗凝作用。普通肝素分子量较大，低分子肝素是普通肝素经过纯化后获得的片段。与普通肝素相比，低分子肝素相关性血小板减少发生率更低、生物学特性更稳定、代谢不良反应较少，是目前在CBP抗凝中使用较多的一类肝素类药物。

阿加曲班是凝血酶直接抑制剂，主要在肝代谢。它半衰期短，安全性相对较好。相对缺点是价格昂贵，缺乏特异性的抑制剂，仍需要持续检测活化部分促凝血酶原激酶时间（activated partial thromboplastin time，APTT）、ACT等凝血指标。

无抗凝技术是指在治疗过程中不使用任何抗凝药物，通过定时输注生理盐水冲洗透析管路及滤器来保障透析顺利运行的治疗方式。由于需要反复生理盐水冲管，它提高了容量控制的难度，同时，在无抗凝治疗下，由于凝血系统活化的强度更高，所以存在大量凝血因子及血小板的消耗。应尽量避免使用无抗凝CBP。

4．CBP治疗剂量　CBP的处方的治疗剂量是指经CBP设备滤出的废液量。在CBP早期发展过程中，研究者希望通过使用高截留值滤器、高治疗剂量达到更好的清除效果，但是越来越多的研究发现低治疗剂量与高剂量相比，对改善患者死亡率并没有帮助。目前改善全球肾病预后组织（Kidney Disease Improving Global Outcomes，KDIGO）指南都推荐使用25～35 ml/（kg·h）的治疗剂量，一个来自日本的关于尿毒症患者使用CBP的临床研究发现，10 ml/（kg·h）的治疗剂量就可以起到清除代谢废物的作用。所以，目前更多使用一个中、小透析剂量进行CBP治疗，但指南也强调应针对患者的不同病情及医疗单位的人力资源进行个性化选择。

三、CBP的适应证

1．复杂的急性肾损伤　急性肾损伤（acute kidney injury，AKI）紧急透析指征包括预计存在内科保守治疗无效的严重代谢性酸中毒、高钾血症或出现经内科保守治疗无效的严重心律失常、合并尿毒症症状（如脑病、严重肺水肿等）。但是既往对何时开始对AKI患者进行透析并没有完全统一的界定。根据KDIGO指南，当AKI进入Ⅱ期合并危及生命的并发症时就需要开始考虑启动肾替代治疗（renal replacement therapy，RRT）。急性透析质量倡议组织专家共识做了进一步推荐，当肾出现“需求-能力失衡”时，就可以根据对病情的全面评估考虑启动 RRT 治疗。这种需求与能力失衡，可能为肾功能正常而机体合并高分解代谢状态（如重症胰腺炎、热射病、蜂蜇伤），也可能为机体代谢正常而肾功能本身严重下降。

对于合并血流动力学不稳定、多器官功能障碍的复杂 AKI，国内外相关指南都推荐将 CBP 作为首选的血液净化方式。近年来在脓毒症 AKI、横纹肌溶解、挤压综合征等导致的 AKI 的治疗中都可以见到 CBP 的身影，它已成为医护人员处理此类危重症的利器。

2．CBP 的其他肾科指征　CBP 其他肾科指征包括：①慢性肾衰竭患者出现脑出血、尿毒症脑病、严重心力衰竭等复杂情况；②持续少尿需要大量补液；③存在大量液体潴留，需要清除大量液体等。在这部分患者中，CBP 因其单位时间内透析剂量小，对患者血流动力学影响更小，具有更大的优势。

3．CBP 的非肾科指征　随着 CBP 技术的逐渐发展与革新，CBP 出现越来越多的非肾科指征。按照 Ronco 的“峰浓度”理论，在脓毒症等全身炎症反应状态下，免疫应答完全失控，导致血浆中致炎因子和抗炎因子水平序贯性达到峰值。CBP 针对炎症介质的清除范围更大，使治疗手段更为丰富，可以使得患者有机会重新获得免疫稳态，为进一步治疗疾病创造机会。近年来，CBP 广泛用于脓毒症休克、急性重症胰腺炎、蜂蜇伤、急性呼吸窘迫综合征、严重烧伤合并高分解代谢状态等危急重症（表 4-2）。

表4-2　部分CBP适应证

肾科适应证	复杂急性肾损伤
	慢性肾衰竭合并高钾血症、尿毒症脑病、颅内出血、严重代谢性酸中毒等复杂情况
	慢性液体潴留（肾病综合征）
	少尿患者需要进行大量补液
非肾科适应证	严重心力衰竭
	严重肝衰竭
	严重乳酸酸中毒、低钠等严重电解质酸碱失衡紊乱状态
	急性重症胰腺炎
	急性呼吸窘迫综合征
	横纹肌溶解
	肿瘤溶解综合征
	严重烧伤、中暑等高分解代谢状态
	脓毒症
	中毒

在严重心力衰竭方面，CBP 可以清除大量多余液体、减轻心脏前负荷，起到改善心功能作用。在表 4-2 中详细列举了部分 CBP 常见的非肾科适应证。在每一种疾病的治疗中，需要根据疾病种类、清除目的的不同，选择合适的治疗模式，为重症患者提供最优的临床决策。

四、CBP 未来发展方向

综上所述，在肾脏病学、重症医学、血液净化材料学的发展中，CBP 技术得到了飞速发展，已经成为一门重要的器官支持技术。多器官支持疗法（multiple organ support therapy，MOST）理念逐渐深入人心。在未来的“肾支持”理念下，肾内科或重症病房可能同时配置 CBP、IHD 水路接口以及自动化腹膜透析设备，以满足不同阶段、不同病情的患者个性化的血液净化需要。在治疗模式方面，CBP 与 ECCO2R 技术、ECMO 技术等联合使用已越来越普遍，对溶质清除更为精准。通过联合使用多种器官支持技术已能够长时间保持患者生命体征及内环境稳定，相信未来 CBP 技术还将继续发挥越来越重要的作用。

（吴蔚桦　曹　灵）

参考文献

[1] Claudio Ronco．张凌，陆任华，等．重症肾脏替代治疗和血液净化技术的标准化术语命名．华西医学，2018，33（7）：782-796.

[2] Broman ME，Hansson F，Vincent JL，et al． Endotoxin and cytokine reducing properties of the oXiris membrane in patients with septic shock：a randomized crossover double-blind study. PLoS One．2019；14(8)：e0220444.

[3] Cheampong B，Johnson JN，Stulak JM ，et al．Postcardiotomy ECMO support after high-risk operations in adult congenital heart disease．Congenit Heart Dis．2016，11(6)：751-755

[4] Zhang L，Kang Y，Fu P，et al．Myoglobin clearance by continuous venous-venous haemofiltration in rhabdomyolysis with acute kidney injury：a case series.Injury，2012，43(5)：619-623.

[5] Jacobs R，Honore PM，Hendrickx I，et al．Regional citrate anticoagulation for continuous renal replacement therapy：all citrates are not created equal．Blood Purif，2016．42(3)：219-20.

[6] Kidney Disease：Improving Global Outcomes．KDIGO clinical practice guideline for acute kidney injury．[EB/OL]（2012-3-5）[2019-10] http：//kdigo．org/wp-content/uploads/2016/10/KDIGO-2012-AKI-Guideline-English．pdf.

[7] Yasuda H．Uchino S．Uji M,et al．The lower limit of intensity to control uremia during continuous renal replacement therapy．Crit Care，2014，18(5)：539.

[8] Rewa OG，Tolwani A，Mottes T，et al．Quality of care and safety measures of acute renal replacement therapy：workgroup statements from the 22nd acute disease quality initiative (ADQI) consensus conference．J Crit Care，2019，54：52-57.

[9] 葛均波，徐永健，王辰．内科学．9 版．北京：人民卫生出版社，2018.

急性肾损伤的诊断与治疗

急性肾损伤（AKI）既往被称为急性肾衰竭（acute renal failure，ARF)，是一种临床常见的危急病症，病死率极高。近年的研究表明，住院患者血肌酐的轻微改变即与不良预后相关，而衰竭（failure）一词易被理解为“功能完全丧失”或“进入终末期”，不如“损伤（injury）”更能体现早期的病理生理变化，不利于早期诊断及干预，因此，2005 年 9 月 AKI

网络工作组（acute kidney injury network，AKIN）建议使用 AKI 替代 ARF。重新命名能更贴切地反映疾病的基本性质，可将这一综合征的临床诊断提前，对于早期诊断、早期治疗和降低病死率具有更积极的意义。

【定义、诊断及分期】

1951 年，Homer WS 首次引入了“急性肾衰竭”这一概念，从生理学、病理学和临床方面对其进行了全面描述并提出治疗原则。尽管“急性肾衰竭”这一疾病名称得到广泛认可，并经历了时间的考验，但是一直缺乏公认的诊断标准，通常被定义为“肾功能突然下降且持续存在”，但关于“突然”“持续”及“肾功能降低的程度”并没有统一的标准，急性肾衰竭也一直没有一个统一的定义。相关的文献统计达 35 种之多，这不但造成诊断的困难和治疗的延误，而且也使流行病学研究结果不具可比性。

鉴于这一现状，2002 年，急性透析质量倡议小组（ADQI）第二次会议制定了 ARF 的 RIFLE 分级诊断标准，并得到广泛认可。RIFLE 标准依据血肌酐、肾小球滤过率（GFR）和尿量的变化将 ARF 分为 3 个等级——危险（risk）、损伤（injury）和衰竭（failure）；2 个预后级别——肾功能丧失（loss）和终末期肾病（end stage renal disease，ESRD）。2004 年，来自美国肾脏病协会（ASN）、国际肾脏病协会（ISN）、急性透析质量倡议小组（ADQI）和欧洲重症医学协会（ESICM）的肾脏病和急救医学专家成立了 AKI 网络工作组（AKIN），并在 2005 年 9 月在阿姆斯特丹举行了第一次会议。AKIN 提出采用 AKI 替代 ARF，并在 RIFLE 基础上对 AKI 的诊断及分级标准进行了修订。

急性肾损伤是指不超过 3 个月的肾功能或结构方面的异常，包括血、尿、组织检测或影像学方面的肾损伤标志物的异常或肾小球滤过率小于 60 ml/（min · 1.73 m^2）。

AKI 的诊断标准为肾功能在 48 小时内迅速恶化，血肌酐升高绝对值≥ 26.5 μmol/L；或较基线值升高≥ 50%（增至 1.5 倍）；或尿量＜ 0.5 ml/（kg · h），超过 6 小时。AKI 标准取消了 RIFLE 标准的 2 个临床结局，但保留了 3 个急性期变化，将 AKI 分为 3 期，分别与 RIFLE 标准的危险、损伤和衰竭等级相对应（表 4-3）。

表 4-3 的标准既包括血肌酐绝对值的改变，也包括相对于年龄、性别、体重指数等的相对值的改变。它不需要基线肌酐水平，但仍需要 48 小时内至少 2 次的肌酐值。AKI 的诊断时间窗为 48 小时，并以尿量作为判断指标之一，使早期、快捷干预成为可能。尿量标准的纳入是由于该指标在预测方面的重要性，但同时要考虑非 ICU 患者尿量的测量并不正规的情况，仅根据尿量标准进行诊断可能有假阳性。因此，在单独应用尿量诊断标准时要除外尿路梗阻或其他可导致尿量减少的可逆因素。表 4-3 的标准在应用时要与临床（已经存在的肾功能不全的程度）相结合，并给予充分的液体补充。

表4-3　AKI的分期标准

分期	血肌酐	尿量标准
1 期	增加≥ 26.5 μmol/L 或增至基线值的 150% ～ 200%（1.5 ～ 2.0 倍）	＜ 0.5 ml/（kg · h）超过 6 小时
2 期	增至基线值的 200% ～ 300%（2.0 ～ 3.0 倍）	＜ 0.5 ml/（kg · h）超过 12 小时
3 期	增至基线值的 300% 以上（＞ 3.0 倍）或绝对值≥ 354 μmol/L 且急性增高≥ 44 μmol/L	＜ 0.3 ml/（kg · h）超过 12 小时或无尿 12 小时

【诊断标记物】

目前，血肌酐和尿量仍是诊断 AKI 唯一可靠的检测指标，也是 AKI 分期的依据。但是，血肌酐并非敏感指标，从血肌酐的代谢及分布来看，血肌酐不仅反映 GFR，还受到其分布及代谢等综合作用的影响。尿量更易受到容量状态、药物等非肾因素的影响。因此，需要寻找新的早期诊断 AKI 的生物标志物。目前已发现部分有价值的指标，如半胱氨酸蛋白酶抑制药 C（cystatin C）、肾损伤因子 -1（kidney injury molecule-1，KIM-1）、中性粒细胞明胶酶相关脂质运载蛋白（neutrophil gelatinase associated lipocalin，NGAL）、白细胞介素 -18（IL-18）、富含半胱氨酸蛋白 61（Cyr61）、钠氢离子交换物 3（sodium hydrogen exchanger 3，NHE3）等。目前的基础研究及少量的临床研究表明，这些指标可能较血肌酐有更好的敏感性，有助于鉴别 AKI 的病因。但是，所有这些标志物尚处于评估阶段，距临床应用尚有一段距离。

其他标志物如尿胎球蛋白 A（fetuin A）、尿脂肪酸结合蛋白质（fatty acid-binding proteins，FABPs）、聚集素（clusterin）等仍处于研究的初级阶段，临床价值不明。这些新的生物学指标能否作为 AKI 早期临床诊断的敏感指标需要进一步验证。此外，针对急性肾小球疾病引起 AKI、急性间质性肾炎（特别是药物引起的）的生物标志物，目前国际上尚缺少相关的研究。

【治疗】

（一）对症支持治疗

AKI 的治疗原则是快速识别和纠正其可逆因素，防止肾进一步受损，维持水、电解质平衡。因此，无论何种原因引起的 AKI，早期预防、早期诊断、及时纠正肾前性因素都是非常重要的。应重视原发病的治疗，如控制感染、止血、补充血容量等。避免接触肾毒性药物，根据肾功能调节用药剂量，预防二次打击及再次损伤，防止发生多器官功能障碍综合征（MODS）。应给予高糖、低蛋白、高维生素的饮食，以提供足够的能量。严格“量出为入”，控制钠、水摄入。

每日给液体量 = 尿量 + 显性失水（呕吐、大便和引流量）+ 不显性失水 − 内生水

同时应纠正代谢性酸中毒及电解质紊乱。此外，足量补充液体对肾前性和造影剂所致肾损伤的防治作用已获肯定。早期使用某些药物，可能对急性肾小管坏死（acute tubular hecrosis，ATN）产生一定预防作用，但未获得前瞻性随机对照研究证实。此外，对急进性肾小球肾炎、急性间质性肾炎等所致 AKI 的治疗，强调激素冲击和（或）免疫抑制药冲击，部分危重急进性肾小球肾炎患者还可联合使用血浆置换或免疫吸附疗法，但也需要前瞻性随机对照研究予以证实。

（二）肾替代治疗

由于缺乏有效的药物治疗，肾替代治疗是 AKI 的主要治疗措施。治疗模式包括腹膜透析（peritoneal dialysis，PD）、间歇性肾替代治疗（intermittent renal replacement therapy，IRRT）和连续性肾替代治疗（CRRT），以及新兴的杂合式肾替代治疗（hybrid renal replacement therapy，HRRT）等。

PD 较少用于危重 AKI 的治疗，但其方法简单、安全、经济，无需特别设备，同时其无需抗凝、无血流动力学影响、有较好耐受性，在基层医院或地区发生灾难性事件大量患者需要治疗时，仍是治疗 AKI 的一种常用方法。以下情况适合行 PD 治疗：非高分解型 AKI；心功能欠佳，有心律失常或血压偏低；血管通路制造困难；有活动性出血，全身肝素化治疗禁忌；老年患者或近期手术；儿童患者。

关于间歇性血液透析（IHD）和 CRRT 效果的比较存在争论，在 AKI 救治中的疗效比较迄今尚无循证医学的结论。一项前瞻性多中心的 Hemo DIAFE 研究，将 350 例危重 AKI 患者随机分入 IHD 或连续性静 - 静脉血液透析滤过（CVVHDF）组进行比较，结果发现 CVVHDF 组的生存率并不优于 IHD 组。最近的一项 meta 分析也显示 IHD 与 CRRT 的疗效无明显差异。但 CRRT 可连续、缓慢地对水和溶质进行清除，提高血流动力学的稳定性，并提供更多的营养支持治疗，尤其适合血流动力学不稳定的患者，同时对脓毒症患者炎症介质的清除也显示出了良好的疗效。而 ICU 中 AKI 最主要的诱发因素为感染性休克，故 CRRT 在 ICU 应用极为普遍。

近年来发展起来的缓慢延长透析（sustained low efficiency dialysis，SLED）及延长的每日透析（extended daily dialysis，EDD）等新的透析模式是 IHD 与 CRRT 的改良方案。患者每天接受治疗 6 ～ 8 小时，每周 6 天，既有 IHD 类似的迅速清除溶质作用，又有与 CRRT 类似的心血管耐受性，且比 CRRT 时肝素等抗凝剂使用剂量低，无需昂贵的 CRRT 机器、特配的无菌置换液及专职医护人员，并有利于患者在非治疗时间进行其他必要的治疗和检查。一些前瞻性的研究表明 SLED 对治疗 AKI 安全有效，且治疗费用比 CRRT 低，但目前尚缺乏关于 SLED 与 CRRT 比较的前瞻性随机对照研究资料。

在治疗时机方面，目前公认的急诊透析适应证包括容量过度负荷、高钾血症、代谢性酸中毒、有明显的尿毒症症状和体征及进展的氮质血症等。但对 AKI 患者行肾替代治疗最佳时机、治疗模式选择、合理的治疗剂量尚无统一标准，AKI 患者肾替代疗法（renal replacement therapy，RRT）时期的选择需要进一步前瞻性随机对照试验来确定。

（三）治疗进展

近年来细胞疗法成为了人们关注的热点。在肾损伤机制及修复的研究中发现，肾小管损伤后可以通过增殖和去分化为具有间充质细胞特性的细胞进行修复，也有研究认为是干细胞在其中发挥了作用。目前研究最多的是骨髓间充质干细胞，这一过程可能是通过转分化为具有肾小管上皮细胞特性的细胞完成。但目前观点偏向于认为是通过旁分泌和自分泌发挥作用，特别是间充质干细胞释放的微泡在旁分泌的过程中发挥了重要作用。还有学者认为在肾的乳头尖部存在干细胞特性的细胞，该处被认为是人体器官的干细胞龛，参与受损肾小管上皮细胞的再生修复。干细胞在动物模型中已显示出其治疗 AKI 的作用，有望成为新型的治疗方法，但在临床上的应用有待进一步考证。

【预后】

AKI 的预后随着 ARF 的研究逐渐深入，其病理生理变化和发病机制的认识已有长足进步，但是 AKI 患者的预后并未见实质性的改善。一般而言，继发于肾前性因素的 AKI，如能及早诊断和治疗，预后最好，肾功能可恢复到基线水平，病死率＜ 10%。继发于肾后性因素的 AKI 也常有良好的预后，如尿路梗阻诊断及时、治疗得当，肾功能也可恢复至基线水平。与之相比，继发于肾性因素的 AKI 的预后较差，病死率为 30% ～ 80%。发生在慢性肾疾病（chronic kidney disease，CKD）或全身性疾病基础上的 AKI 转归较差，肾功能很难完全恢复到基线水平，严重者可能需要长期透析治疗。因此 AKI 重在预防。AKI 的高危患者包括糖尿病、高血压、冠状动脉粥样硬化性心脏病、周围血管病，以及已知的肾病，尤其是肾病综合征患者等，应对其采取合理的监测措施，以维持体液容量和血流动力学稳定。应慎重选择治疗药物和诊断性操作，将接触肾毒素的机会降至最低。此外，在任何可能引起 AKI 的诊治操作后都应主动监测肾功能。

目前AKI正在逐步取代传统ARF的概念，AKI进行标准化的系统分级和定义已经得到充分的认识，但是仅仅定一个标准是远远不够的，寻找一些灵敏度更强的损伤性的“金指标”替代功能性的指标，从而及早诊断、及早治疗、改善预后、降低死亡率才是终极目标。为此，实验室研究已发现部分更敏感、特异的生物学标志物，但能否应用于临床还需要进一步验证。在AKI的治疗方面，药物在临床上的治疗效果并不理想，仍以RRT为主。目前关于RRT治疗的时机、模式、剂量尚无统一标准，存在各抒己见的局面。总之，AKI的诊治和预防仍是一个严峻的课题。更为深入的基础研究来指导临床，大规模的临床资料分析为临床实践提供循证依据将是未来研究的主要方向。

（刘　进　欧三桃）

参考文献

[1] Farley SJ.Acute kidney injury/ acute renal failure：standardizing nomenclature，definitions and staging.Nat Clin Pract Nephrol，2007，3：405.

[2] Kellum JA.Acute kidney injury.Crit Care Med，2008，36（Suppl 4）：S1412-S145.

[3] Bellomo R，Ronco C，Kellum JA，et al.Acute renal failure definition，outcome measures，animal models，fluid therapy and information technology needs：the Second International Consensus Conference of the Acute Dialysis Quality Initiative（ADQI）Group.Crit Care，2004，8：R204-R212.

[4] Mehta R L，Kellum JA，Shah SV，et al.Acute Kidney Injury Network：report of an initiative to improve outcomes in acute kidney injury.Crit Care，2007，11：R31.

[5] Herget-Rosenthal S，Poppen D，Husing J，et al.Prognostic value of tubular proteinuria and enzymuria in nonoliguric acute tubular necrosis.Clin Chem，2004，50（3）：552-558.

[6] Parikh C，Jani A，Melnikov VY，et al.Urinary interleukin-18 is a marker of human acute tubular necrosis.Am J Kidney Dis，2004，43（3）：405-414.

[7] Devarajan P.Neutrophil gelatinase-associated lipocalin（NGAL）：a new marker of kidney disease.Clin Lab Invest Suppl，2008，241：89-94.

[8] Washburn KK，Zappitelli M，Arikan AA，et al.Urinary interleukin-18 is an acute kidney injury biomarker in critically ill children.Nephrol Dial Transplant，2008，23（2）：566-572.

[9] Vinsonneau C，Camus C，Combes A，et al.Continuous veno-venous haemodiafiltration versus intermittent haemodialysis for acute renal failure in patients with multiple organ dysfunction syndrome：a multicentre randomised trial.Lancet，2006，368：379-385.

[10] Pannu N，Klarenbach S，Wiebe N，et al.Renal replacement therapy in patients with acute renal failure：a systematic review.JAMA，2008，299：793-805.

[11] Fieghen HE，Friedrich JO，Burns KE，et al.The hemodynamic tolerability and feasibility of sustained low efficiency dialysis in the management of critically ill patients with acute kidney injury.BMC Nephrol，2010，25（11）：32.

[12] Liu NM，Tian J，Wang WW，et al.Effects of erythropoietin on mesenchymal stem cells' function of differentiation and secretion.Zhonghua Yi Xue Za Zhi，2012，92（6）：417-421.

肾性贫血的诊断与治疗

肾性贫血是指各种肾疾病致肾功能下降时，肾的红细胞生成素（erythropoietin，EPO）生成减少及血浆中一些毒性物质干扰红细胞生成，并缩短其寿命而导致的贫血。肾性贫血是慢性肾疾病（chronic kidney disease，CKD）最常见的并发症，也是 CKD 患者合并心血管并发症的独立危险因素。美国第三次健康及营养状况调查（National Health and Nutrition Examination Survey，NHANES）结果显示，当肾小球滤过率（glomerular filtration rate GFR）由 60ml/（min · 1.73m^2）降至 30 ml/（min · 1.73m^2）时，贫血的发生率由 1% 增加至 9%；当 GFR 为 15 ml/（min · 1.73m^2）时，有 33% 的男性和 67% 的女性发生贫血。2016 年上海地区的一项横断面调查结果显示，非透析 CKD 患者的贫血患病率为 51.5%，且随着肾功能损害的进展，贫血患病率逐渐增加，CKD 3 期就达到 51.1%，CKD5 期可高达 90.2%。另一项调查结果显示我国腹膜透析（腹透）患者的贫血发生率为 53.5%，血液透析（血透）患者贫血发生率为 61.2%。因此，肾性贫血是所有 CKD 患者共同面临的严重问题。

一、肾性贫血的原因

CKD 患者 EPO 产生不足，其原因是残存的肾组织不能对贫血时的缺氧刺激产生足够的应答反应。另外，尿毒症毒素及红细胞生成抑制因子的存在导致患者对促红细胞生成素反应性降低，尿毒症患者体内的毒素影响骨髓造血微环境，营养不良所引起的铁、叶酸缺乏，慢性炎症状态致铁代谢障碍，潜在出血性因素引起失血，红细胞寿命缩短及溶血，继发性甲状旁腺功能亢进、铝中毒等因素均参与 CKD 患者贫血的发生。

二、肾性贫血的诊断及评价

1．WHO 的贫血诊断标准　居住于海平面水平地区的成年人，如男性血红蛋白＜ 130 g/L，非妊娠女性血红蛋白＜ 120 g/L，妊娠女性＜ 110 g/L，即可诊断为贫血。在诊断肾性贫血时，需酌情考虑居住地海拔高度对血红蛋白的影响。

2．贫血检查时机　所有 CKD 患者，不论其分期和病因，都应该定期检查 Hb。女性 Hb ＜ 110 g/L，男性 Hb ＜ 120 g/L 时应实施贫血检查。检测频率应根据透析方式、有无贫血和红细胞生成素治疗情况而定。贫血检查和评估应该在 EPO 治疗前实施。

3．贫血检查应包括：①血细胞计数，包括血红蛋白（hemoglobin，Hb）浓度、红细胞计数及相关指标检测（包括平均红细胞体积、平均红细胞血红蛋白含量及平均血红蛋白浓度）、白细胞计数和分类，以及血小板计数、网织红细胞计数；②铁储存和铁利用指标包括血清铁蛋白（serum ferritin，SF）浓度、转铁蛋白饱和度（transferrin saturation，TSAT）。

4．未能明确贫血病因时，应检查血清叶酸、维生素 B_{12} 水平，是否存在粪便隐血，并进行骨髓穿刺检查等。贫血的诊断主要依靠 Hb 测定，但同时需要考量其他指标以评估贫血的严重程度，并与其他病因所致贫血进行鉴别。

5．如果 CKD 患者贫血程度与肾功能损害程度不平行，早期肾功能损害就合并了中重度贫血，且存在血小板减少、高钙血症，肾无明显萎缩，则临床上高度疑诊多发性骨髓瘤等血液系统疾病，应做相应检查。

6．肾性贫血患者的铁状态评估

（1）铁状态检测的频率　非透析 CKD 患者至少每 3 个月监测铁状态 1 次，腹透患者至少每 3 个月监测铁状态 1 次，血透患者至少每 1 ～ 3 个月监测铁状态 1 次。

（2）铁状态评估指标

1）铁储存指标：血清铁蛋白可作为铁储存状态指标。

2）铁利用状态指标：推荐采用 TSAT 作为铁利用状态指标。有条件的单位还可以进行低色素红细胞百分比（正常值< 6%）及网织红细胞血红蛋白含量（正常值为> 29 皮克 / 细胞）检验，来作为铁利用状态的评价指标。

3）需要注意的是 SF 及 TSAT 的特异性均差，其检验结果受炎症、营养不良等多种因素影响，因此对其检验结果一定要正确判读。此外凡使用静脉铁剂的患者，必须在停用静脉铁剂 1 周后，才能取血做上述铁状态检测。

【治疗的靶目标值】

治疗肾性贫血的目标不仅仅是提高 Hb 水平使之达到正常水平，而是要减少并发症及死亡风险，提高患者的生活质量，尽量降低患者的经济负担。因此，多数指南不推荐 Hb 达到高目标值。

（1）美国《NKF-K/DOQI 工作组慢性肾脏病及透析的临床实践指南》推荐治疗肾性贫血的 Hb 靶目标值为 110 ～ 120 g/L，建议 Hb 不超过 130 g/L。

（2）欧洲《慢性肾衰竭患者贫血治疗最佳实践指南》建议 Hb 的靶目标值为≥ 110 g/L，建议 Hb 不超过 140 g/L。

（3）中华医学会关于《重组人促红细胞生成素在肾性贫血中合理应用的专家共识（2010 年修订版）》建议 Hb 的靶目标值为 110 ～ 120 g/L。

（4）此外靶目标值可依据患者年龄、透析方式及透析时间长短、红细胞生成刺激剂（erythropoiesis-stimulating agents，ESAs）的使用时间长短以及是否并发其他疾病等情况，适当地进行个体化调整（常为 110 ～ 120 g/L）。

【治疗】

（一）EPO 在 CKD 患者治疗中的意义

国内外资料均显示，合理应用 EPO，不仅能有效纠正 CKD 患者贫血、减少患者的左心室肥大等心血管合并症发生、改善患者脑功能和认知能力、提高生活质量和机体活动能力，还能降低患者的住院率和死亡率。因此，EPO 目前在 CKD 治疗中是不可缺少和替代的。

（二）ESAs 的临床应用

1．使用时机　无论透析还是非透析的 CKD 患者，应在 Hb < 100 g/L 时启动 ESAs 治疗。

2．使用途径选择　静脉和皮下给药均可。

（1）对于非透析患者和腹膜透析患者，建议皮下注射给药。

（2）对于血液透析患者，建议采用静脉或皮下注射方式给药。与等效的静脉给药相比，皮下注射可以降低药物的用量。

3．使用剂量　推荐根据患者的 Hb 水平、体重、临床情况、ESAs 类型以及给药途径决定 ESAs 初始治疗剂量。

（1）初始治疗剂量　对于 CKD 透析和非透析患者，重组人红细胞生成素（recombinant human erythropoietin，rHuEPO）的初始剂量建议为每周按体重 100 ～ 150 U/kg、分 2 ～ 3 次注射，或 10 000 U、每周 1 次、皮下或静脉给药（非血液透析患者一般用皮下注射）。

（2）剂量调整　应根据患者的 Hb 水平、Hb 变化速度、目前 ESAs 的使用剂量、ESAs

治疗反应及临床情况等多种因素调整 ESAs 剂量。推荐 ESAs 治疗 1 个月后再调整剂量。如果 Hb 升高未达目标值，可将红细胞生成素的剂量增加，每次增加 20 U/kg、每周 3 次，或 10 000 U、每两周 3 次。如果 Hb 升高且接近 130 g/L，或在任意 4 周内 Hb 水平升高超过 20 g/L，应将剂量降低约 25%。当 Hb 水平达到目标值范围时，应减少 ESAs 剂量，但不应完全停止给药。停止给予 ESAs，尤其是长时间停药，可能导致 Hb 持续降低，使 Hb 降低到目标范围以下。需注意 10% ～ 20% 的 CKD 贫血患者对 ESAs 呈低反应性。

4．不良反应

（1）高血压　所有 CKD 患者都应监测血压，尤其是初始接受 ESAs 治疗时。出现高血压可以服用降压药物控制，一般不需因高血压而中断或停止 ESAs 治疗，除非出现难以控制的高血压。

（2）透析通路血栓　使用 ESAs 后，随着红细胞生成增多，血细胞比容增高，血液黏度增加，血栓形成风险可能增加。但是使用 ESAs 的血液透析患者，不论其血管通路是自体内瘘还是人造血管，不需增加对血管通路的监测，亦不需增加肝素用量。

（3）癫痫　应用 ESAs 治疗的患者，不需担心癫痫发作或癫痫发作频率改变而限制患者活动。癫痫病史不是 ESAs 治疗禁忌证。当患者伴有不可控制的高血压或体重增加过多时，应防止治疗过程中的癫痫发作。

（4）其他　应用 ESAs 治疗时，部分患者偶有肌痛、输液样反应及高钾血症等的发生、促进肿瘤进展或复发的风险，也偶有 rHuEPO 抗体介导单纯红细胞再生障碍性贫血（pure red cell aplasia，PRCA）的报道。

5．ESAs 治疗的低反应性

（1）定义　按照患者体重计算的适量 ESAs 治疗 1 个月后，Hb 水平与基线值相比无增加，将患者归类为初始 ESAs 治疗反应低下。稳定剂量的 ESAs 治疗后，为维持 Hb 稳定需要增加 ESAs 剂量两次，且增加的剂量超过稳定剂量的 50% ，则将患者归类为获得性 ESAs 反应低下。

（2）ESAs 低反应性的原因　最常见原因为铁缺乏，其他原因包括合并炎症性疾病、慢性失血、甲状旁腺功能亢进、纤维性骨炎、铝中毒、血红蛋白病、恶性肿瘤、营养不良、溶血、透析不充分、应用 ACEI 或 ARB、脾功能亢进，甚至 rHuEPO 抗体介导的 PRCA 等情况。

（3）ESAs 低反应性的处理　①评估患者 ESAs 低反应性的类型，针对 ESAs 低反应性的特定原因进行治疗；②对纠正原发病因后仍存在 ESAs 低反应性的患者，建议采用个体化方案进行治疗，并评估 Hb 下降、继续 ESAs 治疗和输血治疗的风险；③对初始和获得性治疗反应低下患者，ESAs 最大剂量不应高于初始剂量或稳定剂量（基于体重计算）的 2 倍。

（三）补充铁剂

非透析 CKD 贫血患者，TSAT ≤ 20% 或（和）血清铁蛋白≤ 100 μg/L 时需要补铁。可尝试进行为期 1 ～ 3 个月的口服铁剂治疗，若无效或不耐受可以改用静脉铁剂治疗。腹透患者 TSAT ≤ 20% 或（和）血清铁蛋白≤ 100 μg/L 时，血透患者 TSAT ≤ 20% 或（和）血清铁蛋白≤ 200 μg/L 时需要补铁，推荐静脉补铁。

1．铁剂治疗的目标值

（1）非透析 CKD 患者和腹透患者的目标值范围为 20% ＜ TSAT ＜ 50%，且 100 μg/L ＜血清铁蛋白＜ 500 μg/L。

（2）血透患者的目标值范围为 20% ＜ TSAT ＜ 50%，且 200 μg/L ＜血清铁蛋白＜ 500 μg/L。

2．静脉补充铁剂的剂量

（1）口服补铁　每日应予元素铁 200 mg，1 ～ 3 个月后评价铁状态。

（2）静脉补铁　初始治疗阶段，一个疗程的蔗糖铁或者右旋糖酐铁的剂量常为 1 000 mg（如 100 毫克 / 次，一周 3 次）。一个疗程完成后，铁状态尚未达标，可以再重复治疗一个疗程。维持治疗阶段，当铁状态达标后，给予的剂量和时间间隔应根据患者铁状态、对铁剂的反应、Hb 水平、ESAs 用量、对 ESAs 的反应及近期并发症等情况调整，每周平均需要蔗糖铁或者右旋糖酐铁约 50 mg。

（四）其他辅助治疗

1．肾性贫血的患者应注意是否存在叶酸、维生素 B_{12} 的缺乏。血液透析可以清除叶酸和维生素 B_{12}，因此维持性血液透析的患者应适量补充叶酸和维生素 B_{12}。

2．对于血液透析患者，应用左旋卡尼丁可能有益，但不推荐作为常规治疗。

3．在病情允许的情况下，CKD 贫血患者应尽可能避免输血以减少输血反应的风险，尤其对拟行器官移植的患者，也应尽量避免输血以减少发生同种致敏作用的风险。单纯 Hb 水平不作为输血的标准，更应根据贫血所导致的症状来判断。但在以下情况可以考虑红细胞成分输血治疗：① ESAs 治疗无效（如血红蛋白病、骨髓衰竭、ESAs 耐药）；② ESAs 治疗的风险超过其治疗获益（如既往或现在患有恶性肿瘤，既往有卒中史）。

（五）肾性贫血治疗的新进展

目前的 ESAs 和铁剂治疗肾性贫血仍存在诸多问题及并发症，因此近年来探索新型 ESAs 成为研究热点。罗沙司他是由 FibroGen 公司开发的一种口服的低氧诱导因子——脯氨酰羟化酶抑制剂，可通过刺激红细胞生成、调节铁代谢、降低铁调蛋白等多种途径治疗肾性贫血。在已完成的临床试验中，其对透析依赖性慢性肾疾病贫血和非透析依赖性慢性肾疾病贫血均表现出了较好疗效，且尚未发现心血管事件增加风险。罗沙司他作为首个采用全球创新机制的低氧诱导因子、首个中国本土孵化、首个率先在中国获批的全球首创原研药，已于 2019 年 7 月在中国获批上市，用于 CKD 透析及非透析患者肾性贫血的治疗。作为从全新机制治疗肾性贫血的新药，罗沙司他是肾科领域革命性的进展，将为更多的 CKD 患者带来获益。

（欧三桃　刘　建）

参考文献

[1] 中国医师协会肾内科医师分会肾性贫血诊断和治疗共识专家组肾性贫血诊断与治疗中国专家共识（2014 修订版）. 中华肾脏病杂志，2014，30（9）：712- 716.

[2] Li Y．Shi H．Wang WM．et al. Prevalence，awareness and treatment of anemia in Chinese patients with nondialysis chronic kidney disease：first multicenter．cross-sectional study. Medicine（Baltimore），2016，95（24）：e3872.

[3] Zhou QG．Jiang JP．Wu SJ．et al. Current pattern of Chinese dialysis units：a cohort study in a representative sample of units. Chin Med J（Engl），2012，125（19）：3434-3439.

[4] KDIGO Clinical Practice Guideline Working Group. KDIGO Clinical Practice Guideline for anemia in chronic kidney disease. Kidney Int Suppl，2012，2：279-335.

[5] 中华医学会肾脏病学分会肾性贫血诊断和治疗共识专家组．肾性贫血诊断与治疗中国专

家共识（2018 修订版）. 中华肾脏病杂志，2018，34（11）：860-866.
[6] Chen N．Hao C．Liu BC．et al. Roxadustat treatment for anemia in patients undergoing long-term dialysis．N Engl J Med，2019，381（11）：1011-1022.
[7] Chen N．Hao C．Peng X．et al. Roxadustat for anemia in patients with kidney disease not receiving dialysis. N Engl J Med，2019，381（11）：1001-1010.

狼疮肾炎的诊断与治疗

系统性红斑狼疮（systemic lupus erythematosus，SLE）是一种常见的自身免疫性疾病，发病可能和遗传、激素、环境等多种因素综合作用引起机体免疫功能调节紊乱、B 细胞过度增生有关。SLE 患者产生了针对核蛋白及与 DNA 复制和转录相关的蛋白质的多种自身抗体，这些自身抗体与抗原及补体结合形成的免疫复合物沉积，导致了多系统、多器官损害。SLE 主要发生于育龄期女性（80%），发病总体比例女：男为 8 ～ 15 ：1；但在儿童、青少年、老年患者中性别差异有所减少，性别比为 2 ～ 4.5 ：1，且儿童中性别差异不大，但儿童和男性 SLE 患者病情更严重。狼疮肾炎（lupus nephritis，LN）是系统性红斑狼疮的肾损害，是系统性红斑狼疮最常见和最重要的内脏并发症。约 50% 以上的 SLE 患者临床上有肾受累，活检发现几乎 100% 的 SLE 患者都有肾损害。免疫复合物形成及沉积是引起狼疮肾炎的主要机制，沉积的免疫复合物激活补体是系统性红斑狼疮诊断的金标准。它引起炎症细胞浸润、凝血因子活化及炎症介质释放，导致肾损伤。

目前我国最多采用的是 1997 年美国风湿病学会（ACR）制定的 SLE 分类诊断标准（表 4-4），该标准规定 11 项诊断标准中符合 4 项或 4 项以上者，在除外感染、肿瘤和其他结缔组织疾病后，可诊断 SLE。其灵敏度和特异度分别为 95% 和 85%。

表4-4　美国风湿病学会1997年推荐的SLE分类标准

症状	标准
颊部红斑	固定红斑，扁平或高起，在两颧突出部位
盘状红斑	片状高起于皮肤的红斑，黏附有角质脱屑和毛囊栓；陈旧病变可发生萎缩性瘢痕
光过敏	对曝光有明显的反应，引起皮疹；从病史中得知或医生观察到
口腔溃疡	医生观察到口腔或鼻咽部溃疡，一般为无痛性
关节炎	非侵蚀性关节炎，累及 2 个或更多的外周关节，有压痛、肿胀或积液
浆膜炎	胸膜炎或心包炎
肾病变	尿蛋白＞ 0.5 g/24 h 或 +++，或存在管型（红细胞、血红蛋白、颗粒或混合管型）
神经病变	有癫痫发作或精神疾病，除外药物引起或已知的代谢紊乱
血液系统疾病	溶血性贫血，或白细胞减少，或淋巴细胞减少，或血小板减少
免疫学异常	抗 ds-DNA 抗体阳性、抗 Sm 抗体阳性、抗磷脂抗体阳性（包括抗心磷脂抗体，或狼疮抗凝物，或至少持续 6 个月的梅毒血清试验假阳性，三者中一项阳性）
抗核抗体	在任何时候和未用药物诱发药物性狼疮的情况下，抗核抗体滴度异常

（一）狼疮肾炎的诊断

必须在确认为SLE的基础上，有肾损害的表现，如持续性蛋白尿（> 0.5 g/d，或为+++）、血尿或管型（可为红细胞、血红蛋白、颗粒、管状或混合型）尿，则可诊断为狼疮肾炎（LN）。

在LN诊断中，SLE的诊断有重要决定性作用，如果临床无SLE的指征或指征不足，则不能确诊LN。由于SLE的11条诊断标准中有4条属于皮肤黏膜病变，而我国SLE患者皮肤黏膜的损伤较少，往往造成拟诊为LN的患者未达到SLE的诊断标准，难以诊断，导致漏诊LN。故LN的诊断应注意临床症状、流行病学资料（性别、年龄）、实验室检查（自身抗体、免疫功能），必要时结合肾活检病理资料进行综合判断。目前有学者提出，如果肾活检中，免疫病理、光镜表现和电镜检查均支持狼疮肾炎的病理表现，而临床指征不足，则可诊断为前狼疮肾炎（pre-lupus nephritis），提示临床应密切追踪观察。

（二）狼疮肾炎的病理诊断

狼疮肾炎临床表现多样化，程度轻重不一，为确定LN患者的预后及制定合理的治疗方案必须行肾活检，明确LN患者的肾病理分型和活动度。

1．LN的病理分型　LN的病理分型经历了一系列演变过程，最早的是1964年Pollak分型，随后为1974年推出的WHO分型、1982年推出的WHO改良分型，1995年分型再修订。2003年国际肾脏病学会（ISN）和肾脏病理学会（RPS）制定的LN的分型，是至今最权威的病理分型。2016年5月在荷兰莱顿大学医学中心召开了由18名成员参加的国际肾脏病理学工作组会议，拟对ISN/RPS-LN病理分型进行修订，目前已完成对多种LN病变重新定义、病理分型，并做了活动性和慢性化病变评分修订的第一阶段工作，详见表4-5。

2．LN免疫病理及电镜特点　LN患者血清内具有多种自身性抗原，诱发出多种自身体，而且沉积在肾的强度均较强，故LN患者的肾小球免疫荧光通常为IgG优势沉积，并出现IgA、IgM、C3、C4、C1q高强度沉积，称为“满堂亮”（full-house）。这成为狼疮肾炎诊断的重要线索。

电镜下，电子致密物的沉积位置与免疫荧光所见并非完全一致。多数肾小球电子致密沉积物为颗粒状。电镜下指纹状的电子致密物、管泡状小体等对LN的诊断有一定价值。

3．LN患者的肾病理指数　LN的诊断除了进行病理类型诊断以外，还需根据临床治疗和判断预后的需要，还应评价肾组织活动性指数（activity index，AI）与慢性化指数（chronicity index，CI）。Asutin评分是最早的LN活动性和慢性化评分。在此基础上，提出的NIH AI和CI评分一直被广泛使用（表4-6）。AI越高，表明肾活动性越明显，AI ≥ 12分是应积极免疫抑制治疗干预的指征；CI的高低则决定病变的可逆程度与远期肾功能，如CI ≥ 4分，提示预后欠佳，多数患者将转变为尿毒症。

4．LN患者的肾组织学转型　SLE是一种长期慢性疾病，患者机体状态的变化、抗原和抗体的消长、治疗的干预等多种因素的变化，导致了LN的病变的多样性，并且其病理类型也可发生转化。研究表明，LN患者的肾病理类型转型率为32.2%，其中Ⅱ型LN发生率为32.3%，Ⅲ型LN的发生率为49.2%，Ⅳ型LN的发生率为16.3%，Ⅴ型LN的发生率为45.8%。LN患者病情持续不缓解或加重，可能病理类型会由非增殖性类型（Ⅱ、Ⅳ）转变为增殖性类型（Ⅲ、Ⅳ）。此类患者常常表现为：①出现活动性尿沉渣改变；②尿蛋白明显增加，甚至出现肾病综合征；③血清肌酐增高。若出现上述情况，则应积极重复行肾活检，以明确有无病理类型转变，及时调整治疗方案。

表4-5　ISN/RPS-LN分型及2018年的修订补充

分型	疾病名称	病理改变	2018 年修订补充
Ⅰ型	轻微病变性 LN	光镜下肾小球正常，但免疫荧光和（或）电镜可见系膜区免疫复合物沉积	
Ⅱ型	系膜增生性 LN	单纯系膜细胞轻度增生或伴系膜基质增生 光镜下可见系膜区增宽，系膜区免疫复合物沉积 荧光和电镜下可有少量的上皮下或内皮下免疫复合物沉积	系膜区细胞增多定义调整：系膜区细胞数≥ 4 个，不包括肾小球门部
Ⅲ型	局灶性 LN	活动性或非活动性病变，为局灶性、节段性或球性的肾小球内增生病变，或新月体形成，但受累肾小球少于全部的 50%，可见局灶性的内皮下免疫复合物沉积，伴或无系膜增生 Ⅲ（AI）活动性病变：局灶增生性 LN** Ⅲ（AI/CI）活动性和慢性化病变：局灶增生性和硬化性 LN Ⅲ Ⅰ（CI）慢性化非活动性病变伴肾小球硬化：局灶硬化性 LN**	毛细血管内增殖的命名调整为毛细血管内细胞增多 新月体定义为毛细血管外细胞增多，由不同类型的细胞组成（足细胞、壁层上皮细胞、单核 / 巨噬细胞），可混有纤维蛋白或纤维性基质，至少占 10% 的包囊壁周长 细胞性：超过 75% 为细胞成分和纤维素，小于 25% 纤维基质 纤维性：超过 75% 为纤维基质，小于 25% 为细胞成分和纤维蛋白 纤维细胞性：25% ～ 75% 为细胞成分和纤维蛋白，其余为纤维基质 粘连定义为孤立的细胞外基质将血管袢与囊壁相连，无明显硬化 纤维素样坏死定义为血管袢肾小球基底膜断裂和（或）系膜基质溶解，伴有纤维蛋白，不需要同时出现核碎裂 取消Ⅳ型的球性 / 节段性病变亚型 修订 NIH 关于 LN 的活动性 / 慢性化评分系统（AI、CI）评分，替代现有的“A、C、A/C”评分 *
Ⅳ型	弥漫性 LN	活动性或非活动性病变，为弥漫性节段性或球性的肾小球内增生病变，或新月体肾小球肾炎，受累肾小球超过全部的 50%。可见弥漫性内皮下免疫复合物沉积，伴或无系膜增生。 应注明活动性和硬化性病变的肾小球的比例 应注明肾小管萎缩、肾间质细胞浸润和纤维化、肾血管硬化和其他血管病变的严重程度（轻度、中度和重度）和比例	
Ⅴ型	膜型 LN	肾小球基底膜弥漫性增厚，可见球性或节段性上皮下免疫复合物沉积，伴或无系膜增生。Ⅴ型膜型 LN 可合并Ⅲ型或Ⅳ型病变，则应做出复合性诊断，如Ⅲ + Ⅴ，Ⅴ + Ⅴ等，并可进展为Ⅵ型硬化性 LN	
Ⅵ型	严重硬化性 LN	90% 或超过 90% 的肾小球表现为球性硬化，不再有活动性病变	

*A，活动性；C，慢性；AI，活动性指数；CI，慢性化指数

** 活动性病变：肾小球的毛细血管内增生、中重度系膜增生、膜增生、纤维素样坏死、细胞性和细胞纤维性新月体形成、白细胞浸润、核碎裂、内皮下大量免疫复合物沉积和白金耳结构形成、微血栓形成等，肾间质单个核细胞浸润，肾血管壁纤维素样坏死

*** 非活动性和慢性化病变：肾小球呈节段性或球性硬化、纤维性新月体形成、基底膜弥漫性增厚，肾小管萎缩，肾间质纤维化，肾血管硬化

表4-6 修订的美国国立卫生研究院关于狼疮肾炎活动性指数和慢性化指数评分系统

病理改变	病变肾小球占总肾小球的比例	积分
活动性指数（AI）		
毛细血管内细胞增多	少于 25% 为 1+，25% ~ 50% 为 2+，大于 50% 为 3+	0 ~ 3
中性粒细胞浸润和（或）核碎裂	同上	0 ~ 3
纤维素样坏死	同上	（0 ~ 3）×2
内皮下沉积物（包括透明样微栓塞）	同上	0 ~ 3
细胞性和（或）纤维细胞性新月体	同上	（0 ~ 3）×2
肾间质炎症细胞浸润	同上（占皮质区间质比例）	0 ~ 3
总分		0 ~ 24
慢性化指数（CI）		
肾小球硬化（包括球性和节段性）	少于 25% 为 1+，25% ~ 50% 为 2+，大于 50% 为 3+	0 ~ 3
纤维性新月体	同上	0 ~ 3
肾小管萎缩	同上（占皮质区间质比例）	0 ~ 3
间质纤维化	同上（占皮质区间质比例）	0 ~ 3
总分		0 ~ 12

（三）LN 患者肾损害的实验室指标

除了有创的肾活检病理组织检查，在实验室方面，LN 病情的严重程度亦可用血清免疫学指标，即抗核抗体（anti-nuclear antibody，ANA）和抗双链脱氧核糖核酸（double-stranded DNA，ds-DNA）抗体滴度、补体水平来反映。尿检和肾功能测定也可了解和监测肾损害的程度。最近的研究发现尿中可溶性蛋白家族之一的小分子蛋白脂质运载蛋白 -2，与 LN 病理活动性评分有较好的相关性，LN 患者尿中脂质运载蛋白 -2 水平明显高于无肾损害的 SLE 患者和健康对照者，故尿脂质运载蛋白 -2 水平可能成为 LN 诊治无创性的生物学指标。

二、LN 的治疗

（一）治疗目标

目标是保护肾功能、延缓疾病进展、预防复发及相关并发症的出现，从而改善生活质量，提高生存率。

（二）疗效判定

疗效分为：①部分缓解，尿蛋白降低幅度超过 50%，肾功能正常或接近正常；②完全缓解，尿蛋白 < 0.5 g/24 h，肾功能正常或接近正常。

（三）治疗原则

1．免疫抑制治疗遵循个体化方案　LN 患者的免疫抑制治疗个体化方案应根据临床表现、血清学检查结果，尤其是患者肾病变的组织学类型及活动度来确定。如果治疗效果不佳、病情恶化，应重复肾活检，依据新的肾组织病变制定新的方案。

2．LN治疗方案需长程规划　LN作为一种自身免疫性疾病，病情迁延，往往包括诱导阶段及维持阶段。诱导阶段治疗针对急性严重活动性病变，可以迅速缓解症状、控制病情、最大限度减少并发症的发生与发展。免疫抑制药物作用较强、剂量较大、诱导时间较长。诱导阶段治疗通过低剂量的免疫抑制剂控制疾病活动、降低复发率，旨在稳定病情，以得到长期的缓解、提高患者的长期生存率、降低并发症的发生率。用药剂量较小，力求长期无不良反应。

3．支持治疗　包括严格控制高血压和高脂血症。高血压是LN非活动期肾功能恶化和肾储备能力丧失的一个重要因素。

4．警惕药物不良反应　免疫抑制剂是LN治疗的主要药物，必须警惕药物的不良反应，力求治疗有效、不良反应少。

（四）LN的抗炎治疗和免疫抑制治疗

ACA将增殖型狼疮肾炎（或合并膜型狼疮肾炎）的治疗分为两个阶段，分别称为诱导缓解期和维持治疗期。对于Ⅵ型狼疮肾炎患者则以替代治疗为主，不再积极推荐使用糖皮质激素和免疫抑制剂治疗。

1．糖皮质激素　糖皮质激素目前仍然是治疗LN的基础和首选药物。激素治疗LN主要作用在抗炎，通过核因子-κB（NF-κB）的影响干预多种炎症因子的产生及释放。但是激素抗淋巴环磷酰胺细胞增殖的作用不强，仅仅是在大剂量或超剂量时才出现。故激素必须与其他抗增殖药物合用［如环磷酰胺、霉酚酸酯（mycophenolatemofetil，MMF）］才能持续起作用。

糖皮质激素中使用较多的是泼尼松，起始剂量为按体重0.8 ～ 1.0 mg/（kg · d），在病情得到基本控制后（通常不超过8周）尽快减量，多数在6个月以内减量至7.5 ～ 10 mg/d。对于急进性肾小球肾炎患者，可予以甲泼尼龙0.5 ～ 1.0 g/d静脉滴注，连续3日为一疗程，必要时可重复一个疗程。冲击治疗后，口服泼尼松0.5 ～ 1 mg/（kg · d），并在4 ～ 6个月内减至10 mg/d以内维持。因大量激素有不良反应（感染、水钠潴留、难以控制的高血压等），在治疗的过程中应密切监测。经过上述治疗，多数患者在半年内病情可得到控制，进入维持治疗期。

2．免疫抑制剂

（1）环磷酰胺（CTX）　CTX在20世纪20年代得以广泛应用，它是一种细胞周期非特异性烷化剂，抑制T淋巴细胞和B淋巴细胞分裂、增殖，抑制淋巴母细胞对抗原刺激的反应，起效较慢。目前认为CTX是治疗LN的一线药物，对Ⅳ型LN疗效明显。一般主张在糖皮质激素基础上使用。

CTX使用方案目前尚未有全球共识，据文献报道，可使用按体表面积0.5 ～ 1.0 g/m^2 CTX静脉滴注，每月1次，持续6个月；也可以每月0.6 ～ 1.0 g/m^2或每月0.5 ～ 1.0 g/m^2 CTX静脉滴注，持续6个月，每隔3个月再重复同等剂量，维持1.0至1.5年；还可以用CTX小剂量方案，500 mg CTX静脉滴注，每两周1次，共6次，CTX累计使用剂量为150 ～ 250 mg/kg；也有部分患者采用口服环磷酰胺2.0 ～ 2.5 mg/（kg · d），最大剂量不超过150 mg/d，持续使用6个月以上。

需注意CTX的不良反应，如感染、骨髓抑制、肝功能损害、性腺不良反应，以及迟发的肿瘤诱发效应等。治疗期间需维持最低白细胞计数在2.5×10^9 ～ 4×10^9/L（2 500 ～ 4 000/mm^3）、年龄＞60岁或血清肌酐＞300.6 μmol/L（3.4 mg/dl）的患者，剂量降低25%。

（2）硫唑嘌呤（azathioprine，AZA） AZA 是抗代谢药物，竞争性抑制嘌呤合成酶，影响嘌呤核苷酸的代谢、干扰 DNA 及 RNA 的合成、延缓细胞增殖。硫唑嘌呤主要抑制 T 淋巴细胞，较小剂量 AZA 即可抑制细胞免疫，但不如 CTX 强和持久，常作为 LN 维持期治疗药物。对系统性红斑狼疮的浆膜炎、血液系统改变及皮疹治疗效果较好，在活动性病变的治疗中效果不如 CTX，但在静脉注射 CTX 后的维持治疗阶段有效，并可减少 CTX 的用量。近年来多主张 CTX 冲击治疗 6 ~ 8 次后改为口服 AZA 维持，以减少长期使用 CTX 的副作用和毒性。常用 50 ~ 100 mg/d 或 1 ~ 2 mg/（kg · d）作为维持阶段的治疗剂量。

（3）霉酚酸酯（MMF） 其作用机制为：①通过抑制嘌呤代谢途径中的次黄嘌呤核苷酸脱氢酶，高度选择性抑制 T 淋巴细胞和 B 淋巴细胞 DNA 和 RNA 合成，尤其对活化的淋巴细胞抑制作用更强。其他细胞 DNA 合成因有补救途径而受影响较小，故 MMF 的副作用较少。②直接抑制 B 淋巴细胞而抑制抗体的产生。③通过抑制细胞表面黏附分子的合成，抑制淋巴细胞与内皮细胞、靶细胞的黏附及单核细胞的浸润。④抑制肾小球系膜细胞、血管平滑肌细胞、血管内皮细胞及成纤维细胞的增殖。⑤抑制单核细胞合成干扰素 -γ 和肿瘤坏死因子 -α，起到抗炎作用。

MMF 能迅速控制肾小球毛细血管袢病变和间质血管炎，是 CTX 的较佳替代品，尤其是当 CTX 出现不良反应或不能耐受时。但如果剂量过大，易出现胃肠道不良反应及严重感染。成人 MMF 诱导剂量一般为 1.5 g ~ 2.0 g/d，分 2 次口服，根据患者体重、血浆白蛋白水平和肾功能水平等调整剂量。监测 0 ~ 12 h 的麦考酚酸曲线下面积（$MPA\text{-}AUC_{0\sim12h}$）为 30 ~ 45 mg.h/L。诱导疗程一般为 6 ~ 9 个月，最长可至 12 个月。维持期长期服药剂量为 0.5 ~ 0.75 g/d。

（4）神经钙蛋白抑制剂 他克莫司（tacrolimus，FK506）及环孢素 A（cyclosporine，CsA）均为神经钙蛋白抑制剂，能通过抑制活化 T 淋巴细胞合成 IL-2 和其他淋巴因子，既可抑制初始 T 淋巴细胞的活化，又可抑制致敏的 T 淋巴细胞增生，同时抑制 B 淋巴细胞合成自身抗体，减少免疫复合物的形成和沉积，减轻细胞介导的肾免疫损害。

CsA 在临床使用已超过 20 年，起始剂量为 3 ~ 5 mg/（kg · d），分两次口服，一般疗程为 6 个月。注意避免该药的肝肾毒性，以及高血压、牙龈增生、胃肠道症状等不良反应。

FK506 是一种新的免疫抑制剂，它与 CsA 的不同在于它对 IL-10 具有抑制作用。临床上用于Ⅴ型 LN 具有一定的疗效。但 FK506 易出现高血糖、高血压，易影响肾功能，一定程度上限制了 FK506 在 LN 患者中的应用。有关 FK506 在 LN 中应用的中国专家共识指出，在诱导缓解期，起始剂量为 2 ~ 3 mg/d 或 0.05 mg/（kg · d），可逐渐增大至 0.1 mg/（kg · d），建议药物谷浓度为 6 ~ 10 ng/ml；在维持治疗期，建议维持剂量为 2 ~ 3 mg/d，药物谷浓度为 3 ~ 6 ng/ml。但因 FK506 有效浓度的安全窗较窄，在使用的过程中应注意监测血药浓度，谨防肝肾毒性、胃肠道反应、血糖异常及神经毒性作用的发生。

（5）来氟米特（leflunomide，LEF） LEF 通过其活性代谢物 A771726 在体内发挥免疫抑制和抗炎作用。其通过抑制嘧啶的从头合成途径（抑制酪氨酸激酶的活性）、抑制 NF-κB 的活化、抑制 B 淋巴细胞增殖和抗体的产生、抑制细胞黏附分子的表达来发挥作用。欧洲抗风湿病联盟（EULAR）指南认为，患者使用 MMF 或 CTX 治疗 3 ~ 4 个月后症状无明显好转，6 ~ 12 个月后未达到部分缓解，2 年后未完全缓解时，LEF 可作为一种替代治疗的选择方案。

应用 LEF 治疗弥漫增生性 LN，诱导缓解期口服剂量为 50 ~ 100 mg/d，连续使用 3 天，之后改为 20 ~ 30 mg/d，至少使用 6 个月。LEF 价格低廉、不良反应较少、对妊娠无明显影响，但目前缺乏大样本的长期研究，需进一步验证其在 LN 治疗上的效果。

（6）硼替佐米　硼替佐米是第一个进入临床应用的可逆性蛋白酶体抑制剂，通过选择性地与蛋白酶体活性位点的苏氨酸结合，可逆性地抑制哺乳动物细胞中的蛋白酶体 26S 亚单位的糜蛋白酶 / 胰蛋白酶活性。多用于骨髓瘤和淋巴瘤的治疗，后研究发现随着骨髓瘤的好转，SLE 的病情也得到了明显改善。对于传统治疗方案无效的难治性狼疮，在诱导治疗阶段使用激素的基础上再给予 1 ~ 2 个周期的硼替佐米治疗后，其临床症状及血清学指标均有明显好转，并且患者有良好的耐受性。另有报道称硼替佐米治疗难治性系统性红斑狼疮后，浆细胞数、抗 ds-DNA 抗体滴度降低和 SLE-DAI 评分下降，血清补体升高，尿蛋白减少。

（7）中医药　雷公藤多苷（tripterygium glycoside，TG）、白芍总苷（total glucosides of paeony，TGP）均有抗炎、调节免疫的作用，对 LN 治疗临床上也有一定程度的辅助作用。在使用的过程中，需注意监测其不良反应的发生。

（8）LN 多靶点治疗（multi-target therapy）　LN 的免疫发病机制复杂，T 细胞、B 细胞、抗体及免疫复合物形成均参与疾病的发生，肾组织的所有结构几乎均受损。故单一使用一种药物，难以控制疾病。目前提出多靶点疗法，即多种免疫抑制剂联合使用，从而多靶点抑制免疫功能紊乱，达到抗炎、抗淋巴细胞增殖、调节内皮细胞功能、抑制单核细胞、控制血管炎等目的，同时药物联合使用可使用药物单剂量减少。目前激素 +MMF、激素 +FK506、MMF+FK506、激素 +MMF+FK506、激素 +FK506+CTX、激素 +CTX+LEF 等方法均有尝试。2015 年，国内 26 家肾脏病中心对 GC+ 他克莫司 +MMF 方案治疗Ⅲ型、Ⅳ型、Ⅴ型、（Ⅲ + Ⅴ）型、（Ⅳ + Ⅴ）型 LN 的疗效和不良反应进行了研究，结果显示，他克莫司（4 mg/d）+ MMF（1.0 g/d）的完全缓解率和有效率较 CTX（0.5 ~ 1.0 g/m^2）更高，缓解用时更短，且未增加不良反应。

3．不同病理类型 LN 的免疫治疗策略

（1）Ⅰ型、Ⅲ型 LN　对于病理类型为Ⅰ、Ⅱ型的 LN 患者，因为其肾累及轻、长期预后良好，不需针对肾进行治疗。

（2）Ⅲ型 LN　诱导治疗可选择激素 + MMF 或多靶点治疗。维持期可选用激素 + MMF、激素 + 雷公藤多苷、激素 + AZA 或激素 + LFM 等治疗。

（3）Ⅳ型 LN　诱导治疗可以选用激素 + MMF、激素 + CTX 或多靶点治疗。激素 + MMF 诱导完全缓解率可达 70% ~ 80%，疗效较好。药物供应困难者可选用激素 + CTX 疗法。难治患者采用多靶点治疗。维持期可选用激素 + MMF、激素 + 雷公藤多苷、激素 + AZA 或激素 + LFM 等治疗。

（4）Ⅴ型 LN　对于非肾病综合征患者，强调非免疫抑制治疗，包括严格控制血压（< 130/80 mmHg）、使用 ACEI 和（或）ARB 减少蛋白尿，给予抗凝剂和降脂治疗预防血栓和心血管并发症形成等。同时给予小剂量泼尼松及雷公藤多苷口服。

对于肾病综合征患者，除上述非免疫抑制治疗和小剂量泼尼松外，应予以其他免疫抑制药。可选用多靶点治疗或 FK506。疗程一般为 6 ~ 9 个月，最长可延长至 12 个月。维持期可选用激素 + 雷公藤多苷、激素 +FK506、激素 +AZA 等。

（5）Ⅴ + Ⅳ型或Ⅴ + Ⅲ型 LN　诱导治疗采用多靶点疗法。维持期可选用激素 +MMF，激素 + 雷公藤多苷、激素 +AZA 或激素 +LFM 等治疗。

（6）LN 合并明显的系统性狼疮活动　患者如合并多发性浆膜炎、重度骨髓损害、心肌炎、心包炎、狼疮肺炎、狼疮脑炎、狼疮危象时，应进行激素冲击和（或）CTX 冲击治疗。

4．LN 免疫治疗过程中的观察指标、随访标准及停药时机　由于 LN 的临床过程呈慢性病程，在不同的阶段均有可能活动与反复。因此，必须进行连续动态观察，以便及时调整治疗方案。

随访观察过程中特别注意以下几个方面：肾相关的检查，如测量血压、检查肾功能（如尿蛋白定量、肾小管功能测定）、行肾超声、检查尿沉渣；肾外损害的相关检查，如皮肤、关节、浆膜、血液系统、肺、神经系统、心血管系统、女性患者的月经情况是否异常等的检查；定期进行 SLE-DAI 评分与估测；免疫学指标测定，如血清球蛋白及免疫球蛋白分析、自身抗体抗 ANA 抗体、抗 ds-DNA 抗体、抗 Sm 抗体、多肽抗体谱、抗心磷脂抗体、抗中性粒细胞胞质抗体、抗血管内皮细胞抗体、血清补体（C3、C4、CH50）、冷球蛋白、外周血 CD4 和 CD8T 淋巴细胞、CRP、ESR 等。患者需定期门诊随访，在最初 6 个月内每月复诊 1 次，此后根据病情每 1 ～ 3 个月随访 1 次。

由于持续缓解病例可能在若干年后复发，故一般不主张完全停用免疫抑制药治疗，通常采取小剂量激素维持。不能长期服药的患者，在持续缓解至少 5 年以上可考虑停药，但必须密切观察患者尿液检查和免疫学指标变化。如果停药患者 GFR 持续稳定、无蛋白尿和血尿，且免疫学指标正常，可继续停药观察。

5．注意防止免疫药物的不良反应　LN 是一种自身免疫性疾病，患者必然长期使用免疫抑制药，故在临床使用中必须严格掌握用药的剂量与适应证。联合用药时药物的剂量应适当减少，作用靶点相同的药物不可联合应用如 MMF 与 AZA、AZA 与 CTX，雷公藤多苷与 AZA 使用也需谨慎，同时使用过程中应密切观察药物的不良反应，如发生不良反应应及时调整及处理。

（五）LN 非免疫治疗

随着新的免疫抑制药的不断出现，免疫抑制治疗方案不断的改进，LN 患者的生存率日益提高。但随着病程的延长，LN 患者的一些非免疫性因素如动脉粥样硬化、冠心病、血管病变的危险日益增加，直接影响患者的病情进展，成为导致患者死亡的重要因素。因此，目前越来越关注 LN 的非免疫抑制治疗。非免疫抑制治疗主要包括应用 ACEI/ARB 严格控制血压小于 130/80 mmHg；应用他汀类药物纠正血脂异常；应用维生素 D、二磷酸盐同时积极补充钙，减少糖皮质激素相关的骨质疏松；对有抗心磷脂抗体阳性的患者还需要加强抗凝，预防血栓的形成。

（六）LN 的其他治疗方法

1．生物制剂

（1）针对 B 细胞的治疗药物　包括利妥昔单抗（rituximab，RTX）、贝利木单抗、依帕珠单抗、阿巴西普等。代表药物 RTX 是一种针对 CD20 抗原的特异性人鼠嵌合单克隆抗体，能选择性清除 B 淋巴细胞。国内外多项研究表明，治疗重症、活动期 LN 时，在常规治疗的基础上加用 RTX 后，缓解率升高，SLE 活动度评分显著降低。其用法多为在使用激素及免疫抑制剂的基础上加用 RTX 375 mg/m^2，每周静脉滴注 1 次，共 4 周；也可隔周使用 500 mg 或 1 000 mg，连续两次。

但应用该类药物后疾病复发仍是要面临的主要问题，在治疗 6 ～ 23 个月后，部分患者出现复发，大部分为治疗 1 年左右后复发。重复上述药物治疗的报道并不多见，因此重复使用的疗效及不良反应有待进一步观察。

（2）大剂量静脉内注射丙种免疫球蛋白 注射丙种免疫球蛋白可阻断 Fc 受体并防止补体介导的免疫损伤，对于难治性、重症狼疮肾炎，尤其合并严重感染、体质虚弱、肝功异常暂不宜使用激素及细胞毒性药物者，疗效安全可靠。目前较常用的方案为静脉内注射丙种免疫球蛋白 300 ~ 400 mg/（kg · d），连续 3 ~ 5 日，在病情改善后还应规律使用激素及细胞毒性药物以巩固疗效。主要禁忌证为 IgA 缺乏。不良反应包括发热、寒战、肌痛、腹痛和胸痛等。但因治疗费用相对昂贵，目前不作为狼疮肾炎治疗的一线方案。

2．羟氯喹 羟氯喹可抑制自身抗原的表达、阻断 Toll 样受体信号、降低细胞因子及前列腺素水平，达到减少 LN 复发、延长发展至终末期肾病的过程的目的。指南建议在无使用禁忌证时，所有 LN 患者均可应用羟氯喹治疗，最大剂量为 6 ~ 6.5 mg/kg。羟氯喹最重要的不良反应是长期应用后出现视网膜病变，如出现黄斑病变则不可逆转，建议第 1 年进行基础筛查，并在治疗 5 年后每年进行眼底检查。

3．血液净化 血液净化包括同步血浆置换（synchronous plasmapheresis ，SP）和免疫吸附（immunoadsorption ，IA）。SP 治疗适用于急进性肾炎、重症肾病综合征合并抗磷脂综合征、血小板减少性紫癜等，但 SP 治疗 LN 疗效尚存在争议。IA 可有效清除抗 DNA 抗体，作为激素、CTX 综合治疗一部分，在 LN 治疗方面有一定的应用前景。但上述两种治疗花费巨大，且不能从根本上有效阻断免疫复合物的产生，因此不作为狼疮肾炎的首选治疗方案。

4．细胞学疗法 淋巴细胞功能异常是大多数自身免疫性疾病发生的关键环节。通过抑制甚至清除 B 细胞，细胞学疗法可用于治疗自身免疫性疾病。抑制 T 细胞活化和 T 细胞 -B 细胞相互作用的抗 CD 40 单抗及 CTLA-4Ig 等，也处于试验治疗阶段。造血干细胞移植（hematopoietic stem cell transplantation，HSCT）也已经成功用于治疗部分 SLE 患者，但其适应证有待进一步规范。

5．生物学疗法 它主要指通过调节细胞因子活性进行的治疗。TNF-α 仅是一种由活化的巨噬细胞和 T 细胞产生的细胞因子，通过蛋白质水解作用从细胞表面释放入血循环。其作用如下：①在其低浓度时，对机体有保护作用；然而在高浓度时，可介导严重的脓毒症。②参与炎症反应。TNF-α 抑制剂目前有两种通过美国 FDA 批准上市，抗 TNF-α 抗体（Infliximab）或抗 TNF 受体的抗体（Etanercept）能特异性地与 TNF-α 或 TNF 受体结合，阻断其生物学活性，通过改善内皮依赖的血管收缩反应来减轻炎症，治疗前景尚可。其他如抗 II-10 单抗及抗 C5 单抗等也在试验性治疗过程中。

综上所述，LN 的治疗要遵循这样一个原则，即治疗方案的选择需要根据患者的临床情况、肾组织病理学活动指标与慢性化程度、患者的愿望与耐受性、是否出现反复感染和严重的血细胞减少以及肾外表现等进行综合考虑。诱导缓解期要早期、足量用药，尽快控制疾病的活动，减少蛋白尿，维持肾功能的稳定；维持治疗期需注意预防长期用药产生的副作用，减少疾病的复发和进展，预防肾小球硬化、间质纤维化等慢性化病变的出现。

（侯 静）

参考文献

[1] Cameron JS．Lupus nephritis．J Am Soc Nephrol，1999，10（2）：413-424．

[2] Pons-Estel G，Ugarte-Gil MF，Alarcón GS. Epidemiology of systemic lupus erythematosus．

Expert Rev Clin Immunol，2017，13（8）：799-814.
[3] 邹万忠，王海燕. 肾活检病理学. 北京：北京大学医学出版社，2009：107.
[4] Bajema IM，Wilhelmus S，Alpers CE，et al. Revision of the International Society of Nephrology/Renal Pathology Society classification for lupus nephritis：clarification of definitions，and modified National Institutes of Health activity and chronicity indices. Kidney Int，2018，93（4）：789-796.
[5] Appel GB，Silva FG，Pirani CL，et al. Renal involvement in systemic lupus erythematosus（SLE）：a study of 56 patients emphasizing histologic classification. Medicine（Baltiomore），1978，57：371-410.
[6] Baldwin DS，Gluck MC，Lowenstein J，et al. Lupus nephritis. Clinical course as related to morphologic forms and their transitions. Am J Med，1977，62：12-30
[7] Cameron JS，Turner DR，Ogg CS，et al. Systemic lupus with nephritis：a long-term study. Q J Med，1979，48：1-24.
[8] Hayslett JP，Kashgarian M，Cook CD，et al. The effect of azathioprine on lupus glomerulonephritis. Medicine（Baltimore），1972，51：393-412.
[9] Zimmerman SW，Jekins PG，Shelf WD，et al. Progression from minimal or focal to diffuse proliferative lupus nephritis. Lab Invest，1375，32：665-672.
[10] Mahajan SK，Ordonez NG，Spargo BH，et al. Changing histopathology patterns in lupus nephropathy. Clin Nephrol，1972，10：1-8.
[11] Pitashny M，Schwartz N. Urinary lipocalin-2 is associated with renal disease activity in human lupus nephritis .J Arthritis Rheum，2007，56（6）：1897-1903.
[12] Kidney Disease Improving Global Outcomes Kidney. KDIGO clinical practice guideline for glomerulonephritis. Kidney Int Suppl，2012，2：221-232.
[13] Weening JJ，Agati VD，Schwartz MM，et al. The classification and glomerulonephritis in systemic lupus erythematosus revisited. Kidney Int，2004，65（2）：521-530.
[14] Houssiau FA，Lauwerys BR. Current management of lupus nephritis. Best Pract Res Clin Rheumatol，2013，27（3）：319-328.
[15] Bertsias GK，Tektonidou M，Amours Z，et al. Joint European league against rheumatism and European Renal Association-European Dialysis and Transplant Association（EULAR/ERA -EDTA）recommendations for the management of adult and paediatric lupus nephritis. Ann Rheum Dis，2012，71（11）：1771-1782.
[16] Sjöwall C，Hjorth M，Eriksson P. Successful treatment of refractory systemic lupus erythematosus using proteasome inhibitor bortezomib followed by belimumab：description of two cases. Lupus，2017，26（12）：961203317691371.
[17] 杨念生. 系统性红斑狼疮的治疗：问题及对策. 中华风湿病学杂志，2016，20（11）：721-724.
[18] Liu Z，Zhang H. Lu Z，et a1. Multitarget therapy for induction treatment of lupus nephritis：A randomized trial. Ann Intern Med，2015，162（1）：18-26.

特发性膜性肾病的诊断与治疗

膜性肾病（membranous nephropathy，MN）是一个病理学诊断名词，是肾的特异性免疫性疾病，它是以肾小球脏层上皮细胞下免疫复合物沉积伴肾小球基底膜弥漫性增厚为病理学特点的一组肾小球疾病。MN 可分为特发性膜性肾病（idiopathic membranous nephropathy，IMN）和继发性膜性肾病（secondary membranous nephropathy，SMN）两大类，SMN 患者多由自身免疫性疾病、感染、肿瘤、药物等引起（约占 MN 的 1/4），病因未明者称为 IMN（约占 MN 的 3/4）。MN 在中老年人群中高发，在儿童中不仅发病率低（$< 5\%$）且多为 SMN。IMN 是中老年人原发性肾病综合征（nephrotic syndrome，NS）的最常见病因，国外报道其占成人原发性 NS 的 20% ～ 40%，在我国 IMN 发病率稍低，在 10 余年前（1997—2007 年）占原发性肾小球疾病的 10% ～ 15%。但是近年其发病率已显著增高，2014 年已经升高到 30% ～ 40%。

一、IMN 的发病机制和临床表现

IMN 是一种原因未明的器官特异性的自身免疫性足细胞病，确切发病机制尚未完全明确，目前认为，IMN 主要是由于循环中的自身抗体识别肾小球足细胞靶抗原，在足突下和上皮下形成原位免疫复合物，激活补体系统形成膜攻击复合物（C5b-9），从而引起足细胞及肾小球毛细血管壁损伤，并引发蛋白尿和低蛋白血症等临床症状和并发症。此外，IMN 的发病机制还与遗传［染色体 2q24 上的磷酸酯酶 A_2 受体（phospholipase A_2 receptor，PLA2R）基因的突变已经被证实与 IMN 的发病相关］、环境（如大气污染、PM2.5）、感染（可能导致 PLA2R 中隐藏抗原的暴露或者本身结构发生改变）等因素相关。IMN 多在 40 岁后发病，男性居多（男女比例约为 2∶1），儿童少见。本病临床上起病缓慢，以蛋白尿为主要表现。60% ～ 80% 的患者表现为 NS，少数患者（约占 40%）伴随镜下血尿，无并发症时不出现肉眼血尿。IMN 比其他病理类型的肾小球疾病更容易发生血栓和栓塞。

二、IMN 的病理表现及病理分期诊断

本病的诊断有赖于肾病理检查，而且需要排除继发性膜性肾病后，IMN 诊断才能成立。

1．IMN 肾病理表现　①光镜检查，早期仅能见肾小球上皮下嗜复红蛋白沉积，后肾小球基底膜（glomerular basement membrane，GBM）弥漫增厚，“钉突”形成，甚至呈“链环状”改变；晚期可见系膜基质增多，毛细血管袢受压闭塞，肾小球硬化。通常肾小球无细胞增殖及浸润，系膜区和内皮下也无嗜复红蛋白沉积。另外，在一些大量蛋白尿持续存在、肾功能异常的 IMN 患者中；可伴发局灶性节段性肾小球硬化病变，此类患者往往对免疫抑制治疗反应差，预后不良。近年来，一些伴发新月体肾小球肾炎的病例也屡见报道，其中部分患者的血清可检出抗 GBM 抗体或抗中性粒细胞胞质抗体（ANCA），但其发病机制欠清。肾小管间质病理改变主要包括肾小管上皮细胞颗粒及空泡变性、肾小管灶状萎缩、肾间质灶状炎性细胞浸润及肾间质纤维化。肾小管间质的病变程度往往与蛋白尿的严重程度和持续时间相关。②免疫荧光检查，免疫球蛋白 IgG 呈弥漫性细颗粒状沉积于肾小球毛细血管壁，是 IMN 特征性的免疫病理表现，在个别早期病例或免疫复合物已进入消散期的患者，IgG 可呈节段性分布。大部分患者伴有 C3 沉积。此免疫荧光检查十分敏感，有助于疾病的早期诊

断。IMN一般无多种免疫球蛋白及补体Clq沉积，而且也不沉积于肾小球毛细血管壁以外区域。③电镜检查，可于GBM外侧（即上皮细胞下）见到排列有序的电子致密物、GBM增厚，并常能在电子沉积物间见到“钉突”。此外，足细胞足突常弥漫融合。

2．IMN病理分期诊断　目前公认的Ehrenreich-Churg分期法，是以电镜表现为主、光镜表现为辅的IMN分期，共分为以下4期：①Ⅰ期，GBM无明显增厚，GBM外侧上皮细胞下有少数电子致密物；②Ⅱ期，GBM弥漫增厚，上皮细胞下有许多排列有序的电子致密物，它们之间可见“钉突”；③Ⅲ期，电子致密物被增多的GBM包绕，部分电子致密物被吸收，而呈现出大小不等、形状不一的透亮区；④Ⅳ期，GBM明显增厚，较多的电子致密物被吸收，使GBM呈虫蚀状，系膜基质逐渐增多，直至肾小球硬化。另外，还有Gartner的五期分类法，除上述4期外，它将IMN自发缓解、肾小球病变已恢复近正常（可能遗留部分肾小球硬化）的阶段称为Ⅴ期。起初多数学者认为IMN患者随着发病时间的延长，肾病变分期会升高，但近年大量研究并未发现分期与病程间存在明确的对应关系。因此，上述病理分期对临床病程、治疗疗效及疾病预后的评估到底具有多大意义，有待今后进一步研究。

三、IMN诊断、鉴别诊断和疗效相关的标记物

1．中性内肽酶（neutral endopeptidase，NEP）　对人类MN致病抗原研究的重大进展起始于2002年，Debiec等在同种免疫新生儿膜性肾病（alloimmune neonatal membranous nephropathy）患儿足细胞的足突上发现了NEP，首次证实了它是导致人类MN的一个自身抗原。研究发现，此类患儿母亲为先天性NEP缺乏者，而其父亲正常，母亲在妊娠过程中即会产生抗NEP抗体。该抗体可以透过胎盘与胎儿肾小球足细胞上的NEP结合，形成原位免疫复合物，激活补体生成C5b-9，损伤足细胞，导致同种免疫新生儿MN发生。但此抗原是否也参与成人IMN的发病，尚不清楚。

2．血清M型抗磷酸酯酶A_2受体（PLA2R）抗体　2009年Beck等通过检测IMN患者的血清，发现75%～80%的患者血清M型抗PLA2R抗体阳性，而在继发性膜性肾病、其他肾小球疾病和正常人的血清中此抗体皆为阴性。后来，又有学者从IMN患者肾小球沉积的免疫复合物中分离出了抗PLA2R抗体，而Ⅴ型狼疮肾炎和IgA肾病患者的肾组织却无此抗体。上述研究均表明抗PLA2R抗体为IMN所特有的，提示抗PLA2R抗体检测结果可以作为鉴别IMN和SMN的血清标志物。目前，抗PLA2R抗体已广泛应用于临床检测协助诊断IMN。一项针对中国人的研究发现，抗PLA2R抗体对IMN的特异度为100%，灵敏度为60%。然而，IMN患者体内抗PLA2R抗体水平与患者的尿蛋白含量、疾病活动状态、病程及预后都有密切关系。IMN症状缓解时，血清抗PLA2R抗体滴度降低或消失；当疾病复发时，血清中抗PLA2R抗体滴度再次升高，故其能预测疾病的缓解或复发。对于抗PLA2R抗体检测结果为阴性者，仍需进行肾活检以确诊IMN。也有研究显示，0.1%～1.4%的非IMN患者血清中也可检出抗PLA2R抗体，其中乙型肝炎（乙肝）相关性MN、丙型肝炎（丙肝）相关性MN、肿瘤相关性MN及结节病相关性MN患者血清中抗PLA2R阳性的概率也呈较高水平，因此抗PLA2R抗体检出阳性者尚需要结合其他指标来排除SMN。研究发现抗PLA2R抗体高滴度水平或进行性升高是MN进展的独立危险因素，纳入抗PLA2R抗体水平的新型预测模型有望更个体化、精准地评估疾病进展或并发症风险。Cattron等建议：①肾功能正常、尿蛋白＜4 g/d且血清抗PLA2R抗体低滴度者，推荐支持疗法。②尿蛋白为4～8 g/d伴血清抗PLA2R抗体中滴度，支持治疗观察。若6个月后尿蛋白持续大于4 g/d，

开始免疫治疗。③抗 PLA2R 抗体高滴度且尿蛋白＞ 8 g/d、伴或不伴肾功能恶化者，治疗观察 3 个月无缓解，尽早开始免疫治疗。

3．Ⅰ型血小板反应蛋白 7A 域（thrombospondin type-1 domain 7A，THSD7A） Tomas 等于 2014 年发现在抗 PLA2R 抗体阴性的 IMN 患者血清中存在 THSD7A 的循环抗体。THSD7A 是一个在足细胞膜表达的 N- 糖基化高分子量蛋白，只在血清抗体的非还原条件下表现出活性。抗 THSD7A 抗体见于约 5% 的 IMN 患者，其抗体种类也以 IgG4 为主。THSD7A 是参与成人 IMN 发病的第二个自身抗原。有研究表明，在 THSD7A 相关性 IMN 患者中恶性肿瘤的发生率高达 20%，尤其是子宫内膜癌和胆囊癌，如检测出相关抗体应及时进行癌症筛查，首先排除肿瘤相关 SMN。一项分析 THSD7A 与 PLA2R 在 MN 表达的差异的研究发现 THSD7A 在 9.1% 的 IMN 患者的肾组织中表达，而 PLA2R 则在高达 52.7% 的患者的肾组织中表达；SMN 患者的肾组织中 THSD7A 均为阴性，但只有 5.4% 的患者的肾组织 PLA2R 为阳性。肾组织的 THSD7A 较 PLA2R 在鉴别 IMN 与 SMN 上特异性更强。研究表明接受激素及免疫抑制剂治疗的患者血清抗体滴度下降早于尿蛋白的减少，提示 IMN 患者免疫学缓解可能先于临床缓解，同时对抗体滴度的动态监测，有助于判断治疗效果及预后。此外，THSD7A 在 IMN 患者中的表达可能存在地域差异，其在日本患者中的表达要显著高于美国和欧洲患者。

4．牛血清白蛋白（bovine serum albumin，BSA） 2011 年，Debiec 等研究发现 BSA 是一种可导致儿童（＜ 5 岁）MN 发病的新抗原。BSA 主要来源于牛奶等食物，目前对形成阳离子牛血清白蛋白的具体机制尚不清楚，其致病机制主要是由于纯化出的阳离子牛血清白蛋白进入血液循环后与肾小球毛细血管壁上的阴离子结合，形成免疫复合物，造成足细胞损伤。

5．抗醛糖还原酶（aldose reductase，AR）、超氧化物歧化酶 2（SOD2）

6．尿液中相关标志物 尿液中存在大量的蛋白质和多肽，主要来源于肾小球滤过、细胞脱落、凋亡，细胞表面糖基化磷脂酰肌醇连接蛋白水解，以及上皮细胞分泌外排体。因此，尿液中各种大分子物质可能可成为 IMN 的无创、便捷的生物标志物。

（1）传统尿液生物标志物对 IMN 的预后价值 低分子量蛋白尿［尿液中主要以 α_1-微球蛋白（α_1-microglobulin，α_1-M）和 β_2-M］反映肾小管重吸收功能破坏，与肾小管间质损伤相关。研究报道尿 α_1-M 和 β_2-M 对 IMN 进展具有很强的预测功能。脂肪酸结合蛋白（fatty acid binding protein，FABPs）是细胞内的运输蛋白，肾中肝型 FABP（liver-type FABP，L-FABP）主要在近端小管胞质表达，而心型 FABP（heart-type FABP，H-FABP）主要定位于远端小管。尿 L-FABP 和 H-FABP 水平在 IMN 患者中显著升高，且两者有很强的相关性，提示 IMN 患者的近端和远端小管细胞均受到损伤。研究显示尿 L-FABP 和 H-FABP 均可作为 IMN 的预后生物标志物，在该研究中的灵敏度和特异度均分别为 81% 和 83%，然而，它们的预后价值并未优于经典的蛋白质标志物（尿 α_1-M、β_2-M 和 IgG）。N-乙酰基 -β-D 氨基葡萄糖苷酶（N-acetyl-beta-D-glucosaminidase，NAG）是近端小管细胞的一种溶酶体酶，严重的小管损伤会因小管上皮细胞膜结构破坏，导致尿中出现胞质和溶酶体酶。尿 NAG 排泄率升高提示肾小管上皮细胞功能异常，与 24 小时尿蛋白水平、尿 IgG 排泄率和 α_1-M 排泄分数相关，它可提示包括 IMN 在内的原发性肾小球肾炎患者的高 CRF 风险，或者评估临床缓解和治疗反应，但是诊断 MN 的特异度较差。对于评估 IMN 的治疗效果的生物标志物，目前研究尚少。Irazabal 等的前瞻性研究显示 IMN 患者的尿 α_1-M、视黄醇结合蛋白（retinol-binding protein，RBP）、IgG 和白蛋白水平可能与利妥昔单抗的治疗反应相关，但是与患者远期预后无关。

（2）新型尿液生物标志物　中性粒细胞明胶酶相关脂质运载蛋白（neutrophil gelatinase-associated lipocalin，NGAL）是一种小分子蛋白，它在中性粒细胞及炎症状态的上皮细胞（包括肾小管上皮）表达。肾损伤分子（kidney injury molecule-1，KIM-1）是一种跨膜糖蛋白，在正常肾中不表达，在近端小管上皮细胞受到毒性或急性缺血刺激后其表达上调。因为其他细胞不表达 KIM-1，肾小管 KIM-1 表达量与尿 KIM-1 排泄有很强的相关性，因此，尿 NGAL 和 KIM-1 水平是肾小管细胞损伤的特异性标志物。有研究显示，KIM-1 和 NGAL 在很多肾功能正常但伴肾病水平蛋白尿的 IMN 患者中尿排泄率升高，该研究还表明，尿 NGAL 和 KIM-1 水平可能在极早期的 IMN 具有较好的预后准确性。NF-κB 受体活化因子（receptor activator of NF-κB，RANK）是 TNF 受体超家族成员，可由足细胞产生，是一种足细胞损伤反应相关分子。有研究表明，尿液 RANK mRNA 水平可能可作为区分肾小球肾炎亚型的标志物。另有研究显示，在 MN 模型小鼠中，尿长链非编码 RNA——Xist 水平与疾病严重程度呈强相关，随后发现 Xist 在包括 MN 的肾小球肾炎患者的尿液中，较正常对照显著升高。在 MN 实验模型和肾小球肾炎患者中，尿 Xist 水平与尿蛋白水平显著相关，无蛋白尿的患者尿 Xist 为阴性，提示尿液 Xist 可能可以被用作生物标志物来检测 MN。

7．其他靶抗原　在部分 IMN 患者血清中检测到与 α- 烯醇化酶（α-enolase，α-ENO）相对应的免疫球蛋白 G4 抗体，推测 α-ENO 也可能是 IMN 的靶抗原之一。但是 α-ENO 对 IMN 的特异度较低，检出率为 43%，且在其他免疫性疾病中也可以检测到。近年来研究表明，作为清道夫受体 B 类成员的溶酶体膜蛋白 2（lysosomal membrane protein 2，LIMP-2），可以用来诊断 MN。通过免疫荧光分析，IMN 的肾活检组织与肾小球灶性硬化（focal glomerular sclerosis，FSGS）和同一研究组的正常对照的肾活检组织相比，LIMP-2 在正常对照组和 FSGS 患者的肾小球中弱表达，而在 IMN 中肾小球呈强表达。TIM-3 是 T 细胞免疫球蛋白和黏蛋白结构域（T cell immunoglobulin domain and mucin domain，TIM）家族的成员，最近被提出作为包括 MN 在内的肾病患者的生物标志物。与正常对照组相比，MN 患者外周血单核细胞中 Th1 细胞负调节因子的 mRNA 表达显著降低。有研究表明测量活检为 IMN 初始诊断的患者的血清样品中循环肿瘤坏死因子受体（circulatory tumor necrosis factor receptor，CTNFRs）水平，结果显示随着 CTNFRs 水平的升高，肾小球滤过率和蛋白尿倾向于恶化，表明在初始诊断时 CTNFRs 水平可以预测 IMN 患者的肾进展。最近 Sethi 等发现了一组新的蛋白质——EXT1 和 EXT2，它们与 PLA2R 和 THSD7A 双重阴性的膜性肾病相关。研究表明，EXT1 和 EXT2 可能代表继发性膜性肾病的靶抗原或蛋白质标志物，这对膜性肾病的分类具有重要的临床意义。

四、IMN 的诊断与鉴别诊断

1．诊断思维程序　依据患者典型的临床实验室表现及肾活检病理改变，诊断 MN 并不困难，但需除外继发性膜性肾病才能确诊 IMN。

2．与 SMN 相鉴别　继发性膜性肾病有时呈现“非典型膜性肾病”病理改变，免疫荧光检查常见 IgG 伴其他免疫球蛋白、补体 C3 及 C1q 沉积，沉积于肾小球毛细血管壁及系膜区。光镜检查发现毛细血管壁增厚，有或无“钉突”形成，常出现“假双轨征”，并伴系膜细胞增生和基质增多。电镜检查于上皮下、基底膜内、内皮下及系膜区多部位见到电子致密物。另外，近年开展的血清抗 PLA2R 抗体检测，以及肾切片上 IgG 亚型及 PLA2R 的免疫荧光或免疫组化检查，对鉴别原发性和继发性膜性肾病极有意义。IgG 亚型的免疫荧光或免疫组化检查显示，IMN 患者肾小球毛细血管壁上沉积的 IgG 以 IgG4 亚型为主，伴或不伴较弱的其他 IgG 亚型，而继发性膜性肾病常以其他亚型为主。另外，PLA2R 的免疫荧光或免疫组化检查显示，IMN 患者肾小球 PLA2R 染色阳性，肾小球毛细血管壁多是颗粒状，而已检测的一些继发性膜性肾病（如狼疮肾炎及乙肝病毒相关性肾炎等）PLALR 染色阴性。血清抗 PLA2R 抗体的检测结果也与此相同。

常见的继发性膜性肾病有如下 4 类：①自身免疫性疾病，常见于狼疮肾炎，还可见于类风湿关节炎、慢性淋巴细胞性甲状腺炎、干燥综合征、结节病等；②感染，常见于乙型肝炎病毒感染，其次为丙型肝炎病毒、HIV、幽门螺杆菌感染，以及梅毒和血吸虫病等；③肿瘤，各种实体瘤及淋巴瘤等；④使用药物及重金属，青霉胺、硫普罗宁（tiopronin）、非甾体抗炎药［双氯芬酸（diclofenac）、布西拉明（bucillamine）等］、卡托普利、金制剂、汞，较少见的还有锂、甲醛等。

（1）膜型狼疮肾炎　常见于中青年女性，常有系统性红斑狼疮多器官受累表现，肾病常表现为大量蛋白尿及肾病综合征，伴或不伴镜下血尿。肾组织免疫荧光检查常呈“满堂亮”现象（各种免疫球蛋白和补体 C3 及 C1q 均阳性），光镜检查常为“非典型膜性肾病”，电镜检查在上皮下、基底膜内、系膜区及内皮下均可见电子致密物。需要注意的是，有少数膜型狼疮肾炎患者起病时仅肾受累，无其他系统表现，还不能完全达到系统性红斑狼疮诊断标准，被称为前狼疮肾炎。对这类患者应严密追踪观察其病情变化，其中一些患者随后能出现典型的系统性红斑狼疮表现。

（2）乙肝相关性膜性肾病　多见于中青年，患者有乙型肝炎病毒感染的临床表现及血清标志物（抗原、抗体）阳性。肾组织光镜检查可呈 IMN 或“非典型膜性肾病”改变，免疫荧光多呈“满堂亮”。诊断关键是能在患者肾小球中检测到乙肝病毒抗原（如乙肝病毒核心抗原、乙肝病毒表面抗原）的存在。

（3）肿瘤相关性膜性肾病　见于各种恶性实体瘤（如肺癌、乳腺癌、消化道恶性肿瘤及前列腺癌等）及淋巴瘤，其病理表现常与 IMN 无明显区别。此病好发于老年人，统计数据表明，60 岁以上的 MN 患者中恶性肿瘤相关性肾病可达 20%。因此，对于老年患者，尤其是肾小球中 IgG 沉积物并非以 IgG4 为主，且 PLA2R 染色阴性的患者，一定要严密随访，观察中有发现肿瘤的可能。肿瘤相关性膜性肾病目前尚无公认的诊断标准，有学者认为在诊断 MN 前后 1 年内发现肿瘤，患者蛋白尿的缓解及复发与恶性肿瘤的治疗缓解及复发密切相关，并能除外其他肾病即能诊断。有的诊断标准更严格，需在肾小球的上皮下沉积物中发现肿瘤相关抗原或抗体，这一严格标准较难普及。

（4）药物及重金属所致膜性肾病　金制剂、D- 青霉胺等药物可以引起 MN，但是近代这些药物已经少用。而由含汞增白化妆品引起的 MN 国内近年却屡有报道，2012 年国内民间环保组织抽查实体店及网店出售的美白、祛斑化妆品，发现 23% 的产品汞含量超标，最高者达到国家规定标准的 44 000 倍，很值得重视。汞所致 MN 的病理改变与 IMN 无法区分，可是肾小球内沉积的 IgG 亚型并非以 IgG4 为主，这点可帮助鉴别。至于这些药物及重金属所致继发性膜性肾病的 PLA2R 检测结果，目前尚无报道。

3．基因诊断新进展　目前，有关 PLA2R 在基因诊断方面的研究也有了新的进展。PLA2R 基因位于人类染色体 2q23-q24 区，其内部包含许多单核苷酸多态性（single nucleotide polymorphism，SNP）位点。一项针对中国 IMN 患者进行的测序分析研究显示，IMN 患者中 PLA2R 基因 rs4664308 位点的表达较高，这有望作为中国人 IMN 的预先诊断标准。

五、IMN 的治疗

IMN 的自然病程差距较大，存在自发缓解和肾功能逐渐恶化两种结局，且药物治疗时间长、疗效不一、副作用多，因此在过去的几十年中对于临床治疗方案存在较大争议，人们对其研究的探索也从未停止。2012 年改善全球肾脏病预后组织（Kidney Disease：Improving Global Outcomes，KDIGO）发表了《肾小球肾炎临床实践指南》（下文简称为《指南》），其中第七章专门讲述了 IMN 的治疗，包括初始治疗和复发后治疗，提出了一些重要推荐及建议，可供治疗 IMN 时参考。但由于循证证据的有限性，仍有许多实际应用问题亟待解决，这也是今后研究的方向。

1．病情进展评估与风险分层　1992 年，Pei 及 Cattran 等创建了一种根据尿蛋白排泄量及持续时间，以及肌酐清除率（creatinine clear rate，CCr）起始水平和变化率来评估 IMN 疾病进展风险的模型，将 IMN 疾病进展风险分成了如下 3 级：①低风险，患者在 6 个月的观察期内，尿蛋白量持续低于 4 g/d，且 CCr 正常；②中等风险，患者在 6 个月的观察期内，CCr 正常无变化，但尿蛋白含量为 4 ～ 8 g/d；③高风险，患者的尿蛋白持续大于 8 g/d，伴或不伴有 CCr 下降。

2005 年 Cattran 及 2007 年 Lai 相继分别在美国肾脏病学会会刊（J Am Soc Nephrol）和国际肾脏病学会会刊（Kidney Int）上发表文章，建议根据上述低、中、高风险分级来分层地制定治疗方案：对低风险患者推荐应用 ACEI 或 ARB 治疗，并限制蛋白质入量；对中、高风险患者应结合患者具体情况采取免疫抑制剂治疗。这一风险评估在很大程度上避免了有可能自发恢复或（和）稳定低水平蛋白尿的患者被过度治疗，乃至出现严重的治疗副作用的情况。

2012 年的《指南》对 IMN 患者进行免疫抑制治疗的适应证及禁忌证做了明确阐述。《指南》推荐只有表现为 NS 且具备如下之一条件者，才用免疫抑制剂做初始治疗：①经过至少 6 个月的降血压和降蛋白治疗，尿蛋白仍然持续大于 4 g/d 和超过基线水平 50% 以上，并无下降（证据等级 Ib）；②出现 NS 引起的严重的、致残或危及生命的临床症状（Ic）；③明确诊断后 6 ～ 12 个月内血清肌酐（SCr）升高≥ 30%，但估计的肾小球滤过率（estimated glomerular filtration rate，eGFR）不低于 25 ～ 30 ml/（min · 1.73 m^2），且上述改变并非由 NS 并发症所致（Ⅱ），而对于 SCr 持续大于 309 μmol/L（3.5 mg/dl）或 eGFR ＜ 30 ml/（min · 1.73 m^2），及超声显示肾体积明显缩小者（例如长度小于 8 cm）或并发严重的或潜在危及生命的感染，建议避免使用免疫抑制治疗（无证据分级）。

2．免疫抑制药物的选择与证据

（1）糖皮质激素　半个多世纪以来，已有极多的用糖皮质激素治疗特发性膜性肾病（IMN）的报道，结果十分不同。1979 年一个多中心对照研究显示，给予泼尼松治疗（125 mg、隔日口服，共 8 周）能显著降低肾功能恶化的发生率。1981 年美国的一个协作研究组用泼尼松 100 ～ 150 mg、隔日口服、共 8 周治疗 IMN，得到了相似结果，能降低患者蛋白尿至 2 g/d 以下，并降低 SCr 倍增风险。这些研究结果曾鼓励临床医生用糖皮质激素治疗 IMN。但是，1989 年加拿大学者 Cattran 等的一项前瞻性研究按体表面积用泼尼松 45 mg/m^2、隔日给药治疗 IMN（包括尿蛋白≤ 0.3 g/d 的患者），结果显示泼尼松对降低蛋白尿和改善肾功能均无效。1990 年英国学者 Cameron 等也用类似方案治疗 IMN，观察 3 ～ 9 个月，结果也未发现治疗能改善肾功能，而尿蛋白和血浆白蛋白的改善也只是暂时的。

2004 年 Schieppati 等对免疫抑制剂治疗成人 IMN 的疗效进行了系统综述，纳入了 18 个随机对照研究，包含 1 025 例患者。结果显示，与安慰剂对照组比较，单用糖皮质激素并不能提高蛋白尿缓解率，也不能提高患者肾的长期存活率。所以近代研究结果多不支持单独应用糖皮质激素治疗 IMN。为此，2012 年的 KDIGO 指南已明确指出，不推荐糖皮质激素单药疗法用于 IMN 的初始治疗（Ib）。

（2）细胞毒性药物

1）苯丁酸氮芥：在 20 世纪 80 年代，意大利学者 Ponticelli 等进行了一项设计严谨的前瞻性、随机、对照试验，将表现为 NS 而肾功能正常的 IMN 患者，随机分为免疫抑制治疗组（甲泼尼龙联合苯丁酸氮芥，MP+CH 方案）和对症治疗组，总疗程 6 个月，并进行了为期 10 年的随访观察，结果显示 MP+CH 方案对表现为 NS 的 IMN 患者具有降低蛋白尿及保护肾功能作用。2002 年西班牙学者 Torres 等发表了回顾性研究结果，他将已出现肾功能不全的 IMN 患者，分成免疫抑制治疗组［口服泼尼松联合苯丁酸氮芥 0.15 mg/（kg · d）］和保守治疗组进行比较分析，治疗前两组患者的肾功能和肾病理改变并无差异，治疗后保守治疗组肾功能逐渐恶化，而大部分免疫抑制治疗组患者尿蛋白下降，肾功能改善或稳定。因此作者认为，对早期肾功能损害的 IMN 患者仍应给予糖皮质激素联合苯丁酸氮芥进行免疫抑制治疗。由此可见，用糖皮质激素配合苯丁酸氮芥治疗出现 NS、肾功能正常的 IMN 患者，乃至轻度肾功能不全的患者，均有疗效。

2）环磷酰胺：1998 年 Ponticelli 等对肾功能正常的 IMN 患者进行了前瞻性、随机、对照试验，分为甲泼尼龙联合苯丁酸氮芥 0.2 mg/（kg · d）口服组、甲泼尼龙联合环磷酰胺 2.5 mg/（kg · d）口服组，对比观察 6 个月。结果显示两者都能有效缓解蛋白尿、延缓肾功能损害进展，但是苯丁酸氮芥副作用较大，由于副作用停药的患者占 12%，而在环磷酰胺治疗组仅占 4%。1998 年 Branten 等对伴有肾功能不全的 IMN 患者给予泼尼松联合环磷酰胺 1.5 ～ 2.0 mg/（kg · d）口服或甲泼尼龙联合苯丁酸氮芥 0.15 mg/（kg · d）口服，治疗 6 个月。结果显示苯丁酸氮芥治疗组疗效较环磷酰胺组差，且副作用大。2004 年 du Buf-Vereijken 等对肾功能不全（SCr ＞ 135 μmol/L）的 IMN 患者给予糖皮质激素联合环磷酰胺口服治疗，共 12 个月。随访 51 个月（5 ～ 132 个月）后，发现糖皮质激素联合环磷酰胺治疗能有效延缓肾损害进展。随访结束时，完全缓解、部分缓解、5 年肾存活率均显著高于历史对照。但是仍有 28% 的患者 5 年内疾病复发，约 2/3 患者出现了治疗相关性并发症，主要为骨髓抑制及感染，2 例出现了癌症。由此看来，环磷酰胺与苯丁酸氮芥相似，与糖皮质激素联合治疗时，对呈 NS 表现的肾功能正常的 IMN 患者，乃至轻度肾功能不全患者均有效。而且与苯丁酸氮芥比较，环磷酰胺的副作用较轻。不过长期服用环磷酰胺时仍能出现骨髓抑制、感染等不良反应，甚至诱发癌症。

3）硫唑嘌呤：1976 年加拿大西部肾小球疾病研究组报道，表现为 NS 的 IMN 患者应用硫唑嘌呤治疗无效。Ahuja 等用泼尼松联合硫唑嘌呤治疗 IMN 患者，也得到同样结论。2006 年 Goumenos 等发表了一项 10 年的随访观察资料，结果表明对于有 NS 症状的 IMN 患者用泼尼松龙联合硫唑嘌呤治疗无益。2012 年，《指南》关于细胞毒性药物的应用做了如下推荐及建议，在开始治疗时，口服或静脉给予糖皮质激素与口服烷化剂每月交替治疗，共治疗 6 个月（Ib）；初始治疗建议应用环磷酰胺而非苯丁酸氮芥（Ⅱb）。指南并未推荐或建议使用非烷化剂的细胞毒性药物——硫唑嘌呤治疗 IMN。

4）钙调磷酸酶抑制剂

a．环孢素 A：2001 年 Cattran 等报道了北美 11 个中心完成的前瞻性单盲、随机对照研究结果，将伴有 NS 特点的蛋白尿、泼尼松治疗失败的 IMN 患者分为如下两组：治疗组（用环孢素 A 联合低剂量泼尼松治疗）和对照组（用安慰剂联合低剂量泼尼松治疗）。26 周治疗结束时，治疗组的缓解率为 75%，对照组为 22%（$P < 0.001$）；随访 78 周结束时，两组缓解率分别为 39% 和 13%（$P = 0.007$）。在随访 52 周时，治疗组中 9 例患者（43%）及对照组中 2 例患者（40%）病情复发。因此作者认为，对糖皮质激素抵抗的 IMN 患者仍可考虑给予环孢素 A 治疗，尽管有一定复发率，但仍能提高疾病的总疗效。2006 年希腊学者 Alexopoulos 等将表现为 NS 的 IMN 患者分为两组：泼尼松联合环孢素 A 和单独应用环孢素 A 组。结果显示，联合用药组患者尿蛋白均获得了完全或部分缓解，两组患者肾功能无明显变化；单一用药组患者的复发率较联合用药组高。且对治疗 12 个月时达到完全或部分缓解的患者（包括联合用药组和单用环孢素 A 组），继续用低剂量环孢素 A 维持治疗可在维持缓解上均获得良好疗效。因此作者认为对表现为 NS 的 IMN 患者单用环孢素 A 或联合糖皮质激素治疗均有效，但联合用药可降低复发率。2010 年 Kosmadakis 等研究了甲泼尼龙（12.5 mg/d 口服）联合环孢素 A［3.0 ～ 3.5 mg/（kg・d）］与甲泼尼龙［0.75 mg/（kg・d）］联合环磷酰胺［2 mg/（kg・d）］治疗表现为 NS 的 IMN 患者的疗效。治疗 9 个月，两组尿蛋白均减少，血清白蛋白均增高，但是环磷酰胺组肾功能显著改善，而环孢素 A 组肾功能却显著减退。治疗结束时，环磷酰胺组（8 例）中 4 例完全缓解，4 例部分缓解，而环孢素 A 组（10 例）中 1 例完全缓解，5 例部分缓解。作者认为环孢素 A 为基础的治疗疗效不如环磷酰胺为基础的治疗。

b．他克莫司：此药与环孢素 A 同属钙调磷酸酶抑制剂（calcineurin inhibitor，CNI），其免疫抑制作用是环孢素 A 的 10 ～ 100 倍。作为一种新型免疫抑制剂，其相关研究数据相对较少。2007 年 Praga 等完成了一项治疗 IMN 患者的随机对照试验，患者均呈现 NS 而肾功能正常，治疗组（*n*=25）使用他克莫司单药治疗［0.05 mg/（kg・d），治疗 12 个月，6 个月后逐渐减小剂量］，对照组（*n*=23）采用保守疗法。18 个月后，他克莫司组患者疾病缓解率为 94%，对照组仅为 35%；他克莫司组有 1 例（4%）患者 SCr 升高 50%，而对照组有 6 例（26.1%）。然而，治疗组在停用他克莫司后，一半以上患者疾病复发。因此，他克莫司是否也能像环孢素一样用低剂量长期服用来维持缓解，目前尚无报道。2010 年国内一项多中心、随机、对照试验对症状表现为 NS 的患者用糖皮质激素联合他克莫司或环磷酰胺治疗，治疗 6 个月时，他克莫司组在疾病缓解率及尿蛋白减少上均优于环磷酰胺组（$P < 0.05$）；而 12 个月时两组患者的疗效基本相当，但是他克莫司组不良反应较多，如糖代谢异常、感染及高血压。停药后两组都有约 15% 患者复发。此试验结果提示糖皮质激素联合他克莫司可以作为治疗 IMN 患者的一个替代方案，但是需要注意药物不良反应。关于长期应用他克莫司治疗 IMN 患者的疗效和不良反应，目前尚缺经验。2012 年 KDIGO 指南关于 CNI 治疗 IMN 做了如下推荐及建议，推荐用环孢素 A 或他克莫司作为 IMN 初始治疗的替代治疗方案，用于不愿接受烷化剂或应用烷化剂有禁忌证的患者，至少治疗 6 个月（Ⅰc）。尽管目前他克莫司治疗 IMN 的临床研究证据远不如环孢素 A 多，但是 2012 年的《指南》仍将他克莫司提到了与环孢素 A 并列的重要地位。

5）吗替麦考酚酯：2007 年 Branten 等将肾功能不全的 IMN 患者分为吗替麦考酚酯联合糖皮质激素治疗组、环磷酰胺联合糖皮质激素治疗组，治疗 12 个月结果显示两组 SCr、尿蛋白排泄量及蛋白尿缓解率均无统计学差异，两组患者不良反应发生率相似，但吗替麦考酚酯联合糖皮质激素组复发率较环磷酰胺联合糖皮质激素组高。2008 年 Dussol 等发表了一个治疗表现为 NS 的 IMN 患者的前瞻性随机对照试验结果，提示单用吗替麦考酚酯治疗 IMN 疗效不佳。2012 年，《指南》建议不单用吗替麦考酚酯作为 IMN 的初始治疗（证据强度Ⅱc）。其联合激素治疗是否确能取得较好疗效，还需要更多的随机对照研究去评估。

6）利妥昔单抗：目前有关利妥昔单抗（抗 B 细胞抗原 CD20 的单克隆抗体）用于 IMN 患者的治疗尚无随机对照研究证据，仅有一些规模较小的研究提供了一些鼓舞人心的结果。2003 年 Ruggenenti 等用利妥昔单抗（375 mg/m，每周静脉输注 1 次，共 4 次）治疗了 8 例有大量蛋白尿的 IMN 患者，并进行了为期 1 年的随访。随访结束时所有患者的尿蛋白均显著减少，血清白蛋白显著上升，肾功能稳定，而且并无明显不良反应发生。此后又有几篇小样本的治疗观察报道，显示部分 IMN 患者经利妥昔单抗治疗后病情确能获得完全或部分缓解。2012 年，《指南》认为，尽管上述初步结果令人鼓舞，但是利妥昔单抗的确切疗效（包括长期复发情况）尚需随机对照试验来肯定。基于此，2012 年《指南》不推荐 CD20 单克隆抗体（利妥昔单抗）作为初始治疗手段。但最近国外报道利妥昔单抗治疗 IMN 疗效显著，甚至对部分患者推荐为首选方案。利妥昔单抗起始方案为每周按体表面积 375 mg/m^2 静脉注射 1 次、持续 4 周，或为两剂 1 000 mg 或 375 mg/m^2 静脉注射、间隔 14 天。当一剂利妥昔单抗治疗（按 375 mg/m^2）1 周后，外周血 B 淋巴细胞计数恢复到超过 5/mm^3，立即再给予一剂相同剂量利妥昔单抗，称为 B 淋巴细胞驱动疗法。该疗法的优点包括不需要联合糖皮质激素、不良事件发生率低以及能够监测 B 细胞水平（以评估疗效并预测缓解和复发）。综合目前的证据，利妥昔单抗可作为诱导治疗的第三个选择，作为维持治疗和挽救性治疗也是合适的。目前第二、三代抗 CD20 单抗奥滨尤妥珠单抗（Obinutuzumab）和奥法木单抗（Ofatumumab）已经上市，可结合 CD20 的不同位点，有望解决部分利妥昔单抗抵抗的问题。

3．免疫抑制治疗方案

（1）初始治疗方案　2012 年，《指南》关于 IMN 初始治疗方案做了如下推荐或建议：①推荐口服和静脉给予糖皮质激素与口服烷化剂每月 1 次，交替治疗，疗程 6 个月（Ⅰb）；②建议首先选用环磷酰胺而非苯丁酸氮芥（证据强度Ⅱb）；③根据患者的年龄和 eGFR 水平调整环磷酰胺及苯丁酸氮芥的剂量（无证据分级）；④可以每日连续（并非周期性）服用烷化剂治疗，此治疗也有效，但有增加药物毒性作用风险，尤其是使用药物时间≥ 6 个月时（Ⅱc）；⑤不推荐单独应用糖皮质激素（Ⅰb）或吗替麦考酚酯（Ⅱc）作为初始治疗。由于目前对于肾功能不全的 IMN 患者用免疫抑制剂治疗的前瞻性对照研究较少，因此《指南》未对这类患者的治疗提出推荐意见或建议，今后需要进行更多高质量的随机对照临床研究来提供循证证据。而且，目前对预测 IMN 治疗疗效及疾病结局的有价值的指标［包括临床病理表现、血和尿生物标志物（如抗 PLA2R 抗体等）］的研究还不足，今后也需加强。更准确地判断哪些患者能从治疗中获益、哪些难以获益，这对避免过度治疗及减少药物副作用均具有重要意义。这些都应该是未来的研究内容。

（2）初始治疗的替代治疗方案　2012 年《指南》对 IMN 初始治疗的替代治疗方案做了如下推荐及建议：①对于符合初始治疗标准但不愿接受激素及烷化剂治疗或存在禁忌证的患者，推荐应用环孢素 A 或他克莫司，至少治疗 6 个月（Ⅰc）；②用 CNI 治疗 6 个月而未获得完全或部分缓解时，建议停用 CNI（Ⅱc）；③若达到持续缓解且无 CNI 治疗相关肾毒性出现时，建议 CNI 在 4 ～ 8 周内逐渐减量至起始剂量的 50%，并至少维持 12 个月（Ⅱc）；④建议在开始治疗期间及 SCr 异常增高（大于基线值 20%）时要规律地检测血药浓度（无证据分级）。《指南》也给出了 CNI 为基础的治疗方案中药物的参考剂量，环孢素 A 为 3.5 ～ 5.0 mg/（kg・d），每 12 小时口服 1 次，同时给予泼尼松 0.15 mg/（kg・d），共治疗 6 个月；他克莫司 0.05 ～ 0.075 mg/（kg・d），每 12 小时口服 1 次，不合用泼尼松，共治疗 6 ～ 12 个月。为避免急性肾毒性发生，建议两药均从低剂量开始应用，然后逐渐加量。治疗期间应定期检测 CNI 的血药浓度及肾功能，宜将患者环孢素 A 的血药谷浓度维持于 125 ～ 175 ng/ml 或峰浓度维持于 400 ～ 600 ng/ml 水平，将他克莫司的血药谷值浓度维持于 5 ～ 10 ng/ml 水平。CNI 在 IMN 治疗中最突出的问题是停药后疾病的高复发率，由于尚缺乏高水平证据，因此《指南》并未对此复发问题提出具体推荐意见和建议。已有学者应用低剂量环孢素 A 进行较长期维持治疗来减少复发，但目前尚缺乏高水平的随机对照试验来评价长期应用 CNI（尤其是他克莫司）对减少复发的确切效果及安全性。另外，对于肾功能不全的 IMN 患者是否能用 CNI? 目前也缺乏足够证据来做肯定回答。这些是我们今后研究的方向。

（3）对初始治疗抵抗病例的治疗方案　2012 年《指南》建议，对以烷化剂及激素为基础的初始治疗抵抗者，建议使用 CNI 治疗（Ⅱc）；对以 CNI 为基础的初始治疗抵抗者，建议应用烷化剂及激素治疗（Ⅱc）。

（4）NS 症状复发的治疗方案　2012 年《指南》建议，NS 症状复发的 IMN 患者，建议使用与初始诱导缓解相同的治疗方案（Ⅱd）；对于初始治疗应用糖皮质激素与烷化剂交替治疗 6 个月的患者，疾病复发时建议此方案仅能重复使用 1 次（Ⅱb）。应用烷化剂治疗的 IMN 患者，治疗后 5 年内的疾病复发率为 25% ～ 30%；应用 CNI 治疗者，治疗后 1 年内疾病复发率为 40% ～ 50%。一些低级别证据提示，再次使用与初始诱导缓解相同的治疗方案仍然有效，但是较长期地使用烷化剂会增加肿瘤、机会性感染和性腺损害的风险。文献报道，环磷酰胺累积量超过 36 g（相当于 100 mg/d，持续 1 年）时，可使韦格纳肉芽肿病患者膀胱癌风险增加 9.5 倍，烷化剂疗程的延长同样也增加了淋巴组织增生性疾病和白血病的风险。因此《指南》强调初始治疗用糖皮质激素与烷化剂交替方案治疗 6 个月的患者，疾病复发时最多再使用此方案 1 次。也有报道称利妥昔单抗对一些 CNI 依赖的复发患者有较好疗效，但是证据尚欠充分，《指南》还未做推荐。关于重复使用免疫抑制治疗的大多数资料，均来自于肾功能正常的复发患者，几乎没有资料指导如何治疗肾功能不全的复发患者。另外，今后还应进行随机对照试验来评估其他药物（如吗替麦考酚酯及利妥昔单抗）对治疗 IMN 复发患者的疗效。

（5）儿童 IMN 的治疗

1）对儿童 IMN，建议遵循成人治疗 IMN 的推荐方案（Ⅱc）。

2）对儿童 IMN，建议糖皮质激素、烷化剂交替方案最多用 1 个疗程（Ⅱd）。预防性抗凝治疗表现为 NS 的 IMN 患者，如患者血清白蛋白显著降低（血清白蛋白＜ 25 g/L），并伴有其他血栓形成危险因素，建议口服华法林预防性抗凝（Ⅱc）。

（6）中医药治疗　随着对本病的病因病机、辨证论治以及中药作用机制方面的不断探索，现已形成了较为成熟的中西医结合诊疗 IMN 体系，其优势不仅仅在于减轻西药的不良反应，更能提高临床疗效。目前中医对于本病的治疗方案根据是否联合免疫抑制治疗而分为两类。联合者多以激素加环磷酰胺作为免疫抑制治疗方案，中药则为党参、黄芪、地黄类方随证加减。不联合者，各家治法各异，或温肾健脾，或益气养阴，但皆不离化湿利水活血之法。

综上所述，基于循证医学证据而制定的2012年《指南》为临床合理治疗IMN提供了指导性意见，但是目前绝大部分循证医学证据都来自国外；高质量的前瞻性、大样本随机对照研究尚缺乏；研究随访期限普遍偏短，对于治疗的远期预后评估不足；不同免疫抑制剂方案之间尚缺乏大样本的对照研究。这些问题依然存在，因此尚需继续努力来解决。另外，在临床实际应用指南内容时，切忌盲目、教条地照搬，要根据患者的具体情况具体分析进行个体化治疗。

最后需注意，在实施免疫抑制治疗同时，还应配合进行对症治疗（如利尿消肿、纠正脂代谢紊乱、服用ACEI或ARB减少尿蛋白排泄等）及防治并发症治疗，其中尤其重要的是预防血栓栓塞并发症。2012年《指南》建议，对伴有肾病综合征且血清蛋白＜25 g/L的IMN患者，应预防性地应用抗凝药物，予口服华法林治疗。

六、IMN治疗预后

膜性肾病预后差异显著，约25%的患者不需治疗即可自发缓解；约1/3的患者单纯应用激素或激素合并免疫抑制剂治疗后，表现为持续性蛋白尿；另有30%～40%的患者经上述治疗后无效，在5～15年间发展为终末期肾病。

（曹　灵）

参考文献

[1] 王海燕．肾脏病学．3版．北京：人民卫生出版社，2008．

[2] 黎磊石，刘志红．中国肾脏病学．北京：人民军医出版社，2008．

[3] 谌贻璞．肾内科学．2版．北京：人民卫生出版社，2016．

[4] Kidney Disease：Improving Global Outcomes（KDIGO）Glomerulonephritis Work Group．KDIGO clinical prac-tice guideline for glomerulonephritis．Kidney Int Suppl，2012，2：139-274．

[5] Chen Nan．New insights into glomerulonephritis．Basel：Karger Publishers，2013：22-30．

[6] Angioi A，Lepori N，López AC，et al．Treatment of primary membranous nephropathy：where are we now? J Nephrol．2018；31（4）：489-502．

[7] 中国成人肾病综合征免疫抑制治疗专家组．中国成人肾病综合征免疫抑制治疗专家共识．中华肾脏病杂志，2014，30（6）：467-474．

[8] Gudehithlu KP，Hart P，Joshi A，et al．Urine exosomal ceruloplasmin：a potential early biomarker of underlying kidney disease．Clini Exp Nephrol，2019，23（8）：1013-1021．

[9] 郑栓．特发性膜性肾病流行病学及其新型生物标志物探索．郑州：郑州大学，2018．

[10] Ma H，Xu Y，Zhang R，et al．Differential expression study of circular RNAs in exosomes from serum and urine in patients with idiopathic membranous nephropathy．Arch Med Sci，2019，15（3）：738-753．

[11] Song EJ，Jeong KH，Yang YA，et al．Anti-phospholipase A2 receptor antibody as a prognostic marker in patients with primary membranous nephropathy．Kidney Res and Clin

Practice，2018，37（3）：248-256.

[12] Wang T，Zhang Y，Liu M，et al. THSD7A as a marker for paraneoplastic membranous nephropathy. Int Urol Nephrol，2019，51（2）：371-373.

[13] Chen W，Lin X，Huang J，et al. Integrated profiling of microRNA expression in membranous nephropathy using high-throughput sequencing technology. Int J Mol Med，2014，33（1）：25-34.

[14] Zhou G，Zhang X，Wang W，et al. Both Peripheral Blood and Urinary miR-195-5p，miR-192-3p，miR-328-5p and Their Target Genes PPM1A，RAB1A and BRSK1 May Be Potential Biomarkers for Membranous Nephropathy. Med Sci Monitor，2019，25：1903-1916.

[15] 刘书馨，常明，刘杨等. 特发性膜性肾病患者尿外泌体 miRNA-193a 表达的研究. 中华肾病研究电子杂志，2017，6（02）：69-72.

[16] Imaizumi T，Nakatochi M，Akiyama S，et al. Urinary podocalyxin as a biomarker to diagnose membranous nephropathy. PloS one，2016，11（9）：e0163507.

[17] Cattran DC，Brenchley PE. Membranous nephropathy：Integrating basic science into improved clinical management. Kidney Int，2017，91（3）：566-574.

[18] Salant DJ，Cattran DC. Comprehensive Clinical Nephrology. 5th ed. New York：Elsevier Inc，2015：239-251.

[19] Song YS，Min KW，Kim JH，et al. Differential diagnosis of lupus and primary membranous nephropathies by IgG subclass analysis. Clin J Am Soc Nephrol，2012，7（12）：1947-1955.

[20] Xie QH，Li Y，Xue J，et al. Renal phospholipase A 2 receptor in hepatitis B virus-associated membranous nephropathy. Am J Nephrol，2015，41（4-5）：345-353.

[21] Jhaveri KD，Shah HH，Calderon K，et al. Glomerular diseases seen with cancer and chemotherapy：a narrative review. Kidney Int，2013，84（1）：34-44.

[22] Qu Z，Liu G，Li J，et al，Absence of glomerular IgG4 deposition in patients with membranous nephropathy may indicate malignancy. Nephrol Dial Transplant，2012，27（5）：1931-1937.

[23] Li SJ，Zhang SH，Chen HP，et al. Mercury-induced membranous nephropathy：clinical and pathological features. Clin J Am Soc Nephrol，2010，5（3）：439-444.

[24] Qin AB，Su T，Wang SX，et al. Mercury-associated glomerulonephritis：a retrospective study of 35 cases in a single Chinese center. BMC Nephrology，2019，20（1）：228.

第五章　血液系统疾病及相关诊疗技术

骨髓增生性肿瘤的分类与诊断标准

慢性骨髓增生性疾病（chronic myeloproliferative disease，CMPD），是一组克隆性造血干细胞疾病，其共同特点为骨髓中髓系细胞（粒细胞、红细胞、巨核细胞）程度不等的增生，成熟分化基本正常，以致外周血一种或多种血细胞数增多。临床经过缓慢、隐匿，可无症状或有低热、消瘦、多汗，常有肝、脾、淋巴结肿大，尤以脾大显著，病程中可相互转化，最终使骨髓造血功能衰竭或向白血病转化。传统的骨髓增生性疾病（myeloproliferative diseases，MPD）包括：①真性红细胞增多症（polycythemia vera，PV）；②慢性髓细胞性白血病（chronic myelogenous leukemia）；③原发性血小板增多症（primary thrombocytosis，PT）；④原发性骨髓纤维化症（primary myelofibrosis，PMF）。MPD 在欧美国家中并不少见，总的发生率为 6 ~ 10/（10 万人年）。好发于 50 岁以上的中、老年人，男性多见。在中国尚无可靠的流行病学调查资料。

2001 年 WHO 关于血液肿瘤的分类论述中将慢性髓系肿瘤分为四大类，即 CMPD、骨髓增生异常综合征（myelodysplastic syndrome，MDS）、MDS/MPD 和肥大细胞病（mast cell disease，MCD）。CMPD 作为慢性髓性肿瘤的一部分，包括典型的骨髓增生性疾病（PV、CML、PT 和 PMF）、慢性中性粒细胞白血病（chronic neutrophilic leukemia，CNL）、慢性嗜酸粒细胞白血病（chronic eosinophilic leukemia，CEL）和嗜酸粒细胞增多综合征（hypereosinophilic syndrome，HES），以及不能分类的 CMPD。MPD 最根本和共同的特点为有效的髓系细胞克隆性增生，表现为外周血粒细胞增多、血小板增多或红细胞增多，但没有红细胞系统（红系）或粒细胞系统（粒系）的病态造血和单核细胞增多。如出现红 / 粒系病态造血和单核细胞增多中任何一种情况，应诊断为 MDS 或 MDS/MPD。MDS/MPD 以红系 / 粒系病态造血为主要特点，与 MDS 不同，该类疾病时外周血常有白细胞增多 / 单核细胞增多，提示髓系细胞为有效造血。换言之，MDS/MPD 患者同时具有 MDS 和 CMPD 的特征。这一组疾病主要包括慢性粒单核细胞白血病（chronic myelomonocytic leukemia，CMML）、幼年型粒单核细胞白血病（juvenile myelomonocytic leukemia，JMML）、非典型慢性髓细胞性白血病（atypical chronic myelogenons leukemia，aCML）和不能分类的 MDS/MPD。

2008 年，应用分子疾病标志使建立在组织学基础上的分类和诊断标准得到进一步优化。对 *BCR/ABL* 阴性 CMPD 分子发病机制的研究使 Ph 染色体阴性、*BCR/ALB* 阴性的 MPD 这类疾病的分子诊断和遗传学分类成为可能。因此，在 WHO 关于 CMPD 诊断和分类的 2008 年修订标准中，分子标志等新的发现加入 *BCR/ABL* 阴性的经典 MPD 和克隆性嗜酸性粒细胞疾病的诊断中。它还明确提出用肿瘤（neoplasm）替代了 CMPD 和 MDS/MPD 中的疾病，因而 CMPD 现在应称为骨髓增生性肿瘤（myeloproliferative neoplasm，MPN），MDS/MPD 应称为骨髓增生异常 / 骨髓增生性肿瘤（MDS/MPN）。因此，MPN 的类型包括 MCD，而先前的 CMPD 亚类 CEL/HES 现在重新分为三大类，即 HES、不能分为其他类型的 CEL（CEL not otherwise categorized，CEL-NOS），以及伴有嗜酸性粒细胞增多和 *PDGFRA*、*PDGFRB*

和 *FG-FR1* 异常的髓系肿瘤。其中第一和第二两种仍属于 CMPD 的亚类，而第三种则归于另一种新的类型。这些修订的特点在于：①将疾病改为肿瘤，强调了 CMPD 的肿瘤性质；②强调 MCD 代表另一类克隆性干细胞疾病，与 MPN 中的其他类型相似；③强调了原发性嗜酸性粒细胞增多的患者中存在不同的分子类型。

MPN 是以一系或多系髓系细胞（如粒系、红系、巨核细胞系统和肥大细胞）过度增生为主要特征的克隆性造血干细胞肿瘤。2008 年 WHO 的髓系肿瘤分类详情见表 5-1。

表5-1　2008年WHO的髓系肿瘤分类表

1．急性髓细胞性白血病（AML）
2．骨髓增生异常综合征（MDS）
3．骨髓增生性肿瘤（MPN）
3.1　慢性髓细胞性白血病（CML）
3.2　真性红细胞增多症（PV）
3.3　原发性血小板增多症（ET）
3.4　原发性骨髓纤维化（PMF）
3.5　慢性中性粒细胞白血病（CNL）
3.6　不能分为其他类型的慢性嗜酸粒细胞白血病（CEL-NOS）
3.7　嗜酸粒细胞增多综合征（HES）
3.8　肥大细胞病（MCD）
3.9　骨髓增生性肿瘤，不能分类（MPN-U）
4．骨髓增生异常综合征 / 骨髓增生性肿瘤（MDS/MPN）
4.1 慢性粒单核细胞白血病（CMML）
4.2 幼年型粒单核细胞白血病（JMML）
4.3 非典型慢性髓细胞性白血病（aCML）
4.4 MDS/MPN，不能分类
5．伴有嗜酸性粒细胞增多和 *PDGFRA*、*PDGFRB* 或 *FG-FR1* 异常的髓系肿瘤
5.1 伴有 *PDGFRA* 重排的髓系细胞肿瘤
5.2 伴有 *PDGFRB* 重排的髓系细胞肿瘤
5.3 伴有 *FG-FR1* 重排的髓系细胞肿瘤（8pl1 骨髓增生异常综合征）

一、慢性粒细胞白血病

慢性粒细胞白血病（CML）是一种发生在早期多能造血干细胞上的恶性骨髓增生性疾病（获得性造血干细胞恶性克隆性疾病）。病情发展慢，主要累及髓系，外周血粒细胞显著增多且为不成熟性，伴有脾大。在受累的细胞中可找到 Ph 染色体和（或）*BCR/ABL* 融合基因。中位生存期是 3 ～ 5 年。CML 分为慢性期、加速期和急变期。

【临床表现】

CML 在各年龄组均可以发病，以中年最多，中位发病年龄为 53 岁，男性多于女性。起病缓慢，早期可以无症状。患者可因体检或因其他疾病就医时发现血象异常和脾大而被确诊。

1．慢性期　患者有乏力、低热、多汗或盗汗、体重减轻等代谢亢进症状，由于脾大而感到上腹部坠胀感。常以脾大为最显著体征。随疾病发展脾进行性增大。一般持续 1 ～ 4 年。当白细胞显著增高时，可发生“白细胞淤滞症”。

2．加速期　患者常有发热、虚弱、进行性体重下降、骨骼疼痛症状，逐渐出现贫血、出血。脾持续性或进行性肿大。对原来治疗有效的药物无效。可维持几个月到数年。

3．急变期　为CML的终末期，临床表现与急性白血症（acute leukemia，AL）类似。多数为急粒变，少数为急淋变和急单变，偶有巨核细胞及红细胞等类型的急性变。急变预后极差。

【实验室检查】

1．慢性期

（1）血象　白细胞数明显增高，疾病早期常在 $50 \times 10^9/L$ 以下，晚期可达 $100 \times 10^9/L$ 以上。血片中可见各阶段粒细胞，以中性中幼粒、晚幼粒及杆状核粒细胞居多，原始细胞 ＜ 10%，一般在1%～3%。嗜酸性粒细胞、嗜碱性粒细胞增多，后者有助于诊断。疾病早期血小板可正常，部分患者可增多；晚期血小板渐减少，并可出现贫血。

（2）骨髓象　骨髓增生明显或极度活跃，以粒细胞系为主，粒细胞/红细胞比例明显增高，其中中性中幼、晚幼及杆状核粒细胞明显增多，原始细胞＜10%，嗜酸性粒细胞、嗜碱性粒细胞增多，红系减少，巨核细胞正常或增多，晚期减少。

（3）中性粒细胞碱性磷酸酶（neutrophil alkaline phosphatase，NAP）NAP活性降低或呈阴性反应。治疗有效时NAP活性可以恢复，疾病复发时又下降，合并细菌感染时可略升高。

（4）细胞遗传学及分子生物学改变　90%以上的CML细胞中出现Ph染色体，显带分析为t（9；22）（q34；q11）。9号染色体长臂上的*C-abl*原癌基因异位到22号染色体长臂的断裂点簇集区（BCR），形成*BCR/ABL*融合基因。其编码的蛋白质主要为P210。P210具有酪氨酸激酶活性，导致粒细胞转化、增生。Ph染色体可见于粒细胞、红细胞、单核细胞、巨核细胞及淋巴组织中。5%的CML患者有*BCR/ABL*融合基因阳性，Ph染色体阴性。

2．加速期

（1）血象和骨髓象原始细胞占10%～19%。

（2）外周血嗜碱性粒细胞≥20%。

（3）不明原因血小板减少或增加。

（4）骨髓活检显示胶原纤维显著增生。

（5）出现Ph以外的其他染色体异常如双Ph染色体，+8、−7、i（17q）等。

3．急变期

（1）血象和（或）骨髓象原始细胞≥20%；

（2）髓外组织有原始细胞浸润，如中枢神经系统（central nervous system，CNS）、睾丸、浆膜、皮肤、软组织、淋巴结或其他骨髓以外的部位，有原始细胞浸润提示急变期。

（3）骨髓活检示原始细胞聚集。

【诊断标准】

CML属于CMPD，源于造血干细胞克隆异常，具有特异性Ph染色体和（或）*BCR/ABL*融合基因。CML起始时主要表现为中性粒细胞增多，异常融合基因存在于所有髓系和淋巴细胞。

1．临床表现　大部分患者诊断于慢性期。20%～40%的患者在诊断时无症状，仅在血常规检查时发现白细胞过高。常见的症状有疲劳、体重减轻、贫血、盗汗和脾大。少数患者以急变为首发表现，一般状况差，有重度贫血、血小板减少或巨脾。

2．血象　血细胞数明显增高，以中性粒细胞为主，可见各阶段粒细胞。原始粒细胞

＜ 2%，嗜酸性粒细胞、嗜碱性粒细胞绝对值增多。单核粒细胞一般＜ 3%。血小板正常或增多。多数患者有轻度贫血。

3．骨髓象　明显增生，尤以粒系为主，分化发育正常，无病态造血。嗜酸性粒细胞、嗜碱性粒细胞增多。原始细胞＜ 5%。40% ～ 50% 的患者巨核细胞明显增生，有的则正常或轻度减少。红系比例减少。约 30% 的患者骨髓中可见假性戈谢细胞和海蓝组织细胞。若粒系有明显病态造血或有明显病态小巨核细胞或明显纤维化均提示进入加速期，若原始细胞 ≥ 20%，则可进展至急变期。

4．组化 / 免疫分型　CML 慢性期时 NAP 明显减少。CML 急变期时髓过氧化物酶可增强、减弱或消失。CML 慢性期免疫表现为髓系细胞的弱表达，如 $CD15^+$，$HLA\text{-}DR^+$。CML 急变期时则有各种髓系细胞和（或）淋系细胞的抗原表达。

5．细胞遗传学　90% ～ 95% 的 CML 患者具有典型的 t(9；22)（q34；q11）异常核型，即 Ph 染色体，除常见染色体外也可出现第三或第四条染色体所形成的复杂易位。80% 的患者在疾病进展时发生克隆演变，出现 Ph 以外的染色体异常。常见附加染色体异常有 +8，双 Ph 染色体，i（17q），-Y 等。

6．基因诊断　可用荧光原位杂交（fluorescence in situ hybridization，FISH）、逆转录 - 聚合酶链反应（reverse transcription-polymerase reaction，RT-PCR）或 Southern Blot 技术证明骨髓细胞存在 *BCR/ABL* 融合基因。这是诊断 CML 的金标准，也依此与其他慢性骨髓增生性疾病进行鉴别。

7．骨髓活检切片　切片示增生极度活跃，脂肪细胞近消失，以粒系增生占绝对优势，粒系 / 红系比例增高，其中以中幼粒细胞以下阶段细胞增生突出。多数切片示小梁旁骨内膜接壤处保持原始粒细胞与早幼粒细胞的正常定位，至骨小梁间逐渐成熟。部分患者切片可检出原始粒细胞与早幼粒的非小梁旁区灶性异位，预示短期（3 ～ 5 个月）内进入急变期的可能性较大。嗜酸性粒细胞增多。嗜碱性颗粒属水溶性，故切片上嗜碱性粒细胞增多与否难以判定。巨核细胞正常或增多。Gomori 染色示网状纤维弥散性增生（++ ～ +++）。根据巨核细胞多少分为两种亚型。

（1）粒细胞增生型（经典型）占 45%，各阶段中性粒细胞增生，嗜酸性粒细胞、嗜碱性粒细胞亦增多，巨核细胞数正常或减少，网状纤维不多。此型 69% 可发生急变，2% 可发生骨髓纤维化 / 骨髓硬化症。

（2）粒细胞增生伴巨核细胞增多型占 55%，巨核细胞显著增多（＞ 13 个 /HPF），主要是中小型单圆核巨核细胞。此型患者 70% 可并发骨髓纤维化（网状纤维 +++ ～ ++++），21% 患者发生急变。一般来说 CML 患者外周血白细胞数与脾大成正比关系，若伴纤维化之后脾大更为明显，外周血白细胞增高不一定明显。另外 CML 患者常常伴骨小梁减少、变细、虫蚀样缺损。

WHO 提出加速期规定符合下列 1 项及以上即可：①外周血（peripheral blood，PB）或骨髓（bone marrow，BM）原始细胞为 10% ～ 19%；② PB 嗜碱性粒细胞≥ 20%；③与治疗无关的持续性血小板减少＜ 100×10^9/L 或持续血小板增多＞ $1\ 000 \times 10^9$/L，治疗无效；④白细胞数增加和脾大治疗无效；⑤细胞遗传学有克隆演变；⑥活检有明显网蛋白或胶原纤维化。

WHO 提出急变期规定符合下列 1 项及以上即可：① PB 和 BM 原始细胞≥ 20%；②原始细胞髓外浸润和（或）骨髓活检下有原始细胞大量聚集或成簇，即使其余部位仍在慢性期。

骨髓活检发现骨髓增生极度活跃，已失去 CML 原有的形态特征。细胞成分单一，呈急性白血病组织学改变。有时光镜很难区别是哪种类型，需作免疫组化鉴定。如在典型的慢粒组织学基础上，骨小梁旁或小梁间出现片状幼稚细胞呈均一过性增生，患者外周血及骨髓涂片有可能还尚未出现幼稚细胞增多，即无加速期或急变表现，病理学上称“急变趋势”。有时临床表现为“加速期”或“急变期”，但组织学表现为骨髓纤维化，并无幼稚细胞增多。是因为骨髓纤维组织增生破坏微循环境，血窦内皮细胞连接缝隙增大导致幼稚细胞过早释放入血。因此骨髓活检确诊慢粒急变具有重要意义。

CML 继发性骨髓纤维化临床上与慢粒急变难以区别，外周血幼稚粒细胞、有核红细胞增多及泪滴状红细胞出现。加上有骨髓干抽的现象，常考虑合并骨髓纤维化，而实际可能是高细胞性造成的骨髓干抽，因此必须做活检才能确诊 CML 合并骨髓纤维化。CML 继发性骨髓纤维化（细胞期）的组织学改变可有原发病的特点，粒系各阶段细胞增生，巨核细胞主要为单元巨核细胞，嗜酸性粒细胞较多，胶原纤维增生明显。在胶原形成期和硬化期，由于造血细胞减少，原发病特点不突出，必须结合临床病史才能确定诊断 CML 继发性骨髓纤维化。

【鉴别诊断】

1．反应性细胞增多，类白血病反应　这些血液学变化可因感染、炎症、恶性肿瘤所致。中性粒细胞有毒性颗粒，胞质空泡化，嗜酸性粒细胞、嗜碱性粒细胞可增多。NAP 积分增高，Ph 染色体和 BCR/ABL 融合基因阴性。

2．Ph 染色体或 *BCR/ABL* 融合基因阳性急性淋巴细胞白血病　3% ～ 5% 儿童 ALL 和 25% 成人 ALL、2%AML 可出现 Ph 染色体或 *BCR/ABL* 融合基因阳性。但在骨髓中可出现超过 20% 的原幼淋巴细胞或原幼粒细胞。

3．Ph 染色体阳性或 *BCR* 重排血小板增多症　近年来原发性血小板增多症（PT）可出现 Ph 染色体阳性，也可有 Ph 染色体阳性 /*BCR* 重排。30% ～ 50% 的慢性期 CML 可有血小板 > $1\ 000\times10^9$/L。Ph 染色体阳性或 *BCR* 重排血小板增多症是 PT 亚型、CML 亚型，或是独立的 CMPD，尚无一致意见。

4．骨髓纤维化　原发性骨髓纤维化脾大显著，血象中白细胞增多，并出现幼稚细胞，易与 CML 混淆。但原发性骨髓纤维化患者白细胞数较 CML 少，多不超过 30×10^9/L，NAP 阳性。此外，幼红细胞持续出现于外周血中，红细胞形态异常，特别是泪滴状红细胞易见。Ph 染色体阴性。多次、多部位骨髓穿刺出现干抽现象。骨髓活检网状纤维染色阳性。

5．aCML　临床上 aCML 酷似 CML，不同处在于：①外周血中嗜碱性粒细胞较少，< 2%；②外周血中幼粒细胞为 10% ～ 20%，原始细胞 < 2%，有病态造血，单核细胞为 3% ～ 10%；③血小板降低；④ Ph 染色体和 *BCR* 重排均阴性，故不难与 CML 区别。

二、真性红细胞增多症

真性红细胞增多症（PV）为慢性进行性克隆红细胞增多为主的骨髓增生性疾病。主要累及红系，巨核细胞系统（巨核系）和粒系也增生，引起红细胞量绝对增多，血红蛋白增高，伴白细胞和血小板增多及脾大。

【临床表现】

患者多为中老年人，男性多于女性，起病缓慢，因血容量增多、血黏滞度增高导致全身各脏器血流缓慢及组织缺血。早期出现头痛、眩晕、疲乏、耳鸣、眼花、健忘等类似神经症状。之后有肢端麻木与刺痛、多汗、视物障碍、皮肤瘙痒等症状。本病患者嗜碱性粒细胞增多。嗜碱颗粒富有组胺，大量释放会刺激胃腺壁细胞，可导致消化性溃疡；刺激皮肤有明显瘙痒症。由于血管充血、内膜损伤及血小板因子3减少、血块收缩不良等原因，患者可有出血倾向。半数患者有高血压。当血流缓慢尤其是伴有血小板增多时，可有血栓形成和梗死，严重者可出现偏瘫。

患者皮肤、黏膜显著出现红紫色，尤以面颊，唇、舌耳、鼻尖、颈部四肢末端为甚。患者有轻度肝大，多数有脾大，可发生脾梗死、脾周围炎。

【实验室检查】

1．血液　颜色深，黏滞性为正常的5 ~ 8倍。放射性核素测定血容量增多，为红细胞容量增加所致，而血浆容量正常。血红蛋白含量及红细胞计数明显增加。未治疗前多次血红蛋白为170 ~ 240 g/L，红细胞计数≥ 6×10^{12} ~ 10×10^{12}/L，网织红细胞计数大多正常，偶尔血中可见幼红细胞。3/4的患者有白细胞增多，大多数为 10×10^{9} ~ 30×10^{9}/L，个别可高达 50×10^{9}/L，有白细胞核左移。1% ~ 2%的患者出现幼粒细胞。2/5的患者有血小板增多，大多数为 300×10^{9} ~ $1\,000\times10^{9}$/L。

2．NAP活性显著增高。

3．骨髓　各系造血细胞都显著增生，细胞巨核细胞增生明显，粒红比例降低。铁染色显示储存铁减少。

4．骨髓活检

（1）骨髓增生极度活跃，以红系增生为主，粒红比例为1 ∶ 1或更低，脂肪细胞减少。

（2）粒系、红系、巨核系三系不同程度增生，根据三种细胞增生情况将PV分成四种组织病理学亚型：①红细胞单系型；②红细胞和巨核细胞两系型；③红细胞和粒细胞两系型；④红细胞、粒细胞、巨核细胞三系型。这种组织学分型有利于预后判定。特别提出红细胞和巨核细胞两系型最易形成骨髓纤维化。

【诊断标准】

（一）国内诊断标准

（1）临床有多血症表现　①皮肤、黏膜呈绛红色，尤以两颊、口唇、眼结膜、手掌处为著；②脾大；③高血压或病程中有血栓形成。

（2）实验室检查　①血红蛋白及红细胞计数明显增加，血红蛋白≥185 g/L（男），血红蛋白≥165 g/L（女）；红细胞计数≥ 6.5×10^{12}/L（男），红细胞计数≥ 6.0×10^{12}/L（女）。②红细胞容量绝对值增加。^{51}Cr标记红细胞法或 ^{99}Tc标记红细胞法，示红细胞容量绝对值增加［超过本单位正常值2个标准差，红细胞容量> 39 ml/kg（男），红细胞容量> 27 ml/kg（女），为红细胞容量绝对值增加］。③血细胞比容增高，血细胞比容≥0.54（男），血细胞比容≥0.50（女）。④无感染及其他原因，白细胞计数> 11.0×10^{9}/L（多次）。⑤血小板计数多次大于 300×10^{9}/L。⑥外周血NAP积分> 100分。⑦骨髓象显示增生明显活跃或活跃，粒系、红系、巨核系均增生，尤以红系显著。

（3）能除外继发性红细胞增多症、高原反应导致的红细胞增多、慢性肺部疾病、先天性心脏病、肺换气不良综合征、某些肿瘤、药物影响以及家族性良性红细胞增多症。

（4）能除外相对性红细胞增多症，如大量出汗、严重呕吐、腹泻、休克等导致的暂时性红细胞增多。

（二）WHO诊断标准

1．主要标准　①血红蛋白（Hb）> 185 g/L（男），Hb > 165 g/L（女）；或Hb或Het

大于相应年龄、性别或居住纬度的参考范围的第 99 百分位数；或 Hb ＞ 170 g/L（男），Hb ＞ 150 g/L（女）；或 Hb 较基础水平持续增加≥ 20 g/L，且不能用缺铁纠正解释；或红细胞容量高于平均正常预测值的 25%。②有 *JAK2V617F* 或类似突变。

2．次要标准　①骨髓活检显示与对应年龄健康人相比的三系高增生（全髓系细胞增生），红系、粒系和巨核系显著增生；②血清红细胞生成素（erythropoietin，Epo）水平低于正常；③体外内源性红细胞系集落（endogenous erythroid colonies，EEC）生长。

诊断要求满足 2 个主要标准和 1 个次要标准或第一个主要标准与 2 个次要标准。

【鉴别诊断】

各类红细胞增多症具体鉴别要点见表 5-2。

表5-2　红细胞增多症的鉴别

	真性	继发性	相对性
血细胞比容	增加	增多	正常
血容量	增加	增多或正常	减少
脾大	有	无	无
动脉血氧饱和度	正常	减低或正常	正常
白细胞增多	有	无	无
血小板增多	有	无	无
骨髓涂片检查	有	无	无
中性粒细胞碱性磷酸酶	增高	正常	正常
红细胞生成素	减低	增多	正常
血清铁、骨髓细胞外铁	减低	正常	正常

三、原发性血小板增多症

原发性血小板增多症（ET）亦称出血性血小板增多症，为克隆性骨髓增生性疾病，主要累及巨核系，表现为骨髓巨核细胞增多，外周血血小板持续性增多。临床表现为出血和（或）血栓栓塞，并有脾大。发病年龄多为中年以上，无明显性别差异。

【实验室检查】

1．血液　血小板多为 $1\ 000 \times 10^9$ ～ $3\ 000 \times 10^9$/L]，涂片中血小板聚集成堆、成片分布，且大小不一，有巨血小板，偶见巨核细胞碎片。血小板聚集试验异常，1/3 患者的血小板对胶原、ADP 及花生四烯酸诱导的聚集反应下降。对肾上腺素反应消失，是 ET 的特征性表现。血小板因子 3 活性异常。白细胞增多至 10×10^9 ～ 30×10^9/L 之间。NAP 增高。出血时间、凝血酶原消耗试验及血块收缩功能异常。

2．骨髓象　各系细胞增生明显，以巨核细胞增生为主，原始巨核细胞及幼稚巨核细胞均增多并有大量血小板形成。

【诊断与鉴别诊断】

本病应与继发性血小板增多症相鉴别，后者见于慢性炎症性疾病、急性感染恢复期、大量出血后、溶血性贫血、恶性肿瘤、脾切除术后。继发性血小板增多症患者血小板仅轻至中度增多，血小板功能正常，如能去除病因，可在短期内恢复。本病尚需与慢性粒细胞白血病、真性红细胞增多症及其他骨髓增生性疾病相鉴别。凡症状与本病临床表现符合、血小板大于 1 000 × 10^9/L，可除外继发性血小板增多症与其他骨髓增生性疾病者，即可诊断。

【WHO 诊断标准】

（1）血小板计数持续大于等于 450 × 10^9/L。

（2）骨髓活检标本显示主要为巨核系增生，体积增大且成熟的巨核细胞数增多。中性粒细胞和红细胞生成无显著增加或核左移。

（3）不满足 WHO 诊断 PV、PMF、CML、MDS 或其他髓系肿瘤的标准。

（4）证实有 *JAK2V617F* 突变、其他克隆标志或无反应性血小板增多的证据。

诊断要求满足全部 4 项标准。

【鉴别诊断】

ET 与反应性血小板增多症（reactive thrombocytosis，RT）鉴别要点见表 5-3。

表5-3　ET与RT临床与实验室特征的鉴别

鉴别要点	原发性血小板增多症	反应性血小板增多症
慢性血小板增多	+	+
血栓形成或出血	–	
肝脾大	+	–
骨髓网硬蛋白纤维化	+	–
骨髓巨核细胞聚集	+	–
细胞遗传学异常	+	–
C- 反应蛋白和纤维蛋白原增高	–	+
自发性红细胞系集落形成	+	–

【骨髓活检】

骨髓增生活跃、正常或低下。细胞成分以粒系增生占优势，各阶段粒细胞均可增生，偏成熟阶段细胞增多。红系增生大致在正常范围。较为突出的是巨核细胞显著增多，巨核细胞 > 13 /HPF。其分布呈“肉芽肿型”或“弥漫型”，前者为进展期或晚期改变，易继发骨髓纤维化。骨髓切片中以多叶、成熟巨核细胞最多见，无单元巨核细胞及小巨核细胞。后期常继发骨髓纤维化。本病与继发性骨髓纤维化的区别是巨核细胞不增多，形态正常。

四、骨髓纤维化

骨髓纤维化（myelofibrosis，MF）分为原发性骨髓纤维化（PMF）及继发性骨髓纤维化（secondary myelofibrosis，SMF）；又根据发病急缓、病程长短，分为急性骨髓纤维化（acute myelofibrosis，AMF）及慢性骨髓纤维化（chronic myelofibrosis，CMF）。特发性骨髓纤维化为病因不明的骨髓弥漫性纤维组织增生症，常伴有髓外造血（或称髓外化生），主要部位是脾，其次是肝、淋巴结等。脾显著增大，幼粒 - 幼红细胞性贫血，出现泪滴状红细胞以及骨髓不同程度的骨质硬化，有骨髓干抽现象。骨髓活检证实纤维组织增生是其特点。

继发性骨髓纤维化（SMF）是由各种不同原因引起的骨髓纤维组织增生，并引起造血功能异常的疾病。PV、CML、ET 均属于骨髓增生性疾病范畴，相互之间有密切关系。这些独立的疾病晚期发生的骨髓纤维化均属 SMF。在切片中可见到原发疾病的形态特征（如白血病、转移性癌），在骨髓纤维化的细胞期时容易区别 PMF 与 SMF，胶原期和硬化期从组织学上则难以区别。

【临床表现】

多见于 40 岁以上，男性多于女性，起病缓慢，多无症状或症状不典型，如乏力、体重下降、食欲减退或上腹部疼痛。偶然发现脾大而确诊。主要症状为贫血和由脾大而引起的压迫症状，可有代谢增高所致的低热、出汗、心动过缓。少数患者有骨痛和出血。严重贫血和出血为本病晚期表现。少数病例可因高尿酸血症并发痛风及肾结石。巨脾是本病特征，脾质多坚硬、表面光滑、无触痛。因肝及门静脉血栓形成，可导致门静脉高压症。

【实验室检查】

1．血液　贫血属正细胞、正色素性，外周血有少量幼红细胞。成熟红细胞大小不等，有畸形，常发现泪滴状或椭圆形红细胞，有辅助诊断意义。网织红细胞为 0.01 ～ 0.05。白细胞增多或正常，以成熟粒细胞为主，中幼粒细胞及晚幼粒细胞可达 10% ～ 20%，甚至出现少数原粒细胞及早幼粒细胞。血小板可增多，贫血明显者可伴血细胞减少，可见巨核细胞碎片及巨血小板。70% 的患者 NAP 活性增高。血尿酸增高。无 Ph 染色体。

2．骨髓　因骨质坚硬、多部位穿刺或骨髓干抽现象而无法获得。疾病早期骨髓造血细胞可增生，特别是粒系和巨核系；但后期显示骨髓增生低下，有时可获得局灶增生象。

3．骨髓活检　显示非均一的胶原纤维增生。根据骨髓纤维增生程度分为四期。

（1）细胞期　骨髓纤维细胞及成纤维细胞增生，总面积占切片的 1/3。粒细胞、红细胞各阶段均可增生，各阶段比例无明显异常，巨核细胞数量可多可少，以多叶、成熟巨核细胞多见，变性巨核细胞及裸核巨核细胞亦常见。有多少不等的淋巴细胞、浆细胞和组织细胞浸润，网状纤维染色 +++。

（2）胶原期　纤维细胞及胶原纤维总面积约占切片 2/3，呈弥漫性或斑块状，背景呈红色（胶原纤维增多）。粒系、红系细胞显著减少，网状纤维染色（+++ ～ ++++），淋巴细胞、浆细胞很少，裸核巨核细胞多见。

（3）硬化期　胶原纤维广泛增生，呈束状或不规则走向。造血细胞显著减少甚至消失。裸核巨核细胞多见。

（4）骨髓硬化症期　在原发性骨髓纤维化基础上，出现骨小梁增宽、密集，小梁间区狭窄或呈编织状骨及新生骨样组织，新生的骨样组织沿成熟板状骨小梁表面增生扩展，无钙盐沉积，无板层结构，呈均匀粉红色。

【诊断与鉴别诊断】

1．国内诊断标准　①脾明显大；② PB 出现幼稚粒细胞和（或）有核红细胞，有数量不一的泪滴状红细胞，病程中可有红细胞、白细胞及血小板的增多和减少；③骨髓穿刺多次干抽或显示骨髓增生低下；④肝脾淋巴结病理检查有造血灶，提示髓外化生；⑤骨髓活检切片显示纤维组织增生。

2．WHO 诊断标准

（1）主要标准　①有巨核细胞增生和非典型性巨核细胞存在，通常伴有网硬蛋白和（或）胶原纤维化，或在缺乏显著网硬蛋白纤维化时，巨核细胞的改变必定伴有增加的骨髓细胞增生，且以粒系增生增加和常有红系增生减低为特点（即纤维化前细胞期病变）；②不满足 WHO 诊断 PV、CML、MDS 或其他髓系肿瘤的标准；③证实有 *JAK2V617F* 或其他克隆标志（如 *MPI515WL/K*），或在缺乏克隆标志的情况下，没有潜在的炎症或其他肿瘤性疾病所致骨髓纤维化的证据。

（2）次要标准 ①贫血未合并其他疾病；②白细胞计数＞ 11×10^9/L；③可触及的脾增大；④ LDH 增高。

确诊要求满足 3 项主要标准和至少一项次要标准。

3．鉴别诊断 多种疾病可引起继发性骨髓纤维组织局部增生。尤其是其他 CMPD、自身免疫性疾病及肿瘤引起的继发性骨髓纤维化。

（李晓明 黄 莉）

参考文献

[1] Vardiman JW，Brunning RD，Arber DA，et al．Introduction and overview of the classification of the myeloid neoplasms．WHO classification of tumours of haematopoietic and lymphoid tissues．4th edition. Geneva：WHO，2008：23．

[2] Spivac JL，Silver R．The revised World Health Organization diagnostic criteria for polycythemia vera，essential thrombocytosis，and primary myelofibrosis：an alternative proposal．Blood，2008，112：231．

[3] 于亚平．骨髓增生肿瘤 WHO2008 修订分类及临床诊断方法．现代肿瘤医学，2009，17（4）：743-746．

[4] James C．The JAK2V617F mutation in polycythemia vera and other myeloproliferative disorders：one mutation for three diseases?Hematology．Am Soc Hematol Educ Program，2008，27：69．

[5] 卢聪，陈燕，朱君，等．JAK2V617F 点突变在 BCR-ABL 阴性骨髓增殖性疾病中的意义．临床内科杂志，2009，26（9）：596-598．

[6] Teferi A，Thiele J，Orai A，et al．Proposals and rational for revision of the World Health Organization diagnostic criteria for polycythemia vera，essential thrombocythemia，and primary myelofibrosis：recommendation from an ad hoc international expert panel．Blood，2007，110（4）：1092-1097．

[7] TferiA，Thiele J，Orazi A，et al．关于修订 WHO 真性红细胞增多症、原发性血小板增多症和原发性骨髓纤维化的诊断标准的建议和说明．国际输血及血液学杂志，2007，30：564-567．

[8] 张之南，沈悌．血液病诊断及疗效标准．3 版．北京：科学出版社，2007：163-165．

[9] 陆再英，钟南山．内科学．7 版．北京：人民卫生出版社，2009：631-635．

[10] 黄晓军．血液病学．北京：人民卫生出版社，2009：78．

难治性白血病的诊断与治疗

随着对白血病发病机制的深入研究，以及有关白血病治疗的药物、治疗方案不断更新，白血病的预后不断改善。对于急性髓细胞白血病使用蒽环类、阿糖胞苷化疗方案，完全缓解（complete remission，CR）率达60%～80%，加用大剂量阿糖胞苷巩固治疗可使5年无病生存（disease free survival，DFS）率维持在20%～60%。急性淋巴细胞白血病使用长春新碱加泼尼松等化疗方案，CR率可达80%以上，其中儿童急性淋巴细胞白血病（急淋）DFS可达80%，成人急淋DFS仅30%～40%，仍然有30%左右难以治愈。完全缓解后有60%左右的白血病患者可能复发，进行干细胞移植后仍然可能复发，这部分患者目前归属于难治性白血病的范围，一直是治疗中的难题。本节主要讲述难治性白血病的研究进展。

【定义】

1990年，Hiddemann等提出的难治性白血病的诊断标准如下：①初治病例，用经典诱导方案缓解治疗无效者；②首次完全缓解后6～12个月内复发；③首次完全缓解后6～12个月内复发，用原诱导方案再次治疗无效者；④2次或2次以上复发者。1996年Estey提出原发难治概念，GIMEMA-EORTC协作组提出绝对耐药、低增生性耐药概念，并提出髓外白血病持续存在也应作为诊断标准之一。2006年Christoph等提出难治性白血病的诊断标准：①经过至少2个疗程初期诱导治疗失败；②首次缓解后不足6个月复发；③第2次或多次复发；②复发后解救性联合化疗治疗无效。

2004年第四届全国难治性白血病研讨会则提出符合下列条件之一就可以诊断为难治性白血病：①经典诱导方案治疗2个疗程未完全缓解；②第一次完全缓解后6个月内复发；③第一次完全缓解后6个月后复发，经正规诱导化疗失败；④2次或2次以上复发。符合下列条件之一者可以诊断为难治性成人急性淋巴细胞白血病（acute lymphatic leukemia，ALL）：①对常规化疗方案没有反应；②用经典方案诱导化疗2个疗程未获完全缓解。2009年李冬云等提出8条难治性白血病诊断标准：①初治病例，经标准化治疗2个疗程未完全缓解；②骨髓达到CR，但髓外白血病持续存在；③CR后6个月内复发，原诱导方案治疗无效；④CR 6～12个月后复发，再次诱导治疗无效；⑤≥2次的白血病复发，再次诱导治疗无效；⑥干细胞移植后复发，再次诱导治疗无效；⑦绝对耐药，诱导缓解治疗的第一个疗程的第28天骨髓内幼稚细胞比例仍超过诊断时的50%；⑧低增生性耐药，化疗后骨髓恢复造血功能时，其中幼稚细胞比例大于初次诊断时的50%。难治性ALL诊断标准：①常规一线化疗方案治疗后不能达到CR；②一线方案治疗第14天，骨髓幼稚细胞仍超过50%。

【遗传学特点】

虽然常规核型分析应用范围广泛，但分子遗传学或分子生物学更能在判断预后、指导个性化治疗方案上给我们提供更大的帮助。2008年WHO基于新的急性白血病（acute leukemia，AL）遗传学异常确定了新的分类方法，通过特定的遗传学异常判断AL的预后，从而采取分层治疗，并发现某些特殊的遗传学异常来进行靶向治疗。随着分子生物学、基因组学、蛋白组学的发展，国内外学者通过基因表达谱、miRNA表达谱等技术对AL的基因突变或表达进行筛查。研究人员对AL的异质性及克隆性有了进一步的认识，这为AL的分子靶向治疗和个性化治疗提供有力的依据。

对于所熟悉的*AML-ETO*、*PML-RARa*等基因在此不再详述，仅将近年来的一些新进展做如下介绍。

（一）突变基因

1．急性髓细胞性白血病（acute myelocytic leukemia，AML）

（1）*CEBPA* *CEBPA* 定位于19q13.1，属于CEBP家族中的一员，编码一种介导多潜能髓系祖细胞增殖及向成熟粒细胞分化的转录因子。其编码的转录因子在调节造血细胞的增殖和分化中起关键性作用。*CEBPA* 基因的缺失会导致小鼠的粒细胞成熟障碍，但对其他系细胞无影响。*CEBPA* 基因突变分为两类，一类发生于C端阅读框内的亮氨酸拉链区，此突变降低了其蛋白质的DNA结合能力及二聚体形成活性；另一类突变是发生于N端阅读框外的无义突变，它的存在阻碍了全长 *CEBPA* 基因的表达，所产生的蛋白质仅含有N端，并通过显性负作用影响正常 *CEBPA* 蛋白的功能。这两种突变多同时存在于同一个个体。AML患者中 *CEBPA* 基因突变的发生率可达10%左右，且多见于M1、M2及M4亚型，在t（8；21）、inv（16）、t（16；16）及t（15；17）等预后良好核型的AML中未发现 *CEBPA* 突变。*CEBPA* 突变的AML患者在初诊时有以下特点：外周血原始细胞计数较高、血小板计数较低、淋巴结浸润及髓外侵犯较少见、大多缺乏 *FLT3-ITD* 突变、不伴 *MLL-PTD* 突变。许多研究显示，与不伴 *CEBPA* 突变的AML患者相比，伴 *CEBPA* 突变的AML患者的无复发生存（recurrence free survival，RFS）期、总生存（overall survival，OS）期、无意外事件生存（unexpected event free survival，EFS）期及DFS期长，而两者CR差异无统计学意义。儿童伴有 *CEBPA* 突变的AML患者复发率较低，并且生存质量有明显提高，从而说明年龄对 *CEBPA* 突变的AML患者来说也是重要的预后因素。

（2）*c-Kit* *c-Kit* 基因定位于4q12，属于Ⅲ型受体酪氨酸激酶家族的一员，编码一种跨膜糖蛋白，它的配体是干细胞因子。*c-Kit* 蛋白与其配体结合后促进 *c-Kit* 的二聚体形成和转磷酸作用，从而激活造血细胞在增殖、分化等过程中的某些信号转导通路。*c-Kit* 基因突变在成人AML患者中检出率为12.8%～46.1%，主要发生在t（8；21）的AML和inv（16）的AML，患者复发率明显增高，OS期比较短。因此，2008年WHO把伴 *c-Kit* 突变的t（8；21）AML和inv（16）AML归为AML预后中等组。有研究发现，*c-Kit* 突变的儿童AML患者复发率比成年患者高。

（3）核心结合因子a2基因 *CBFa2* 又称 *AML1*、*RUNx1*。*AML1* 基因定位于2lq22，由10个外显子组成（外显子1～6、7A、7B、7C和8），编码一种转录因子——CBF。核心结合因子（core-binding，CBF）由CBFβ、CBFα1和CBFα2结合而成，它们通过与CBFβ转录因子形成异二聚体，从而调节正常的造血分化过程。通过对小鼠实验的分析，研究者发现 *AML1* 和CBFβ都是正常造血过程必不可少的因素。*AML1* 基因在组织中广泛表达，在造血细胞中表达较高。它是最早的致白血病发病基因，不仅阻碍了造血细胞的分化，还与其他基因突变协同导致白血病的发生。*AML1* 突变在正常核型AML（cytogenetically normal AML，CN-AML）患者中发生率约为10%。*AML1* 突变在治疗相关性骨髓增生异常综合征（MDS）最多见，尤其在AML的M0和M6中比较常见，而且它还是最常以易位的形式引起人类白血病的基因。Tang等对470例AML患者的调查显示：① *AML1* 基因阳性的AML患者多为男性，年龄较 *AML1* 阴性的AML患者大，白血病细胞高表达CD34和HLA-DR，但低表达CD15；② *MLL-PTD* 突变在 *AML1* 阳性表达的AML患者中较常见，*FLT-ITD* 突变与 *AML1* 突变及 *MLL-PTD* 突变共存也有发现；③ *AML1* 阳性表达的AML患者对保守性化疗反应较差，OS期短，是一个独立的预后不良因素。但 *AML1* 突变与其他基因，如 *MLL-PTD* 突变、*FLT-ITD* 突变等之间是如何相互作用，又是如何引起白血病，*AML1* 基因是否可以成为 AML 患者治疗的新靶点等问题还有待解决。

（4）*WT1* 基因 又称 Wilms 瘤基因，它定位于 11q13，编码一个锌指转录因子。有研究证实破坏 WT1 蛋白的功能会促进造血细胞增殖和抑制细胞分化。*WT1* 基因在各类白血病患者中均有表达，尤其以 AML 居多，近年来的研究发现约 10% 的 AML 患者中存在 *WT1* 突变。*WT1* 突变多见于年轻人，原始白细胞相对较高，常伴有 *FLT3-ITD* 突变。在伴或不伴有 WT1 突变的 AML 患者中 RFS 和 OS 没有太大区别，但是，*WT1* 和 *FLT3-ITD* 均突变的 AML 患者与 *WT1* 突变、*FLT3-ITD* 未突变的 AML 的患者相比，前者的 CR 率更低，RFS 期和 OS 期更短，这说明 *WT1* 突变可能不是单独的预后因素。DAMM 等研究发现 *WT1* 突变热点位置的单核苷酸多态性 ra16754 与 CN-AML 的不良预后有关。Rennevil 等报道 *WT1* 突变的存在可致 AML 诱导治疗失败，并且这是 AML 复发的影响因素。但德国 - 澳大利亚协作 AML 研究组报道 *WT1* 突变并不能影响预后，这可能与缓解后治疗方法的不同导致结果的不同有关。由于目前对 *WT1* 突变的报道较少，它对 AML 的预后影响还需进一步证实。

2．急性淋巴细胞白血病（ALL）

（1）*BCR/ABL* t（9；22）（Ph 染色体）导致 22 号染色体上的 *BCR* 基因与 9 号染色体上的 ABL 酪氨酸激酶基因并列。这种变化与 CML 和 ALL 发病有关。约 50% 的成人 B 细胞 ALL 患者（占成人 ALL 的 25% ～ 30%）和 3% ～ 6% 的儿童 B 细胞 ALL 患者有 *BCR/ABL* 融合基因。9 号染色体上的断裂点大多相对恒定，位于第 2 号外显子上游，即外显子Ⅰa 和Ⅰb 之间的 175 kb 的结构中。22 号染色体上的断裂点在 Ph 染色体阳性 CML 和 ALL 中则有所不同，前者 BCR 断裂点大多位于主要 *BCR*（*M-BCR*），其重排产生的 mRNA 为 8.5 kb，编码的蛋白质相对分子量为 210 000。而 90% 的 Ph 染色体阳性的儿童 ALL 患者，断裂点位于 *M-BCR* 上游第 1 号内含子内的 200 kb 区域内（次要 *BCR*，*m-BCR*），由此产生的基因编码 7 kb 的 mRNA 和相对分子 185 000 ～ 190 000 的融合蛋白。在少数 Ph 染色体阳性的儿童急淋中，用覆盖全部的 *BCR* 区域的探针未能发现其断裂点，它们是否有 BCR 区域外的断裂点尚不清楚。在成人 ALL 患者中，m-BCR 和 M-BCR 断裂发生的概率相同。现已证实 BCR/ABL 对于疾病转化有重要作用，Heisterkamp 等在转基因小鼠中发现 P190 能诱发白血病，病变可以累及淋系细胞和髓系细胞。Castellanos 等报道了使用同源胚胎干（embryonic stem，ES）染色体细胞重组产生 *BCR/ABL* 融合基因的小鼠，并表现为 B 细胞 ALL 的特征。在临床上，Ph 染色体阳性的 ALL 往往呈现高危症状：患者年龄大于 10 岁、高白细胞计数、FAB 分型为 ALL-L2 型、中枢病变早期出现、疾病早期耐药和缓解持续时间明显缩短。

Ph 染色体阳性 ALL 至少占成人 ALL 的 1/4。这类患者在诱导缓解方面与 Ph 染色体阴性患者相似，长期预后较差。目前，异基因干细胞移植（stem cell transposition，SCT）是缓解后治疗中唯一能获得长期 DFS 的治疗方法。尽早发现供体并进行 SCT 就显得尤其重要。但尽管如此，它的预后仍不能令人满意。有文献报道，对于具有 HLA 相配供体的患者，异基因 SCT 可延长 DFS 达 30%。这些患者易于迅速复发，且通常对挽救性化疗反应不佳，因此很多患者往往失去异基因 SCT 的最佳时机。可以尝试使用 *BCR/ABL* 融合基因产物的特异性酪氨酸激酶抑制药——伊马替尼。

（2）*E2A/PBX1* t（1；19）（q23；p13.3）占儿童 ALL 的 5% ～ 6%（儿童前体 B 细胞 ALL 的 25%），在成人 ALL 中较为少见。1984 年，Caroll 等首先报道这种染色体异常。19 号染色体上编码免疫球蛋白增强子——HLH 蛋白的 *E2A* 基因与 1 号染色体上的同源盒基因

PBX1 并列，产生 *E2A/PBX1* 融合基因。*E2A* 基因长 40 kb，包含 17 个外显子，断裂点集中于 13 号内含子的 2 kb 内。PBX-1 基因断裂点大于 50 kb。其融合基因的蛋白产物包括 P85 和 P77，它们是一种反式作用因子，含 *E2A* 的转录激活区域和 *PBX-1* 的 DNA 同源结合区域，具有转化能力。t（17；19）引起相似的 *E2A/HLF* 融合基因，*HLF* 近来发现与细胞的程序化死亡有关。具有该种核型变化的患者在形态学上表现为 FAB 分型的 L1 型，免疫表型为前体 B 细胞型，急性淋巴细胞白血病共同抗原（common acute lymphoblastic leukemia antigen，CALLA）阳性。这些患者常于标准化疗后早期复发。

（3）11q23 易位及相应的 *MLL* 变化　11q23 染色体易位导致 *MLL* 与其他基因并列。目前文献报道，这些与 *MLL* 并列的对应基因有 30 多种，而且功能各异。大多数婴儿 ALL，和继发性白血病患者（85%）可发现 *MLL* 易位，后者常与拓扑异构酶Ⅱ抑制药的长期使用有关。常见染色体变化包括 t（4；11）、t（9；11）等。这些易位占 B 细胞 ALL 总数的 10%。t（4；11）易位通常与原始细胞较多有关。对 11q23 易位的病例研究显示，这些患者中位生存时间较短，11q23 易位已经成为预后最差的 ALL 的标志。t（4；11）约占成人 ALL 的 5%。这些患者表型为前体 B 细胞，通常共同表达髓系抗原。德国多中心成人 ALL 组（GMALL）的研究最近报道，该类患者受益于 CR1 的异基因 SCT，DFS 率大于 60%。这个结果比该项研究中其他接受异基因 SCT 的高危亚型组的预后更为优越。但这些患者在初治诱导阶段就发现呈现一定的耐药性，诱导的缓解率往往低于其他类型 ALL。

（4）与免疫球蛋白重排异常有关的核型及基因变化　约 75% 的成熟 B 细胞 ALL 患者形态上表现为 FAB 分型的 ALL-L3，细胞遗传学上往往有典型的 t（8；14）（q24；q32）。14q32 位的 *IgH* 基因重组及 8q24 位的 *c-Myc* 癌基因的激活与 ALL 发病有关，预示不良的预后。其他相似的染色体变化如 t（2；8）（p11；q24），t（8；22）（q24；q11）与 2p11 位的 *Igκ* 基因、22p11 位的 Igλ 基因及 8q24 位的 *c-Myc* 癌基因有关。*c-Myc* 基因的蛋白质产物是一种反式作用因子，氨基端是转录活化区，羧基端为 HLH 或亮氨酸拉链结构的 DNA 结合域。当发生上述易位时，调节靶基因转录表达的 Myc/Max、Max/Max、Max/Mad、Max/Mix-1 平衡网络遭到破坏，导致肿瘤发生。而这些变化，共同表现为髓外病变发生率的增高、对化疗药物的耐药和疾病迅速发展，预后极差。此外 t（8；22）（q24；q11）也较为常见，该易位与 t（8；14）相似，累及 22q11 上的免疫球蛋白轻链，导致 ALL 发病。

t（5；14）（q31；q32）易位与伴有外周血嗜酸性粒细胞增多的 B 细胞 ALL 有着密切的关系。5 号染色体上的白介素 -3（interleukin-3，IL-3）基因和 14 号染色体上的免疫球蛋白基因并列，导致 IL-3 受 *IgH* 基因调控序列控制，使正常 IL-3 基因产物过度表达。

t（8；14）（q24；q32）变化的患者在临床上往往病程较为侵袭，由于很多患者出现髓外累及，如肝、脾、淋巴结等，与 Burkitt 淋巴瘤侵犯骨髓较难鉴别。在初治诱导阶段，应用以长春新碱加泼尼松为主体的方案，骨髓中的病灶往往较易清除，而外周淋巴结和肝、脾病灶往往难以清除，具有较低的缓解率。在巩固阶段，易发生中枢神经系统的累及。

（5）*MTS* 基因　Hebert J 等于 1994 年报道了 *MTS*（MTS1-MTS2）位点的表达缺陷与 T 细胞 ALL 的关系。研究表明，该位点表达缺陷直接导致 MTS1 的产物 $P16^{INK4a}$ 肿瘤抑制蛋白的缺失。其他两种细胞周期抑制物 $P19^{ARF}$（MTS1）和 $P15^{INK4b}$（MTS2）有相似的变化。Betty Gardie 等分析了 3 例伴有 $P16^{INK4a}$ 表达异常的患者，结果发现他们均有相似的 36 kb 的基因表达的缺失，导致 MTS2 和 $P19^{ARF}$ 的缺陷，而 $P16^{INK4a}$（MTS1）的编码区并没有发生变化。进一步的研究显示，在大多数 T 细胞 ALL 中，$P16^{ARF}$ 的失活是 MTS 位点变化的最重要的产物。Yoshihiro Hatta 等报道了另一种肿瘤抑制蛋白 $P18^{INK4c}$ 的表达缺陷。他们使用逆转录 PCR 技术，发现 5 例急性 T 细胞白血病（acute T-cell leukemia，ATL）中的 3 例和全部非霍奇金淋巴瘤（non-Hoolgkin lymphoma，NHL）患者均有 $P18^{INK4c}$ 的异常。

Ursula R.Kees 等研究了 48 例儿童，他们用 Southern 印迹法检测这些患者的 $P16^{INK4a}$ 后，发现疾病的预后与 $P16^{INK4a}$ 的出现或缺失有关。9 例 $P16^{INK4a}$ 基因完全缺失的 ALL 患者中，8 例具有 ALL 的高危因素：年龄较大、白细胞显著增高。他们还发现 T 细胞 ALL 患者发生 *MTS* 基因突变的概率明显高于 B 细胞 ALL：在 T 细胞中为 62.5%，而在 B 细胞为 10%。Yasuaki 进行了统计，他报道了 P15 和（或）P16 基因缺失与成人 T 细胞白血病预后的关系。114 例 T 细胞白血病患者中 28 例（24.6%）发现 P15 和（或）P16 基因缺失，这些 P15 及 P16 基因缺失的患者，生存时间较未缺失者明显缩短，统计学上有显著性差异。

【治疗进展】

难治性、复发性急性白血病仍是急性白血病治疗中的难点。目前更多的关注投向耐药病例的准确识别、耐药机制的阐明以及新的治疗策略。药代动力学、药物基因组学的研究及早期治疗反应提供较为准确的个体化治疗信息。作用于新靶点的药物和传统机制的更加有效的细胞毒性药物成为研究的热点。

（一）使用非交叉耐药的化疗方案

难治性和复发性白血病往往对一线治疗药物耐药，应考虑换用或加用原方案未用过的新药物，或加大化疗药物剂量。大剂量药物主要是阿糖胞苷（tarabine，Ara-C），单用或加用二线药物。中等（按体表面积 1 g/m^2，12 小时一次）或大剂量（按体表面积 3 g/m^2，12 小时一次）。多数报道 CR 率在 40% ～ 50%，中位生存期＜ 10 个月，但早期死亡率高，OS 期反而缩短。大剂量 Ara-C 除血液毒性增加外，可出现中枢神经毒性，老年患者尤应注意。可加米托蒽醌（Mitoxantrone，MTZ）、依托泊苷（VP16）、阿克拉霉素、氟达拉宾（Fludarabine，FAMP）、托泊替康等二线药物。Cloretazine（VNP40101M）是一种独特的磺酰肼 NDA 烷化剂，具有显著的抗白血病作用，与 Ara-C 的联合使用目前正在进行Ⅲ期临床试验，以研究、治疗复发性或难治性急性骨髓性白血病。40 例患者接受了 47 个疗程的治疗。使用 Cloretazine 400 mg/m^2，37 例可评估疗效患者中的 10 例（27%）获得 CR，治疗有效者 DNA 修复酶——烷基鸟嘌呤烷基转移酶（alkylguanine alkyltransferase，AGT）活性明显低于治疗无效者（$P < 0.027$）。Cloretazine 的推荐剂量为 600 mg/m^2，联合 Ara-C 1.5 g/m^2 连续静脉注射 3 日有显著的抗白血病作用。AGT 活性可作为对 Cloretazine 疗效反应的预测指标。

3- 氨基吡啶 -2- 甲醛硫代缩氨基脲（3-AP）类的 Triapine 是一种新的核糖核苷酸还原酶（ribonucleotide reductase，RR）抑制药，属于 2- 杂环甲醛硫代缩氨基脲的衍生物。3-AP 与迄今唯一的 RR 抑制药羟基脲（抗肿瘤药）相比，具有 RR 结合力强（65 ～ 5 000 倍），体内半衰期长，并且肿瘤细胞不易形成耐药性等优点。应用 Triapine［105 mg/（m^2·d）］，输注 6 小时，随后立即应用 Ara-C（100、200、400 及 800）mg/（m^2·d），18 小时输注，连续 5 日。31 例可评价的患者中，4 例（13%，3 例为 AML，1 例为 Ph 染色体阳性 ALL）获得 CR（1 例为 800 mg/m^2，2 例为 600 mg/m^2，1 例为 200 mg/m^2）。Horton 等评价了雷替曲塞抗白血病的效能和毒性以及药理作用，对复发性或难治性白血病患者每周应用雷替曲塞 1.3 ～ 2.8 mg/m^2 静脉注射 15 分钟，连用 3 周，每 5 周重复。结果为 21 例难治性白血病患儿（可评价的 18 例）接受了 25 疗程的雷替曲塞治疗，3 例确有疗效。Cole 等进行了口服氨基蝶呤治疗成人和儿童难治性急性白血病Ⅱ期临床试验。试验共纳入 56 例患者，氨基蝶呤每周给药，按体表面积2 mg/m²，分两次口服。22例儿童ALL中，6例获临床显著疗效。尽管外周血原始细胞有所减少，11例成人ALL中仅2例有改善。成人AML无改善。研究者认为每周口服氨基蝶呤治疗儿童难治性ALL有显著疗效，与甲氨蝶呤相比，氨基蝶呤在细胞内蓄积代谢更多，有更稳定的生物利用度。托泊替康联合CBP治疗复发性和难治性急性白血病Ⅰ期临床试验和药理学研究连续给予托泊替康联合CBP，分9个剂量水平。获CR者追加2个疗程巩固治疗。51例患者接受了69个疗程治疗。结果显示最大耐受剂量为拓扑替康1.6 mg/（m²·d）联合卡铂150 mg/（m²·d）。预处理较重组CR率为16%（最高剂量的前3组为33%）。嘌呤核苷酸类似物氟拉达滨（fludarabine，FLU）是一种单磷酸盐嘌呤类似物，FLU与Ara-C和粒细胞集落刺激因子（granulocyte colony-stimulating factor，G-CSF）合用具有协同作用，复发性和难治性急性白血病患者的CR率可达50% ～ 80%。氯法拉滨是第二代嘌呤核苷酸类似物，Karp等用氯法拉滨联合环磷酰胺（cyclophosphamide，CTX）治疗18例成人难治性急性白血病患者，CTX200 mg/（m²·d）。第一天CTX加氯法拉滨，6例用20 mg/m²氯法拉滨，12例用10 mg/m²氯法拉滨。结果显示总有效率分别为50%和30%。脱氧胞苷拟似物（二氟脱氧核苷，dFdC）——吉西他滨是一个新型的脱氧胞苷拟似物和核苷还原酶抑制药，属嘧啶类抗代谢肿瘤药物。在细胞内经核苷激酶转化成具有活性的二氟二磷酸脱氧核苷（dFdCDP）及二氟三磷酸脱氧核苷。dFdCDP抑制核苷酸还原酶的活性，致使合成DNA所必需的三磷酸脱氧核苷（dCTP）的产生受到抑制。dFdCDP与dCTP竞争掺入DNA链，可完全抑制DNA链延伸。DNA聚合酶不能识别、去除掺入的dFdC，导致细胞凋亡。Apostolidou等采用MG方案（MTZ+dFdC）治疗12例难治性AML，3例（25%）CR。曲沙他滨（Troxacitabine）是一种B-L对映异构核苷酸类似物，前期临床研究显示该药对AML有效。奈拉滨是Ara-C可溶性的前体药物，对儿童和成人难治性或复发性T细胞急性淋巴细胞白血病（T-cell ALL，TALL）有效，对B细胞急性淋巴细胞白血病（B-cell ALL，BALL）效果差。

Jackson等应用FAMP联合Ara-C和G-CSF组成的FLAG方案进行了多中心研究，FAMP为一脱氧腺苷类药物，在体内经磷酸化，成为有抗癌活性的2F-Ara-ATP，此为DNA合成中的底物，能抑制DNA多聚酶、核酸还原酶而具有抗肿瘤活性，对静止期细胞也有强烈杀伤作用。它可增加白血病患者细胞内Ara-C浓度，增长幅度为1.7倍，提高机体对Ara-C敏感性。FAMP 30 mg/（m²·d），静脉滴注30分钟以上，连用5日；Ara-C 2 g/（m²·d），持续静滴4小时以上，连用5日；G-CSF 300 μg/d，皮下注射，于化疗前1天开始应用。83患者分组后进行治疗，晚期复发性AML组CR率81%（17/21），早期复发性AML组CR率30%（13/40），转化性难治性贫血伴原始细胞增多（transformed refractory anemia with excess of blasts，RAEB-T）组CR率56%（10/18）。平均缓解时间三组分别为16个月、3个月、18个月。证明FLAG方案是较为安全、有效的二线方案。

（二）克服耐药途径

难治性白血病患者使用伊达比星、Ara-C、VP16、MDR1/Pgp抑制因子PSC-833的第一阶段临床和药理学研究，纳入15例复发性和难治性白血病患者，Ara-C连续输注7日以上，在输注Ara-C期间内的任意3日连续给予VP16和伊达比星。第2次应用伊达比星前2小时，开始应用PSC-833。患者的CR率33%，中位生存期为6个月。克服耐药的其他途径包括使用新的蒽环类药物、脂质体包裹的柔红霉素、生物学相关因子（如细胞膜转运蛋白、信号调控激酶、癌蛋白）等。

（三）分子靶向治疗

随着白血病分子发病机制的研究进展，一系列新的治疗药物随之诞生，这些药物治疗更有靶向性，比传统细胞毒性药物治疗更加准确。80% 的急性白血病患者的正常造血细胞表达 CD33，而正常造血细胞只有少数 CD33 阳性，因此，CD33 被认为是急性白血病靶向治疗的理想靶点。Mylotarg，简称 GO，2000 年批准上市，使用剂量为按体表面积 9 mg/m^2，静脉滴注，1 ～ 3 次为 1 个疗程，使用间隔为 1 ～ 2 周。因其可引起严重骨髓抑制，近年来主张剂量减少 1/2 以上。白血病患者的 CR 率为 9% ～ 46% 不等。

Bcl-2 凋亡抑制药 G3139 是一种反义寡聚磷硫酰化脱氧核苷酸，能特异性结合到人 Bcl-2mRNA 的前 6 个密码子上，导致 mRNA 被 mRNA 酶 H 所降解，从而抑制 Bcl-2 表达，使肿瘤细胞凋亡。

Marcucci 等采用 G3139 + FLU + Ara-C + G-CSF 治疗难治性白血病 20 例，有效率达 45%，6 例患者 Bcl-mRNA 表达减少。抗 CD52 单抗阿仑单抗（Alemtuzumab）是人源化抗 CD52 单抗 Campath-1。Tibes R 等的研究对 15 例 CD52 阳性（20%）的复发性或难治性急性白血病患者（AML 9 例，ALL 6 例），使用阿仑单抗 30 mg，静脉给药，每周 3 次（第一周逐渐加量），共用 4 ～ 12 周。结果发现 2 例患者（13%）获得骨髓 CR，1 例患者骨髓原始细胞显著减少，10 例患者研究期间疾病进展。c-Kit 抑制药 SU5416、SU6668 能抑制 c-Kit、血管内皮生长因子受体（VEGFR）、Flt-3 及 PDGFR。38 例 c-Kit 阳性的难治性 AML 患者，用 SU5416 治疗，1 例 CR，7 例部分缓解（partial remission，PR），缓解期为 1 ～ 5 个月。甲磺酸伊马替尼作为酪氨酸激酶抑制药，针对 *BCR/ABL* 融合基因的产物 P210 融合蛋白，在慢性髓系白血病治疗中已取得了成功。它还有另一重要靶点是Ⅲ型受体酪氨酸激酶（RTK）家族成员 c-Kit（CD117）。临床研究也证明伊马替尼对 Ph 染色体阳性的慢性粒细胞白血病、ALL 及部分 AML 有效。Ottmann 等用伊马替尼治疗 55 例 Ph 染色体阳性 ALL 患者（中位年龄 68 岁）。将患者随机分为单用伊马替尼组和化疗组，结果 CR 率分别为 96.3% 和 50%（P=0.0001），24 个月总体生存率分别为 42% 和 8%。ras 基因表达的 Ras 蛋白在法尼基修饰后才能定位于细胞膜内侧，从而发挥促进生长的作用，导致肿瘤细胞恶性增殖。法尼基转移酶抑制药以法尼基转移酶为作用靶点抑制修饰酶作用，从而抑制 ras 突变的肿瘤细胞以及一些 ras 上游某种蛋白质过度表达的肿瘤细胞生长，对正常的细胞无明显毒性。目前进入临床试验的法尼基转移酶抑制药有 SCH66336、RI15777、BMS-214662 三种，通过阻断 ras 的信号传递，抑制白血病细胞的增殖。Harousseau 等用替匹法尼治疗 252 例难治性、复发性 AML 患者，每次 600 mg，每日 2 次，连续用 21 日，28 日为 1 个疗程，结果 4% 的患者获得 CR/CRp（CRp 指 Plt 未达标）。获得 CR/CRp 的患者，中位生存期达 369 天，说明用替匹法尼单药治疗难治性、复发性 AML，可使部分患者获得持续 CR/CRp，并且可以延长生存期。

（四）干细胞移植治疗

由于难治性白血病生存期短、预后差，对难治性、复发性白血病患者，有条件者应尽早进行异基因造血干细胞移植（hemopoietic stem cell transplantation，HSCT）。Oyekunle 等回顾性总结自 1990 年 10 月至 2004 年 4 月接受同种异基因骨髓移植的 44 例难治性急性白血病患者（AML25 例，ALL19 例）。中位白血病细胞为 25%，中位年龄 28 岁（3 岁 ～ 56 岁），21 例患者未治疗复发，13 例诱导失败，8 例部分缓解，2 例造血细胞再生障碍。

Wang 等用异细胞 HSCT 治疗 90 例难治性和（或）复发性急性白血病患者，平均随访 15

个月，生存率达 62.2%（52/90），无白血病生存率达 55.5%（50/90），预测 4 年 OS 率和无病生存率分别为 45.5% 和 34.9%。说明对于难治性和（或）复发性急性白血病进行异细胞 HSCT 治疗依然是目前最好的方法。HSCT 不仅通过大剂量预处理杀伤白血病细胞，更重要的是通过移植物抗白血病（graft vs leukemia，GVL）效应清除白血病细胞，根据此理论提出了非骨髓清除性干细胞移植（nonmyeloablative stem-cell transplantaion，NST）的概念，即通过免疫抑制药和低剂量化疗、放疗抑制受者的免疫应答，达到宿主和移植物之间的双向免疫耐受。利用 GVL 效应消除体内的白血病细胞。但 NST 在预处理方案的选择、移植前后免疫抑制强度的控制及供者淋巴细胞输注的合理应用等方面至今没有统一的标准。

（五）中药配合化疗治疗白血病

中药配合化疗治疗白血病，能够明显改善患者临床症状、提高缓解率与生存质量、延长生存期。中药对白血病患者有综合调理、提高免疫功能、有效杀伤白血病细胞、诱导白血病细胞分化与凋亡等作用。浙贝母为临床常用的化痰散结类中药，临床使用方便、价格低廉。李冬云等从 1994 年开始进行中药抗白血病多药耐药性研究证明，浙贝母生物碱具有逆转白血病多药耐药的生物活性，其逆转倍数＞ 5 倍。进一步的机制研究证实，浙贝母生物碱对高表达的耐药蛋白 PgP（P 糖蛋白）有明显的下调作用，并能增加急性白血病患者异常造血细胞内抗癌药物浓度，提高难治性急性白血病围化疗期临床缓解率。青蒿素在体外培养体系中，2 μmol/L 和 5 μmol/L 的青蒿素均能使 U937 细胞形态发生改变，硝基四唑氮蓝（nitroblue tetrazolium，NBT）还原试验阳性率也明显增高，呈时间与剂量依赖关系，这表明在诱导分化剂量下，青蒿素还可通过诱导白血病细胞向成熟粒细胞分化，从而抑制其增殖，这可能是青蒿素抗白血病作用的机制之一。周晋等的研究发现青蒿素使白血病细胞内钙升高，导致白血病细胞凋亡。以上特点表明，青蒿素能促进白血病细胞凋亡，有确切的抗肿瘤作用。

【治疗展望】

造血干细胞移植是目前治疗难治性急性白血病的最好方法，但短期内难以普及，一般仍以联合化疗为主。难治的主要原因是由于多药耐药（multidrug resistance，MDR）的形成，故提高疗效的关键应以克服其耐药性为主。自 20 世纪 80 年代初，欧美国家及日本先后投入近百亿美元进行白血病耐药机制及其耐药逆转剂研究。但是，这些药物由于脏器毒性过大和作用靶点单一，临床应用受到了限制。因而，目前尚没有一种急性难治性白血病多药耐药逆转剂获准上市。所以，积极寻找有效药物纠正白血病多药耐药是解决难治性白血病的关键措施之一。随着免疫学、分子生物学、制药技术的飞速发展，科研人员在不断探索新的治疗方法：如 RNA 干扰，即通过酶法分析产物及破坏癌症特异性 mRNA 的方法使白血病肿瘤基因沉默；细胞免疫治疗，即利用白血病相关抗原的表达来刺激细胞毒性 T 淋巴细胞或 NK 细胞的抗肿瘤活性；利用近来先进的毫微技术，一些传统抗白血病药物将被重新包装为毫微型颗粒，从而改进其生物利用度及耐受性。以上这些为临床治疗难治性白血病提供了许多新思路、新方法，相信不久的将来难治性白血病将不再难治。

（李晓明　吴鹏强）

参考文献

[1] 周晋，孟然，李丽敏，等．青蒿素对人白血病细胞株和原代细胞的影响．中华内科杂志，2003，42（10）：713-714．

[2] 第四届全国难治性白血病研讨会．关于难治性急性白血病诊断标准的商讨纪要．淋巴瘤，2004，3（2）：70．
[3] 孟凡义，扶云碧．白血病细胞表面分子抗原的靶向治疗．中华医学杂志，2005，85（7）：441-443．
[4] 姚尔固．白血病的靶向治疗．淋巴瘤，2005，14（1）：41-42．
[5] 李冬云，陈信义．难治性急性白血病研究现状与进展．现代生物医学进展，2007，7（8）：1239-1245．

多发性骨髓瘤的药物治疗

多发性骨髓瘤（multiple myeloma，MM）是浆细胞恶性增殖性疾病，骨髓中克隆性浆细胞异常增生，并分泌单克隆免疫球蛋白或其片段（M 蛋白），并导致相关器官或组织损伤。常见临床表现为骨痛、贫血、肾功能不全、感染等。MM 占所有恶性肿瘤的 1%，血液系统恶性肿瘤的 10%，在欧美国家已成为仅次于非霍奇金淋巴瘤的第二大常见血液系统恶性肿瘤。目前 MM 仍是不可治愈的血液恶性疾病，随着复发次数的增多，治疗越来越困难。表现为更难获得缓解，缓解持续时间也越来越短。近几年来，随着对 MM 生物学特性的深入研究，医学界形成了新的治疗思路，并取得了很大进展。

研究表明，传统的标准化疗方案 VAD（长春新碱、多柔比星和地塞米松）和 MP（美法仑 + 泼尼松）并不能延长患者的总体生存期，只有大剂量化疗联合干细胞移植才能延长患者的总体生存期。基于对 MM 的生物学及肿瘤发生学研究，研究者提出了靶向治疗新方法。靶向治疗主要是针对骨髓微环境中 MM 细胞生长和生存的治疗方法，通过药物治疗，改变 MM 细胞与骨髓微环境的接触方式，使 MM 细胞无法在骨髓中生存而达到治疗 MM 的目的。

1．沙利度胺　沙利度胺（反映亭）的化学名称是肽胺哌替酮，1953 年首先在德国合成。最初它作为镇静剂使用，因其具有止吐作用，用来治疗妊娠呕吐，后发现该药有强烈致畸性而被禁用。1999 年 Singhal 等首次报道用沙利度胺治疗复发性及难治性多发性骨髓瘤取得了满意疗效，之后研究发现沙利度胺主要通过以下机制发挥抗肿瘤作用：①直接杀伤肿瘤细胞，经自由基介导造成细胞 DNA 氧化损伤，对 MM 细胞具有直接杀伤作用或促进凋亡作用；②改变 MM 细胞和基质细胞之间黏附分子的作用，影响 MM 细胞的生存；③调节细胞因子的分泌并改变其生物活性，影响 MM 细胞生存和生长；④抑制血管内皮生长因子 -2 和碱性成纤维细胞生长因子的活性，从而抑制新生血管形成，并促进新生血管凋亡；⑤提高 CD8+T 细胞水平，促进 IFN-γ 分泌，诱导 Th1 细胞反应并产生干扰素（interferon-1，IFN-1）和 IL-2 杀伤 MM 细胞，增强 NK 细胞对 MM 细胞的杀伤力。近年来国内外研究证实沙利度胺单药或联合治疗复发性、难治性 MM 疗效较高。MPT（美法仑、泼尼松加沙利度胺）方案在反应率和无病生存率上有明显的提高，并且能影响中位生存期，但 MPT 方案的不良作用明显高于 MP 方案。不良反应主要发生在治疗的前 4 个月，包括深静脉血栓形成。我们可以通过使用阿司匹林或者低分子肝素来预防。持续地使用沙利度胺，会使 50% 的患者出现周围神经病的症状。沙利度胺 / 地塞米松（Thal/Dex）方案是近年来美国最常用的治疗初诊骨髓瘤患者的诱导方案，疗效很好且几乎无神经毒作用和副作用，但是严重的中性粒细胞减少症发生率从 12% 增长到了 16.5%。

2．沙利度胺类似物　沙利度胺类似物依据其作用分为 2 类：①磷酸二酯酶抑制药，能够抑制肿瘤坏死因子 -α（TNF-α），对 T 细胞没有激活作用，属于选择性细胞因子抑制药；②非磷酸二酯酶抑制药，能够明显激活 T 细胞，刺激 IL-2 和 INF-γ，属于免疫调节药物。

（1）来那度胺（lenalidomide）　在结构和功能上与沙利度胺类似，免疫调节和抗肿瘤作用增强，毒性减小。来那度胺通过多种机制抑制骨髓瘤细胞的生长；①来那度胺直接诱导骨髓瘤细胞 G1 期生长停滞，甚至诱导耐药瘤细胞的凋亡；②抑制骨髓瘤细胞与骨髓基质细胞的黏附，克服细胞黏附诱导的药物抵抗；③抑制骨髓瘤细胞与骨髓基质细胞的生物学活性，抑制细胞因子（IL-6、IL-1β、IL-10、TNF-α）的分泌，这些细胞因子在促进骨髓瘤细胞的生存、生长、药物抵抗、迁移、黏附分子表达等方面发挥重要作用；④来那度胺抑制脂多糖（lipopolysacharide，LPS）刺激单核细胞分泌 IL-1β/TNFα 的作用是沙利度胺的几千倍；⑤来那度胺抑制骨髓瘤细胞和骨髓基质细胞分泌血管内皮细胞因子（VEGF），碱性成纤维细胞生长因子（basic fibroblast growth factor，bFGF），抑制血管新生；⑥来那度胺也通过免疫调节作用如增强细胞毒性 T 细胞、NK 细胞的作用（分泌 IL-2、INF-γ）治疗骨髓瘤；⑦来那度胺还能抑制破骨细胞的产生。来那度胺可以克服 MM 细胞的耐药，来那度胺可以抑制 20% ～ 35% 的对美法仑、阿霉素和丝裂霉素耐药患者和 50% 的对地塞米松耐药患者 MM 细胞的生长，来那度胺还可以增强地塞米松的抗 MM 作用。这些结果都提示了来那度胺治疗耐药性 MM 的临床前景。

（2）泊马度胺（pomalidomide）　是一种免疫调节剂，以增强患者的免疫系统并破坏骨髓瘤细胞。泊马度胺是沙利度胺的衍生物，通过多种途径抑制骨髓瘤细胞的生长和生存。在实验室测试中，泊马度胺增强免疫效果，反映在刺激 T 细胞增殖的效力上，500 ～ 2000 倍于沙利度胺。泊马度胺被喻为多发性骨髓瘤的“希望”。作用机制如下：①抑制新生血管生长；②监控炎性因子的水平；③刺激免疫系统的细胞（如 T 细胞、NK 细胞）。泊马度胺目前已经进入多发性骨髓瘤Ⅰ期、Ⅱ期临床试验。

3．硼替佐米（bortezomib）　是人工合成的二肽硼酸盐类似物，1997 年研发成功，1999 年报道了其抗肿瘤作用。2003 年 5 月硼替佐米被 FDA 批准用于复发性、难治性 MM 的治疗。硼替佐米属可逆性蛋白酶体抑制药，可选择性地与蛋白酶体活性位点的苏氨酸结合，抑制蛋白酶体 26S 亚单位的糜蛋白酶和（或）胰蛋白酶活性。在多发性骨髓瘤中硼替佐米主要通过稳定 IκB，从而阻断 NF-κB 向细胞核内的转移。阻断 NF-κB 可致骨髓瘤细胞黏附因子的表达下降，从而干扰由黏附因子介导的骨髓基质细胞产生 IL-6 的过程，最终导致骨髓瘤细胞凋亡。硼替佐米 + 地塞米松或硼替佐米 + 沙利度胺 + 地塞米松，以及其他以硼替佐米为基础的组合疗法对初诊骨髓瘤患者的有效率较高（70% ～ 90%）。

4．三氧化二砷（As_2O_3）　研究发现，As_2O_3 能够通过对信号转导途径的影响引发多种改变而诱导肿瘤细胞凋亡，如激发 Caspase-9 诱导细胞凋亡，能够显著加强淋巴因子激活的杀伤（lymphokine-activated killer，LAK）细胞介导的杀伤作用、上调 CD38 和 CD54 两个参与细胞相互作用分子的表达、抑制 IL-6 和 VEGF 产生，从而阻断与基质细胞黏附的肿瘤细胞增殖，还可以增强地塞米松（dexamethasone，DEX）的凋亡诱导作用，并克服 IL-6 的抗凋亡作用。近年来发现它对 MM 细胞也有作用。临床主要用于治疗晚期或耐药性 MM 患者，单用 As_2O_3 或联合其他药物治疗 MM 均有一定疗效。目前关于 As_2O_3 对骨髓瘤治疗作用的研究主要还集中于基础研究。

5．全反式视黄酸（ATRA） 有研究发现，ATRA 联合地塞米松在体外能抑制骨髓瘤细胞株 OPM-2 的生长，其可能的作用机制为两者通过协同作用，下调骨髓瘤细胞周期中 S 和 G2/M 期的标记指数和细胞分数，阻断细胞由 G1 期向 S 期转化，通过调节 IL-6/IL-6 受体系统中 IL-6 的自分泌和旁分泌机制减少 IL-6 mRNA 的表达。但单用 ATRA 不能使 IL-6mRNA 的表达减少。有临床试验表明 VAD 方案联合 ATRA 对难治性 MM 可能有一定疗效。

6．法尼基转移酶抑制药（farnesyl transferase inhibitors，FTI） FTI 可将法尼基基因转移至 ras 基因，使 ras 基因定位于细胞膜上而发挥作用。30% ～ 50% 的 MM 患者存在 ras 基因的突发激活，FTI 可阻断 Ras 蛋白修饰活化，研究表明具有抑制肿瘤生长的作用，同时对正常细胞无明显毒性。临床研究结果显示，FTI（R115777）单独治疗已接受过治疗的 MM 患者，64% 的患者病情稳定，且药物耐受性好，不良反应少。

7．双磷酸盐药物 是治疗 MM 骨病的一组内源性焦磷酸盐类似物，可以抑制破骨细胞诱导的骨的重吸收，减轻 MM 细胞产生的高钙血症以及骨质疏松。新进研究表明第三代双磷酸盐（唑来膦酸盐、依卡膦酸盐、伊班膦酸盐）尚可阻断 MM 细胞与骨髓基质细胞（bone marrow stromal cell，BMSC）的黏附，克服细胞黏附介导的耐药，直接诱导肿瘤细胞凋亡。

8．干扰素 -α（IFN-α） 有抗病毒和抗肿瘤细胞增殖活性以及调节人体免疫功能的作用，且有研究表明 IFN-α 对治疗伴有微小残留病灶的 MM 患者更有效。最近 IFN-α 已被应用到多发性骨髓瘤的治疗，尤其是诱导缓解后或自体造血干细胞移植后维持治疗。

9．白介素 -2（IL-2） 是宿主抗肿瘤免疫最重要的细胞因子，在细胞因子网络的调节中起关键作用，主要作用有刺激 T 细胞增殖分化、诱导产生细胞毒性 T 细胞、促进 NK 细胞数目增加、刺激 B 细胞增殖分化、诱导 T 细胞分泌 IFN-α 和 IFN-γ、产生移植物抗肿瘤效应、激活产生 LAK 细胞，通过组织相容性复合物非限制性方式溶解许多体内和体外的肿瘤细胞。最近亦被应用到多发性骨髓瘤的治疗。

10．其他制剂 研究者在 MM 的体外研究中发现 NF-κB 抑制药、IL-6 抑制药、FTI、重组人促红细胞生成素等可能具有抗肿瘤效应，但尚有待于进一步的临床研究。

在多发性骨髓瘤治疗上，越来越多的新药的出现给所有患者带来了希望。积极地应用新药联合老药的化疗方案，给 MM 患者带来福音。随着对 MM 发病机制的深入研究，相信将会有更多治疗 MM 的药物不断涌现，并应用于临床。

附录 中国多发性骨髓瘤诊治指南

多发性骨髓瘤是血液系统最常见的恶性肿瘤之一。近年新药的不断出现使治疗效果不断提高，且多发性骨髓瘤在诊断、治疗以及疗效标准方面也出现了迅速进展。鉴于此，中国医师协会血液科医师分会召集全国部分专家制定了此指南。

【定义】

多发性骨髓瘤是浆细胞恶性增殖性疾病，骨髓中克隆性浆细胞异常增生，并分泌单克隆免疫球蛋白或其片段（M 蛋白），并导致相关器官或组织损伤。常见临床表现为骨痛、贫血、肾功能不全、感染等。

【临床表现】

多发性骨髓瘤最常见的症状是与贫血、肾功能不全、感染或骨破坏相关的症状（表

5-4）。常见以下几种。

1．骨骼症状　骨痛、局部肿块、病理性骨折，可合并截瘫。

2．免疫力下降　反复细菌性肺炎和（或）尿路感染、败血症，病毒感染以带状疱疹多见。

3．贫血　正细胞、正色素性贫血，少数合并白细胞减少和（或）血小板减少。

4．高钙血症　有呕吐、乏力、意识模糊、多尿或便秘等症状。

5．肾功能损害　轻链肾病和管型肾病是导致肾衰竭的最常见原因。

6．高黏滞综合征　可有头晕、眩晕、眼花、耳鸣，可突然发生意识障碍、手指麻木、冠状动脉供血不足、慢性心力衰竭等症状。此外，部分患者的 M 蛋白成分为冷球蛋白，可引起微循环障碍，出现雷诺现象。

7．其他　有淀粉样变的患者可表现为舌肥大，腮腺肿大，心脏扩大，腹泻或便秘，肝、脾大及周围神经病等；晚期患者还可有出血倾向。

表5-4　多发性骨髓瘤相关器官或组织损害

临床表现	具体内容
血钙水平增高	校正血清钙高于正常上限值 0.25 mmol/L（1 mg/dl）以上或校正血清钙＞ 2.8 mmol/L（11.5 mg/dl）
肾功能损害	血肌酐＞ 176.8 μmol/L（2 mg/dl）
贫血	血红蛋白＜ 100 g/L 或低于正常值 20 g/L 以上
骨质破坏	溶骨性损害或骨质疏松伴有压缩性骨折
其他	有症状的高黏滞血症、淀粉样变、反复细菌感染（≥ 2 次 / 年）

【诊断标准、分型、分期及鉴别诊断】

（一）诊断

1．诊断标准

（1）主要标准　①组织活检证明有浆细胞瘤或骨髓涂片检查发现浆细胞＞ 30%，常伴有形态改变；②单克隆免疫球蛋白（M 蛋白）中，IgG ＞ 35 g/L，IgA ＞ 20 g/L，IgM ＞ 15 g/L，IgD ＞ 2 g/L，IgE ＞ 2 g/L；尿中单克隆 K 轻链或 λ 轻链＞ 1 g/24 h，并排除淀粉样变。

（2）次要标准　①骨髓涂片检查发现浆细胞为 10% ～ 30%；②单克隆免疫球蛋白或其片段存在，但低于上述标准；③ X 线检查有溶骨性损害和（或）广泛骨质疏松；④正常免疫球蛋白量降低，IgM ＜ 0.5 g/L，IgA ＜ 1.0 g/L，IgG ＜ 6.0 g/L。

凡满足下列任一条件者可诊断为 MM：主要标准①和②；或主要标准 + 次要标准②③④中之一，或主要标准② + 次要标准①③④中之一，或次要标准①② + 次要标准③④中之一。

2．最低诊断标准（符合下列两项）　①骨髓恶性浆细胞≥ 10% 或虽恶性浆细胞＜ 10% 但证实为克隆性浆细胞和（或）活检为浆细胞瘤，且血清和（或）尿出现单克隆 M 蛋白；如未检测出 M 蛋白，则需骨髓恶性浆细胞≥ 30% 和（或）活检为浆细胞瘤。②骨髓瘤相关的器官功能损害，至少一项，详见表 5-4（其他类型的终末器官损害也偶可发生，并需要进行治疗。如证实这些脏器的损害与骨髓瘤相关则其也可用于骨髓瘤的诊断）。

3．有症状 MM 的诊断标准　①符合 MM 的诊断标准；②出现任何相关器官或组织损害。

4．无症状 MM 的诊断标准　①符合 MM 的诊断标准；②没有任何相关器官或组织损害的症状与体征。

（二）分型

依照增多的异常免疫球蛋白类型可分为八型：IgG 型、IgA 型、IgD 型、IgM 型、IgE 型、轻链型、双克隆型，以及不分泌型。根据轻链类型分为 κ、λ 型。

（三）分期

国际分期体系（ISS，表 5-5）以及 Durie-Salmon 分期体系（表 5-6）均可用于 MM 的分期。MM 亚型见表 5-7。

表5-5　多发性骨髓瘤ISS分期体系

分期	ISS 分期标准	中位生存期（月）
Ⅰ	β_2-MG ＜ 3.5 mg/L	62
	白蛋白 ≥ 35 g/L	
Ⅱ	不符合Ⅰ和Ⅲ期的所有患者	45
Ⅲ	β_2-MG ≥ 5.5 mg/L	29

注：β_2-MG，β_2- 微球蛋白。

表5-6　多发性骨髓瘤Durie-Salmon分期体系

分期	Durie-Salmon 分期标准	瘤细胞数
Ⅰ	血红蛋白＞ 100 g/L	瘤细胞数＜ $0.6 \times 10^{12}/m^2$
	血清钙水平≤ 3.0 mmol/L（12 mg/dl）	
	骨骼 X 线片：骨骼结构正常或孤立性骨浆细胞瘤	
	血清骨髓瘤蛋白产生率低	
	IgG ＜ 50 g/L	
	IgA ＜ 30 g/L	
	本周蛋白＜ 4 g/24 h	
Ⅱ	不符合Ⅰ和Ⅲ期的所有患者	瘤细胞数为 0.6×10^{12} ～ $1.2 \times 10^{12}/m^2$
Ⅲ	血红蛋白＜ 85 g/L	瘤细胞数＞ $1.2 \times 10^{12}/m^2$
	血清钙＞ 3.0 mmol/L（12 mg/dl）	
	血清或尿骨髓瘤蛋白产生率非常高	
	IgG ＞ 70 g/L	
	IgA ＞ 50 g/L	
	本周蛋白＞ 12 g/24 h	
	骨骼检查中溶骨性损伤大于 3 处	

表5-7　多发性骨髓瘤的亚型

亚型	标准
A	肾功能正常［血清肌酐水平＜176.8 mol/L（2 mg/dl）］
B	肾功能异常［血清肌酐水平≥176.8 mol/L（2 mg/dl）］

（四）鉴别诊断

MM需与下列疾病鉴别：反应性浆细胞增多（reactive plasmacytosis，RP）、原发性巨球蛋白血症及转移性癌的溶骨性病变，以及其他可以出现M蛋白的疾病，如意义未明的单克隆丙种球蛋白病（monoclonal gammapathy of undetermined significance，MGUS）、轻链淀粉变性、孤立性浆细胞瘤（骨或髓外）、非霍奇金淋巴瘤、慢性淋巴细胞白血病。

1．反应性浆细胞增多症（RP）　它有以下特点：①存在原发病，如慢性炎症、伤寒、系统性红斑狼疮、肝硬化、转移性癌等；②浆细胞≤30%且无形态异常；③RP免疫表型为CD38+CD56−，而MM则为CD38+CD56+；④无单克隆免疫球蛋白（M蛋白）或其片段；⑤细胞化学染色时，RP患者浆细胞酸性磷酸酶以及5′核苷酸酶反应多为阴性或弱阳性，MM患者均为阳性；⑥IgH基因克隆性重排阴性。

2．原发性巨球蛋白血症（Waldenström macroglobulinemia，WM）　它有以下特点：①血中IgM型免疫球蛋白呈单克隆性增高，同时其他免疫球蛋白正常或轻度受抑制；②影像学，骨X线片较少见骨质疏松，溶骨性病变极为罕见；③浆细胞形态，骨髓中以淋巴细胞及浆细胞样淋巴细胞多见，淋巴结、肝、脾活检提示是弥漫性、分化好的淋巴细胞性淋巴瘤或浆样淋巴细胞性淋巴瘤；④免疫表型多为IgM+、IgD−、CD19+、CD20+、CD22+、CD5−、CD10−及CD23−。

3．转移性癌的溶骨性病变　它有以下特点：①骨痛以静止及夜间明显；②血清碱性磷酸酶常升高；③多伴有成骨表现，在溶骨缺损周围有骨密度增加；④骨髓涂片或活检可见成堆癌细胞；⑤多数患者可查见原发灶，但部分患者可找不到原发灶。

4．意义未明的单克隆丙种球蛋白病（MGUS）　它的诊断标准（符合下列3项）①血中M蛋白＜30 g/L；②骨髓克隆性浆细胞＜10%；③没有相关器官或组织损害、其他B细胞增殖性疾病或轻链相关的淀粉样变，以及其他轻链、重链或免疫球蛋白相关的组织损伤。

5．孤立性浆细胞瘤（骨或髓外）　它的诊断标准（符合下列3项）：①活检证实为单个部位的单克隆性浆细胞瘤，X线、MRI和（或）FDG-PET检查证实除原发灶外无阳性结果，血清和（或）尿M蛋白水平较低；②多部位骨髓穿刺涂片或骨髓活检浆细胞数正常，标本经流式细胞术或PCR检测无克隆性增生证据；③无骨髓瘤相关性脏器功能损害等。

【治疗】

（一）治疗原则

1．无症状骨髓瘤或D-S（Durie-Salmon）分期Ⅰ期患者可以观察，每3个月复查1次。

2．有症状的MM或没有症状但已出现骨髓瘤相关性器官功能衰竭的骨髓瘤患者应早治疗。

3．年龄≤65岁、适合自体干细胞移植者，避免使用烷化剂和亚硝基脲类药物。

4．适合临床试验者，应考虑进入临床试验。

（二）有症状的MM或D-S分期Ⅱ期以上患者的治疗

1．诱导治疗　诱导治疗期间每月复查一次血清免疫球蛋白定量及M蛋白定量，血细胞计数，BUN、血肌酐、血钙水平，以及进行一次骨髓穿刺（若临床需要，可复查骨髓活检）。推荐检测血清游离轻链（如无新部位的骨痛发生或骨痛程度的加重，则可半年以上复查骨骼X线片、MRI、PET-CT）。一般化疗方案进行3～4个疗程（含新药方案可提前）时需对疾病进行疗效评价，疗效达微小缓解（minimal response，MR）以上时［达不到MR以上者则为原发耐药或无变化（no change，NC），需更换治疗方案］可用原方案继续治疗，直至疾病转入平台期。

年龄≤65岁或适合自体干细胞移植者可选以下方案之一诱导治疗4疗程，若治疗4个疗程以下已经达到PR及更好疗效，可进行干细胞动员和采集。对高危患者可预防使用抗凝治疗。

（1）VAD±T：长春新碱+多柔比星+地塞米松 ± 沙利度胺。

（2）TD：沙利度胺+地塞米松。

（3）BD：硼替佐米+地塞米松。

（4）PAD：硼替佐米+多柔比星+地塞米松。

（5）DVD：脂质体阿霉素+长春新碱+地塞米松。

（6）BTD：硼替佐米+沙利度胺+地塞米松。

年龄＞65岁或不适合自体干细胞移植，同时血Cr≥176 mmol/L者，可选以下方案之一直至获得PR及以上疗效。

（1）VAD：多柔比星+地塞米松 ± 长春新碱。

（2）TD：沙利度胺+地塞米松。

（3）PAD：硼替佐米+多柔比星+地塞米松。

（4）DVD：脂质体阿霉素+长春新碱+地塞米松。

年龄＞65岁或不适合自体干细胞移植者，血Cr≤176 mmol/L者，除以上方案之外，还可选择以下方案之一直至获得PR及以上疗效。

（1）MP：美法仑+泼尼松。

（2）M2：环磷酰胺+长春新碱+卡莫司汀+美法仑+泼尼松。

（3）MPV：美法仑+泼尼松+硼替佐米。

（4）MPT：美法仑+地塞米松+沙利度胺。

2．原发耐药性MM的治疗　①换用未用过的新的方案，如能获得PR及以上疗效者，条件合适者尽快行自体干细胞移植；②符合临床试验者，进入临床试验。

3．MM复发的治疗

（1）化疗后复发　①缓解后半年以内复发，换用以前未用过的新方案。②缓解后半年以上复发，可以试用原诱导缓解的方案；无效者，换用以前未用过的新方案。③条件合适者进行干细胞移植（自体、异基因）。

（2）移植后复发　①异基因移植后复发，供体淋巴细胞输注，使用以前未使用的、含新药的方案；②自体干细胞移植后复发，使用以前未使用的、含新药的方案，可考虑异基因造血干细胞移植。

4．维持治疗　维持治疗的意义不明确，维持治疗时机在不进行移植的患者中为取得最佳疗效后再巩固2个疗程后；在行自体造血干细胞移植的患者中为达到非常好的部分缓解（very good partial response，VGPR）及以上疗效后进行。可选用沙利度胺50～200 mg/d、qn，联合泼尼松50 mg/d、qod，或干扰素3mU、qod。

维持阶段如无相关器官或组织报告的证据则第一年每 3 个月复查以上指标，第二年每 6 个月复查以上指标。

5．自体干细胞移植　自体干细胞移植常在有效化疗后 3 ～ 4 疗程后进行，有可能进行自体干细胞移植的患者避免使用含烷化剂和亚硝基脲类药物。第一次自体干细胞移植后，获得 VGPR 以下疗效的患者，可进行第二次自体干细胞移植。第二次移植一般在第一次移植后 6 月内进行。第一次自体干细胞移植后，获得 VGPR 以上疗效的患者，可以进行观察或维持治疗，也可以试验进行二次自体干细胞移植，但患者不一定获益。

6．异基因干细胞移植　对多发性骨髓瘤患者可以进行自体 - 降低预处理方案的异基因干细胞移植，降低预处理方案的异基因干细胞移植一般在自体干细胞移植后半年内进行。

骨髓清除性异基因干细胞移植移可在年轻患者中进行，常用于难治性、复发性患者。

7．支持治疗　在化疗基础上进行。

（1）骨病的治疗　①使用口服或静脉的双膦酸盐药物，包括氯膦酸二钠、帕米膦酸二钠、唑来膦酸、伊班膦酸。静脉制剂使用时严格掌握输注时间，使用前后注意监测肾功能，总使用时间不要超过 2 年，如在 2 年以后仍有活动性骨损害，可间断使用。帕米膦酸二钠或唑来膦酸有引起颌骨坏死以及加重肾功能损害的可能。②在有长骨病理性骨折或脊柱骨折压迫脊髓的情况时，可行手术治疗，有症状的脊柱压缩性骨折可行脊柱后凸成形术。③有剧烈的疼痛，止痛效果不佳时，可以采用局部低剂量放疗。在干细胞采集前，避免全身放疗。

（2）高钙血症的治疗　①水化、利尿，每日补液 2 000 ～ 3 000 ml，保持尿量 > 1 500 ml/d；②使用双膦酸盐；③使用糖皮质激素和（或）降钙素。

（3）贫血的治疗　可考虑红细胞生成素治疗。

1）肾功能不全的治疗：①水化利尿，减少尿酸形成和促进尿酸排泄；②有肾衰竭者，应积极透析；③慎用非甾体消炎镇痛药；④避免静脉肾盂造影。

2）感染的治疗　积极治疗各种感染，按免疫功能低下的治疗原则进行处理。

3）高黏滞血症的治疗　血浆置换可用于有症状的高黏滞血症患者。

【预后】

MM 自然病程具有高度异质性，中位生存期为 3 ～ 4 年，有些患者可存活 10 年以上。影响 MM 的预后因素有年龄、C- 反应蛋白（CRP）水平、骨髓浆细胞浸润程度及 Durie-Salmon 临床分期（包括肾功能）、ISS 分期。细胞遗传学改变是决定 MM 疗效反应和生存期的重要因素，荧光原位杂交（FISH）检测的 MM 高危患者具有 t（4；14）、t（14；16）、del（17p），间期细胞遗传学检出 13q －也是高危因素之一。另外，浆细胞分化程度、循环浆细胞数及血清乳酸脱氢酶（LDH）水平也是 MM 生存期的独立的预测因素。体能状态（performance status，PS）对 MM 生存期极可能具有很强的预测能力。

（李晓明　景　莉）

参考文献

[1] 中国多发性骨髓瘤工作组 . 中国多发性骨髓瘤诊治指南，中华内科杂志，2008，47（10）869-872.

[2] NCCN Multiple Myeloma Panel.NCCN clinical practice guideline in oncology：multiple myeloma national comprehensive cancer.Network，2009，5：2.

[3] Singhal S，Mehta J，Desikan R，et al.Antitumor activity of thalidomide in refractory multiple myeloma.N Engl J Med，1999，341：1565-1571.

[4] Palumbo A，Bringhen S，Liberati AM，et a1.Oral melphalan，prednisone，and thalidomide in elderly patients with multiple myeloma：updated results of a randomized controlled trial. Blood，2008，112（8）：3107-3114.

[5] Paul Richardson，Sundar Jagannath，Mohamad Hussein.et a1．Safety and efficacy of single-agent lenalidomide in patients with relapsed and refractory multiple myeloma.Blood，2009，114：772-778.

[6] Paul G．R，Xie WL，Constantine M，et a1.Single-agent Bortezomib in previously untreated multiple myeloma：efficacy，character-Ization of peripheral neuropathy，and molecular correlations with response and neuropathy．J Clin Oncol，2009，27：3518-3525.

[7] 张旗，宋振岚．三氧化二砷联合化疗治疗难治性多发性骨髓瘤 21 例．白血病・淋巴瘤，2005，14（3）：168-169．

[8] 郭长升，唐家宏，宋宗昌，朱璐．VAD 方案联合全反式维甲酸治疗难治性多发性骨髓瘤 12 例．第三军医大学学报，2006，28：24.

[9] Beaupre DM，Cepero E，Obeng EA，et a1. R115777 induces Ras-independent apoptosis of myeloma cells via multiple pathways.Mol Cancer Ther，2004，3（2）：179-186.

[10] Yalcin B，Dogan M，Buyukcelik A，et a1.Interferon-alpha as maintenance therapy in patients with multiple myeloma．Ann Oncol，2005，16（4）：634-639.

弥散性血管内凝血的诊断与治疗

弥散性血管内凝血（disseminated intravascular coagulation，DIC）是一种发生在多种疾病基础上，由致病因素激活凝血系统，导致弥散性微血管内血栓形成，凝血因子被大量消耗，引起的全身性血栓 - 出血综合征。2001 年国际血栓与止血学会（ISTH）提出的定义为 DIC 是一种获得性综合征，其特征是血管内凝血系统激活而且失去局限性，它既可由微血管体系损伤引起也可促进微血管体系损伤。损伤严重者，可导致多脏器功能障碍。常见的病因为严重感染、恶性肿瘤、手术和创伤、心血管疾病、肝疾病、病理产科、严重输血反应和中毒等。其中感染占首位。DIC 的发病机制虽然复杂，但始终是以凝血酶的生成为中心环节，因此 DIC 的诊断与治疗也围绕于此。

【发病机制】

（一）启动因素

近年来，涉及 DIC 患者凝血激活的启动机制已经阐明，一般来说，通过两条途径诱发 DIC：①炎症细胞释放炎症介质诱导内皮细胞和单个核细胞表达组织因子（如严重感染或外伤等）；②促凝物质，主要是组织因子，释放并进入血液循环（如血液系统恶性肿瘤或实体瘤）。组织因子弥漫性表达或释放入血而诱导外源性凝血途径激活，是 DIC 发生的最主要启动因素，已达成广泛认同。

（二）生理抗凝物质的作用

如果生理抗凝血功能正常，即使组织因子对凝血过程有很强的启动作用，凝血活性也不会播散。在DIC过程中，主要的生理抗凝血途径受到损伤。抗凝血酶Ⅲ（antithrombin Ⅲ，AT Ⅲ）是凝血酶和Ⅹa因子最主要的抑制药，DIC时大量消耗、弹性蛋白酶的降解、肝合成障碍和毛细血管外漏，致血浆中AT Ⅲ水平降低。

DIC时蛋白C系统亦明显受损。活化蛋白C（activated protein C，APC）选择性裂解凝血因子Ⅴa及Ⅷa起抗凝血作用：内皮细胞表达凝血调节蛋白（thrombomodulin，TM）下调，蛋白C生成减少，消耗增多，合成受损和血管外漏，均导致蛋白C不足。组织因子通道抑制剂（tissue factor pathway inhibitor，TFPI）可抑制组织因子（tissue factor，TF）发挥抗凝作用。动物实验表明，DIC时内源性TFPI浓度下降，但有部分患者TFPI浓度升高，因此，TFPI的作用尚不清楚。

（三）纤溶系统的作用

随着研究的深入，发现引起DIC的基础疾病不同，其纤溶系统的活性不尽相同。如急性早幼粒细胞白血病（acute promyelocytic leukemia，APL）和脓毒症引起的DIC，前者纤溶系统的活性明显增强，而后者纤溶系统的活性受到抑制。Asakura H等研究发现，急性早幼粒细胞白血病引起DIC的患者纤溶活性明显增强，主要表现为出血，很少发生多器官功能衰竭；而脓毒症引起DIC的患者纤溶活性受抑，往往发生多器官功能衰竭。Ontachi Y等研究表明，感染患者发生DIC后血浆中纤溶酶原活化蛋白抑制剂-1（plasminogen activator inhibitor-1，PAI-1）浓度升高，其中伴发多器官功能衰竭（multiple organ failure，MOF）的患者血浆中PAI-1浓度更高，而纤溶酶/纤溶酶抑制物、纤维蛋白/纤维蛋白原降解产物（fibrinogen degradation product，FDP）更低，提示纤维蛋白溶解（纤溶）系统功能受抑制与发生多器官功能衰竭相关。

总之，DIC的发生在于组织因子弥漫性表达或释放后广泛激活外源性凝血途径，加之生理抗凝血功能降低，导致广泛微血栓的形成，消耗大量凝血因子和血小板，引起出血；同时如果患者的纤溶系统不能把形成的广泛微血栓明显清除，超过了各脏器的代偿能力，将会发生微循环障碍、休克或脏器功能衰竭。

【临床表现】

DIC患者早期可见凝血时间缩短而无出血倾向。后期有凝血功能障碍时，出现出血症状，轻者皮肤见出血点，重者可有大片瘀斑、呕血、咯血、便血、血尿、颅内出血等。不能用原发病解释的微循环障碍或休克的发生。广泛性皮肤、黏膜栓塞，灶性缺血性坏死、脱落及溃疡形成，或不明原因的肺、肾、脑等脏器功能衰竭的临床表现，均应警惕患者发生DIC。

【诊断标准】

第八届全国血栓与止血学术会议（2001年，武汉）修订的标准是目前国内临床医生普遍接受并正在应用的诊断标准，它兼顾了科学性、先进性和实用性，又强调了肝病与白血病在DIC诊断中的特殊性，不失为一个较好的诊断标准。对DIC的诊断，特别是典型的急性DIC，多可及时确诊，但对非典型、慢性、早期的DIC（DIC前期与代偿期）诊断问题上仍然存在一定难度。具体内容如下。

（一）DIC 诊断标准修订方案

1．一般标准

（1）存在易于引起 DIC 基础疾病，如感染、恶性肿瘤、病理产科、大型手术及创伤等。

（2）有下列两项以上临床表现　①严重或多发性出血倾向；②不易用原发病解释的微循环障碍或休克；③多发性微血管栓塞症状、体征，如广泛性皮肤、黏膜栓塞，灶性缺血性坏死、脱落及溃疡形成，或不明原因的肺、肾、脑等脏器功能衰竭；④抗凝治疗有效。

（3）实验室检查符合下列标准（同时有以下三项以上异常）　①血小板小于 100×10^9/L 或呈进行性下降。②血浆纤维蛋白原含量小于 1.5 g/L 或呈进行性下降，或大于 4.0 g/L。③血浆鱼精蛋白副凝固试验（3P 试验）阳性或血浆 FDP 大于 20 mg/L 或 D- 二聚体水平升高（阳性）。④凝血酶原时间（prothrombin times，PT）缩短或延长 3 秒以上或呈动态性变化，或活化部分促凝血酶原激酶时间（APTT）延长 10 秒以上。⑤疑难或其他特殊患者，可考虑行抗凝血酶（AT）、F Ⅷ：C 活性，以及凝血、纤溶、血小板活化的分子标记物测定。血浆纤溶酶原（plasminogen, PLG）< 300 mg/L，抗凝血酶（AT）活性小于 60% 或蛋白 C（protein C，PC）活性降低，血浆内皮素 -1（endothelin-1，ET-1）含量> 8 pg/ml 或 TM 增高，血浆凝血酶原碎片 1+2（F1+2）、凝血酶抗凝血酶复合物（thrombin-antithrombin complex，TAT）或纤维蛋白肽（fibrinopeptide A，FPA）水平增高，血浆可溶性纤维蛋白单体复合物（soluble fibrin monomer complex，SFMC）含量增高，血浆纤溶酶 - 纤溶酶抑制复合物（plasmin inhibitor complex，PIC）水平增高，血浆 TF 水平增高或 TFPI 水平下降。

2．肝病合并 DIC 的实验室诊断标准　①血小板小于 50×10^9/L 或呈进行性下降，或血小板活化，代谢产物升高；②血浆纤维蛋白原含量小于 1.0 g/L；③血浆因子Ⅷ：C 活性小于 50%（必备）；④ PT 延长 5 秒以上；⑤ 3P 试验阳性或血浆 FDP 大于 60 mg/L 或 D- 二聚体水平升高（阳性）。

3．白血病合并 DIC 的实验室诊断标准　①血小板小于 50×10^9/L 或呈进行性下降，或血小板活化，代谢产物升高；②血浆纤维蛋白原含量小于 1.8 g/L；③ PT 延长 5 秒以上或进行性延长；④ 3P 试验阳性或血浆 FDP 大于 60 mg/L 或 D- 二聚体水平升高（阳性）。

4．基层医疗单位 DIC 实验诊断参考标准（具备以下三项以上指标异常）　①血小板小于 100×10^9/L 或呈进行性下降；②血浆纤维蛋白原含量小于 1.5 g/L 或进行性下降；③ 3P 试验阳性或血浆 FDP 大于 20 mg/L；④ PT 缩短或延长 3 秒以上或呈动态性变化；⑤外周血破碎红细胞大于 10%；⑥红细胞沉降率低于 10 mm/h。

（二）国际血栓和止血学会 DIC 评分系统

国际上主要采用的是评分系统诊断 DIC。2001 年 ISTH 颁布了 DIC 积分诊断标准，ISTH DIC 专业委员会根据体内稳定调节功能紊乱情况，将 DIC 分为两类：非显性 DIC（non-oven DIC），指止血机制处于代偿状态的 DIC（pre-DIC）；显性 DIC（oven DIC），指止血机制处于失代偿状态的 DIC，即临床典型 DIC。该系统的灵敏感和特异度分别是 91% 和 97%，见表 5-8。

表5-8　国际血栓和止血学会DIC评分系统

1．存在易致 DIC 的基础疾病，如严重感染、恶性肿瘤、病理产科、大型手术及创伤等（没有 =0，有 =2）
2．实验室检查
血小板计数（血小板计数＞ $100\times10^9=0$，血小板计数为 $50\times10^9\sim100\times10^9=1$，血小板计数＜ $50\times10^9=2$）
纤维蛋白标志物水平（可溶性纤维蛋白单体 / 纤维蛋白降解产物；没有增加 = 0，温和增加 = 2，明显增加 = 3）
凝血酶原时间（PT；PT ＜ 3 s = 0，PT 为 3 s ～ 6 s = 1，PT ＞ 6 s = 2）
纤维蛋白原（纤维蛋白原＞ 1.0 g/L = 0，纤维蛋白原＜ 1.0 g/L = 1）
3．计算总分
4．总分≥ 5，考虑显性 DIC，每天重复评分；总分＜ 5，提示但不能确定为非显性 DIC，1 ～ 2 天重复评分

ISTH 非显性 DIC 诊断标准：ISTH 推荐的非显性 DIC 诊断标准亦为计分评判模式，其中包含前 DIC 的诊断，但对于非显性 DIC 的概念与诊断尚不够确切，尚需在应用过程中通过更多的资料来评估其价值。

从上述内容我们发现，我国的 DIC 诊断标准与国际上盛行的诊断标准存在明显差异，这也可以解释为什么国外研究 DIC 综述时往往会将严重脓毒症的抗凝研究结果在论述 DIC 时使用，因为按 ISTH 诊断 DIC 标准，严重脓毒症往往已经达到 DIC 的诊断要求。

【鉴别诊断】

DIC 鉴别诊断的重点是与原发性纤溶亢进、血栓性血小板减少性紫癜、严重肝病、原发性抗磷脂综合征、溶血性尿毒症综合征等疾病进行鉴别。鉴别诊断有赖于病史、临床症状和实验室依据的综合判断。

1．原发性纤溶亢进　表现为纤维蛋白原减少，由于并无血管内凝血，故不存在血小板活化，血小板计数通常正常，也缺乏微血管溶血性贫血表现。D- 二聚体水平应该正常，3P 试验应该阴性，但 FDP 升高。据此可将 DIC 与原发性纤溶亢进区别开来。

2．血栓性血小板减少性紫癜　以血小板减少和微血管病性溶血为突出表现，可伴随发热、神经系统症状、肾损害，但缺乏凝血因子消耗性降低及纤溶亢进等依据，可资鉴别。

3．严重肝病　由于有出血倾向，血纤维蛋白原、多种凝血因子浓度下降，血小板减少，PT 延长，以及肝对 FDP 及蛋白酶抑制物清除降低，这些表现与 DIC 类似，鉴别诊断常常困难。但严重肝病者多有肝病病史，黄疸、肝功能损害症状较为突出，血小板减少程度较轻、症状较少，F Ⅷ：C 活性正常或升高，纤溶亢进与微血管病性溶血表现较少等可作为鉴别诊断参考。但需注意严重肝病合并 DIC 的情况。

4．抗磷脂综合征（antiphospholipid syndrome，APS）　APS 的特点是：①临床表现有血栓形成、习惯性流产、神经系统症状（脑卒中、癫痫、偏头痛、舞蹈症），肺动脉高压、皮肤表现（网状青斑、下肢溃疡、皮肤坏死、肢端坏疽）等；②实验室检查，抗磷脂抗体（anti-phospholipid antibody，aPL）、抗心磷脂抗体（anti-cardiolipin antibody，aCL）、狼疮抗凝物质（lupus anticoagulant，LA）阳性，生物学假阳性梅毒血清学试验（biological false-postive serological test for syphilis，BFP-STS）相关抗体假阳性，Coomb 试验阳性，血小板数减少，以及凝血时间延长。

【治疗】

目前的观点认为，原发病的治疗是终止 DIC 病理过程的最为关键和根本的治疗措施。在某些情况下，凡是病因能迅速去除或控制的 DIC 患者，凝血功能紊乱往往能自行纠正。但多数情况下，相应的支持治疗，特别是纠正凝血功能紊乱的治疗是缓解疾病的重要措施。

（一）积极控制原发疾病及支持治疗

大量证据表明，凡是病因能迅速去除或者控制的 DIC 患者，其治疗较易有效。譬如感染，特别是细菌感染导致的败血症，是 DIC 最常见病因。重症感染诱发的 DIC 患者，主张"重锤出击"的抗感染策略，抗生素应用宜早期、广谱、足量，经验性用药则应采取"降阶梯"原则，尽早减轻感染对微血管系统的损害；又如胎盘早剥等病理产科导致 DIC 发生的患者，终止妊娠往往能有效扭转病情。相反，如原发病不予去除或难以控制，则 DIC 虽经积极治疗，仍难控制其病情发展或病情易于复发。

早期去除引发 DIC 的基础疾病或原发病，同时要重视重要功能支持的必需性，如补充血容量，纠正低血压、酸中毒，可以改善微循环功能；密切监测肺、心脏和肾功能变化，采用必要的支持性措施，如使用呼吸机、改善血管活性药物的使用、器官灌注的促进和肾功能的保护、维持电解质的平衡等措施可提高患者生存率。

（二）替代治疗

血小板和凝血因子过度消耗能够增加出血的风险，然而输注血小板或者新鲜冰冻血浆等替代处理措施被认为可能增加血栓形成的风险，但是这种担心从来都没有得到临床或试验证实。一些非随机对照试验显示对于有活动性出血或者出血倾向明显的患者，输注新鲜冰冻血浆、纤维蛋白浓缩物、冷沉淀或血小板对患者是有益的。考虑到输注血小板或者新鲜冰冻血浆等替代治疗措施从理论上可能加重血栓形成，而客观上存在这些替代治疗对活动性出血或者出血倾向明显的患者有益的证据，因此输注血小板或者新鲜冰冻血浆等处理措施不能仅仅依靠实验室检查的结果，而是要观察患者是否有活动性出血或者明显的出血倾向。

（三）生理性的抗凝物

在 DIC 发生的过程中，生理性的抗凝物降低，对于这些抗凝物的补充被认为是有希望的方法。研究者采用抗凝血酶治疗脓毒症和（或）感染性休克的患者，几乎所有试验都证实抗凝血酶能够改善实验室指标，缩短 DIC 病程，甚至改善脏器功能。但是从小样本试验到多中心、随机对照试验均未显示抗凝血酶的使用能够改善这类患者的死亡率。同时，在随机对照试验中，TFPI 的使用也没有改善严重脓毒症患者的死亡率。

虽然抗凝血酶和 TFPI 没有得到理想的治疗效果，但是活化蛋白酶 C 的使用为 DIC 患者带来了希望。一系列Ⅲ期临床试验均显示活化蛋白酶 C 能改善脓毒症患者的死亡率。并能改善凝血异常和脏器功能。多个国家已经批准活化蛋白酶 C 在临床上的运用。

（四）肝素的使用

肝素治疗感染相关的 DIC 研究结果比较多，但是这些研究结果总是存在矛盾。一些研究结果显示肝素能够部分抑制 DIC 患者的凝血过程，然而，对照试验仍没有提供肝素对 DIC 患者的死亡率有利的证据。因此，肝素用于存在出血倾向的患者安全性总是存在争议。

对于以下一些疾病引起的 DIC，肝素是可以考虑使用的。如恶性肿瘤或主动脉瘤引起的慢性 DIC，肝素持续输注 500 ～ 750 U/h 对于治疗这类患者是有利的。而对于超急性 DIC 患者，如不匹配的输血、羊水栓塞、感染性流产、暴发性紫癜等疾病引起的 DIC，多数专家认为可以考虑使用 5 000 ～ 10 000 U 的负荷剂量同时使用血液成分替代治疗的方法。然后用

500 U ～ 1 000 U/h 的肝素进行维持治疗，直到原发疾病得到改善再考虑停药。

总之，目前抗凝治疗严重 DIC 患者的研究结果并不乐观，可能因为抗凝治疗并不能很好解决患者微循环中已经形成的微血栓，这些微血栓继续阻塞脏器血流、危害脏器功能。如果针对严重 DIC 患者，使用促进纤溶的药物来增强纤溶功能，可能能够改善多器官功能。此种方法虽可加重出血风险，但可通过使用血液制品支持治疗来解决这一问题。针对 DIC 的溶栓治疗尚在试验探索阶段，具体疗效有待进一步研究。

（李晓明　袁凯锋）

参考文献

[1] Taylor FB Jr，Toh CH，Hoots WK，et a1. Towards definition，clinical and laboratory criteria，and a scoring system for disseminated intravascular coagulation. Thromb Haemost，2001，86（5）：1327-1330.

[2] Levi M. Disseminated intravascular coagulation. Crit Care Med，2007，35：2191-2195.

[3] Levi M. Current understanding of disseminated intravascular coagulation. Br J Haematol，2004，124（5）：567-576.

[4] Levi M，de Jonge E，van der Poll T. Rationale for restoration of physiological anticoagu lant pathways in patients with sepsis and disseminated intravascular coagulation. Crit Care Med，2001，29（7）：90-94.

[5] Ontachi Y，Asakura H，Mizutani T，et al. An enhanced fibrinolysis prevents the development of multiple organ failure in disseminated intravascular coagulation in spite of much activation of blood coagulation. Critical Care Medicine，2001，29（6）：1164-1168.

[6] Taylor FBJ，Toh CH，Hoots WK，et al. Towards definition，clinical and laboratory criteria，and a scoring system for disseminated intravascular coagulation. Thromb Haemost，86：1327，2001.

[7] Levi M，Toh CH，Thachil J，et al. Guidelines for the diagnosis and management of disseminated intravascular coagulation. British Committee for Standards in Haematology，Br J Haematol，2009，145（1）：24-33.

[8] Warren BL，Eid A，Singer P，et al. Caring for the critically ill patient. High-dose antithrombin III in severe sepsis：A randomized controlled trial. JAMA，2001，286：1869.

[9] Abraham E，Reinhart K，Opal S，et al. Efficacy and safety of tifacogin（recombinant tissue factor pathway inhibitor）in severe sepsis：A randomized controlled trial. JAMA，2003，290：238-247.

[10] Bernard GR，Vincent JL，Laterre PF，et al. Efficacy and safety of recombinant human activated protein C for severe sepsis. N Engl J Med，2001，344：699.

[11] Vincent JL，Angus DC，Artigas A，et al. Effects of drotrecogin alfa（activated）on organ dysfunction in the PROWESS trial. Crit Care Med，2003，31：834.

[12] Levi M，Levy M，Williams MD，et al. Prophylactic heparin in patients with severe sepsis treated with drotrecogin alfa（activated）. Am J Respir Crit Care Med，2007，176：483.

难治性原发免疫性血小板减少症的诊断与治疗

据2011年ITP国内专家共识（修订版），免疫性血小板减少性紫癜（immune thrombocytopenic purpura，ITP）已更名为原发免疫性血小板减少症（primary immune thrombocytopenia，ITP），包括了一部分并无临床表现的ITP患者。在ITP中，大约有不到10%的患者为难治性ITP。ITP的发病机制最初被认为是循环中产生的血小板自身抗体加速了血小板在网状内皮系统的破坏，因此，治疗难治性ITP大多立足于抑制血小板自身抗体的产生和减少血小板的破坏，主要包括但不限于单克隆抗CD20抗体——利妥昔单抗，免疫抑制药，联合化疗等。然而，这些药物并没有使难治性ITP获得较理想和持久的反应率，且药物不良反应使治疗不能维持。血小板的减少实际是血小板破坏增加和生成减少的最终结果，近年来，国外学者已开始了ITP治疗新路径的研究，可刺激血小板生成的血小板生成素受体激动药雷米司汀（Romiplostim）和艾曲泊帕（Eltrombopag），已在美国经FDA批准上市。这开辟了难治性ITP治疗新路径。

【诊断】

ITP目前尚无统一的诊断标准。国外部分学者认为，在所有治疗ITP的方案中，脾切除是获得持续完全反应最有效的手段，故将经脾切除仍无反应的患者定义为难治性ITP；部分学者则认为，在未使用不能耐受的细胞毒性药物的情况下，应用任何一种治疗方式均不能将血小板值在一定时期内维持于 20×10^9/L 以上者为难治性ITP。据2011年ITP国内专家共识（修订版），诊断难治性ITP需满足以下3点：①脾切除后无效或者复发；②仍需要治疗以降低出血的风险；③除外了其他引起血小板减少的原因，确诊为ITP。

由于脾切除对某些经糖皮质激素疗无效的患者来说难以接受或者无法实施，所以难治性ITP可能还应该包括这部分患者。

【治疗】

（一）治疗原则

据许多研究报道，ITP患者因治疗带来的风险甚至大于ITP本身的风险。美国血液病协会（ASH）和英国血液病标准委员会（BCSH）强调，ITP的治疗目标最主要是预防出血和避免治疗相关不良反应，而非将血小板升至正常值。因血小板减少程度与出血严重度不一定平行，血小板数量并非决定治疗与否的唯一指标。目前的研究表明，血小板计数＜ 20×10^9/L 者易出现严重的皮肤、黏膜出血，肉眼血尿，月经过多，甚至致命性出血，而血小板计数在 30×10^9 ～ 50×10^9 以上者，很少发生出血。故ITP的治疗原则从总体上说，血小板计数＞ 50×10^9/L 者，尽管仍有少数需要治疗，但大多数仅需长期观察。血小板在 20×10^9 ～ 50×10^9/L 者若无出血倾向或高危因素（如难以控制的高血压、活动性消化道出血、使用抗凝剂、近期有外伤史或脑外伤），则无需急诊处理。若需服用阿司匹林、非甾体抗炎药或其他抗血栓药者，则提倡将血小板升至 40×10^9 ～ 50×10^9/L，对于血小板＜ 10×10^9/L 者，在减少毒性药物的同时，使血小板保持于能达到止血的 30×10^9/L 以上为宜。

George JN认为治疗ITP要个体化，对治疗方案的选择应该包括对患者生活方式的评估，如年轻运动员和活动量小的老年人对血小板数值的需求是不同的。某些病理情况也会增加出血风险，如高血压、脑血管疾病等。也许对一些未治疗的难治性 ITP 患者来说，他们的生活质量远远高于那些使用上述任何一种常规方式治疗的患者。

（二）治疗现状

研究数据表明，不到 10% 的初诊 ITP 患者在切脾后仍需要其他治疗。目前难治性 ITP 的治疗尚无统一的方案，也没有一种确切的方案被广泛接受。Vesely SK、Perdue JJ 等对 1996—2003 年所发表的英文文献中，诊断 ITP 3 个月以上患者的治疗方式与完全反应率之间的关系做了系统性综述，发现目前尚无客观证据能够证明哪种治疗方案更有效。

（三）治疗措施

对于难治性 ITP 的治疗，国内外针对发病机制主要有如下一些方式。

1．抑制血小板破坏

（1）糖皮质激素　作用机制包括：①抑制单核 - 巨噬细胞系统的吞噬功能，延长与抗体结合的血小板寿命；②抑制抗体生成及抗原抗体反应，减少血小板的破坏；③刺激骨髓造血及血小板向外周血的释放；④促进内皮细胞融合，降低血管通透性。糖皮质激素是治疗 ITP 的首选药物，成人患者血小板＜ 30×10^9/L 者，通常需要口服糖皮质激素治疗。对难治性 ITP 通常用大剂量冲击治疗方案。尽管 70% ～ 80% 的患者达到初始缓解，但长期缓解率仅不到 30%。糖皮质激素用于 ITP 患者的初始治疗慢性 ITP 患者的治疗，而要想获得无需后续治疗的长期持续缓解通常很少使用糖皮质激素。骨质疏松、高血压、血糖升高等不良反应使部分患者不能耐受而停药。

（2）脾切除　脾是产生抗体及破坏血小板的主要场所。近年来脾切除的晚期并发症逐渐受到关注，包括肺动脉高压、动脉粥样硬化、免疫监视受损。George JN 提出，虽然脾切除作为难治性 ITP 较适当的治疗方式已有数十年了，但公开出版的数据中支持这点的很少，它们中的多数是儿童或者病程少于 3 个月的成人，不排除自发缓解的可能。由于脾切除而致感染的风险可能大于其疗效，近年来国外很少有内科医生推荐，也很少有患者选择其作为首选的二线治疗方法。

（3）静脉内注射免疫球蛋白（intravenous immune globulin，IVIG）　静脉免疫球蛋白用于治疗 ITP 的主要机制是封闭单核 - 巨噬细胞表面 Fc 受体，抑制血小板的破坏。大剂量丙种球蛋白和抗 RH（D）免疫球蛋白可用于急性重症 ITP，但溶血是抗 RH（D）免疫球蛋白的主要不良反应。而且并非每个患者对静脉免疫球蛋白都有反应。Webster ML、Sayeh E 等对 IVIG 治疗无反应者做了猜测，并通过小鼠实验证实了这种假想，ITP 的血小板破坏主要是由血小板自身抗体 GP Ⅱ b/ Ⅲ a 和（或）抗 GP Ⅰ bA 抗体介导的，由后者介导的 ITP 患者可能对 IVIG 反应较差。

（4）单克隆抗 CD20 抗体　ITP 的发病机制也与 T 细胞免疫紊乱有关，Th1/Th2 比例上调导致产生自身抗体的 B 淋巴细胞功能异常。研究证实慢性 ITP 发病与单克隆 T 细胞扩增促使自身抗体产生，以及抵抗 Fas 介导的细胞凋亡的自反应性克隆增殖有关。利妥昔单抗是人鼠嵌合型单克隆抗 CD20 抗体，因其能够清除产生自身抗体的 B 淋巴细胞，且相对安全及较少引起骨髓抑制，现已成为治疗难治性 ITP 最受欢迎的免疫抑制药。一项系统性回顾表明利妥昔单抗的完全缓解率（血小板＞ 150×10^9/L）为 44%，总体有效率（血小板＞ 50×10^9/L）为 62%。Medeot M、Zaja F 等对 26 位复发性和难治性 ITP 患者每周按体表面积输注利妥昔单抗 375 mg/m^2，连用 4 周，在平均观察 56.5 个月后，评价其完全缓解（CR）率、部分缓解（PR）率、复发率、无复发生存（RFS）率、无治疗生存率、短期和长期毒性作用。分析资料后，他们得出结论，利妥昔单抗可使近1/3复发性或难治性ITP患者获得持续缓解，并且有较安全的作用。Zaja F、Baccarani M等在一项随机试验中，将101名未经治疗的ITP患者随机分配到单用地塞米松（40 mg/d，共4天，n=49）组及地塞米松联用利妥昔单抗（375 mg/m^2，n=52）组中，两组持续缓解率分别为36%和63%（P=0.004），不良反应发生率分别为10%和2%（P =0.082），但两组严重不良反应发生率无显著性差异（2% vs 6%，P=0.284）。

然而，利妥昔单抗的长期持续缓解率如何呢？Aleem A等对24名复发性或难治性ITP患者进行治疗性研究后得出结论，利妥昔单抗对一部分复发性或难治性ITP患者来说有很好的耐受性及有效性。之后的5年随访中，仅有1/5的患者达到持续缓解，而利妥昔单抗治疗无效的患者对其他的治疗也表现出无效。

利妥昔单抗的不良反应包括血清病、低血压、支气管痉挛、急性呼吸窘迫综合征和休克，但发生率很低。目前尚不能确定其对人类的免疫抑制是否会增加病毒或细菌的感染。在利妥昔单抗治疗风湿性疾病（尤其大剂量使用）时已发现低丙种球蛋白的不良反应，但关于利妥昔单抗是否有致命毒性、对人体的免疫是否存在一定程度的抑制，还需更多的数据和长期的观察来评估。

（5）环孢素　是钙依赖磷酸酶抑制药，抑制T淋巴细胞增殖，并能调节ITP患者体内失衡的T细胞亚群。其作用特点是作用于淋巴细胞增殖的早期，不抑制造血系统，不直接作用于吞噬细胞，因而不引起白血病和血小板减少。它起效较慢，给药时视患者病情危急情况，如果有充足的时间，可以选择环孢素，据血药浓度和血肌酐水平调整用量。国外一项研究，在18名脾切除的难治性ITP患者中，有5人获CR，5人获PR，不过有30%的患者因不能承受不良反应（高血压、肌痛和头痛）而中止治疗。我国郭长升、孙玉霞等用环孢素（每天按体重10 mg/kg）加用糖皮质激素与达那唑治疗难治性ITP，近期有效率达68.1%，治疗第4周有效率已达49.9%，维持时间长。环孢素不良反应有肾毒性，出现消化道反应、多毛症、手震颤、齿龈增生、高血压、胆汁淤积以及转氨酶升高等。通过联合用药，减少环孢素用量，降低不良反应发生率。不过，现有资料样本太小，尚需大量临床样本验证。

（6）硫唑嘌呤　硫唑嘌呤可以抑制淋巴细胞增殖。美国学者Vesly SK、Perdue JJ等于2004年对已发表的10篇关于硫唑嘌呤治疗ITP的文章做了一项系统性综述，166名患者中有25%在随访期间维持血小板在正常值。硫唑嘌呤的常规剂量是按体重1～2 mg/kg·d，2～3个月后起效。不良反应包括白细胞减少、肝功能受损。

（7）吗替麦考酚酯　吗替麦考酚酯是嘌呤合成途径中关键酶——次黄嘌呤核苷的50-单磷酸脱氢酶的非竞争性抑制药，其靶细胞是T、B淋巴细胞，可抑制血小板自身抗体的产生。其优点是耐受性较好，效果较持续，但起效比较慢。常规剂量为每天1～2 g。国外学者Provan D、Moss AJ等的一项研究提示其治疗难治性ITP的有效率为38.9%。Colovic M、Suvajdzic N、Colovic N等对18名难治性ITP患者（其中9人已行脾切除术）予吗替麦考酚酯治疗至少12周后进行随访观察，有11人（36%）治疗12周后即有反应，其中6人（55%）为CR，5人（45%）为PR；11人中有5人（45%；3CR和2PR）获得持续缓解，6人（55%；3CR和3PR）在平均14周后复发，而其中3人在重新制定吗替麦考酚酯治疗方案后获得了较稳定的PR，另外3人因血小板保持在“安全水平（30×10^9/L以上）”无一人出现进一步的出血故未再治疗。最后得出结论，在治疗对糖皮质激素或脾切除术无反应的ITP时，吗替麦考酚酯作为二线治疗药物能够获得较持续的效果，且有很好的耐受性。

不过，它与其他免疫抑制药联合使用可能更有效。Arnold DM、Nazi I、Santos A 等联合应用硫唑嘌呤。吗替麦考酚酯和环孢素治疗 19 名难治性 ITP 患者（除 1 人外，在先前均经历了平均 6 种治疗方法，包括脾切除，并且失败），结果有 14 人（73%）获得了平均 24 个月的持续缓解，其中 2 人在停用所有药物后仍能获得持续缓解。无一例发生严重不良反应。

所以，吗替麦考酚酯对非急性重症难治性 ITP 患者可能是较好的选择。

（8）环磷酰胺　作为一种烷化剂，治疗难治性 ITP 的方案为每 4 周大剂量（按体表面积 1.0 ～ 1.5 g/m^2）静脉滴注，单用环磷酰胺或联合化疗，按体重 1 ～ 2 mg/kg · d 维持治疗。目前关于环磷酰胺治疗难治性 ITP 的经验性报道比较少。国外学者主张避免使用环磷酰胺，因为其有导致向白血病转变的可能。

（9）长春碱类　可以使 50% 的患者获得短暂的血小板升高，常规用法为 1 mg/m^2（最大剂量 2 mg）静脉注射，每周 1 次，可重复 3 ～ 4 次。主要不良反应为中性粒细胞减少、脱发以及与剂量相关的周围神经炎。目前很少有长春碱类治疗 ITP 获持续缓解方面的报道。

（10）达那唑　可能的机制是减少吞噬细胞 Fc 受体的表达、减少血小板的破坏、减少对 IgG 敏感的红细胞的清除，可用于男性以及非妊娠期妇女。通常予 400 ～ 800 mg/d 口服，2 个月内可有反应。大约 70% 的患者可获治疗反应，若维持治疗可有持续的疗效。达那唑有较好的耐受性，主要不良反应有女性、男性化、闭经、可逆性肝损害。

（11）联合使用免疫抑制药　可用来治疗难治性 ITP。国外学者 Boruchov DM、Gururangan S 等进行了联合化疗治疗难治性 ITP 的研究，35 名经 IVIG 及大剂量糖皮质激素治疗无反应的患者（其中 54% 者已脾切除），使用 3 ～ 4 种药物联合治疗，以达到短期的血小板升高。药物包括 IVIG（1 g/kg）、甲泼尼龙（30 mg/kg）、长春新碱（0.003 mg/kg）和（或）静脉内注射抗 -D 免疫球（50 ～ 70 mg/kg），维持治疗予以口服达那唑（10 ～ 15 mg/kg）和硫唑嘌呤（2 mg/kg），71% 的患者对治疗有反应。

我国张奕加、朱雄鹏等使用长春新碱联合依托泊苷（VP16）加入同血型单采血小板 10 U 输注，治疗 20 例难治性 ITP，观察 3 个月，效果良好者占 46.2%，有改善者占 23.1%，无效 1 例，总有效率达 69.39%，治疗后血小板相关抗体（PAIgG、PAIgM、PAIgA）较治疗前明显下降（分别为 $P < 0.001$，$P < 0.001$，$P < 0.005$），产板型巨核细胞治疗后较治疗前明显增加（$p < 0.001$），颗粒型巨核细胞较治疗前明显下降（$P < 0.001$）。其作用原理可能为长春新碱和 VP16 均为细胞毒性药物，与供者血小板在体外孵育后形成偶联体（VP16- 血小板复合物），进入患者体内形成 VP16- 血小板 - 血小板抗体复合物，被单核 - 巨噬细胞吞噬后，两者协同杀伤大量巨噬细胞，减少血小板破坏。

免疫抑制药的骨髓抑制以及对肝肾功能的损害等方面的不良反应近来已受到关注；同时，患者年龄、性别以及对生育的要求等情况使免疫抑制药的选择也受到一定程度限制。高强度的治疗也许有效，不过代价则是增加了药物毒性，对那些已经有骨髓抑制以及血小板持续减少的患者来说，这种方法应该谨慎选择。对于难治性 ITP 患者，Donald MA 和 John GK 通常首选达那唑和（或）中剂量 IVIG（1 kg/kg），有时也选用利妥昔单抗，但这样昂贵的治疗方式在部分国家（包括加拿大）受到了限制。因此他们发现，联合环磷酰胺、硫唑嘌呤和吗替麦考酚酯在多数情况下也是有效的。

（12）血浆置换　血浆置换可迅速清除循环中的血小板相关免疫球蛋白 G（platelet associated immunoglobulin，PAIg），方法为每次置换 3 000 ml 血浆，连续 3 ～ 5 次可清除 95% 以上的 PAIg，临床效果确切。因其所需费用高，难以推广，通常仅用于急症抢救。

2．促进血小板生成　是治疗难治性 ITP 的新方向。

（1）重组人血小板生成素（recombinant human thrombopoietin，rh-TPO；特比奥）作用机制是刺激巨核细胞增殖分化，促进血小板生成。早在 2002 年，国外学者就已通过Ⅰ、Ⅱ期临床试验证实了聚乙二醇化重组人巨核细胞生长分化因子（pegylated recombinant human megakaryocyte growth and development factor，PEG-rHuMGDF）能够增加慢性 ITP 患者的血小板计数。不过由于抗体的产生中和了内生性血小板生成素（thrombopoietin，TPO），导致严重的血小板减少症或全血细胞减少症，使其临床试验中止。

rh-TPO 治疗 ITP 的多中心随机对照试验（Ⅲ期）中，对照组与试验组均使用达拉唑，0.2 g，3 次 / 日；试验组按体重给予 rh-TPO 300 U/kg，皮下注射，qd，疗程 14 日。对照组服用达拉唑 14 日后若血小板计数仍小于 20×10^9/L 加用 rh-TPO 治疗，300 U/kg，皮下注射，疗程 14 天。两组停药后均观察 14 日。结果表明，达那唑 14 日治疗无效情况下使用 rh-TPO 治疗是有效的。

在我国赵永强、王庆余等所做的多中心临床试验中，给予慢性难治性 ITP 患者皮下注射 rh-TPO 1.0 U/kg，每日 1 次，疗程 14 日。停药后血小板计数逐渐回落，至给药起第 28 日，血小板计数中位数降至 76.5×10^9（35×10^9 ～ 120.3×10^9）/L，但仍明显高于治疗前（$P < 0.01$）。仅 3 例出现轻微 1 临床不良反应。

（2）血小板生成素受体激动药　与 PEG-rHuMGDF 不同，第二代非免疫原性 TPO 受体激动药和人体内 TPO 无相同序列，因而受者体内不会产生相应抗体。AMG531（雷米斯汀）和 Eltrombopag（艾曲泊帕）于 2008 年通过美国 FDA 批准上市，用于已经以皮质类固醇作为初始治疗，现仍需治疗或脾切除后仍需治疗的难治性 ITP。

雷米斯汀是一种由 4 个完全相同的肽类组成的多肽体。它特异性结合并启动血小板生成素受体 cMPLFc 段，延长其半衰期。该药每周皮下注射一次（1 ～ 10 μg/kg）。在美国，雷米斯汀被 FDA 批准用于经标准方案治疗［如糖皮质激素、静脉免疫球蛋白、抗 RH（D）免疫球蛋白或者脾切除］无效的成人慢性 ITP。一项研究中，脾切除和非脾切除慢性 ITP 患者服用雷米斯汀的总体有效率为 80%。另一项开放扩展研究中，使用 3 ～ 4 年雷米斯汀治疗的患者，大多数可维持较长时间的反应。在两样本、多中心、随机、安慰剂对照、双盲、三阶段试验中，雷米斯汀能够增加并保持脾切除和非脾切除患者的血小板数：雷米斯汀治疗组获得了 83%（69/83）的总体有效率，而安慰剂组仅 7%（3/42）（$P < 0.0001$）。在随后的长期随访研究中，血小板计数在 50×10^9/L 以上且能连续维持超过 10 周、超过 25 周、超过 52 周的人数分别占 78%（102/103），54%（66/122）和 35%（29/84）。

艾曲泊帕以 25 ～ 75 mg/d 的剂量口服给药，餐前 1 小时或餐后 2 小时服药。在临床试验中，观察到艾曲泊帕的有效性与罗米司亭相似。在随机、安慰剂对照试验中，治疗 6 周后，艾曲泊帕治疗组获得了高于安慰剂组 70% 的反应率。

尽管雷米斯汀和艾曲泊帕的一般耐受性很好，在公开报道的研究中也未见严重并发症的发生，它们对难治性 ITP 的疗效令人信服，但其远期不良反应以及对其他情况的血小板减少症的临床疗效如何，还需更多的长期研究来验证。国外正在进行雷米斯汀用于治疗儿科 ITP、骨髓增生异常综合征以及化疗相关血小板减少症方面的研究。相信 TPO 受体激动药能够给难治性 ITP 的治疗带来新的希望，开辟治疗 ITP 的新观点。

（3）根除幽门螺杆菌（Hp）　早在 10 年前 Gasbarrini 等就推断了 ITP 与 Hp 感染有关。Hp 相关性 ITP 的临床与观察到的非 Hp 感染的 ITP 患者临床表现相似，并且症状不严重。

根除 Hp 治疗是否能增加 ITP 患者的血小板仍然是一个有争议的话题。一些报道描述了大多数难治性 ITP 患者在根除 Hp 后血小板增加了，但仍有一些报道并没有类似的结果。Donald MA 和 Roberto Stasi 在 2008 年美国血液病协会（ASH）的会议上发表的文章中描述到，为明确根除 Hp 在 ITP 治疗中的独立作用，他们回顾了 1950 年至 2008 年 4 月期间所发表的关于根除 Hp 治疗 ITP 方面的文献，比较了 Hp 阳性和 Hp 阴性 ITP 患者的血小板对抗 Hp 治疗的反应率，Hp 阳性的 131 人中获反应者有 65 人（49.6%），而 Hp 阴性的 44 人中则无一人有反应。基于此项回顾，研究者得出结论，对于成人 ITP，根除 Hp 仅作为 Hp 感染的 ITP 患者的治疗方案。

3．其他方案

（1）抗 CD154 抗体　作为 CD40 的配体，CD154 在 T 细胞的抗原提呈和体液免疫中是必不可少的。国外有人以单克隆抗 CD154 抗体治疗 ITP，有部分患者获得血小板反应，但不良反应仍然较常见。

（2）FcR 信号传导干扰　靶向针对 FcR 信号通路中的磷脂酸激酶的抑制药和单克隆抗 FcγR Ⅲ抗体，目前国外尚在研究中。

（3）抗肿瘤坏死因子 α 受体　最初用于风湿性疾病和银屑病关节炎的重组人Ⅱ型肿瘤坏死因子受体 - 抗体融合蛋白（益赛普）现已用于 ITP 的治疗。在国外的一项研究中，有 3 名严重难治性 ITP 患者获得了稳定的血小板反应并且持续 1.5 ～ 3 年。

关于难治性 ITP 的治疗，目前尚无明确数据说明哪种治疗方式最好。间歇性使用大剂量糖皮质激素（如 4 天大剂量地塞米松）或者静脉输注免疫球蛋白“起效快”的优势对于有症状的严重血小板减少症者有时是必要的，但要想获得更持久的反应，则可能需要使用利妥昔单抗、麦考芬吗乙酯、联合化疗等。脾切除作为二线治疗的首选已有很多年了，但近年来很多患者及临床医生不愿意考虑或者不能实施脾切除。利妥昔单抗可能是个好的选择，然而昂贵的价格将限制其使用，并且远期不良反应尚待更多的试验数据评价。无论哪种方案都有难以避免的不良反应，这对某些患者来说，危险性也许比出血本身更大。因此，对有出血症状的患者给予适当的治疗，在获得疗效的同时减少不良反应的发生，也许是当前最好的选择。

（李晓明　黄纯兰）

参考文献

[1] George JN．Management of patients with refractory immune thrombocytopenic purpura．J Thromb Haemost，2006，4：1664-1672．

[2] Kojouri K，Vesely SK，Terrell DR，et al．Splenectomy for adult patients with idiopathic thrombocytopenic purpura：a systematic literature review to assess long-term platelet count responses，prediction of response，and surgical complications．Blood，2004，104：262-334．

[3] Douglas B，Cines J B．How I treat idiopathic thrombocytopenic purpura（ITP）．Thromb Haemos 2005，106：2244-2251．

[4] Cohen YC，Djulbegovic B，Shamai L O，et al．The bleeding risk and natural history of idiopathic thrombo-cytopenic purpura in patients with persistent low platelet counts．Arch Intern Med，2002，160：1630-1638．

[5] An K，Gomi S，Kuramoto A，et al. A multicenter prospective study on the treatment of chronic idi- opathic thrombocytopenic purpura. Int J Hematol. 1992,16（55）：287-292.
[6] Cheng Y，Wong RS，Soo YO，et al. Initial treatment of immune thrombocytopenic purpura with high-dose dexamethas-one. N Engl J Med，2003，349：831-836.
[7] Ortielje JE，Westendorp RG，Kluin NHC，et al. Morbidity and mortality in adults with idiopathic thrombocytopenic purpura. Blood，2001，97：2549-2554.
[8] Ertrand Godeau，Marc Michel. Treatment of chronic immune thrombocytopenic purpura in adults. Ann Hematol，2010. 89（Suppl1）：S55-S60.
[9] Esely SK，Perdue JJ，Rizvi MA，et al. Management of adult patients with idiopathic thrombocytopenic purpura after failure of splenectomy. A systematic review. Ann Int Med，2004，140：112-120.
[10] Webster ML，Crow M，Chen PG，et al. Relative efficacy of intravenous immunoglobulin G in ameliorating thrombocytopenia induced by antiplatelet GP Ⅱ b Ⅲ a versus GP Ⅰ b alpha antibodies. Blood Aug，2006，108（3）：943-946.
[11] Edwards JC，Cambridge G，Leandro MJ. B cell depletion therapy in rheumatic disease. Best Pract Res Clin Rheumatol，2006，20：915-928.
[12] Arnold DM，Dentali F，Crowther MA，et al. Systematic review：efficacy and safety of rituximab for adults with idiopathic thrombocytopenic purpura. Ann Intern Med，2007，146：25-33.
[13] Medeot M，Zaja F，Vianelli N，et al. Rituximab therapy in adult patients with relapsed or refractory immune thrombocytopenic purpura：long-term follow-up results. E J Haematol，2008，81（3）：165- 169.
[14] Zaja F，Baccarani M，Mazza P，et al. Dexamethasone plus rituximab yields higher sustained response rates than dexamethasone monotherapy in adults with primary immune thrombocytopenia. Blood，2010，115（14）：2755-2762.
[15] Aleem A，Alaskar AS，Algahtani F，et al. Rituximab in immune thrombocytopenic purpura：transient responses，low rate of sustained remissions and poor response to further therapy in refractory patients. Int J Hematol，2010，92（2）：283-288.

噬血细胞综合征的诊断与治疗

噬血细胞综合征（hemophagocytic syndrome，HPS）亦称噬血细胞性淋巴组织细胞增生症（hemophagocytic lymphohistocyosis，HLH），又称噬血细胞性网状细胞增生症（hemophagocytic reticulosis），是一类由原发性或继发性免疫异常导致的过度炎症反应综合征。这种免疫调节异常是主要由淋巴细胞、单核细胞和巨噬细胞系统异常，激活、增殖，分泌大量炎性细胞因子引起的一系列炎症反应。临床以持续发热、肝脾大、全血细胞减少以及骨髓、肝、脾、淋巴结组织发现巨噬细胞吞噬血细胞现象（即噬血现象）为主要特征。HLH 可以影响各年龄人群。它不仅发生在先天性遗传易感性免疫缺陷患者中，也越来越多地在自身免疫性疾病、持续性感染、恶性肿瘤或免疫抑制的患者中被发现，因此涉及多学科交叉。该综合征分为两大类，一类为原发性，分为家族性 HLH（familial hemophagocytic lymhohistiocytosis，FHL）、免疫缺陷综合征相关 HLH 和 EB 病毒相关 HLH。另一类为继发性，分为：①感染相关 HLH；②恶性肿瘤相关 HLH；③巨噬细胞活化综合征（macrophage activation syndrome，MAS）；④其他类型的噬血细胞综合征，妊娠、药物、器官和造血干细胞移植诱发的 HLH。罕见的 HLH 诱因还包括代谢性疾病，如赖氨酸尿性蛋白不耐受、多种硫酸酯酶缺乏和脂质贮积病等。HLH 以儿童多见，男性多于女性。儿童原发性 HLH 的年发病率约为 0.12/10 万。HLH 在日本和亚洲国家发病率较高。本病来势凶险，东方国家患者的死亡率约为 45%。

【病因】

除外儿童期发病的家族性 HLH（FHL）之外，HLH 可分为原发性 HLH（原因不明）或继发性 HLH，继发性 HLH 常见病因为感染、药物、红斑狼疮、实体瘤和血液系统肿瘤及免疫缺陷等，故一旦 HLH 诊断确定，应严格探究病因。感染相关 HPS（infection-assoeiated HPS，IAHS）多见于病毒（尤其是 EB 病毒）和细菌感染；血液系统肿瘤导致的 HLH 多见于恶性淋巴瘤，已报道可引起 HLH 的恶性淋巴瘤有外周 T 细胞淋巴瘤、NK 细胞淋巴瘤、血管中心性淋巴瘤、成人鼻 T 细胞淋巴瘤、大细胞性淋巴瘤（T 细胞和 B 细胞型）、Ki-1 阳性大细胞淋巴瘤（即间变性大细胞淋巴瘤）、淋巴结血管免疫母细胞 T 细胞淋巴瘤和侵袭性 NK 细胞白血病。IAHS 的病因包括：①病毒（EB 病毒、疱疹病毒、巨细胞病毒、登革热病毒、水痘病毒、带状疱疹病毒、乙肝病毒、副流感病毒Ⅲ等）；②细菌（伤寒杆菌、不动杆菌、大肠杆菌、布鲁氏菌、结核分枝杆菌、金黄色葡萄球菌、β- 溶血性链球菌、草绿色链球菌、粪链球菌、肺炎链球菌）；③支原体；④真菌（念珠菌、隐球菌、荚膜组织胞浆菌）；⑤立克次体（恙虫病、Q 热等）；⑥原虫（利什曼原虫、疟原虫）。其他潜在病因有骨髓增生异常综合征（MDS）、急性非淋巴细胞白血病、慢性淋巴细胞白血病、多发性骨髓瘤、毛细胞白血病、转移性肿瘤、胃癌、恶性畸胎瘤等；⑦免疫介导性疾病，包括系统性红斑狼疮、脂膜炎、类风湿关节炎、结节病、炎症性肠病等；⑧免疫缺陷状态，如免疫抑制药和（或）细胞毒性药物治疗、脾切除，获得性免疫缺陷综合征、伴性淋巴增生综合征，其他（如坏死性淋巴结炎、成人斯蒂尔病、慢性肾衰竭、肾移植后、饮酒过量等）。

【发病机制】

噬血细胞综合征可以看作细胞因子病（cytokine disease），或巨噬细胞激活综合征。产生免疫应答的反应性 T 细胞和单核 - 巨噬细胞过度分泌淋巴因子、单核因子（巨噬细胞增生的诱导因子）激活巨噬细胞。异常细胞亦可直接刺激组织细胞，或由肿瘤细胞产生、释放细胞因子（如干扰素 -γ），诱发临床综合征，称为副新生物综合征（para-neoplastic syndrome）。高细胞因子血症是血细胞减少和器官衰竭的中间机制。CD4+T 细胞分泌诱导巨噬细胞增生的因子（PIF）为 HPS 的始动因素。IFN-γ 和 TNF-α 引起骨髓造血抑制，IFN-γ、TNF-α 和 IL-1 导致发热、肝功能异常、高脂血症及凝血功能障碍。可溶性白介素 -2 受体（sIL-2R）的过度增高结合 IL-2 可作为抑制正常免疫反应的“阻断因子”，导致继发性免疫缺陷状态。学者认为 HPS 患者血细胞减少有多种因素参与：①噬血细胞增多，加速血细胞的破坏；②血清中存在抑制造血祖细胞增殖的物质，骨髓内粒系和红系前体细胞和巨核细胞进行性减少。这是由于抑制性单核因子和淋巴因子的产生，如 IFN-γ、TNF 和 IL-1，以及造血生长抑制因子。总之噬血细胞综合征的发病机制包括：①存在免疫调节障碍或免疫失衡；

②淋巴因子和单核因子持续产生，产生免疫应答的反应性T细胞分泌淋巴因子可活化巨噬细胞，尤其干扰素-γ不仅能抑制造血，亦能活化巨噬细胞，淋巴因子粒细胞-巨噬细胞集落刺激因子（granulocyte macrophage-colony stimulating factor，GM-CSF）亦激活巨噬细胞；③遗传因素影响机体对感染的反应方式，如FHL和伴性淋巴增生综合征的儿童可发生类似的血液学异常；④存在单克隆性T细胞增殖，11例EB病毒相关HPS（EBV-HPS）的患者采用PCR法检测，发现10例呈TCRγ链重排。亦有TCRβ基因的单克隆性重排的报道，显示EB病毒感染T细胞有引起单克隆性增殖的可能。这或许是血T细胞"肿瘤"的一种特殊类型。EBV-HPS患者EBV整合入宿主T细胞染色体基因组造成单克隆T细胞增生（从良性到新生物前期或明显的恶性增殖）伴异常的T细胞。为何异常的T细胞反应导致组织巨噬细胞的吞噬行为改变，可能由T细胞过度分泌的淋巴因子所介导。

【病理】

骨髓涂片中出现体积较大的吞噬性组织细胞，吞噬物为形态完整的白细胞、有核红细胞、成熟红细胞及血小板，亦可为不完整的细胞及细胞碎片等。NAP染色阳性率及积分正常或增高。吞噬性组织细胞增多累及骨髓、淋巴结窦状隙和髓索、脾红髓、肝血窦和门脉区，偶可浸润其他器官，如肺、心、肾上腺、中枢神经系统、肾、子宫和胃。

【临床表现】

噬血细胞综合征是一组以在骨髓或其他淋巴组织、器官中出现异常增多的组织、细胞，且伴有活跃的吞噬自身血细胞行为为特征的病症。原发性噬血细胞综合征一般早期发病，70%发生于1岁以内，甚至可在出生前发病，出生时即有临床表现。多数在婴幼儿期发病，但也有迟至8岁发病者，成年发病亦不能排除FHL。在同一家族中，发病年龄相似。症状、体征多样，早期多为发热、肝脾大，有的患者有皮疹、淋巴结肿大和神经系统症状。发热持续，亦可自行退热。肝脾大明显，且呈进行性。皮疹无特征性，常为一过性，往往出皮疹时伴高热。约有一半患者有淋巴结肿大，有的患者有巨大淋巴结。中枢神经系统的症状一般在病程晚期出现，但也可发生在早期，表现为兴奋性增高、前囟饱满、颈强直、肌张力增强或降低、抽搐等；也可有第Ⅵ或第Ⅶ对脑神经麻痹、共济失调型偏瘫或全身瘫痪、失明、意识障碍、颅内压增高等。肺部的症状多为肺部淋巴细胞及巨噬细胞浸润所致，但难与感染鉴别。继发性HLH的症状和体征与原发性HLH基本相同，另外还可出现寒战、肌痛、嗜睡、厌食、呼吸道和消化道症状，以及感染相关症状等。

【实验室检查及影像学检查】

1．分子生物学检查　在目前已知的HLH相关致病基因，如*PRF1*、*UNC13D*、*STX11*、*STXBP2*、*Rab27a*、*LYST*、*SH2D1A*、*BIRC4*、*ITK*、*AP3131*、*MAGT1*、*CD27*等中发现病理性突变。

2．血象　多为全血细胞减少，以血小板减少为明显，白细胞减少的程度较轻。观察血小板的变化，可作为本病活动性的一个指征。病情缓解时，首先可见到血小板上升；病情恶化时，亦首先见到血小板下降。

3．骨髓象　骨髓在疾病早期的表现为中等程度的增生，噬血现象不明显，常表现为反应性组织细胞增生，无恶性细胞浸润。应连续多次检查骨髓，以便发现吞噬现象。该病的急性期除组织细胞增多外，有多少不等的吞噬性组织细胞，主要吞噬红细胞，也可吞噬血小板及有核细胞。晚期骨髓增生度降低，这很难与细胞毒性药物所致的骨髓抑制鉴别。有的病例其骨髓象可见大的颗粒状淋巴细胞，胞体延长如马尾或松粒状，这可能是HPS的一种特殊类型的淋巴细胞。

4．细胞因子　在 FHL 及继发性 HLH 的活动期常见下列因子增多（高细胞因子血症），IL-1 受体拮抗因子、可溶性 IL-2 受体（soluble IL-2 receptor，sIL-2R）、干扰素 -γ（IFN-γ）、肿瘤坏死因子（TNF）等。

5．血脂　可见甘油三酯增多，在疾病的早期出现。血清脂蛋白电泳常见极低密度脂蛋白胆固醇及低密度脂蛋白胆固醇升高，高密度脂蛋白胆固醇降低。当病情缓解时，脂蛋白胆固醇可恢复正常。

6．肝功能　转氨酶及胆红素可增高，其改变的程度与肝受累的程度一致。在全身感染时，可有低钠血症、低白蛋白血症及血清铁蛋白增多（必要时查稀释铁蛋白浓度监测病情）。

7．凝血功能　在疾病活动时，常有凝血异常，特别是在疾病活动期，有纤维蛋白原缺乏血症，部分促凝血酶原时间延长，有肝受损时其凝血酶原时间可延长。

8．脑脊液　中等量的细胞增多 $5 \times 10^6 \sim 50 \times 10^6$/L，主要为淋巴细胞，可能有单核细胞，但很少有吞噬性细胞，蛋白质增多。但有的即使有脑炎的临床表现，其脑脊液亦可能正常。

9．免疫学检查　FHC 患者常有 NK 细胞及 T 细胞活性降低。

10．影像学检查　部分患者 X 线胸片可见间质性肺浸润，晚期患者颅脑 CT 或 MRI 检查可发现异常，其改变为陈旧性或活动性感染、脱髓鞘、出血、萎缩或（和）水肿。有时亦可通过 CT 检查发现脑部钙化。PET-CT 有助于鉴别继发性 HLH 的原发病因、发现其他部位的合并症、指导活检及治疗、检测疗效。

【诊断标准】

目前公认的 HLH 诊断标准由国际组织细胞协会于 2004 年修订，符合以下两条标准中任何一条时可以诊断 HLH。

1．分子生物学检查　*PRF1*、*UNC13D*、*STX11*、*STXBP2*、*Rab27a*、*LYST*、*SH2D1A*、*BIRC4*、*ITK*、*AP3131*、*MAGT1*、*CD27* 等发现病理性突变。

2．临床及实验室诊断标准　①发热超过 1 周，热峰 > 38.5℃；②脾大；③超过或等于 2 系的血细胞减少（血红蛋白 < 90 g/L、中性粒细胞 < 10^9/L、血小板 < 100×10^9/L）；④高甘油三酯血症和（或）纤维蛋白原缺乏血症，甘油三酯 > 3 mmol/L 或高于同年龄平均值加 3 个标准差，纤维蛋白原 < 1.5 g/L 或低于同年龄减 3 个标准差。⑤血清铁蛋白升高（≥ 500 μg/L）；⑥骨髓、脾、脑脊液或淋巴结发现噬血细胞现象；⑦血浆可溶性 CD25（sIL-2R）升高（≥ 2 400 U/ml）；⑧ NK 细胞活性下降或缺乏。符合 5 项及以上者均可确诊。

3．支持证据　中枢神经系统症状伴脑脊液轻度细胞数增高和（或）蛋白质含量增高、转氨酶及胆红素增高、LDH > 1 000 U/L。

【鉴别诊断】

鉴别诊断最容易混淆的是 FHL 与继发性 HLH，特别是病毒相关 HLH 的鉴别，因为病毒感染不但与病毒相关 HLH 有关，在 FHL 患者中，也常有病毒感染，而且 FHL 也常由病毒感染而诱发。FHL 为常染色体隐性遗传病，常询问不到家族史，更增加了诊断的难度。一般认为，在 2 岁前发病者多提示为 FHL；而 8 岁后发病者，则多考虑为继发性 HLH；在 2 ～ 8 岁之间发病者，则要根据临床表现来判断，如果还难以肯定，则应按 FHL 处理。其次 HLH 要与恶性组织细胞病相鉴别，二者在骨髓片上很难鉴别，但 HLH 要比恶性组织细胞病常见得多。但如临床上呈暴发经过、有严重肝功能损害、骨髓中细胞恶性程度高，特别是肝、脾或其他器官发现异常细胞浸润，则先考虑为恶性组织细胞病为宜；否则应诊断为HPS。

【治疗】

HLH的治疗分为两个方面，一方面是诱导缓解治疗，以控制过度炎症状态为主，达到控制HLH活化、进展的目的；另一方面是病因治疗，以纠正潜在的免疫缺陷和控制原发病为主，达到防止HLH复发的目的。

1．诱导治疗　目前广泛应用的标准治疗方案是HLH-1994或HLH-2004方案。国际组织细胞协会分别于1994年制定、2004年修订HLH的标准治疗方案。HLH-1994的8周诱导治疗包括地塞米松、依托泊苷（Etoposide，VP16；由于青少年和成人对依托泊苷的需求量和耐受性均相对较低，对VP16的使用建议进行了年龄相关性调整），以及鞘内注射甲氨蝶呤。HLH-2004是基于HLH-1994重新进行修订，将环孢素A（cyclosporine A，CsA）提前至诱导治疗期与VP16同时使用。根据HLH-1994和HLH-2004治疗方案的前瞻性临床研究结果和国际组织细胞协会的最新意见，推荐在HLH诱导治疗期使用HLH-1994方案：VP16，第1～2周按体表面积150 mg/m^2使用，一周2次；第3～8周按体表面积150 mg/m^2，一周1次。地塞米松，第1～2周按体表面积10 mg/（m^2·d）使用，第3～4周5 mg/（m^2·d），第5～6周2.5 mg/（m^2·d），第7周1.25 mg/（m^2·d），第8周减量至停药。

2．中枢神经系统受累的HLH治疗　对有中枢神经系统受累证据的患者，病情允许时应尽早给予鞘内注射甲氨蝶呤和地塞米松（MTX/DEX），剂量如下：年龄＜1岁，MTX使用6 mg，DEX使用2 mg；1～2岁，MTX使用8 mg，DEX使用2 mg；2～3岁，MTX使用10 mg，DEX使用4 mg；年龄＞3岁，MTX使用12 mg，DEX使用5 mg。每周鞘内注射治疗需持续到中枢神经系统（临床表现和脑脊液的指标）恢复正常至少1周后。

3．挽救治疗　初始诱导治疗后的2～3周应进行疗效评估，对于经初始诱导治疗未能达到部分缓解及以上疗效的患者建议尽早接受挽救治疗。关于HLH的挽救治疗，国内外尚无统一的推荐方案。综合目前各临床试验的研究结果和药物在我国的上市情况，推荐DEP（脂质体多柔比星＋VP16＋甲强龙）或L-DEP（在DEP基础上加培门冬酶或门冬酰胺酶）联合化疗方案和混合免疫治疗（HIT-HLH，抗胸腺细胞球蛋白＋VP16＋DEX）这两种方案。

4．维持治疗　若患者在诱导治疗的减量过程中无复发表现，并且免疫功能恢复正常，且没有已知的HLH相关基因缺陷，可在8周诱导治疗后停止针对HLH的治疗。符合异基因HSCT指征的患者应尽早进行。对于暂时不能进行异基因造血干细胞移植（HSCT）的原发性HLH患者，根据HLH-1994方案，维持治疗为地塞米松加VP16［VP16 150 mg/（m^2·d）、2周1次和地塞米松10 mg/（kg·d）×3 d、2周1次，交替使用］。血压稳定和肝肾储备功能良好的患者可加用CsA 6 mg/（kg·d），血药浓度可控制在200 μg/L左右。必须指出的是，对于继发性HLH患者，在HLH诱导治疗后病情得到有效控制的同时，应积极针对原发病治疗。

5．异基因造血干细胞移植（HSCT）　异基因HSCT的指征包括：①持续性NK细胞功能障碍；②已证实为家族性/遗传性疾病的患者；③复发性/难治性HLH；④中枢神经系统受累的HLH患者。即使患者的确切病因并未明确，当确诊HLH时也应开始寻找供者，因为发病至移植的时间是一个影响HLH进展和死亡的因素。移植应尽可能在患者药物治疗达到临床缓解后及时进行。符合上述条件的患者即使只有单倍体供者，在有条件的移植单位也可以积极进行移植。在选择亲缘供者时应全面评估供者的NK细胞活性，并进行脱颗粒功能检测、与HLH缺陷基因相对应的蛋白质检测及HLH缺陷基因筛查，并检测EBV、DNA。

一般情况下，明确诊断MAS的患者并不推荐异基因HSCT，而难治性/复发性的EBV-HPS和高侵袭性淋巴瘤相关HLH患者则可能从异基因HSCT中获益。

6．支持治疗　HLH患者常常合并感染和多器官功能的受累。支持治疗的准则应与正在进行HSCT患者的标准相似，包括预防卡氏肺孢子虫肺炎及真菌感染、静脉补充免疫球蛋白和防范中性粒细胞减少症。任何新出现的发热，需考虑HLH复发以及机会性感染的可能，并进行经验性广谱抗生素治疗。

HLH患者由于严重的血小板减少症和凝血功能异常，自发性出血的风险很高。治疗期间的目标是将血小板计数维持在5×10^9/L以上。对于急性出血患者应输注血小板、新鲜冰冻血浆、凝血酶原复合物，必要时需要补充活化凝血因子Ⅶ。rh-TPO也可在HLH治疗期间用于提高血小板计数水平。

由于炎症反应或可能的药物毒性损害，患者可能在疾病过程中出现或发展为心、肝、肾等多器官功能不全。因此，在诊断时应充分评估患者的器官储备功能，并给予对症支持治疗，严密监测器官功能。

7．疗效评价　诱导治疗期间，建议每2周评估一次疗效。疗效评价的主要指标包括sCD25水平、铁蛋白水平、血细胞计数、甘油三酯水平，以及意识水平（中枢神经系统受累的HLH）。评价包括两种情况：a．CR，上述所有指标均恢复至正常范围。b．PR，超过2项或2项症状/实验室指标改善25%以上，且个别指标需达到以下标准：①可溶性CD25水平下降1/3以上；②铁蛋白和甘油三酯下降25%以上；③在不输血的情况下，中性粒细胞$< 0.5 \times 10^9$/L者，中性粒细胞需增加100%，并大于500×10^9/L；中性粒细胞为0.5×10^9～2.0×10^9/L者，中性粒细胞需增加100%，并恢复正常。④ ALT＞400 U/L者，活化凝血时间（activated coagulation times，ACT）需下降50%以上。

【预后】

HLH预后取决于潜在疾病的严重性及分泌细胞因子的强度，约有半数病例死亡。呈暴发性经过者病情急剧恶化，4周内死亡。生存者1～2周血细胞数恢复，肝功能恢复需较长时间（3～4周）。血液恶性疾病患者中，合并HLH和不合并HLH组平均生存期分别为7个月、48个月，呈显著性差异。T细胞相关LAHS和NK细胞相关LAHS患者预后绝对不良。主要死亡原因为出血、感染、多器官功能衰竭和DIC。

（李晓明　唐君玲）

参考文献

[1] Kontopoulou T，Tsaousis G，Vaidakis E，et al．Hemophagocytic syndrome in association with visceral leishmaniasis．Am J Med，2002，113：439-440．

[2] Koizumi K，Haseyama Y，Machino R，et al．The hemophagocytic syndrome in prostate cancer revealed by disseminated carcinomatosis of the bone marrow．J Urol，2002，168：1101-1102．

[3] Henter JH，Elinder G，Ost A．Tne FHL study group of histiocyte Society：diagnostic guideline for hemophagocytic lymphohistoiocytosis．Semin Oneol，1991，18：29．

[4] Kerguenec C，Hillaire S，Molinie V，et al．Hepatic manifestations of hemophagocytic syndrome：a study of 30 cases．Am J Gastroenterol，2001，96：852-857．

[5] Janka G，lmashuku S，Elinder G，et al．Infection-and malignancy-associated hemophagocytic syndromes．Secondary hemophagocytic lymphohistiocytosis．Hematol Oncol Clin North Am，1998，12：435-444．

[6] Majluf Cruz A，Sosa Camas R，Perez Ramirez O，et al．Hemophagoeytic syndrome associated with hematological neoplasias．Leuk Res，1998，22：893-898．

[7] Jae Ho Yoon，Sung Soo Park，Young Woo Jeon，et al.Treatment outcomes and prognostic factors in adult patients with secondary hemophagocytic lymphohistiocytosis not associated with malignancy．Haematologica，2019，104（2）：269-276.

[8] Jong Jin Seo.Hematopoietic cell transplantation for hemophagocytic lymphohistiocytosis: recent advances and controversies.Blood Res，2015，50（3）：131-139.

流式细胞术在血液病中的临床应用

流式细胞术（flow cytometry，FCM）是集计算机技术、激光技术、电子技术、流体力学、细胞化学、细胞免疫学等多门高新技术与方法为一体的现代细胞分析技术，它以流式细胞仪为工具，在单细胞水平上对大量细胞进行高速、准确、多参数的定量分析或分选，为生物医学与临床检验学发展提供了全新的视角和强有力的手段。目前流式细胞术在肿瘤、细胞免疫、血液病的诊断及治疗、移植医学、细胞凋亡、临床微生物学检验、优生遗传等临床中得到了广泛的应用。

FCM 可以分析多种标本，包括骨髓、血液、针吸穿刺的细胞、活检组织、胸腔积液、脑脊液、腹腔积液等。FCM 具有快速的优点，可以在获得标本后 2 小时之内做出诊断。故越来越被广泛应用。由于 FCM 标本要求是单细胞悬液，而血或骨髓有取材方便、利于追踪疾病发展等天然优势，因此 FCM 在血液学中的应用尤为广泛。FCM 通过对外周血细胞、骨髓细胞表面抗原和 DNA 的检测分析，对各种血液病的诊断、预后判断和治疗起着重要的作用，是血液病包括白血病（免疫分型）、血小板疾病和淋巴瘤等诊断的重要手段之一。

一、用于血细胞、肿瘤细胞增殖动力学研究

细胞经 DNA 荧光染料如碘化丙啶（propidium，PI）、溴化乙啶（ethidium bromide，EB）、Hoechst 等标记后，FCM 可测定单个细胞 DNA 的含量，并描绘出 DNA 图形，经软件处理可计算出 G_0/G_1、S、G_2/M 各细胞周期细胞所占的百分比。依据增殖指数可了解群体细胞的增殖活力。焦宁 Y（Pyronine Y）与异硫氰酸荧光素（fluorescein isothiocyanate，FITC）分别是 RNA 与蛋白质的特异性染料；PI 与 FITC 双染可测知单个细胞内 DNA 与蛋白质量的变化；丫啶橙（acridine orange，AO）染色法不仅可测定单个细胞 DNA 与 RNA 含量，还可区分出 G_0 与 G_1 期细胞；若丹明 123（Rhodamin 123）是线粒体特殊染料。通过以上各种特殊染色法，不仅可了解血细胞、肿瘤细胞的增殖状况，也可用于化疗药物作用机制的探讨，从而将其区分为增殖周期特异性、非特异性药物，以及周期时相特异性、非特异性药物，以便更合理地配伍联合化疗方案，预测肿瘤细胞对药物的敏感性等。

单参数 DNA 图形或 AO 染色 DNA/RNA 双参数法可显示非整倍体细胞，理论上其灵敏度达万分之一。非整倍体细胞是肿瘤细胞的特异标志，在实体瘤中检出率为 80% ~ 90%，

在白血病中为30% ~ 40%。非整倍体细胞克隆在肿瘤完全缓解期消失，复发前重现。因而FCM-DNA非整倍体测定在肿瘤的诊断、残存肿瘤细胞的监测及预后中有重要价值。用抗5-溴脱氧尿嘧啶核苷单抗法可测定细胞倍增时间与各时相时间，用抗周期蛋白单抗可研究周期蛋白对细胞周期的调控。

二、流式细胞仪在白血病免疫分型诊断中的应用

近年来白血病的免疫分型已成为诊断血液恶性肿瘤不可缺少的重要标准之一。早年曾用过的荧光显微镜或APAAP方法基本被废弃。国际上公认的通用的方法是FCM。FCM白血病免疫分型是利用荧光素标记的单克隆抗体（monoclonal antibody，McAb）作分子探针，多参数分析白血病细胞的细胞膜、细胞质或细胞核的免疫表型，由此了解被测白血病细胞所属细胞系列及其分化程度。

（一）流式细胞仪诊断白血病的依据

诊断的依据为：① FCM能快速、多参数、客观地定性、定量测定细胞膜、细胞质、细胞核的抗原表达；②至今尚未发现白血病的特异抗原；③能用正常血细胞的单抗来进行免疫分型。白血病细胞基因异常，分化受阻于某阶段，形成不同亚型的白血病。这群细胞充盈于骨髓。正常血细胞从多能干细胞分化、发育、成熟为有功能的细胞的过程中，细胞膜、细胞质或细胞核抗原的出现、表达增多与减少甚至消失与血细胞的分化、发育阶段密切相关，而且表现出与细胞系列及其分化程度相关的特异性。因此，这些抗原的表达与否可作为鉴别和分类血细胞的基础。白血病是造血系统的恶性肿瘤，在形态上变化虽相当大，但仍能表达正常血细胞所具有的抗原，因而仍可依据其抗原的表达谱对白血病进行免疫分型。

（二）流式细胞仪诊断白血病的意义

1．免疫分型　骨髓血细胞是形态学分型的基础，用FCM将白血病免疫分型是对形态学分型的重要补充和进一步深化，国际白血病MIC分型协作组认为免疫分型对每一例急性白血病都是必不可少的，对下列情况意义更大：①用形态学、细胞化学染色不能肯定细胞来源的白血病；②形态学为急性淋巴细胞白血病（ALL）或急性未分化细胞白血病（acute undifferentiated cell leukemia，AUL），但缺乏特异性淋巴细胞系列抗原标志物；③混合性白血病；④部分髓系白血病，目前，免疫分型对粒细胞和单核细胞白血病的鉴别尚有一定困难；⑤慢性淋巴细胞白血病；⑥微小残存白血病。

2．临床预测　可根据抗原的表达情况预测病情的预后，如白血病患者有CD7+与CD34+共表达，预后不佳。

3．疾病监测　可监测病程的发展，可进行微小残留白血病的检测。

（三）免疫分型常用的免疫标志物及其意义

1．白血病不同细胞系列分化抗原

（1）T淋巴细胞白血病　CD3、CD5、CD7。

（2）B淋巴细胞白血病　CD10、CD19、CD22。

（3）NK淋巴细胞白血病　CD16、CD56、CD57。

（4）髓细胞性白血病　CD13、CD14、CD33、MPO（髓过氧化物酶）。

（5）红白血病　GPA（血型糖蛋白A）。

（6）巨核细胞白血病　CD41、CD42、CD61。

2．白血病不同细胞系列非特异性抗原　CD34、HLA-DR为早期细胞抗原，无系列特

异性，可与CD38联合运用于免疫分型。一般而言，干细胞、祖细胞CD34+、HLA-DR+、CD38−，原始细胞CD34+、HLA-DR+、CD38+，而幼稚细胞（如早幼粒细胞）CD34−、HLA-DR−、CD38+。

3．白血病分化阶段抗原

（1）T细胞抗原　CD4、CD8。

（2）B细胞抗原　CD10、Cyμ（胞浆μ链）、sIg（膜表面免疫球蛋白）、CD38和cIg（胞质免疫球蛋白）、CDHC。

4．白细胞共同抗原　CD45为白细胞共同抗原，其表达量在淋巴细胞最高，单核细胞、成熟粒细胞、早期造血细胞（blasts）依次减弱。红细胞（中、晚幼红细胞，成熟红细胞）不表达CD45。用SSC，PerCP和CD45 PerCP双参数分析可十分容易鉴别骨髓和血液中的原始或成熟细胞。用两个系列或阶段特异性McAb加CD45进行三色免疫荧光染色，经FSC（前向散射光）、SSC（侧向散射光）、McAbl-FITC、McAb2-PE、CD45 PerCP五参数分析，可特异地分析原始幼稚白血病细胞的免疫表型而不受成熟细胞的干扰。

5．白血病的免疫分型

（1）急性髓系白血病（AML）　目前所有粒、单核系的单克隆抗体基本无分化发育阶段特异性，因此，按FAB（法-美-英分型系统）分型的AML的免疫学分型M_0、M_1、M_2界限不十分明显；但M_3多不表达HLA-DR和CD34，表达CD13、CD33、CD9、CD38。血型糖蛋白的（glycogen phosphorylase A，GPA）在鉴别红白血病（M_6）时可提供帮助。巨核细胞白血病（M_7）则有CD41、CD42、CD61为系列特异标记，为确诊的重要指标。由于白血病的异质性，同一FAB分类的白血病抗原表达并不完全相同。FAB分类的AML免疫表型的表面抗原见表5-9。

表5-9　AML各亚型细胞表面抗原表达特征

亚型	常表达抗原	注释
M_0	HLH-DR+、CD13+、CD33+、CD34+、CD7+/−，TdT−/+	
M_1	HLH-DR+、CD13+、CD33+、CD34+、CD15−/+	部分患者可表达CD11b，且有CD117+/−
M_2	HLH-DR+、CD13+、CD33+、CD34+、CD15−/+，CD117+/−	t（8；21）阳性患者常表达CD56和CD19
M_3	HLH-DR−，CD13+、CD15+、CD33+、CD16+/−，CD9+	M3v常表达CD2
M_4	HLH-DR+，CD11b++，CD13+、CD14+/−，CD15+、CD33+、CD34−/+	弱表达CD4 M4εo常表达CD2
M_5	HLH-DR+、CD11b++，CD13+/−，CD14+/−，CD15+、CD33+、CD34−/+	
M_6	HLH-DR+/−，CD13−/+，CD33+/−，CD34+/−，CD71++	CD36和血型糖蛋白A阳性弱表达CD45
M_7	HLH-DR+/−，CD33+/−，CD34+、CD36+、CD41+、CD42a+、CD42b+、CD61+	

TdT，末端脱氧核苷酸转移酶

1）M_0　M_0 原始细胞有低的 SSC 和 FSC。M_0 在 CD45-SSC 图上出现在淋巴细胞位置上，至少表达一个特异性标志如 CD13 或 CD116，但 MPO 比 CD13 与 CD33 更灵敏。一般淋系标志阴性，但也可表达 CD7 或 CD4。M_0 原始细胞一般 HLA-DR、CD34 阳性，有些研究表明 CD7 与 CD34 共表达的 AML 预后差。

2）M_1　FCM 上 M_1 与 M_0 相似不易区分，M_1 一般 CD13+、CD33+、HLA-DR−，但 CD34 表达少于 M_0，可能表达部分 CD15。

3）M_2　M_0 与 M_1 的主要区别是成熟度增加，原始细胞减少，CD15 较 M_1 较显著，CD34 弱于 M_1，CD13 有时表达强于 CD33，多数病例 HLA-DR−。CD45-SSC 图显示从髓系原始细胞区至成熟骨髓细胞区的连续细胞带，CD45-SSC 图有助于确定原始细胞比例。

4）M_3　高颗粒性，具较高的 SSC，但 CD45 较成熟细胞少。多数情况 HLA-DR− 或表达减少，CD34 少于 M_2。一般 CD13 弱阳性，可有 CD2 表达。

5）M_4 与 M_5　两型表型相似，但 M_4 较 M_5 表达更多的 CD34+，较 M_0、M_1，M_4 与 M_5 有更高的 FSS 和 SSC。CD45-SSC 图上，成熟细胞出现在单核区。重要的表型为 CD13、CD33、HLA-DR、CD14 和 CD15、CD33 表达强于 CD13、CD33+、CD13−、CD34− 很可能为 M_5，但只出现在少数患者中，部分 M_5 可见 CD56+。

6）M_6　M_6 较少见且特征不明显，一般 HLA-DR，CD34、CD13、CD33 阳性，CD45-SSC 图显示 M_6 主要为红系成分。

7）M_7　巨核细胞白血病，在 AML 中少于 1%。一般 CD61（糖蛋白Ⅲ a，Gp Ⅲ a）和（或）CD41（Gp Ⅱ b/ Ⅲ a）阳性，应注意由于血小板黏附在原始细胞上造成的假阳性，可以用流式双色分析在乙二胺四乙酸存在下，测 Gp Ⅱ b/ Ⅲ a 与 CD34 以减少假阳性。

（2）急性淋巴细胞白血病（ALL）　ALL 是儿童中最常见的恶性肿瘤，约占全部肿瘤的 25%，在成人，ALL 约占急性白血病的 25%。可根据白血病细胞表面不同的分化抗原，采用单克隆抗体及流式细胞仪，诊断 ALL 并将其分为不同的亚型。通常分为 T 细胞系 ALL、B 细胞系 ALL。B 细胞系 ALL 根据 B 细胞发育阶段分为早前体 B 细胞型 ALL（early pre-B、pre-pre-B 或 pro-B，ALL）、普通细胞型 ALL（common ALL）、前体 B 细胞型 ALL（pre-B ALL）、B 细胞型 ALL（B-cell ALL）。T 细胞型 ALL 在成人中占 15% ～ 25%，所有病例表达 CD7，根据分化程度分为早前体 T 细胞型 ALL 和 T 细胞型 ALL（T-cell ALL）。部分 T 细胞 ALL 可表达 CD10。多数 T 细胞型 ALL 具有 T 细胞受体基因重排。7 种 ALL 亚型的主要免疫学及临床特点具体免疫分型见表 5-10。

1）B 祖细胞型 ALL：在幼儿占 ALL 的 65% ～ 70%，青少年为 55% ～ 60%，成人为 50%。在儿童，约 90% 病例 CD10+，在幼儿只有少于 50% 的病例 CD10+。原始细胞一般 FSC、SSC 很少，按 FAB 标准分类为 L_1 或 L_2，一般 TdT+、HLA-DR+、CD19+，此型又分为 2 个亚型，CD10+ 和 CD10−。前者预后好，多数病例 CD24+，CD34+，CD20 表达随成熟度增加而增加，B 祖细胞被定义为 sIg−。

2）前 B 细胞型 ALL：此亚型约占儿童 ALL 的 25%，细胞一般为 CD19+，CD24，HLA-DR+，胞质 CD22+，CD10+。TdT 随 CD20 变化，CD34 多为阴性。前体 B 细胞型被认为比 B 祖细胞型预后更差，这与 t（1；19）出现并由此产生 E2A-PBX1 融合蛋白有关。它的表型为 CD19+、CD10+、CD9+，有不同程度 CD20 表达，CD34−。确认此表型有助于诊断基因上不确定的病例。

3）B 细胞型 ALL：成熟 B 细胞型 ALL 占 ALL 的 2% ～ 5%，B 细胞型 ALL 较之 B 祖

细胞型 ALL 有更大的 FSC 和 SSC，在 CD45-SSC 图上出现在淋巴细胞和单核细胞区域，即 FAB 标准的 L_3，表型为 CD19+、CD20+、CD22+、CD24+、sIg+（多数为 IgM），多数病例 CD10+。但成熟抗原及 sIg 使之区别于更早的 B 细胞系 ALL，极少数成熟 B 细胞型 ALL 无 L_3 形态。

4）T 细胞型 ALL：多数病例有大的 FSC、SSC，在 CD45-SSC 图上可能出现在淋系未成熟细胞和髓系未成熟细胞或单核细胞区，多数表现为胸腺亚型，最常见亚型为皮质晚期表达，CD1、CD2、CD5、CD7、CD4/ CD8 阳性与极少部分细胞膜表面 CD3、TdT 多为阳性。另一常见亚型为皮质早期表达 CD2、CD5、CD7，TdT 强表达。髓质期亚型表达 CD2、CD5、CD7、CD3、CD4，很少见 TdT 表达。前体 T 细胞亚型，表达 CD7，胞质 CD3 阳性，且无其他 T 细胞抗原，T 细胞肿瘤的特征是丧失 T 细胞抗原而表现出其他异常的抗原组合。

表5-10 急性淋巴细胞白血病免疫分型

亚型	主要标志	发生率		疾病特点
		儿童	成人	
B 淋巴细胞系	CD19+，CD22+，CD79a+，cIg±，sIg−，HLA-DR+			
B 祖细胞型	CD10−	5%	11%	婴儿或成人组增多，WBC 多，并发 CNS-L，存在假二倍体，混合性白血病基因重排，预后不良
早前体 B 细胞型	CD10+	63%	52%	预后好（1 ~ 9 岁），WBC 少，多倍体＞ 50
前体 B 细胞型	CD10±，cIg+	16%	9%	WBC 增多，黑色人种多，存在假二倍体
B 细胞型	CD19+，CD22+，CD79a+，cIg+，sIg+，sIgκ+	3%	4%	男性为主，并发 CNS-L，有腹部包块，常累及肾
T 淋巴细胞系	CD7+，CD3+			
T 细胞型	CD2+，CD1±，CD4±，CD8±，HLA-DR−，TdT±	10%	18%	男性为主，WBC 多，髓外病变
前体 T 细胞型	CD2−，CD1−，CD4−，CD8−，HLA-DR±，TdT+	1%	6%	男性为主，WBC 多，髓外病变，预后差
早前体 T 细胞型	CD1−，CD8−，CD5（弱）−，CD13+，CD33+，CD11b+，CD117+，CD65+，HLA-DR+	2%	−	男性为主，年龄＞ 10 岁，预后不良

HLA，人类白细胞抗原；TdT，核末端脱氧核苷转移酶；cIg，胞质免疫球蛋白；sIg，膜表面免疫球蛋白；CNS-L，中枢神经系统白血病

（3）急性未分化细胞白血病（AUL） AUL 是一种分化很差的白血病，异常细胞的形态学和细胞化学染色不典型，用 FAB 分型不易与其他分化差的白血病如 M_0（急性髓细胞性白血病未分化型）相区分。免疫分型时，AUL 可大量表达 CD34、CD38、HLA-DR 等造血干

细胞、祖细胞特异性抗原，以及CD7（T淋巴细胞标志性抗原），而不表达其他的T淋巴细胞、B淋巴细胞、髓细胞标志抗原，便产于与其他分化差的白血病相区分。

（4）急性混合性白血病（mixed lineage leukemia，MLL） MLL是在应用免疫分型后才被人们认识的一类特殊的白血病，是急性白血病中髓系和淋巴细胞系均受累的一个亚型，是一种少见类型的白血病。其特点是白血病细胞来源于不同的细胞系，因此可同时表达两种细胞系（常为淋系和髓系细胞抗原）的标志性抗原。常分为双表型、双系列型、双克隆型，其中双表型、双系列型较常见。双表型指同一白血病细胞群同时表达髓系和淋系标记；双系列型指存在两种或两种以上的细胞亚群，分别表达淋系和髓系标记。在FAB分型时，仅可见异常细胞形态学与细胞化学染色特征不相符，既不像淋系又不像髓系，难以明确细胞类型。免疫分型根据白血病细胞表达两系标志性抗原的特点诊断MLL，准确率高，是诊断MLL的主要依据。

（5）白血病免疫学积分系统 根据白血病细胞表达的系列相关抗原。确定其系列来源，如T淋巴细胞/B淋巴细胞系、粒细胞-单细胞系、红细胞系、巨核细胞系，后三者统称为髓系。欧洲白血病免疫分型计分系统（表5-11）将AL分为四型：急性未分化细胞白血病，髓系和T淋巴细胞或B淋巴细胞系抗原积分均≤ 2；急性混合性白血病或急性双表型（白血病细胞同时表达髓系和淋巴系抗原）或双克隆型（两群来源于各自干细胞的白血病细胞分别表达髓系和淋巴系抗原）或双系列型（除白血病细胞来自同一干细胞外余同双克隆型）白血病，髓系和B淋巴细胞或T淋巴细胞系积分均> 2；伴有髓系抗原表达的ALL（My+ALL），T淋巴细胞或B淋巴细胞系积分> 2同时粒细胞-单核细胞系抗原表达，但积分≤ 2，或伴有淋巴系抗原表达的AML（Ly+AML）髓系积分> 2同时淋巴系抗原表达，但积分≤ 2；单表型AML，表达淋巴细胞系（T淋巴细胞或B淋巴细胞）者髓系积分为0，表达髓系者淋巴系积分为0。

表5-11 白血病免疫学分型计分系统

分值	B淋巴细胞系	T淋巴细胞系	髓系
2	CD79a	CD3	CyMPO
	CyCD22	TCRα/β	
	CyIgM	TCRγ/δ	
1	CD19	CD2	
	CD20	CD5	CD13
	CD10	CD8	CD33
		CD10	CDw65
0.5	Td7	Td7	CD14
	CD24	CD7	CD15
		CD1a	CD64
			CD117

注：Cy为胞浆内；TCR为T细胞受体。

三、流式细胞仪在淋巴增殖性疾病免疫分型中的作用

世界卫生组织（WHO）对淋巴瘤的分类是建立在疾病病理形态、免疫表型、遗传学特征、临床特点的综合资料基础上的：病理形态是分类的基础，大多数淋巴瘤仅靠病理形态就能做出明确诊断；免疫表型和遗传学特征是确定每一淋巴瘤的重要指标，是达成共识的客观依据，有助于提高诊断的可重复性，具有鉴别诊断和预后判断的辅助作用，但在淋巴瘤诊断中并非必不可少；临床特点，特别是肿瘤原发部位，如淋巴节内或淋巴节外（皮肤、中枢神经、胃肠、纵隔、鼻腔），是确定某些淋巴瘤的重要指标。依据 WHO2008 年的淋巴瘤分类，淋巴肿瘤性疾病划分为三个群体：B 细胞肿瘤、T/NK 细胞肿瘤及霍奇金淋巴瘤。在 B 细胞肿瘤、T/NK 细胞肿瘤的群体中，依据细胞的分化阶段又分为前体及成熟细胞肿瘤性疾病。

流式细胞分析在淋巴瘤的诊断、分型、分期以及残留病灶的检测中具有独立的重要作用。白血病 / 淋巴瘤免疫分型可以区分反应性与瘤性细胞，使用活检、细针穿刺与体液标本均可。可以确定肿瘤细胞的系列，包括 T 淋巴细胞、B 淋巴细胞、组织细胞、髓系、非造血系。分类中根据免疫表型和 DNA 含量，可确定低、中、高度恶性程度。区别不同类型肿瘤细胞，包括伯基特细胞、淋巴母细胞、滤泡细胞 [小细胞混合和（或）大细胞]、小淋巴细胞、套细胞、弥散性小细胞或大细胞、免疫母细胞。检测有否血液、骨髓和体液的累及来确定淋巴瘤的分期。通过微小残留病灶的监测、判断疗效（血液、骨髓、细针穿刺标本）、确定瘤细胞表型变化、监测利妥昔单抗（抗 CD20）治疗前后的 CD20 定量变化、自体干细胞移植中干细胞收获时的瘤细胞检测等来进行疾病监测。

（一）FCM 在成熟 B 淋巴细胞肿瘤中的作用

成熟 B 淋巴细胞肿瘤免疫表型分析是必不可少的诊断步骤之一。FCM 可以明确属于哪种淋巴细胞增生性疾病（lymphoproliferative diseases，LPD）、确定抗体作用的靶点（如 CD20）、提供一些预后因素（如 ZAP70、CD38）、检测微小残留病灶。

依据 FCM 检测肿瘤细胞是否表达 CD5、CD10，将此组疾病划分为四组，即 CD5+CD10−、CD5+CD10+、CD5−CD10+、CD5−CD10− 的 B 淋巴肿瘤性疾病，这在诊断及鉴别诊断中具有重要的意义。四组疾病的特征见表 5-12。

表5-12　CD5、CD10划分的四组淋巴瘤的特征

疾病	表型特征	另外诊断信息
CD5+CD10− 组		
CLL/SLL	CD20+（d），CD22+（d），sIg+（d），CD23+，FMC7−	形态为 CLL 特点
MCL	CD20+（i），sIg+（i），CD23+/−，FMC7+/−	有 G1/S 特异性周期蛋白，IHC，t（11；14）
PLL	CD20+（i），sIg+（i），CD5+/−，FMC7+/−	细胞有大的核仁，排除侵袭过程的 MCL
MZL	CD23−，CD11c+/−，CD103+/−，非 HCL	滤泡周围生长，可能有浆细胞分化；t（11；18）、t（1；14）、t（14；18）
DLBCL	表型多样	大细胞，弥漫生长；CLL/MCLRichter 转化
LPL	非典型的 CLL，CD23−/+，cIg+/sIg−	

续表

疾病	表型特征	另外诊断信息
CD5+CD10+ 组		
FL	Bcl-2+，CD43–	滤泡方式生长，t（14；18）/Bcl-2 重排
DLBCL	表型多样，Bcl-2+/–，CD43+/–	大细胞，多形性，弥漫生长
BL	Bcl-2–，CD10+（b），CD43+	均一中等大小，Myc 重排，Ki-67 表达近 100%
HCL	CD20+（b），CD22+（b），CD11c+（b），CD25+，CD103+，sIg+（i），CD123+	胞质毛状突起（肿瘤细胞典型的形态特征）；膜联蛋白 -A1+
CD5-CD10+ 组		
FL	Bcl-2+，CD43–	滤泡方式生长，t（14；18）/Bcl-2 重排
DLBCL	表型多样，Bcl-2+/–，CD43+/–	大细胞，多形性，弥漫生长
MCL	CD20+（i），sIg+（i），CD23–/+，FMC7+/–	有 G1/S 特异性周期蛋白，IHC，t（11；14）
BL	Bcl-2–，CD10+（b），CD43+	均一中等大小，Myc 重排，Ki-67 表达近 100%
CD5– CD10– 组		
HCL	CD20+（b），CD22+（b），CD11c+（b），CD25+，CD103+，sIg+（i），CD123+	形态特征；膜联蛋白 -A1+
MZL	CD11c+/–，CD103+/–，cIg+，非 HCL	周围或侵入滤泡生长，可以浆细胞分化
DLBCL	表型多样	大细胞，弥漫生长
FL	CD10–，表型多样	滤泡方式生长，t（14；18）/Bcl-2 重排
MCL	CD5–，表型多样	有 G1/S 特异性周期蛋白，t（11；14）/ 细胞周期蛋白

注：b 示光亮度大；i 示光亮度中等；d 示光亮度弱；CLL/SLL，慢性淋巴细胞白血病 / 小淋巴细胞淋巴瘤；MCL，套细胞淋巴瘤；PLL，幼淋巴细胞白血病；MZL，边缘带淋巴瘤；DLBCL，弥漫性大 B 细胞淋巴瘤；BL，伯基特淋巴瘤；LPL，淋巴浆细胞性淋巴瘤；FL，滤泡性淋巴瘤；HCL，毛细胞白血病；LPD，淋巴细胞增生性疾病；IHC，免疫组织化学。

（二）FCM 在成熟 T/NK 细胞肿瘤中的作用

T/NK 细胞肿瘤的诊断和分类较 B 淋巴细胞肿瘤难，FCM 诊断一般只能作为诊断工作的一部分。

（1）确定异常 T/NK 淋巴细胞

1）抗原错译表达：通过检测抗原错译表达可以确定异常 T/NK 淋巴细胞，但有时错译表达必须与正常表型变异区分。缺失一或多种 T 细胞抗原表达是最常见的 T-LPD/NHL（非霍奇金淋巴瘤，non-Hodgkin lymphoma）的表型特点，有时出现部分或全部 T 细胞抗原缺失。如果缺失 T 细胞相关抗原，即显示“null”表型，对系列判断造成困难。最常见的抗原缺失是 CD5、CD7，但要注意，正常时有一小群 CD7 阴性 T 细胞，存在于皮肤、血液。另外，正常 T 细胞亚群，包括 γδT，可能没有 CD5、CD4、CD8 表达；正常的 NK 细胞通常无 CD5 表达，且有不同程度 CD8 表达缺失。较抗原表达缺失更常见的情况是抗原表达的细微改变，如荧光强度增强或减弱，有时不易认出。T 细胞肿瘤常见 CD3、CD5 强度改变，NK 细胞肿瘤常见 CD2、CD7、CD56、CD8、CD18 强度改变。另外可见的异常包括 CD13、CD15 及 CD33 表达，也有 NK 细胞表达 CD5 现象。

2）确定限制性 T 细胞群（restricted population of T cells） 在肿瘤性 T 细胞增殖中，往往存在限定的一群 T 细胞增殖，可利用这一现象提示 T 细胞增殖。例如，在外周血标本中，出现 CD4/CD8 比例异常，提示需进一步检查。正常 CD4+ 细胞 70% 以上表达 CD26，而在 CD4+ 肿瘤性疾病中，通常 CD26 降低，且 CD7 阴性。CD4 ∶ CD8 比值改变不代表克隆性，正常 CD4 ∶ CD8 为 0.5 ～ 4。传统认为在 PB 或 BM，CD4/CD8 ＞ 10 ∶ 1 或＜ 1 ∶ 10 提示肿瘤性，但一般需伴有其他如 FSC 增加、持续淋巴细胞增多、无病毒感染。在淋巴实体组织，CD4 ∶ CD8 则无意义。CD4 ∶ CD8 改变可见于 NHL、霍奇金淋巴瘤（Hodgkin lymphoma，HL）和反应性 LPD。比较典型的例子为 HL 中里 - 施细胞释放细胞因子导致 CD4 明显增高。偶尔在大 B 细胞 NHL，可出现 CD8 T 细胞明显增多，会让我们误认为 T-LPD/NHL 中 CD4 和 CD8 共表达或共表达缺失（在周围 T 细胞疾病）比 CD4 ∶ CD8 更可靠。CD4/CD8 双阳性及双阴性细胞在 T 细胞淋巴母细胞淋巴瘤中更常见。

3）确定 T 细胞受体 αβ（T cell receptor，TCRαβ/TCRγδ 异常：多数 T 细胞表达 TCRαβ（TCRαβ+/TCRγδ−）。故淋巴细胞群以 TCRαβ−/TCRγδ+ 或 TCRαβ−/TCRγδ− 为主，提示肿瘤性增殖。

FCM 检测 TCR-Vβ 家族对 T 细胞克隆性判断很有帮助，但其仅覆盖 25/91 个功能 Vβ 家族，阳性率有限。采用目前商用 T-Vβ 试剂盒可发现两种异常：一是限制性表达，是克隆性的直接依据；二是虽然为 $TCR\alpha\beta^{+}$ 细胞，但对试剂盒中 TCR-Vβ 均显示阴性，为克隆性的间接依据。在 TCR-Vβ 分析时有些线索帮助区分肿瘤性 / 克隆性和多克隆或寡克隆：①扩增的 Vβ 家族的数量，多数肿瘤性疾病仅有一个家族扩增，反应性增多则是一个或多个家族扩增。②扩增程度，即单克隆扩增的细胞所占的比例。因为正常人可有小克隆存在，所占比例很低。另外，一些大颗粒淋巴细胞（large granular lymphocyte，LGL）白血病病例，可有一个以上克隆性增殖。以一个克隆为主，可同时有其他小克隆存在，提示疾病发生可能从寡克隆来源。③扩增的 Vβ 家族不正常地青睐于 CD8 细胞。NK 无受体，目前可以检测 KIR 帮助检查克隆。

（2）帮助 NK/T 细胞肿瘤分类 尽管 T/NK 细胞淋巴瘤分类已经有很大进展，但仍有很大部分归类在“非特指”内。T/NK 细胞淋巴瘤的诊断依赖综合分析，临床信息具有很重要的价值，如肿瘤是否累及血液、淋巴结或结外组织；侵袭性或惰性生长；是否存在特殊意义的临床表现，如广泛性淋巴结增大、全身症状、皮疹、高球蛋白血症，常为血管免疫母细胞 T 细胞淋巴瘤；肠病型 T 细胞淋巴瘤，常有小肠泻；中性粒细胞减少、类风湿关节炎常与 LGL 白血病相关。FCM 分析 NK/T 细胞淋巴瘤的应用如下。

1）区分肿瘤细胞是 T 细胞或 NK 细胞：FCM 优于免疫组织化学（immunohistochemistry，IHC）。FCM 使用的 CD3 单抗是 CD3 受体复合物，可覆盖 T 细胞，而在 NK 细胞上不表达。IHC 使用的 CD3ε，无法区分 T 细胞和 NK 细胞。FCM 检测出现 CD3 表达缺失时，应注意区分是 NK 细胞、CD3 缺失异常 T 细胞，还是幼稚 T 细胞。受体基因重排对 T 细胞克隆性判断有帮助，但对 NK 细胞没有价值。

2）确定肿瘤细胞是否表达 CD4 或 CD8：FCM 对确定肿瘤细胞表达 CD4 或 CD8 时，较 IHC 敏感。由于通常有反应性 T 细胞成分混杂，IHC 有时难于确定染色阳性的细胞是否为肿瘤细胞。而 FCM 依赖于流式设门等技术可以较容易地将肿瘤性和反应性细胞区分开来。

3）确定肿瘤细胞是否表达 NK 相关抗原：FCM 和 IHC 都可用于检测细胞是否有 NK 相关抗原表达，如 CD16、CD56、CD57 表达，但 FCM 较 IHC 更敏感，且 IHC 目前不能检测 CD16。FCM 可以将 NK 细胞表达的 CD16a 与中性粒细胞表达的 CD16b 区分开来。

4）确定是否有 TCR 表达及受体类型：对于受体检测，FCM 是最佳选择。FCM 可以明确肿瘤细胞是否表达 TCR，是 TCRαβ 还是 TCRγδ。IHC 能检测 TCRαβ，但目前石蜡切片无法检测 TCRγδ，对 TCRαβ 阴性的肿瘤不能推断为 γδ 型。

5）确定是否表达细胞毒颗粒相关蛋白 TIA-1、颗粒酶 B、穿孔素（perforin）。FCM 和 IHC 均可测定。TIA-1 在大多数 Tc 细胞阳性，颗粒酶 B、穿孔素提示活化的 Tc 表型。

6）是否表性特点与间变性大细胞淋巴瘤（anaplastic large cell lymphoma，ALCL）相关：检测 CD30、ALK-1 通常采用 IHC，但 FCM 也可以检测。

7）确定是否为 EBV 相关淋巴瘤、EBV 存在于肿瘤细胞还是伴随 B 细胞：通过 IHC（LMP1）或 EBV-RNA（EBER）或采用 FISH 检测。在 T/NK 淋巴瘤中，EBV 存在于肿瘤性 T/NK 细胞，相反，在血管免疫母细胞 T 细胞淋巴瘤，EBV 存在于散在的 B 细胞中。

8）确定肿瘤细胞是否表达 CD103：CD103 在肠病型 T 细胞淋巴瘤中阳性，但目前 IHC 无法检测，要借助 FCM 检测。

（3）成熟 T 细胞肿瘤　依照 T 细胞表型，表达 CD4、CD8 的情况，T-LPD 可以分成四大类，具体见表 5-13。

（4）浆细胞瘤　由于大多数多发性骨髓瘤患者骨髓标本中含骨髓瘤细胞较少，且瘤细胞丧失了大多数 B 细胞系特异性标记，用流式细胞仪分析多发性骨髓瘤（MM）/ 细胞白血病较为困难，正常的浆细胞表型为 CD38 强 +、CD138 强 +、CD45+、CD19+、CD56−，而绝大多数骨髓瘤细胞的表型为 CD38 强 +、CD138 强 +、CD45−、CD19−、CD56+。多参数 FCM 适用于绝大多数 MM 患者，只要获取的细胞数足够多，可以达到较高的灵敏度。

表5-13　FCM在T淋巴肿瘤性疾病分型中的应用

疾病	表性特征	另外诊断信息
CD4+ CD8−		
CTCL/SS	通常 CD7−，CD28−，CD25+/−	形态及临床特征
T-PLL	缺乏特征性表型错译，CD16−，CD56−，CD57−	80% 的患者 t（14；14）或 inv（14）
ATCL	CD7−，CD25+（均匀强阳性）	HTLV-1+，日本好发
ALCL	通常缺失全 T 抗原，CD30 均匀强阳性；ALK-1 蛋白 +/−，CD56+/−，CD13+/−，CD15+/−，CD33+/−，细胞毒颗粒相关蛋白 +	形态特点，ALK 基因重排
AITCL	通常有表型错译表达（如 CD7、CD3 表达下降）	病理形态及生长方式
PTCL，NOS	表型各异，通常有 CD5、CD7 缺失	诊断靠排除其他疾病
CD4− CD8+		
T-LGL 白血病	错译 CD5、CD7；CD16+/−，CD56+/−，CD57+，TIA-1+，颗粒酶 B+，穿孔素 +	LGL 形态特征，临床呈惰性，伴类风湿关节炎和血细胞减少

续表

疾病	表性特征	另外诊断信息
SPTCL	通常只有局灶性 CD56+，EBV+，TCRαβ+，TIA-1+，颗粒酶 B+，穿孔素 +	具有病理形态特征
HSTCL	通常 CD5−，CD7+，CD16+/−，CD56+，CD57−，TIA-1+，颗粒酶 B−，穿孔素 −	临床侵袭性，TCRγδ+
CD4+ CD8+		
T-PLL	缺乏特征性表型错译，CD16−，CD56+，CD57−	80% 的患者 t（14；14）或 inv（14）
ATCL	CD7−，CD25+（均匀强阳性）	HTLV-1+，在日本多见
PTCL，NOS	表型各异，通常有 CD5、CD7 缺失	诊断靠排除其他疾病
CD4− CD8−		
EATCL	CD5−，CD3+，CD7+，CD56+/−，CD103+，TIA-1+，颗粒酶 B+，颗穿孔素 +	小肠病史
HSTCL	通　常 CD5−，CD7+，CD16+/−，CD56+，CD57−，TIA-1+，粒酶 B−，穿孔素 −	临床侵袭性，TCRγδ+
非肝脾 γδTCL	CD5−，CD56+，CD57−，TIA-1+，颗粒酶 B+，穿孔素 +	皮肤、黏膜及结外组织受累

注：CTCL，皮肤 T 细胞淋巴瘤；SS，塞扎里综合征；ATCL，成人 T 细胞白血病 / 淋巴瘤；ALCL，间变性大细胞淋巴瘤；AITCL，血管免疫母细胞 T 细胞淋巴瘤；PTCL，NOS，外周 T 细胞淋巴瘤，非特指；LGL，大颗粒淋巴细胞；SPTCL，皮肤脂膜炎样 T 细胞淋巴瘤；HSTCL，肝脾 T 细胞淋巴瘤；EATCL：肠病型 T 细胞淋巴瘤；TCL，T 细胞白血病 / 淋巴瘤；HTLV-1，人类 T 淋巴细胞白血病病毒 I 型。

四、流式细胞术在红细胞疾病诊断中的应用

（一）网织红细胞测定

计数外周血中网织红细胞，对于评价骨髓红系造血及网织红细胞从骨髓到外周血的转送速率有重要意义。有核红细胞在成熟过程中，脱去细胞核后仍有少量 RNA 残留在细胞质内，再经过约一天时间残留 RNA 完全消失，成为成熟红细胞。这种细胞质内有残留 RNA 的红细胞称作网织红细胞。正常情况下有一定量的网织红细胞出现在外周血中，正常值为 1.0% ~ 1.5%，上限为 3.0%，但当红细胞数异常时会出现错误结果，因此用网织红细胞绝对值表示，正常值为 5×10^{10} ~ 15×10^{10}/L。由于常规方法测定须先在体外经活体染色（最常用亚甲蓝），然后在显微镜下计数，计数细胞数有限。用流式细胞仪测定网织红细胞具有以下优点：①可避免由于细胞核的碎片或铁幼粒细胞的颗粒存在而出现假性网织红细胞升高；②可避免人为误差；③因为可在短时间内测量上万个细胞，结果较常规方法准确、可靠；④同时可给出网织红细胞年龄结构。

流式细胞仪测定网织红细胞方法简单，只需将红细胞洗净后用荧光染料染色后即可上机检测。常用的荧光染料有焦宁 Y（pyronin Y）、丫啶橙（acridine orange）、碘化丙啶（propidium iodide）、花青（cyanine dye）等。

（二）阵发性睡眠性血红蛋白尿症的诊断

阵发性睡眠性血红蛋白尿症（papillary cystadenoma lympho-matosum，PNH）因血细胞膜上锚定蛋白 - 糖基磷脂酰肌醇（glycosyl-phosphatidyl inositol，GPI）减少或缺乏导致与 GPI 有关的补体激活抑制因子如 CD55、CD59 减少或缺乏，因而红细胞对补体异常敏感发生溶血。流式细胞仪检查 CD55、CD59 十分敏感，正常人 CD55，CD59 双阳性细胞＞ 95%，PNH 患者 CD55、CD59 明显减少。这种减少不仅表现在红细胞上，粒细胞、淋巴细胞也有减少。已发现 CD55 可能对 GPI 减少或缺乏较 CD59 更敏感。

五、流式细胞术在血小板功能分析和血小板病诊断中的应用

（一）血小板功能分析

血小板膜上有丰富的糖蛋白受体，是血小板发挥其功能的物质基础，静止期和活化期血小板的膜糖蛋白受体的种类、含量、结构和功能显著不同，用不同的抗血小板单克隆抗体可测定和分析血小板功能状态。

血小板质膜糖蛋白单克隆抗体 CD41（GP Ⅱ b/ Ⅲ a）、CD61（GP Ⅱ b/ Ⅲ a）、CD42b（GP Ⅰ b）、CD41b（GP Ⅱ b）、血小板颗粒膜糖蛋白 CD62p、CD63 的测定可分析血小板功能状态。如 CD62p、CD63 在正常血小板不表达，而血小板活化时表达明显增加时，可用来测定活化血小板。

（二）血小板病的诊断

1．血小板相关抗体测定　血小板相关抗体可因不同机制产生。抗血小板自身抗体（包括原发性、药物诱导产生、合并其他自身免疫性疾病如系统性红斑狼疮）能引起严重的血小板减少。大多数原发性（免疫性）血小板减少性紫癜患者血小板上和（或）血清中有抗自身血小板的血小板相关抗体 PAIgG、PAIgA、PAIgM。血小板相关抗体的抗原仍不十分清楚，可能有多种，如 GP Ⅰ b、GP Ⅱ b、GP Ⅲ a、Pa、或 HLA 抗原。抗血小板自身抗体也可能发生于多次输血后或怀孕期间，这些自身抗体多为针对 HLA- Ⅰ类抗原决定簇的抗体，一般是 IgG，它们可迅速破坏和清除随机供血者的血小板。因此，能迅速测定这些抗体存在与否的方法是必需的。许多不同的利用放射免疫、荧光、酶、SPA 等的测定血小板抗体的方法已建立，但这些方法都很复杂、费时；同时给出的结果只能以一定量的血小板中有多少抗血小板抗体来表示。近年来发展起来的用 FCM 测定血小板抗体的方法具有快速、简便的优点，同时可测定血小板上和血清中的抗体。测定时，FCM 分析每一个血小板表面有无抗体，给出血小板群体中有多少血小板表面有抗体（以 % 表示）；同时能给出血小板相关抗体量与血小板数的直方图，使我们了解血小板相关抗体在血小板群体中的分布情况。

FCM 测定血小板抗体的原理为分别用标有荧光的抗人 IgG、IgA、IgM 或用抗血小板 GP Ⅰ b、Ⅱ b、Ⅱ b/ Ⅲ a 抗体与分离洗净的患者的血小板和在患者血清中孵育过的正常 O 型血小板作用后测定。前者测定的是患者血小板上的抗体，后者测定的是患者血清中的抗体。

2．血小板无力症　血小板无力症时血小板膜 GP Ⅱ b/ Ⅲ a 明显减少，用流式细胞仪测定血小板质膜糖蛋白单克隆抗体 CD41、CD61 不仅可测出 GP Ⅱ b/ Ⅲ a 减少，CD42a、CD42b 基本正常或偏高，还可测出 GP Ⅱ b/ Ⅲ a 减少程度，对血小板无力症进行分类。

3．巨大血小板综合征（Bernard-Soulier syndrome，BSS）　血小板巨大，CD42a 减少，CD42b 减少，CD61 增加。

六、流式细胞术在微小残留白血病检测中的应用

微小残存白血病（minimal residual leukemia，MRL）是指白血病经治疗后获得完全缓解（CR）后体内残留少量白血病细胞的状态。MRL 与明显白血病无明确界限，仅是白血病细胞负荷数量不同，一般成人明显白血病时白血病细胞可达 10^{12}，经治疗获 CR 后数量≤ 10^{10}，因此 MRL 状态时白血病细胞数可能是 100 ～ 1 000。MRL 是白血病复发的根源，因此检测 MRL 有十分重要的意义，包括①指导临床治疗；②预测白血病复发；③评价自体骨髓移植的净化效果。应用 FCM 检测 MRL 的优点在于可在短时间内分析大量标本，具有快速的特点。由于白血病细胞缺乏特异性标志物,FCM 检测 MRL 的效果尚不理想，灵敏度尚不够高。目前主要有两类检测方法：①用 FCM 分析 CR 期骨髓细胞核酸量或染色体，可用于部分急性白血病患者 MRL 分析，但灵敏度仅为 1% ～ 5%。②免疫表型分析，由于尚无白血病特异性标志物，只能通过与正常细胞比较某些抗原量的差别及分布部位的不同作为检测依据，如利用 TdT 和 CD10 双标记检测 MRL，但灵敏度亦不高，为 0.1% ～ 1%。假阴性结果可能由于：①标本中的白血病细胞过少；②所取标本不能代表全身骨髓情况；③患者白血病细胞表型转换。

七、流式细胞术在造血干细胞、祖细胞测定的应用

造血干细胞、祖细胞移植已广泛应用于血液系统肿瘤、实体瘤、某些遗传性疾病、免疫缺陷病等，因此检测造血干细胞、祖细胞已成为临床必不可少的手段。应用流式细胞仪多色技术测定外周血造血干细胞、祖细胞，具有快速、准确的优点，不仅能确定造血细胞数量，而且能对造血干细胞、祖细胞的质量进行评价，为临床干细胞移植治疗提供重要数据。目前多色组合一般包括 CD34、CD38、HLA-DR 等 McAb。CD34 抗原是一种分子量约 11 万的糖蛋白，选择性地表达于早期造血干细胞、祖细胞、小血管内皮细胞和胚胎或纤维细胞表面。该抗原在原始造血细胞上表达，以后随细胞分化、成熟逐渐减少直至消失，因此一直作为造血干细胞、祖细胞表面的一种特异性标志而广泛应用于造血干细胞基础研究和临床。CD34+ 细胞是一群不均一的群体，依其是否表达 CD38、HLA-DR、CD33、c-kit 等分出的亚群表现出了不同的造血性能。最近随着造血理论的深入研究，关于造血干细胞究竟是否都是 CD34+ 细胞出现了一些争论，实验研究证明，CD34– 造血干细胞较 CD34+ 造血干细胞更具造血潜能，有人经实验研究提出 CD34 的表达与造血干细胞的细胞动力学相关，细胞激活时 CD34+，细胞处于稳定状态时 CD34–；也有人提出 CD34– 造血干细胞较 CD34+ 造血干细胞发育阶段更早。我们认为，成人体内可能仍保留着一小部分原始间充质细胞，它们仍保留着多向分化能力，也能向造血干细胞分化。因此体内有 CD34– 造血干细胞和 CD34+ 造血干细胞是正常的，CD34– 造血干细胞较 CD34+ 造血干细胞发育阶段更早、更具造血潜能。但目前的用 CD34+ 细胞代表造血干细胞的检查方法已足以满足临床需要，临床实践已证明这一点。理论研究往往能推动学术发展、新技术开发，我们期待着造血理论的不断发展给临床带来新技术，不断提高临床疗效。应用流式细胞仪测定造血干细胞具有快速、准确的特点，目前被广泛采用，在应用中要特别重视质量控制，要建立一套完整的质控方法以确保检测的准确性。

八、流式细胞术在其他血液学中的应用

流式细胞仪可能在两方面对骨髓增生异常综合征（MDS）有用，一是测定 CD34+ 干细

胞数，以监测病情，二是测定增殖细胞核抗原（proliferating cell nuclear antigen，PCNA），有报告PCNA在再生障碍性贫血、MDS、白血病3种疾病中表达有明显差异，可辅助鉴别诊断。此外流式细胞仪也可检测耐药蛋白，如肺耐药相关蛋白、多药耐药蛋白、P170等。流式细胞仪也可检测细胞因子如白介素系列（IL-1 ~ IL-14）、肿瘤坏死因子（TNF）、干扰素（IFN）等。

（李晓明　邢宏运）

参考文献

[1] Jennings CD，Foon KA. Recent advances in Flow cytometry：Application to the diagnosis of hematologic malignancy. Blood，1997，90：2863-2892.

[2] Greig B，Oldaker T，Warzynski M，et al. 2006 Bethesda International onsensus recommendations on the immunophenotypic analysis of hematolymphoid neoplasia by flow cytometry：recommendations for training and education to perform clinical flow cytometry. Cytometry B Clin Cytom，2007，72（1）：S23-33.

[3] Wood BL，Arroz M，Barnett D，et al. 2006 Bethesda International Consensus recommendations on the immunophenotypic analysis of hematolymphoid neoplasia by flow cytometry：optimal reagents and reporting for the flow cytometric diagnosis of hematopoietic neoplasia. Cytometry B Clin Cytom，2007，72（1）：S14-22.

[4] 陈姗姗. 流式细胞术与白血病免疫分型规范化. 中国实验血液学杂志，2002，10（1）：1-5.

[5] Mihaela Onciu. Acute lymphoblastic leukemia. Hematol Oncol Clin N Am，2009，23：655-674.

[6] Dunphy CH. Applications of flow cytometry and immunohistochemistry to diagnostic hematopathology. Arch Pathol Lab Med，2004，128：1004-1022.

[7] Peters JM；Ansari MQ. Multiparameter flow cytometry in the diagnosis and management of acute leukemia. Arch Pathol Lab Med，2011，135：44-54.

[8] Richards SJ，Barnett FD. The role of flow cytometry in the diagnosis of paroxysmal nocturnal hemoglobinuria in the clinical laboratory. Clin Lab Med，2007，27：577-590.

[9] Paiva B，Almeida J，Pe'rez-Andre's M，et al. Utility of flow cytometry immunophenotyping in multiple myeloma and other clonal plasma cell-related disorders. Cytometry Part B（Clinical Cytometry），2010，78B：239-252.

[10] Craig FE，Foon KA. Flow cytometric immunophenotyping for hematologic neoplasms. Blood，2008，111：3941-3967.

[11] Tute RM. Flow cytometry and its use in the diagnosis and management of mature lymphoid malignancies. Histopathology，2011，58，90-105.

[12] 刘艳荣. 实用流式细胞术. 北京：北京大学医学出版社，2010.

第六章　内分泌系统疾病、营养代谢性疾病及相关诊疗技术进展

2 型糖尿病的口服药物治疗

2 型糖尿病（type 2 diabetes mellitus，T2DM）主要发病机制是胰岛素抵抗和胰岛 β 细胞分泌胰岛素的功能缺陷，胰岛 α 细胞功能异常和肠降血糖素分泌缺陷、肠道菌群结构和功能异常等。疾病早期表现为餐后血糖升高，进一步发展，会出现内源性肝葡萄糖生成增多、空腹血糖升高。随着对 T2DM 发病机制研究的不断深入，针对胰岛素分泌异常、胰岛素抵抗、内源性肝葡萄糖生成增多，近年来陆续出现一些新的口服制剂。现有的口服糖尿病降糖药物可分为七大类：①促进胰岛素分泌的药物，磺脲类药物、格列奈类药物；②双胍类药物；③ α- 糖苷酶抑制药；④胰岛素增敏剂；⑤二肽基肽酶Ⅳ抑制药；⑥钠 - 葡萄糖共转运蛋白 2 抑制剂；⑦胰高血糖素样肽 -1 受体激动剂口服制剂。现就各类口服降糖药的作用机制、临床应用、不良反应、禁忌证及选择策略和路径介绍如下。

一、胰岛素促分泌剂

（一）磺脲类药物

磺脲类药物（sulfonylureas，SU）是最常用的口服降糖药，由磺酰基和辅基构成，磺酰基决定降糖作用，辅基决定降糖的效能。20 世纪 50 年代第一代 SU 出现，20 世纪 60 年代发明了以格列本脲为代表的第二代 SU。SU 降糖作用确切，不良反应较少，单独用药可降低空腹血糖 3.3 ~ 4.4 mmol/L（60 ~ 70 mg/dl），降低糖化血红蛋白（glycosylated hemoglobin，HbA1c）1.5% ~ 2.0%。常用 SU 的特点和用法见表 6-1。

1．降血糖的作用机制　SU 降糖的主要机制是刺激胰岛 β 细胞分泌胰岛素，降低空腹和餐后血糖。是否具有胰腺外降糖作用尚有争议。

SU 促进胰岛素分泌的作用位点是胰岛 β 细胞膜的 ATP 敏感钾通道（KATP）。KATP 由磺脲类药物受体（SU receptor，SUR）和内向整流钾通道（Kir）6.2 组成［内向整流钾通道指存在 Mg^{2+} 和多胺（精胺）时，产生内向型钾离子电流，但在正常细胞的膜电压范围内，Kir 只产生外向性的钾离子电流，6.2 代表 Kir 基因家族中第 6 个亚型的第 2 成员］。Kir6.2 是跨膜的离子通道，是 KATP 的功能单位。SUR 感受细胞内 ATP 浓度的变化，是 KATP 的调节单位。目前发现 SUR 有 SUR1、SUR2 两个亚型。SU 与 SUR1 结合后，导致 Kir6.2 关闭，减少钾离子外流，使细胞膜去极化，随后激活细胞膜上的电压依赖性钙通道，增加细胞膜外的钙离子内流，升高细胞内的钙离子浓度，激活细胞的胞吐作用，促进胰岛素分泌。

2．SU 对胰腺外组织 KATP 的可能作用　现有的研究结果提示 SU 可能影响心血管系统的功能，尤其在缺血 / 缺氧等病理生理状态下，但还不能明确 SU 治疗是否最终增加 T2DM 患者，尤其合并心血管疾病患者的死亡率。虽然不同 SU 类型可能对心血管潜在的不良影响有差别，但尚不能肯定某一种 SU 具有独特的心血管益处。

3．临床应用　SU是T2DM患者的常用药物，因为这类患者发生糖尿病的重要机制是胰岛素分泌减少。对于以胰岛素抵抗为主要机制的肥胖或超重的T2DM患者，应该在使用改善胰岛素作用和（或）延缓葡萄糖吸收的药物后，血糖仍未达标时可加用SU。

目前没有证据表明哪一种SU特别优于其他的SU，选择具体药物应考虑患者年龄、肝肾功能、药物作用时间、服药次数对患者依从性的影响、某些药物的自身特点等因素。目前倾向选择第二代的药物。

由于体内外实验发现格列本脲减弱缺血预适应对缺血心肌的保护作用，对于存在缺血性心脏病，尤其需进行冠状动脉扩张术的糖尿病患者应慎重使用格列本脲（优降糖）。

SU使用应从小剂量开始，1～2周调整一次剂量，直至达到良好血糖控制或最大剂量，防止低血糖发生。值得注意的是使用最大推荐剂量的一半即可获得75%的最大降糖疗效，大剂量的SU甚至可能导致血糖控制的恶化。应避免两种磺脲类药物联合使用。

SU可与双胍类药物、噻唑烷二酮类、α-糖苷酶抑制药、DPP-Ⅳ抑制药和胰岛素合用，出现SU与双胍类药物，SU与TZD的复合剂型。由于作用机制相同，两种SU联合应用或SU与格列奈类药物联合应用没有依据。

表6-1　不同磺脲类药物的特点比较

通用名	商品名	剂型及规格	用法用量	特点
格列本脲	优降糖	普通片2.5 mg	2.5～20 mg/d，每日分成1～3次，餐前30分钟服用	降糖作用强而持久，强度200，易引起低血糖，不适用于老年人、肝肾功能不全、有心血管并发症、血糖不高的患者
格列吡嗪	瑞易宁	控释片5 mg	5～25 mg/d，与早餐同服	作用短而快，强度100，不易发生持久性低血糖，肝肾功能不全者慎用
格列齐特	达美康	缓释片30 mg	30～120 mg/d，与早餐同服	作用缓和，强度30，生理半衰期较长且缓和渐进，所引起的低血糖少而轻，适用于老年人
格列喹酮	糖适平	普通片30 mg	15～180 mg/d，30 mg/d以内，早餐前一次服用。更大剂量分3次，餐前30分钟服用	作用温和，强度20，半衰期短，95%从胃肠道排出，适用于老年糖尿病伴轻到中度肾功能减退，以及使用其他磺脲类药物反复低血糖者
格列美脲	亚莫利	普通片2 mg	1～6 mg/d，一日1次	降糖能力强，强度200，作用持续时间长，低血糖较格列本脲少

4．影响SU的疗效的因素　高血糖影响SU的疗效。原因包括葡萄糖对胰岛β细胞的毒性作用及抑制胃肠道对SU的吸收。开始口服SU时，如果空腹血糖明显升高（空腹血糖＞13.9 mmol/L，随机血糖＞16.7 mmol/L），可先用胰岛素强化治疗以消除葡萄糖毒性作用。

原发失效指应用SU 3个月，血糖无明显下降。如果排除患者饮食依从性的问题或高血糖的毒性作用，病例选择不当是最可能的原因，即选择了β细胞功能已明显衰退的糖尿病患者（包括1型和2型糖尿病患者）。

继发失效指使用SU至少一年，空腹血糖曾经两次降至8 mmol/L以下（排除原发失效），SU已用至最大治疗剂量3个月，但空腹血糖仍高于10 mmol/L，HbA1c＞9.5%。继发失效的大部分原因不明，可能是糖尿病疾病逐渐发展的过程，其中β细胞功能进行性减退可能是重要因素。其他可能的原因包括：①患者的因素，患者饮食依从性差、缺乏糖尿病知识，如服药方式的错误、生活方式的改变和精神压力增大等。②疾病的因素，病例选择不当，选择了某些β细胞功能缓慢衰退的特殊糖尿病类型，如线粒体糖尿病、成年迟发型自身免疫性糖尿病，或存在合并降低胰岛素敏感性的并发病，如隐性感染等。③治疗的因素，长期接触大剂量的SU，β细胞对SU产生"抵抗"，高血糖降低药物的吸收和毒性作用；同时使用致糖尿病的药物，如皮质醇等。④原因不明，占继发失效的大部分。

5．不良反应

（1）低血糖　是SU最常见的不良反应，严重的低血糖多见于老年人（多见大于70岁的患者）或肝、肾功能不全的患者和使用长效制剂（如格列本脲）的患者，因此建议这类患者使用短效的SU。对轻中度肾功能损害患者，可选择主要在胆道代谢的格列喹酮。

（2）体重增加　常在治疗后的1年内出现，随后体重保持稳定。

（3）皮肤过敏反应　常见皮疹、皮肤瘙痒等。

（4）消化系统　常见上腹不适、食欲减退等，偶见肝功能损害、胆汁淤积性黄疸。

（5）心血管系统　上述SU关闭β细胞膜上KATP而刺激胰岛素分泌，但KATP至少有三种类型：SURl/Kir6.2主要分布在胰腺β细胞和大脑神经元，SUR2A/Kir6.2主要在心肌、骨骼肌，SUR2B/Kir6.2主要在血管平滑肌。心肌细胞和血管平滑肌细胞上的KATP主要调节心肌收缩、氧耗量、血管阻力和血流量，在生理情况下基本上是关闭的，缺血时则开放，使血管阻力下降、血流量增加，可减轻对心肌组织的损伤。SU关闭心肌/血管平滑肌细胞膜上的KATP，可能妨碍缺血时的正常反应。不同SU对不同类型KATP的亲和力不同、选择性结合的特异性不同，某些SU可能对心血管系统带来不利影响，但有待于以心血管事件为终点的随机对照临床试验证实。

6．禁忌证　1型糖尿病、有严重并发症或晚期β细胞功能很差的2型糖尿病。儿童糖尿病患者，孕妇、哺乳期妇女，大手术围术期、全胰腺切除术后、对SU过敏或有严重不良反应等疾病的患者不适合SU。

（二）格列奈类药物

包括瑞格列奈（repaglinide）、那格列奈（nateglinide），前者是氨基甲酰甲基苯甲酸衍生物，后者是D-苯丙氨酸衍生物。两者降糖效果基本相同，可降低HbA1c 1%～2%。

1．作用机制　与SU类似，格列奈类药物的作用位点也是胰岛β细胞膜的KATP，通过与SUR1的结合导致Kir6.2关闭，最终导致细胞的胞吐作用，促进胰岛素的分泌。但是，格列奈类药物与SUR1的结合部位与SU不同，它与SUR1的结合和解离速度更快、作用时间更短，加上格列奈类药物吸收速度更快。这些特点决定了格列奈类药物恢复餐后早期胰岛素分泌时相的作用更显著、更符合生理需求、控制餐后血糖的效果更好、发生低血糖的机会更小。

2．临床应用　适用于治疗正常体重尤其以餐后血糖升高为主的T2DM患者，也可用于不能使用二甲双胍或胰岛素增敏剂的肥胖或超重患者。快速起效、作用时间短的特点方便不能固定进食时间的患者，餐前服药，不进餐不服药，根据进餐时间和次数调整用药。除SU外，可与其他口服降糖药和胰岛素合用。老年患者或有轻度肾功能损害的患者不需调整剂量。虽然瑞格列奈的最大剂量为每天16 mg，但每天3次、每次1 mg已可达到最大降糖疗效的90%。

3．不良反应　可能出现的不良反应是低血糖，但严重低血糖的发生率比 SU 低。不影响血脂，可增加体重。

二、双胍类药物

20 世纪 50 年代发明了第一个双胍类药物，曾有三种双胍类药物应用于临床。目前临床主要使用二甲双胍（metformin）。因导致乳酸性酸中毒，大部分国家已禁用苯乙双胍（phenformin，降糖灵），我国部分地区尚在使用。双胍类药物仅降低升高的血糖，不影响正常血糖，单独使用不会引起低血糖。循证医学证明二甲双胍具有心血管系统保护作用，对肥胖或超重的 T2DM 患者的作用更为明显，具有减少并发症、降低肿瘤发生等益处，是 2 型糖尿病的首选降糖药物。其降糖能力与 SU 相当，单药降低空腹血糖 3.3 ～ 4.4 mmol/L（60 ～ 70 mg/dl）、HbA1c 1.5% ～ 2.0%。

1．降血糖的作用机制　二甲双胍通过激活单磷酸腺苷活化的蛋白激酶（adenosine monophosphate-activated protein kinase，AMPK）信号系统而发挥多方面的代谢调节作用。双胍类药物主要通过增强胰岛素在肝、肌肉组织的作用降低空腹和餐后血糖。降低血糖的同时降低空腹和餐后胰岛素水平，但不直接影响胰岛素的分泌。

（1）抑制过多的内源性肝葡萄糖生成是二甲双胍降低血糖的主要机制，是改善肝对胰岛素的抵抗、抑制糖异生的结果。减少内源性肝葡萄糖生成的其他机制还包括拮抗胰升糖素作用、减少肝糖原分解、降低葡萄糖 -6- 磷酸酶活性等。此外，二甲双胍抑制脂肪分解、降低血游离脂肪酸和甘油三酯浓度，减少糖异生的原料和脂质毒性。

（2）改善周围组织（骨骼肌、脂肪组织）对胰岛素的敏感性，增加对葡萄糖的摄取和利用，是二甲双胍改善餐后血糖的重要机制。二甲双胍增加细胞内的葡萄糖转运蛋白 4（glucose transporter 4，GLUT4）向细胞膜移动并增强其活性、加强糖原合成酶活性、增加糖原储存。新近的研究发现二甲双胍增强 AMP 激活的蛋白激酶 -α_2（AMP-activated protein kinase-α_2）的活性，同时伴随葡萄糖利用率增加、骨骼肌糖原浓度升高，即增加骨骼肌葡萄糖的转运和储存。二甲双胍改善胰岛素敏感性的分子机制可能是增强胰岛素介导的胰岛素受体酪氨酸激酶活性，激活受体后的信号传导途径。这些作用可能与二甲双胍改善高血糖对细胞膜流动性的损害有关。

（3）减轻体重是双胍类药物的显著特点，可减少内脏和体内总的脂肪含量，主要是抑制食欲、减少能量摄取的结果。减轻体重改善胰岛素敏感性有助于其降糖作用，但其降糖作用不依赖于体重的下降。

二甲双胍的作用还包括增加肠道对葡萄糖的利用、抑制脂肪酸氧化、延缓葡萄糖的吸收等。

2．降糖外的作用　二甲双胍具有改善血脂异常的作用，与降糖及减轻体重无关。它可降低血甘油三酯、游离脂肪酸、低密度脂蛋白胆固醇（LDL-C）和增加高密度脂蛋白胆固醇（HDL-C）。二甲双胍增加纤维蛋白溶解、降低溶酶原激活物抑制剂 1（plasminogen-activator inhibitor 1，PAI-1）浓度、降低血小板的密度和聚集能力。这些作用可能是二甲双胍降低 T2DM 患者心血管死亡率的重要原因。

3．临床应用　二甲双胍是 T2DM 患者的一线用药，可单药使用或联合其他药物。二甲双胍延缓葡萄糖耐量减低（impaired glucose tolerance，IGT）向糖尿病发展，可用于 IGT 患者。二甲双胍不单独用于 1 型糖尿病。与胰岛素合用时，二甲双胍可减少 1 型或 2 型糖尿病患者的胰岛素用量和血糖波动。

高龄不是使用二甲双胍的禁忌。由于二甲双胍经肾排泄，应在开始治疗前确认肌酐清除率（CCr）或 eGFR，并在治疗后定期检查。在没有其他可能增加乳酸酸中毒风险的情况时，二甲双胍可用于中度肾功能不全（3a 级）的患者［（CCr 为 45 ～ 59 ml/min 或 eGFR 为 45 ～ 59 ml/（min · 1.73m^2）］，并需要调整剂量。通常的起始剂量为 500 mg 或 850 mg，每日 1 次，最大剂量为每日 2 000 mg，分两次服用。二甲双胍禁用于 CCr ＜ 45 ml/min 或 eGFR45 ml/（min · 1.73m^2）的患者。

稳定性慢性心衰的患者在定期检查心、肾功能的情况下可以服用二甲双胍。二甲双胍禁用于急性和不稳定性心衰的患者。

放射性研究中发现向血管内注射碘化造影剂会导致肾衰。这可能引起二甲双胍蓄积和增加乳酸酸中毒的风险。对于 eGFR ＞ 60 ml/（min · 1.73m^2）的患者，在检查前或检查时必须停止服用二甲双胍，在检查完成至少 48 小时后且仅在再次检查肾功能无恶化的情况下才可以恢复服用。对于中度肾功能不全［eGFR 在 45 ～ 60 ml/（min · 1.73m^2）之间］的患者，在注射碘化造影剂 48 小时前必须停止服用二甲双胍，在检查完成至少 48 小时后且仅在再次检查肾功能无恶化的情况下才可以恢复服用。

为减少胃肠道不良反应，初始剂量为每日 3 次，每次 250 mg。治疗 3 ～ 5 日后空腹血糖开始下降，1 ～ 2 周调整剂量。每日剂量 1 500 mg 可获得最大降糖疗效的 80% ～ 85%。国内推荐最大剂量不超过每日 2 000 mg，国外常用至每日 2 550 mg（850 mg，每日 3 次），最大剂量每日 3 000 mg。

4．不良反应　常见的不良反应是胃肠道反应。小剂量开始、逐渐加量、餐时或餐后服用可使大部分患者耐受。乳酸酸中毒是致死性的副作用，可见于服用苯乙双胍的患者，使用二甲双胍罕见。在二甲双胍治疗的患者中，报告发生乳酸酸中毒的病例主要为肾衰竭或肾功能急性恶化的糖尿病患者。应警惕可能引起肾功能受损的情况，例如脱水（严重的腹泻或呕吐），或开始降压治疗或利尿剂治疗，以及开始非甾体抗炎药治疗。

由于二甲双胍原型从肾排出、轻度升高的乳酸由肝有氧代谢，所以严重肝肾功能不全，心肺功能不全导致缺氧，严重感染导致组织灌注不良，酗酒，有乳酸酸中毒的病史，需使用造影剂的糖尿病患者均不宜使用二甲双胍。二甲双胍单独使用不会引起低血糖，但酗酒时可发生。二甲双胍可增加使用胰岛素或胰岛素促分泌剂后发生低血糖的机会。可能影响维生素 B_{12} 的吸收，降低其血浓度，但引起贫血罕见。同时服用钙剂可增强维生素 B_{12} 的吸收，拮抗这种不良反应。

5．禁忌证　二甲双胍禁用于急性和不稳定性心衰、呼吸衰竭、近期发作的心肌梗死、休克、严重肝病、中度（3b 级）和重度肾衰竭［CCr ＜ 45 ml/min，或 eGFR ＜ 45 ml/（min · 1.73m^2）］、严重感染、缺氧、外伤，有大手术史的患者，孕妇和哺乳期妇女，长期酗酒者，以及对药物过敏或有严重不良反应者。

三、α- 糖苷酶抑制药

临床使用的 α- 糖苷酶抑制药（α-glucosidase inhibitor，AGI）包括阿卡波糖（acarbose）、伏格列波糖（voglibose）和米格列醇（miglitol）。阿卡波糖主要抑制 α- 淀粉酶，作用于大分子多糖的消化过程，伏格列波糖和米格列醇选择性抑制双糖水解酶（麦芽糖酶、蔗糖酶），作用于双糖分解为单糖的过程，但三者的降糖作用并无明显差别。AGI 主要降低餐后葡萄糖水平，如果饮食中糖类（碳水化合物）供能占 50% 以上，AGI 的降糖效果更为明显。长期使用则通过减轻葡萄糖毒性作用而轻度降低空腹血糖，不影响或轻度降低血胰岛素水平。降糖作用温和，效果持续，使用数年未发现疗效下降或失效的现象。单药治疗可降低空腹血糖 1.4 ～ 1.7 mmol/L、餐后葡萄糖 2.2 ～ 2.8 mmol/L、HbA1c 0.7% ～ 1.0%。

1．作用机制　AGI 的作用部位均在小肠上段。可逆性（竞争性）抑制小肠上皮细胞刷状缘的 α- 糖苷酶（麦芽糖酶、蔗糖酶、葡糖淀粉酶），延缓 α- 糖苷酶将淀粉、寡糖、双糖分解为葡萄糖，从而减慢葡萄糖的吸收速度，使餐后血糖高峰低平，降低餐后血糖。抑制作用是可逆性的，持续 4 ～ 6 小时，所以必须在每餐进食第一口时服用。α- 糖苷酶对葡萄糖的吸收过程没有影响。

AGI 对空腹血糖无直接作用，但可通过降低餐后高血糖、减轻葡萄糖的毒性作用。改善胰岛素抵抗而轻度降低空腹血糖。此外，AGI 也可轻度升高 GLP-1 的浓度，但对胰岛素的分泌和血糖的降低作用有限。

2．临床应用　餐后血糖升高为主的 T2DM 患者，是单独使用 AGI 的最佳适应证。对于空腹、餐后血糖均升高的患者，可与其他口服降糖药或胰岛素合用。

国内外大规模的临床研究发现阿卡波糖治疗 IGT 患者，可延缓或减少 T2DM 的发生。国家食品药品监督管理局已批准阿卡波糖用于治疗 IGT 的餐后高血糖。

炎症性肠病、血肌酐＞ 177 μmol/L（2.0 mg/dl）的糖尿病患者均不适合使用 AGI。

小剂量开始，逐渐加量可减少不良反应。阿卡波糖开始剂量为 25 mg、每日 1 ～ 2 次，2 ～ 4 周增加 25 mg，直至血糖良好控制或到最大剂量 100 mg、每日 3 次。米格列醇 25 mg、每日 3 次，4 ～ 12 周增至最大剂量 100 mg、每日 3 次。伏格列波糖 0.2 mg、每日 1 次，最大剂量 0.3 mg、每日 3 次。

3．不良反应

（1）胃肠道不良反应　最常见，腹胀不适、腹泻、胃肠排气增多等胃肠道不良反应发生率约 30%，可随治疗时间的延长而减弱，大多 2 周后缓解，极少患者因此而停药。小剂量开始、缓慢增加剂量可减少不良反应的发生。出现胃肠道不良反应是因为 AGI 延缓糖类（碳水化合物）的水解和吸收，部分糖类到达结肠，经细菌发酵，肠道产生酸性物质、氢气和二氧化碳增多。随着治疗时间的延长，小肠下段的 α- 糖苷酶活性逐渐被诱导升高，到达结肠的糖类减少，不良反应减轻。

（2）肝功能异常　早期临床研究发现极少部分使用阿卡波糖的患者出现可逆性肝功能异常，机制不明。新近的研究显示阿卡波糖对合并慢性肝病的糖尿病患者同样有效，使用最大推荐剂量并不影响肝转氨酶水平。

单独使用 AGI 不会引起低血糖。当与 SU、格列奈类药物或胰岛素合用时出现低血糖，只能口服或静脉注射葡萄糖，口服其他糖类或淀粉无效。不宜与助消化的淀粉酶、胰酶合用。

4．禁忌证　明显消化吸收障碍的慢性胃肠功能紊乱、血肌酐（serum creatinine，SCr）＞ 2.0 mg/dl（167 μmol/L）、妊娠期和哺乳期。

四、胰岛素增敏剂

噻唑烷二酮类（thiazolidinediones，TZD）是第一个针对胰岛素抵抗而发明的药物，故称为胰岛素增敏剂。早期产品曲格列酮因为严重的肝毒性而被淘汰，目前临床应用的包括罗格列酮和匹格列酮。TZD 降低空腹和餐后血糖的同时，降低空腹和餐后胰岛素水平，可能具有独特的心血管保护作用。罗格列酮和匹格列酮两者降糖能力相似，降糖疗效较二甲双胍和 SU 略低，单独使用时可降低空腹血糖 2.4 ~ 4.4 mmol/L、HbA1c 0.5% ~ 1.9%。

1．降糖作用机制　TZD 作用于肌肉、脂肪组织的核受体——过氧化物酶体增殖物激活受体 γ（peroxisome proliferator activated receptorγ，PPARγ），与受体结合的能力和临床降低血糖的效能相一致。TZD 与受体结合后形成活化复合物，再与 DNA 特异的过氧化物酶体增殖物反应子（peroxisome proliferator response elements）结合，增加众多影响糖代谢的相关基因的转录和蛋白质的合成，最终增加胰岛素的作用。具体机制包括：①激活骨骼肌的 PPARγ，增强 GLUT4 表达、拮抗高血糖对胰岛素受体酪氨酸激酶的抑制、增加骨骼肌对葡萄糖的摄取、促进糖原合成和葡萄糖氧化；②激活脂肪组织的 PPARγ，使前脂肪细胞转变为对胰岛素敏感的小脂肪细胞，抑制脂肪分解、增加脂肪合成、降低血游离脂肪酸含量，减轻脂质毒性对骨骼肌葡萄糖代谢的影响；③增加脂肪合成途径所需酶类的基因转录和蛋白合成，如脂蛋白脂肪酶、脂肪酸结合蛋白和脂肪酸转运蛋白等；④减少脂肪组织分泌增加胰岛素抵抗的激素，如 TNF-α、瘦素、抵抗素、IL-1β 和 IL-6。TZD 也改善肝细胞的胰岛素抵抗，抑制肝葡萄糖异生，减少内源性葡萄糖生成。

2．非降糖作用　TZD 可能具有心血管保护作用，表现为降低血压、增加心肌血流、增强心肌功能、改善血管内皮细胞功能、增强纤溶活性、减少血管壁炎症、抑制血管平滑肌细胞增殖以及减少颈动脉内膜中层厚度等。所有的 TZD 均增加 HDL-C 和 LDL-C 浓度。增加的 LDL-C 主要是从小而致密的 LDL 转化为大而松散的 LDL 颗粒，后者致动脉粥样硬化的能力较小。相反，增加的 HDL-C 是更为致密但保护作用较弱的 HDL3 亚组成分。最终对动脉粥样硬化的影响目前尚不清楚。TZD 可减少尿微量白蛋白排泄。TZD 可改善胰岛素抵抗，可用于治疗多囊卵巢综合征。

虽然体内外研究发现 TZD 对心血管疾病的各种危险因子均有一定的改善作用，但降低心血管疾病的死亡率缺乏循证医学的证据。

3．临床应用　适用于胰岛素抵抗为突出表现的 T2DM 患者，即肥胖或超重的 T2DM 患者。

TZD 单独使用的疗效略逊二甲双胍和 SU，但与其他降糖药物合用则表现出其独特的疗效。加用 TZD 可显著改善 SU 继发失效患者的血糖。与胰岛素联用治疗肥胖的 T2DM 患者时，TZD 在进一步降低血糖的同时，减少外源性胰岛素的用量。虽然同为促进胰岛素作用的药物，二甲双胍的主要作用部位是肝，而 TZD 则是骨骼肌，两者合用显示良好的效果。

推荐剂量是罗格列酮 4 ~ 8 mg/d，匹格列酮 15 ~ 45 mg/d，进餐时服用。由于通过激活核受体，增加蛋白质合成起作用，故 TZD 显示降糖作用需较长时间，一般 2 ~ 4 周开始起效，在 6 ~ 12 周出现明显疗效。

目前没有临床证据表明 TZD 能与胰岛素一起用于治疗 1 型糖尿病。

4．不良反应

（1）水潴留导致的水肿、体重增加为 TZD 常见的不良反应。轻、中度水肿的发生率 3% ~ 4%，与胰岛素合用则增至 15%。水肿可能与增加某些血管内皮生长因子，导致血管壁通透性升高有关。水肿对利尿剂的反应因人而异，大多效果欠佳。水潴留的机制不清楚。TZD 治疗中常出现体重增加，与水潴留、脂肪含量增加、血糖控制改善有关。TZD 导致体内脂肪含量再分布，增加的脂肪主要积聚在皮下。

（2）虽然罗格列酮和匹格列酮没有表现出明显的肝毒性，但 TZD 的早期产品曲格列酮曾引起致死性的肝损害，故在 TZD 使用前后应定期检查肝功能。

（3）绝经后妇女服用该类药物增加骨折和骨质疏松症风险。

5．禁忌证

（1）TZD 可能引起或加重心衰，NYHA 心功能Ⅲ级和Ⅳ级的患者禁用。

（2）严重肝病，活动性肝病或 ALT 大于 2.5 倍正常上限的患者禁用，ALT 大于 3 倍正常上限的患者或患者出现黄疸时禁用。

（3）严重骨质疏松和有骨折病史的患者禁用。

（4）不宜用于 T1DM 患者、孕妇、哺乳期妇女和儿童。

（5）现有或既往有膀胱癌病史的患者或有不明原因肉眼血尿的患者禁用吡格列酮。

五、二肽基肽酶 – Ⅳ抑制剂

我国目前上市的二肽基肽酶 - Ⅳ（dipeptidyl peptidase Ⅳ，DPP- Ⅳ）抑制剂有西格列汀、沙格列汀、利格列汀、阿格列汀和维格列汀。在心血管安全性评估方面，西格列汀心血管结局研究（TECOS）、沙格列汀心血管结局研究（SAVOR）、阿格列汀心血管结局研究（ExAMINE）和利格列汀治疗的心血管和肾微血管结局研究（CARMELINA）结果显示，西格列汀、沙格列汀、阿格列汀和利格列汀不增加主要不良心血管事件（major adverse cardiovascular events，MACE）的发生风险。虽然 SAVOR 研究中沙格列汀组患者 HF 住院风险较安慰剂组升高；但 EXAMINE 研究事后亚组分析中，阿格列汀可使无 HF 病史亚组的 T2DM 合并急性冠脉综合征患者的 HF 住院风险增高，但 HF 住院并未增加 T2DM 患者心血管死亡风险。目前利格列汀对比格列美脲应用于 2 型糖尿病患者的心血管结局研究（CAROLINA）是一项头对头比较利格列汀与格列美脲对 T2DM 患者心血管结局影响的随机临床试验（randomized clinical trail，RCT）研究，其研究结果将有助于明确 DPP-4 抑制剂与磺脲类之间的心血管安全性是否存在差别。

1．降血糖作用机制　DPP- Ⅳ是一种以二聚体形式存在的高特异性丝氨酸蛋白酶，可特异性识别 GLP-1 的 N 末端，并从此处切除二肽使 GLP-1 失活。DPP- Ⅳ抑制剂抑制 DPP- Ⅳ，减少体内 GLP-1 的快速降解、增加内源性 GLP-1 浓度，从而促进胰岛 β 细胞分泌胰岛素，抑制 α 细胞不适当分泌胰高血糖素。

2．临床应用　DPP- Ⅳ抑制剂适用于 T2DM 患者。当饮食和运动不能使血糖得到满意控制或二甲双胍不能耐受时，可单独使用；也可与其他口服降糖药物及胰岛素联合使用。在包括中国 2 型糖尿病患者在内的临床试验显示 DPP- Ⅳ抑制剂可降低 HbA1c 0.5% ~ 1.0%。DPP- Ⅳ抑制剂单独使用不增加低血糖发生的风险、不增加体重，无其他严重不良反应。可使用的药物包括西格列汀 100 mg、一日 1 次，沙格列汀 5 mg、一日 1 次，利格列汀 5 mg、一日 1 次，阿格列汀 25 mg、一日 1 次和维格列汀 50 mg、一日 2 次。除了利格列汀可全程用于肾功能不全的患者外，其他 DPP- Ⅳ抑制剂应注意根据 eGFR 调整剂量。

3．不良反应　总体不良反应发生率较低。可出现头痛、超敏反应、上呼吸道感染、肝酶升高、关节痛等，一般较轻，多可耐受。

4．禁忌证　孕妇、哺乳期妇女和儿童，T1DM 或糖尿病酮症酸中毒（diabetic ketoacidosis，DKA），对 DPP- Ⅳ抑制剂有超敏反应的患者。

六、SGLT2 抑制剂

钠 - 葡萄糖共转运蛋白 2 抑制剂（sodium-dependent glucose transporters 2 inhibitor，SGLT2i）是一种新型的口服降糖药物。SGLT2i 代表药物有达格列净（dapagliflozin）、坎格列净（canagliflozin）和恩格列净（empagliflozin）。

在全球范围内，已完成的 SGLT2i 多项临床研究对该类药物的有效性与安全性进行了评价。恩格列净的心血管结局研究（EMPA-REGOUTCOME）结果显示，恩格列净的治疗与全因死亡率、主要不良心血管事件，心力衰竭、肾功能恶化和终末期肾病发生的风险下降相关。达格列净的 DECLARE 研究发现，无论是单纯合并心血管危险因素还是已确诊心血管疾病的 T2DM 患者，随访 5 年结果显示，达格列净能够有效降低 17% 的心血管死亡或心衰住院风险，开创了糖尿病患者心血管结局管理时代。

1．降血糖的作用机制　正常生理情况下，肾每天经过肾小球滤过近 160 ~ 180 g 的葡萄糖到肾小管中，但滤过的葡萄糖全部被重吸收。在肾小管内的葡萄糖主要通过钠—葡萄糖共转运蛋白（SGLT）重吸收回到血液循环中。人类 SGLT 家族主要包括 SGLT1 ~ SGLT6，在体内广泛分布。其中，SGLT2 是该家族中的重要一员，主要分布在近段肾小管的管腔侧细胞膜上，负责肾小管中 90% 葡萄糖的重吸收。另外 10% 的葡萄糖通过分布在远端肾小管的 SGLT1 通道重吸收。通过抑制 SGLT1 或 SGLT2 的作用抑制葡萄糖重吸收，促进尿葡萄糖排泄，从而达到降低血液循环中葡萄糖水平的作用。达格列净和恩格列净主要抑制 SGLT2，而坎格列净同时抑制 SGLT1 和 SGLT2。SGLT2i 降低 HbA1c 幅度为 0.5% ~ 1.5%。SGLT2i 与常用的口服降糖药物比较，其降糖疗效与二甲双胍相当，优于西格列汀和磺脲类药物，且有明显的减重效果。

2．降糖外的作用机制　另外，SGLT2i 可降低血压、尿酸水平，减少尿蛋白排泄，减轻体重 1.5 ~ 3.5 kg，降低 SBP 3 ~ 5 mmHg；降低 TG，同时升高 HDL-C 和 LDL-C，但不增加 LDL/HDL 比值。其作用机制可能为：① SGLT2i 可渗透性利尿、增加尿钠排泄的效果，从而降低心脏前后负荷，从容量负荷的机制方面达到保护心脏的作用；② SGLT2i 可以改善心肌能量代谢，可以使心脏的产能增加，从而增加心肌细胞 ATP 能量存储；③在动物研究中发现，SGLT2i 可以抑制心肌纤维化，改善心肌重构。

3．临床应用　SGLT2i 可应用于成人 T2DM，当饮食和运动不能使血糖得到满意控制或二甲双胍不能耐受时，可单独使用，也可与其他口服降糖药物及胰岛素联合使用。由于 SGLT2i 的药理作用依赖一定水平的 eGFR，故对患者 eGFR ＞ 45 ml/min/1.73 m^2。FDA 批准达格列净、卡格列净和恩格列净的起始剂量分别为 5 mg、100 mg 和 10 mg，根据血糖控制的需求和是否耐受可调整至最大剂量 10 mg、300 mg 和 25 mg，每日 1 次口服。达格列净和恩格列净餐前或餐后均可服用，坎格列净需要在第一次正餐前口服。

4．不良反应　SGLT2i 单独使用时不增加低血糖发生的风险。与二甲双胍、DPP-Ⅳ抑制剂、TZDs 等药物联合使用时，低血糖发生的风险也没有明显增加。SGLT2i 其主要的不良反应为生殖道、尿路感染，生殖道感染的发生率为 4.8% ~ 5.7%，但多为轻到中度感染，常规抗感染治疗有效；女性较男性生殖道感染发生率稍高。最为常见的生殖道感染疾病在女性中为外阴阴道真菌感染、阴道念珠菌病和外阴阴道炎，在男性中为念珠菌性龟头炎和阴茎包皮炎。女性生殖道感染大部分发生在用药的初始 4 个月内，而男性则在第一年内。为避免生殖道和尿路感染的发生，建议使用前询问病史，半年内反复发生生殖道、尿路感染的患者不推荐使用。在使用过程中，如果发生感染并需要抗感染治疗时建议暂停使用 SGLT2i 。感染治愈后，可继续使用。

SGLT2i 临床研究中及上市后临床应用中，曾发现发生 DKA 及糖尿病酮症的病例，但非常少见。

七、口服 GLP-1 受体激动剂

胰高血糖素样肽 -1（GLP-1）是一种降血糖素，主要由空肠回肠和盲肠的 L 细胞分泌，其与 GLP-1 受体结合以后，具有血糖依赖性的肠降血糖素分泌作用；其次是能够保护胰岛细胞，以葡萄糖浓度依赖的方式增强胰岛素分泌、抑制胰高血糖素分泌；并能延缓胃排空，通过中枢性地抑制食欲而减少进食量。

GLP-1 受体激动剂有显著的体重降低作用，单独使用无明显导致低血糖发生的风险，因此，更适用于肥胖的糖尿病患者。目前上市的 GLP-1——利拉鲁肽、艾塞那肽等主要以注射制剂为主，需皮下注射。近期，FDA 批准了口服索马鲁肽（semaglutide），这是第一种用于治疗 T2DM 不用注射的 GLP-1 受体激动剂。

GLP-1 受体激动剂的常见胃肠道不良反应，如恶心，程度多为轻到中度，主要见于刚开始治疗时，随治疗时间延长逐渐减少。

目前临床使用的口服抗糖尿病的药物收益和风险对比见表 6-2。

表6-2　目前临床使用的口服抗糖尿病药物收益和风险对比

药物	收益	风险
二甲双胍	降低体重，单药不引起低血糖，可能改善脂质谱	胃肠道副反应 乳酸酸中毒（罕见）
磺脲类	广泛使用，疗效明确	体重增加、低血糖、缺乏心血管结局研究证据
噻唑烷二酮类	持久血糖控制，单药不引起低血糖	有水肿、体重增加、引起或加重充血性心衰、增加骨折及骨质疏松风险
格列奈类	降糖确切，起效快，作用时间短	体重增加，需频繁给药，可能引起低血糖
α- 葡萄糖苷酶抑制剂	不增加体重 单药不引起低血糖	常见胃肠道副反应 需一日 3 次给药
DPP- Ⅳ 抑制剂	不影响体重，单药不引起低血糖	副作用少，为鼻咽炎、头痛、上呼吸道感染等
SGLT2i	降低体重、血压、血糖、尿酸，减少尿蛋白等，对心、肾功能有益	尿路、生殖道感染，发生酮症酸中毒罕见

八、T2DM 口服药物选择原则及路径

T2DM 是一种进展性的疾病，治疗时应遵循以下原则：①无论采取何种治疗方案，生活方式干预是基础；②首先综合评估患者的具体情况，包括年龄、病程、血糖（HbA1c、空腹

血糖、餐后血糖）、体重、低血糖风险、肝肾功能、并发症、伴发疾病、经济能力、接受意愿等。制定个体化的血糖目标值，达标的前提是安全；然后再结合药品的具体特点选择不同的治疗方案。

如果单纯生活方式不能使血糖控制达标，应开始药物治疗。2 型糖尿病药物治疗的首选药物应是二甲双胍。如果没有二甲双胍的禁忌证及严重不良反应，该药物应该一直保留在糖尿病的治疗方案中。关于启动口服抗糖尿病药物（oral antidiabetic drug，OAD）联合治疗的 HbA1c 截点值，目前国内外尚未达成一致意见。《中国 2 型糖尿病防治指南（2017 年版）》建议：二甲双胍单药治疗 3 个月，HbA1c ≥ 7.0% 时，则可启动二联治疗。2018 年美国糖尿病学会（American Diabetes Association，ADA）指南建议，二甲双胍单药治疗 3 个月 HbA1c ≥ 7.0% 或初诊患者 HbA1c ≥ 9.0% 时，即可启动二联治疗。2018 年美国临床内分泌医师协会（AACE）/ 美国内分泌学院（ACE）指南建议，初诊患者 HbA1c ≥ 7.5% 且临床症状明显者或初诊 HbA1c ≥ 9.0% 者，起始治疗需为二联治疗。

联合治疗的要点：①作用机制互补的药物联合；②联合方案应使低血糖风险和严重程度最小化，不良反应无叠加；③如患者合并动脉粥样硬化性心血管疾病（arteriosclerotic cardiavasular disease，ASCVD），应优先选择联合具有明确心血管获益证据的药物，以最大限度降低患者心血管事件和死亡风险；④对于超重或肥胖的 T2DM 患者，尽量选择联合减重或不增加体重的药物，以改善胰岛素抵抗和减少血糖控制的难度。二种口服药物联合治疗控制血糖不达标者可加用胰岛素治疗（每日 1 次基础胰岛素或每日 1 ～ 2 次预混胰岛素）或采用三种口服药物间的联合治疗。

（徐 玲 徐 勇）

参考文献

[1] 中华医学会糖尿病学分会．中国 2 型糖尿病防治指南（2017 年版）．中华糖尿病杂志，2018，10（1）：4-67.

[2] 纪立农，郭立新，郭晓蕙，等．钠 - 葡萄糖共转运蛋白 2 （SGLT2）抑制剂临床合理应用中国专家建议．中国糖尿病杂志，2016，10（24）：865-870.

[3] 中华医学会内分泌分会 . 中国成人 2 型糖尿病口服降糖药联合治疗专家共识．中华内分泌代谢杂志，2019，3（35）：190-199.

[4] Zinman B，Wanner C，Lachin JM，et al.Empagliflozin，cardio-vascularoutcomes，and mortality in type 2 diabetes.N Engl JMed，2015，373：2117-2128.

[5] Chen X，Hu P，Vaccaro N，et al. Pharmacokinetics，pharmacodynamics，and safety of single-dose canagliflozin in healthy Chinese subjects. Clin Ther，2015，37：1483-1492.

[6] Ismail-Beigi F.Clinical practice: glycemic management of type 2 diabetes mellitus.N Engl J Med，2012，366（14）：1319-1327.

[7] Green JB，BeIhel MA，Armstrong Pw，et a1．Effect of sitagliptin on cardiovascular outcomes in type 2 diabetes．N Engl J Med，2015，373（3）：232-242．

[8] Rosenstock J，Kahn SE，Johansen OE，et a1．Effect of linagliptin vs glimepirrde on adverse cardiovascular outcomes in patients with type 2 diabetes：the CAROLINA randomized clinical trial．JAMA，2018，DOI：lO.100l.

[9] Karagiannis T，Paschos P，Paletas K，et al.Dipeptidyl peptidase-4 inhibitors for treatment of type 2 diabetes mellitus in the clinical setting：systematic review and meta-analysis. BMJ，2012，344：e1369.

[10] Henry RR，Buse JB，Sesti G，et al.Efficacy of antihyperglycemic therapies and the influence of baseline hemoglobin A（1C）：a meta-analysis of the liraglutide development program.Endocr Pract，2011，17（6）：906-913.

糖尿病足的诊断与治疗

糖尿病足的基本定义是糖尿病患者踝关节以远的皮肤及其深层组织破坏，常合并感染和（或）下肢不同程度的动脉闭塞症，严重者累及肌肉和骨组织。糖尿病足是糖尿病患者致残、致死的主要原因之一，也是造成社会沉重负担的重大公共卫生问题。在发达国家，糖尿病足占用了 12% ~ 15% 的糖尿病医疗卫生资源；而在发展中国家，则高达 40%。美国糖尿病医疗费用的 1/3 用于糖尿病足患者。糖尿病足会产生巨大的社会和家庭的经济负担。

一、流行病学

不同国家、地区之间糖尿病足溃疡（diabetic foot ulcers，DFU）患病率差距极大，介于 1.5% ~ 16.6%。根据 2004 年的多中心调查，我国 DFU 患者以单发、Wagner 1 级和 2 级溃疡为主。合并坏疽者达 28.8%，部位多在足趾。DFU 以神经缺血性为主，67.9% 的溃疡合并感染。2012 年再次调查显示 DFU 的感染率、Wagner 3 级以上及 Texas 分期 D 期患者所占比例升高；与 2004 年相比，总截肢率增加，但大截肢率降低，愈合率明显增加。近期调查显示，45% 的患者为 Wagner 3 级以上。患者的总截肢率 19.03%，其中大截肢 2.14%，小截肢 16.88%。这些与文献报告的发达国家糖尿病足小截肢率增加、大截肢率下降一致。

二、病理生理学

糖尿病运动神经病变影响足部肌肉的牵张力，引起足肌肉萎缩、足底受力部位的改变，导致足畸形，如爪形趾、锤状趾等。足部感觉神经受损，保护性感觉丧失，使足部对外界压力、异物或冷热反应性和抵御能力下降而易受伤形成溃疡。自主神经病变使患者皮肤泌汗功能减弱，从而出现足部皮肤干燥皲裂，易引发细菌感染；周围血管病变，使下肢血流量减少，组织缺氧和营养成分供给不足。同时有神经病变和缺血性病变（神经缺血性溃疡）的患者，若存在严重的周围性缺血可以没有下肢发凉、疼痛等缺血症状。

三、临床分级、分期

Wagner 分级法主要基于组织破坏程度、感染和缺血这三个因素进行临床分级，是目前应用最为广泛的糖尿病足分级方法（表 6-3）。德克萨斯大学（TEXAS）分级对创面组织破坏程度做出分级评估，还对创面感染和（或）缺血同时做出分期评估（表 6-4）。两个评估系统都可以为制定治疗策略提供指导。

表6-3　糖尿病足Wagner分级

分级	临床表现
0	高危足，有发生足溃疡危险因素存在，但无溃疡
1	皮肤表浅溃疡，无感染
2	较深的溃疡，常合并软组织炎，无脓肿或骨的感染
3	深部溃疡，伴有脓肿或骨髓炎
4	局限性坏疽（趾、足跟、足背）
5	大部分或全足坏疽

表6-4　糖尿病足TEXAS分级和分期

分级	临床表现	分期	临床表现
1	足部溃疡病史	A	无感染无缺血
2	表浅溃疡	B	合并感染
3	溃疡深达肌腱	C	合并缺血
4	溃疡累及关节	D	合并感染和缺血

糖尿病发生足溃疡的危险因素包括：①有周围神经病变、自主神经病变；②有周围血管病变；③既往有脚溃疡病史；④足畸形，如爪形趾、Charcot足；⑤合并有胼胝或“鸡眼”；⑥失明或视力严重减退；⑦合并肾病变，特别是慢性肾衰竭；⑧高龄或不能观察自己脚，尤其是独居生活；⑨感觉缺失；⑩糖尿病知识缺乏。

糖尿病足溃疡发生的诱发因素包括：①趾间或足部皮肤瘙痒而搔抓皮肤；②溃破、水疱破裂、烫伤；③损伤、碰撞伤及新鞋磨伤等。

四、糖尿病足筛查

1．病史采集　主要包括年龄、性别、身高、体重、民族、文化程度、职业在内的人口学资料，吸烟史、系统疾病史、糖尿病史、DFU病史、截肢（趾）病史、下肢血管病史、周围神经病史、过敏史等，糖尿病及并发症和（或）合并症病程与治疗措施的记录。

2．体格检查　除全身系统体格检查外，重点关注有无足畸形，足踝部关节活动是否受限，感觉是否存在，腘动脉、胫后动脉及足背动脉是否搏动，足皮温，皮肤是否存在干燥、皲裂、水泡、真菌感染、胼胝等。如果有溃疡，注意溃疡面的外观、范围、深度、温度、气味等。检查患者对侧肢体情况及鞋袜是否合适。

3．辅助检查　除常规生化代谢指标、心电图等辅助检查外，还需对糖尿病周围神经、周围血管及溃疡感染进行进一步评估。

（1）神经系统检查　推荐联合应用踝反射、针刺痛觉、震动觉、压力觉、温度觉5项检查方法。目的是了解患者是否仍存在保护性的神经感觉。最为简单和常用的方法是用一根特制的10 g尼龙丝，一头接触于患者的大脚趾、脚跟和前脚底外侧，用手按住尼龙丝的另一头，并轻轻施压，刚好使尼龙丝弯曲。患者脚底或脚趾此时能感觉到脚底的尼龙丝，则为正常，否则为不正常。用128 Hz音叉评估震动觉。皮肤温度觉检查是检查皮肤对温度变化的感觉，反应神经功能是否受损，分为定性和定量检查。定性检查即将音叉或一根细不锈钢棍置于温热水杯中，取出后测定患者不同部位的皮肤感觉，同时与正常人对照。定量检查需要使用仪器。压力测定为通过测定足不同部位的压力，了解患者是否有脚部压力异常。通常让受试者站在有多点压力敏感器的平板上，通过扫描成像，在计算机上分析。

（2）周围血管检查　最简单的方法是用手来触摸脚背或胫后动脉的搏动来了解脚部大血管病变，波动消失提示有严重的大血管病变，需进行下一步检查。检查包括：①血管超声检查，通过检查明确血管有无狭窄或闭塞。②踝肱比值，反映下肢血压与血管状态。正常值为 1.0 ~ 1.4，小于 0.9 为轻度缺血，0.5 ~ 0.7 为中度缺血，小于 0.5 为严重缺血。严重缺血的患者容易导致下肢（或脚趾）坏疽。③血管造影，了解下肢血管闭塞程度和部位，为截肢平面或血管旁路手术提供依据。④经皮氧分压测定，反映微循环状态，同时反映周围动脉的供血状况。⑤血流变学检查，包括全血黏稠度、血浆比黏度、全血还原黏度、红细胞聚集指数、红细胞刚性指数、血浆纤维蛋白原含量测定。

（3）溃疡合并感染的检查　用探针探查怀疑有感染的溃疡，如发现窦道，探及骨组织，要考虑骨髓炎；同时用探针取溃疡深部的标本做细菌培养，增加培养出感染细菌的特异性。深部感染或骨病变还可用 X 线平片、同位素扫描或磁共振检查等方法鉴别。

五、糖尿病足预防

糖尿病足的预防胜于治疗，早期发现、识别、诊断及治疗高危足，降低糖尿病足的发生，可以达到事半功倍的目的。

1．整体预防

（1）健康宣教　糖尿病足专科医护人员对患者及家属进行系统的糖尿病足相关知识教育，每天检查足与鞋袜，进行皮温测定，可以减少糖尿病高危足患者 DFU 的发生率、降低 DFU 的复发率和提高无足溃疡事件的生存率、降低 DFU 的截肢率、降低医疗费用和提高患者的生活质量。

（2）每天检查足，包括足趾间　如果患者本人不能自行检查，需请他人予以帮助（如果视力受损，糖尿病患者不应自行检查足部）。

（3）定期洗脚，仔细擦干，特别是足趾间。水温通常低于 37℃，不要用加热器或暖水瓶暖脚。避免赤足在室内外行走或赤足穿鞋，每天检查鞋的内部，不要穿过紧、边缘粗糙和接缝不平的鞋。不应用化学试剂或膏药去除角化组织或胼胝；对于干燥皮肤应使用润滑油和护肤软膏，但不能在足趾间使用。每天更换袜子，穿接缝向外或没有接缝的袜子，不要穿过紧的袜子或长袜、平直地剪趾甲。

（4）另外血糖、血压、血脂的良好控制以及戒烟和适度规律的运动均有利于糖尿病足的预防。

2．局部预防　由接受过糖尿病足专业培训的医护人员进行胼胝与嵌甲的处理。专科医生进行足畸形或 Charcot 神经源性关节病的处理，必要时给予减压鞋与减压支具来预防足溃疡。及时进行预防和治疗下肢静脉功能不全、足真菌感染，防止足溃疡发生的处理。如果出现水疱、开裂、割破、抓破或疼痛，应立即告知医务人员。

六、足溃疡性病变的评估与治疗

（一）溃疡的类型

大多数的溃疡可以分为神经性、缺血性和神经缺血性。处理足溃疡时必须评估血管状况。如果足部动脉搏动消失，应进行更多方面的血管评估。踝肱压力指数（ankle brachial index，ABI）< 0.6 提示严重缺血且创面预后不良。但由于动脉钙化，踝压力可能假性增高，ABI > 0.6 的预测价值较低，应测定足趾压力或经皮氧分压（transcutaneous PO_2，$TcPO_2$）。足趾压力 > 55 mmHg 且 $TcPO_2 > 50$ mmHg 时，糖尿病足溃疡通常可以愈合。如果足趾压力 < 30 mmHg 且 $TcPO_2 < 30$ mmHg，愈合十分困难。如果打算截肢，可以首选血管重建。

（二）溃疡的部位和深度

神经性溃疡通常发生于足底，或与骨畸形重叠的区域。缺血和神经缺血性溃疡更多见于足趾尖或足的侧面。由于有胼胝或坏死，溃疡深度难于测定。应尽快地对并发胼胝和坏死的神经性溃疡进行清除，但是对于没有感染征象的缺血性和神经缺血性溃疡不应进行清除。诊断骨髓炎的标准是通过无菌措施获得的骨标本的组织病理学发现炎症且培养发现微生物。其他有助于骨髓炎的检查是探针探查骨、检测红细胞沉降率、进行连续 X 线检查以及特定情况下行 MRI。

（三）感染

应对每名糖尿病足患者进行有无感染的评价。糖尿病足感染的诊断应根据炎症的临床表现，而不是仅仅依靠培养的结果。患者可出现发热、畏寒、寒战等典型的全身炎症表现，足部皮肤红、热、肿胀、变硬、疼痛或触痛，创面出现脓性分泌物等感染的症状和体征。但约 50% 的糖尿病足感染患者临床表现不典型，这些患者大多存在严重的周围血管病变、周围神经病变以及长期的高血糖，尤其是严重缺血和长病程的老年患者中。当临床表现不典型时，可参考 C- 反应蛋白、红细胞沉降率和降钙素原判断。浅表的足溃疡感染以革兰氏阳性菌为主，其次为革兰氏阴性菌和真菌。浅表感染多以单一菌感染为主，少数为混合菌感染。深部足溃疡感染以革兰氏阴性菌为主，其次为革兰氏阳性菌与真菌，且混合菌感染比例较浅部足溃疡高。Wagner 分级越高、溃疡越深、缺血和缺氧越严重，越易出现混合感染和条件致病菌感染。

（四）溃疡的治疗

1．减轻压力和保护溃疡　措施包括机械减压以减轻溃疡角化组织形成、全接触支具或其他支具技术处理足底溃疡、暂时性足部保护、使用个体化的鞋垫和鞋、减少负重（限制站立和行走使用拐杖等）、恢复皮肤血流灌注、动脉重建技术。

2．重点降低心血管危险因素　措施包括戒烟、降压和调脂治疗，可使用阿司匹林。

3．感染的治疗

（1）伴皮肤感染的浅表溃疡　措施包括清创以除去所有坏死组织，口服针对革兰氏阳性菌的抗生素。

（2）深部（威胁肢体）感染　尽可能快速地行外科引流，除去坏死组织或血供不好的组织，包括感染的骨组织。必要时血管重建。静脉给予广谱抗生素，针对革兰氏阳性和革兰氏阴性微生物，包括厌氧菌。某些糖尿病足引起的骨髓炎可以通过抗生素有效治疗而不需要手术去除感染的骨。建议轻度足感染患者抗菌药物治疗 1 ~ 2 周，中、重度感染一般治疗 2 ~ 3 周，部分可延长至 4 周。对于严重缺血的轻度足感染和合并缺血的中、重度感染患者需要进一步延长抗生素使用 1 ~ 2 周，可增加溃疡的愈合率、减少复发率、降低截肢率与死亡率。合并骨髓炎的患者的全身抗菌药物使用的疗程一般推荐为至少 6 周。当感染的症状和体征缓解后，即使创面尚未愈合，也可以停用抗生素。

4．伤口的局部处理　使用锐器、组织镊等器械尽可能地将坏死的浅表、深部以及骨组织彻底清除的物理清创是DFU治疗的基础。手术后创面也可考虑创面负压治疗、全身高压氧治疗。可根据情况选择水胶体敷料、藻酸盐敷料、银离子敷料等生物型创面基质敷料或行自体富血小板凝胶等帮助创面修复。糖尿病足溃疡经过标准治疗，感染得到控制、肉芽生长良好、“创面床”准备充分，此时可考虑采用皮肤、皮瓣移植以重建皮肤缺陷。皮肤移植包括生物工程或人工皮肤移植、自体移植（取自患者）、同种异体移植（取自他人）或异种移植（取自动物）。

（徐　玲　朱建华）

参考文献

[1] 中华医学会糖尿病学分会，中华医学会感染病学分会，中华医学会组织修复与再生分会．中国糖尿病足防治指南（2019年版）．中华糖尿病杂志，2019，11（2-6）：92-397．

[2] IWGDF Editional Board．IWGDF Guidelines on the prevention and management of diabetic foot disease[EB/OL]．（2019-05-02）[2019-10-20]．www．iwgdfguidelines．org

[3] 王爱红，赵湜，李强，等．中国部分省市糖尿病足调查及医学经济学分析．中华内分泌代谢杂志，2005，21（6）：496-499．

[4] 班绎娟，冉兴无，杨川，等．中国部分省市糖尿病足病临床资料和住院费用等比较．中华糖尿病杂志，2014，6（7）：499-503．

[5] Jiang Y，Ran X，Jia L，et al．Epidemiology of type 2 diabetic foot problems and predictive factors for amputation in China．Int J Low Extrem Wounds，2015，14（1）：19-27．

[6] Adiveloo T，Jeffcoate W，Donnan PT，et al．Amputation-free survival in 17，353 people at high risk for foot ulceration in diabetes：a national observational study．Diabetologia，2018，61（12）：2590-2597．

[7] 黄莺，曹瑛，邹梦晨，等．糖尿病足感染病原菌特点及耐药性15年变迁．中华糖尿病杂志，2016，(2)：87-92．

[8] Tchero H，Kangambega P，Noubou L，et al．Antibiotic therapy of diabetic foot infections：a systematic review of randomized controlled trials．Wound Repair Regen，2018，26（5）：381-391．

[9] 沈秋燕，林迪妮，朱虹，等．糖尿病合并感染患者754株病原菌分布及耐药性分析．中华医学杂志，2014，94（12）：889-894．

糖尿病肾脏疾病的发病机制与治疗

一、糖尿病肾脏疾病定义及概述

糖尿病肾脏疾病（diabetic kidney disease，DKD），既往称“糖尿病肾病（diabetic nephropathy，DN）”，是指由糖尿病所致的慢性肾疾病（chronic kidney disease，CKD），是

糖尿病主要的慢性并发症之一，通常是根据尿白蛋白升高和（或）估计的肾小球滤过率（eGFR）下降，同时排除其他CKD而作出的临床诊断。DKD是糖尿病常见的慢性并发症，是CKD和终末期肾病（end-stage renal disease，ESRD）的重要病因。我国成人2型糖尿病患者DKD患病率为10%～40%。DKD通常出现在1型糖尿病病程10年以上的患者中，但2型糖尿病患者诊断时即可存在。DKD的风险因素包括高龄、男性、种族（亚洲人、黑人、美洲印第安人、拉美裔、太平洋岛民等）、长病程、高血糖、高血压、肥胖（尤其是腹型肥胖）、高盐饮食、血脂异常、摄入肾毒性物质、急性肾损伤、蛋白质摄入过多等。DKD可以进展为需要透析或肾移植的ESRD，并且在发达国家是ESRD的主要原因。各国家的流行病学调查结果显示，糖尿病患者中CKD的患病率为27.1%～83.6%。我国DKD随着2型糖尿病患病率增加也呈现不断上升趋势，已经超越慢性肾小球肾炎成为ESRD的主要原因。2015年，糖尿病肾病和肾小球肾炎导致的CKD患者住院人数百分比分别为1.1%和0.8%。回顾性研究表明，52.3%的住院糖尿病患者合并CKD，CKD患者也有很大比例合并糖尿病。中国CKD患者的多中心前瞻性队列研究提示，18.1%的CKD患者合并糖尿病。在1型或2型糖尿病的人群中，DKD的存在显著增加了心血管风险和医疗保健成本。与不合并DKD的糖尿病患者相比，合并DKD患者的死亡率更高，且大部分死亡是由于心血管事件导致。早期诊断、预防与延缓DKD的发生发展，对降低大血管事件的发生、提高患者生存率、改善生活质量具有重要意义。

严格地说，DKD与DN是有差别的。DN是指糖尿病微血管病变导致的肾小球硬化，又称糖尿病肾小球硬化症，是在糖尿病病程中出现的以蛋白尿、高血压、水肿、肾功能不全等肾病变为特征的疾病的总称。DKD是慢性高血糖所致的肾损害，病变可累及全肾（包括肾小球、肾小管、肾间质、肾血管等），临床上以持续性白蛋白尿和（或）GFR进行性下降为主要特征。值得注意的是，糖尿病患者合并的肾损害，除DKD外尚可能由其他非糖尿病肾病（nondiabetic kidney disease，NDKD）引起。因此，糖尿病合并的肾损害不一定都是DKD，也有部分DKD患者同时合并NDKD，应注意临床鉴别。

二、糖尿病肾脏疾病的发病机制及病理

DKD发病机制复杂，目前尚未明确。大多数学者认为高血糖是发生肾损害的先决条件，高血压加速疾病进展，病程也是其重要因素。其他如肾小球高滤过、晚期糖基化终末产物（advanced glycosylation end products，AGEs）的增加、山梨醇和蛋白激酶C途径的激活、细胞因子的参与和基因的易感性等因素也被认为是疾病恶化的重要因素。

病理活检被认为是DKD诊断的金标准。典型的DKD肾形态学改变包括：①肾小球基底膜增厚、系膜基质增宽、肾小球硬化、足细胞丢失；②肾小管基底膜增厚、肾小管萎缩及细胞凋亡增加、肾间质炎性浸润、肾间质纤维化、管周毛细血管稀疏；③出入球小动脉壁玻璃样变，尤以出球小动脉的玻璃样变更具特征性。

不能依据临床病史排除其他肾疾病时，需考虑进行肾穿刺以确诊。2010年，肾脏病理学会研究委员会首次提出了DKD病理分级标准，在1型和2型糖尿病患者中均适用。根据肾组织学光镜、电镜及免疫荧光染色的改变对肾小球损害和肾小管/肾血管损伤分别进行分级、分度和评分。肾小球损伤分为4级：Ⅰ级，肾小球基底膜增厚；Ⅱa级，轻度系膜增生；Ⅱb级：重度系膜增生；Ⅲ级：一个以上结节性硬化（Kimmelstiel-Wilson nodule，K-W结节）；Ⅳ级：弥漫性肾小球硬化。肾小管间质损伤按间质纤维化和肾小管萎缩、间质炎症的程度评分。肾血管损伤按血管透明变性和大血管硬化的程度评分。

三、白蛋白尿和eGFR评估及其他

在随机尿液采集中，尿白蛋白/肌酐比（urinary microalbumin/creatinine ratio，UACR）最容易用于白蛋白尿的筛查。定时采样或24小时样本收集会增加负担，但对预测能力或准确性几乎没有增加。在没有同时检测尿肌酐的情况下，单独检测白蛋白（无论是通过免疫测定还是使用对白蛋白尿特异的敏感试纸测试）的次尿液样本是比较便宜的，但是由于水合作用导致的尿液浓度变化而容易出现假阴性和假阳性结果。正常UACR通常定义为＜30 mg/g，尿白蛋白排泄增加定义为大于或等于30 mg/g Cr。然而，UACR是一种连续指标，正常范围和异常范围的差异与肾和心血管结局相关。此外，由于尿白蛋白排泄的生物学变异性，在3～6个月内收集的3个UACR样本中的2个应该是异常的，排除感染等其他因素才考虑患者患有白蛋白尿。24小时内运动、感染、发热、充血性心力衰竭、明显的高血糖、月经和明显的高血压可能会出现独立于肾损害UACR升高。临床上常将UACR 30～300 mg/g称为微量白蛋白尿，UACR＞300 mg/g称为大量白蛋白尿。

肾功能改变是DKD的重要表现，反映肾功能的主要指标是GFR。直接测定GFR对设备要求高、临床推广价值小，一般用eGFR代替。值得注意的是，并非所有eGFR降低的糖尿病患者均有尿白蛋白排泄增加，部分糖尿病患者无尿白蛋白排泄异常，但已经存在eGFR下降。应使用经验证的公式由Cr计算eGFR。慢性肾脏病流行病学协作（CKD-EPI）方程通常是优选的。肾功能在实验室的常规报告为血清Cr，eGFR计算器可从www.nkdep.nih.gov获得。eGFR＜60 ml/（min·1.73 m^2）通常被认为是异常的。UACR和eGFR各自随着时间变化，并且结果可以用来确认CKD分期。

除肾小球外，DKD还可累及肾小管和肾间质，肾小管和肾间质病变与DKD患者预后密切相关。有条件时，可对DKD患者的肾小管受累情况进行临床评估，相关指标包括尿α_1-微球蛋白、β_2-微球蛋白等。糖尿病患者常合并其他疾病，必要时行肾超声、CT等影像学检查，以帮助排除尿路梗阻、肾动脉狭窄等其他疾病。

四、糖尿病肾脏疾病的诊断及临床分期

CKD定义为肾结构或功能异常持续时间＞3个月，且这种结构或功能的异常对健康有影响，其诊断标准见表6-5。由糖尿病引起的CKD称为糖尿病肾脏疾病，其诊断标准参考表6-6，符合任何一项者可考虑为DKD（适用于1型及2型糖尿病）。

表6-5　慢性肾疾病诊断标准

肾损伤标志	（1）白蛋白尿［AER ≥ 30 mg/24 h、UACR ≥ 30 mg/g（或UACR ≥ 3 mg/mmol）］
	（2）尿沉渣异常
	（3）肾小管相关病变
	（4）组织学异常
	（5）影像学所见结构异常
	（6）肾移植病史
GFR下降	eGFR＜60 ml/（min·1.73 m^2）

注：至少满足1项。

AER，尿白蛋白排泄率；UACR，尿白蛋白/肌酐比值；eGFR，预计的肾小球滤过率。

表6-6 糖尿病肾脏疾病诊断标准

	在大部分糖尿病患者中，出现以下任何一条者考虑其肾损伤是由糖尿病引起的
美国肾脏基金会肾脏病预后质量倡议（NKF-K/DOQI）指南标准	（1）大量蛋白尿 （2）糖尿病视网膜病变伴微量白蛋白尿 （3）在 10 年以上糖尿病病程的 1 型糖尿病中出现微量白蛋白尿
中华医学会糖尿病学分会微血管并发症学组工作建议	（1）大量蛋白尿 （2）糖尿病视网膜病变伴任何一期慢性肾疾病 （3）在 10 年以上糖尿病病程的 1 型糖尿病中出现微量白蛋白尿

DKD 通常是基于白蛋白尿的存在和（或）eGFR 降低，且在没有其他引起肾损伤的主要疾病的体征或症状的情况下，而进行的临床诊断。DKD 的典型表现被认为包括长病程的糖尿病、视网膜病变、不伴血尿的白蛋白尿，以及 eGFR 的渐进性下降。1 型糖尿病患者很少发生没有视网膜病变的肾疾病。在 2 型糖尿病中，视网膜病变对糖尿病引起的 CKD 只有中度灵敏性和特异性，这一点已经在肾活检中证实。2 型糖尿病患者在诊断时即可伴有肾病，确诊 2 型糖尿病后应立即进行肾病变筛查，包括尿常规、UACR 和血肌酐（计算 eGFR）；1 型糖尿病患者可在糖尿病诊断 5 年后筛查肾病，以后每年至少筛查一次。

既往 DKD 临床分期采用 Mogenesen 标准法，分为 5 期，现基本已不再使用。根据 2012 年改善全球肾脏病预后组织（KDIGO）的推荐，CKD 可根据 GFR 和蛋白尿水平分为低危、中危、高危和极高危（图 6-1），以描述和判定 DKD 的严重程度。例如，当糖尿病患者 eGFR 为 12 ml/（min · 1.73 m^2）、UACR 为 600 mg/g 并合并透析时，则为 DKD G5 A3 期、极高危。

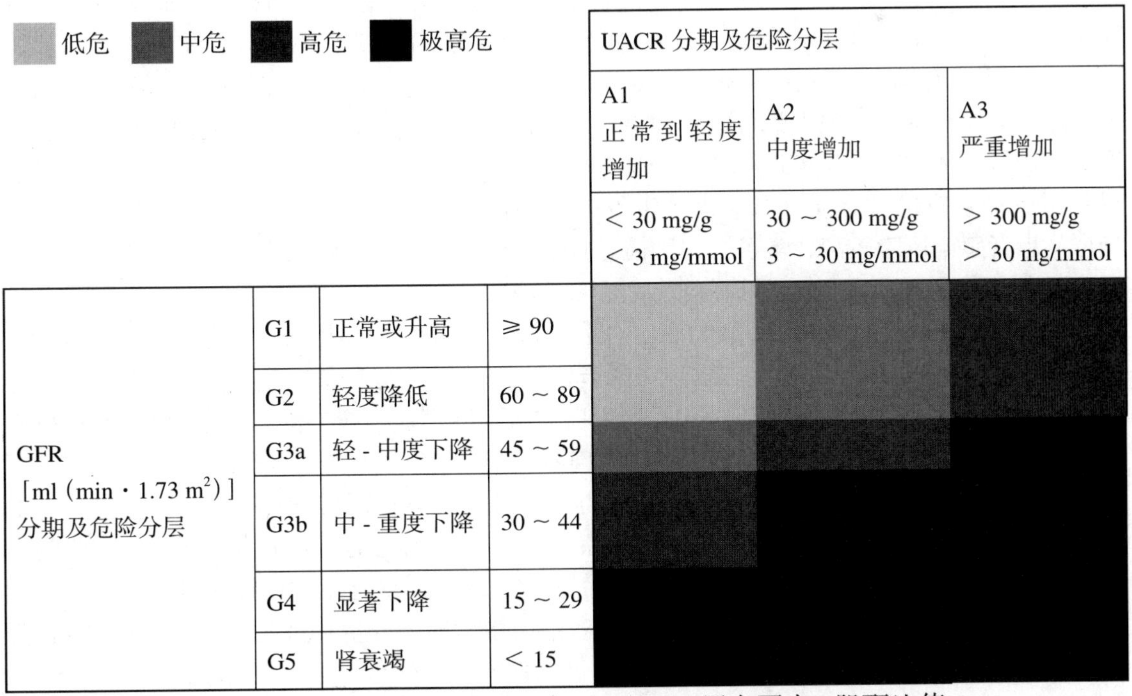

注：eGFR，预估肾小球滤过率；UACR，尿白蛋白 / 肌酐比值

图 6-1 基于 GFR 和蛋白尿的 CKD 分期及危险分层

CKD G1 期和 2 期由肾损害证据定义，肾损害最常表现为白蛋白尿（UACR ≥ 30 mg/g），但也可包括肾小球性血尿、尿沉渣的其他异常、影像学异常和其他表现。当 CKD G3 ~ 5 期由 eGFR 降低定义，可伴或不伴有肾损害证据。

确诊 DKD 前必须除外其他肾疾病。如果出现下列情况，虽然有明确糖尿病史，也需考虑 NDKD，注意鉴别诊断：① 1 型糖尿病病程短（< 10 年）或未合并糖尿病视网膜病变；② eGFR 迅速下降（每月超过 1 ml/min）；③尿蛋白迅速增加或出现肾病综合征；④顽固性高血压；⑤出现活动性尿沉渣（红细胞、白细胞或细胞管型等）；⑥合并其他全身疾病的症状或体征；⑦给予 ACEI 或 ARB 治疗后 2 ~ 3 个月内 eGFR 下降大于 30%；⑧肾超声发现异常。病因难以鉴别时可行肾穿刺病理检查。肾穿刺病理检查是诊断 DKD 的金标准，有助于鉴别 DKD 与 NDKD，指导临床治疗，改善预后。

糖尿病患者合并 DKD 后，心血管风险显著升高，因此应进行心血管风险的评估。每年评估如下内容：心血管疾病病史、年龄、有无心血管疾病（CVD）危险因素（吸烟、高血压、血脂紊乱、肥胖特别是腹型肥胖、早发性心血管疾病家族史）、肾损害、房颤（可致卒中）等。

五、DKD 的防治

DKD 的防治分为三个阶段。第一阶段为预防 DKD 发生，包括早期筛查、改变生活方式、控制血糖和血压等。第二阶段为早期治疗，出现白蛋白尿或 eGFR 下降的 DKD 患者，予以综合治疗（如优化降糖、降压，合理使用 ACEI、ARB 等），减少或延缓 ESRD 的发生。第三阶段为针对晚期 DKD 的综合治疗，包括 ESRD 的肾替代治疗、防治 ESRD 相关并发症、减少心血管事件及死亡风险，以达到改善生活质量、延长寿命的目标。

1．改变不良生活方式，避免肾毒性食物及药物，预防感染　如合理控制体重、进行糖尿病饮食、戒烟限酒、限制盐摄入及适当运动等。限制饮食钠（Na < 2 300 mg/d，食盐 < 6 g/d）可能有助于控制血压和降低心血管风险。对于合并高钾血症的患者，需要限制膳食钾来控制血钾浓度。关于膳食钠和钾摄入量的建议应根据合并症、药物使用、血压和实验室数据进行个体化。对于 eGFR < 60 ml/（min · 1.73 m^2）的患者，应验证合适的药物剂量，尽量减少接触肾毒性物质（如非甾体抗炎药和碘化造影剂），并评估潜在的 CKD 并发症。糖尿病患者感染风险较高，常可合并细菌、真菌、病毒感染。治疗通常为预防感染，建议糖尿病患者定期注射流感疫苗、肺炎疫苗。

2．营养　推荐蛋白质摄入量约 0.8 g/（kg · d），过高的蛋白质摄入（如大于 1.3 g/（kg · d）或每日超过 20% 的热量来自蛋白质）与尿蛋白升高、肾功能下降、心血管及死亡风险增加有关，应该避免。低于 0.8 g/（kg · d）的蛋白质摄入并不能延缓 DKD 进展。已开始透析患者蛋白质摄入量可适当增加，有利于保存肌肉容量及功能。我国 2 型糖尿病伴白蛋白尿患者维生素 D 水平较低，补充维生素 D 或激活维生素 D 受体可降低 UACR，但能否延缓 DKD 进展尚有争议。蛋白质来源应以优质动物性蛋白质为主，必要时可补充复方 α- 酮酸制剂。

3．控制血糖　大规模的前瞻性随机研究显示，以达到接近正常血糖为目的的强化血糖控制，可以延缓 1 型糖尿病和 2 型糖尿病患者中白蛋白尿的发生和进展，以及延缓 eGFR 降低。一些降糖药物也对肾有直接作用，不通过血糖介导。例如，钠 - 葡萄糖共同转运蛋白 2（SGLT2）抑制剂通过独立于血糖的机制减少肾小管葡萄糖重吸收，降低体重、全身血压、肾小球内压来减轻白蛋白尿，并减缓 GFR 损失。GLP-1 受体激动剂（GLP-1RA）也对肾有直接作用，据报道与安慰剂相比可改善肾转归。选择降糖药物时应考虑肾功能。

（1）血糖控制目标 DKD 患者的血糖控制应遵循个体化原则，避免发生低血糖。血糖控制目标为 HbA1 < 7%；eGFR < 60 ml/（min · 1.73 m²）的 DKD 患者 HbA1c ≤ 8%；对老年患者，控制目标可适当放宽至 HbA1C ≤ 8.5%。由于 CKD 患者的红细胞寿命缩短，HbA1c 可能被低估。在 CKD 4 ～ 5 期的患者中，可用果糖胺或糖化血清白蛋白反映血糖控制水平。

（2）抗高血糖药物选择 SGLT2 抑制剂和 GLP-1RA 应考虑用于二甲双胍单用无法使 HbA1c 达标、或无法使用 / 不能耐受二甲双胍的 2 型糖尿病合并 CKD 的患者，因为它们可降低 CKD 进展风险以及 CVD 事件和低血糖的风险。推荐 SGLT-2 抑制剂（恩格列净、卡格列净、达格列净）用于 eGFR 在 45 ～ 90 ml/（min · 1.73 m²）之间的糖尿病患者，延缓肾衰竭的风险。GLP-1 RA 中的利拉鲁肽、度拉糖肽可用于 eGFR 在 15 ～ 90 ml/（min · 1.73 m²）之间的 DKD 患者，其余一般禁用于 eGFR 小于 30 ml/（min · 1.73 m²）的患者。

对于合并 CVD 或有 CVD 高风险的 2 型糖尿病患者，许多大型心血管结局试验将肾效应（如持续性 UACR > 300 mg，血清 Cr 倍增或 ESRD）作为次要结局进行了检查。这些试验包括 EMPA-REG OUTCOME（使用恩格列净的 2 型糖尿病患者的心血管结局事件试验）、CANVAS（卡格列净心血管评估研究）、LEADER（利拉鲁肽效应和糖尿病行动：评估心血管结局）、SUSTAIN-6（在 2 型糖尿病患者中用索马鲁肽评估心血管和其他长期结局的试验）、ELIXA（利司那肽用于 2 型糖尿病合并急性冠脉综合征患者的评估试验）。具体而言（全部 $P < 0.01$），与安慰剂相比，恩格列净降低了肾病的发生或恶化的风险（进展至 UACR > 300 mg/g、血 Cr 倍增、ESRD 或 ESRD 死亡的复合终点）降低了 39%；eGFR ≤ 45 ml/（min · 1.73 m²）者，血清 Cr 倍增风险降低 44%；卡格列净使白蛋白尿进展的风险降低了 27%，并且使 eGFR 降低、ESRD 或 ESRD 死亡风险降低了 40%；利拉鲁肽使新发或恶化的肾病（持续性大量白蛋白尿、血清 Cr 倍增，ESRD 或 ESRD 死亡的复合终点）的风险降低 22%；索马鲁肽使新发或恶化的肾病（持续性 UACR > 300 mg/g，血清 Cr 倍增或 ESRD）的复合风险降低 36%。ELIXA 研究证实利司那肽可降低合并大量白蛋白尿的 2 型糖尿病患者蛋白尿的进展，并使新发蛋白尿的风险降低 19%。REWIND（糖尿病患者每周一次肠降血糖素治疗的心血管事件研究）研究也证实度拉糖肽降低了 15% 的肾病复合终点（新发大量蛋白尿、eGFR 下降 30%、肾替代治疗）的总体发生风险，降低了 44% 的持续性 eGFR 降低 ≥ 50% 的风险，降低了 18% 的患者的 UACR。尤其值得提及的是，以肾结局作为主要硬终点的 CREDENCE（在确诊糖尿病肾脏疾病患者中卡格列净和肾终点的临床评估）研究纳入了 2 型糖尿病合并 CKD 患者［eGFR 30 ～ 90 ml/（min · 1.73 m²）］4 401 人。他们在中期分析时就提前达到了预设的疗效终点，ESRD、血清肌酐翻倍、肾或心血管死亡的复合终点降低了 30%，证实卡格列净具有降糖之外的肾保护作用。这被视为近 20 年来首次在糖尿病患者中延缓慢性肾疾病进展方面取得的突破性进展。一项 meta 分析显示，SGLT2 抑制剂联合二甲双胍在降糖、减重、降压、调节血脂方面相比其他口服降糖药物更具优势，且治疗时间越长优势越明显，但会增加生殖道感染风险。除改善肾预后效应外，一些 SGLT2 抑制剂和 GLP-1 RA 已显示出有减少心衰、降低 CVD 事件等心血管益处。

作为 2 型糖尿病控制血糖的首选药物的二甲双胍，当它主要以原形经肾小管排泄时不会对肾功能有影响，但在肾功能不全时，二甲双胍可能在体内蓄积，甚至引起乳酸酸中毒。临床上需根据患者 eGFR 水平决定二甲双胍是否可以使用以及用药剂量：eGFR 为 45 ~ 59 ml/（min · 1.73 m^2）的患者减量，eGFR < 45 ml/（min · 1.73 m2）的患者禁用。美国 / 欧洲糖尿病学会联合建议放宽二甲双胍用于中度肾功能不全 2 型糖尿病患者的限制，仅在 eGFR < 30 ml/（min · 1.73 m^2）患者中禁用，eGFR 为 30 ~ 45 ml/（min · 1.73 m^2）的患者依然安全，但应减少药物剂量。蛋白尿并非使用二甲双胍的禁忌。二甲双胍应在患者应激状态时（如严重感染、急性心衰、呼吸衰竭等）停用，特别是当患者有急性肾损伤时。碘造影剂或全身麻醉可能对二甲双胍的肾排泄有一定影响。对于 eGFR > 60 ml/（min · 1.73 m^2）的糖尿病患者，造影或全身麻醉前不必停用二甲双胍，但当天必须停用二甲双胍，在检查完成至少 48 小时后且仅在再次检查肾功能无恶化的情况下可以继续服用。对于 eGFR 在 45 ~ 60 ml/（min · 1.73 m^2）的 DKD 患者，使用造影剂前或全身麻醉前 48 小时应当暂时停用二甲双胍，完成至少 48 小时后复查肾功能，无恶化可继续用药。

DKD 患者全程不需要调整剂量的口服抗糖尿病药物包括瑞格列奈、那格列奈、利格列汀、罗格列酮和吡格列酮，其余口服抗高血糖药物在不同肾功能分期使用见图 6-2。

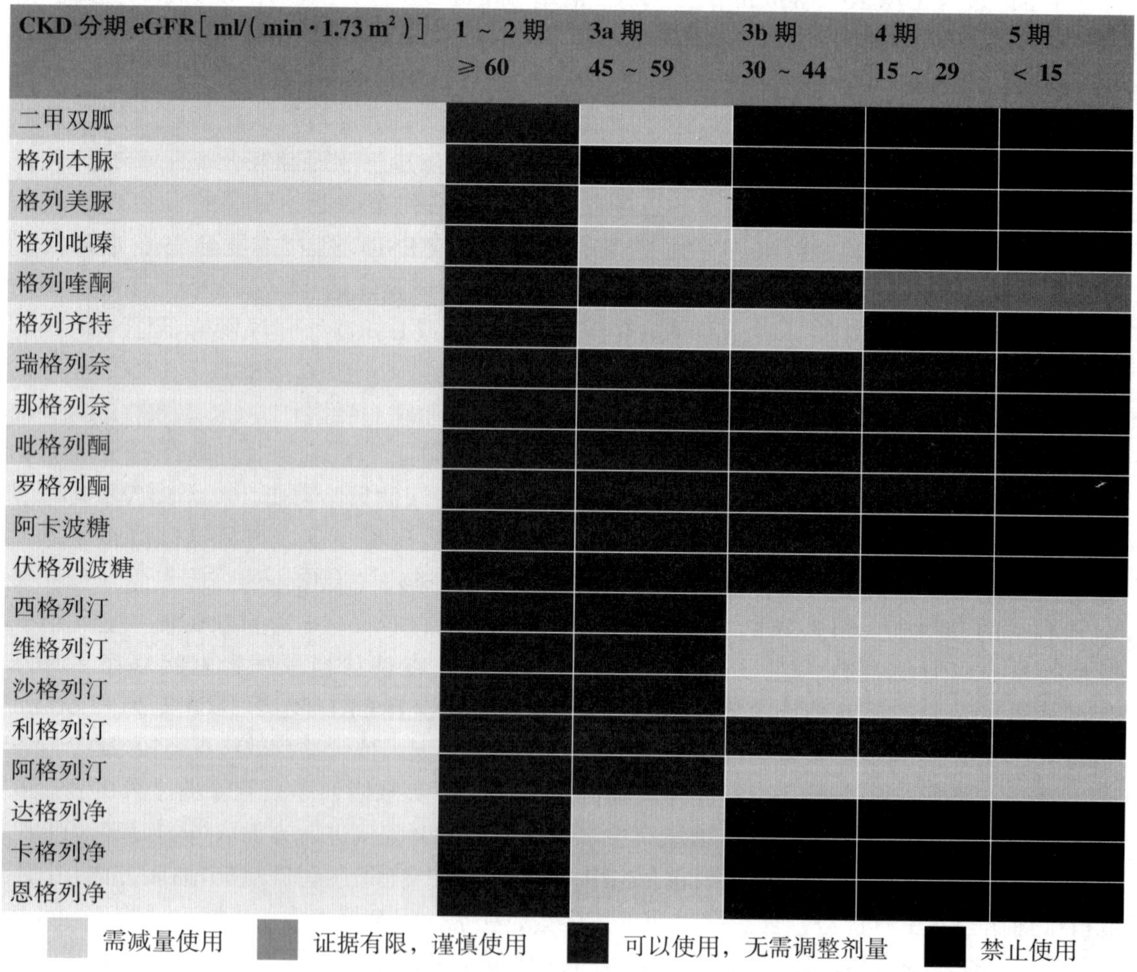

图 6-2　口服抗高血糖药用于不同肾功能分期的患者示意图

没有确凿证据表明胰岛素治疗有降糖之外的肾获益，胰岛素治疗的目的是改善血糖控制。对于中晚期 DKD 患者，特别是 CKD3b 期及以下者，肾对胰岛素的清除减少，胰岛素需求量可能下降，在联合应用胰岛素和促胰岛素分泌剂时应小心，因为低血糖的风险很高。但随着肾功能下降，口服抗糖尿病药应用受限，导致血糖控制不佳时，也应及时加用胰岛素。胰岛素方案应高度个体化；对于老年患者应尽量优先选择基础胰岛素，胰岛素类似物更适用于需要灵活调整胰岛素注射时间和剂量的患者；DKD 患者胰岛素宜小起始剂量，调整剂量时宜小剂量上调，以避免低血糖发生；使用无糖透析液的血液透析患者，在透析当日可减量或停用透析前的一次胰岛素；使用含糖透析液的腹膜透析患者，应酌情增加皮下胰岛素剂量。

4．控制血压　高血压是 CKD 发展和进展的一个重要危险因素，抗高血压治疗能降低白蛋白尿的风险。1 型或 2 型糖尿病患者如确诊 CKD，使用 ACEI 或 ARB 治疗可降低其进展为 ESRD 的风险。此外，降压治疗可降低心血管事件的风险。通常建议血压水平应控制为低于 140/90 mmHg，以降低糖尿病患者的 CVD 死亡率，减缓 CKD 进展。基于个体预期的获益和风险，高血压患者 CKD 进展风险（特别是白蛋白尿患者）及患 CVD 风险增加，推荐个体化降压治疗。在可耐受情况下目标收缩压（SBP）应小于 130 mm Hg，但不应小于 120 mm Hg，推荐舒张压（DBP）＜ 80 mm Hg，但不应小于 70 mm Hg；高龄患者（＞ 65 岁）目标 SBP 应为 130 ～ 139 mm Hg。

推荐合并高血压尤其是出现微量蛋白尿、蛋白尿以及左心室肥厚的糖尿病患者使用肾素 - 血管紧张素 - 醛固酮（renin-angiotensin-aldosterone system）阻断药（ACEI/ARB 类）降压。ACEI 或 ARB 是糖尿病伴高血压及 eGFR ＜ 60 ml /（min · 1.73 m^2） 和 UACR ≥ 300 mg/g 患者的首选降压治疗药物，因为它们被证明有益于预防 CKD 进展。ACEI 不仅可以不依赖于血压下降逆转 DKD 最初的肾小球高滤过状态，还能改善或阻止糖尿病患者的微量白蛋白尿。对于糖尿病的临床蛋白尿期，ACEI 也可以延缓其肾功能的进一步恶化，并能增强胰岛素敏感性而对脂质代谢无影响。ARB 也能通过以上机制发挥肾保护作用。同时 ARB 可增加肾血流量，不抑制缓激肽的降解，使其在治疗中引起咳嗽、血管神经性水肿的概率相对减少。一般而言，ACEI 和 ARB 被认为具有相似的获益和风险。在较低水平的白蛋白尿（30 ～ 299 mg/g）的情况下，ACEI 或 ARB 治疗已被证明可以减少进展为更严重的白蛋白尿（≥ 300 mg/g）和减少心血管事件，但还未能证明减少进展至 ESRD 的情况。虽然 ACEI 或 ARB 常常用于没有高血压的白蛋白尿患者，但尚未进行临床试验以确定这是否能改善肾预后。无肾疾病时，ACEI 或 ARB 也用于控制血压，但可能不会优于其他已被证实的降压药物类型，包括噻嗪类利尿剂和二氢吡啶类钙通道阻断药。在 2 型糖尿病同时尿白蛋白排泄正常的患者的试验中，ARB 减少或抑制了白蛋白尿的进展，但增加了心血管事件的发生率。在一项既没有白蛋白尿也没有高血压的 1 型糖尿病患者的试验中，ACEI 或 ARB 并未能抑制通过肾活检评估的糖尿病性肾小球疾病的发展。因此，不建议无高血压和白蛋白尿的患者使用 ACEI 或 ARB 来预防 CKD 的发生。两项临床试验研究了 ACEI 和 ARB 联合治疗，发现其对 CVD 或 CKD 无益处，且该药物组合具有较高的不良事件发生率［高钾血症和（或）急性肾损伤］。因此，应避免联合使用 ACEI 和 ARB。

盐皮质激素受体拮抗剂 MRA（螺内酯、依普利酮和第三代 MRA 非奈利酮）与 ACEI 或 ARB 组合仍然是一个值得关注的领域。盐皮质激素受体拮抗剂对于治疗顽固性高血压是有效的，已被证明可以在 CKD 的短期研究中减少白蛋白尿，并且可能具有额外的心血管获益。然而，在联合双药治疗的患者中，高钾血症的发生率已经增加，并且在推荐这种治疗之前需要更大、更长的临床结局试验。

钙离子拮抗剂是一类无绝对肾禁忌证的降压药物。在肾功能受损时，长效钙离子拮抗剂无需降低剂量。β 受体阻断药常用药包括美托洛尔和比索洛尔等。肾功能异常对美托洛尔的清除率无明显影响，DKD 患者无需调整剂量；但比索洛尔从肾和肝清除的比例相同，eGFR < 20 ml/（min · 1.73 m^2）时每日剂量不得超过 10 mg。氢氯噻嗪在中重度肾功能损害患者的效果较差，eGFR < 30 ml/（min · 1.73 m^2）的 DKD 患者应慎用；呋塞米在肾功能中重度受损时仍可使用，必要时加大剂量。α 受体阻断药多在肝代谢，由粪便排出，少部分经尿液排泄，故肾功能损伤患者大多无需改变剂量。

DKD 患者血压无法达标时，可联用不同机制降压药物。DKD 肾衰竭患者全程使用、不需调整剂量的降压药包括福辛普利、氯沙坦、硝苯地平控释片、美托洛尔、特拉唑嗪、多沙唑嗪。其他降压药物在不同慢性肾疾病分期时的应用见图 6-3。

5．纠正脂质代谢紊乱　CVD 是 DKD 患者的主要死亡原因，血脂是 CVD 的可控危险因素，良好的血脂管理可改善 DKD 患者预后。推荐 DKD 患者血脂治疗目标为：有动脉粥样硬化性心血管疾病（arteriosclerotic cardiovascular disease，ASCVD）病史或 eGFR < 60 ml/（min · 1.73 m^2）等的极高危患者 LDL-C 水平小于 1.8 mmol/L，其他患者应小于 2.6 mmol/L。

对于非透析 DKD 患者，推荐降低 LDL-C 作为调脂治疗首要目标，首选他汀类药物。他汀对肾功能无不良影响，中等强度他汀类药物（可使 LDL-C 水平降低 25% ～ 50%）是可选的降低 LDL-C 药物。常用的他汀类药物包括阿托伐他汀、辛伐他汀、氟伐他汀、瑞舒伐他汀和普伐他汀等。当 DKD 患者处于 CKD 1 ～ 3 期，他汀类药物的使用无需减量；处于 CKD 4 ～ 5 期，阿托伐他汀可无须减量，辛伐他汀应减量使用，而氟伐他汀、瑞舒伐他汀、普伐他汀均应谨慎使用；不推荐未使用他汀类药物的透析患者开始他汀类药物治疗，但已开始他汀类药物治疗的透析患者可继续使用，除非出现副作用。DKD 患者是他汀类药物相关肌病的高危人群。在肾功能进行性减退或 eGFR < 30 ml/（min · 1.73 m^2）时，他汀类药物易导致糖尿病患者发生肌病，并且发病风险与他汀类药物剂量密切相关，故应避免大剂量应用。阿托伐他汀和依折麦布可以在 DKD 肾衰竭患者全程使用，不需调整剂量。

中等强度他汀类药物治疗 LDL-C 不能达标时，可联合应用依折麦布、前蛋白转化酶枯草溶菌素 -9（proprotein conventase subtilisin/kexin type-9，PCSK-9）抑制剂等。因贝特类药物会增加 DKD 患者肌炎、横纹肌溶解或肝损害风险，同时不改善心血管事件结局，故仅推荐用于严重的高甘油三酯血症（甘油三酯> 5.7 mmol/L）患者，目的是降低胰腺炎风险，但在 eGFR < 30 ml/（min · 1.73 m^2）时禁用。

6．DKD 的监测及转诊　在 CKD 的任何阶段，白蛋白尿的程度、观察到的 eGFR 损失、病程和肾损伤的原因（包括除糖尿病之外的可能原因）也可用于认识 CKD 的表征、预测预后和指导治疗决策。需监测疾病进展，识别使肾功能进展的合并因素，评价急性肾功能不全、心血管病变风险和 CKD 并发症风险，调整药物及使用剂量、决定转诊肾科时机。

对于 CKD 分期 1 ～ 4 期的患者，应评估和干预使肾功能恶化的危险因素，包括高血压、高血糖和白蛋白尿等。当 eGFR 低于 60 ml/（min · 1.73 m^2）（G3 期或更高）时，CKD 的并发症通常变得常见，并且随着 CKD 的进展变得更加常见和严重。所以对于 CKD 分期 3 ～ 5 期的患者，则需评估和治疗 CKD 并发症。每次临床随访都应该评估血压是否升高和容量是否超负荷。对于 3 期 CKD，通常每 6 ～ 12 个月进行实验室评估，包括但不限于血电解质、贫血（测定血红蛋白，有指征者行血清铁蛋白等铁代谢指标、维生素 B_{12}、叶酸测定）、代

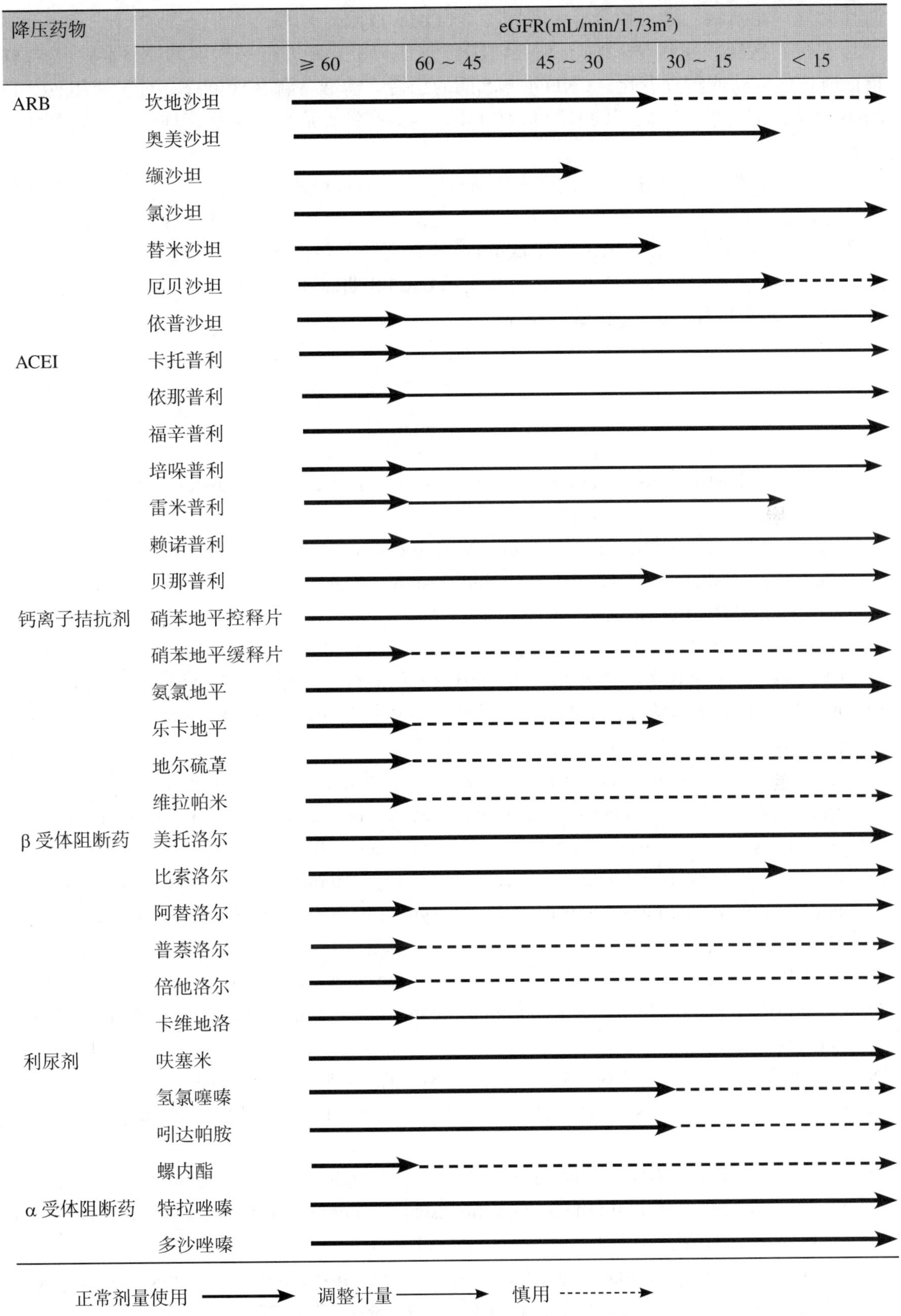

图 6-3　不同慢性肾疾病分期时降压药物的应用

谢性骨病（血清钙、磷、甲状旁腺激素、25-OH-VD 测定）等；对于 4 期 CKD，每 3 ～ 5 个月进行一次实验室评估；对于 5 期 CKD，每 1 ～ 3 个月进行一次实验室评估，或者有指征时评估症状或治疗变化。CKD 4 ～ 5 期的患者，需准备肾替代治疗。对于使用 ACEI、ARB 及利尿剂的患者，血钾的监测尤为重要，因为高钾血症和低钾血症均增加心血管风险和心血管死亡。

出现下述情况的糖尿病患者应咨询肾科专家：① DKD 进展至 CKD 4 ～ 5 期，考虑肾替代治疗；②出现 CKD 3 ～ 5 期相关的代谢紊乱，如贫血、难治性甲状旁腺功能亢进、难治性高血压等；③临床考虑 NDKD，如 eGFR 短期内迅速下降、蛋白尿短期内迅速增加、肾影像学异常、合并难治性高血压等。有研究显示 CKD 3 期即开始咨询肾科专家可以显著降低诊疗费用、提升医疗质量、延缓透析时间。

（何建华）

参考文献

[1] American Diabetes Association. Standards of medical care in diabetes—2019. Diabetes Care，2019，42（S1）：S1-S193.

[2] European Society of Cardiology，European Association for the Study of Diabetes. 2019 ESC Guidelines on diabetes，pre-diabetes，and cardiovascular diseases developed in collaboration with the EASD. Eur Heart J，2019，31：1-69.

[3] 中国医师协会内分泌代谢科医师分会. 2 型糖尿病合并慢性肾脏病患者口服降糖药治疗中国专家共识（2019 年更新版）. 中华内分泌代谢杂志，2019. 35（6）：447-454.

[4] 中华医学会糖尿病学分会微血管并发症学组. 中国糖尿病肾脏疾病防治临床指南. 中华糖尿病杂志，2019. 11（1）：15-28.

[5] Zelniker TA，Wiviott SD，Raz I，et al. SGLT2 inhibitors for primary and secondary prevention of cardiovascular and renal outcomes in type 2 diabetes：a systematic review and meta-analysis of cardiovascular outcome trials. Lancet，2018，393：31-39.

[6] Zinman B，WannerC，Lachin JM，et al. Empareg Outcome Investigators. Empagliflozin，cardiovascular outcomes，and mortality in type 2 diabetes. N Engl J Med，2015. 373：2117-2128.

[7] Neal B，Perkovic V，Mahaffey KW，et al. CANVAS Program Collaborative Group. Canagliflozin and cardiovascular and renal events in type 2 diabetes. N Engl J Med，2017，377：644-657

[8] Marso SP，Bain SC，Consoli A，et al. SUSTAIN-6 Investigators. Semaglutide and cardiovascular outcomes in patients with type 2 diabetes. N Engl J Med，2016，375：1834-1844.

[9] Marso SP，Daniels GH，Brown F K，et al. ；LEADER Steering Committee；LEADER Trial Investigators. Liraglutide and cardiovascular outcomes in type 2 diabetes. N Engl J Med，2016，375：311-322.

[10] Perkovic V，Jardine MJ，Neal B，et al. Canagliflozin and renal outcomes in type 2 diabetes and nephropathy. N Engl J Med，2019，380：2295-2306.

[11] 杨文英，陈璐璐，谌贻璞，等．关于2型糖尿病合并慢性肾脏病患者应用胰岛素治疗的专家指导建议．中国糖尿病杂志，2017，25（10）：865-868．

[12] Emdin CA，Rahimi K，Neal B，et al．Blood pressure lowering in type 2 diabetes：a systematic review and meta-analysis．JAMA，2015，313：603-615．

[13] 中华医学会糖尿病学分会．中国2型糖尿病防治指南（2017年版）．中华糖尿病杂志，2018，10（1）：4-67．

[14] 中国成人血脂异常防治指南修订联合委员会．中国成人血脂异常防治指南（2016年修订版）．中国循环杂志，2016，31（10）：937-950．

Graves 病的诊断与治疗

Graves病（Graves disease，GD）又称弥漫性甲状腺肿伴甲状腺功能亢进或弥漫性毒性甲状腺肿，是甲状腺功能亢进症（甲亢）中最常见的类型。它是一种伴甲状腺素合成增多的器官特异性自身免疫性疾病，约占临床全部甲状腺功能亢进症（甲亢）的80%，主要表现为弥漫性甲状腺肿伴甲状腺毒症、浸润性突眼、胫前黏液性水肿。未经治疗的甲状腺功能亢进症的并发症包括体重减轻、骨质疏松、脆性骨折、甲亢危象、房颤栓塞事件和心血管功能障碍。

【流行病学】

GD是碘充足地区的甲亢最常见原因，大规模GD流行病学资料尚不多见，在欧洲GD年发病率为20～30/10万。GD在女性中更常发生，女性人群患病率为1%～1.5%。大约3%的女性和0.5%的男性在其一生中发生GD。20世纪70年代以来，瑞典马尔摩发病率为17.7/10万，而冰岛发病率为12/10万。我国大庆地区在1993年10月至1994年12月间，对30 535例居民进行GD流行病学调查，结果发现GD患者104例，总患病率3.41‰，男性患病率1.17‰，女性患病率6.62‰。中国10城市15 181例城市社区居民（≥20岁）甲状腺疾病流行病学调查结果发现患病率分别为临床甲状腺功能亢进1.1%、亚临床甲状腺功能亢进2.6%。

【发病机制】

Graves病是以遗传为背景，在食物中的碘含量多、吸烟、精神刺激及感染、药物作用、辐射暴露等环境因素作用下，诱导甲状腺自身抗原甲状腺球蛋白、促甲状腺素受体、甲状腺过氧化物酶等和自身抗体甲状腺球蛋白抗体、促甲状腺素受体抗体、甲状腺过氧化物酶抗体等在细胞毒性T淋巴细胞相关抗原4、白介素（IL）、肿瘤坏死因子（TNF）-α、趋化因子以及黏附分子等的参与下发生自身免疫反应而导致甲状腺肿大、甲状腺功能亢进的临床综合征。

目前认为GD的发生与自身免疫——体液免疫及细胞免疫异常有关。由CD4+T细胞识别的HLA-Ⅱ递呈的促甲状腺素受体（thyroid-stimulating hormone receptor，TSHR）是GD发生自身免疫反应的中心环节。GD的病理损伤实际上是一种炎性反应的过程，辅助型T淋巴细胞1（Th1）和辅助型T淋巴细胞2（Th2）的平衡紊乱，在GD病的发生、发展过程中起了关键性的作用。而其中的细胞因子包括IL-6、IFN-γ、TNF-α等作为免疫调节剂、免疫效应分子、炎性反应促进剂参与、调节、影响、促进这一过程。这些细胞因子的改变，提示

GD病患者Th1、Th2功能有异常，这种异常可调节甲状腺细胞功能网络系统的活动使B淋巴细胞功能亢进，促甲状腺素受体抗体形成增多，促使GD发生、发展。

细胞因子作为炎性因子直接参与了GD的自身免疫反应过程，参与了GD的发病。它们相互协同、互为影响，形成网络，共同促进炎症的发生。

【临床表现】

临床表现主要由甲状腺素分泌增多引起，其症状和体征的严重程度与病史长短、激素升高的程度和患者年龄等因素相关。症状主要有易激惹、烦躁失眠、心悸、乏力、怕热、多汗、消瘦、食欲亢进、大便次数增多或腹泻、女性月经稀少，可并发周期性麻痹（亚洲、青壮年男性多见）和近端肌肉进行性无力、萎缩，后者称为甲亢性肌病，以肩胛带和骨盆带肌群受累为主。1%的Graves病患者伴发重症肌无力。少数老年患者高代谢的症状不典型，相反表现为乏力、心悸、厌食、抑郁、嗜睡、体重明显减少，称之“淡漠型甲亢”（apathetic hyperthyroidism）。

Graves病大多数患者有程度不等的甲状腺肿大。甲状腺肿为弥漫性，质地中等（病史较久或食用含碘食物较多者可坚韧），无压痛。甲状腺上下极可以触及震颤，闻及血管杂音。也有少数的病例甲状腺不肿大，结节性甲状腺肿伴甲亢可触及结节性肿大的甲状腺。自主性高功能性甲状腺腺瘤可扪及孤立性结节。心血管系统表现有心率增快、心脏扩大、心律失常、心房颤动、脉压增大等。少数病例下肢胫骨前皮肤可见黏液性水肿。

甲亢的眼部表现分为两类：一类为单纯性突眼，病因与甲状腺毒症所致的交感神经兴奋性增高有关。单纯性突眼包括下述表现：①轻度突眼，突眼度不超过18 mm；② Stellwag征，瞬目减少，炯炯发亮；③上睑挛缩，睑裂增宽；④ von Graefe征，双眼向下看时，由于上眼睑不能随眼球下落，出现白色巩膜；⑤ Joffroy征，眼球向上看时，前额皮肤不能皱起；⑥ Mobius征，双眼看近物时，眼球辐辏不良；⑦ Rosenbach征，轻闭眼时眼睑颤动。这些体征与甲状腺毒症导致的交感神经兴奋性增高有关。另一类为浸润性突眼，也称为Graves眼病（Graves ophthalmopathy，GO）或甲状腺相关性眼病（thyroid-associated ophthalmopathy，TAO）。病因与眶周组织的自身免疫炎症反应有关。GO突眼程度与甲亢轻重无平行关系，有些患者仅有突眼而无甲亢表现，总T3（total T3，TT3）、总T4（total T4，TT4）、游离T3（free T3，FT3）、游离T4（free T4，FT4）均正常，称为甲状腺功能正常的Graves眼病（euthyroid Graves ophthalmopathy，EGO），此类患者TSH是降低的，实际为亚临床甲亢。GO常有眼内异物感，胀痛、畏光、流泪、复视，结膜炎、角膜炎、角膜溃疡，眼突明显。目前常采用临床活动度评分（clinical activity score，CAS）（表6-7）和欧洲Graves眼病专家组（EUGOGO）标准评估GO活动度及严重性分级（表6-8）。

表6-7 美国甲状腺学会/美国临床内分泌医师学会（ATA/AACE）Graves眼病临床活动度评分

项目	每次随访	与前次随访比较	分数
自发性球后胀痛感超过4周	√		1
凝视诱发的眼痛超过4周	√		1
眼睑充血	√		1
结膜充血	√		1
球结膜水肿	√		1

续表

项目	每次随访	与前次随访比较	分数
眼睑肿胀	√		1
泪阜水肿	√		1
突眼度增加大于 2 mm		√	1
眼球运动下降超过或等于 5 度		√	1
视力减退（视力表下降超过或等于 1 行）		√	1

表6-8　EUGOGO标准评估GO活动度及严重性分级

轻度 GO	患者的 GO 表现对日常生活只有轻度影响，无需接受免疫抑制或手术治疗。通常有以下 1 项或多项以下表现： ①轻度眼睑退缩（< 2 mm）； ②轻度软组织受累； ③眼球突出度超过相同族群和性别正常值不到 3 mm； ④没有或只有间歇性复视。角膜暴露润滑剂治疗有效
中 - 重度 GO	患者眼部病变对日常生活的影响已经达到使用免疫抑制剂治疗（活动期）或手术治疗（非活动期）的指征，但没有视力受损。通常有以下 2 项或更多的表现： ①眼睑退缩≥ 2 mm； ②中度或重度软组织受累； ③眼球突出度超过相同族群和性别正常值大于或等于 3 mm； ④间歇性或持续性复视
威胁视力的 GO（极重度 GO）	伴有甲状腺相关性眼病视神经病变或角膜上皮脱落

【实验室检查】

1．血清 TSH 和甲状腺素　目前国内普遍采用的第二代方法［以免疫放射分析 immunoradio metric assay，IRMA 为代表］和第三代方法（以免疫化学发光法为代表）测量敏感 TSH（sensitive TSH，sTSH）。sTSH 是国际上公认的诊断甲亢的首选指标，可作为单一指标进行甲亢筛查。一般甲亢患者 TSH < 0.1 mIU/L。血清 FT4 和 FT3 水平不受甲状腺素结合蛋白的影响，较 TT4、TT3 测定能更准确地反映甲状腺的功能状态。临床有影响甲状腺激素结合蛋白的因素存在时应测定 FT3、FT4，如妊娠、服用雌激素、肝病、肾病、低蛋白血症、使用糖皮质激素等。当 FT4 和 FT3 水平正常而 TSH 降低时，诊断为亚临床甲亢。在轻度甲亢中，血清 TT4 和 FT4 水平可能是正常的，只有血清 FT3 升高，血清 TSH 降低，这时考虑为 T3 型甲亢。

2．甲状腺自身抗体　促甲状腺素受体抗体（TSH receptor antibody，TRAb）是 GD 的特异性生物标志物。meta 分析显示，用第二代和第三代结合试验测定的血清 TRAb 浓度的汇总灵敏度和特异度分别为 97% 和 98%，所以 TRAb 是一种敏感而特异的工具，可用于快速准确地诊断和鉴别 Graves 病导致的甲亢。而高度敏感的基于细胞的生物测定可专门区分 TSHR 刺激性抗体（TSHR stimulatory antibody，TSAb）和 TSHR 阻断性抗体，TSAb 是妊娠期 / 产后 GD 患者，尤其是他们的甲状腺外表现的高度敏感的生物标志物，也是胎儿或新生儿甲状腺功能亢进的有用预测指标。将 TSAb 纳入并早期应用于当前的诊断路径使得诊断 GD 的时间缩短了 46%，节省了 47% 的成本。甲状腺过氧化物酶抗体（thyroid peroxidase antibody，TPOAb）和甲状腺球蛋白抗体（thyroglobulin antibody，TgAb）的阳性率在 Graves 病患者显著升高，是自身免疫病因的佐证。

3．甲状腺超声检查（US） 甲状腺超声是一种方便、无创、快速、准确的工具，应使用高频线性探头。它有助于诊断，不会使患者暴露于电离辐射，并有助于确定甲状腺毒症的潜在病因，且可帮助检测伴随的甲状腺结节。US 成像结果高度依赖于设备和检查者的经验。GD 常常（但不总是）以弥漫性甲状腺肿大和低回声性为特征，均应通过 US 和常规灰度分析评估。彩色血流或能量多普勒检查可以表现血管模式并量化甲状腺血管分布。后者（甲状腺血管分布）在未治疗的 GD 中显著增加，并且通常显示称为“火海征”的血流模式，即在整个腺体中弥漫性地看到增加的甲状腺内血流的多个小区域。准确检测甲状腺动脉血流速度和收缩期峰值速度（peak systolic velocity，PSV）需要调整壁式过滤器的脉冲重复频率，并控制介于 0 和 60° 之间的声波角度。在未治疗的 GD 中，甲状腺动脉血流速度和 PSV 显著增加。PSV 可以区分由亚急性甲状腺炎引起的甲状腺毒症或胺碘酮引起的 2 型胺碘酮相关性甲状腺功能障碍（导致破坏性甲状腺毒症），后两者血流量减少。

4．甲状腺摄取 ^{131}I 功能试验 由于甲状腺素测定的普遍开展及 TSH 检测敏感度的提高，甲状腺 ^{131}I 摄取率已不作为甲亢诊断的常规指标。T_3 抑制试验也基本不用。但是甲状腺 ^{131}I 摄取率对甲状腺毒症的原因仍有鉴别意义。甲状腺功能本身亢进时（如 Graves 病，多结节性甲状腺肿伴甲亢等），^{131}I 摄取率增高，摄取高峰前移；破坏性甲状腺毒症时（如亚急性甲状腺炎、安静型甲状腺炎、产后甲状腺炎等），^{131}I 摄取率降低。采取 ^{131}I 治疗甲亢时，计算 ^{131}I 放射剂量需要做本试验。

5．甲状腺核素静态显像 主要用于对可触及的甲状腺结节性质的判定，对多结节性甲状腺肿伴甲亢和自主高功能性甲状腺腺瘤的诊断意义较大。

【诊断和鉴别诊断】

Graves 病的诊断标准：①临床甲亢症状和体征；②甲状腺弥漫性肿大（触诊和 B 超证实），少数病例可以无甲状腺肿大；③血清 TSH 浓度降低，甲状腺素浓度升高；④眼球突出和其他浸润性突眼征；⑤胫前黏液性水肿；⑥甲状腺 TSH 受体抗体（TRAb 或 TSAb）阳性。以上标准中，①②③项为诊断必备条件，④⑤⑥项为诊断辅助条件。

有甲状腺毒症表现而 ^{131}I 摄取率降低者是破坏性甲状腺毒症（例如亚急性甲状腺炎、安静型甲状腺炎），以及碘甲亢和伪甲亢（外源性甲状腺素摄入过多所致甲亢）的特征。典型亚急性甲状腺炎患者常有发热、颈部疼痛，为自限性，早期血中 TT_3、TT_4 水平升高，^{131}I 摄取率明显降低，(即血清甲状腺素升高与 ^{131}I 摄取率降低的分离现象)。在甲状腺毒症期过后可有一过性甲状腺功能减退（甲减），然后甲状腺功能恢复正常。安静型甲状腺炎是自身免疫性甲状腺炎的一个亚型，大部分患者要经历一个由甲状腺毒症至甲减的过程，然后甲状腺功能恢复正常，甲状腺肿大不伴疼痛。

【治疗】

GD 的治疗主要为抗甲状腺药物、放射碘（radioiodine，RAI，^{131}I 和手术。

甲亢的一般治疗包括注意休息，补充足够热量和营养，包括糖、蛋白质和 B 族维生素。失眠可给苯二氮䓬类镇静药（如地西泮片）。对于具有甲亢症状的老年患者以及静息时心率超过 90 bpm 或同时存在心血管疾病的其他甲亢患者，国内外指南均推荐应给予 β 受体阻断药治疗。也可以说，所有高度怀疑或已经确诊甲亢的患者均应考虑应用β受体阻断药治疗。应用普萘洛尔、阿替洛尔、美托洛尔或其他β受体阻断药治疗能减轻许多甲状腺毒症症状，尤其是心悸、震颤、焦虑和怕热症状，同时改善肌无力和震颤，还能改善易怒、情绪不稳定和运动不耐受的程度。在2016年版ATA指南中，更加强调β受体阻断药是Graves病起始治疗中的重要药物，并强调β受体阻断药治疗需一直维持到甲状腺素水平正常，将共适应人群扩大到包括无症状患者在内的甲亢患者，尤其是老年人及有合并症的患者，以防止因甲亢恶化而增加出现并发症的风险。普萘洛尔常规起始剂量为30 ~ 160 mg/d，因为甲亢时药物清除率会增大，所以可能需要较高剂量来治疗（如160 ~ 320 mg/d），且有研究表明此高剂量普萘洛尔还可以减少外周组织中T_4向T_3的转化。它也是甲状腺危象抢救的重要用药之一。合并支气管哮喘的患者忌用普萘洛尔，妊娠和哺乳期间则首选普萘洛尔而避免阿替洛尔。

目前，针对甲亢的治疗主要采用以下三种方式：①抗甲状腺药物；② ^{131}I治疗；③甲状腺全切除手术。

（一）抗甲状腺药物

常用抗甲状腺药物（antithyroid drugs，ATD）分为硫脲类和咪唑类，硫脲类包括丙硫氧嘧啶（propylthiouracil，PTU）和甲硫氧嘧啶，咪唑类包括甲巯咪唑（methimazole，MMI）和卡比马唑。国内主要药物为甲巯咪唑、丙硫氧嘧啶（propylthiouracil，PTU）。抗甲状腺药物的作用机制是在甲状腺内抑制甲状腺过氧化物酶的功能，即抑制碘的氧化和有机化、碘酪氨酸偶联及抑制甲状腺球蛋白生物合成、滤泡细胞增长，从而减少甲状腺素的生物合成。同时，甲状腺外，大剂量PTU可以抑制T_4向T_3的转化。

ATD适用于甲亢缓解可能性高的患者（特别是女性、轻度甲亢、甲状腺轻度肿大、TRAb阴性或低滴度的患者），孕妇，年老体弱者，合并严重心、肝、肾疾病不能耐受手术者，预期生命有限或不能遵循放射安全守则者，接受过手术或有颈部照射史的患者，无法接受高手术量甲状腺外科医生进行手术者，中到重度活动性Graves眼病者。首选MMI。ATD治疗甲亢的优势是非破坏性治疗、药物性甲减可逆、可避免手术风险和辐射暴露，缺点是需频繁监测甲状腺功能（甲功）、有潜在副作用、有疾病复发的可能。MMI与PTU临床应用比较见表6-9。

表6-9 甲巯咪唑（MMI）与丙硫氧嘧啶（PTU）临床应用比较

	指标	MMI	PTU
疗效	甲状激素正常化时间（w）	6.7 ± 4.6	16.08 ± 13.7
	12w内使FT4正常的患者比例	96.5%	78.3%
机制	甲状激素合成抑制率	72.5%	28.6%
安全性	总不良反应率	PTU显著高于MMI	
	肝损伤发生率	PTU显著高于MMI	
作用时间	半衰期（h）	6 ~ 8	1 ~ 2
	临床作用持续时间（h）	40	12 ~ 24
依从性	患者依从性	较好	较差

注：PTU适用于妊娠早期（3个月）、甲亢危象、对MMI治疗不敏感同时又拒绝RAI或手术治疗者

为了尽快实现恢复正常甲状腺功能，并兼顾副作用风险，可考虑根据治疗前的 FT4 水平粗略确定 MMI 的起始剂量。FT4 为正常上限 1.0 ～ 1.5 倍，MMI 起始量为 5 ～ 10 mg/d；FT4 为正常上限 1.5 ～ 2.0 倍，MMI 起始量为 10 ～ 20 mg/d；FT4 为正常上限 2 ～ 3 倍，MMI 起始量为 30 ～ 40 mg/d（PTU 因作用持续时间较短，起始剂量为 50 ～ 100 mg，每日 3 次）。多数情况下，MMI 可以每日 1 次顿服。但鉴于 MMI 的药效持续时间可能并不足 24 h，因此对于严重甲亢患者，如想更快控制病情，分次服药（15 mg 或 20 mg，一日 2 次）可能比每日 1 次顿服更有效。日剂量小于 15 mg 者仍可选择 1 次顿服。当症状消失，血中甲状腺素水平接近正常后逐渐减量（滴定方案）。由于 T_4 的血浆半衰期为 7 天，加之甲状腺内储存的甲状腺素释放约需要 2 周时间，所以 ATD 开始发挥作用多在 4 周以后。减量时每 2 ～ 4 周减药 1 次，每次 MMI 减量 5 ～ 10 mg/d（PTU 50 ～ 100 mg/d）；减至最低有效剂量时维持治疗，MMI 为 2.5 ～ 10 mg/d，PTU 为 50 mg，每日 2 ～ 3 次。总疗程一般为 1 ～ 1.5 年，儿童治疗疗程可延长至 36 个月。ATD 起始剂量、减量速度、维持剂量和总疗程均有个体差异，需要根据临床实际掌握。近年来提倡 MMI 小量服用法，即 MMI 15 ～ 30 mg/d，治疗效果与 40 mg/d 相同。治疗中应当监测甲状腺素的水平。ATD 起始治疗后 2 ～ 6 周、药物减量期每 4 ～ 6 周、药物维持量期每 2 ～ 3 个月，应当进行甲状腺功能的临床和生化指标评估。TSH 水平通常会被抑制数月，因此不是早期治疗反应的敏感指标。左甲状腺素片与 MMI 合用的“阻断 - 替代”法目前已不推荐，因为其副作用风险高。

抗甲状腺药物的不良反应是皮疹、皮肤瘙痒、白细胞减少症、粒细胞减少症、中毒性肝病和血管炎等。MMI 的不良反应是剂量依赖性的。2010 年，美国 FDA 公布了对抗甲状腺药物丙硫氧嘧啶的使用限制。FDA 在对不良事件报告进行分析后发现，与甲巯咪唑相比，丙硫氧嘧啶会增加肝损害、ANCA 阳性血管炎等的风险。所以，建议丙硫氧嘧啶仅用于妊娠早期（3 个月）、甲亢危象、对 MMI 治疗不敏感同时又拒绝 RAI 或手术治疗的患者；儿童患者不推荐使用丙硫氧嘧啶，除非其他治疗方法都不适合。在新诊断为 Graves 病的患者中，如选择丙硫氧嘧啶治疗，则应密切监测患者是否有肝损害的症状和体征，特别是在开始治疗后的最初 6 个月内。PTU 的不良反应则是非剂量依赖性的。两药的交叉反应发生率为 50%。服用抗甲状腺药物发生白细胞减少（$< 4.0 \times 10^9/L$）时，通常不需要停药，减少抗甲状腺药物剂量，加用一般升白细胞药物，如维生素 B_4、鲨肝醇等。注意甲亢在病情还未被控制时也可以引起白细胞减少，所以应当在用药前常规检查白细胞数目作为对照。皮疹和皮肤瘙痒的发生率为 10%，用抗组胺药物多可纠正。如皮疹严重应停药，以免发生剥脱性皮炎。出现关节疼痛者应当停药，否则会发展为“ATD 关节炎综合征”，即严重的一过性游走性多关节炎。

粒细胞减少症（外周血中性粒细胞绝对计数$< 0.5 \times 10^9/L$）是 ATD 的严重并发症。服用 MMI 和 PTU 发生此病的概率相等，在 0.3% 左右；老年患者发生本疾的危险性增加。多数病例发生在 ATD 最初治疗的 2 ～ 3 个月或再次用药的 1 ～ 2 个月内，但也可发生在服药的任何时间。患者的主要临床表现是发热、咽痛、全身不适等，严重者出现败血症，死亡率较高。治疗中出现发热、咽痛均要立即检查白细胞，以及时发现粒细胞减少症的发生。建议在治疗中应定期检查白细胞，若中性粒细胞少于 $1.5 \times 10^9/L$ 应当立即停药。粒细胞集落刺激因子可以促进骨髓恢复，但是对骨髓造血功能损伤严重的病例效果不佳。在一些情况下，糖皮质激素在粒细胞缺乏症时也可以使用。PTU 和 MMI 都可以引起本病，二者有交叉反应。所以其中一种药物引起本病，不要换用另外一种药物继续治疗。

中毒性肝病的发生率为 0.1% ～ 0.2%，多在用药后 3 周内发生，表现为肝的变态反应，转氨酶显著上升，肝穿刺可见片状肝细胞坏死，死亡率高达 25% ～ 30%。PTU 引起的中毒性肝病与 PTU 引起的转氨酶升高很难鉴别。PTU 可以引起 20% ～ 30% 的患者转氨酶升高，升高幅度为正常值的 1.1 ～ 1.6 倍。另外甲亢本身也会造成转氨酶增高，在用药前检查基础的肝功能，以区别是否是药物的不良反应。既往认为 MMI 导致胆汁淤积性肝损害，PTU 导致肝细胞损害。但近期在中国人群中完成的 2 项研究结果报道 MMI 也可以引起肝细胞损伤，而且发生率并不低于 PTU；PTU 也可以引起胆汁淤积性肝损害，发生率也与 MMI 类似。肝功能衰竭更常见于 PTU（0.048%），MMI 也会引起肝功能衰竭（0.026%）。这提示 ATD 的肝不良反应可能存在种族差异，也提示在 ATD 肝毒性的监测方面中国人群可能需要和欧美人群有策略区别。转氨酶增高不是 ATD 使用禁忌，2016 年 ATA 指南指出，当血常规中性粒细胞绝对计数＜ 10^9/L 或肝转氨酶水平比正常值上限高出 5 倍以上时，才不宜行 ATD 起始治疗；转氨酶水平超过正常上限 3 倍以上，1 周内重复检测不见好转，不宜行 PTU 起始治疗；之后每周监测肝功能，直至恢复正常，无明显恢复者应建议患者转诊到消化科或肝病科进行专科治疗。服用 ATD 期间，无足够证据支持或反对常规监测白细胞计数和肝功能，但如出现发热性疾病和咽炎，应检查白细胞分类计数；如出现皮肤瘙痒、黄疸、粪便颜色变浅、深色尿、关节痛、腹痛或腹胀、厌食、恶心或明显乏力等症状，需要评估肝功能以及肝细胞的完整性。

血管炎的不良反应罕见。由 PTU 引起的多于 MMI。血清学检查符合药物性狼疮。ANCA 阳性的血管炎主要发生在亚洲患者，与服用 PTU 有关。它多见于中年女性，临床表现为急性肾功能异常、关节炎、皮肤溃疡、血管炎引起的皮疹、鼻窦炎、咯血等。停药后多数病例可以恢复，少数严重病例需要大剂量糖皮质激素、环磷酰胺或血液透析治疗。近年来的临床观察发现，PTU 可诱发 33% 的 Graves 患者产生 ANCA。正常人群和未治疗的 Graves 病患者中 4% ～ 5%ANCA 阳性。多数患者无血管炎的临床表现。故有条件者在使用 PTU 治疗前应检查 ANCA，对长期使用 PTU 治疗者定期监测尿常规和 ANCA。

停药时甲状腺明显缩小及 TRAb 阴性者，停药后复发率低；停药时甲状腺仍肿大或 TRAb 阳性者停药后复发率高。所以在 12 ～ 18 个月治疗中 TRAb 持续较高的患者可继续 MMI 治疗，对尚未恢复且倾向 ATD 治疗的患者可继续小剂量 MMI 治疗 12 ～ 18 个月以上，再过 12 个月后重复 TRAb 检测，或选择 RAI 或甲状腺切除术。ATD 治疗 Graves 病的缓解率为 30% ～ 70% 不等，平均为 50%。复发多在 ATD 停药后的前 6 ～ 12 个月内，但也可能在数年后发生。严重甲状腺功能亢进、甲状腺肿明显或持续高滴度 TRAb 的患者在治疗停止后最有可能复发，但结果难以预测。所有患者在治疗后的第一年内应密切注意复发情况，之后至少每年复查 1 次。停药后 6 个月内每 1 ～ 3 个月复查，6 个月后延长监测间隔时间。GD 缓解的定义为 ATD 停药 1 年后血清 TSH、FT3 和 FT4 仍处于正常水平。如果 GD 患者在完成第一疗程 ATD 后发生甲亢复发，建议采用 RAI 或甲状腺切除术进行根治性治疗。对于没有缓解的患者，如果患者更倾向于内科治疗，也可以考虑低剂量 MMI 长期持续治疗。

（二）^{131}I 治疗

^{131}I 治疗甲亢已有 60 多年的历史，现已是美国和西方国家治疗成人甲亢的首选疗法。我国由 1958 年开始用 ^{131}I 治疗甲亢至今已数十万例，在用 ^{131}I 治疗难治性重度甲亢方面积累了较丰富的经验，但欧美国家的使用频度明显高于我国和亚洲国家。现已明确：①此法安全简便，费用低廉，效益高，总有效率达 95%，临床治愈率 85% 以上，复发率小于 1%。第一次

^{131}I 治疗后 3 ～ 6 个月，部分患者如病情需要可做第二次 ^{131}I 治疗。②没有增加患者甲状腺癌和白血病等癌症的发病率。③没有影响患者的生育能力和遗传缺陷的发生率。④ ^{131}I 在体内主要蓄积在甲状腺内，对甲状腺以外的脏器，例如心脏、肝、血液系统等不造成急性辐射损伤，可以比较安全地用于治疗患有这些脏器并发症的重度甲亢患者。⑤我国专家对年龄方面的适应证比较慎重。在美国等北美国家对 20 岁以下的甲亢患者用 ^{131}I 治疗已经屡有报告。英国对 10 岁以上甲亢儿童，特别是具有甲状腺肿大和（或）对 ATD 治疗依从性差者，也用 ^{131}I 治疗。

1．适应证　中国的指南为：①成人 GD 有甲亢和甲状腺肿大Ⅱ度以上；② ATD 治疗失败或过敏；③甲亢手术后复发；④甲亢性心脏病或甲亢伴其他病因的心脏病；⑤甲亢合并白细胞和（或）血小板减少或全血细胞减少；⑥老年甲亢；⑦甲亢伴糖尿病；⑧毒性多结节性甲状腺肿；⑨自主功能性甲状腺结节合并甲亢。在 2016 年 ATA 版指南中，老年已不再作为 RAI 治疗的选择依据，指南更关注临床上的综合病情，认为患者的临床病情才是决定甲亢治疗方案选择的重要依据。指南特别把有低钾性周期性麻痹、右心衰竭、肺动脉高压或充血性心力衰竭的甲亢患者也明确列入了 ^{131}I 治疗的适应证。欧洲甲状腺学会（ETA）指南认为 RAI 治疗没有绝对适应证，但通常建议用于 ATD 治疗不良反应大或 ATD 足疗程治疗后复发的患者。

2．相对适应证　①青少年和儿童甲亢，用 ATD 治疗失败、拒绝手术或有手术禁忌证；②甲亢合并肝、肾等器官功能损害；③浸润性突眼。对轻度和稳定期的中、重度浸润性突眼可单用 ^{131}I 治疗甲亢；对进展期患者，可在 ^{131}I 治疗前后加用泼尼松。ATA 版指南还添加了罹患或怀疑甲状腺癌的患者（这点有争议）、不能遵守辐射安全准则的个人以及计划在 4 ～ 6 个月内怀孕的妇女。

3．禁忌证　妊娠和哺乳期妇女。

^{131}I 治疗甲亢后的主要并发症是甲减。国外报告甲减的发生率每年增加 5%，5 年达到 30%，10 年达到 40% ～ 70%。国内报告早期甲减发生率约 10%，晚期达 59.8%。核医学和内分泌学专家都一致认为，甲减是 ^{131}I 治疗甲亢难以避免的结果，选择 ^{131}I 治疗主要是要权衡甲亢与甲减后果的利弊关系。发生甲减后，可以用左旋甲状腺素替代治疗，可使患者的甲状腺功能维持正常，患者可以正常生活、工作和学习，育龄期妇女可以妊娠和分娩。由于甲减并发症的发生率较高，在用 ^{131}I 治疗前需要患者知情并签字同意。

（何建华　万　沁）

参考文献

[1] Kahaly GJ，Bartalena L，Hegedüs L，et al．2018 European Thyroid Association Guideline for the management of graves' hyperthyroidism．Eur Thyroid J，2018，7（4）：167-186．

[2] Ross DS，Burch HB，Cooper DS，et al．2016 American Thyroid Association Guidelines for diagnosis and management of hyperthyroidism and other causes of thyrotoxicosis．Thyroid，2016，26（10）：1343-1421．

[3] Corvilain B，Hamy A，Brunaud L，et al．Treatment of adult Graves' disease．Ann Endocrinol（Paris），2018，79（6）：618-635．

[4] 葛均波．内科学．9 版．北京：人民卫生出版社，2018：680-688．

[5] 中华医学会核医学分会. ^{131}I 治疗格雷夫斯甲亢指南. 中华内分泌代谢杂志,2013,29(6):448-459.

[6] Bartalena L, Baldeschi L, Boboridis K, et al. The 2016 European Thyroid Association/European Group on Graves' Orbitopathy Guidelines for the management of Graves' orbitopathy. Eur Thyroid J, 2016, 5 (1): 9-26.

[7] Muldoon BT, Mai VQ, Burch HB, Management of Graves' disease: an overview and comparison of clinical practice guidelines with actual practice trends. Endocrinol Metab Clin North Am, 2014, 43 (2): 495-516.

原发性醛固酮增多症的诊断与治疗

原发性醛固酮增多症（primary aldosteronism，PA，简称原醛症）是由于单侧或双侧肾上腺皮质病变分泌过量醛固酮，导致水钠潴留、体液容量扩张、钾排泄增加和肾素 - 血管紧张素系统受抑制而引发的临床综合征。临床表现为高血压、钠潴留、低钾血症，早期大部分患者血钾正常。醛固酮过多是导致心肌肥厚、心力衰竭和肾功能受损的重要危险因素，有独立于血压之外的心脑血管损害作用。与原发性高血压患者相比，原醛症患者心脏、肾等高血压靶器官损害更为严重。有研究报道，年龄、性别、收缩压、舒张压相匹配的 PA 患者休克发作、心肌梗死、心房颤动分别是原发性高血压患者的 4 倍、6 倍和 12 倍，PA 患者的肾会出现肾性尿崩症、肾功能减退、组织纤维化、血管重构等。因此，早期诊断、早期治疗就显得至关重要。

既往原醛症一直被认为是少见病，在高血压人群中发病率不到 1%。随着诊断技术的提高，特别是将血浆醛固酮与肾素比值（aldosterone to renin ratio，ARR）作为原醛症筛查指标后，相当一部分血钾正常的原醛症患者得以发现并确诊。国外报道在 1、2、3 级高血压患者中原醛症患病率分别为 1.99%、8.02% 和 13.2%；而在难治性高血压患者中，其患病率更高，为 17% ~ 23%；PA 在高血压患者中总患病率为 6.1%。2010 年由中华医学会内分泌分会牵头在全国 11 个省、19 个中心对 1 656 例难治性高血压患者进行了原醛症的筛查，首次报道其患病率为 7.1%，男女患病率无明显差别，但女性 ARR > 20 的比例明显高于男性。由此可见，对高血压特别是难治性高血压人群进行原醛症的筛查对临床工作有着现实的指导意义。

一、病因分类及临床表现

（一）病因分类

原醛症主要分为 5 型，即醛固酮腺瘤（aldosterone-producing adenoma，APA）、特发性醛固酮增多症（idiopathic hyperaldosteronism，IHA，特醛症）、原发性肾上腺皮质增生（primary adrenal hyperplasia，PAH，又称单侧肾上腺增生）、家族性醛固酮增多症（familial hyperaldosteronism，FH；包括Ⅰ、Ⅱ、Ⅲ型）、分泌醛固酮的肾上腺皮质癌及异位醛固酮分泌肿瘤。其中 FH-Ⅰ型为糖皮质激素可抑制性醛固酮增多症（glucocorticoid-remediable aldosteronism，GRA）（表 6-10）。

表6-10 原发性醛固酮增多症病因分类及构成比

亚型	构成比（%）
特发性醛固酮增多症（IHA）	60
醛固酮腺瘤（APA）	35
原发性肾上腺增生（PAH）	2
分泌醛固酮的肾上腺皮质癌	＜ 1
家族性醛固酮增多症（FH）	
FH- Ⅰ型（糖皮质激素可抑制性，GRA）	＜ 1
FH- Ⅱ型（糖皮质激素不可抑制性）	
FH- Ⅲ型	
异位醛固酮分泌肿瘤	＜ 0.1

（二）临床表现

1．高血压　高血压是原醛症患者主要和早期的表现。随着病程进展，血压可逐渐增高，呈中度及重度高血压，且对一般降压药物治疗抵抗。高血压病史久者常引起心脏扩大甚至心力衰竭。

2．低血钾　由于大量醛固酮的作用导致尿中钾排出增加，造成血钾降低。早期患者血钾可正常，仅在使用利尿剂、呕吐、腹泻等情况时出现低血钾，随着疾病进展可表现出持续低血钾，并出现相关症状：①神经、肌肉功能障碍，可表现为肌肉软弱无力或典型的周期性麻痹，常见于下肢，可累及四肢，重者可有呼吸困难；②肾表现，慢性失钾可导致肾浓缩功能下降，表现为多尿、夜尿增加；③心脏表现，可见期前收缩（室性早搏多见）、室上性心动过速等心律失常；心电图为低血钾表现（QT 间期延长，T 波增宽、减低、倒置，U 波明显）；④糖代谢异常，低血钾可致胰岛 β 细胞释放胰岛素减少，引起糖耐量减低，补钾可纠正。

3．碱中毒　部分原醛症患者由于醛固酮的保钠排钾作用，肾小管内的钠 - 氢离子交换加强，氢离子丢失增多，导致代谢性碱中毒，血 pH 值、剩余碱和 CO2 结合力为正常高限或高于正常，尿液 pH 值为中性或偏碱性。

二、原醛症的筛查

（一）筛查对象

高血压伴低钾血症曾被认为是原醛症最典型的临床表现，但一些研究表明，只有 9% ～ 37% 的原醛症患者存在低钾血症，只有 50% 的腺瘤和 17% 的增生患者血钾＜ 3.5 mmol/L。由于其灵敏度和特异度较低，低钾血症已不能作为筛查原醛症的良好指标。

推荐对以下高危人群进行 PA 筛查：①持续性血压＞ 160/100 mmHg（美国内分泌学会 TES 建议＞ 150/100 mmHg）、难治性高血压（联合使用 3 种降压药物，其中包括利尿剂，血压＞ 140/90 mmHg；联合使用 4 种及以上降压药物，血压＜ 140/90 mmHg）。②高血压合并自发性或利尿剂所致的低钾血症。③高血压合并肾上腺促发瘤。④有早发性高血压家族史或早发性（＜ 40 岁）脑血管意外家族史的高血压患者。⑤ PA 患者的存在高血压的一级亲属。⑥高血压合并阻塞性呼吸睡眠暂停综合征者。

（二）筛查试验

推荐将立位血浆醛固酮浓度（plasma aldosterone concentration，PAC）与血浆肾素活性（plasma renin activity，PRA）或者血浆直接肾素浓度（direct renin concentration，DRC）的比值即醛固酮 / 肾素比值 (ARR)，包括 PAC/ PRA 或者 PRA/DRC，作为原醛症首选筛查指标。

1．筛查前准备　①尽量将血钾纠正至正常范围，补钾目标为 4.0 mmol/L；②维持正常钠盐摄入；③停用对 ARR 影响较大药物至少 4 周，包括醛固酮受体拮抗剂（螺内酯、依普利酮）、保钾利尿剂（阿米洛利、氨苯喋啶）、排钾利尿剂（氢氯噻嗪、呋塞米）及甘草提炼物；④ ACEI、ARB、钙通道阻断药、β 受体阻断药、中枢性 α_2 受体阻断药（可乐定或甲基多巴）、非甾体类抗药等暂停 2 周；⑤如血压控制不佳，建议使用 α 受体阻断药及非二氢吡啶类钙通道阻断药，如特拉唑嗪、哌唑嗪、多沙唑嗪、维拉帕米缓释片（加或不加肼屈嗪）；⑥口服避孕药及人工激素替代治疗可能会降低 DRC，一般无需停服避孕药物。

2．采血条件　条件包括：①清晨起床后保持非卧位状态（可以坐位、站立或者行走）至少 2 小时，静坐 5 ～ 15 分钟后采血。②采血需小心，尽量避免溶血。美国内分泌学会（TES）建议，最好用注射器和针头缓慢收集血样（不用真空采血管，尽量减少血钾假性升高风险）；采集过程中，避免拳头紧握，松止血带（如果使用）后等待至少 5 秒再插针头。③送血过程需保持室温（不要将采血管置于冰上，这样会使无活性肾素转换为活性肾素），并确保 30 分钟内将血浆离心分离后即刻将血浆冷冻保存。可能导致 ARR 假阳性或假阴性的原因见表 6-11。

3．影响 ARR 因素　①年龄，年龄＞ 65 岁，肾素较醛固酮降低明显，以致 ARR 升高；②性别，女性月经前期及排卵期 ARR 较同年龄男性高，特别对于黄体期的女性患者，如用 DRC 检测可能导致 ARR 假阳性；③采血时间、最近饮食情况、体位等；④药物因素。⑤采血方法；⑥血钾水平；⑦肌酐水平。如果存在潜在问题药物不能完全安全停用，ARR 检测也应进行，应根据潜在的混杂因素考虑结果。ARR 只应被视为筛查试验。如果出现初始结果无法确定、由于取样条件不理想结果难以解释、临床强烈怀疑 PA 而筛查结果是阴性的情况，应该重新检测 ARR。

表6-11　可能导致ARR假阳性或假阴性原因

因素	对血醛固酮水平影响	对肾素水平的影响	对 ARR 影响
药物			
β 肾上腺素能阻断药	↓	↓↓	↑（假阳性）
中枢激动剂（如可乐定、α- 甲基多巴）	↓	↓↓	↑（假阳性）
NSAID	↓	↓↓	↑（假阳性）
排钾利尿剂	→↑	↑↑	↓（假阴性）
保钾利尿剂	↑	↑↑	↓（假阴性）
ACEI	↓	↑↑	↓（假阴性）
ARB	↓	↑↑	↓（假阴性）
钙通道阻断药（二氢吡啶）	→↓	↑	↓（假阴性）

续表

因素	对血醛固酮水平影响	对肾素水平的影响	对 ARR 影响
肾素抑制剂	↓	↓↑	↑（假阳性） ↓（假阴性）
钾状态			
低血钾	↓	→↑	↓（假阴性）
高血钾	↑	→↓	↑（假阳性）
膳食钠			
钠限制	↑	↑↑	↓（假阴性）
钠负荷	↓	↓↓	↑（假阳性）
年龄增长	↓	↓↓	↑（假阳性）
绝经前女性（以男性作对照）	→↑	↓	↑（假阳性）
其他情况			
肾功能损害	→	↓	↑（假阳性）
假性醛固酮减少症Ⅱ型	→	↓	↑（假阳性）
妊娠	↑	↑↑	↓（假阴性）
肾血管性高血压	↑	↑↑	↓（假阴性）
恶性高血压	↑	↑↑	↓（假阴性）

4．检测技术及单位换算　由于 PRA、DRC 及醛固酮检测单位各不相同，因此在统计数据时，必须根据不同单位进行换算。醛固酮常用单位为 ng/dl（1 ng/dl = 27.7 pmol/L，1 ng/dl = 10 pg/ml），PRA 常用单位为 ng/（ml · h）[1 ng/（ml · h）= 12.8 pmol/（L · min）]，而 DRC 常用单位为 mU/L [1 ng/（ml · h）= 8.2 mU/L]。

5．结果判断　ARR 作为原醛症最常用的筛查指标，已被广泛应用于临床。由于 ARR 受年龄、体位、药物等诸多因素影响，国内外各中心对 ARR 截点值报道不一。不同中心所定截点值差异较大，当醛固酮单位为 ng/dl，最常用截点值是 30；当醛固酮单位为 pmol/L，最常用截点值是 750（表 6-12）。也有中心强调在 ARR 阳性的基础上同时满足血醛固酮水平升高（醛固酮＞ 15 ng/dl），以提高筛查试验的灵敏度和特异度，但双侧肾上腺增生（bilateral adrenal hyperplasia，BAH）漏诊的风险可能较高。

表6-12　根据PRA、DRC、醛固酮不同单位计算ARR常用截点值

	PRA，ng/（mL · h）	PRA，pmol/L · min	DRC，mU/L	DRC，ng/L
PAC（ng/dL）	20	1.6	2.4	3.8
	30	2.5	3.7	5.7
	40	3.1	4.9	7.7
PAC（pmol/L）	750	60	91	144
	1000	80	122	192

注：PAC，血浆醛固酮；PRA，血浆肾素活性；DRC，直接肾素浓度；ARR，血浆醛固酮与肾素比值。

三、原醛症的确诊试验

建议对 ARR 阳性患者进行一项或多项确诊试验来明确 / 排除诊断，而不是直接进行亚型分类。然而，对于自发性低血钾、血浆肾素低于可测水平，且 PAC ＞ 20 ng/dL（550 pmol/L）的患者，可不需要进一步的确认试验。

目前主要有 4 种确诊试验，包括口服钠负荷试验、盐水输注试验、氟氢可的松抑制试验、卡托普利抑制试验（表 6-13）。这 4 项试验各有其优缺点，尚缺乏证据支持哪一项试验是最佳选择。这些试验在灵敏度、特异度和可靠性等方面存在差异，而且确诊试验的选择通常要考虑成本、患者依从性、实验室常规和当地情况来确定，临床医生应根据患者实际情况进行选择。

表6-13　原发性醛固酮增多症的确诊试验

试验和步骤	解释	注意事项
口服钠负荷试验（oral sodium loading test）		
患者应连续 3 天每天增加超过 200 mmol 的钠摄入量（～ 6 g），进行 24 小时尿钠含量测定。患者应接受足够的缓释氯化钾补充以维持血浆中钾含量在正常范围内。从第 3 天早晨到第 4 天的早晨收集尿液，检测 24 小时尿醛固酮。	肾疾病的尿醛固酮水平可以较低，但如无肾疾病，尿醛固酮 ＜ 10 μg/24 h（28 nmol/d），则 PA 可能性不大。 尿醛固酮分泌升高则 PA 的可能性很大： • 梅奥医学中心的此数值为大于 12 μg/24 h（33.3 nmol/d） • Cleveland 数据为大于 14 μg/24 h（38.8 nmol/d）	本试验不适用于： • 严重未控制的高血压 • 肾功能不全 • 心功能不全 • 心律失常或严重低钾
盐水输注试验（saline infusion test）		
至少试验前 1 小时及试验期间保持卧位。试验从上午 8 时至 9：30 开始，4 小时静注 2 L 0.9% 生理盐水。试验开始（0 h）和结束（4 h）两个时间点采血检测肾素、醛固酮、皮质醇和钾。试验过程中要进行血压和心率的持续监测。修订的方法诊断 PA 具有更高的灵敏度（坐位试验尚在初步研究中），患者保持坐位至少 30 分钟（试验前），并且在输注过程中保持立位。	输注后血浆醛固酮＜ 5 ng/dl 时排除 PA，血浆醛固酮＞ 10 ng/dl 时较大可能为 PA，5 ～ 10 ng/dl 时不确定。6.8 ng/dl 的截点值被认为是提供了灵敏度和特异度之间的最佳平衡。对于坐位 SIT，输注后血浆醛固酮水平＞ 6 ng/dl，同时试验后血浆皮质醇浓度较基线降低（排除了 ACTH 干扰）可确诊。	本试验不适用于： • 严重未控制的高血压 • 肾功能不全 • 心功能不全 • 心律失常或严重低钾

续表

试验和步骤	解释	注意事项
氟氢可的松抑制试验（fludrocortison suppression test）		
患者每6小时口服1次0.1 mg氟氢可的松，连续服用4天，连同补充缓释KCl（每6小时补充一次，以保证血浆K^+含量在4.0 mmol/L，每天测定4次）和补充缓释NaCl（30 mmol，每日3次，随餐服用）及保证足够的食盐摄入，以维持至少3 mmol/kg的尿液钠排泄率。第4天上午10时患者坐姿时进行血浆醛固酮和PRA检测，血浆皮质醇的检测是在上午7点至10点。	在第4天上午10时站立检测血浆醛固酮＞6 ng/dl，同时满足PRA＜1 ng/（ml·h），且血浆皮质醇浓度比上午7点检测结果低（排除ACTH干扰），确诊为PA。	虽然一些中心在门诊进行这项检测（前提是患者能够经常检测自己的血钾），但通常中心在住院后几天进行检测。 大多数数据来自基于大量患者建立起来的Brisbane组，在第4天上午10点门诊患者血浆醛固酮截点浓度6 ng/dl。 FST支持者认为：①确诊PA最灵敏；②相对SIT，FST侵入性低，因此引起非肾素依赖的醛固酮水平改变的可能性很小；③它对于钾离子的潜在交叉效应是可以控制的，并且能够对ACTH（经由皮质醇）进行监测和检测；④在有经验的人员操作下是较安全的。
卡托普利抑制试验（captopril challenge test）		
患者坐位或立位至少1小时后口服50 mg卡托普利。服药前和服药后1或2小时采血，检测PRA、血浆醛固酮和皮质醇，在此期间患者保持坐位。	血浆醛固酮通常会受卡托普利抑制（＞30%），而在PA患者中血浆醛固酮仍较高且PRA仍受抑制。APA和IHA患者有所不同，在IHA中偶尔会有醛固酮水平下降。	有报告显示有相当数量的假阴性或可疑结果。

注：ACTH，促肾上腺皮质激素；APA，醛固酮腺瘤；ARR，醛固酮与肾素比值；FST，氟氢可的松抑制试验；SIT，盐水输注试验；IHA，特发性醛固酮增多症；PA，原发性醛固酮增多症；PRA，血浆肾素活性。

口服钠负荷试验和氟氢可的松抑制试验（FST）由于操作繁琐，准备时间较长，国内无药等原因，目前临床很少开展。生理盐水输注试验（SIT）的灵敏度和特异度分别达到95.4%及93.9%，但由于血容量急剧增加，会诱发高血压危象及心功能衰竭，对于那些血压难以控制、心功能不全及严重低钾血症的患者不应进行此项检查。卡托普利抑制试验是一项操作简单、安全性较高的确诊试验，但此试验存在一定的假阴性，部分特醛症患者血醛固酮水平可被抑制。SIT后血浆醛固酮＞10 ng/dl，原醛症诊断明确；血浆醛固酮＜5 ng/dl排除原醛症。正常人卡托普利抑制试验后血浆醛固酮浓度下降大于30%，而原醛症患者血浆醛固酮不受抑制。

四、原醛症亚型分类诊断

PA主要亚型包括APA、IHA、PAH、FH及分泌醛固酮的肾上腺皮质癌。原醛症的分型诊断一直是临床上的难点，在很大程度上影响了治疗方案的选择。临床医生不能仅依靠影像学表现来判定病变的类型，而要结合生化指标及双侧肾上腺静脉采血（adrenal venous sampling，AVS）结果进行综合分析。由于最常见亚型是APA和IHA，分型的主要目标是区分醛固酮分泌是肾上腺单侧性还是双侧性。

（一）肾上腺 CT

建议所有 PA 患者接受肾上腺 CT。它能作为亚型分型的初步检查，并排除可能提示肾上腺皮质癌的大占位，为介入放射学科医生和外科医生提供帮助。

1．肾上腺 CT 表现　a．醛固酮瘤，表现为单侧肾上腺腺瘤（直径＜ 2 cm），呈圆形或椭圆形，边界清楚，周边环状强化，平扫示肿块密度均匀、偏低。CT 值为 –33 ～ 28 Hu，增强后呈轻度强化，CT 值增高到 7 ～ 60 Hu。动态增强和延迟扫描时腺瘤呈快速廓清表现。典型病例中肿瘤边缘呈薄纸样环状增强，而中央往往仍为低密度。腺瘤同侧及对侧肾上腺无萎缩性改变。b．特醛症，CT 上可有不同表现，包括：①双侧肾上腺形态和大小表现正常，或仅仅是密度稍致密；②双侧或单侧肾上腺增大、边缘饱满、内外肢肢体较粗、密度不均，或呈颗粒状；③单侧肾上腺孤立性结节，密度类似正常肾上腺或稍低；④双侧肾上腺多个小结节；⑤肾上腺皮质癌直径常大于 4 cm。

2．肾上腺 CT 的优缺点　肾上腺 CT 灵敏度为 78%，特异度为 75%。它在诊断上存在一定局限性，小部分 CT 表现为双侧结节的醛固酮瘤可被误诊为特醛症；而 CT 表现为肾上腺微腺瘤的特醛症也可被误认为醛固酮瘤而行单侧肾上腺切除（单侧肾上腺无功能腺瘤并不少见，尤其在 40 岁以上患者中）。若影像学检查未能发现明显占位，或病灶较小不能区分肾上腺腺瘤和增生，可选择双侧肾上腺静脉采样（adrenal venous sampling，AVS）进行原醛症的分型诊断，进一步明确病变的侧别、数目和性质。MRI 在原醛症分型诊断上并不优于肾上腺 CT，且 MRI 价格稍贵，空间分辨率低于肾上腺 CT，但其反相位信号在鉴别皮髓质病变方面较 CT 有优势。

（二）双侧肾上腺静脉采血

推荐如患者愿意手术治疗且手术可行，肾上腺 CT 提示有单侧或双侧肾上腺形态异常（包括增生或腺瘤），需进一步行双侧 AVS 以明确有无优势分泌。AVS 灵敏度为 95%，特异度为 100%。

1．AVS 重要性　区分原醛症有无优势分泌对治疗方案的选择至关重要，几乎所有 APA 或 PAH 患者行单侧肾上腺切除后血钾水平均能恢复正常，血压下降或完全恢复正常比例也可达到 30% ～ 60%。而对特醛症及 GRA 患者而言，单侧或双侧肾上腺完全切除并不能降低患者血压，药物治疗才是首选方法。影像学检查往往不能发现微小腺瘤，或者不能区分无功能瘤和醛固酮瘤，而 AVS 则是区分单侧性或双侧性肾上腺分泌最可靠、最准确的方法。目前 AVS 的灵敏度和特异度均可达到 90% 以上，要明显优于肾上腺 CT（78% 和 75%），因此 AVS 被公认为原醛症分型诊断的“金标准”。

2．选择人群及评估　由于 AVS 属有创检查而且价格昂贵，应在确诊原醛症且有手术意愿的患者中进行。2014 年《双侧肾上腺静脉采血分型原发性醛固酮增多症专家共识》建议以下人群可不行 AVS 检查：①年龄小于 40 岁，肾上腺 CT 显示单侧腺瘤且对侧肾上腺正常的患者；②肾上腺手术高风险患者；③怀疑肾上腺皮质癌的患者；④已经证实患者为 GRA 或 FH- Ⅲ型。肾上腺静脉皮质醇与周围静脉皮质醇比值是评价 AVS 插管是否成功的标志。分段取血测 PAC 和皮质醇，采血过程中连续输入促肾上腺皮质激素（adrenocorti cotropic hormone，ACTH），减少因应激诱发的 ACTH 释放。如一侧肾上腺静脉 PAC 超过对侧 4 倍以上或 PAC ＞ 555 pmol/L（20 ng/dl），则考虑为醛固酮瘤、PAH 或单侧肾上腺增生；若双侧均高，但两侧相差 20% ～ 50%，考虑特醛症。

（三）基因分型在原醛症中的应用

建议年龄在20岁以下原醛症患者，或有原醛症或早发性脑卒中家族史的患者，应做基因检测以确诊或排除GRA。对于发病年龄很小的原醛症患者，建议行*KCNJ5*基因检测排除FH-Ⅲ。

五、鉴别诊断

PA应该与分泌肾素的肿瘤、原发性低肾素性高血压、继发性肾素增多的继发性醛固酮增多、先天性激素合成酶缺陷导致肾上腺皮质增生、利德尔综合征、库欣综合征等鉴别。

1．分泌肾素的肿瘤　多为肾小球旁细胞肿瘤，其他尚有一些神经节细胞瘤（肾母细胞瘤）或卵巢肿瘤中可能含分泌肾素的细胞，极少见，临床表现类似原醛症中的醛固酮瘤表现。血浆中，醛固酮水平高同时肾素水平很高，需与肾动脉狭窄鉴别；B超、CT、MRI仍不能明确肿瘤部位者，需肾静脉插管，确定部位再血管造影明确。

2．原发性低肾素性高血压　与特醛症极相似的病种，易误诊，患者有或无家族史，多为在降压治疗中，患者由于降压疗效不满意，或由于药物或饮食等原因出现低血钾，临床可出现与特醛症一致的生化、激素表现。最终鉴别需要临床随访。治疗需找到合适的针对患者的药物。

3．继发性肾素增多的继发性醛固酮增多

（1）恶性进展性高血压　其肾素高的原因是血管痉挛、肾缺血。临床特点为舒张压高、血压不断升高或多种降压药联合治疗效果不明显。器官功能损伤、低血钾多与降压药有关、有代谢性酸中毒。

（2）肾动脉狭窄　多由大动脉炎引起，根据动脉狭窄程度、累及程度，临床表现轻重不同。查体有血管杂音，确诊需要B超或肾动脉造影。

4．先天性肾上腺皮质增生　临床表现为高血压、低血钾、双侧肾上腺增生。有盐皮质激素过多症候群的可能有17-羟化酶缺陷、11β-羟化酶缺陷或11β-羟类固醇脱氢酶缺陷。其他先天性肾上腺皮质增生患者没有高血压、低血钾。患者常有男性性早熟、女性假两性畸形或性征不发育，ACTH增高。

5．利德尔综合征　也称假性醛固酮增多症，常染色体显性遗传性疾病，特点是肾素水平低、醛固酮水平也低。病因为肾小管上皮细胞膜上钠通道蛋白（一种肾单位控制钠重吸收的限速因子）发生异常，多为蛋白质的β、γ亚基基因突变。这些突变使钠通道常处于激活状态。临床特征上除醛固酮低外，与PA几乎一致。利德尔综合征患者通常有家族史、螺内酯治疗无效、对氨苯蝶啶反应好。

六、原醛症的治疗

（一）治疗原则

治疗方案取决于原醛症的病因和患者对药物的反应。原醛症的治疗有手术和药物两种方法。醛固酮瘤及单侧肾上腺增生首选腹腔镜手术治疗，如患者不愿手术或不能手术，可予以药物治疗。而特醛症及GRA首选药物治疗。分泌醛固酮的肾上腺皮质癌发展迅速、转移较早，应尽早切除原发肿瘤；如已有局部转移，应尽可能切除原发病灶和转移灶，术后加用米托坦治疗。醛固酮瘤或单侧肾上腺增生行单侧肾上腺切除的患者在术后早期，由于对侧肾上腺抑制作用尚未解除，建议高钠饮食。如有明显低醛固酮血症表现，需暂时服用氟氢可的松行替代治疗。对于药物治疗患者，需定期复查肾功能、电解质，并检测血压，根据血钾、血压等指标调整药物剂量。

（二）手术治疗

推荐确诊 APA 或单侧肾上腺增生的患者行腹腔镜下单侧肾上腺切除术或保留肾上腺组织的手术（adrenal sparing surgery，ASS），如果患者存在手术禁忌或不愿手术，推荐使用醛固酮受体拮抗剂治疗。

1．腹腔镜下单侧肾上腺切除　目前腹腔镜手术已广泛用于原醛症治疗，与传统开放手术相比，其具有手术时间短、创伤小、术后恢复时间快。手术并发症少等特点。确诊为醛固酮瘤或单侧肾上腺增生的患者，选择单侧肾上腺全切术或是 ASS 尚存在争议，若在手术过程中高度怀疑多发性醛固酮瘤或伴有结节样增生，应尽量行患侧肾上腺全切术。

2．术前准备　纠正高血压、低血钾。如患者低血钾严重，在服用螺内酯的同时，可口服或静脉补钾。一般术前准备时间为 2 ～ 4 周，对于血压控制不理想者，可联合其他降压药物。

3．术后随访　术后第 1 天即可停用螺内酯，同时减少其他降压药剂量。静脉补液无需加入氯化钾，除非患者血钾＜ 3.0 mmol/L。术后前几周，由于对侧肾上腺抑制作用尚未解除，应提高钠盐摄入；如有明显低醛固酮血症表现，需暂时服用氟氢可的松行替代治疗。肾上腺切除后血压控制不佳的原因包括诊断有误（AVS 结果有误），残余肾上腺还有醛固酮瘤、合并原发性高血压（占 PA 患者 1/3），最常见原因。

（三）药物治疗

PA 药物治疗的适宜人群包括 IHA、GRA、FH、术后疗效不佳（肾上腺皮质腺瘤或增生、异位醛固酮增多症、肾上腺醛固酮分泌腺癌切除术）、不愿意手术或无法耐受手术、单个或是多发肾上腺结节或肾上腺影像学未见异常的患者。推荐特醛症首选药物治疗，建议使用醛固酮受体拮抗剂（mineralocorticoid receptor antagonist，MRA），螺内酯作为一线用药，依普利酮为二线药物。推荐 GRA 选用小剂量糖皮质激素作为首选治疗方案，使用保证其血压、血钾水平正常的最小糖皮质激素用量，而非盐皮质激素受体拮抗剂（表 6-14）。

表6-14　不同类型原醛症的治疗方法

分型	一线治疗	二线治疗
单侧肾上腺病变（包括 APA 和单侧肾上腺增生）	腹腔镜下单侧肾上腺切除	螺内酯 依普利酮 阿米洛利 醛固酮合成酶抑制剂
双侧肾上腺病变（IHA）	螺内酯 依普利酮 阿米洛利 醛固酮合成酶抑制剂	腹腔镜下单侧肾上腺切除
GRA	小剂量糖皮质激素	螺内酯 依普利酮 阿米洛利 醛固酮合成酶抑制剂

1．醛固酮受体拮抗剂

（1）螺内酯　起始剂量为20 mg/d，可逐渐增加至最大剂量100 mg/d。它在降低PA患者血压的同时，还能改善高醛固酮血症对心肌和血管的毒性，它能降低心力衰竭和心肌梗死发生率，此作用是独立于降压作用之外的。开始服药后每周需监测血钾，根据血钾水平调整螺内酯剂量。注意事项有螺内酯导致的男性乳房发育呈明显剂量相关性，必要时可同时加用氨苯蝶啶、阿米洛利等减少螺内酯剂量，以减轻其不良反应。为避免高钾血症的发生，CKD3期肾功能不全［肾小球滤过率（GFR）＜ 60 ml/（min·1.73 m^2）］患者慎用；肾功能不全4期及4期以上禁止服用（GFR ＜ 30 ml/（min·1.73 m^2））］。

（2）依普利酮　是一种选择性醛固酮受体拮抗剂，不拮抗雄激素和孕激素受体，不导致严重的内分泌紊乱。研究报道特醛症患者长期使用依普利酮可在有效控制血压的同时尽可能避免诸如男性乳房发育等不良反应。起始剂量为25 mg/d，由于其半衰期短，建议一日给药2次。注意事项有CKD3期肾功能不全［（GFR ＜ 60 ml/（min·1.73 m^2）］患者慎用，CKD 4期及4期以上肾功能不全患者禁止服用（GFR ＜ 30 ml / min / 1.73 m^2）。

2．糖皮质激素　主要通过抑制垂体ACTH分泌以减少醛固酮作用，建议服用长效或中效糖皮质激素。地塞米松起始剂量为0.125 ~ 0.25 mg/d，泼尼松起始剂量为2.5 ~ 5 mg/d，2种药物均在睡前服用。注意事项有过量糖皮质激素治疗会导致医源性库欣综合征，影响儿童生长发育，建议使用使患者血压或血钾维持在正常范围的最少剂量糖皮质激素，如血压控制不佳，可联合使用MRA。

3．其他降压药物　醛固酮主要通过上调肾小管远曲小管上皮钠通道活性从而促进钠钾交换。对上皮细胞钠通道有阻断作用的药物，如阿米洛利、氨苯喋啶等对原醛症都有一定治疗效果。作为保钾利尿剂，它们能缓解原醛症患者的高血压、低血钾症状，而不存在螺内酯所致的激素相关性不良反应。但由于其作用相对较弱，且无上皮保护作用，并不作为一线用药。

ACEI、ARB可能对部分血管紧张素Ⅱ敏感的特醛症有一定治疗效果，而CCB主要用于降低血压，对醛固酮分泌并无明显抑制作用。如患者单用螺内酯治疗血压控制不佳时，可联合使用多种不同作用机制的降压药。

（何建华）

参考文献

[1] Funder JW，Carey RM，Mantero F，et al. The endocrine society. The management of primary aldosteronism：case detection，diagnosis，and treatment：an endocrine society clinical practice guideline. J Clin Endocrinol Metab，2016，101（5）：1889-1916.

[2] 中华医学会内分泌学分会肾上腺学组. 原发性醛固酮增多症诊断治疗的专家共识. 中华内分泌代谢杂志，2016，32（03）：188-195.

[3] Young WF，Diagnosis and treatment of primary aldosteronism：practical clinical perspectives. J Intern Med，2019，285（2）：126-148

[4] Hundemer GL. Primary aldosteronism：cardiovascular outcomes pre-and post-treatment. Curr Cardiol Rep，2019，21（9）：93.

[5] Lee FT，Elaraj D，Evaluation and management of primary hyperaldosteronism. Surg Clin

North Am，2019，99（4）：731-745.
[6] Byrd JB，Turcu AF，Auchus RJ，Primary aldosteronism. Circulation，2018，138（8）：823-835.

高尿酸血症与痛风

高尿酸血症（hyperuricemia，HUA）与痛风（gout）是嘌呤代谢障碍引起的代谢性疾病。血尿酸水平＞420 μmol/L（7 mg/dl）定义为 HUA。年龄＜25 岁、具有痛风家族史的 HUA 患者需排查遗传性嘌呤代谢异常疾病。但痛风发病有明显的异质性，除高尿酸血症外可表现为急性关节炎、慢性关节炎、痛风石形成、关节畸形、慢性间质性肾炎和尿酸性尿路结石，以及肾小球、肾小管、肾间质病变和肾血管病变。高尿酸血症患者只有出现上述临床表现时才称为痛风。痛风临床上分为原发性、继发性和特发性三类。原发性多由先天性嘌呤代谢异常所致，常与肥胖、糖脂代谢紊乱、高血压、动脉硬化和冠心病等聚集发生；继发性则由某些系统性疾病或者药物引起，特发性多因未知的病因引起。

从欧美发达国家的流行病学数据看，HUA 的患病率随着国家经济水平的提高而增加，与糖尿病、高脂血症有着相似的流行趋势，提示 HUA 与生活方式密切相关。我国的流行病学资料支持这一推论。南方和沿海经济发达地区 HUA 的患病率较同期国内其他地区高，应该与该地区生活水平提高快，进食海产品和高蛋白、高胆固醇食物较多有关。

我国缺乏全国范围高尿酸血症和痛风流行病学调查资料，但它们的发病率呈逐年上升趋势。由于受地域、民族、饮食习惯的影响，我国不同地区 HUA 患病率差别较大，为 5.46% ～ 19.30%，其中男性为 9.2% ～ 26.2%，女性为 0.7% ～ 10.5%，已成为仅次于糖尿病的第二大代谢性疾病。而目前我国痛风的患病率各地报道为 0.86% ～ 2.20% 不等，其中男性为 1.42% ～ 3.58%，女性为 0.28% ～ 0.90%。HUA 及痛风的患病率随年龄增长而增高，男性高于女性，城市高于农村，沿海高于内陆。

【病因和发病机制】

病因和发病机制不清。

（一）高尿酸血症的形成

作为嘌呤代谢的终产物，人体中尿酸（uric acid）80% 来源于内源性嘌呤代谢，而来源于富含嘌呤或核酸蛋白食物的仅占 20%。在正常状态，体内尿酸池为 1 200 mg，每天产生尿酸约 750 mg，排出 800 ～ 1 000 mg。凡是影响血尿酸生成和（或）排泄的因素均可以导致血尿酸水平增加。

1．尿酸排泄减少　尿酸排泄障碍是引起高尿酸血症的重要因素，尿酸约 2/3 通过肾排泄，其余 1/3 通过肠道、胆道等肾外途径排泄。肾排泄障碍包括肾小球滤过减少、肾小管重吸收增多、肾小管分泌减少以及尿酸盐（monosodium urate，MSU）结晶沉积。80% ～ 90% 的高尿酸血症具有尿酸排泄障碍，且以肾小管分泌减少最为重要。

2．尿酸生成增多　机体内源性嘌呤的产生，主要由酶的缺陷所致，如磷酸核糖焦磷酸（phosphorlbosyl-pyrophosphat，PRPP）合成酶、磷酸核糖焦磷酸酰基转移酶（PRPP amidotransferase，PRPPAT）、黄嘌呤氧化酶（xanthine oxidase，XO）活性增加，次黄嘌呤-

鸟嘌呤磷酸核糖转移酶（hypoxanthine-guanine phosphoribsyltansferase，HGPRT）部分缺乏等。另外，食物引起的尿酸生成与食物中的嘌呤含量成正比。酒精既可以增加尿酸产生，又降低尿酸排泄。

（二）HUA 与心血管疾病、肾疾病因果关系的流行病学

HUA 引起心、脑、肾等多器官损害的机制包括促进氧自由基生成、损伤血管内皮细胞、上调内皮素并下调一氧化氮合酶的表达，导致血管舒缩功能失调；引起 LDL-C 氧化修饰，导致动脉粥样硬化；损害线粒体、溶酶体功能，引起肾小管上皮细胞和心肌细胞凋亡等；激活肾素 - 血管紧张素 - 醛固酮系统，导致血管重构、器官受损；促进炎性反应，导致血小板聚集黏附。

1．HUA 与代谢综合征　代谢综合征是以肥胖、高血压、高血糖、血脂异常等多种心血管疾病的危险因素同时存在于同一个体的临床症候群，是一组在代谢上相互关联的多种危险因素的组合，这些因素直接促进了动脉粥样硬化性心血管疾病的发生。多项研究显示，HUA 与代谢综合征存在密切的联系，亦有学者将 HUA 作为代谢综合征的组分之一。HUA 常与代谢综合征各项指标伴发，如 HUA 患者中 50% ～ 70% 合并超重或肥胖，80% 合并高血压，67% 以上合并高脂血症。胰岛素抵抗是代谢综合征的共同病理生理基础。

我国一项 1 600 人的横断面调查显示，在我国代谢性危险因素人群中 HUA 的患病率男性和女性分别为 20.58% 和 30.55%。HUA 合并 3 种以上代谢性危险因素（肥胖、高血压、高胆固醇血症、高甘油三酯血症、低高密度脂蛋白血症）的比例男性和女性分别高达 76.92% 和 67.64%。

肥胖尤其是腹型肥胖与 HUA 关系密切。肥胖相关的轻度慢性炎症和胰岛素抵抗状态增加 HUA 和痛风的风险。减轻体重特别是减小腹围是非药物治疗降低尿酸水平的有效方法。

大量研究显示 HUA 是高血压的独立危险因素。血尿酸水平每增加 60 μmol/L，高血压发生的风险增加 15% ～ 23%。对于 HUA 合并高血压患者，优先考虑利尿剂以外的降压药物。氯沙坦钾具有促尿酸排泄的作用，并通过降低血尿酸水平使心血管事件减少 13% ～ 29%。氨氯地平是具有促尿酸排泄作用的二氢吡啶类钙通道阻断剂，推荐用于合并缺血性卒中的高血压患者。

有研究显示糖尿病患者 HUA 检出率增高。血尿酸水平增高不仅增加 2 型糖尿病的患病风险，而且是非糖尿病人群未来发生 2 型糖尿病的独立危险因素。HUA 还是糖尿病肾脏疾病进展和恶化的重要预测因子。长期 HUA 可破坏胰腺 β 细胞功能而诱发糖尿病。

糖代谢异常患者血尿酸＞ 480 μmol/L 应立即起始降尿酸药物治疗。现有的临床资料没有显示降糖药物对血尿酸水平具有不良影响。磺脲类药物可促进尿酸的排出，α 糖苷酶抑制剂——阿卡波糖可减轻因蔗糖分解导致的血尿酸水平的升高，噻唑烷二酮类药物可能通过减轻胰岛素抵抗而降低血尿酸水平，达格列净、卡格列净等钠 - 葡萄糖共转运蛋白 2（SGLT2）抑制剂能降低血尿酸水平。

国内外的流行病学资料一致显示血尿酸和甘油三酯之间有相关性。关于尿酸和甘油三酯关系的前瞻性队列研究目前只有一项，该研究随访 8 年，发现基础甘油三酯是未来 HUA 独立预测因素。动物实验观察到，人工形成高尿酸血症的鼠血甘油三酯水平明显高于血尿酸正常鼠。但尿酸和甘油三酯之间相互影响的机制以及尿酸和甘油三酯之间的因果关系目前并不十分明确。对于高胆固醇血症或动脉粥样硬化合并 HUA 的患者，优先考虑阿托伐他汀；对于高甘油三酯血症合并 HUA 的患者，优先考虑非诺贝特。上述两种药物均具有促尿酸排泄作用。

2．HUA 与冠心病、心力衰竭

HUA 是心血管疾病的独立危险因素，同时与许多传统的心血管危险因素相互作用，参与心血管疾病的发生、发展及转归。对于 HUA 合并高血压、冠心病、心衰等患者，若血尿酸＞ 480 μmol/L，应开始使用降尿酸药物治疗，可有效防治与其相关的心血管疾病，降低心血管事件发生率。黄嘌呤氧化酶抑制剂在降低血尿酸之外，还可以改善内皮功能、减少氧化应激、调节心肌能量代谢，从而进一步降低心血管事件的发生率。NSAIDs 类药物可导致水钠潴留及肾功能损伤，增加心衰恶化与心衰住院风险，因而在急、慢性心衰患者中应尽量避免使用该类药物。在冠心病一级、二级预防的药物治疗方面，应考虑阿司匹林和阿托伐他汀等药物对血尿酸的影响。阿司匹林对于尿酸代谢的影响具有剂量特异性：大剂量阿司匹林（＞ 3 g/d）可明显抑制肾小管对尿酸的重吸收，促进尿酸排泄；中等剂量阿司匹林（＜ 1 ～ 2 g/d）抑制肾小管对尿酸的排泄，从而引起血尿酸水平升高；小剂量阿司匹林（75 ～ 325 mg/d）轻度升高血尿酸，但考虑到 75 ～ 325 mg/d 阿司匹林抗血小板作用相关的心、脑血管获益，对合并 HUA 的患者不建议停用，建议多饮水，同时监测血尿酸水平。阿托伐他汀具有较弱的降尿酸作用，合并 HUA 的冠心病患者的二级预防可优先选用。

HUA 是造影剂相关急性肾损伤的独立危险因素，HUA 患者接受冠状动脉 CT 成像或冠状动脉造影前建议检测血尿酸，并进行危险分层，加强水化，避免使用高渗性造影剂，并减少造影剂剂量。高尿酸是冠心病死亡独立危险因素。对于已确诊冠心病患者，Bickel 等发现血尿酸＞ 433 μmol/L（7.5 mg/dl）人群的死亡率是血尿酸＜ 303 μmol/L（5 mg/dl）人群的 5 倍，多因素分析证实血尿酸高是冠心患者群全因死亡和冠心病死亡的独立危险因素。血尿酸水平每升高 60 μmol/L，女性心血管病病死率和缺血性心脏病病死率增加 26% 和 30%，男性增加 9% 和 17%，女性患冠心病危险性增加 48%。HUA 对男性和女性冠心病的发生和预后影响不同，可能与雌激素水平的影响有关。

（1）尿酸是心血管事件的独立危险因素　4 项大规模前瞻性临床研究（MRFIT 研究、PIUMA 研究、Rotterdam 队列研究和美国 Worksite 研究），均显示血尿酸水平是急性心肌梗死、脑卒中和所有心血管事件的独立危险因素，血尿酸升高 86 μmol/L 预测心血管事件的能力高于总胆固醇升高 1.078 mmol/L 和血压升高 21.3 mmHg。最近我国台湾的 Wen-Harn Pan 等对 41 879 例男性和 48 514 例女性随访 8 年，结果显示血尿酸同样是我国普通人群、低危和高危人群全因死亡、总心血管事件和缺血性脑卒中的独立危险因素。血尿酸是否可作为心血管事件的独立危险因素，以及血尿酸对心血管事件的影响是否有性别差异，值得进一步探讨。

（2）HUA 与心力衰竭　血尿酸水平增高与慢性心衰严重程度相关，并随纽约心脏病学会心功能分级（NYHA 分级）加重而增加，血尿酸水平增高是慢性心衰患者预后不佳的独立预测因子。

急性失代偿性心衰患者使用袢利尿剂或合并慢性肾衰竭等都可能引起血尿酸升高，导致不良预后。去除这些混杂因素后，高尿酸仍与短期预后不良（院内死亡）和长期预后不良（心源性死亡和心衰再次入院）相关。

长期使用排钾利尿剂（尤其是噻嗪类利尿剂）降低肾尿酸清除率，可诱发或加重 HUA。对于合并 HUA 的心衰患者，首选非噻嗪类利尿剂，同时摄取适量的水分；另外，因噻嗪类利尿剂可能增加别嘌醇发生超敏反应的风险，尽量避免二者同时使用。

3．HUA 与肾损害　HUA 时尿酸盐沉积在肾可直接导致慢性尿酸盐肾病、急性高尿酸血症肾病和肾尿酸盐结石；HUA已证实是慢性肾疾病的独立危险因素。除尿酸结晶沉积导致肾小动脉和慢性间质炎症使肾损害加重外，许多流行病学调查和动物研究显示，尿酸可直接使肾小球入球小动脉发生微血管病变，导致慢性肾疾病。最近大规模前瞻性长期随访研究进一步证实，血尿酸每升高1 mg/dl，肾病风险增加71%，肾功能恶化风险增加14%。与血尿酸正常人群相比，血尿酸在7.0 ~ 8.9 mg/dl人群新发肾疾病的危险增加2倍，≥ 9 mg/dl人群新发肾病风险增加3倍。而降尿酸治疗对延缓肾病变的作用不容忽视，应用别嘌呤醇降尿酸治疗，血肌酐增长率明显降低。这些都间接提示高尿酸血症与肾功能损害进展有关。

另一方面，肾病影响尿酸的排泄，发生继发性HUA，HUA又可导致/加重肾疾病。我国CKD患者中的HUA患病率为36.6% ~ 50.0%，随CKD的进展其患病率明显升高。IgA肾病患者的队列研究显示，HUA是肾功能进展的独立危险因素，且该作用独立于患者的基线eGFR水平。维持性腹膜透析患者的队列研究显示，血尿酸水平与腹透患者的全因死亡及心血管疾病死亡均独立相关。

4．HUA与神经系统疾病　HUA与多种神经系统疾病相关。HUA促进缺血性卒中的发生及不良预后，而在神经退行性疾病如阿尔茨海默病和帕金森病等疾病的患者中，观察到血尿酸升高具有保护作用。尿酸与神经系统疾病间的内在联系有待进一步探索。

（1）HUA与缺血性卒中　血尿酸水平升高，尤其血尿酸> 420 μmol/L，是我国人群缺血性卒中的独立危险因素。

高血尿酸水平与卒中后早期死亡风险呈正相关，血尿酸水平增高可提示患者卒中后90天预后不良。血尿酸水平可作为急性缺血性卒中患者预后评估的一项指标，预测卒中后死亡及复发的风险。

（2）HUA与神经退行性疾病　阿尔茨海默病是最常见的痴呆类型，轻度认知功能障碍和阿尔茨海默病患者血尿酸水平较正常人群低，高尿酸饮食可延缓轻度认知功能障碍患者转变为阿尔茨海默病的进程。血尿酸水平升高有助于减少阿尔茨海默病的发生，减缓阿尔茨海默病患者的认知功能损伤。血尿酸水平过低增加轻度认知功能障碍患者认知功能下降的风险。

帕金森病是好发于中老年人的一种常见中枢神经系统退行性疾病，血尿酸水平高的人群发生帕金森病的风险较低。血尿酸水平升高有助于减少帕金森病的发病率和延缓其进展。血尿酸水平高或痛风的男性患者发生帕金森病的风险相对较低，女性则无明显相关性。

血尿酸水平和神经系统疾病的关系复杂。HUA促进缺血性卒中的发生及使其预后不良。生理浓度的血尿酸水平对神经系统有一定的保护作用，血尿酸水平过低有可能增加神经退行性疾病发生的风险，故将血尿酸水平控制在合理范围内有助于整体健康。

（三）痛风的发生

原发性高尿酸血症与痛风是先天性的，由遗传和环境因素共同致病，有一定的家族易感性，需建立在排除其他疾病基础之上；而继发性高尿酸血症则主要由于肾疾病、骨髓增生性疾病、药物、放疗和化疗等所致。特发性高尿酸血症是原因未知的痛风。临床上5% ~ 15%高尿酸血症患者会发展为痛风。当血尿酸浓度过高和（或）在酸性环境下，尿酸可析出结晶，沉积在骨关节、肾和皮下等组织，造成组织病理学改变，导致痛风性关节炎、痛风肾病和痛风石等。

1．急性痛风性关节炎　由于尿酸盐结晶沉积引起的炎症反应，因尿酸盐结晶可趋化白细胞，故在关节滑囊内尿酸盐沉积处可见白细胞显著增加并吞噬尿酸盐，然后释放白三烯B4（LTB4）和糖蛋白等化学趋化因子。单核细胞受尿酸盐刺激后可释放白介素 -1（IL-1）。

2．痛风石 长期尿酸盐结晶沉积导致单核细胞、上皮细胞和巨大细胞浸润，形成异物结节即痛风石。

3．痛风肾病 痛风特征性的病理变化之一，表现为肾髓质和锥体内有小的白色针状物沉积，周围有白细胞和巨噬细胞浸润。

【临床表现】

临床多见于中青年男性，女性多在更年期后发病，近年发病有年轻化趋势。常有家族遗传史。

（一）无症状 HUA 期

大多数原发性高尿酸血症，没有临床症状仅有波动性或持续性高尿酸血症。从血尿酸增高至症状出现的时间可长达数年至数十年，有些可终身不出现症状，但随年龄增长，痛风的患病率增加，并与高尿酸血症的水平和持续时间有关。

（二）急性痛风性关节炎期及间歇期

受寒、劳累、饮酒、高蛋白、高嘌呤饮食、外伤、手术、感染等均为常见的发病诱因。发作常有以下特点：①多在午夜或清晨突然起病，多呈剧痛，数小时内出现受累关节的红、肿、热、痛和功能障碍，单侧趾第 1 跖趾关节最常见，其余依次为踝、膝、腕、指、肘；②秋水仙碱治疗后，关节炎症状可以迅速缓解；③可伴有发热等症状；④初次发作常累及单个关节且呈自限性，可自行缓解，此时受累关节局部皮肤出现脱屑和瘙痒，为本病特有的表现；⑤可伴高尿酸血症，但部分患者急性发作时血尿酸水平正常；⑥关节液或痛风石偏振光显微镜检查可见双折光的针形尿酸盐结晶是确诊本病的依据。间歇期指两次痛风性关节炎发作之间的无症状期。

（三）痛风石及慢性痛风性关节炎期

痛风石（tophi）是痛风的特征性临床表现，典型部位在耳廓，也常见于跖趾、指间和掌指关节周围，以及鹰嘴、跟腱、髌骨滑囊等处。外观为大小不一的、隆起的黄白色赘生物。严重时患处皮肤发亮、薄，破溃则有豆渣样的白色物质排出。形成瘘管时周围组织呈慢性肉芽肿，虽不易愈合但很少感染。慢性关节炎多见于未规范治疗的患者，为未经治疗患者的首发症状。20 年后约 70% 可出现痛风石，受累关节非对称性肿胀、疼痛，关节内大量沉积的痛风石可造成关节骨质破坏。

（四）肾病变

1．痛风肾病 起病隐匿，早期仅有间歇性蛋白尿，随着病情的发展而呈持续性，伴有肾浓缩功能受损时夜尿增多；晚期可发生肾功能不全，表现为水肿、高血压、血尿素氮和肌酐升高。

2．肾尿酸盐结石 10% ～ 25% 的痛风患者肾有尿酸结石，呈泥沙样，常无症状；结石较大者可发生肾绞痛、血尿。当结石引起梗阻时导致排尿困难、肾盂肾炎、肾积脓或肾周围炎，感染可加速结石的增长和肾实质的损害。

3．急性肾衰竭 少数患者表现为急性肾衰竭，出现少尿或无尿，最初 24 小时尿酸排出增加。大量尿酸盐结晶堵塞肾小管、肾盂甚至输尿管，患者突然出现少尿甚至无尿，可发展为急性肾衰竭。

（五）眼部病变

肥胖痛风患者常反复发生睑缘炎，在眼睑皮下组织中发现痛风石。在急性关节炎发作时，常伴发虹膜睫状体炎。眼底视盘往往轻度充血，视网膜可发生渗出、水肿或渗出性视网膜脱离。

【实验室及其他检查】

1．血尿酸测定　血清标本，尿酸氧化酶法。正常男性为 208 ～ 416 μmol/L（3.5 ～ 7.0 mg/dl），女性为 149 ～ 358 μmol/L（2.5 ～ 6.0 mg/d1），更年期后接近男性。血尿酸存在较大波动，应反复监测。

2．尿液尿酸测定　正常限制嘌呤饮食 5 天后，每日尿酸排出量超过 3.57 mmol（600 mg），可认为尿酸生成增多。

3．滑囊液或痛风石内容物检查　急性期偏振光显微镜下可见双折光的针形尿酸盐结晶，具有确诊价值。

4．超声检查　关节超声双轨征或不均匀低回声与高回声混杂团块影，是痛风比较特异的表现。关节内点状强回声及强回声伴声影是痛风石常见表现。

5．X 线检查　急性关节炎期可见非特征性软组织肿胀；慢性期或反复发作后可见软骨缘破坏，关节面不规则，特征性改变为穿凿样、虫蚀样圆形或弧形的骨质透亮缺损。

6．CT 和 MRI 检查　CT 扫描受累部位可见不均匀的斑点状高密度痛风石影像。双能 CT 能特异性地识别尿酸盐结晶，可作为影像学筛查手段之一，可辅助诊断痛风，但应注意假阳性。MRI 的 T1 和 T2 加权图像呈斑点状低信号。

【诊断与鉴别诊断】

（一）诊断

HUA 的诊断标准为正常嘌呤饮食状态下，男性和绝经后女性非同日两次空腹血尿酸水平＞ 420 μmol/L（7 mg/dl）、绝经前女性此值＞ 357 μmol/L（6 mg/dl）。

如出现特征性关节炎表现、尿路结石或肾绞痛发作，伴有高尿酸血症应考虑痛风。关节液穿刺或痛风石活检证实为尿酸盐结晶可做出诊断。X 线检查、CT 或 MRI 扫描对明确诊断具有一定的价值。急性痛风性关节炎期诊断有困难者，秋水仙碱试验性治疗有诊断意义。

当前国内外有多个痛风分类标准。2015 年 ACR 和 EULAR 制定的痛风分类标准（表 6-5），较 1977 年 ACR 制定的痛风分类标准在灵敏度和特异度方面更高，较其他标准更加科学、系统与全面。建议使用 2015 年的痛风分类标准。

表6-5　2015 ACR/EULAR痛风分类标准

项目	分类	评分
第一步：纳入标准（只有在符合本条件情况下，采用下列的评分体系）	至少 1 次外周关节或滑囊发作性肿胀、疼痛	
第二步：充分标准（如果具备，则可直接分类为痛风而无需下列其他“要素”）	有症状的关节或滑囊中存在 MSU 晶体（如在滑液中）或痛风石	
第三步：标准（部分和“充分标准”的情况下使用）		
临床		

续表

项目	分类	评分
症状发作曾累及的关节 / 滑囊	踝关节或足（作为单关节或寡关节的一部分发作而没有累及第 1 跖趾）	1
	累及第 1 跖趾关节（作为单关节或寡关节的一部分）	2
关节炎发作特点（包括以往的发作）		
受累关节发红（患者自述或医生观察到）	符合左栏 1 个特点	1
受累关节不能忍受触摸、按压	符合左栏 2 个特点	2
受累关节严重影响行走或无法活动	符合左栏 3 个特点	3
发作或曾经发作的时序特征		
无论是否抗炎，符合下列 2 项或 2 项以上为一次典型发作	一次典型的发作	1
1．到达疼痛高峰的时间＜ 24 小时 2．症状缓解＜ 14 日 3．发作期间症状完全消退（恢复至基线水平）	典型症状复发（即 2 次或 2 次以上）	2
痛风石的临床证据		
透明皮肤下的皮下结节有浆液或粉笔灰样物质，常伴有表明血管覆盖，位于典型的部位，如关节、耳廓、鹰嘴黏液囊、指腹、肌腱（如跟腱）	存在	4
实验室检查		
血尿酸：通过尿酸氧化酶方法测定	＜ 40 mg/L（＜ 0.24 mmol/L）	–4
理想情况下，应该在患者没有接受降尿酸治疗的时候和症状发生 4 周后进行评分（如间歇）。如果可行，在这些条件下进行复测，并以最高的数值为准	60 mg/L ＜血尿酸＜ 80 mg/L（0.36 mmol/L ＜血尿酸＜ 0.48 mmol/L）	2
	80 mg/L ＜ 血尿酸 ＜ 100 mg/L（0.48 mmol/L ＜血尿酸＜ 0.60 mmol/L）	3
	血尿酸≥ 100 mg/L（≥ 0.60 mmol/L）	4
有症状的关节或滑囊进行滑液分析（需要由有经验的检查者进行检测）	MSU 结晶阴性	–2
影像学		
尿酸盐沉积在（曾）有症状的关节或滑囊中的影像学证据，超声中有双轨征或双能 CT 显示有尿酸盐沉积	存在（任何 1 个）	4
痛风相关关节损害的影像学证据，双手和（或）足在传统影像学表现有至少 1 处骨侵蚀	存在	4

注：MSU，尿酸单钠盐。

该标准适用于至少发作过 1 次外周关节肿胀、疼痛或压痛的痛风疑似患者。对已在关节液、滑囊或痛风石中找到尿酸盐结晶者，可直接诊断痛风。该标准包含 3 个方面，8 个条目，共计 23 分。当得分≥ 8 分时，可诊断痛风。但该标准纳入的受试者与我国人群存在种族差异，是否对我国痛风患者的诊断有相同的灵敏度和特异度，应进一步开展相关研究。

对临床表现不典型的痛风疑似患者，可考虑使用超声检查受累关节及周围肌腱与软组织以辅助诊断。超声在痛风患者中能较敏感地发现尿酸盐沉积征象，可作为影像学筛查手段之一，尤其是超声检查关节肿胀患者发现有双轨征时，可有效辅助诊断痛风。对血尿酸正常的痛风疑似患者，在医院有相关设备和条件的情况下，可考虑使用双源 CT 进行辅助诊断。双源 CT 能特异性地识别尿酸盐结晶，可作为影像学筛查手段之一，但也应注意其会出现假阳性。考虑到双源 CT 的价格因素，建议仅在必要时进行检查。

根据痛风患者临床特征和影像学检查仍无法确诊时，可进行关节腔穿刺抽液，检查尿酸盐结晶。

（二）鉴别诊断

1．继发性高尿酸血症或痛风　高尿酸血症首先要排除药物因素等继发性原因，继发性 HUA 具有以下特点：①儿童、青少年、女性和老年人更多见；②高尿酸血症程度较重；③ 40% 的患者 24 小时尿尿酸排出增多；④肾受累多见，痛风肾病、尿酸结石发生率较高，甚至发生急性肾衰竭；⑤痛风性关节炎症状往往较轻或不典型；⑥有明确的相关用药史。

2．关节炎

（1）类风湿关节炎　青、中年女性多见，四肢近端小关节常呈对称性梭形肿胀畸形，晨僵明显。血尿酸不高，类风湿因子阳性，X 线片出现凿孔样缺损少见。

（2）化脓性关节炎与创伤性关节炎　前者关节滑囊液可培养出细菌，后者有外伤史。两者血尿酸水平不高，关节滑囊液无尿酸盐结晶。

（3）假性痛风　为关节软骨钙化所致，多见于老年人，膝关节最常受累。血尿酸正常，关节滑囊液检查可发现有焦磷酸钙结晶或磷灰石，X 线可见软骨呈线状钙化或关节旁钙化。

3．肾结石　高尿酸血症或不典型痛风可以肾结石为最先表现，继发性高尿酸血症者尿路结石的发生率更高。纯尿酸结石能被 X 线透过而不显影，所以对尿路平片阴性而 B 超阳性的肾结石患者应常规检查血尿酸并分析结石的性质。

【预防与治疗】

原发性高尿酸血症与痛风的防治目的：①控制高尿酸血症，预防尿酸盐沉积；②迅速终止急性关节炎的发作；③防止尿酸结石形成和肾功能损害。

HUA 及痛风一经确诊，应立即对患者进行宣教。HUA 患者需要综合和长期的全程管理，按照血尿酸水平及合并的临床症状和（或）体征，决定药物起始治疗时机，并制定相应的治疗目标，进行分层管理。

（一）患者管理

患者管理是 HUA 及痛风防治的基础，科学的防治方法是患者在医生的帮助下对疾病及自身情况充分了解后，与医生共同制定并执行治疗方案，注重长程管理。

1．HUA 患者管理　患者管理包括：①普及 HUA 相关常识；②给予饮食、运动等方面的健康指导，制定个体化的生活方式干预；③筛查并预防痛风及并发症；④与专科医生合作，多学科共同制定合并症治疗方案，尽量避免使用引起血尿酸升高的药物；⑤药物治疗须长程控制，血尿酸持续达标。

2．痛风患者管理　患者管理包括：①痛风性关节炎患者首先遵循 HUA 管理原则；②医生须告知患者生活中避免可能的诱发因素，提出正确的预防措施，并制定个体化的急性发作时紧急处理方案；③已接受降尿酸药物治疗者急性期无需停药，初始药物降尿酸治疗者应给予预防痛风急性发作的药物。

3．出现并发症患者管理　患者管理包括：①一经确诊的 HUA 或痛风患者应积极筛查并发症或合并症，及时制定多学科联合治疗方案；②急、慢性痛风合并慢性肾病变患者须避免使用损害肾药物，监测肾功能并指导药物选择，中重度肾功能不全者痛风急性期治疗首选糖皮质激素；③肾结石患者须碱化尿液，必要时给予溶石或手术治疗；④合并高血糖、血脂紊乱、高血压者须同时积极降糖、调脂、降压治疗，尽量选择有利于尿酸排泄的药物；⑤心肌梗死、心功能不全者痛风急性发作期避免使用环氧合酶 2（cyclooxygenase-2，COX-2）抑制剂。

4．高危人群管理　要为一级亲属中有 HUA 或痛风患者，久坐、高嘌呤高脂饮食等不良生活方式者，存在肥胖、代谢异常性疾病（如糖代谢异常、血脂紊乱、非酒精性脂肪肝等）、心脑血管疾病（如高血压、冠心病、心力衰竭、卒中等）以及慢性肾疾病等高危人群建立定期筛查方案、普及 HUA 和痛风医学知识、提高人群防治意识、定期监测血尿酸水平、尽早发现并诊治 HUA 或痛风。

（二）一般治疗

1．调整生活方式有助于痛风的预防和治疗。痛风患者应遵循下述原则。

（1）限酒　酒精摄入可增加 HUA 患者痛风发作风险，酒精摄入量与痛风的发病风险呈剂量效应关系。HUA 患者应当限制酒精摄入，禁饮黄酒、啤酒和白酒。红酒是否增加血尿酸水平存在争议。总体饮酒量男性不宜超过 2 个酒精单位 / 日，女性不宜超过 1 个酒精单位 / 日（1 个酒精单位约合 14 g 纯酒精）。1 个酒精单位相当于酒精体积分数（alcohol by volume，ABV）12% 的红葡萄酒 145 ml、ABV 3.5% 的啤酒 497 ml 或 ABV40% 的蒸馏酒 43 ml。

（2）减少高嘌呤食物的摄入。

（3）防止剧烈运动或突然受凉。海产品、肉类及高嘌呤植物性食物煮后弃汤可减少嘌呤量。

（4）减少富含果糖饮料的摄入　果糖的摄入主要来源于含糖饮料、玉米糖浆、甜食和果糖成分较高的水果（苹果、橙子等）。咖啡与 HUA 及痛风的关系尚无定论，有研究显示饮用咖啡不增加 HUA 的风险，并可能降低发生痛风的风险。水果因富含钾元素及维生素 C，可降低痛风发作风险。HUA 患者可食用含果糖较少的水果，如樱桃、草莓、菠萝、西瓜、桃子等。

（5）大量饮水（每日 2 000 ml 以上）。

（6）控制体重　肥胖增加 HUA 患者发生痛风的风险，减轻体重可有效降低血尿酸水平。建议 HUA 患者将体重控制在正常范围（BMI 18.5 ～ 23.9 kg/m^2）。

（7）增加新鲜蔬菜的摄入　每日应达到 500 g 或更多。

（8）规律饮食和作息　控制饮食总热量，防止疲劳。

（9）规律运动　规律运动可降低痛风发作次数，减少 HUA 相关死亡。鼓励 HUA 患者坚持适量运动。建议每周至少进行 150 分钟（30 min/d × 5 天 / 周）中等强度［运动时心率在（220 − 年龄）×（50% ～ 70%）范围内］的有氧运动。运动中应当避免剧烈运动或突然受凉诱发痛风发作。

（10）禁烟　2006 年欧洲抗风湿联盟（EULAR）关于痛风防治建议中，强调已有痛风、HUA，和有代谢性心血管危险因素，以及中老年人群，饮食应以低嘌呤食物为主（表 6-16），严格控制丙类食物的摄入，中等量减少乙类食物摄入，进食以甲类食物为主。

表6-16 各类食物的嘌呤含量

分类	嘌呤含量（mg）	具体食物（100 g）
甲类	0 ~ 15	除乙类以外的各种谷类、蔬菜、糖类、果汁类、乳类、蛋类、乳酪、茶、咖啡、巧克力、干果、红酒
乙类	50 ~ 150	肉类、熏火腿、肉汁、鱼类、贝壳类、麦片、面包、粗粮、芦笋、菜花、菠菜、蘑菇、四季豆、青豆、豌豆、菜豆、黄豆类、豆腐
丙类	150 ~ 1000	动物内脏、浓肉汁、凤尾鱼、沙丁鱼、啤酒

2．积极治疗与血尿酸升高相关的代谢性危险因素　如高脂血症、高血压、高血糖、肥胖和吸烟等。避免诱发因素和积极治疗相关疾病。特别在放化疗时要严密监测血尿酸水平。

3．避免应用使血尿酸升高的药物　如利尿剂（尤其噻嗪类）、糖皮质激素、胰岛素、环孢素、他克莫司、尼古丁、吡嗪酰胺、烟酸等。对于需服用利尿剂且合并 HUA 的患者，避免应用噻嗪类利尿剂，同时多饮水，保持每日尿量在 2 000 ml 以上。对于高血压合并 HUA 患者，首选噻嗪类利尿剂以外的降压药物。

（三）急性痛风性关节炎期的治疗

急性关节炎期治疗目的是迅速控制关节炎症状。应卧床休息，抬高患肢、避免负重、局部冷敷。急性关节炎期，推荐及早（一般应在 24 小时内）有针对性地使用非甾体消炎药（NSAIDs）、秋水仙碱和糖皮质激素进行抗炎镇痛，提高患者生活质量。

1．非甾体抗炎药　痛风急性发作时，首先考虑缓解患者的临床症状，推荐首先使用 NSAIDs。NSAIDs 通过抑制花生四烯酸代谢中的环氧合酶活性，进而抑制前列腺素的合成而达到消炎、镇痛。目前仅有间接证据比较不同的非选择性 NSAIDs 治疗痛风的相对疗效与安全性。选择性 COX-2 抑制剂能更有针对性地抑制 COX-2，减少胃肠道损伤等副作用，可用于有消化道高危因素的患者。活动性消化性溃疡和（或）出血，或既往有复发性消化性溃疡 / 出血病史者为所有 NSAIDs 使用禁忌证。COX-2 抑制剂可能引起心血管事件的危险性增加，合并心肌梗死、心功能不全者避免使用。NSAIDs 使用过程中需监测肾功能，严重慢性肾疾病（G4、G5 期）未透析患者不建议使用。禁止同时服用两种或多种非甾体抗炎药，否则会加重不良反应。

2．秋水仙碱（colchicine）　急性关节炎期，对 NSAIDs 有禁忌的患者，建议单独使用低剂量秋水仙碱。高剂量秋水仙碱（4.8 ~ 6.0 mg/d）能有效缓解急性关节炎期患者的临床症状，但其胃肠道不良反应发生率较高，且容易导致患者因不良反应停药。低剂量秋水仙碱（1.5 ~ 1.8 mg/d）与高剂量秋水仙碱相比，在有效性方面差异无统计学意义；在安全性方面，低剂量秋水仙碱不良反应发生率更低。低剂量秋水仙碱 48 小时内用药效果更好。

秋水仙碱是治疗急性痛风性关节炎的特效药物，通过抑制中性粒细胞、单核细胞释放白三烯 B4、化学趋化因子（糖蛋白）、白细胞介素 -1 等炎症因子，同时抑制炎症细胞的变形和趋化，从而缓解炎症。起始负荷剂量为 1.0 mg 口服，1 小时后追加 0.5 mg；12 小时后按照 0.5 mg，一日 1 ~ 3 次的剂量口服。90% 的患者口服秋水仙碱后 48 小时内疼痛缓解。不良反应包括为恶心、呕吐、厌食、腹胀和水样腹泻，发生率高达 40% ~ 75%，如出现上述不良反应要及时调整剂量或停药。该药还可以引起白细胞减少、血小板减少等骨髓抑制表现以及脱发等。

3．糖皮质激素　对急性痛风患者短期单用糖皮质激素（30 mg/d，3 d）可起到与NSAIDs同样有效的镇痛作用，且安全性良好，特别是对NSAIDs和秋水仙碱不耐受的急性痛风发作患者。

秋水仙碱和非甾体抗炎药治疗无效或不能使用时，肾功能不全者可考虑使用糖皮质激素短程治疗。口服泼尼松0.5 mg/（kg・d）连续用药5～10日停药，或者0.5 mg/（kg・d）用药2～5日后逐渐减量，总疗程7～10日。不宜口服用药时，可考虑静脉使用糖皮质激素。使用糖皮质激素应注意预防和治疗高血压、糖尿病、水钠潴留、感染等不良反应，避免使用长效制剂。急性发作累及1～2个大关节、全身治疗效果不佳者，可考虑关节内注射短效糖皮质激素，避免短期内重复使用。该类药物的特点是起效快、缓解率高，但停药后容易出现戒断综合征。可同时口服秋水仙碱1～2 mg/d。

4．新药治疗　NSAIDs、秋水仙碱或糖皮质激素治疗无效的难治性急性痛风，或者当患者使用上述药物有禁忌时，可以考虑IL-1受体拮抗剂治疗。

（四）高尿酸血症的治疗

对急性痛风性关节炎频繁发作（＞2次/年）、慢性痛风性关节炎或有痛风石的患者，推荐进行降尿酸治疗。降尿酸治疗的目标是预防痛风性关节炎的急性复发和痛风石的形成，帮助痛风石溶解。将患者血尿酸水平稳定控制在360 μmol/L（6 mg/dl）以下，有助于缓解症状、控制病情。

痛风患者在进行降尿酸治疗时，抑制尿酸生成的药物，建议使用别嘌呤醇或非布司他；促进尿酸排泄的药物，建议使用苯溴马隆。在抑制尿酸生成方面，非布司他在有效性和安全性方面较别嘌呤醇更具优势；在促进尿酸排泄方面，苯溴马隆和丙磺舒均可用于慢性痛风患者，苯溴马隆在有效性和安全性方面优于丙磺舒。医生应根据患者具体情况，有针对性地使用以上降尿酸药物，并在用药过程中警惕可能出现的肝、肾毒性和其他不良反应。

1．抑制尿酸生成药物　别嘌呤醇通过抑制黄嘌呤氧化酶，使尿酸的生成减少。用法为从低剂量开始，肾功能正常者起始剂量为0.1 g/d，肾功能不全时剂量更低，每周可递增50～100 mg，至200～300 mg/d，分2～3次服用，一日最大量不得大于600 mg。每2周测血尿酸水平，如已达正常水平，则不再增量，如血尿酸仍高可再递增剂量，至血尿酸恢复到360 μmol/l（6 mg/dl）以下，后逐渐减量，用最小有效量维持较长时间。肾功能下降时达到能耐受的最低有效剂量即可，如CCr＜60 ml/min，别嘌呤醇推荐剂量为50～100 mg/d，eGFR＜15 ml/min禁用。儿童治疗继发性高尿酸血症常用量为6岁以内每次50 mg、一日1～3次，6～10岁，每次100 mg、一日1～3次。剂量可酌情调整。同样需要多饮水。

别嘌呤醇常见的不良反应为过敏，常发生于用药的前3周，发生概率为2%。轻度过敏者（如皮疹）可以采用脱敏治疗；重度过敏者（迟发性血管炎、剥脱性皮炎）常致死，应禁用。密切监视有无超敏反应出现。HLA-B5801基因阳性、应用噻嗪类利尿剂和肾功能不全是别嘌呤醇发生不良反应的危险因素。有条件时亚裔人群在用药前可行HLA-B*5801基因筛查，阳性者禁用。其他不良反应包括胃肠道症状、药物热、肝酶升高、骨髓抑制。服用期间定期查肝肾功能、血常规。严重肝功能不全和明显血细胞低下者禁用。

非布司他是一种新的非嘌呤类黄嘌呤氧化酶选择性强抑制剂，可降低痛风患者高尿酸血中的尿酸浓度。初始剂量为20～40 mg/d，2～5周后血尿酸不达标者，逐渐加量，最大剂量为80 mg/d。因其主要通过肝清除，在轻中度肾功能不全（G1～G3期）患者中无需调整剂量，重度肾功能不全（G4～G5期）患者慎用。副作用有肝转氨酶升高、恶心、腹泻、皮疹，还可能导致心血管事件的发生，因此缺血性心脏病、充血性心力衰竭患者禁用。

2．促进尿酸排泄药　抑制近端肾小管对尿酸盐的重吸收　当内生肌酐清除率＜ 30 ml/min 时无效；已有尿酸盐结石形成，或每日尿排出尿酸盐＞ 3.57 mmol（600 mg）时不宜使用；用药期间应多饮水。

（1）苯溴马隆　应从低剂量开始，成人起始剂量 25 ～ 50 mg/d，2 ～ 5 周后根据血尿酸水平调整剂量至 75 或 100 mg/d，最大剂量 100 mg/d。eGFR 20 ～ 60 ml/（min · 1.73m^2）的患者推荐剂量为 50 mg/d，eGFR ＜ 20 ml/（min · 1.73m^2）或肾尿酸盐结石患者禁用，早餐后服用。增加饮水量，心、肾功能正常者维持尿量为 2 000 ml 以上。不良反应可有胃肠不适、腹泻、皮疹、肾绞痛，增加肾尿酸盐结石的风险。罕见要重视严重肝毒性，应避免与其他肝损害药物同时使用。

（2）丙磺舒（probenecid，羧苯磺胺）　初始剂量为 0.25 g，每日 2 次；两周后可逐渐增加剂量，最大剂量不超过 2 g/d。约 5% 的患者可出现皮疹、发热、胃肠道刺激等不良反应。磺胺过敏者禁用。

3．新型降尿酸药物　尿酸氧化酶将尿酸分解为可溶性产物排出，包括拉布立酶（rasburicase）和培戈洛酶（pegloticase）。拉布立酶是一种重组尿酸氧化酶，主要用于预防和治疗血液系统恶性肿瘤患者的急性 HUA，尤其适用于放疗和化疗所致的 HUA。培戈洛酶是一种聚乙二醇重组尿酸氧化酶，适用于大部分难治性痛风，可用于其他药物疗效不佳或存在禁忌证的成年难治性痛风患者。培戈洛酶主要不良反应包括严重心血管事件、输液反应和免疫原性反应。

选择性尿酸重吸收抑制剂 RDEA594（lesinurad）通过抑制新型尿酸转运蛋白 1（urateanion transporter1，URAT1）和有机酸转运蛋白 4（organic acid transporter 4，OAT4）发挥疗效。用于单一足量使用黄嘌呤氧化酶抑制剂仍不能达标的痛风患者，可与黄嘌呤氧化酶抑制剂联合使用。服药的同时加强水化，服药前须评估肾功能，G3b ～ 5 期患者不建议使用。

对合并慢性肾疾病的痛风患者，建议先评估肾功能，再根据患者具体情况使用对肾功能影响小的降尿酸药物，并在治疗过程中密切监测不良反应。

慢性肾功能受损会影响降尿酸药物的半衰期和排泄时间，对药物代谢动力学产生影响，进而影响降尿酸药物的有效性和安全性。较高的血尿酸水平及尿酸盐沉积会影响肾功能。抑制尿酸生成的药物（别嘌呤醇和非布司他）和促进尿酸排泄的药物（苯溴马隆）均可降低肾小球尿酸负荷。别嘌呤醇用于肾功能不全患者时起始剂量应降低，逐渐增加剂量，密切监测有无超敏反应发生。非布司他应用于轻中度肾功能不全的患者时，无需调整剂量。促尿酸排泄的药物慎用于存在肾尿酸盐结石的患者和重度肾功能不全的患者。

（五）降尿酸治疗初期痛风急性发作的预防

痛风患者在降尿酸治疗初期，建议预防性使用低剂量秋水仙碱（1 mg/d）至少 3 ～ 6 个月，可减少痛风的急性发作。小剂量秋水仙碱安全性高，耐受性好。

由于血尿酸水平波动易诱发痛风急性发作，初始降尿酸治疗时应使用药物预防痛风发作。首选口服小剂量秋水仙碱，推荐剂量 0.5 ～ 1.0 mg/d。轻度肾功能不全无需调整剂量，定期监测肾功能；中度肾功能不全患者剂量减半，0.5 mg、隔日 1 次口服或酌情递减；重度肾功能不全或透析患者避免使用。秋水仙碱无效时采用 NSAIDs，使用时关注是否有胃肠道、心血管、肾损伤等不良反应。对于有冠心病等慢性心血管疾病者，应权衡利弊，慎重选用 NSAIDs。秋水仙碱和 NSAIDs 疗效不佳或存在使用禁忌时改用小剂量泼尼松或泼尼松龙（≤ 10 mg/d），同时注意监测和预防骨质疏松等不良反应。预防治疗维持 3 ～ 6 个月，根据患者痛风性关节炎发作情况酌情调整。

无痛风发作病史的 HUA 患者接受降尿酸治疗时不推荐使用预防痛风发作药物，但应告知有诱发痛风发作的风险。一旦发生急性痛风性关节炎，应及时治疗，并且考虑后续预防用药的必要性。

（六）痛风发作间歇期和慢性期的处理

对急性痛风性关节炎频繁发作（> 2 次 / 年），有慢性痛风性关节炎或痛风石的患者，应降尿酸治疗，治疗目标是血尿酸< 360 μmol/L（6 mg/dl）并终身保持。对于有痛风石、慢性关节炎、痛风频繁发作者，治疗目标是血尿酸< 5 mg/dl，但不应低于 3 mg/dl。血尿酸降至 5 mg/dl 以下维持 6 个月以上，痛风石可逐渐溶解、缩小。对于痛风石较大，压迫神经或痛风石破溃，经久不愈者可考虑手术剔除治疗，对损毁关节进行矫形，但患者术后仍须接受规范化综合治疗。

（七）其他

继发性高尿酸血症的治疗原则是：①积极治疗原发病；②尽量避免或减少使用可能引发或加重高尿酸的药物和方法；③尽快控制急性痛风性关节炎的发作。

高尿酸血症和痛风常与代谢综合征伴发，应积极行降压、降脂、减重及改善胰岛素抵抗等综合治疗。

【预后】

高尿酸血症与痛风是一种终身性疾病，无肾功能损害及关节畸形者，经有效治疗可维持正常的生活和工作。急性关节炎和关节畸形会严重影响患者生活质量，若有肾功能损害则预后不良。

（马红艳）

参考文献

[1] 2016 中国痛风诊疗指南工作组. 2016 中国痛风诊疗指南. 中华内科杂志,2016,55(11):892-899.

[2] 路杰，崔凌凌，李长贵，等. 原发性痛风流行病学研究进展. 中华内科杂志，2015，54(3)：244-247.

[3] Liu H，Zhang XM，Wang YL，et al. Prevalence of hyperuricemia among Chinese adults：a national cross-sectional survey using multistage, stratified sampling. J Nephrol, 2014, 27(6)：653-658.

[4] Kuwabara M，Niwa K，Nishi Y，et al. Relationship between serum uric acid levels and hypertension among Japanese individuals not treated for hyperuricemia and hypertension. Hypertens Res，2014，37（8）：785-789.

[5] Ito H，Abe M，Mifune M，et al. Hyperuricemia is independently associated with coronary heart disease and renal dysfunction in patients with type 2 diabetes mellitus. PLoS One，2011，6（11）：e27817.

[6] Huo T，Xiong Z，Lu X，et al. Meta-bonomic study of biochemical changes in urinary of type 2 diabetes mellitus patients after the treatment of sulfonylurea antidiabetic drugs based on ultra-performance liquid chromatography/mass spectrometry. Biomed Chromatogr，2015，

29（1）：115-122.

[7] Wang J，Qin T，Chen J，et al. Hyperuricemia and risk of incident hypertension：a systematic review and meta-analysis of observational studies. PLoS One，2014，9（12）：e114259.

[8] Li M，Hu X，Fan Y，et al. Hyperuricemia and the risk for coronary heart disease morbidity and mortality a systematic review and dose-response meta-analysis. Sci Rep，2016，6：19520.

[9] Erdogan D，Tayyar S，Uysa lBA，et al. Effects of allopurinol on coronary microvascular and left ventricular function in patients with idiopathic dilated cardiomyopathy. Can J Cardiol，2012，28（6）：721-727.

[10] Guo W，Liu Y，Chen JY，et al. Hyperuricemia is an independent predictor of contrast-induced acute kidney injury and mortality in patients undergoing percutaneous coronary intervention. Angiology，2015，66（8）：721-726.

[11] Bickel C，Rupprecht HJ，Blankenberg S，et al. Serum uric acid as an independent predictor of mortality in patients with angiographically proven coronary artery disease. Am J Cardiol，2002，89：12-17.

[12] Zhang JW，He LJ，Cao SJ，et al. Association of serum uric acid and coronary artery disease in premenopausal women. PLoS One，2014，9（9）：e106130.

[13] Chen JH，Chuang SY，Chen HJ，et al. Serum uric acid level as an independent risk factor for all-cause cardiovascular，and ischemic stroke mortality：a Chinese cohort study. Arthritis and Rheumatism，2009，61（2）：225-232.

[14] Palazzuoli A，Ruocco G，Pellegrini M，et al. Prognostic significance of hyperuricemia in patients with acute heart failure. Am J Cardiol，2016，117（10）：1616-1621.

[15] Chonchol M，Shlipak MG，Katz R，et al. Relationship of uric acid with progression of kidney disease. Am J Kidney Dis，2007，50（2）：239-247 .

[16] 中国慢性肾脏病患者合并高尿酸血症诊治共识专家组. 中国慢性肾脏病患者合并高尿酸血症诊治专家共识. 中华肾脏病杂志，2017，33（06）：463-469.

[17] Shen L，Ji HF. Low uric acid levels in patients with Parkinson′ s disease：evidence from meta-analysis. BMJ Open，2013，3（11）：e003620.

[18] 林颖达，朱小霞，薛愉，等. 痛风研究进展. 内科理论与实践，2011，6（5）：379-386.

[19] Wang M，Jiang X，Wu W，et al. A meta-analysis of alcohol consumption and the risk of gout. Clin Rheumatol，2013，32（11）：1641-1648.

[20] Chen JH，Wen CP，Wu SB，et al. Attenuating the mortality risk of high serum uric acid：the role of physical activity underused. Ann Rheum Dis，2015，74（11）：2034-2042.

[21] Hande KR，Noone RM，Stone WJ. Severe allopurinol toxicity. Description and guidelines for prevention in patients with renal insufficiency. Am J Med，1984，76（1）：47-56.

骨质疏松症

一、定义和分类

骨质疏松症（osteoporosis，OP）是最常见的骨骼疾病，是一种以骨量低下，骨组织微结构破坏，导致骨脆性增加，易发生骨折为特征的代谢性骨病。它是以骨强度下降、骨折风险性增加为特征的骨骼系统疾病，骨强度反映了骨骼的两个主要方面，骨矿密度和骨质量（2001 年，美国国立卫生研究院）。

按病因 OP 分为原发性和继发性二大类。原发性 OP 又分为绝经后 OP（postmenopausal OP，PMOP）、老年性 OP 和特发性 OP（包括青少年型）三种。PMOP 一般发生在女性绝经后 5 ~ 10 年内；老年性 OP 一般指 70 岁以后发生的骨质疏松症；特发性 OP 主要发生在青少年，病因尚未明。继发性 OP 指由任何影响骨代谢的疾病和（或）药物及其他明确病因导致的骨质疏松。本章主要介绍 PMOP。

二、流行病学

流行病学调查显示 OP 在我国中老年人口中发病率高，诊断率、治疗率低，骨折后果严重。OP 是一种与增龄相关的骨骼疾病，目前我国 60 岁以上人口已超过 2.1 亿（约占总人口的 15.5%），65 岁以上人口近 1.4 亿（约占总人口的 10.1%），是世界上老年人口绝对数最大的国家。OP 已成为我国面临的重要公共健康问题。60 岁以上人群中 OP 的患病率明显增高，女性尤为突出。

2013 年国际骨质疏松基金会（IOF）报告，全球每 3 秒钟有 1 例骨质疏松性骨折发生，约 50% 的女性和 20% 的男性在 50 岁之后会遭遇初次骨质疏松性骨折，50% 的初次骨质疏松性骨折患者可能会发生再次骨质疏松性骨折。女性骨质疏松性椎体骨折再骨折风险是未发生椎体骨折者的 4 倍。骨质疏松性骨折可造成疼痛和重度伤残，髋部和椎体发生骨质疏松性骨折可降低患者预期寿命，长期卧床者的死亡率可达 20%，永久性致残率可达 50%。同时，必须强调 OP 是可防、可治的。需加强对危险人群的早期筛查与预防，即便是已经发生过脆性骨折的患者，也要给予适当的治疗和康复，可有效降低再次骨折的风险。目前我国 OP 诊断率和治疗率在地区间、城乡间还存在显著差异，防治 OP 形势严峻。目前 OP 存在认识不足、诊疗率低、防控不足等问题。即使患者发生了脆性骨折（椎体骨折和髋部骨折），OP 的诊断率也仅有 2/3 左右，接受有效抗 OP 药物治疗者尚不足 1/4 。原发性 OP 诊疗指南（2017 版）建议在医疗卫生工作中重视 OP 及其骨折的防治，必须提高全社会的认识，积极行动，注意识别高危人群，给予及时诊断和合理治疗，共同遏制 OP 及其骨折的发生。

三、病因、危险因素及风险评估

OP 病因中的不可控因素主要有种族（患 OP 的风险白种人高于黄种人，黄种人高于黑种人）、老龄、女性绝经、脆性骨折家族史。正常性成熟后骨代谢主要以骨重建形式进行。更年期后，男性骨密度下降速率一般慢于女性，因为女性还有雌激素缺乏因素的参与。

病因中的可控因素有不健康生活方式、疾病、药物。

原发性骨质疏松症诊疗指南（2017 版）指出 OP 属于遗传和环境因素共同参与的复杂

疾病，骨转换失衡是OP的主要发生机制。凡使骨吸收增加和（或）骨形成减少的因素都会导致骨丢失和骨质量下降，脆性增加，易发生骨折。

（一）骨吸收因素

1．性激素缺乏　性激素缺乏使破骨细胞功能增强，是PMOP的主要病因；而雄激素缺乏在老年性OP的发病中起重要作用。

2．活性维生素D缺乏和甲状旁腺激素（parathyroid hormone，PTH）增高　高龄和肾功不全等致肠钙吸收和1,25-$(OH)_2D_3$生成减少，PTH代偿性升高，导致骨转换加速和骨丢失。

3．细胞因子表达紊乱　骨组织的IL-1、IL-6和肿瘤坏死因子增多，而护骨因子减少，导致破骨细胞活性增强。

（二）骨形成因素

1．峰值骨量降低　30岁左右到达峰值骨量（peak bone mass，PBM），PBM主要由遗传因素决定，并与种族、骨折家族史、身材（瘦高）等，以及发育、生活方式等相关联。性成熟障碍致PBM降低。

2．骨重建功能衰退　是老年性OP重要发病原因，由成骨细胞功能与活性缺陷导致。

（三）骨质量下降

骨质量主要与遗传因素有关，包括骨的几何形态、矿化程度、微损伤累积、骨矿物质与骨基质的理化和生物学特性。

（四）不良生活方式和生活环境

老龄，吸烟，过度饮酒、咖啡和碳酸饮料，体力活动缺乏，饮食中钙和维生素D缺乏（光照少或摄入少）蛋白质摄入减少、营养不良，低体重，长期服用糖皮质激素，肌肉功能减退是老年性OP的主要原因。危险因素越多，发生OP的概率越大。

（五）如何筛查风险人群——风险评估

要尽早瞄定高危人群，关口前移，做好骨OP的防控。《中国原发性骨质疏松症诊疗指南（2017）》（简称《指南》）推荐了几种得到国际公认的OP及其骨折的简易风险评估工具。

1．2种作为初筛工具的简易评估方法

（1）国际骨质疏松症基金会（IOF）骨质疏松症风险1分钟测试题（19问），仅适用于绝经后妇女。

（2）亚洲人骨质疏松自我筛查工具（osteoporosis self-assessment tool for Asians，OSTA）。

2．世界卫生组织（WHO）　推荐的骨折风险预测工具（fracture risk assessment tool，FRAX）用于未来10年骨质疏松骨折绝对风险预测（适用于绝经期后女性和50岁以上男性）。

针对中国人群的FRAX可通过登陆以下网址获得：http：/ /www. sheffield. ac. uk/FRAX/tool. aspx? country = 2，。

计算依据为主要临床危险因素、骨密度值及结果判断。中国人群FRAX预测的髋部骨折可能性≥ 3%或任何主要骨质疏松性骨折可能性≥ 20%时，为骨质疏松性骨折高危患者，建议进行骨密度测量，并考虑给予治疗。此外，《指南》指出跌倒是诱发骨折的重要危险因素，但FRAX计算中没有包括跌倒。FRAX的危险因素纳入了糖皮质激素使用史，但没有涉及糖皮质激素的治疗剂量及疗程。FRAX也没有纳入与OP相关的多种其他药物。FRAX尽管列入了部分与OP相关的疾病，包括类风湿关节炎、糖尿病、成骨不全等，但有待进一步完善。

四、临床表现

疼痛、脊柱畸形和发生脆性骨折是最典型的临床表现，但许多OP患者早期常无明显的自觉症状，往往在骨折发生后经X线或骨密度检查时才发现。

1．骨痛和肌无力　患者可有腰背酸痛或周身酸痛，负荷增加时疼痛加重或活动受限，严重时翻身、坐起及行走有困难。

2．椎体压缩性骨折　患者可有身高缩短和驼背，椎体压缩性骨折会导致胸廓畸形、腹部受压，多见于PMOP。

3．骨折　患者易发生脆性骨折（轻度外伤或日常活动后发生骨折），常见部位为胸、腰椎、髋部、桡骨和尺骨远端、肱骨近端，髋部骨折以老年性OP患者多见。发生过一次脆性骨折后，再次发生骨折的风险明显增加。

4．继发性OP有原发性疾病的表现。

5．并发症　胸廓严重畸形可影响心肺功能，并发呼吸道和肺部感染。髋部骨折者常因感染、心血管病或慢性衰竭而死亡。幸存者生活自理能力下降，长期卧床加重骨丢失，骨折极难愈合。

6．OP对心理状态及生活质量的影响　OP及其相关骨折对患者心理状态的危害常被忽略，主要的心理异常包括恐惧、焦虑、抑郁、自信心丧失等。老年患者自主生活能力下降、骨折后缺少与外界接触和交流，均会给患者造成巨大的心理负担。应重视和关注OP患者的心理异常，并给予必要的治疗。

五、诊断与鉴别诊断

（一）骨质疏松症诊断

诊断线索包括：①女性绝经后或双侧卵巢切除术后；②不明原因的慢性腰背疼痛；③椎体骨折评估指征——变矮或脊柱畸形；④脆性骨折史或其家族史；⑤ OP危险因素评估，如老龄、吸烟、低体重、制动、长期卧床、长期服用糖皮质激素等。

病史和体检是临床诊断的基本依据，但OP的诊断主要基于双能X线吸收法（dual energy X-ray absorptiometry，DXA）骨密度测量结果和（或）脆性骨折基础。

目前尚缺乏直接测定骨强度的临床手段。目前可使用替代指标，如骨密度。骨密度是指单位体积（体积密度）或者是单位面积（面积密度）的骨量，二者能够通过无创技术对活体进行测量，是目前诊断骨质疏松、预测骨质疏松性骨折风险、监测自然病程以及评价药物干预疗效的最佳定量指标。骨密度仅能反映大约70%的骨强度。DXA是目前国际学术界公认的骨密度检查方法，其测定值被用作OP的诊断“金标准”。其他骨密度检查方法如单光子吸收法（single photo absorptiometry，SPA）、单能X线吸收法（single energy X-ray absorptiometry，SXA）、定量CT（quantitative CT，QCT）等根据条件可用于诊断参考。

1．基于骨密度测定的诊断　DXA测量建议参照WHO推荐的诊断标准，骨密度值低于同性别、同种族健康成人的骨峰值1个标准差及以内属正常；低1～2.5个标准差为骨量减少（或低骨量）；低等于和超过2.5个标准差为OP；骨密度降低程度符合OP诊断标准，同时伴有一处或多处脆性骨折为严重OP。骨密度通常用*T*值（T-score）表示，*T*值＝（实测值－同种族同性别正常青年人峰值骨密度）/同种族同性别正常青年人峰值骨密度的标准差（SD）。DXA测量中轴骨（L1-L4、股骨颈或全髋）骨密度或桡骨远端1/3骨密度。

T 值用于绝经后妇女和大于50岁男性的骨密度水平。对于儿童、绝经前女性和50岁以下男性，其骨密度水平的判断建议用同种族的 Z 值表示，Z 值 =（骨密度测定值－同种族同性别同龄人骨密度均值）/ 同种族同性别同龄人骨密度标准差。将 Z 值≤ −2. 0 视为低于同年龄段预期范围或低骨量。

骨密度测定临床指征：①女性65岁以上和男性70岁以上；②女性65岁以下和男性70岁以下，有一个或多个骨质疏松危险因素；③有脆性骨折史或（和）脆性骨折家族史的成年人；④各种原因引起的性激素水平低下的成年人；⑤X线片已有骨质疏松改变；⑥接受骨质疏松治疗进行疗效监测；⑦有影响骨代谢的疾病和药物史；⑧IOF骨质疏松症风险1分钟测试题回答结果阳性；⑨OSTA结果≤－1。

2．基于脆性骨折的诊断　椎体和髋部脆性骨折无需依赖骨密度即可做出OP诊断，肱骨近端、骨盆或前臂远端发生脆性骨折且骨密度测量符合骨量减少（－2.5 SD＜ T 值＜－1.0 SD）亦可诊断OP。脆性骨折是指受到轻微创伤或日常活动中发生的骨折。

总结OP的诊断标准（符合以下三条之一者）：①髋部或椎体脆性骨折；②DXA测量的中轴骨骨密度或桡骨远端1/3骨密度的 T 值≤ −2.5；③骨密度测量符合低骨量（−2.5 ＜ T 值＜ −1.0），有肱骨近端、骨盆或前臂远端脆性骨折。

（二）鉴别诊断和检查项目

1．鉴别诊断

（1）老年性OP与PMOP的鉴别　排除继发性OP后，老年女性患者要考虑PMOP和（或）老年性OP存在可能，可根据病史和骨代谢指标鉴别。

（2）内分泌性OP　甲状旁腺功能亢进（甲旁亢）的骨骼改变主要为纤维囊性骨炎，早期可仅表现为低骨量或OP。测定血PTH、血钙、血磷，以及进行特殊影像学检查一般可以鉴别。其他内分泌疾病（甲亢、库欣综合征、性腺功能减退、1型糖尿病等）多有原发病表现。

（3）血液系统疾病　血液系统肿瘤的骨损害可通过PTH、PTH相关蛋白和肿瘤标志物与原发性OP或甲旁亢鉴别。

（4）原发性或转移性肿瘤　可借助骨扫描或MRI明确诊断。

（5）结缔组织病　成骨不全的骨损害特征是骨脆性增加，多数是由于Ⅰ型胶原蛋白基因突变所致。临床表现依缺陷的类型和程度而异，必要时借助特殊影像学检查或Ⅰ型胶原蛋白基因突变分析予以鉴别。

（6）药物、不良生活方式、肾疾病、营养性疾病和胃肠疾病等。

2. 基本检查项目

对已诊断和临床怀疑OP的患者至少应做以下几项基本检查，以帮助诊断和鉴别诊断。

（1）骨骼X线片　当骨量下降30%才会在X线片中显现出来，它对早期诊断的意义不大，可协助鉴别代谢性骨病和骨肿瘤。胸、腰椎侧位X线影像可作为骨质疏松椎体压缩性骨折及其程度判定的首选方法。

（2）基本实验室检查　血常规、尿常规、肝功能、肾功能，一般生化标志物水平，血钙、血磷、尿钙、尿磷、碱性磷酸酶水平，以及血清蛋白电泳等。低血清白蛋白血症会导致血钙检测值较真实值偏低，因此血清总钙检测值一定要经过白蛋白校正，白蛋白从40 g/L起每下降10 g/L需在血钙检测值的基础上加0.2 mmol/L。原发性OP患者通常血钙、磷和碱性磷酸酶值在正常范围，当有骨折时血碱性磷酸酶水平可有轻度升高。

3．酌情检查项目（包括骨代谢调控激素）ESR、血性腺激素、血 25-(OH)-D、血甲状旁腺激素、血成纤维细胞生长因子 23、血皮质醇、尿皮质醇血尿本周蛋白、血轻链、尿轻链、血肿瘤标志物、血 C- 反应蛋白、血清催乳素水平，以及甲状腺功能、血气分析、核素骨扫描、骨髓穿刺或骨活检等检查。检查甲状旁腺素水平需抽取过夜空腹血标本，而 25-(OH)-D 无此要求。如果不是代谢性骨病鉴别诊断需要，一般不推荐检测 1,25-$(OH)_2$-D，其水平低、半衰期短、变异大且检测困难。

4．骨转换标志物（bone turnover markers，BTMs）简称骨标志物，代表了全身骨骼代谢的动态状况。

（1）骨形成指标反映成骨细胞活性及骨形成状态　骨形成指标包括Ⅰ型原胶原 N- 端前肽（procollagen typeⅠN-peptide，PⅠNP）、血清碱性磷酸酶（alkaline phosphatase，ALP）、骨钙蛋白（osteocalcin，OC）、骨源性碱性磷酸酶（bone alkaline phosphatase，BALP），Ⅰ型原胶原 C- 端前肽（procollagen typeⅠC-peptide，PⅠCP）。

（2）骨吸收指标代表破骨细胞活性及骨吸收水平　血清Ⅰ型胶原 C- 端肽交联（serum C-terminal telopeptide of type 1 collagen，S-CTX）、Ⅰ型胶原 N- 端肽交联（N-terminal telopeptide of type 1 collagen，NTX）、吡啶啉（pyridinoline，Pry）、脱氧吡啶啉（deoxypyridinoline，D-Pry）、空腹 2 小时尿钙 / 肌酐比值（UCa/Cr）、血清抗酒石酸酸性磷酸酶（tartrate resistant acid phosphatase，TPACP）、尿吡啶啉（Pyr）、脱氧吡啶啉（D-Pyr）、尿Ⅰ型胶原 C- 端肽交联（urine-CTX，U-CTX）和尿Ⅰ型胶原 N- 端肽交联（urine-NTX，U-NTX）等。国际骨质疏松基金会（IOF）推荐的反映骨形成和骨吸收灵敏度相对较好的指标分别为 PⅠNP、S-CTX。

骨转换标志物有助于判断骨转换类型、骨丢失速率，评估骨折风险，了解病情进展，选择干预措施以及监测疗效等。原发性 OP 患者的骨转换标志物水平往往正常或轻度升高。如果骨转换生化标志物水平明显升高，需排除高转换型继发性 OP 或其他疾病的可能性，如原发性甲状旁腺功能亢进、佩吉特骨病及某些恶性肿瘤骨转移等。

检测 BTMs 时需要过夜空腹采血。如果想要通过检测 BTMs 来评估骨重建的活跃状态，必须同时选取至少一个骨形成指标和一个骨吸收指标。推荐将高于参考范围上限的 1.5 倍作为骨转换异常增高的标准。但在临床实际应用中，应充分考虑患者的整体情况，如有无制动、新发骨折、影响骨代谢药物等因素，将一般生化标志物、骨代谢调节激素和 BTMs 综合分析，找出最能解释患者临床表现的诊断。

5．QTC、外周 QTC（peripheral QTC，PQTC）和定量超声（quantitative ultrasound，QUS）、胸腰椎 X 线侧位影像和脊椎骨折评估（vertebral fracture assessment，VFA）在骨质疏松性骨折和骨折危险人群中的应用价值很高。

六、预防和治疗

OP 的预防比治疗更为现实和重要。况且，OP 是可以预防的。加强宣教、早发现 OP 易感人群，以提高 PBM，降低 OP 风险。

初级预防针对尚无 OP 但具有 OP 危险因素者，应防止或延缓发展为 OP，并避免第一次骨折。二级预防针对已有 OP 或已经发生过脆性骨折者，应避免发生骨折或再次骨折。

（一）基础措施

1．调整生活方式

（1）加强营养，均衡膳食　足量蛋白质的均衡膳食，每日蛋白质摄入量为按体重 0.8 ～

1.0 g/kg，并每天摄入牛奶 300 ml 或相当量的奶制品。富含异黄酮类食物对保护骨量也有一定作用。

（2）充足日照　建议 11 时到下午 3 时，暴露四肢及面部皮肤于阳光下照射 15 ～ 30 分钟（取决于日照时间、纬度、季节等因素），一周 2 次，以促进体内维生素 D 的合成。尽量不涂抹防晒霜，以免影响日照效果，但需注意避免强烈阳光照射，以免灼伤皮肤。

（3）规律运动　建议进行有助于骨健康的体育锻炼和康复治疗，加强负重锻炼及抗阻运动，增强应变能力和平衡能力，减少骨折意外的发生。要制定个体化方案。骨折术后辅以康复治疗，必要时给予被动运动，避免制动而加重病情。

（4）纠正不良生活习惯　提倡低盐、高钾、高钙和高非饱和脂肪酸饮食。戒烟、限酒、避免过量应用咖啡及碳酸饮料。采取防止跌倒的各种措施、加强自身和环境的保护措施（包括各种关节保护器）等。

（5）慎用影响骨代谢的药物等。

2．骨健康基本补充剂

（1）钙剂　充足的钙摄入对获得理想 PBM、减缓骨丢失、改善骨矿化和维护骨健康有益。根据 2013 版《中国居民膳食营养素参考摄入量》建议，成人每日钙摄入量应为 800 mg（元素钙量），50 岁及以上人群每日钙摄入量为 1 000 mg ～ 1 200 mg。尽可能通过饮食摄入充足的钙，饮食中钙摄入不足时，可给予钙剂补充。营养调查显示我国居民每日膳食约摄入元素钙 400 mg，故尚需补充元素钙 500 ～ 600 mg/d。钙剂选择要考虑安全性和有效性。治疗 OP 时，应与其他药物联合使用。目前尚无充分证据表明单纯补钙可以替代其他抗 OP 药物治疗。

（2）维生素 D　充足的维生素 D 有利于钙在胃肠道的吸收、促进骨骼矿化、保持肌力、改善平衡能力和降低跌倒风险。维生素 D 缺乏可导致继发性甲状旁腺功能亢进，增加骨吸收，引起或加重骨质疏松。同时补充钙剂和维生素 D 可降低骨质疏松性骨折风险。基于我国维生素 D 水平的多项流行病学调查资料，初步确定了我国维生素 D 缺乏呈普遍性，特别是在日照偏少的地区。根据《2013 版中国居民膳食营养素参考摄入量》建议，成年人推荐维生素 D 剂量为 400 IU（10 μg）/d，65 岁及以上老年人因缺乏日照以及摄入和吸收障碍，常有维生素 D 缺乏，推荐摄入量为 600 IU（15 μg）/d；可耐受最高摄入量为 2 000 IU（50 μg）/d。维生素 D 用于 OP 预防时，剂量可为 800 ～ 1 200 IU/d，用于治疗 OP 时，维生素 D 应与其他药物联合使用。注意个体差异和安全性，定期监测血钙和尿钙，酌情调整剂量。不推荐使用活性维生素 D 纠正维生素 D 缺乏，不建议 1 年 1 次较大剂量普通维生素 D 的补充。

（二）骨质疏松药物治疗

1．抗 OP 药物治疗适应证

（1）发生椎体脆性骨折（临床或无症状）或髋部脆性骨折者。

（2）DXA 骨密度（腰椎、股骨颈、全髋部或桡骨远端 1/3）T 值 ≤ − 2.5，无论是否有过骨折。

（3）骨量低下者（骨密度为 − 2.5 ＜ T 值 ＜ − 1.0），且具备下列情况之一：①发生过某些部位的脆性骨折（肱骨上段、前臂远端或骨盆）；② FRAX 工具计算出未来 10 年髋部骨折概率 ≥ 3% 或任何主要部位骨质疏松性骨折发生概率 ≥ 20%。

对低、中度骨折风险者（如年轻的绝经后妇女，骨密度水平较低但无骨折史）首选口服药物治疗。对口服药物不能耐受、禁忌、依从性欠佳及高骨折风险者（如多发椎体骨折或髋部骨折的老年患者、骨密度极低的患者）可考虑使用注射制剂。PMOP 的关键治疗时段是围绝经期和绝经后 5 年内。

2．抗骨质疏松药物

(1) 双膦酸盐类药物　双膦酸盐（bisphosphonates）是目前临床上应用最为广泛的抗 OP 药物包括阿仑膦酸钠，伊班膦酸，利塞膦酸钠，唑来膦酸（静脉给药的双膦酸盐制剂）。与骨羟基磷灰石有很强的亲合力，能够特异性结合到骨重建活跃的骨表面，减少破骨细胞的形成、降低其活性、并促进其凋亡，且对骨吸收有强抑制作用。它主要用于骨吸收增强的代谢性骨病（如佩吉特骨病、多发性骨髓瘤、甲旁亢），亦可用于高转换型原发性和继发性 OP、高钙血症危象和骨肿瘤，对类固醇所致的 OP 也有良效。但老年性 OP 不宜长期使用该类药物，必要时应与 PTH 等促骨形成类药物合用。其中阿仑膦酸钠 70 mg、每周一次和利塞膦酸钠 35 mg、每周一次是目前全球最常用的双膦酸盐制剂。

使用阿仑膦酸钠 治疗 3 年，既往发生过脊柱骨折的患者，脊柱、髋骨和腕骨骨折发生率降低了约 50%；无脊柱骨折史的患者，脊柱骨折发生率降低了 48%。使用利塞膦酸钠治疗 3 年发生过脊柱骨折的患者，脊柱骨折发生率降低了 41% ~ 49%，非脊柱骨折发生率降低了 36%。连续静脉注射 3 年唑来膦酸，椎体、髋骨和非椎体的骨折发生率分别降低 70%、41% 和 25%。

双膦酸盐类药物总体安全性较好，但以下几点值得关注：①胃肠道不良反应，口服双膦酸盐后少数患者可能发生轻度胃肠道反应，包括上腹疼痛、反酸等症状。故除严格按说明书提示的方法服用外（口服双膦酸盐的生物利用度很低，并受食物、钙剂、铁剂、咖啡、茶和橙汁的影响。如阿仑膦酸钠应在早晨空腹时以 200 ml 清水送服，进药后 30 分钟内不能平卧和进食），有活动性胃及十二指肠溃疡、反流性食管炎、食管运动功能障碍者慎用。②一过性“流感样”症状，首次口服或静脉注射双膦酸盐可导致一过性的急性反应，如发热、肌肉骨骼疼痛等“流感样”不良反应，3 天后减弱或消失，症状明显者可用非甾体抗炎药或其他解热镇痛药对症治疗。确切原因尚不清楚。③肾毒性，进入血液的双膦酸盐类药物约 60% 以原形从肾排泄，肌酐清除率＜ 35 ml/min 的患者禁用。尽可能对患者进行水化治疗，静脉输注唑来膦酸的时间应不少于 15 分钟，伊班膦酸钠静脉输注时间不少于 2 小时。④下颌骨坏死（osteonecrosis of the jaw，ONJ），ONJ 主要（超过 90%）见于使用静脉大剂量注射双膦酸盐的肿瘤患者，发生率不等，为 1% ~ 15%；也存在于有严重口腔疾病的患者，如严重牙周病或多次牙科手术等 。而在 OP 患者中，ONJ 发生率仅为 0.001% ~ 0.01%，略高于正常人群（＜ 0.001%）。降低 ONJ 发生风险的措施为在开始抑制骨吸收治疗前完成必要的口腔手术。存在 ONJ 高风险患者（伴有糖尿病、牙周病、免疫缺陷，使用糖皮质激素，吸烟等）需要复杂的侵入性口腔手术时，建议暂停双膦酸盐治疗 3 ~ 6 个月后，再实施口腔手术。术后 3 个月如无口腔特殊情况，可恢复使用双膦酸盐。⑤非典型股骨骨折（atypical femur fracture，AFF），即在低暴力下发生在股骨小转子以下到股骨髁以上之间的骨折。长期使用双膦酸盐的患者中（通常 3 年以上，中位治疗时间 7 年），AFF 风险轻微增加，停用双膦酸盐以后，风险随之下降。对于长期使用者，一旦出现大腿或者腹股沟部位疼痛，应进行双股骨 X 线片检查，明确是否存在 AFF。MRI 或核素骨扫描均有助于 AFF 的确诊。AFF 在使用双膦酸盐的患者中绝对风险非常低（3.2 ~ 50/10 万人年）。一旦发生 AFF，应立即停止使用双膦酸盐等抑制骨吸收药物。

建议对双膦酸盐类药物使用 3 ~ 5 年后考虑药物假期或序贯其他药物。建议口服双膦酸盐治疗 5 年，静脉双膦酸盐治疗 3 年，可实施药物假期停用双膦酸盐，其间对骨折风险仍高的患者可以使用特立帕肽或雷洛昔芬。

（2）降钙素类 降钙素（calcitonin）是一种钙调节激素，能抑制破骨细胞的生物活性和减少破骨细胞的数量，减少骨丢失并增加骨量。降低 OP 患者的椎体骨折发生率。降钙素类药物的另一突出特点是能明显缓解骨痛，对 OP 及其骨折引起的骨痛有效。OP 主要适用于高转换型 OP、OP 伴或不伴骨折、佩吉特骨病、急性高钙血症和高钙血症危象患者。

有鲑鱼降钙素和鳗鱼降钙素类似物：鲑鱼降钙素 50 ～ 100 IU/d，皮下或肌内注射，有效后减为每周 2 ～ 3 次；鲑鱼降钙素鼻喷剂 100 IU/d；鳗鱼降钙素 20 IU/d，每周肌内注射 2 次。少数患者可有面部潮红、恶心等不良反应，偶有过敏现象。可按照药品说明书的要求，确定是否做过敏试验。孕妇和过敏者禁用。

降钙素类药物的疗程要视病情及患者的其他条件而定。2012 年欧洲药品管理局人用药机构委员会通过 meta 分析发现，长期使用（6 个月或更长时间）鲑鱼降钙素口服或鼻喷剂与恶性肿瘤风险轻微增加相关，但无法肯定该药物与恶性肿瘤之间的确切关系。鉴于鼻喷剂型鲑鱼降钙素具有潜在增加肿瘤风险的可能，鲑鱼降钙素连续使用时间一般不超过 3 个月。

（3）雌激素类（estrogen） 绝经激素治疗（menopausal hormone therapy，MHT）类药物能抑制骨转换，减少骨丢失，增加 OP 患者腰椎和髋部骨密度，降低发生椎体、髋部及非椎体骨折的风险，明显缓解更年期症状。雌激素补充治疗主要用于围绝经期和绝经期女性，特别是有绝经相关症状（如潮热、出汗等）、泌尿道和生殖道萎缩症状，以及希望预防 PMOP 的妇女。雌激素依赖性肿瘤（乳腺癌、子宫内膜癌）、血栓性疾病、不明原因的阴道出血、活动性肝病和结缔组织病为绝对禁忌证。有子宫肌瘤、子宫内膜异位症、胆囊疾病、催乳素瘤、乳腺增生、严重高血压、严重糖尿病、冠心病、偏头痛、癫痫、哮喘、系统性红斑狼疮、血卟啉症、镰状细胞贫血、黑色素瘤、耳硬化患者及有乳腺癌家族史者慎用。

常用制剂包括：①微粒化 17β 雌二醇或戊酸雌二醇 1 ～ 2 mg/d；②炔雌醇 10 ～ 20 μg/d；③替勃龙 1.25 ～ 2.5 mg/d；④尼尔雌醇 1 ～ 2 mg/w；⑤雌二醇皮贴剂 0.05 ～ 0.10 mg/d。皮肤贴剂可避免药物首经肝及胃肠道；鼻喷雾剂具有药物用量低、疗效确切等优点。

激素补充治疗的原则：①明确治疗的利与弊，确认是否有雌激素缺乏的证据；②绝经早期开始用（＜ 60 岁或绝经 10 年之内），收益更大，风险更小；③应用最低有效剂量，青春期及育龄期的患者雌激素用量应使血雌二醇的浓度达到中晚卵泡期水平（150 ～ 300 pg/ml 或 410 ～ 820 pmol/L），绝经后 5 年内的生理补充治疗目标浓度为早卵泡期水平（40 ～ 60 pg/ml），65 岁以上绝经妇女应选择更低剂量；④治疗方案个体化；⑤局部问题局部治疗；⑥坚持定期随访和安全性监测（尤其是乳腺和子宫）；⑦是否继续用药，应根据每位妇女的特点，每年进行利弊评估。

注意事项：①雌激素补充治疗的疗程一般不超过 5 年，期间定期规范随访和安全性监测（尤其是乳腺和子宫）。如子宫内膜厚度＞ 5 mm，必须加用适当的孕激素；反复阴道出血者宜减量或停药。②一般口服，伴有胃肠、肝胆、胰腺疾病者，以及轻度高血压、糖尿病、甘油三酯升高者应选用经皮给药；以泌尿道和生殖道萎缩症状为主的患者宜选用经阴道给药；③青春期及育龄期的雌激素、孕激素配伍可选用周期序贯方案。

（4）雄激素补充治疗 用于男性 OP。天然雄激素有睾酮、雄烯二酮、二氢睾酮，但一般宜选用雄酮类似物苯丙酸诺龙（19- 去甲 -17- 苯丙酸睾酮）或司坦唑醇（吡唑甲睾酮）。雄激素对肝有损害，并常导致水钠潴溜和前列腺增生，因此长期治疗宜选用经皮制剂。

（5）选择性雌激素受体调节剂（selective estrogen receptor modulators，SERMs）　SERMs与雌激素受体结合后，在不同组织发挥与雌激素类似或拮抗雌激素的不同生物效应。SERMs有效抑制破骨细胞活性、增加骨密度、明显降低椎体骨折发生率的作用，是预防和治疗PMOP的有效药物。PMOP选择性地作用于雌激素的靶器官，而在乳腺和子宫则发挥拮抗雌激素的作用，它对乳房和子宫内膜无不良作用，能降低雌激素受体阳性的浸润性乳腺癌的发生率。少数患者会出现潮热和下肢痉挛症状。潮热症状严重的围绝经期妇女暂时不宜使用，有静脉栓塞病史及有血栓倾向者（如长期卧床和久坐期间）不宜使用。肝功能减退（包括胆汁淤积者）、肌酐清除率小于35 ml/min者、难以解释的子宫出血者、有子宫内膜癌症状和体征者，以及对雷洛昔芬或任何赋形剂成分过敏者禁用。对心血管疾病高风险的绝经后女性的研究显示，雷洛昔芬并不增加患冠状动脉疾病和卒中风险。

雷洛昔芬（raloxifene）片剂为每片60 mg，每次口服60 mg，每日1次。

（6）甲状旁腺激素类似物（parathyroid hormone analogue，PTHa）　是当前促进骨形成药物的代表性药物，国内已上市的特立帕肽是重组人甲状旁腺激素氨基端1-34活性片段（recombinant human parathyroid hormone 1-34，rhPTH1-34）。间断使用小剂量PTHa有刺激成骨细胞活性、促进骨形成的作用，能增加骨密度、降低椎体和非椎体骨折发生的危险，适用于有骨折高风险的绝经后OP和严重OP患者的治疗。对老年性OP、雌激素缺乏的年轻妇女和类固醇所致的OP均有治疗作用。一定要在专业医生的指导下应用。一般剂量是20 μg/d，皮下注射。用药期间要监测血钙水平，防止高钙血症的发生。患者对rhPTH1-34的总体耐受性良好。临床常见的不良反应为恶心、肢体疼痛、头痛和眩晕。禁忌证为伴发佩吉特骨病、肿瘤骨转移及高钙血症者，有骨骼疾病放射治疗史者，CCr 35 ml/min者，小于18岁的青少年和骨骺未闭合的青少年，对本品过敏者。特立帕肽治疗时间不宜超过24个月，停药后应序贯使用抑制骨吸收药物治疗，以维持或增加骨密度，持续降低骨折风险。

（7）锶盐（strontium）　锶是人体必需的微量元素之一，雷奈酸锶是合成锶盐，可同时作用于成骨细胞和破骨细胞，具有抑制骨吸收和促进骨形成的双重作用，可降低椎体和非椎体骨折的发生风险，用于PMOP。2014年欧洲药品管理局发布了对雷奈酸锶的评估公告，在保持雷奈酸锶上市许可的情况下限制该药物的使用，雷奈酸锶仅用于无法使用其他获批治疗药物的严重OP患者。用药期间应对这些患者进行定期评估。禁忌证为伴有已确诊的缺血性心脏病、周围血管病和（或）脑血管疾病或伴有未控制的高血压、肌酐清除率＜30 ml/min的重度肾功能损害。有高静脉血栓风险者以及有药物过敏史者慎用。

（8）活性维生素D及其类似物（vitamin D analogue）　因不需要肾1α-羟化酶羟化就有活性，故得名为活性维生素D及其类似物。维生素D类似物包括1α-OH-D（α-骨化醇，0.25～0.75 μg/d）和1,25-$(OH)_2$-D（骨化三醇，0.25～0.5 μg/d）两种；前者在肝功能正常时才有效，后者不受肝、肾功能的影响。维生素D类似物能促进肠吸收钙，增加肾小管重吸收钙，抑制PTH，促进骨形成和矿化，并抑制骨吸收。它对增加骨密度有益，能增加老年人肌肉力量和平衡能力、减少跌倒风险、降低骨折风险。活性维生素D及其类似物更适用于老年人、肾功能减退以及1α-羟化酶缺乏或减少的患者。长期使用时，建议定期监测患者血钙和尿钙水平，肾结石患者慎用，高钙血症者禁用。在治疗OP时，可与其他抗OP药物联合应用。

（9）维生素K　四烯甲萘醌（menatetrenone）是维生素K_2的一种同型物，是骨钙素发挥正常生理功能所必需的，具有提高骨量的作用。维生素K用于治疗PMOP，禁用于服用华法林的患者。

（10）新药　小剂量氟化钠、生长激素、胰岛素样生长因子1、抗硬化蛋白单克隆抗体、组织蛋白酶K抑制剂（odanacatib）等，其中抗骨硬化蛋白单克隆抗体可能是迄今为止促进骨形成的最有效药物。

骨吸收抑制剂即核因子κ-B受体活化因子配体（receptor activator of unclear factor-κ-B ligand，RANKL）抑制剂。狄诺塞麦（denosumab）为特异性RANKL的完全人源化单克隆抗体，能够抑制RANKL与其受体RANK的结合，减少破骨细胞形成、降低其功能和存活率，从而降低骨吸收、增加骨量、改善皮质骨或松质骨的强度。狄诺塞麦现已被美国FDA批准治疗有较高骨折风险的绝经后OP。

（11）传统中医中药治疗　中药具有改善临床症候等作用，但降低骨质疏松性骨折的证据尚不足。中医学文献中无骨质疏松之名，按OP主要临床表现，中医中相近的病证有骨痿，见于没有明显的临床表现，或仅感觉腰背酸软无力的OP患者（“腰背不举，骨枯而髓减”）。骨痹，症为“腰背疼痛，全身骨痛，身重、四肢沉重难举”。根据中医药“肾主骨”“脾主肌肉”及“气血不通则痛”的理论，治疗OP以补肾益精、健脾益气、活血祛瘀为基本治法。中药治疗OP多以改善症状为主。可能改善OP症候的且药物有效成分较明确的中成药主要包括骨碎补黄酮、淫羊藿苷和人工虎骨粉。

（三）联合用药

1．同时联合方案

（1）钙剂及维生素D作为基础治疗药物，可与骨吸收抑制剂或骨形成促进剂联合使用。

（2）不建议同时应用相同作用机制的药物来治疗OP。个别情况为防止快速骨丢失，可考虑两种骨吸收抑制剂短期联合使用，如绝经后妇女小剂量雌激素/孕激素替代与雷洛昔芬，降钙素与双膦酸盐短期联合使用。

（3）联合使用甲状旁腺激素类似物等骨形成促进剂和骨吸收抑制剂，可增加骨密度、改善骨转换水平，但缺少对骨折疗效的证据。考虑到治疗的成本和获益，通常不推荐，仅用于骨吸收抑制剂治疗失败，或多次骨折需积极给予强有效治疗时。

（4）序贯联合方案建议　如下情况要考虑药物序贯治疗，即某些骨吸收抑制剂治疗失效、疗程过长或存在不良反应时，以及骨形成促进剂（PTH类似物）停药后（此类药物的推荐疗程仅为18～24个月）序贯使用骨吸收抑制剂，以维持骨形成促进剂所取得的疗效。

（四）骨质疏松性骨折诊断与治疗

骨质疏松性骨折（或称脆性骨折）指受到轻微创伤或日常活动中即发生的骨折，其中最常见的是椎体骨折。

2010年我国骨质疏松性骨折的患者约233万人，据估计，2050年骨质疏松性骨折的患者将达599万，直接经济支出将达254.3亿美金。《指南》指出半数以上椎体骨折隐匿发生，为尽可能识别椎体骨折，避免漏诊漏治，需要在骨质疏松性骨折的危险人群中开展椎体骨折的筛查。胸腰椎X线侧位影像可作为判定骨质疏松性椎体压缩性骨折首选的检查方法。采用Genant目视半定量判定方法，可以较准确判断是否存在椎体压缩性骨折。该判定方法可操作性强，尤其适合在社区卫生服务中心等基层医院中开展，是对DXA骨密度测量的重要补充。对老年人进行椎体骨折的筛查，将大大提高无症状椎体骨折的检出率，并有助于及早干预。

符合以下任何一条，建议行胸腰椎X线侧位影像判定骨折：a．女性70岁以上和男性80岁以上，椎体、全髋或股骨颈骨密度T值≤－1.0。b．女性65～69岁和男性70～79岁，椎体、全髋或股骨颈骨密度 T 值≤－1.5。c．绝经后女性及 50 岁以上男性，具有以下任一特殊危险因素：①成年期（≥ 50 岁）非暴力性骨折；②较年轻时最高身高缩短≥ 4 cm；③ 1 年内身高进行性缩短≥ 2 cm；④近期或正在使用长程（＞ 3 个月）糖皮质激素治疗。

骨质疏松性骨折后应重视积极给予抗 OP 药物治疗，包括骨吸收抑制剂或骨形成促进剂等。迄今很多证据表明使用常规剂量的抗骨吸收药物（双膦酸类药物），对骨折愈合无明显不良影响。骨质疏松性骨折后，应建议开展骨折联络服务（Fracture Liaison Service，FLS）管理项目，促进多学科联合诊治骨质疏松性骨折，及时合理使用治疗 OP 的药物，以降低再发骨折的风险。

骨质疏松性骨折发生后，抗 OP 药物应与骨折外科干预同时进行；如果骨质疏松性骨折发生前已经接受抗 OP 药物治疗，骨折愈合期间不建议停药。骨质疏松性骨折后，早期应用钙剂和维生素 D（元素钙 1 000 mg/d、维生素 D 800 IU/d）治疗可增加骨痂面积、促进骨折愈合。无禁忌证时，早期应用常规剂量的双膦酸盐治疗对骨折愈合无负面影响。75 岁以上女性骨质疏松性骨折后，如没有 BMD 检测结果，可推荐应用口服双膦酸盐。骨质疏松性骨折患者如有以下情况：需要平卧、口服用药依从性较差、有反流性食管炎或食管疾病、口服用药胃肠道反应较大，推荐选择静脉双膦酸盐治疗。有下列情况推荐应用 PTH1-34：PMOP 多发性骨折、双膦酸盐治疗后仍发生骨质疏松性骨折。严重骨质疏松性骨折（T 值＜－3.0）或多发性骨质疏松性骨折患者推荐使用甲状旁腺激素类似物。

临床观察提示，骨质疏松性髋部骨折内固定术后 1 个月应用 PTH1-34，可促进骨折区骨痂形成。骨质疏松性桡骨远端骨折 10 日内应用 PTH1-34，骨折愈合时间显著缩短。

抗 OP 药物治疗对骨质疏松性骨折手术植入物的影响，尚未有大样本循证医学研究。现有研究表明，骨质疏松性骨折内固定术后，应用双膦酸盐可减少内固定周围骨丢失、降低内固定松动发生率、提高内固定手术疗效。骨质疏松性骨折人工关节假体置换术后，应用双膦酸盐可减少假体周围骨丢失、降低假体松动发生率、提高假体置换手术疗效。骨质疏松性椎体骨折椎弓根内固定手术后，应用 PTH1-34 可提高椎体骨量和骨质量、增加“骨 - 螺钉”界面把持力、降低椎弓根螺钉松动发生率、提高椎体内固定手术疗效。

针对 OP 的康复治疗主要包括运动疗法、物理因子治疗、作业疗法及康复工程等。OP 是慢性病，涉及骨骼、肌肉等多种组织、器官，需要综合防治。在常规药物、手术等治疗的同时，积极、规范、综合的康复治疗除可改善骨强度、降低骨折发生外，还可促进患者生活、工作能力的恢复。

（五）防治的疗效监测及疗程的建议

OP 是一种慢性疾病，治疗的长期性也决定了其治疗监测和疗效评估的艰巨性。抗 OP 药物治疗的成功标志是骨密度保持稳定或增长，而且没有新发骨折或骨折进展的证据。对于正在使用抑制骨吸收药物的患者，治疗成功的目标是骨转换指标值维持在或低于绝经前妇女水平。推荐抗 OP 治疗患者每 3 个月或每 6 个月检测 1 次骨转换指标，推荐在药物首次治疗或改变治疗后每年、效果稳定后每 1 ～ 2 年重复骨密度测量，以监测疗效。疗效监测有助于评估药物疗效、增加治疗依从性和改变治疗决策。

在抗 OP 药物治疗时，BTMs 的变化明显早于骨密度。当用强效的抑制骨吸收药物治疗时，BTMs 快速下降，并于几个月内降至较低平台期，这种 BTMs 短期的下降与后续持久的骨密度变化和骨折风险的下降相关。而对于促进骨形成药物（如特立帕肽），早期的骨形成标志物的升高预示着随后骨密度增加。

在抗OP治疗中，BTMs更多是作为疗效判断的指标，而非方案选择的指导。虽然按照OP的发病机制，高转换和低转换两种类型的OP所需要的药物干预理论上刚好相反，但是对于原发性OP患者来说，其骨转换率的异常程度远不及骨软化症或动力缺失性骨病等代谢性骨病。加上骨转换指标的高度个体化，很难用同一个标准去衡量患者的骨转换率对于其自身来讲是高还是低，因此目前不建议根据BTMs的高低来选择抑制骨吸收或促进骨形成的抗OP药物方案。药物方案的选择更多的还是根据患者的OP严重状态、骨折风险、耐受性和经济条件来综合考虑。OP患者必须在用药前先取得骨转换指标的基线水平，才能在以后的随访中通过骨转换指标的变化来判断药物的效果。

每年进行精确的身高测定对于判断OP治疗疗效非常重要。当患者身高缩短2 cm以上，无论是急性还是渐进性，均应进行脊柱影像学检查，以明确是否有新脊柱骨折发生。在为明确是否有椎体骨折而行首次脊柱影像学检查后，若再次出现提示新发椎体骨折的状况，如身高变矮、出现新的腰背痛、形体变化或在做胸部X线检查时偶然发现新的脊柱畸形时，应再次行相应的脊柱影像学检查。若患者考虑短暂停药（药物假期），应重复进行脊柱影像学检查以明确有无新发椎体骨折；若治疗期间仍有新发椎体骨折，则表明需要更强的治疗或继续治疗，而不是考虑停药 。

由于双膦酸盐类药物治疗超过5年的获益证据有限，而且使用超过5年，可能会增加罕见不良反应（如下颌骨坏死或非典型股骨骨折）的风险，目前建议口服双膦酸盐治疗5年，静脉注射双膦酸盐治疗3年。应对骨折风险进行评估，当为低风险时，如果满足以下条件可考虑暂停用药：治疗期间未发生再骨折、无新的骨折风险因素增加、无显著BMD下降、严重骨质疏松性骨折患者股骨颈BMD *T*值提高。停药后应每半年检测骨转换指标、每年检测BMD，以确定是否需要再次进行药物治疗。如骨折风险仍高，可以继续使用双膦酸盐或换用其他抗OP药物（如特立帕肽或雷洛昔芬）。

（马红艳）

参考文献

[1] Consensus development conference. Diagnosis, prophylaxis, and treatment of osteoporosis. Am J Med, 1993, 94: 646-650.

[2] 中华医学会骨质疏松和骨矿盐疾病分会. 原发性骨质疏松症诊疗指南（2017）. 中华骨质疏松和骨矿盐疾病杂志，2017，10（5）：411-412.

[3] Nayak S, Edwards DL, Saleh AA, et al. Systematic review and meta － analysis of the performance of clinical risk assessment instruments for screening for osteoporosis or low bone density. Osteoporos Int, 2015, 26: 1543-1554.

[4] Kanish JA, Oden A, Johansson H, et al. FRAX and its applications to clinical practice. Bone, 2009, 44: 734-743.

[5] Kanis JA, Mccloskey EV, Johansson H, et al. European guidance for the diagnosis and management of osteoporosis in postmenopausal women. Osteoporos Int, 2013, 24: 23-57.

[6] 中华医学会骨质疏松和骨矿盐疾病分会. 骨代谢生化标志物临床应用指南. 中华骨质疏松与骨矿盐疾病杂志，2015：8（4）：283-293.

[7] Hu WW, Zhang Z, He JW, et al. Establishing reference intervals for bone turnover

markers in the healthy Shanghai population and the relationship with bone mineral density in postmenopausal women. Int J Endocrinol，2013，DOI：10.1155.

[8] Gao C，Qiao J，Li SS，et al. The levels of bone turnover markers 25（OH）D and PTH and their relationship with bone mineral density in postmenopausal women in a suburban district in China. Osteoporos Int，2017，28：211-218.

[9] Li M，Li Y，Deng WM，et al. Chinese bone turnover marker study：reference ranges for C-terminal telopeptide of type I collagen and procollagen I N-terminal peptide by age and gender. PLoS One，2014，9：e103841.

[10] 中国营养学会. 中国居民膳食指南（2016）. 北京：人民卫生出版社，2016.

[11] 中国营养学会. 中国居民膳食营养素参考摄入量速查手册. 北京：中国标准出版社，2014.

[12] Ding Y，Zeng JC，Yin F，et al. Multicenter study on observation of acute-phase responses after infusion of Zoledronic Acid 5 mg in Chinese women with postmenopausal osteoporosis. Orthop Surg，2017，9：282-287.

[13] Khan AA，Morrison A，Hanley DA，et al. Diagnosis and management of osteonecrosis of the jaw：a systematic review and international consensus. J Bone Miner Res，2015，30：3-23.

[14] 朱汉民，廖二元. 鲑鱼降钙素专家讨论会纪实. 中华骨质疏松和骨矿盐疾病杂志，2013，6：370-372.

[15] Vogel VG，Costantino JP，Wickerham DL，et al. Effects of tamoxifen vs raloxifene on the risk of developing invasive breast cancer and other disease outcomes：the NSABP Study of Tamoxifen and Raloxifene（STRA）P-2trial. JAMA，2006，295：2727-2741.

[16] Genant HK，Wu CY，van Kuijk C，et al. Vertebral fracture assessment using a semiquantitative technique. J Bone Miner Res，1993，8：1137-1148.

[17] Li YT，Cai HF，Zhang ZL. Timing of the initiation of bisphosphonates after surgery for fracture healing：a systematic review and meta-analysis of randomized controlled trials. Osteoporos Int，2015，26：431-441.

[18] 中华医学会骨质疏松和骨矿盐疾病分会. 骨质疏松性骨折围手术期干预指南. 中华骨质疏松和骨矿盐疾病杂志，2018，11（5）：438-448.

[19] Cosman F. Anabolic and antiresorptive therapy for osteoporosis：combination and sequential approaches. Curr Osteoporos Rep，2014，12：385-395.

[20] Cosman F，Eriksen EF，Recknor C，et al. Effects of intravenous zoledronic acid plus subcutaneous teriparatide［rhPTH（1-34）］in postmenopausal osteoporosis. J Bone Miner Res，2011，26：503-511.

[21] Camacho PM，Petak SM，Binkley N，et al. American Association of Clinical Endocrinologists and American College of Endocrinology clinical practice guidelines for the diagnosis and treatment of postmenopausal osteoporosis-2016. Endocr Pract，2016，22：1-42.

第七章　风湿性疾病及相关诊疗技术进展

类风湿关节炎的诊断与治疗

类风湿关节炎（rheumatoid arthritis，RA）是以慢性、对称性、多关节炎为主要临床表现的全身性自身免疫性疾病，病因不明。常见症状是关节肿痛，晚期可引起关节强直、畸形和功能受损。

类风湿关节炎患者女性多于男性，各年龄组均可发病，多见于 30 ～ 50 岁人群。我国患病率为 0.2% ～ 0.4%。

【病因和发病机制】

类风湿关节炎的病因迄今不明，研究发现类风湿关节炎与环境因素、遗传易感性和免疫系统功能紊乱有关。

目前免疫因素被认为是类风湿关节炎的主要发病机制，是以活化的 CD4+ T 细胞和 MHC- Ⅱ型阳性的抗原呈递细胞浸润滑膜关节为特点。类风湿关节炎最初和最基本的病变是滑膜炎，可能是带有某种易感基因如 HLA-DR4 的机体对某微生物或其抗原刺激机体后产生免疫反应的结果，其中既有体液免疫异常，也有细胞免疫异常。

1．体液免疫异常　使用免疫荧光法或组织培养法，可发现滑膜组织能大量产生免疫球蛋白，其中包括 IgM、IgG 或 IgA 类风湿因子。滑膜下的浆细胞中 30% ～ 60% 的细胞质中含与自身聚合的 IgG 类风湿因子，10% ～ 30% 含 IgM 类风湿因子。类风湿关节炎 B 型滑膜细胞为体外培养，可测出其免疫球蛋白产量远高于正常人，显示其内在的已被激活的高度免疫活性。此激活可能因为外来刺激，如 EB 病毒即可能刺激多克隆抗体产生；也可能因为机体的免疫调节紊乱，例如在滑膜下的某些区域，发现大量激活的 CD4+ 辅助性 T 细胞与抗原呈递细胞紧密相连。此情况更有利于产生支持制造免疫球蛋白的因子。CD8+ 抑制性 T 细胞或由于绝对数量减少，或由于被间隔开远离辅助性 T 细胞，亦有利于该区域内抗体的过度产生。滑液中存在含 IgM 及 IgG 类风湿因子的免疫复合物，它们是引起炎症的重要因素。

2．细胞免疫异常　未知的微生物或其抗原或内生性物质作为抗原被抗原呈递细胞呈递给活化 CD4+ T 细胞，或其他 T 细胞因受抗原刺激而活化增殖。滑膜的巨噬细胞也因抗原刺激而活化，产生过多的细胞因子，如 TNF-α、IL-1、IL-6、使局部有持续的慢性炎症。最近发现 IL-18 在 RA 的发生和发展中也起着重要作用。

上述体液免疫和细胞免疫发病机制，在绝大多数患者可能同时存在，二者是相互影响而不是相互排斥的。

【病理】

类风湿关节炎的基本病理改变是滑膜炎。在疾病由急性转为慢性的过程中，大致可分为炎症（浸润、渗出）、增生、肉芽组织形成等阶段。早期滑膜病理改变为炎性细胞浸润和渗出，之后滑膜继续增生、肉芽组织形成，其中除增生的成纤维细胞和毛细血管使滑膜绒毛变得粗大外，还有淋巴滤泡形成及不同程度的血管炎。这些血管肉芽组织继续发展形成肉芽血管翳。血管翳释放某些水解酶如金属蛋白酶 3 等，对关节软骨、骨、韧带和肌腱的胶原蛋白基质发生侵蚀作用，最终关节破坏、脱位、强直。

【临床表现】

类风湿关节炎的临床表现与病程差异很大。有的患者病程急剧进展，全身症状重，几年内关节已严重受损，多数患者呈慢性、进行性发展，最终皆出现不同程度的关节毁伤。重的关节损伤及关节外表现多见于血类风湿因子效价高的患者。

1．全身及关节症状　类风湿关节炎的发病多缓慢，可有乏力、低热、食欲减退等全身前驱症状。虽少数患者最初症状为少数或不典型的对称性关节炎，但多数患者早期为对称性的多关节红、肿、热、痛等关节炎表现。受累的关节以近端指间关节、掌指关节、腕关节、膝关节、踝关节、跗骨间关节、跖趾关节最为多见，其次为肘、肩、髋、颈椎、颞颌等关节。关节肿胀伴有疼痛、压痛和僵硬。关节肿胀或由于滑膜积液，或由于不同程度的滑膜增生、肥厚。关节肿痛时局部皮温增高。近端指间关节呈梭形肿胀。由于关节肿痛后相连肌肉失用，并由于疾病本身也可侵犯肌腱，出现肌肉萎缩、肌力减弱。后期关节软骨、骨遭到破坏，韧带、腱鞘和关节囊也可受侵犯，肌力出现不平衡，最终发生关节脱位、畸形。最常见的是掌指关节的半脱位和手指的尺侧偏移。近端指间关节过度伸展，可使手呈“天鹅颈”畸形。重症患者关节最终出现纤维性或骨性强直，膝、肘、腕多固定于屈曲位，严重影响患者的正常活动，甚至使其生活不能自理。

2．肺　通常可表现为以下 5 种病变：弥漫性肺间质病变（最常见）、胸膜炎伴（不伴）积液、肺内类风湿结节、类风湿尘肺、肺动脉高压。

弥漫性肺间质病变早期为肺间质渗出性病变，但更多为晚期弥漫性肺间质纤维化，预后不良。轻症患者症状表现不明显，晚期常有咳嗽、进行性呼吸困难、杵状指等。

类风湿尘肺（Caplan 综合征）最初发现于患类风湿关节炎的煤矿工人，从事石棉、矽尘、陶瓷、电焊等作业的工人中也可发生。肺中有多发性结节，80% 的患者有高效价类风湿因子。结节病理类似风湿肉芽肿。粉尘可能有佐剂作用，刺激类风湿因子产生，同时又可能造成局部的刺激与损伤，有利于类风湿肉芽肿的形成。患者主要改变为肺功能降低，临床表现咳嗽、进行性呼吸困难。

肺动脉或肺小动脉炎引起肺动脉高压，严重者会出现发绀、右心肥大或心力衰竭。

3．类风湿结节　出现于 20% ～ 25% 的患者。结节多位于关节隆突部及受压处，如肘关节鹰嘴突。结节还可黏附于骨膜、肌腱或腱鞘上，或出现于内脏中。发生结节的患者类风湿因子多阳性且效价高。

4．心　类风湿关节炎引起临床心脏病并不多见，但尸检及超声波检查发现心脏异常者并不少见。心包、心肌及心瓣膜可有似类风湿结节的肉芽组织，引起心肌炎或瓣膜闭锁不全。冠状动脉炎及栓塞可引起心肌梗死。

5．类风湿血管炎　可引起下肢慢性溃疡、甲床皱襞片样出血、高球蛋白血症性紫癜等，少影响内脏，引起肠穿孔、心肌梗死，还会引起脑血管意外等。血管炎多发生于关节炎表现明显、类风湿因子效价高的患者。

6．眼　类风湿关节炎可引起巩膜外层炎、巩膜炎或穿通性巩膜软化。

7．肾　类风湿关节炎很少引起肾损伤，有严重血管炎者肾也可累及。由类风湿关节炎引起的淀粉样变也可引起肾损伤。

8．消化道　可表现上腹部不适、胃痛、恶心、食欲缺乏甚至黑便，常由于服用抗风湿药物引起。

9．神经系统　主要因为滑膜炎导致神经受压而出现神经症状，也可以因为小血管炎的缺血性病变引起多发性周围神经炎。

10．血液系统　RA患者常出现贫血，可因RA慢性炎症或（和）服用非甾体抗炎药而造成胃肠长期少量出血所致。RA活动期患者常出现血小板增多。贫血和血小板增多一定程度上反映了RA的活动。费尔蒂综合征患者除类风湿关节炎外，有脾大及中性粒细胞减少，有时还可出现贫血及血小板减少，关节外表现和全身症状多见。

11．干燥综合征　30%～40%的RA患者继发干燥综合征，随着病程延长，干燥综合征患病率增高。

12．高黏滞血症　患者除多关节炎外，几乎均有高效价类风湿因子及高丙种球蛋白血症，增加了血液的黏度。

【实验室检查】

1．一般检查　患者在疾病活动期一般有轻、中度贫血，白细胞多正常，血小板增多常见，红细胞沉降率增速，免疫球蛋白增高，C-反应蛋白升高。疾病缓解后可恢复正常。

2．自身抗体　类风湿因子在70%～80%患者中呈阳性，但健康人群亦有5%左右阳性率，老年人群阳性率更高于此。单纯类风湿因子阳性，不足以诊断类风湿关节炎，但与其他临床资料综合判断，仍有诊断意义。抗角质蛋白谱包括抗核周因子（anti-perinuclear factor，APF）、抗角蛋白抗体（antikeratin antibody，AKA）、抗环瓜氨酸肽（cyclic citrullinated peptide，CCP）抗体，CCP是该抗原中的主要成分，因此抗CCP抗体在这组抗体谱中对RA诊断的灵敏度和特异度均高，尤其有助于早期、RF阴性、临床表现不典型患者的诊断。最近还发现抗免疫球蛋白结合蛋白抗体、抗突变型瓜氨酸化波形蛋白（mutated citrullinated vimentin，MCV）抗体、抗P68抗体、抗瓜氨酸化纤维蛋白原抗体等多种自身抗体对RA诊断有价值。这些实验室检查对RA的诊断和预后评估有重要意义。

3．血补体　一般不减低，有明显血管炎者，补体C3可降低。

4．关节滑液　呈草黄色，白细胞增多明显，以中性粒细胞为主，脓细胞常见。细菌培养阴性，黏度差，葡萄糖含量低。

【影像学检查】

1．X线平片　对RA的诊断、关节病变分期、病情检测均重要。类风湿关节炎的X线平片表现分为4期。

Ⅰ期（骨质疏松期）：关节处普遍性骨质疏松和软组织肿胀。

Ⅱ期（破坏期）：除早期所见外，伴有骨端边缘腐蚀、软骨下囊性改变和关节间隙狭窄。

Ⅲ期（严重破坏期）：除中期所见外，伴有关节严重破坏，以及骨吸收、脱位和畸形。

Ⅳ期（强直期）：关节已呈纤维性或骨性强直。

2．CT检查　可更好地显示X线平片尚看不出来的骨破坏。

3．MRI检查　对早期RA诊断更敏感，可发现更早期关节病变，如滑膜水肿、骨破坏病变前表现出来的骨髓水肿等。

4．超声检查　高频超声能清晰地显示关节腔、关节滑膜、滑囊、关节腔积液、关节软骨厚度及形态等，彩色多普勒血流显像（color Doppler flow image，CDFI）和彩色多普勒能量图（color Doppler energy，CDE）能直观地检测关节组织内血流的分布，反映滑膜增生的情况，并具有很高的灵敏度。超声检查还可以动态判断关节积液量的多少和距体表的距离，用以指导关节穿刺及治疗。

【诊断】

RA 的诊断主要依靠临床表现、实验室检查及影像学检查。典型病例按 1987 年美国风湿病学会（ACR）的分类标准诊断并不困难，但对于不典型及早期 RA 易出现漏诊。对这些患者，除类风湿因子（RF）和抗 CCP 抗体等检查外，还可考虑 MRI 及超声检查，以利于早期诊断。对可疑 RA 的患者要定期复查和随访。

既往 RA 的诊断沿用 ACR1978 年修订的分类标准，但容易漏诊早期或 RF 阴性的不典型患者。2010 年 EULAR 和 ACR 联合提出了新的分类标准——RA 分类标准。

它的评分算法为 A ～ D 的项目评分相加。患者如果按下列标准评分，分数≥ 6 分，明确诊断为类风湿关节炎；如果患者分数＜ 6 分，不能分类为类风湿关节炎，但是他们的状态随着时间推移可能会符合标准，所以对这类患者要密切随访，再次评价。同时需排除其他疾病所致滑膜炎。

A　受累关节（指的是查体时发现的任何肿胀或压痛的关节，可通过滑膜炎的影像学证据证实。在评估中，远端指间关节、第一腕掌和第一跖趾关节除外）：1 个大关节为 0 分。2 ～ 10 个大关节为 1 分（大关节指的是肩关节、肘关节、髋关节、膝关节和踝关节），1 ～ 3 个小关节（可有或没有大关节累及，小关节指的是掌指关节、近端指间关节、第二至第五跖趾关节、拇指指间关节和腕关节）为 2 分，4 ～ 10 个小关节（可有或没有大关节累及）为 3 分，超过 10 个关节为 5 分（在这一条中，至少一个受累关节必须是小关节；其他关节可以包括任何大的或额外的小关节的组合，或其他别处未特别列出的关节如颞颌关节、肩锁关节、胸锁关节）。

B　血清学（至少需要 1 项结果）：低滴度阳性是指高于正常值上限，但是低于正常值上限 3 倍；高滴度阳性指高于正常值上限 3 倍。当 RF 值只能得到阳性或阴性时，阳性结果应该被评为低滴度阳性。RF 和抗 CCP 抗体阴性为 0 分；RF 和抗 CCP 抗体，至少有一项是低滴度阳性为 2 分；RF 和抗 CCP 抗体，至少有一项是高滴度阳性为 3 分；

C　急性期反应物（至少需要 1 项结果，正常或异常根据当地实验室标准确定）：CRP 和 ESR 均正常为 0 分，CRP 或 ESR 异常为 1 分。

D　症状持续时间：症状持续时间指的是评估时，患者自己报告的受累关节滑膜炎体征或症状如疼痛、肿胀、触痛的持续时间，不论是否经过治疗。持续时间＜ 6 周为 0 分，持续时间≥ 6 周为 1 分。在 A ～ D 项内，取患者符合条件的最高分。例如，患者有 5 个小关节和 4 个大关节受累，评分为 3 分。

判断 RA 活动性的指标包括疲劳的程度、晨僵持续的时间、关节疼痛和肿胀的数目和程度以及炎性指标（如 ESR、CRP）等。临床上可采用类风湿关节炎 28 处关节活动度评分（DAS28）等标准判断病情活动程度。此外，RA 患者就诊时应对影响其预后的因素进行分析，这些因素包括病程、躯体功能障碍（如健康评估问卷）、关节外表现、血清中自身抗体和 HLA-DR1/DR4 是否阳性，以及早期是否出现 X 线片提示的骨破坏等。

判断 RA 的缓解标准有多种。ACR 提出的 RA 临床缓解的标准表明，有活动性血管炎、心包炎、胸膜炎、肌炎和近期因 RA 所致的体重下降或发热，则不能认为是临床缓解。符合以下 6 项中 5 项或 5 项以上并至少连续 2 个月者考虑为临床缓解：①晨僵时间低于 15 分钟；②无疲劳感；③无关节疼痛；④无关节压痛或活动时无关节痛；⑤无关节或腱鞘肿胀；⑥ ESR（魏氏法）女性＜ 30 mm/1 h，男性＜ 20 mm/1 h。

【鉴别诊断】

类风湿关节炎应与以下疾病相鉴别：

1．骨关节炎（osteoarthritis，OA） 本病是退行性骨关节疾病。鉴别点为本病发病年龄多在45岁以上，越年老者越多见；患者一般营养状况好、无全身症状；多为负重关节受累，如膝、髋、脊柱和远端指间关节等；活动后疼痛加重，关节多无红肿，关节畸形和肌肉萎缩不多见；X线示关节边缘呈唇样增生或骨刺形成，关节周围骨质有钙质沉着；红细胞沉降率正常，RF和抗CCP抗体阴性。

2．强直性脊柱炎 本病主要侵犯骶髂关节和脊柱，周围关节也可被累及。强直性脊柱炎多见于青少年，有明显家族史，多数患者HLA-B27阳性，RF和抗CCP抗体阴性，多侵犯少数或单个下肢大关节，分布不对称。几乎所有患者皆有骶髂关节影像学改变，临床脊柱症状多表现为腰部休息后疼痛、活动后缓解。

3．银屑病关节炎（psoriatic arthritis，PsA） 多发生于皮肤银屑病后多年，主要累及远端指间关节处，表现为关节肌腱的附着端炎和手指炎，RF和抗CCP抗体阴性。

4．痛风（gout） 慢性痛风性关节炎有时与类风湿关节炎相似。痛风性关节炎主要见于中老年男性，常呈反复发作，好发部位为单侧第一跖趾关节或足跗关节，也可侵犯膝、踝、肘、腕及手关节。慢性痛风性关节炎可在关节和耳廓等部位出现痛风石。

5．系统性红斑狼疮（SLE） 部分SLE首先表现为多关节肿痛、RF阳性。但SLE关节炎常较轻，为非侵蚀性，且常有颧部红斑、口腔溃疡、蛋白尿等，血清ANA抗体、抗ds-DNA抗体等自身抗体阳性。

6．其他 对不典型的以单个或少关节起病的类风湿关节炎要与感染性关节炎（包括结核分枝杆菌感染）、反应性关节炎和风湿热相鉴别。

【治疗】

RA治疗的目的在于控制病情，改善关节功能和预后。强调早期、联合使用改善病情药物治疗、个体化治疗的原则，尽快达到临床缓解或低疾病活动度。治疗方法包括一般治疗、药物治疗、外科手术和其他治疗等。

（一）一般治疗

强调患者教育及整体和规范治疗的理念。适当的休息、理疗、体育疗法、外用药、正确的关节活动和肌肉锻炼等对于缓解症状、改善关节功能具有重要作用。

（二）药物治疗

1．非甾体抗炎药（NSAIDs） 这类药物主要通过抑制环氧合酶（COX）活性，减少前列腺素合成而具有抗炎、止痛、退热及减轻关节肿胀的作用，是最常用的RA治疗药物。NSAIDs对缓解患者的关节肿痛。改善全身症状有重要作用，但是这类药不能改变类风湿关节炎的自然病程，所以不能单一使用NSAIDs治疗类风湿关节炎。其主要不良反应包括胃肠道症状、肝和肾功能损害，以及可能增加的心血管不良事件。NSAIDs使用中应注意以下几点：①注重NSAIDs的种类、剂量和剂型的个体化；②尽可能用最低有效量、短疗程；③一般先选用一种NSAIDs，应用数日至1周无明显疗效时加到足量，如仍然无效则再换用另一种制剂，避免同时服用2种或2种以上NSAIDs；④对有消化性溃疡病史者，宜用选择性COX-2抑制剂或其他NSAIDs加质子泵抑制剂；⑤老年人可选用半衰期短或较小剂量的NSAIDs；⑥心血管高危人群应谨慎选用NSAIDs，如需使用NSAIDs，建议选用对乙酰氨基酚或萘普生；⑦肾功能不全者应慎用NSAIDs；⑧注意血常规和肝肾功能的定期监测。

NSAIDs 的外用制剂及植物药膏剂等对缓解关节肿痛有一定作用。

2．合成类改善病情的抗风湿药物（disease modifying antirheumatic drugs，DMARDs） 该类药物较 NSAIDs 发挥作用慢，需 2 ~ 6 个月，故又称慢作用抗风湿药。这些药物不具备明显的止痛和抗炎作用，但可延缓或控制病情的进展。

（1）甲氨蝶呤（MTX） 可口服或肌内注射，每周给药 1 次。可与其他 DMARDs 联用。常用剂量为 7.5 ~ 20 mg/w。常见的不良反应有恶心、口腔炎、脱发及肝损害，偶见肺间质病变。服药第二天应适当补充叶酸，定期查血常规和肝功能。

（2）柳氮磺吡啶（sulfasalazine） 可单用于病程较短及轻症 RA，或与其他 DMARDs 联合治疗病程较长和中度或重症患者。可每日两次，每次 1g。如疗效不明显可增至每日 3g。主要不良反应为胃肠不良反应，偶有血细胞减少，对磺胺过敏者慎用。

（3）来氟米特（leflunomide，LEF） 剂量为 10 ~ 20 mg/d，口服。主要用于病程较长、病情重及有预后不良因素的患者。主要不良反应有腹泻、瘙痒、高血压、肝酶升高、皮疹、脱发和白细胞减少等。因有致畸作用，故孕妇禁服。服药期间应定期查血常规和肝功能。

（4）抗疟药（antimalarials） 包括羟氯喹和氯喹两种。可单用于病程较短、病情较轻的患者。对于重症或有预后不良因素者应与其他 DMARDs 合用。用法为羟氯喹 200 mg，每日 2 次，3 个月后减为每日 1 次。氯喹 250 mg，每日 1 次。主要不良反应是视网膜损害。用药前和治疗期间应注意检查眼底。

（5）青霉胺（D-penicillamine，D-pen） 常用剂量为 250 ~ 500 mg，口服。一般用于病情较轻的患者，或与其他 DMARDs 联合应用于重症 RA。不良反应有恶心、口腔溃疡、肝肾损害等。治疗期间应定期查血、尿常规和肝、肾功能。

（6）硫唑嘌呤（azathioprine，AZA） 常用剂量为 100 ~ 150 mg/d。主要用于病情较重的 RA 患者。不良反应有恶心、呕吐、脱发，皮疹、肝损害、骨髓抑制。服药期间应定期查血常规和肝功能。

（7）环孢素（CsA） 较少用于 RA。与其他免疫抑制剂相比，Cs A 的主要优点为很少有骨髓抑制，可用于病情较重或病程长及有预后不良因素的 RA 患者。常用剂量为 1 ~ 3mg/（kg・d）。主要不良反应有肝肾毒性，以及产生胃肠道反应、齿龈增生及多毛等。服药期间应查血常规、血肌酐水平和测量血压等。

（8）环磷酰胺（CTX） 较少用于 RA。对于重症患者，在多种药物治疗难以缓解时可用。主要的不良反应有胃肠道反应、脱发、骨髓抑制、肝损害、出血性膀胱炎、性腺抑制等。

对于 RA 患者应强调早期应用 DMARDs。病情较重、有多关节受累、伴有关节外表现或早期出现关节破坏等预后不良因素者应考虑 2 种或 2 种以上 DMARDs 的联合应用。主要联合用药方法包括 MTX、LEF、羟氯喹及柳氮磺吡啶中任意 2 种或 3 种联合，MTX 常为首选。

3．生物类改善病情抗风湿药物 可治疗 RA 的生物制剂主要包括肿瘤坏死因子（TNF）拮抗药、IL-1 和 IL-6 拮抗药、抗 CD20 单抗以及 T 细胞共刺激信号抑制剂等。

（1）TNF-α 拮抗药 该类制剂主要包括依那西普（etanercept）、英利昔单抗（Infliximab）和阿达木单抗（Adalimumab）。与传统 DMARDs 相比，TNF-α 拮抗剂的主要特点是起效快、抑制骨破坏的作用明显、患者总体耐受性好。依那西普的推荐剂量和用法是 25 毫克 / 次、皮下注射、每周 2 次，或 50 毫克 / 次、每周 1 次。英利昔单抗治疗 RA 的推荐剂量为每次按体重 3 mg/kg，第 0、2、6 周各 1 次，之后每 4 ~ 8 周 1 次。阿达木单抗治疗 RA 的剂量是

40毫克/次，皮下注射，每2周1次。这类制剂可有注射部位反应或输液反应，可能有增加感染和肿瘤的风险，偶有药物诱导的狼疮样综合征以及脱髓鞘病变等。用药前应进行结核筛查，除外急性感染和肿瘤。

（2）IL-6拮抗药　托珠单抗（Tocilizumab）主要用于中重度RA，对TNF-α拮抗药反应欠佳的患者可能有效。推荐的用法是4～10 mg/kg，静脉输注，每4周给药1次。常见的不良反应是感染、胃肠道症状、皮疹和头痛等。

（3）IL-1拮抗剂　阿那白滞素（anakinra）是目前唯一被批准用于治疗RA的IL-1拮抗剂。推荐剂量为100 mg/d，皮下注射。其主要不良反应是与剂量相关的注射部位反应及可能增加感染概率等。

（4）抗CD20单抗　利妥昔单抗（Rituximab）的推荐剂量和用法是第一疗程可先予静脉输注500～1 000 mg，2周后重复1次。根据病情可在6～12个月后接受第2个疗程。利妥昔单抗主要用于TNF-α拮抗药疗效欠佳的RA活动期。常见的不良反应是输液反应。其他不良反应包括高血压、皮疹、发热、恶心、关节痛等，可能增加感染概率。

（5）细胞毒性T细胞相关抗原4　阿巴西普（abatacept）用于治疗病情较重或TNF-a拮抗药反应欠佳的患者。根据患者体质量不同，推荐剂量分别是500 mg（＜60 kg）、750 mg（60～100 kg）、1 000 mg（＞100 kg），分别在第0、2、4周经静脉给药，每4周注射1次。主要的不良反应是头痛、恶心，可能增加感染和肿瘤的发生率。

4．靶向合成改善病情的抗风湿药物（targeted synthetic disease-modifying anti-rheumatic drugs，tsDMARDs）：

（1）粒细胞-巨噬细胞集落刺激因子(granulocyte-macrophage colony stimulating factor, GM-CSF)受体拮抗剂　马夫利列单抗（Mavrilimumab）在进行Ⅱ期和Ⅲ期临床试验。

（2）Janus激酶抑制剂　托法替尼是第一个批准使用治疗RA的Janus激酶（Janus kinase，JAK）抑制剂，为非选择性JAK抑制剂。临床Ⅱ期和Ⅲ期试验显示出托法替尼作为单药治疗或与其他DMARDs药物联用在RA治疗中的有效性和安全性较好。近年来，托法替尼的主要焦点在于其报道的较多不良事件。最常见的不良反应有鼻咽炎、贫血以及血总胆固醇增加、转氨酶升高、肌酐升高。此外还有机会性感染如带状疱疹，肺部感染如隐球菌肺炎、肺结核，不过大部分不良事件均可耐受和可控制。巴瑞克替尼是一种选择性JAK1/JAK2抑制剂，淋巴细胞的减少及带状疱疹的发生在巴瑞克替尼治疗组中很少被报道，可能与巴瑞克替尼选择性抑制特征有关。

5．糖皮质激素　糖皮质激素能迅速改善关节肿痛和全身症状。对重症RA伴有心、血管、肺或神经系统等受累的患者，可短期给予较大剂量激素，其剂量依病情严重程度而定。针对关节病变，通常使用小剂量激素（泼尼松≤7.5 mg）。激素可用于以下几种情况：①伴有血管炎等关节外表现的重症RA的治疗；②不能耐受或对NSAIDs治疗效果差的RA患者的“桥梁”治疗；③有局部激素治疗适应证（如关节腔内注射）者的治疗。激素治疗RA的原则是小剂量、短疗程。使用激素必须同时应用DMARDs。在激素治疗过程中，应补充钙剂和维生素D。但最近激素类药物的治疗价值已提升到了早期治疗上，小剂量激素既有抗炎、止痛的作用，又有改善病情的作用，所以用药时间可延长一些。关节腔内注射激素有利于减轻关节炎症状，但过频繁的关节腔穿刺可能增加感染风险，并可发生晶体性关节炎（晶体为类固醇晶体）。

6．植物药制剂

（1）雷公藤多苷　对缓解关节肿痛有效，是否减缓关节破坏尚缺乏研究。一般给予雷公藤多苷 30 ~ 60 mg/d，分 3 次饭后服用。主要不良反应是性腺抑制，导致男性不育和女性闭经，一般不用于生育期患者。其他不良反应包括脱发、恶心、腹痛、腹泻、肝酶和血肌酐升高等。

（2）白芍总苷　常用剂量为每次 600 mg，每日 2 ~ 3 次。对减轻关节肿痛有效。其不良反应较少，主要有腹泻。

（3）青藤碱　每次 20 ~ 60 mg，饭前口服，每日 3 次，可减轻关节肿痛。主要不良反应有皮肤瘙痒、皮疹和白细胞减少等。

（三）外科治疗

RA 患者经过积极内科正规治疗，病情仍不能控制时，为纠正畸形，改善生活质量可考虑手术治疗。但手术并不能根治 RA，故术后仍需药物治疗。常用的手术主要有滑膜切除术、人工关节置换术、关节融合术以及软组织手术。

1．滑膜切除术　对于经积极正规的内科治疗仍有明显关节肿胀及滑膜增厚而关节间隙未消失或无明显狭窄者，可考虑滑膜切除术。术后仍需规范的内科治疗。

2．人工关节置换术　对于关节畸形明显影响功能，经内科治疗无效，X 线显示关节间隙消失或明显狭窄者，可考虑人工关节置换术。术前、术后均应有规范的药物治疗以避免复发。

3．关节融合术　随着人工关节置换术的成功应用，近年来关节融合术已很少使用，但对于晚期关节炎、关节破坏严重、关节不稳者可行关节融合术。此外，关节融合术还可作为关节置换术失败的挽救手术。

4．软组织手术　RA 患者除关节本身畸形外，关节囊和周围的肌肉、肌腱的萎缩也是造成关节畸形的原因。因此，可通过关节囊剥离术、关节囊切开术、肌腱松解或延长术等改善关节功能。

（四）其他治疗

除上述治疗方法外，对于少数经规范用药疗效欠佳，血清中有高滴度自身抗体、免疫球蛋白明显增高者可考虑免疫净化疗法，如血浆置换或免疫吸附等治疗。但临床上应强调严格掌握适应证以及联用 DMARDs 等治疗原则。此外，自体干细胞移植、T 细胞疫苗以及间充质干细胞治疗对 RA 的缓解可能有效，但仅适用于少数患者，仍需进一步的临床研究。

【预后】

RA 患者的预后与病程长短、病情轻重及治疗有关。对具有多关节受累、关节外表现重、血清中有高滴度自身抗体和 HLA-DR1/DR4 阳性，以及早期出现骨破坏的患者应给予积极的治疗。大多数 RA 患者经规范内科治疗可以临床缓解。

（唐　敏　李发菊　何成松）

参考文献

[1] 蒋明，Dvid YU，林孝义，等．中华风湿病学，北京：华夏出版社，2004：1391-1460.

[2] Gary SF，Ralph CB，Edward DH，et al. Kelley's Textbook of Rheumatology.Singapore：Elsevier Pte Ltd and Peking University Medical Press，2011：1309-1381.

[3] American College of Rheumatology：guideline for the management of rheumatology of rheumatoid arthritis：2002 update.Arhritis Rheum，2002，46（2）：328-346.
[4] Ggigor C，Capell H，Stirling A，et al．Effect of a treatment strategy of tight control for rheumatoid arthritis（the TICORA study）：A single-blind randomised controlled trial. Lancet，2004，364（9430）：263-269.
[5] Bathon JM，Martin RW，Fleischmann RM，et al．A comparison of etanercept and methotrexate in patients with early rheumatoid arthritis. N Engl J Med，2000，343（22）：1586-1593.
[6] 中华医学会风湿病学分会．类风湿关节炎诊断及治疗指南．中华风湿病学杂志，2010，14（4）：265-270.

系统性红斑狼疮的诊断与治疗

系统性红斑狼疮（systemic lupus erythematosus，SLE）是一种累及多系统、多器官，临床表现复杂，病程迁延反复的自身免疫性疾病。多见于年轻女性，男女发病之比为 1 ∶ 5 ～ 10。

【病因及发病机制】

系统性红斑狼疮的病因及发病机制不明。现在越来越多的学者认为系统性红斑狼疮不是一个单一的疾病，而是不同病因引起的一个综合征。多年来的大量研究提示系统性红斑狼疮的发病可能与遗传、免疫系统功能紊乱、内分泌异常及环境因素有关。

（一）遗传

动物狼疮模型的研究、人种比较及家族分析，揭示出红斑狼疮有很强的遗传倾向。

自 1959 年发现狼疮鼠模型以来，目前研究广泛的狼疮鼠模型有 5 种。其中 NZB/NZW 的第一代杂交鼠是与人类狼疮最相似的模型。该鼠 B 细胞和 T 细胞均有异常，可产生高滴度的抗 DNA 抗体，最终导致肾小球肾炎。这提示遗传因素在鼠狼疮的发病中起决定作用。

美国的一个统计资料表明在年轻的黑人女性中，狼疮发病率可达 1/245，而欧美一般人群的发病率为 1.8 ～ 50.8/10 万。据初步流行病学调查，我国系统性红斑狼疮的患病率约为 75.4/10 万。在日本普通人群中系统性红斑狼疮的患病率为 6.6 ～ 8.5/10 万，而在系统性红斑狼疮家族内可高达 0.4% ～ 3.4%。在单卵孪生子中患病一致率可达 50% 以上，而双卵孪生子中为 10% 左右。说明系统性红斑狼疮的患病率因人种、民族的不同而异。

近来的研究发现系统性红斑狼疮与 HLA 抗原相关，如 HLA-A1、HLA-B8、HLA-DR2、HLA-DR3 等在系统性红斑狼疮患者中的频率增高，其中 HLA-DR2 与系统性红斑狼疮关系密切，特别是在患狼疮肾炎患者中。在中国南部及日本人群中，HLA-DR2 阳性者患病的相对危险度为 2.4。另外 HLA Ⅱ类 DQA1*0102、DQA1*0501 及 DQB1*0201、DQB1*0602 的频率在系统性红斑狼疮患者中升高，且后者在高滴度抗 ds-DNA 抗体阳性患者中可达 90%。此外，还发现先天性补体（C2、C4）缺乏的人群中，系统性红斑狼疮发病率增高。目前已知 C4 的结构基因 C4A 和 C4B 位于 HLA-B 与 HLA-D 之间。几个研究报道指出，C4A 缺失的频率在系统性红斑狼疮患者中为 30%，在对照人群中为 15%。纯合子 C4A 基因概失在系统性红斑狼疮中为 10%，对照组则只有 1%，而在 HLA-DR3 阳性的系统性红斑狼疮患者中可有一半表现为 C4A 基因缺失。由此推测系统性红斑狼疮致病基因可能位于 MHC 区域，与 HLA Ⅰ类或 E 类基因呈连锁不平衡，但系统性红斑狼疮的遗传不遵从孟德尔遗传法则，因此认为系统性红斑狼疮可能是多基因相互作用的结果。

（二）免疫功能紊乱

1．T 淋巴细胞　狼疮患者的淋巴细胞总数和 T 淋巴细胞数目减少，通常认为是抗淋巴细胞抗体所致，现在发现活化诱导的细胞死亡也是其原因之一。CD4+ 与 CD8+ 细胞的比值各报道不尽相同。比上述两种异常更重要的是细胞功能的降低。T 淋巴细胞对丝裂原和回忆抗原的增殖反应降低，在狼疮活动期降低更甚。如果在培养液中加入 IL-2，增殖反应可增强，而狼疮患者的 T 淋巴细胞分泌 IL-2 减少，所以这部分的细胞功能受损。但辅助性 T 细胞对 IL-2 依赖性很少，它分泌 IL-4，向 B 淋巴细胞提供辅助，使体液免疫反应增强。抑制性 T 细胞的功能很难测定，各报告结论不一。但一般认为抑制性 T 细胞可抑制分泌 IL-2 的 T 淋巴细胞功能，而不抑制向 B 淋巴细胞提供辅助的 T 淋巴细胞功能。此外，T 淋巴细胞活化后，正常情况下辅助性 T 细胞短暂地表达 CD40（CD40 ligand，CD40L）配体。但活动期系统性红斑狼疮患者的 T 淋巴细胞可测到 CD40L 的表达，系统性红斑狼疮患者的 T 淋巴细胞在体外被活化后，CD40L 表达持续时间延长，CD40L 与 B 淋巴细胞表面的 CD40 结合，可促进 B 淋巴细胞的活化。

2．B 淋巴细胞　系统性红斑狼疮的 B 淋巴细胞在无刺激情况下体外培养可自发产生免疫球蛋白，然而同样的 B 淋巴细胞对外源性刺激反应性却降低，推测这种 B 淋巴细胞已在体内被活化。但这种活化过程是 B 淋巴细胞本身异常，还是抑制性 T 细胞作用减弱所致仍不得而知。

3．抗核抗体　抗核抗体与自身抗原结合后，形成免疫复合物，沉积于某些特定部位，造成相应的组织损害。近来的研究表明，自身抗体能够穿透细胞膜进入活细胞内与细胞核或细胞质内相应抗原结合，干扰细胞功能、引起细胞凋亡。而细胞凋亡后释放的核小体 DNA 则进一步刺激自身抗体的产生。如抗 RNP 抗体进入具有 IgG Fc 受体的 T 淋巴细胞后，T 淋巴细胞的抑制功能消失，从而影响机体的免疫调节作用；而抗 ds-DNA 抗体穿透肾小球细胞后，可引起肾小球足细胞融合，造成蛋白尿及肾小球系膜细胞增生。

4．细胞凋亡　最近越来越多的研究表明狼疮患者体内细胞凋亡异常，提示细胞凋亡过程参与了狼疮的发病。Mysler 等发现 Fas 在外周血 T 淋巴细胞和 B 淋巴细胞上的表达较正常对照高两倍。狼疮患者的淋巴细胞在体外的凋亡速度增加，随之而来的是许多凋亡小体被释放出来。另一方面，有证据表明狼疮患者的单核 - 吞噬细胞系统吞噬功能降低。这两种因素都将导致凋亡小体不能被迅速清除，进而导致凋亡小体膜破裂，核小体释放入血，刺激机体产生抗 DNA 抗体、抗组蛋白抗体等多种自身抗体，引起狼疮的产生或加重狼疮的病情。

（三）内分泌异常

Nasi 和 Kalsow 分析了 317 例幼年发病的系统性红斑狼疮和 1 177 例成年发病的系统性红斑狼疮患者，发现男女发病率之比从幼年（1 ∶ 2）到成年（1 ∶ 6）逐渐增加，至 40 岁左右达最高峰（1 ∶ 8），然后随年龄增加而减少，至 60 岁时为 1 ∶ 2.3。另一方面，临床常见到因妊娠、流产或服用孕激素类避孕药使系统性红斑狼疮症状恶化。上述事实说明系统性红斑狼疮与性激素有关。狼疮患者由于雌激素代谢异常，16α- 羟基雌酮和雌二醇水平增高、雄激素水平降低。雌激素会降低 T 细胞的活性并显著降低 NK 细胞的功能，还可直接刺激 B 淋巴细胞，使之活化，并使 CD5+B 淋巴细胞增加，从而使自身抗体分泌增多。

（四）环境因素

病毒感染曾被认为是系统性红斑狼疮发病的重要因素。病毒本身有 B 淋巴细胞活化因子的作用，也可通过损伤抑制性 T 细胞，引起 B 淋巴细胞活化，还可能借助分子模拟机制或改变宿主抗原结构而刺激自身抗体的产生。但多年的研究仍未发现系统性红斑狼疮与任何病毒有确定的关联。某些超抗原可激活特定的 T 淋巴细胞而产生大量的细胞因子，导致系统性红斑狼疮活动。紫外线可使 DNA 变性从而刺激机体产生自身抗体。有研究发现，紫外线可刺激机体的角质细胞产生 IL-1、IL-3、IL-6、TNF 等细胞因子。磺胺衍生物、四环素及灰黄霉素可诱发皮肤的光过敏。药物在某些系统性红斑狼疮病例中可能具有一定作用，以普鲁卡因胺、肼屈嗪、异烟肼所致的系统性红斑狼疮最多见。其成分中的联胺基团及某些巯基可能是诱导自身免疫所必需的。另外，饮食中的蘑菇、烟草及某些化妆品与系统性红斑狼疮发病也可能有一定关系。

【临床表现】

系统性红斑狼疮是一个有多器官受累的炎症性疾病，大多数患者起病缓慢，但也有急性发病者。临床可有全身症状及各器官受累的相应表现。各种临床表现的发生率见表 7-1。

表7-1　系统性红斑狼疮主要症状的发生率

症状	发生率	症状	发生率
疲劳	80% ～ 100%	胃肠道病变	38%
发热	＞ 80%	呼吸道病变	90% ～ 98%
消瘦	＞ 60%	心血管损害	46%
关节痛	～ 95%	淋巴系统损害	～ 50%
皮肤损害	＞ 80%	中枢神经系统症状	25% ～ 75%
肾病变	～ 50%		

引自 Kelley W.Textbook of Rheumatology.Philadelphia：WB Saunders，1989.

（一）全身症状

患者可出现疲劳。在某些患者中，乏力可能是早期疾病活动的唯一指标，这时除血清补体有降低外，往往没有其他血清学或临床证据表明病情活动。80% 以上的患者出现发热，以高热多见。约 60% 的患者可能有体重下降，而患者体重增加则意味着可能伴有肾脏损害。患者的发热、乏力和体重减轻与一般感染症状无区别，临床上要注意鉴别。

（二）皮肤、黏膜损害

系统性红斑狼疮的皮肤损害包括特异性损害和非特异性损害，特异性损害有蝶形红斑、盘状红斑和亚急性皮肤红斑；非特异性损害有大疱性皮损、脂膜炎、脱发、血管炎、荨麻疹性血管炎、网状青斑、雷诺现象、光过敏、口腔溃疡和指甲改变等。

1．蝶形红斑　最典型的是面部蝶形红斑，可见于半数以上的病例，是位于两颊及鼻根部的轻微水肿型损害，但一般不累及鼻唇沟部位。往往由于日晒而诱发或加重。

2．盘状红斑　可见于 20% 的患者，且可先于其他系统症状数十年出现。常见于光过敏部位，如前额、颈部、鼻、耳及躯干部。它是界限清楚的浸润性硬红斑，红斑表皮萎缩，毛细血管扩张，上覆鳞屑，鳞屑与下面皮肤紧贴，揭掉鳞屑后，可见毛囊栓塞。

3．血管炎　血管炎的表现随受累血管所处的层次和炎症轻重程度而异。累及真皮乳头层上层小动脉和小静脉的血管炎表现为红斑和瘀点，严重者可有上皮坏死；真皮乳头层深层和真皮网状层血管炎表现为紫癜样病变，严重者真皮和表皮连接处被破坏，可形成大疱和（或）溃疡。肌肉动脉受累可产生炎性结节，严重者可有深部溃疡；皮下组织血管受累可产生深部结节。其他血管炎表现有 Osler 结节、下肢紫癜等。

4．脱发　脱发多见，表现为毛发稀疏、干枯、易折，疾病活动时明显，一般在治疗后可再生。

5．脂膜炎　脂膜炎是不常见的症状，累及 2% 的狼疮患者，多见于 20 ~ 45 岁的女性。好发部位为前臂、臀部、头、颈和大腿。病变坚实，可有压痛，约 3 cm 大小，表皮可有萎缩、溃疡、红斑或皮肤异色，病变消散后可遗留凹陷性瘢痕。

6．雷诺现象　约有 30% 的患者出现雷诺现象，表现为甲床、手指、足趾等发作性的苍白，可能伴随疼痛，由中小动脉痉挛造成。常在寒冷、吸烟、紧张等情况下发生。

7．光过敏　光过敏多见于暴露部位的皮肤，可以多次复发。对许多系统性红斑狼疮患者来说，光过敏不仅是局部现象，可能是更重要的系统性损害的证据。

8．黏膜损害　系统性红斑狼疮的黏膜损害中以口腔溃疡最有意义，表现为多发性、复发性，有时类似于阿弗他溃疡。

9．其他　各种非特异的指甲改变可见于约 1/3 的患者，病变包括指甲凹陷、水平和纵向翘起，白甲、甲脱离及甲襞毛细血管扩张和萎缩。

（三）关节及肌肉表现

系统性红斑狼疮中关节炎和关节痛可达 95% 以上，可先于其他系统损害几个月至几年出现，有时甚至被误诊为类风湿关节炎。近端指间关节炎（痛）见于 82% 的患者，常为对称性、游走性，多关节受累，其疼痛程度往往超过关节的客观所见。其他易受累关节依次为膝、腕、掌指关节、踝、肘、肩、跖趾关节、髋关节，远端指间关节受累较少见。关节畸形虽不常见，但典型的天鹅颈样畸形、尺侧偏移和软组织松弛确有发生。如有关节积液，多为清亮至微混的渗出液，其白细胞计数一般低于 3×10^9/L，以单核细胞为主，补体降低，抗核抗体常阳性。X 线示无关节间隙狭窄或侵蚀性改变，但可有骨质疏松和关节半脱位。有 30% 的患者出现肌痛、肌无力、肌酶谱增高，类似肌炎的表现。肌活检可见血管周围淋巴细胞及浆细胞浸润，很少见肌细胞坏死。这类肌痛对激素反应较好。

（四）肾

肾是系统性红斑狼疮中最常见的受累脏器，肾小球、肾小管及肾血管均可受累。在 5 年之内，临床出现肾受累者可达 75%，而肾活检证实近 100% 的患者有肾损害。有肾受累者预后不良，Wallace 等报道无肾受累者 10 年的病死率为 11%，而有肾受累者 10 年的病死率为 29%。

狼疮肾炎是一个慢性过程，时有加重和缓解。临床表现与肾小球肾炎类似，从隐匿性狼疮肾炎到尿毒症均能见到。轻型可无症状，或有高血压和夜尿增多，血尿、蛋白尿多为间歇性的。肾病综合征型可有大量蛋白尿、低蛋白血症和水肿，也可有高血压和肾功能损害。急性进展性肾小球肾炎少见。患者在短时间内出现少尿性肾衰，病理呈新月体肾炎，常在严重弥散增殖性肾小球肾炎的基础上发展而来。

狼疮肾炎一般认为是循环免疫复合物或原位形成的免疫复合物所致，患者单核 - 吞噬细胞系统清除免疫复合物能力及纤维溶解能力降低、血小板活化、抗磷脂抗体出现等对狼疮肾炎形成也有促进作用。

狼疮肾炎的病情和预后是多因素决定的，因此在进行评估时要综合考虑临床、实验室及组织病理等各种参数。一般认为肾功能的测定（24 小时尿蛋白定量、肌酐清除率测定）对狼疮肾炎的总体评估很有用处，而补体降低、抗 DNA 抗体升高与肾炎的严重程度和活动性密切相关。肾病理类型对判定病情及预后尤为重要，2003 年国际肾病学会（ISN）和肾脏病理学会（RPS）对狼疮肾炎分型进行了修订（表 7-2）。其中，Ⅰ型及Ⅱ型狼疮肾炎临床表现轻微，病死率低，往往死于肾外并发症，如狼疮脑病或严重的感染等；但少数患者可发展为更严重的病理类型，继而出现肾功能不全。Ⅲ型患者临床症状则较Ⅰ、Ⅱ型为重，慢性肾功能不全是其主要的死亡原因。Ⅳ型狼疮肾炎预后更差。Ⅴ型狼疮肾炎预后与原发性膜性肾病一样，单纯膜型狼疮肾炎较伴节段性硬化者预后佳。如组织病理学显示有肾小球细胞浸润、白细胞渗出、纤维蛋白样坏死、细胞新月体形成、透明栓子形成和肾小管间质炎症，则可认为该肾炎处于活动期；如显示有肾小球硬化、纤维性新月体形成、肾小管萎缩和间质炎症，则可认为该肾炎处于慢性期。

表7-2　国际肾病学会和肾脏病理学会狼疮肾炎分型（2003）

分型	具体内容
Ⅰ型	轻度系膜性狼疮肾炎：光镜下肾小球正常，但免疫荧光法测定系膜有免疫复合物沉积
Ⅱ型	系膜增殖性狼疮肾炎：光镜下仅有程度不同的系膜细胞或系膜基质增多，系膜区可见免疫复合物沉积；免疫荧光法可见少量孤立的上皮下和内皮下免疫复合物沉积，但光镜下正常
Ⅲ型	局灶性狼疮肾炎：活动性或非活动性局灶性、节段性或球性毛细血管内或毛细血管外肾小球肾炎，受累肾小球少于全部肾小球的 50%。典型病理为局灶性上皮下免疫复合物沉积，有或无系膜病变
Ⅲ型（A）	活动性病变：局灶增殖性狼疮肾炎
Ⅲ型（A/C）	活动性和慢性病变：局灶增殖性和硬化性狼疮肾炎
Ⅲ型（C）	慢性非活动性病变伴肾小球瘢痕形成：局灶硬化性狼疮肾炎
Ⅳ型	弥漫性狼疮肾炎：活动性或非活动性弥漫性、节段性或球性毛细血管内或毛细血管外肾小球肾炎，受累肾小球≥全部肾小球的 50%。典型病理为弥漫性内皮下免疫复合物沉积，有或无系膜病变。该型分为：弥漫性节段性肾小球肾炎（IV-S），此型中，大于等于 50% 的受累肾小球有节段性病变；弥漫性球性肾小球肾炎（IV-G），此型中，大于等于 50% 的受累肾小球有球性病变。节段性定义为肾小球病变范围小于肾小球毛细血管袢的一半，这一型表现有弥漫性白金耳沉积，但无或仅有轻微肾小球增殖性改变
Ⅳ-S（A）	活动性病变：弥漫节段性增殖性狼疮肾炎
Ⅳ-G（A）	活动性病变：弥漫球性增殖性狼疮肾炎
Ⅳ-S（A/C）	活动性和慢性病变：弥漫节段性增殖性和硬化性狼疮肾炎
Ⅳ-G（A/C）	活动性和慢性病变：弥漫球性增殖性和硬化性狼疮肾炎
Ⅳ-S（C）	慢性非活动性病变伴瘢痕形成：弥漫节段性硬化性狼疮肾炎
Ⅳ-G（C）	慢性非活动性病变伴瘢痕形成：弥漫球性硬化性狼疮肾炎
Ⅴ型	膜型狼疮肾炎：在光镜、荧光显微镜或电镜下可见球性或节段性上皮下免疫复合物沉积或它们的形态学上的痕迹，有或无系膜区病变
Ⅴ型	可与Ⅲ型或Ⅳ型并存，这时两型都应诊断。Ⅴ型可表现晚期硬化性狼疮肾炎
Ⅵ型	晚期硬化性狼疮肾炎：大于等于 90% 的肾小球呈现球性硬化，无活动性指标

（五）呼吸系统表现

呼吸系统受累的概率报道不一。Carr DT 对 1 000 例系统性红斑狼疮进行的前瞻性研究显示，临床症状明显的胸膜受累为 36%，肺受累为 7%。最常见的为胸膜炎，其他尚有急性狼疮肺炎、慢性间质性肺疾病合并纤维化、肺泡出血、呼吸肌及膈肌功能不良、肺不张、闭塞性细支气管炎、肺动脉高压和肺栓塞。

1．胸膜疾病　在呼吸系统中，胸膜受累最为常见。45% ～ 60% 的患者有胸痛，16% ～ 50% 的患者有胸腔积液，有时可能是狼疮的首发症状。积液可为双侧或单侧性的，多为中小量，大量积液少见。积液可为多种病因所致，为鉴别诊断，胸腔穿刺是必要的。胸腔积液外观为浆液或浆液血性，明显血性胸腔积液少见。胸腔积液为渗出液，蛋白质、乳酸脱氢酶浓度较血清中高。白细胞 0.23×10^9 ～ 15×10^9/L，急性期以多形核白细胞为主，1 ～ 2 周后淋巴细胞比例增高、胸腔积液葡萄糖水平降低，但通常不低于 50 mg/dl。胸腔积液中补体水平降低、免疫复合物水平升高，可检出狼疮细胞，抗 ANA 抗体比血清中滴度低。

急性狼疮肺炎可见于 1% ～ 4% 的狼疮患者。急性起病，表现为发热、胸痛、咳嗽、咳痰、偶有咯血、进行性呼吸困难、发绀。双肺底常闻广泛湿啰音，血气测定示低氧血症和低二氧化碳症，胸部 X 片示单侧或双侧肺浸润，以下肺野为明显。肺膨胀不全、膈肌抬高和胸腔积液可同时存在。这些临床和 X 线表现均非特异性的，因此常需通过培养支气管肺泡灌洗液、经支气管肺活检等检查手段进行鉴别诊断。

2．慢性间质性肺疾病　常见于类风湿关节炎、硬皮病、多发性肌炎 / 皮肌炎及混合性结缔组织病，也可见于系统性红斑狼疮。表现为进行性气短、干咳、有 Velcro 啰音。X 线胸片示弥散性网状或网状结节阴影，以两下肺野为明显。肺功能检查呈限制性通气功能障碍，肺总量、用力肺活量、肺一氧化碳弥散量降低。

3．肺动脉高压　肺动脉高压是少见但预后不良的并发症。并发肺动脉高压的狼疮患者一般年纪较轻，多为女性，有雷诺现象、肾受累，类风湿因子及狼疮抗凝物常阳性。临床表现各种各样，但通常起病隐袭，早期不易发觉，之后可出现气促、心悸、疲乏和胸痛。体检可发现肺动脉瓣区第二心音亢进，右心衰竭时可有三尖瓣关闭不全的杂音和右室奔马律。X 线胸片示右室扩大，肺动脉段突出而肺野清晰。超声心动图检查能敏感地评估右心室和肺动脉的压力，也可发现其他心室或瓣膜的异常。

（六）神经系统表现

系统性红斑狼疮可累及中枢和（或）周围神经系统，患者可表现弥散性、局灶性或两者结合的症状，从轻微的认知障碍到严重的危及生命的症状均可出现（表 7-3），又称神经精神病性狼疮。神经精神病性狼疮的损害表现为两大类型：一类是精神症状，患者可表现为认知障碍，近记忆和远记忆受损，判断理解、抽象思维、计算能力及其他高级精神功能紊乱，注意力不集中，定向力丧失，躁动不安；也可表现为思维混乱、怪异意念、妄想、幻觉、行为异常、抑郁、焦虑、惊恐、狂躁、木僵等。另一类是神经系统的定位表现，表现为动眼神经、展神经麻痹，三叉神经痛，脑栓塞或脑出血，偏瘫，失语或发生癫痫，高颅压，头痛，横贯性脊髓炎等。而有些患者可出现周围神经病变，表现为感觉障碍、肌无力、腕或足下垂。神经精神病性狼疮发病机制不明，一般认为是多因素造成的。弥散性症状常为暂时的、可逆的，被认为是由于电冲动或神经递质受干扰所致，而局灶性症状常突然出现，持续存在，被认为是血管病变所致。将抗神经原细胞核抗体注入实验动物的脑室可引起神经症状，如癫痫或记忆受损，提示针对脑的抗体可引起某些神经、精神系统异常表现。研究者发现 75% 以上的神经精神病性狼疮患者抗神经原细胞核抗体或抗淋巴细胞抗体升高，后者与脑组织有交叉反应。神经精神病性狼疮患者脑脊液中 IgG 类抗神经原细胞核抗体的检出率（90% 以上）比无中枢神经系统受累的狼疮患者（10%）高，且脑脊液中 IgG 抗神经原细胞核抗体水平比同一患者血清中的高，该抗体的存在及其水平与弥散性症状密切相关。抗体可能是在中枢神经系统局部生成的，也可能是由于血管闭塞、血脑屏障破坏，抗神经原细胞核抗体从血清中进入到脑脊液。尸解证实神经精神病性狼疮患者的脑组织的血管有多种梗死和出血。引起这些改变的可能原因有免疫介导的血管炎，抗磷脂抗体、补体来源的过敏毒素 C3a、C5a 激活炎性细胞，导致白色血栓形成等表现。

表7-3 系统性红斑狼疮患者的神经、精神系统异常表现

中枢神经系统

- 弥散性表现（35% ~ 60%）
  - 器质性脑综合征
    - 器质性遗忘 / 认知障碍
    - 痴呆
    - 意识障碍
- 精神性脑综合征
  - 精神疾病
  - 器质性情绪 / 焦虑综合征
- 局灶性表现（10% ~ 35%）
  - 颅神经病
  - 脑血管意外 / 卒中
  - 横贯性脊髓炎
  - 运动障碍
- 癫痫（15% ~ 35%）
  - 癫痫大发作
  - 局灶性癫痫
  - 颞叶癫痫
  - 癫痫小发作
- 其他
  - 头痛
  - 无菌性脑膜炎
  - 脑假性肿瘤
  - 正常脑压的脑积水

周围神经系统

- 周围神经病（10% ~ 20%）
- 感觉性多发性神经病
- 多发性单神经炎
- 慢性复发性多发性神经病
- 其他
- 自主神经病
- 重症肌无力
- Eaton-Lambert 综合征

（七）心血管系统表现

以心包炎最常见，可有心包积液，但心包压塞或缩窄性心包炎非常少见。心包受累可无临床症状，大部分经超声心动图、胸部 X 线摄片或尸检才发现心包肥厚或积液。临床表现为胸骨后疼痛，严重者可有呼吸困难、心动过速等症状。8% ～ 25% 的患者可有心肌炎，表现为休息时也有心动过速，且与体温不成比例，另有心电图异常、心脏肥大等。狼疮患者心肌梗死的发生率也比正常人群高。心肌梗死可由动脉硬化、冠状动脉炎、抗磷脂抗体出现或原位血栓形成等因素所诱发。部分患者可能出现内脏雷诺现象，即遇冷时可引起短暂的肺动脉高压。

（八）消化系统表现

非特异性表现有食欲缺乏、恶心、呕吐。狼疮性肠系膜血管炎可致腹痛、腹泻、血便，这时应与肠道炎症和菌群紊乱相区别，大便培养一般无致病菌生长，大便涂片显示无菌群紊乱，肠镜检查可见肠黏膜下血管炎。血管炎严重时可致肠穿孔，甚至死亡。此外，腹膜炎、腹水、肝功能异常、胰腺炎也时有发生。需要注意的是，有些病例的消化系统表现是由于治疗用药引起的。

（九）血液系统表现

1．贫血　常见，可累及 50% ～ 80% 的患者。慢性炎症、尿毒症引起的骨髓造血不良是贫血最常见的原因。贫血为正细胞正色素性，网织红细胞相对较少，血清铁含量较低，骨髓铁含量正常，骨髓细胞对铁利用有障碍。溶血性贫血见于 10% ～ 40% 的患者，它以网织红细胞增多、珠蛋白减少、Coombs 试验阳性为特征。其他原因如营养不良、失血、药物等均可引起贫血。

2．白细胞减少　见于 17% 的患者，常为疾病活动的证据。白细胞减少可由免疫机制、药物和骨髓功能不良所致。免疫机制所致白细胞减少，经细胞毒性药物治疗，常可使白细胞增多。淋巴细胞减少常伴有抗淋巴细胞抗体阳性，有些抗体是针对 T 淋巴细胞的，可影响淋巴细胞功能。

3．血小板减少　见于 20% ～ 50% 的患者，可由骨髓增殖不良、无效血小板生成、血小板分布异常和血小板破坏过度等因素所致。血小板减少特别是免疫机制所介导的血小板减少可为狼疮的首发症状，几年以后狼疮的其他症状才出现。血小板减少会有出血倾向，但与非血小板少于 50×10^9/L 或同时伴有凝血功能异常才会出现出血，自发出血少见。

4．淋巴结肿大　疾病活动期可有全身淋巴结肿大，常见于颈部、腋部及腹股沟。一般较软，无压痛。部分患者可出现轻度肝脾大。

上述症状可在疾病的进展中相继或同时出现，也可能反复出现。故系统性红斑狼疮需综合多个临床表现，并结合实验室检查才能做出诊断。

【实验室检查】

免疫功能异常、自身抗体阳性、炎症指标改变及相关器官功能障碍等发现对诊断系统性红斑狼疮十分重要。

淋巴细胞亚群异常、淋巴细胞计数减少、免疫球蛋白增高、抗核抗体及各种自身抗体存在表明体内免疫功能紊乱。其中抗 ds-DNA 抗体及抗 Sm 抗体被认为是系统性红斑狼疮的特异性抗体。自身免疫形成的抗原抗体复合物激活补体，造成细胞溶解，导致组织损伤，此时血清补体水平下降。红细胞沉降率增快，C- 反应蛋白升高，蛋白电泳异常，也表明存在炎症过程。肝肾功能检查、24 小时尿蛋白定量及肌酐清除率测定、肾穿刺活检、心电图及超声检查、胸部 X 线片、肺功能测定、颅脑 CT 或 MRI、骨髓穿刺涂片等可了解各相关脏器是否受累及损害的程度。但是抗核抗体（ANA）滴度与病情严重程度不呈平行关系。

【诊断】

系统性红斑狼疮是一个累及多器官的慢性炎症性疾病，从表 7-1 可看出症状是多种多样的，这些症状可同期出现，也可间隔很长时间相继出现。典型病例诊断较容易，而非典型病例诊断上往往较困难，所以需要根据临床症状和检查所见综合考虑。目前通常采用美国风湿病学会（ARA）1982 年修订的分类标准（表 7-4）。临床上，如果某个患者具有上述 11 项标准中的 4 项或 4 项以上表现，不论先后或同时出现，均可诊断为系统性红斑狼疮。

据日本厚生省免疫性疾病调查组的临床检验，该标准的灵敏度为 97%，特异度为 89%。此外还发现：①如阳性项目增加到 5、6 或 7 项，其特异度将分别达到 97.4%、99.6% 及 100%；②初诊时只具备 3 项标准，但伴有低补体血症时，亦应怀疑系统性红斑狼疮；③如抗核抗体阴性基本可排除系统性红斑狼疮。

表7-4　1997年美国风湿病学会修订的系统性红斑狼疮分类标准

病变	具体内容
1．颧部红斑	颧部扁平或高出皮肤的固定性红斑，常不累及鼻唇沟部位
2．盘状红斑	隆起的红斑上覆有角质性鳞屑和毛囊栓塞，旧病灶可有萎缩性瘢痕
3．光过敏	从病史中得知或医生观察到有对日光异常反应，引起皮疹
4．口腔溃疡	经医生观察到的口腔或鼻咽部溃疡，一般为无痛性
5．关节炎	非侵蚀性关节炎，累及 2 个或 2 个以上的周围关节，以关节压痛、肿胀或渗出为特征
6．浆膜炎	①胸膜炎，病史中有胸痛或经医生证实有胸膜摩擦音或存在胸腔积液； ②心包炎，心电图异常或心包摩擦音或心包渗液
7．肾病变	①蛋白尿，24 小时尿蛋白定量＞ 0.5 g，或为 3+ 以上； ②管型，可为红细胞、血红蛋白、颗粒管型或混合性管型
8．神经系统异常	①抽搐，非药物或代谢紊乱，如尿毒症、酮症酸中毒或电解质紊乱所致； ②精神病，非药物或代谢紊乱，如尿毒症、酮症酸中毒或电解质紊乱所致
9．血液学异常	①溶血性贫血伴网织红细胞增多； ②白细胞减少，两次或两次以上检测的白细胞计数＜ 4.0×10^9/L； ③淋巴细胞减少，两次或两次以上检测淋巴细胞数＜ 1.5×10^9/L； ④血小板减少，血小板＜ 100×10^9/L，但非药物所致
10．免疫学异常	①抗 DNA 抗体，抗 ds-DNA 抗体滴度异常； ②存在抗 Sm 抗体； ③ aPL 阳性，基于：a. 血清中 IgM 或 IgG 型 aCL 的水平异常；b. 用标准方法测定狼疮抗凝物结果阳性；c. 梅毒血清学试验假阳性至少 6 个月，并经过梅毒螺旋体制动试验或荧光螺旋体抗体吸附试验证实
11．抗核抗体	用免疫荧光法或其他相当的测定方法测出某个时间的抗核抗体滴度异常，并除外药物性狼疮综合征

注：aPL，抗磷脂抗体；aCL，抗心磷脂抗体。

在实际工作中，虽然要首先考虑对分类标准的满足程度，但也应注意是否存在其他症状，这些症状虽然未包括在诊断标准中，但在系统性红斑狼疮中较常见，如脱发、雷诺现象等。另外还要除外其他疾病。

在 2019 年，欧洲风湿病大会（EULAR）/ACR 重新制定了系统性红斑狼疮的分类标准（表 7-5），在保持与 1997ACR 标准一致的情况下，更大地提高了诊断灵敏度（98%）和特异度（96%），校正后灵敏度和特异度为 96% 和 93%。与原有标准在临床并用，更有利于早期诊断。

表7-5　2019 EULAR/ACR修订的系统性红斑狼疮分类标准

入围标准		
抗核抗体（ANA）滴度曾大于等于 1 : 80（HEp-2 细胞方法）		
附加标准说明		
如果该标准可以被其他比 SLE 更符合的疾病解释，则不计分。 标准仅出现一次就足够。 SLE 分类标准要求至少包括 1 条临床分类标准以及总分≥ 10 分，即可诊断。 所有的标准，不需要同时发生。 在每个标准范围内，只计算最高分。		
临床分类标准及权重		
系统	表现	计分
全身状态	发热 > 38.3℃	2 分
血液系统	白细胞减少症，白细胞 < 4 000/mm³	3 分
	血小板减少症，血小板 < 100 000/mm³	4 分
	溶血性贫血	4 分
神经、精神系统	谵妄	2 分
	精神错乱	3 分
	癫痫	5 分
皮肤、黏膜	非瘢痕性脱发	2 分
	口腔溃疡	2 分
	亚急性皮肤狼疮或盘状红斑狼疮	4 分
	急性皮肤狼疮	6 分
浆膜	胸膜或心包有渗出液	5 分
	急性心包炎	6 分
肌肉、骨骼	关节受累	6 分
肾	24 小时尿蛋白定量 > 0.5 g	4 分
	肾活检为Ⅱ或Ⅴ型狼疮肾炎	8 分
	肾活检为Ⅲ或Ⅳ型狼疮肾炎	10 分

续表

免疫学分类标准及权重		
项目	表现	计分
抗磷脂抗体	抗心磷脂抗体 /β2GP Ⅰ / 狼疮抗凝物 一项及以上阳性	2 分
补体	补体 C3 或补体 C4 下降	3 分
	补体 C3 和补体 C4 下降	4 分
SLE 特异性抗体	抗 ds-DNA 或抗 Sm 抗体阳性	6 分

注：β2GPⅠ，β2 糖蛋白Ⅰ。

诊断成立后，从治疗和预后角度考虑，可将系统性红斑狼疮粗略地分为只有发热、皮疹、关节炎、雷诺现象、少量浆膜腔积液、无明显的系统性损害的轻型，和同时伴有一个或数个器官受累，如狼疮肾炎、狼疮脑病、急性血管炎、间质性肺炎、溶血性贫血、血小板减少性紫癜、大量浆膜腔积液等的重型。系统性红斑狼疮的疾病活动指数详见表 7-6。

表7-6　系统性红斑狼疮的疾病活动指数

项目	说明	记分
癫痫	近期出现，除外代谢、感染和药物等原因	8
精神病	严重认知障碍（包括出现幻觉），导致活动能力改变；思维不连贯；思维内容贫乏、无条理，行为怪异，混乱或精神紧张等；除外尿毒症及药物引起	8
器质性脑综合征	定向力、记忆力差或智力水平差，意识模糊，精神不集中；至少有下列两项感知异常：语言不连贯、失眠或白天困倦、精神运动功能减低或亢进	8
视力障碍	视网膜病变、视网膜出血、脉络膜浆液渗出或出血、视神经炎（非高血压、药物或感染所致）	8
脑神经受损	新出现的知觉异常或运动神经病，涉及脑神经	8
狼疮导致的头痛	严重持续性头痛，可为偏头痛，麻醉性止痛剂无效	8
脑血管意外	新出现，除外动脉粥样硬化	8
血管炎	溃疡、坏疽、压痛性手指结节、甲周梗死、线状出血，活检和血管造影证实为血管炎	8
关节炎	至少两个关节痛并有炎症征象，如压痛、水肿或积液	4
肌炎	肢端肌痛或无力并伴有肌酸激酶升高，肌电图改变或活检证实有肌炎	4
管型尿	血红蛋白、颗粒管型或红细胞管型	4
血尿	超过 5 个红细胞 / 高倍视野，除外其他原因（结石、感染）	4
蛋白尿	24 小时尿蛋白定量＞ 0.5 g，新出现或近期增加	4
脓尿	超过 5 个白细胞 / 高倍视野，除外感染	4
颧部皮疹	新出现或反复出现的炎性皮疹	2
脱发	新出现或反复出现的斑秃或弥散性脱发	2
黏膜溃疡	新出现或反复出现的口或鼻黏膜溃疡	2

续表

项目	说明	记分
胸膜炎	胸膜性胸痛，并有摩擦音或积液或胸膜肥厚	2
心包炎	心包疼痛伴心包摩擦音和（或）积液（心电图或超声证实）	2
低补体血症	CH50、C3、C4 下降（低于正常值的最低限）	2
抗 DNA 抗体阳性	滴度增高	2
发热	体温＞38℃（除外感染）	1
血小板减少	血小板＜100×10^9/L	1
白细胞减少	白细胞＜100×10^9/L（非药物所致）	1

注：一般而言，5 分以下为稳定，6 ～ 10 分为轻度活动，11 ～ 20 分为中度活动，20 分以上为重度活动。

【治疗】

因系统性红斑狼疮病因不明故目前尚无病因疗法，但应掌握表 7-7 所列的基本原则。

表7-7 系统性红斑狼疮的治疗原则

1．早发现，早治疗
2．器官受损程度的评估
3．初次彻底治疗，使之不再复发
4．制定观察疗效的指标、活动性指标及器官功能改善的指标
5．治疗方案及药物剂量必须个体化，监测药物的不良反应
6．定期全面检查，维持治疗
7．恢复社会活动及提高生活质量

早发现、早治疗非常重要。了解器官受累的范围、程度及疾病的活动性，对系统性红斑狼疮预后的判断和治疗方法的选择同样重要。

治疗可从以下四个方面着手：①去除诱因，包括避免日晒、停用可疑药物及预防感染等；②纠正免疫异常，如使用各种免疫抑制剂、血浆置换；③抑制过敏反应及炎症，可使用非甾体抗炎药、糖皮质激素；④对脏器功能的代偿疗法，对肾衰竭者进行血液透析，循环功能障碍则给予前列腺素等。而其中最重要的就是纠正免疫异常，减轻自身免疫反应所造成的组织损伤。表 7-8 列举了系统性红斑狼疮的治疗方法，有些尚处于研究试用阶段。

表7-8 系统性红斑狼疮的治疗方法

（1）非甾体抗炎药物
（2）抗疟药：羟氯喹 400 mg/d，氯喹 250 mg/d
（3）糖皮质激素：①泼尼松，小剂量＜20 mg/d，中剂量 20 ～ 40 mg/d，大剂量 40 ～ 120 mg/d；②甲泼尼龙静脉冲击量为 500 ～ 1 000 mg/d，连续 3 日
（4）免疫抑制剂：①硫唑嘌呤按体重 1 ～ 2.5 mg/（kg・d）；②环磷酰胺 1 ～ 2.5 mg/（kg・d），环磷酰胺静脉冲击剂量为按体重表面积 0.5 ～ 1.0 g/m^2，每隔 1 或 3 个月 1 次；③甲氨蝶呤 10 ～ 20 毫克 / 次，每周 1 次（静脉或肌内注射）；④雷公藤多苷 10 ～ 20 毫克 / 次，每日 3 次；⑤环孢素 3 ～ 5 mg/（kg・d）；⑥长春新碱 *2 mg/m^2，每周 1 次，静脉注射

续表

（5）静脉注射大剂量免疫球蛋白：300 ~ 400 mg/（kg · d），连续 3 ~ 5 日，必要时可每月重复一次
（6）血浆处理：双膜过滤法，冷却过滤法，免疫吸附法
（7）全身淋巴结照射疗法
（8）生物制剂：抗肿瘤坏死因子单克隆抗体，肿瘤坏死因子游离受体 IgG Fc 融合蛋白、抗 CD20 单克隆抗体、B 细胞耐受原、抗 B 淋巴细胞刺激因子单克隆抗体、细胞毒性 T 细胞相关抗原 4 IgG Fc 融合蛋白
（9）干细胞移植
（10）基因治疗 **

*，主要治疗系统性红斑狼疮伴顽固性血小板减少性紫癜；**，尚处于研究阶段。

1．非甾体抗炎药（NSAIDs） 各种 NSAIDs 被广泛用来治疗轻症患者。虽然所有的 NSAIDs 的主要作用机制都是抑制前列腺素的生成，但每个药物之间以及各患者之间均有差异，因此，NSAIDs 的选择需个体化。NSAIDs 的主要不良反应为消化性溃疡、肝肾功能损害等。新近上市的选择性抑制 COX-2 的 NSAIDs 可能会减少这方面的不良反应。

2．抗疟药 请参阅附录 7-1。

3．糖皮质激素 糖皮质激素是迄今为止治疗系统性红斑狼疮的最主要药物，有强大的抗炎及免疫抑制作用。对 NSAIDs 反应不良的轻症患者可予中小剂量泼尼松（5 ~ 20 mg/d 为小剂量，20 ~ 40 mg/d 为中剂量）治疗。对重症患者可予泼尼松 60 mg/d，有时可用到 100 mg/d。必要时，可以使用大剂量激素冲击疗法，即将 500 ~ 1 000 mg 甲泼尼龙加入 100 ~ 200 ml 生理盐水中，于 1 小时内静脉滴注，连续 3 日为一个疗程。冲击疗法可获得迅速而显著的近期疗效，包括退热、缓解关节痛、消除皮疹、减轻血管炎、挽救重要脏器功能，特别是合并狼疮脑病、急性狼疮肾炎的情况时，有时可挽救患者生命。但其远期疗效尚待观察。冲击治疗后，可口服中等剂量激素维持治疗。

口服糖皮质激素的临床效果无明显差别，但一般倾向使用泼尼松，因为它的半衰期较短。通常早晨一次口服，如病情无改善，可将每日剂量分 2 ~ 3 次服用，或增加每日剂量。最大剂量一般不超过 60 mg/d，而且服用这个剂量不超过 6 ~ 8 周。在这个剂量下，患者反应不佳，首先要检查有无其他并发症存在，如无其他原因可寻，可改用其他治疗方法。

为避免激素不良反应，病情基本控制后，可开始逐渐减量，轻症患者这段时间可为 1 ~ 2 周，重症患者一般需 4 ~ 6 周。口服剂量为 40 mg/d 以上时，每 2 周可减 10%，待接近维持量时，减量速度渐慢，间隔 4 ~ 8 周为宜。所谓维持量，是抑制疾病活动。维持临床状况持续稳定所需的最小剂量。每个患者以及同一患者的不同时期，维持量可能不同，因此需个体化。一般有肾炎、血小板减少、间质性肺炎等重要系统受累的患者，往往需要 10 ~ 15 mg/d 的维持量。轻症患者有进一步减量的可能，如减至 5 ~ 7.5 mg/d 仍能长期维持缓解，可试着进一步减量，直至不用激素。

每次减量前都要根据患者主诉、临床症状和实验室检查结果对狼疮的活动性重新评估。临床症状要特别注意低热、倦怠、皮疹、肌痛、关节痛等变化，实验室检查中注意补体、抗 ds-DNA 抗体、蛋白尿、血象的变化。如疑有复发的可能，应停止减量，密切观察。如临床活动性较明显，可增加日服剂量的 10% ~ 20%，观察活动性有无改善。如有明显复发，则按初治方法重新开始治疗，复发治疗时所需激素用量可能较初始治疗时为大。糖皮质激素治疗有较多的不良反应，最重要的是并发感染，尤以大剂量冲击治疗时为著。可以出现细菌

（尤要警惕结核分枝杆菌感染）、病毒及真菌感染等。但一般认为除非有陈旧性结核或高度怀疑真菌、细菌感染，可不预防性给予抗生素。其他的不良反应还有类固醇性糖尿病，主张以胰岛素治疗为好；如出现高血压、青光眼、股骨头坏死等需给予相应治疗。

4．免疫抑制剂 当激素疗效不佳或因不良反应不能继续使用时，应使用免疫抑制剂。特别是近年来认为长期使用激素会引起肾小球硬化，早期使用免疫抑制剂可阻止或延缓肾炎转为慢性，因此主张尽早合用免疫抑制剂，二者合用较单用效果好。

（1）国内认为激素与环磷酰胺合用治疗狼疮肾炎为好，国外有些学者主张激素与甲氨蝶呤合用效果好。硫唑嘌呤对肺受累的病例治疗效果较好。雷公藤多苷是我国独有的药物，它有双重作用，一是抗炎作用，用后 1 周左右即显效；二是免疫抑制作用，与其他免疫抑制剂显效时间类似，超过 1 个月。免疫抑制剂的疗程一般认为至少要持续 1 年以上。雷公藤多苷剂量为 10 ～ 20 mg、每日 3 次，甲氨蝶呤为 7.5 ～ 15 mg、每周 1 次，硫唑嘌呤、环磷酰胺为 50 mg、每日 2 次；也可将环磷酰胺 500 ～ 1 000 mg 加入 5% 葡萄糖溶液 250 ml 中静脉滴注，每 1 ～ 3 个月一次。

免疫抑制剂一方面非特异性地抑制免疫功能，同时也抑制异常免疫细胞的增殖，有助于恢复建立正常的免疫网络。

免疫抑制剂的不良反应很大，最常见的是消化道反应，包括恶心、呕吐、肝功能异常等，但对患者威胁最大的可能是骨髓抑制和继发感染，这种感染往往起病隐袭，进展迅速，临床工作中需严密观察。

（2）环孢素（CsA）是从真菌代谢产物纯化而来的中性小分子环形多肽，可抑制 IL-2、IL-3 及 IFN-γ 的基因转录，抑制原癌基因的表达，是一种选择性作用于 T 细胞的免疫抑制剂。其治疗剂量为 3 ～ 5 mg/（kg・d），一个月后可根据病情改善程度开始减量，维持量为 2 ～ 3 mg/（kg・d），分 1 ～ 2 次服用。其不良反应发生率较高，依其严重程度和发生频率，从强到弱分别为肝肾毒性、产生神经系统损害及造成高血压等，目前主要用于其他药物治疗无效的系统性红斑狼疮患者。

5．静脉内注射免疫球蛋白（IVIG） 大剂量 IVIG 近年来逐渐用于治疗系统性红斑狼疮。许多研究显示，IVIG 可通过独特型网络抑制自身抗体的产生；可结合活化的补体，阻止其与靶细胞结合，从而避免组织损伤和破坏；同时可以提高患者对感染的抵抗力。IVIG 对系统性红斑狼疮的皮肤损害、血细胞及血小板减少、狼疮脑病均有益，且有助于减少激素的用量。常用量为 300 ～ 400 mg/（kg・d），连用 5 日，之后每月一次维持治疗。主要禁忌证为 IgA 缺乏症。不良反应常发生在用药过程中或用药后很短时间内，包括发热、寒战、肌痛、腹痛和胸痛，真正的过敏反应不多见。

6．性激素 许多证据提示性激素在狼疮的发病机制中起重要作用，但迄今为止，大部分改变性激素水平的治疗措施都没有显示出对病程有明显的临床作用。

试验研究和临床实践提示用多巴胺受体激动药（dopamine receptor agonist）溴隐亭（bromocriptine）可能是有益的。最近研究显示在轻中度活动期的患者中，普拉睾酮（prasterone）可减低疾病的总体活动性，改善蛋白尿和减少皮质类固醇的需要量。达那唑（danazol）具有轻度雄激素和孕激素类似物的作用，可抑制卵泡刺激素和黄体生成素，并对免疫和单核 - 吞噬细胞系统有作用，适用于血小板减少的患者，对盘状红斑狼疮可能有效。用药期间应密切观察药物的不良反应。

7．血浆处理 最早采用的是血浆置换法，即将部分分离出的患者血浆弃去，并补充一定量的正常人血浆或血浆代用品，从而达到除去体内可溶性免疫复合物、抗基底膜抗体及其他免疫活性物质的目的。但由于它同时将血浆中的许多有用成分也弃去，输入他人的血浆又容易带来传染病，所以目前主要采用下列更好的方法进行血浆处理：①血浆双膜过滤，通过第一层膜时将血细胞与血浆分离，通过第二层膜时将血浆中的免疫复合物等高分子物质去除，过滤后的血浆与血细胞一起返回体内；②冷却过滤法，将分离的血浆通过冷却槽，去除冷球蛋白，然后复温至体温，返回体内；③吸附法，用生物学或非生物学的固相免疫吸附剂，选择性地将免疫复合物或抗体去除。血浆处理适用于伴有狼疮肾炎或中枢神经系统损害的急性进展性系统性红斑狼疮的病例、难治性病例、因药物不良反应而停药的病例、免疫复合物浓度高的病例。据报道，该疗法对红斑、雷诺现象、持续性蛋白尿、多发性神经炎等症状较为有效。抗体去除后，产生自身抗体的细胞会反应性增殖，这些细胞对环磷酰胺的细胞毒性作用较为敏感，因此继用环磷酰胺冲击治疗能有利于疗效的巩固。

8．全身淋巴结放射治疗　全身淋巴结放射治疗可使细胞免疫和体液免疫显著而长久地受到抑制，更能使 CD4+ T 淋巴细胞耗尽。可试用于大剂量激素及免疫抑制剂治疗无效的病例，但确切疗效尚不明了。国内少用。

9．治疗新进展

（1）生物制剂　自 20 世纪 90 年代起，应用生物制剂治疗风湿性疾病渐成热点。目前已有不少与 SLE 相关的生物制剂进入实验研究和临床试验阶段。它们是：①利妥昔单抗，作用于 B 淋巴细胞表面的 CD20 抗原，选择性耗尽 B 淋巴细胞，效果满意且无严重不良反应，但有部分患者产生人抗嵌合体抗体（human antichimeric antibodies，HACAs），影响治疗效果。② B 细胞耐受原（LJP-934），人工合成分子，能结合 B 淋巴细胞表面和循环中的抗 ds-DNA 抗体，并可与 B 淋巴细胞表面受体结合启动信号传导系统使 B 细胞失活或凋亡。临床研究证实可以降低患者体内抗 ds-DNA 抗体的滴度，延缓狼疮肾炎的复发。目前多中心的Ⅲ期临床试验正在进行中。③抗 B 淋巴细胞刺激因子 B（lymphocyte stimulator，BLyS）抗体：BLyS 受体表达于 B 细胞表面。带有 BlyS 的转基因动物可以发展为狼疮样疾病。而无 BlyS 基因的动物狼疮样疾病得到缓解。抗 BlyS 抗体最初用于狼疮动物模型，结果可以提高生存率。Ⅱ期临床试验证实抗 BlyS 抗体可以减少狼疮患者外周血 B 淋巴细胞数目，改善临床症状。贝利木单抗属于 BLyS 的特异性抑制剂，与血清中的可溶性 BLyS 有较高的亲和力，进而阻断 BLyS 与 B 细胞上的受体结合，抑制 B 细胞增殖以及 B 细胞向浆细胞的分化，从而减少血清中 B 细胞产生的自身抗体，达到治疗 SLE 的目的。2019 年 EULAR 系统性红斑狼疮治疗推荐中，关于贝利木单抗的推荐，也明确提及：“对于标准治疗（联合使用羟氯喹和糖皮质激素，包括或不包括免疫抑制剂）的患者，如有不完全应答、激素减量困难或反复复发者，可考虑使用贝利木单抗治疗（Ⅰa，A）”。现在已经有研究表明，伴有肾外受累的 SLE 患者，在予以一线治疗方案（泼尼松 + 羟氯喹、泼尼松 + 羟氯喹 + 免疫抑制剂）治疗后，症状控制不佳（疾病活动持续或疾病频繁复发），或糖皮质激素无法减量至可接受剂量（≤ 7.5 mg/d）时，可考虑予以贝利木单抗治疗。临床上发现高疾病活动度（SLEDAI 评分＞ 10）、泼尼松剂量＞ 7.5 mg/d、低 C3/C4、高抗 ds-DNA 抗体滴度的患者，对贝利木单抗治疗的反应较好，尤其是具有皮肤症状、骨骼和肌肉症状及血清学异常改变的患者，疗效更佳。贝利木单抗最常见的不良反应为恶心（15%）、腹泻（12%）、发热（10%）、鼻咽炎（9%）、支气管炎（9%）、失眠（7%）、肢体疼痛（6%）、心境不良（5%）、偏头痛（5%）、咽炎（5%）、膀胱炎（4%）、白细胞减少症（4%）、病毒性肠胃炎（3%）。④细胞毒性 T 细胞相关抗原 4，为一种可以阻断 T 淋巴细胞和 B 淋巴细胞间协同刺激途径的融合蛋白，已被美国 FDA 批准治疗类风湿关节炎。在狼疮动物模型中被证实可以减少尿蛋白并延长生存期。Ⅰ期临床试验正在进行。

（2）造血干细胞移植（HSCT） 最早用于治疗恶性血液病，之后扩展到治疗遗传性疾病、自身免疫性疾病和某些实体瘤等。自 1997 年意大利学者 Marmont 等首先报告自体骨髓干细胞移植治疗 1 例长期严重的 SLE 患者，并获显著疗效以来，HSCT 治疗 SLE 已有很多报道。HSCT 通过预处理、自体干细胞分选，回输或者异基因干细胞移植等措施，可以最大限度地去除自身激活的细胞，使免疫细胞对自身抗原产生免疫耐受性，达到新的免疫平衡。目前，全世界有 100 多例 SLE 患者接受 HSCT，5 年缓解率为 60% ~ 70%。但 HSCT 也面临包括消化道反应、感染、出血、溶血性贫血、继发恶性肿瘤等在内的移植相关并发症及移植后复发等诸多问题，有待进一步研究。

附录 7-1 亚急性皮肤红斑狼疮

1979 年 Sontheimer 等正式提出亚急性皮肤红斑狼疮（subacute cutaneous lupus erythematosus）是红斑狼疮的一个特殊类型。这种皮肤病变介于活动性狼疮的短暂性颧部红斑与慢性盘状红斑狼疮之间，是一种非固定性的无瘢痕形成的复发和缓解交替出现的皮损。该病多见于女性，平均发病年龄为 40 岁。30% ~ 50% 的患者有系统性病变，满足美国风湿病学会（ACR）对系统性红斑狼疮的诊断标准。

【发病机制】

目前亚急性皮肤红斑狼疮的发病机制不明。但观察到：①存在以 T 细胞为主的炎性细胞浸润；②常与抗 SSA 抗体并存；③新生儿狼疮中常存在亚急性皮肤红斑狼疮，因此推测可能是由抗体依赖性细胞毒机制所致。

【临床表现】

亚急性皮肤红斑狼疮的皮肤病变有两种形式，一种为丘疹鳞屑形，另一种为环形、多环形病变。病变开始为红色丘疹或小斑片，常带有鳞屑，之后可进一步发展成丘疹鳞屑型，类似银屑病或扁平苔藓，也可发展为多环的环形皮疹，类似离心性环形红斑（erythema annulare centrifugum）。皮疹在曝光部位易出现，如肩、前臂伸侧、上背部和上胸部。面部和头皮偶见，腰以下部位更少见。事实上光过敏是亚急性皮肤红斑狼疮的一个特征，一些患者注意到长波紫外线可诱发或加重他们的皮肤病变。

亚急性皮肤红斑狼疮可有系统性表现，但临床表现较轻，肾受累、关节炎或关节痛、浆膜炎少见。约 70% 患者有抗 SSA 抗体阳性，但抗 ds-DNA 抗体、抗 Sm 抗体、抗 U1RNP 抗体均为阴性。亚急性皮肤红斑狼疮与 HLA-DR3 强相关。临床表现与盘状红斑狼疮不同，皮损通常是非硬结性的，无毛细血管扩张或毛囊栓塞，很少形成瘢痕，但可引起永久性的色素改变。组织病理上与盘状红斑狼疮相似。然而亚急性皮肤红斑狼疮角质层增生和毛囊栓塞较少，上皮萎缩常见，基底细胞液化变性很显著。炎性浸润与盘状红斑狼疮不同，在真皮网状层（reticular dermis）弥散。与盘状狼疮相同的是浸润细胞均由活化的 T 细胞构成。

患者总体预后一般较系统性红斑狼疮好。

【治疗】

治疗包括一般防护、外用激素、皮损内注射激素和使用抗疟物。

1．一般防护 嘱患者避免日光照射、穿长袖衣物、戴遮阳帽、抹广谱防晒霜。

2．局部外用糖皮质激素　为避免皮肤萎缩，根据不同部位选用不同强度的糖皮质激素制剂。面部用低强度的，躯干和四肢用中等强度的，手掌和足部可用高强度的。推荐用0.05% 丙酸氯倍他松（clobetasol propionate）软膏或0.05% 二丙酸倍他米松（betamethasone dipropionate）软膏，每日2次，用2周，休2周；或0.1% 曲安奈德（triamcinolone acetonide）软膏治疗面部皮损，用2周，休1周。

局部应用激素对亚急性皮肤红斑狼疮作用有限，因为如果皮损面积大，使用太多会有全身不良反应。

3．抗疟药　抗疟药在治疗许多狼疮患者的皮肤损害中很有效，它还对骨骼、肌肉症状，轻微全身症状（如发热、疲乏）有效，因此常为首选药物。

常用制剂是硫酸羟氯喹及氯喹。服用前者6周可达到血浆稳态浓度，服用后者4周可达到稳态浓度。组织中浓度是血浆浓度的20 000倍，停药后5年仍可测得相当的浓度。抗疟药一般均可耐受，不良反应少。对视网膜可能有不良反应，但当羟氯喹剂量在6 mg/(kg · d) 以下，氯喹剂量4 mg/（kg · d）以下时，临床很少有明显后遗症出现。治疗前及治疗后每6个月应进行一次眼科检查（包括视力、眼底、视野检查，以及裂隙灯等检查），以便发现早期可逆性视网膜病变。皮肤不良反应较轻微，但应告知患者曝光部位皮肤可能变成蓝黑色，浅色头发可能变白。偶尔会出现苔藓样药疹，这时应及时处理，因为它很可能是严重骨髓中毒的信号。抗疟药极少诱发神经病变，但在鉴别诊断中也应考虑到。

（1）氯喹　每日口服500 mg，通常一个月内可起效。此后减为250 mg/d，再口服一个月，然后隔日服250 mg。服用氯喹期间应每3个月进行一两次眼科检查。对氯喹反应良好者，应改服硫酸羟氯喹，以减少不良反应（不可逆性视网膜病、皮肤色素沉着、神经肌肉病和溶血）。

（2）硫酸羟氯喹　每日口服600 ~ 800 mg，在4周内可起效。由于其对视网膜的毒性，服用这个剂量不能超过6周。病情控制后，剂量应减为200 ~ 400 mg/d。

4．视黄酸　对抗疟药或激素反应不好的亚急性皮肤红斑狼疮，用视黄酸（tretinoin）治疗可能奏效，但停药后易复发，需长期维持治疗。这样就增加了该药的不良反应。常见的不良反应包括皮肤、黏膜干燥，瘙痒，日光性唇炎，脱发及光过敏加重，减量后可缓解。视黄酸可诱发肝炎和高甘油三酯血症，应定期检查肝功能和血脂。视黄酸有致畸作用，服前要做妊娠试验，服药间及停药后1 ~ 2年内采用避孕措施是必要的。

5．沙利度胺　沙利度胺（thalidomide）是一种抗麻风药。最近的研究显示，它可选择性抑制肿瘤坏死因子的生成，减少外周血中淋巴细胞的数目。对治疗亚急性皮肤红斑狼疮有效。一般每日口服100 ~ 200 mg，2周内显效，1 ~ 2个月可完全缓解。停药后易复发，故需维持治疗，维持量为25 ~ 50 mg/d。尽管它有较好疗效，但有明显致畸作用。另一主要不良反应为非剂量依赖性多发性神经病，其他不良反应有疲乏、眩晕、体重减轻、口干等。

6．氨苯砜　氨苯砜（dapsone）用于治疗各种皮肤狼疮，包括盘状红斑狼疮、亚急性皮肤、大疱型和狼疮性脂膜炎病变。起始剂量为50 mg/d，逐渐增至最大剂量150 mg/d。血液系统不良反应常见，需密切观察。在大部分患者中有剂量依赖性溶血性贫血，高铁血红蛋白血症伴乏力、心悸、恶心、头痛和腹痛均可出现。

7．细胞毒性药物　常用来治疗有内脏受累的系统性红斑狼疮，用于亚急性皮肤红斑狼疮要权衡益处、风险，但在其他药物无效时可试用。

8．体外光化学疗法　体外光化学疗法（extra corporeal photochemotherapy）是指在患者服用光敏药物甲氧沙林（methoxsalen）后，体外低能量紫外线 A 照射循环白细胞。最近显示它是有效的免疫调节方法。每个月连续治疗 2 日，6 个月后每 4 个月治疗 2 日，连续治疗 12 个月。它可使头发新生、皮肤免疫荧光反应消失、系统性病变活动减少，但实验室指标不变，最常见的不良反应为恶心，阳光照射后可加重光过敏。

附录 7-2 药物性狼疮

药物性狼疮（drug-induced lupus）是指服用某种药物后所致的狼疮样疾病。1945 年 Hoffmann 首先报道了一个 19 岁的男孩，服用磺胺嘧啶后出现发热、皮疹、肌痛、肾炎和红细胞沉降率增快等狼疮样症状。1952 年肼屈嗪问世不久，Morrow 等注意到在服用该药的患者中，7% 最终会出现狼疮样疾病。至 1975 年，文献报道的肼屈嗪诱导的狼疮已超过 180 例。1955 年，学者发现青霉素可引起狼疮样疾病。1957 年，学者发现抗癫痫药物可引起药物性狼疮。1962 年，报道了第一例普鲁卡因胺诱导的狼疮。1966 年，首次发现异烟肼可引起药物性狼疮，此后又发现它可使 25% 的患者出现抗核抗体（ANA）阳性。至今已发现 80 多种药物可引起狼疮样疾病，或加重已存在的狼疮，其中相关性较强的药物有氯丙嗪、肼屈嗪、异烟肼、甲基多巴、青霉胺、普鲁卡因胺和奎尼丁。但上述药物有些已不再常用，最近米诺霉素、辛伐他汀、胺碘酮、赖诺普利（lisinopril）、扎鲁司特（zafirlukast），特别是生物制剂依那西普（etanercept）、英利昔单抗等诱导狼疮样疾病的报道不断增多。随着新药物的出现，引起狼疮样疾病的药物数目可能会进一步增加。

【发病机制】

药物性狼疮的发病机制不明。它的出现与所用药物、遗传素质和免疫异常等多种因素有关。

1．乙酰化表型　人对药物反应的差异是由遗传决定的。根据对肼屈嗪、普鲁卡因胺、异烟肼的代谢快慢不同，人群可分为快乙酰化和慢乙酰化两个表现型。慢乙酰化的基因型是乙酰基转移酶隐性基因的纯合子。慢乙酰化者在白种人中占 50% ~ 60%，在黄种人中占 5% ~ 20%。虽然肼屈嗪、普鲁卡因胺诱导的药物性狼疮在两种表现型中均可见到，但慢乙酰化者出现 ANA 及药物性狼疮症状更快，所需药物累积剂量更低，所以大部分药物性狼疮患者是慢乙酰化者。

2．DNA 低甲基化（DNA-hypomethylation）　研究显示 T 细胞 DNA 甲基化在调节基因表达和细胞分化中起关键作用。通常 DNA 调节序列的甲基化伴随基因抑制，而低甲基化伴随基因表达。普鲁卡因胺或肼屈嗪可抑制 T 细胞 DNA 的甲基化，在体外活化的人 CD4+ T 细胞用普鲁卡因胺或肼屈嗪处理后可变成自我反应性免疫细胞。阿扎胞苷（azacitidine）是一个有效的 DNA 甲基化抑制剂，它对 T 细胞也有同样作用。自我反应性 T 细胞可杀伤自身吞噬细胞，分泌 IL-4 和 IL-6，促使 B 细胞分化成抗体分泌细胞，提示药物修饰的 T 细胞在诱发药物性狼疮中起重要作用。

3．补体　经典补体途径在清除免疫复合物中起重要作用。肼屈嗪、青霉胺、异烟肼、普鲁卡因胺的代谢物均可抑制补体 C4 与 C2 的共价结合，从而抑制补体 C3 的活化，导致免疫复合物清除障碍。有报道称药物性狼疮患者的循环免疫复合物增加。

4．药物与 DNA 相互作用　肼屈嗪与 DNA- 组蛋白复合物相互作用，使得组蛋白不易被蛋白酶消化，因而能保持其抗原性。与这一假说相一致的是组蛋白的核心部分正是药物性狼疮自身抗体所识别的对象。

5．其他　近期资料表明，当活化的中性粒细胞的髓过氧化物酶把药物或其代谢物转换成活化产物时，这种产物可直接通过细胞毒性作用引起免疫紊乱，导致药物性狼疮患者的组织受损。

【临床表现】

1．一般症状　半数患者可有发热和体重减轻。发热无特殊热型，可高达 41℃。体重减轻各不相同，但可以很严重。

2．皮肤　盘状红斑狼疮、蝶形红斑及其他非特异性斑疹和斑丘疹均可出现，但不如系统性红斑狼疮常见。口腔溃疡、雷诺现象和严重脱发也较系统性红斑狼疮少见。

3．骨骼肌肉系统　很常见，可影响 80% 的患者。药物性狼疮的关节炎与系统性红斑狼疮相似。通常为非畸形性的，累及多个关节，呈对称分布。单关节炎不常见。手的小关节最易受累，其次为腕、肘关节，肩、膝、踝关节受累较少。明显关节渗出不常见。滑液通常为非炎症性的（WBC $< 2 \times 10^9$/L），偶可发现狼疮细胞（lupus erythematosus，LE 细胞）。

肌痛见于 50% 的药物性狼疮，可以很严重。肌痛常为弥散性的，影响近端和远端肌群。长期服用普鲁卡因胺的患者可有肌无力，而无药物性狼疮的其他表现。

4．胸膜炎　胸膜炎和胸腔积液常见。LE 细胞和 ANA 可在胸腔积液中测到，有诊断价值。肺浸润和肺实质病变在普鲁卡因胺诱导的狼疮中比在肼屈嗪诱导的狼疮和系统性红斑狼疮中多见。

5．心包炎　心包受累在普鲁卡因胺诱导的狼疮中比在肼屈嗪诱导的狼疮中多见，通常症状较轻，但缩窄性心包炎、大量心包液渗出、心包压塞也有报道。在某些病例中 LE 细胞可在心包积液中检出。

6．肾　肾受累不常见，但轻度血尿或蛋白尿并不少见。在极少情况下可有明显肾功能受损。肾活检的病理发现与系统性红斑狼疮无区别。局灶性、膜性和伴有或不伴有新月体形成的增生性肾小球肾炎可见到。补体、免疫复合物沉积亦可见到。

【实验室检查】

血液系统异常较系统性红斑狼疮中少见，可有轻度贫血、白细胞减少，偶见血小板减少。普鲁卡因胺、甲基多巴和氯丙嗪诱导的狼疮中可有 Coombs 试验阳性，但明显溶血少见。

均质型 ANA 阳性是最常见的血清异常。抗 Sm 抗体、抗 ds-DNA 抗体阳性较系统性红斑狼疮少见。

药物性狼疮中的 ANA 主要针对组蛋白，但抗组蛋白抗体对药物性狼疮不是特异性的，50% ～ 80% 的系统性红斑狼疮中有抗组蛋白抗体，类风湿关节炎、费尔蒂综合征，幼年类风湿关节炎和未分化结缔组织病中也可检出抗组蛋白抗体。

系统性红斑狼疮中抗组蛋白抗体可针对所有的组蛋白，主要针对 H1 和 H2B。不同药物诱导的狼疮抗组蛋白抗体的特异性也不同。普鲁卡因胺诱导的狼疮中的抗组蛋白抗体主要是 IgG，针对（H2A-H2B）-DNA 复合物和染色质。服用普鲁卡因胺而无症状的患者的抗组蛋白抗体为 IgM，针对无 DNA 的 H2A-H2B 二聚体。肼屈嗪诱导的狼疮的抗组蛋白抗体针对更广泛的表位，这些抗体常常针对无 DNA 的组蛋白，包括 H3 和 H4，还有 H3-H4、H2A-H2B 和 Hl。在青霉胺、奎尼丁、柳氮磺吡啶诱导的狼疮中可测定（H2A-H2B）-DNA 抗体。

【诊断和鉴别诊断】

目前无特异的诊断标准，如患者过去无系统性红斑狼疮，在服用某种药物的过程中出现狼疮的临床和血清表现，停药后临床症状很快缓解，血清异常也缓慢好转，则可诊断为药物性狼疮。

药物性狼疮与系统性红斑狼疮相似，但有很大区别，主要表现在：①药物性狼疮不一定满足 ACR 的狼疮诊断标准。②药物性狼疮患者有其他疾病的表现，为治疗该疾病，患者正在服用某种药物，如类风湿关节炎患者服用青霉胺，高血压患者服用肼屈嗪或甲基多巴。③药物性狼疮患者的年龄较系统性红斑狼疮患者年龄大。④在药物性狼疮患者中无女性占优势的现象。⑤药物性狼疮的症状较轻，以全身症状、关节炎、胸膜炎、心包炎为主，与老年性系统性红斑狼疮相似。这些症状是可逆性的，停药后逐渐消失。⑥药物性狼疮和系统性红斑狼疮均可有 ANA、LE 细胞阳性，但抗 ds-DNA 抗体、抗 Sm 抗体在药物性狼疮中少见。

在有其他风湿性疾病的患者中，药物性狼疮的症状可被误认为是原发病加重，从而加强原发病的治疗力度，使病情更加严重。因此，在鉴别诊断中应考虑到该病。

【治疗】

治疗的原则是早诊断，及时停用诱发狼疮的药物。但血清 ANA 从阴性转为阳性不是停药的适应证，因为其中只有一小部分患者出现临床症状发展成药物性狼疮。自身免疫性疾病患者在服用致狼疮药物的过程中若出现 ANA 或抗组蛋白抗体，因为药物性狼疮的症状与原先的自身免疫病症状不易区别，这时应立即停止可疑药物。一旦停用致病药物，大部分药物性狼疮的症状是自限性的，无需特殊治疗。

骨骼肌肉症状可用非甾体抗炎药控制。对难治性病例或易出现肾、胃肠不良反应的老年人，可采用短程、低剂量（5 ~ 10 mg/d）泼尼松治疗。通常浆膜炎可用非甾体抗炎药治疗。但对严重的心包渗出，需要大剂量泼尼松（20 ~ 60 mg/d）治疗。肾受累轻微，一般不需要治疗；但在少数情况下，肾功能进行性坏死、活检证实有狼疮肾炎，则治疗应与系统性红斑狼疮相同。

某些药物诱导的狼疮缓解后，再用该药物可引起狼疮复发。因此医生应选择其他药物。

一般认为，系统性红斑狼疮患者应尽量避免使用易诱发药物性狼疮的药物，但鉴于至今发现可引起药物性狼疮的药物有 70 多种，药物作用涵盖各个方面，如全面禁用，则几乎无药可用。一般的做法是，当需要时这些药物仍可使用，因为出现药物性狼疮的毕竟是极少数。

（何成松　陈　洁）

参考文献

[1] 蒋明，Dvid YU，林孝义．等．中华风湿病学．北京：华夏出版社，2004：1391-1460.

[2] Gary S.Firestein，Ralph C.Budd，Edward D，et al.Kelley's Textbook of Rheumatology. Singapore：Elsevier Pte Ltd and Peking University Medical Press，2011：1309-1381.

[3] Gross AJ，Hochberg D，Rand WM，et al.EBV and systemic lupus erythematosis：a new perspective.J Immunol，2005，174（11）：6599-6607.

[4] Kyttaris VC，Krishnan S，Tsokos GC.Systems biology in systemic lupus erythematosus：integrating genes，biology and immune function. Autoimmunity，2006，39（8）：705-709.

[5] Ginzler EM，Dooley MA，Aranow C，et al.Mycophenolate mofetil or intravenous cyclophosphamide for lupus nephritis. N Engl J Med，2005，353（21）：2219-2228.

[6] Contreras G，Pardo V，Leclercq B，et al.Sequential therapies for proliferative lupus nephritis. N Engl J Med，2004，350（24）：2518-2520.
[7] Smith KG，Jones RB，Burns SM，et al.Long-term comparison of rituximab treatment for refractory systemic lupus erythematosus and vasculitis：Remission，relapse，and re-treatment.Arthritis Rheum，2006，54（9）：2970-2982.

强直性脊柱炎的诊断与治疗

强直性脊柱炎（ankylosing spondylitis，AS）是一种慢性炎症性疾病，主要侵犯骶髂关节、脊柱骨突、脊柱旁软组织及外周关节，并可伴发关节外表现，严重者可发生脊柱畸形和强直。本病是脊柱关节病（spondyloarthropathies，SpA）的原型，多见于青少年。

【流行病学】

AS的患病率在各国报道不一，日本人为0.05%～0.2%，我国患病率初步调查约为0.3%，这意味着我国13亿多人口中有400多万强直性脊柱炎患者。本病男女之比为2～3∶1，女性发病较缓慢且病情较轻。发病年龄通常在13～31岁，高峰为20～30岁。40岁以后及8岁以前发病者少见。

【病因和发病机制】

迄今未明。流行病学调查发现，遗传、免疫和环境因素在本病的发病中发挥作用。

（一）遗传因素

1．主要组织相容性复合体（major histocompatibility complex，MHC）基因 AS是一种具高度遗传性的疾病。已证实，AS的发病和人类白细胞抗原（HLA）-B27密切相关。并有明显家族聚集倾向。全基因扫描证实AS是以HLA-B27为主要易感基因的多基因遗传病。HLA是由人类第6对染色体控制的一系列淋巴细胞抗原，HLA-B27是HLA-B位点上27等位基因，位于人的第6号染色体的短臂上，编码分子质量44×10^3 U的糖蛋白，它是由2条多肽链（α链与β链）组成的二聚体。健康人群的HLA-B27阳性率因种族和地区不同差别很大，如欧洲的白种人为4%～13%，我国为2%～7%，可是AS患者的HLA-B27的阳性率在我国患者中高达90%左右。迄今已有70多种HLA-B27亚型。目前已知的HLA-B27亚型中，与疾病相关的亚型最多见的是HLA-B*2702、HLA-B*2704、HLA-B*2705、HLA-B*2707，而HLA-B*2706和HLA-B*2709被认为是与AS无关的亚型。

目前HLA-B27参与AS发病机制方面主要存在以下几种假说：①连锁不平衡假说，学者认为HLA-B27不是致病基因，仅是与真正的致病基因处于连锁不平衡状态，仅为遗传标志。②分子模拟假说，学者普遍认为HLA-B27分子或HLA-B27相连肽段与某些病原肽段相似，因此成为一些抗体和（或）CD 8+ T细胞攻击的靶标。③免疫应答基因学说，学者认为人的Ir基因包含在HLA Ⅱ类基因群中，特定的Ⅱ类基因型可能导致特定的异常免疫应答，从而表现为易感某种疾病。④受体学说，学者认为HLA抗原可能是微生物或其他病原物质的一个受体，两者结合而导致组织损伤。⑤关节源性致病肽假说，学者认为关节源性致病肽只存在于关节组织中，由HLA-B27特异性地呈递。正常情况下，其呈递水平太低，致使细胞毒性T淋巴细胞（cytotoxic T-lymphocyte，CTL）在胸腺发育过程中经历阳性和阴性选择后，既不能诱导克隆删除，又不能激发免疫应答。当带有某些具有结构同源性的蛋白质的病毒或细菌感染机体时，使耐受的 T 细胞致敏，识别关节源性肽，引起自身免疫反应而损伤组织，组织损伤后释放的自身抗原又可进一步扩大这种自身免疫。⑥ T 细胞受体库和超抗原假说，学者认为 AS 的发病取决于 T 细胞受体接纳 HLA 多肽复合物的能力，引起 AS 的 T 细胞受限于某种 HLA 分子，即 HLA-B27。⑦自身转换假说，学者认为抗原结合槽中的不成对的 Cys-67 因被氧化而发生电荷的变化，进而引起 HLA-B27 结构的变化，它的两个重链以二硫键相连接形成二聚体。结构变化的 HLA-B27 被免疫系统识别，引起强烈的免疫反应。⑧未折叠蛋白应答假说，学者认为 AS 的发病是由 HLA-B27 相关的细胞内质网（endoplasmic reticulum，ER）中未折叠蛋白应答（unfolded protein response，UPR）导致的信息传递导演引起的。以上假说均有一定的依据，涉及 HLA-B27 的抗原呈递作用和非抗原呈递作用，但都不能完整解释其致病机制，也未找到致病的靶抗原。故 HLA-B27 的致病机制仍在探索中。

2．非 MHC 基因　近年研究发现多个非 MHC 基因对 AS 的易感性也具有重要作用。目前认为比较相关的有 IL-23 受体基因、*ERAP1* 基因、基因沙漠中的 2p15 和 21q22。还有一些基因（如 IL-1R2、*ANTXR2*、*TRADD*、*TNFSF15*、*CARD9*、肿瘤坏死因子受体 1 等）被提出可能与 AS 发病相关，但它们之间的关系尚未明确。

（二）免疫因素

研究发现，AS 患者骨、关节及滑膜组织内有大量炎性 T 细胞、单核 - 巨噬细胞浸润，存在 T 细胞应答和 Th1/Th2 细胞因子平衡偏移，细胞因子如肿瘤坏死因子（TNF）-α、IL-8、IL-23 和 IL-17 等的过度表达。

（三）环境因素

60% 以上的 AS 患者出现亚临床炎症改变，血清 IgA 抗体水平明显升高，且其血清浓度与反应蛋白水平显著相关。研究发现提出与 AS 发病可能相关的病原体有沙眼衣原体（生殖道、泌尿系统）、某些肠道革兰阴性菌（如沙门菌、耶尔森菌、大肠埃希菌、变形杆菌、肺炎克雷伯杆菌）等。推测这些病原体激发了机体对炎症的反应和免疫应答，造成了组织损伤而引起疾病。但目前为止，没有肯定的证据表明 AS 的启动与致病菌有关，微生物在 AS 中的作用尚不清楚。

另外，在 AS 致病过程中，有软骨的侵蚀和最终的骨性融合。原位杂交及免疫组化结果显示，AS 活动期患者椎旁及骶髂关节部位的成纤维细胞对多种促进成骨的细胞因子的表达呈强阳性，而非 AS 患者椎旁成纤维细胞对促进成骨的细胞因子的表达呈阴性，说明促进成骨的细胞因子参与并导致了 AS 椎体间病理性骨性融合的过程。

【病理】

主要病理改变包括滑膜炎和末端病。

AS 的病理性标志和早期表现之一为骶髂关节炎，晚期的典型表现为骶髂、脊柱关节强直。骶髂关节炎的早期病理变化包括软骨下肉芽组织形成，组织学上可见滑膜增生和淋巴样细胞及浆细胞聚集、淋巴滤泡形成，以及浆细胞中含有 IgG、IgA 和 IgM。骨骼的侵蚀和软骨的破坏随之发生，然后逐渐被退变的纤维软骨替代，最终发生骨性强直。脊柱的最初损害是椎间盘纤维环和椎骨边缘连接处的肉芽组织形成。纤维环外层可能最终被骨替代，形成韧带骨赘，进一步发展将形成 X 线所见的“竹节样”脊柱（图 7-1）。脊柱的其他损伤包括弥漫性骨质疏松、邻近椎间盘边缘的椎体破坏、椎体方形变及椎间盘硬化。

AS 的周围关节病理显示滑膜增生、淋巴样细胞浸润和血管翳形成，但没有类风湿关节

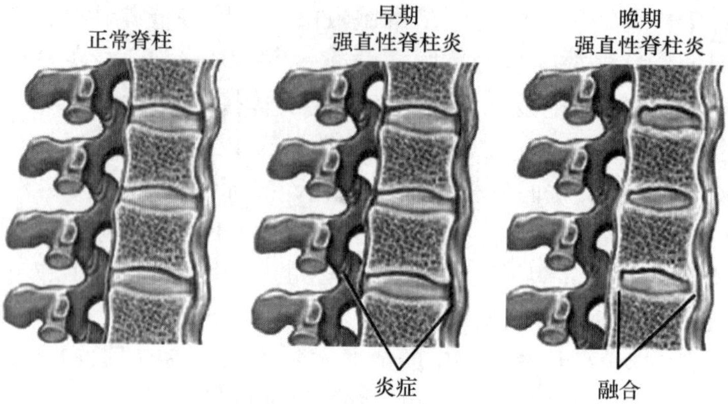

图 7-1 正常脊柱与早、晚期强直性脊柱炎的脊柱的比较

炎常见的滑膜绒毛增生、纤维蛋白原沉积和溃疡形成。在 AS 患者中，软骨下肉芽组织增生常引起软骨破坏。

末端病（enthesopathy）指肌腱、韧带、关节囊等附着于骨的部位炎症、纤维化，甚至骨化，为本病的特征之一，多见于骶髂关节、椎间盘、椎体周围韧带、跟腱、跖筋膜、胸肋连接等部位。初期表现为淋巴细胞、浆细胞及少数多核白细胞浸润。炎症过程引起附着点侵蚀、附近骨髓炎症、水肿乃至造血细胞消失，进而肉芽组织形成，最后受累部位钙化、新骨形成。在此基础上又发生新的末端炎症、修复，如此多次反复，出现椎体方形变、韧带钙化、脊柱“竹节样”变、胸廓活动受限等临床表现。研究表明，AS 的软骨破坏主要从软骨下骨、肌腱与骨结合部的炎症开始逐步向软骨的炎症发展（由内向外），而类风湿关节炎则主要由滑膜炎开始，逐步出现软骨及软骨下骨的破坏（由外向内发展）。

虹膜炎不少见，主动脉根炎较少见。淀粉样变和骨折属继发性病变。肺纤维化、心肌及传导系统病变、前列腺炎等与本病关系尚不肯定。

【临床表现】

本病发病隐袭。男性多见，且一般较女性严重。16 岁以前发病者称幼年型 AS，45 ~ 50 岁以后发病者称晚起病 AS，临床表现常不典型。

（一）症状

1．关节表现

（1）骶髂关节　患者逐渐出现腰背部或骶髂部疼痛和（或）晨僵，半夜痛醒。翻身困难，晨起或久坐后起立时腰部晨僵明显，但活动后减轻。部分患者有臀部钝痛或骶髂部剧痛，偶尔向周边放射。咳嗽、打喷嚏、突然扭动腰部疼痛可加重。疾病早期臀部疼痛多为一侧呈间断性或交替性疼痛，数月后疼痛多为双侧呈持续性。夜间腰痛可影响睡眠，严重者可在睡眠中痛醒，需下床活动后方能重新入睡。

（2）脊柱　多数患者随病情进展由腰椎向胸、颈部脊椎发展，会出现相应部位疼痛、活动受限或脊柱畸形。晚期病例常伴严重骨质疏松，易发生骨折。颈椎骨折常可致死。

（3）外周关节　24% ~ 75% 的 AS 患者在发病初期或病程中出现髋关节和外周关节病变，其中膝、踝和肩关节居多，肘及手、足小关节偶有受累。外周关节病变多为非对称性，常只累及少数关节或单关节，下肢大关节的关节炎为本病外周关节炎的特征之一。髋关节、膝关节以及其他关节的关节炎或关节痛多出现在发病早期，较少或几乎不引起关节破坏和残疾。髋关节受累占 38% ~ 66%，表现为局部疼痛、活动受限、屈曲挛缩及关节强直，其中大多数为双侧，而且 94% 的髋部症状起始于发病后前 5 年内。发病年龄较小及以外周关节起病者易发生髋关节病变。

关节外或关节附近骨压痛可以是本病的早期特点，也可以是部分患者的主要表现。这是由末端炎症所致。常发生末端炎症的部位有胸肋关节、脊柱棘突、肩胛骨、髂骨翼、股骨大转子、坐骨结节、胫骨粗隆或足跟。胸椎受累（包括肋脊、横突关节及胸肋区、柄胸骨关节）的肌腱端炎症可引起胸痛，并在咳嗽或打喷嚏时加重，有些患者诉吸气时不能完全扩胸。颈椎发僵、疼痛和棘突压痛常在起病数年后才出现，但部分患者早期就可出现这些症状。足底筋膜炎、跟腱炎和其他部位的末端病在本病常见。

2．关节外表现　本病的全身表现轻微，少数重症者有发热、疲倦、消瘦、贫血或其他器官受累。

（1）眼　1/4 的患者在病程中发生葡萄膜炎，单侧或双侧交替，可反复发作甚至可致视力障碍。

（2）神经系统　症状来自压迫性脊神经炎或坐骨神经痛、椎骨骨折或不全脱位，以及马尾综合征。马尾综合征可引起阳痿、夜间尿失禁、膀胱和直肠感觉迟钝、踝反射消失。

（3）肺　极少数患者出现肺上叶纤维化，有时伴有空洞形成而被误认为结核，也可因并发真菌感染而使病情加剧。

（4）心血管　主动脉瓣关闭不全及传导障碍见于 3.5% ~ 10% 的患者，心包炎及心肌炎偶见，可有胸闷、憋气等症状。

（5）肾　AS 可并发 IgA 肾病和淀粉样变。

（二）体征

骶髂关节和椎旁肌肉压痛为本病早期的阳性体征。随病情进展可见腰椎前凸变平、脊柱各个方向活动受限、胸廓扩展范围缩小、颈椎后突。以下几种方法可用于检查骶髂关节压痛或脊柱病变进展情况。

1．枕壁试验　健康人在立正姿势双足跟紧贴墙根时，后枕部应贴近墙壁而无间隙；而颈强直和（或）胸椎段、畸形后凸者该间隙增大至几厘米以上，致使枕部不能贴壁（图 7-2）。

2．胸廓扩展试验　在第 4 肋间隙水平测量深吸气和深呼气时胸廓扩展范围，两者之差的正常值不小于 2.5 cm，而有肋骨和脊椎广泛受累者则胸廓扩展减少（图 7-3）。

3．Schober 试验　于双髂后上棘连线中点上方垂直距离 10 cm 处做标记，然后嘱患者弯腰（保持双膝直立位）测量脊柱最大前屈度。正常移动增加距离在 5 cm 以上，脊柱受累者则增加距离少于 4 cm（图 7-4）。

4．骨盆按压　患者侧卧，从另一侧按压骨盆可引起骶髂关节疼痛（图 7-5）。

5．髋外旋外展试验（Patrick 试验、下肢“4”字试验）　患者仰卧，一侧膝屈曲并将足跟放置到对侧伸直的膝上。检查者用一只手下压屈曲的膝（此时髋关节在屈曲、外展和外旋位），并用另一只手压对侧骨盆，可引出对侧骶髂关节疼痛则视为阳性。有膝关节或髋关节病变者也不能完成“4”字试验（图 7-6）。

【实验室和影像学检查】

（一）实验室检查

AS 活动期患者可见 ESR 增快，C- 反应蛋白增高。轻度贫血和免疫球蛋白（尤其是 IgA）可轻度升高。类风湿因子（RF）多为阴性，但 RF 阳性并不排除 AS 的诊断。虽然 AS

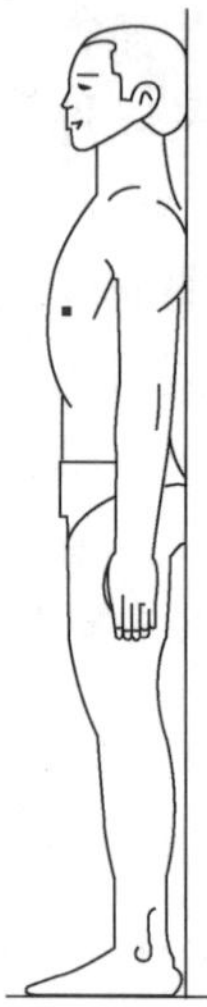

图 7-2 枕壁试验

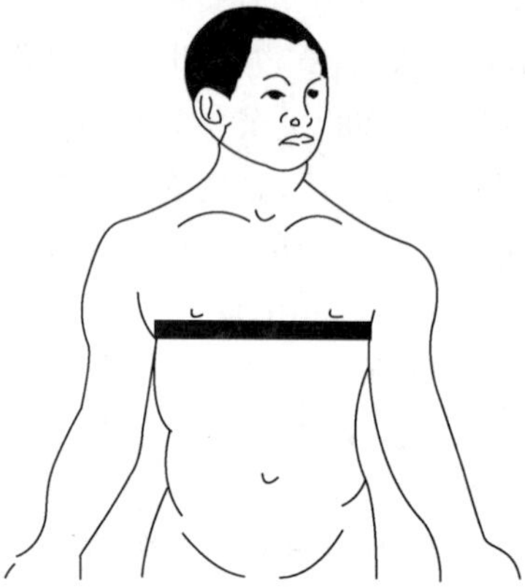

图 7-3 胸廓扩展试验

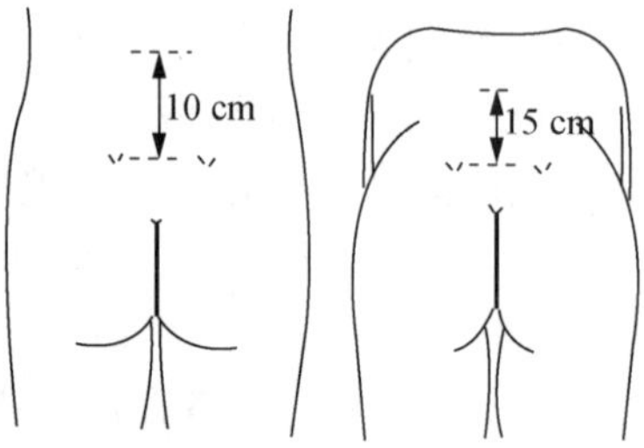

图 7-4 Schober 试验

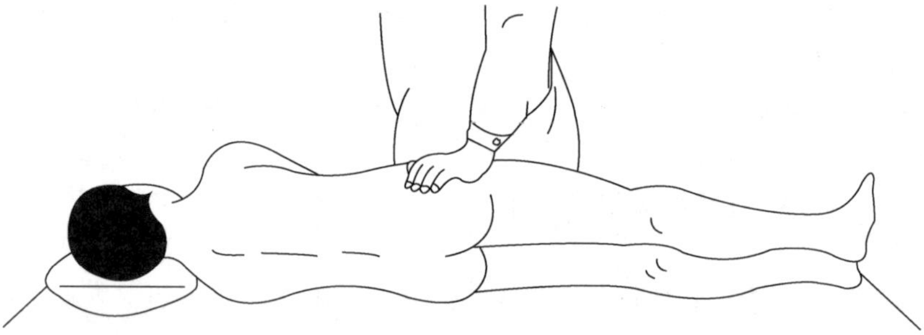

图 7-5 骨盆按压

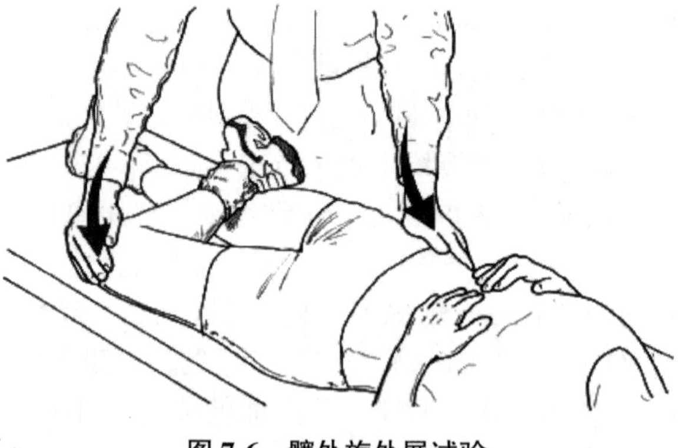

图 7-6 髋外旋外展试验

患者 HLA-B27 阳性率达 90% 左右，但无诊断特异性，因为健康人也可为阳性，HLA-B27 阴性患者只要临床表现和影像学检查符合诊断标准，也不能排除 AS 可能。

（二）影像学检查

1．X 线片　AS 最早的变化发生在骶髂关节。X 线片显示骶髂关节软骨下骨缘模糊、骨侵蚀、关节间隙模糊、骨密度增高及关节融合。通常按X线片表现，将骶髂关节炎的病变程度分为5级：0级，正常；Ⅰ级，可疑；Ⅱ级，有轻度骶髂关节炎；Ⅲ级，有中度骶髂关节炎；Ⅳ级，关节融合强直。脊柱的X线片表现有椎体骨质疏松和方形变，脊柱小关节模糊，椎旁韧带钙化以及骨桥形成（图7-7、图7-8）。晚期广泛而严重的骨化性骨桥表现称为“竹节样”脊柱（图7-9）。耻骨联合、坐骨结节和肌腱附着点（如跟骨）的骨侵蚀，伴邻近骨质的反应性硬化及绒毛状改变，可出现新骨形成。传统X线平片经济简便，是临床常规的重要的检测手段，但并不能达到协助早期诊断的目的。

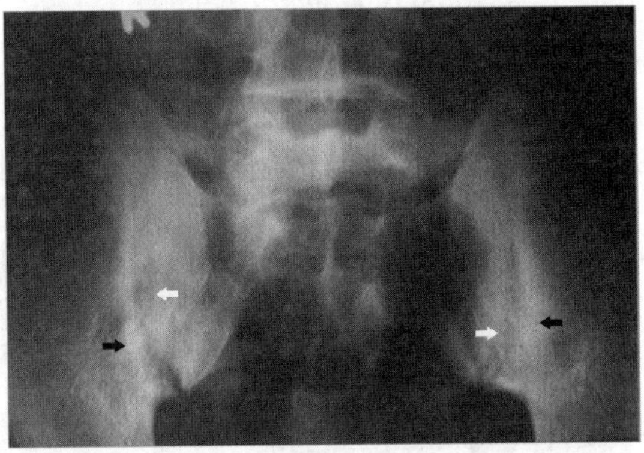

图7-7　中度骶髂关节炎（AS-Ⅲ级）

骶髂关节下2/3关节面明显模糊，髂骨侧关节面明显不规则且见骨侵蚀、硬化和关节间隙变窄

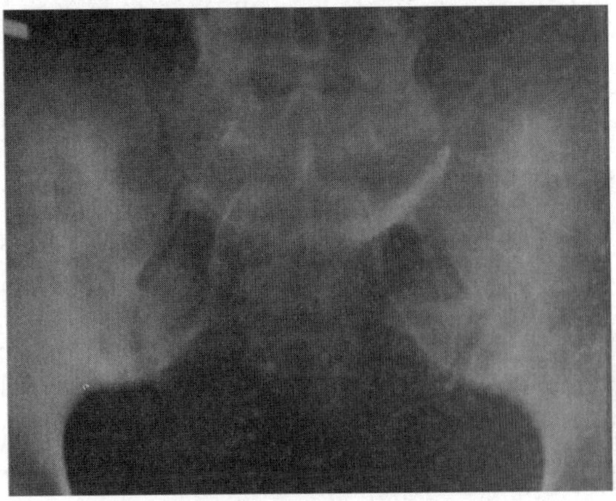

图7-8　骶髂关节融合强直（AS-Ⅳ级）

2．骶髂关节CT检查　通常采用仰卧位半冠状切面行骶髂关节的CT检查，该切面可清晰显示关节软骨面以及韧带附着点。CT下早期的骶髂关节病变主要发生在骶髂关节前下滑膜部分，髂骨侧较为严重。表现为髂骨关节面模糊，局灶性骨质疏松，继而出现微小虫蚀状骨质破坏，皮质白线中断或增宽、模糊，皮质骨密度降低，皮质下松质骨密度增高，骨小梁结构分辨不清，骶髂关节髂骨面局限性骨质硬化，关节面下骨质小囊状改变。病程进一步发展可见关节间隙改变与关节强直（图7-10、图7-11）。而关节间隙狭窄或者假性增宽的出现被认为是诊断骶髂关节炎有意义的病变。脊柱在CT下也可呈类似的病变。CT能够显示常规X线平片难以显示的早期关节下骨质侵蚀、硬化情况，以及观察关节间隙的改变。因此CT更有利于发现骶髂关节的早期病变，有较好的敏感度和特异度，但受到高辐射量的限制。

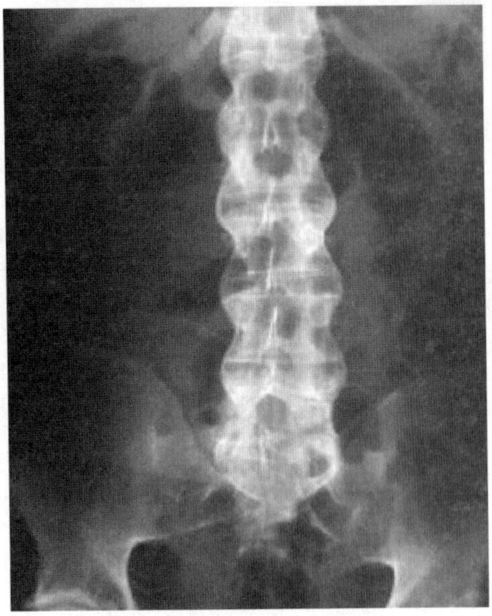

图7-9　“竹节样”脊柱

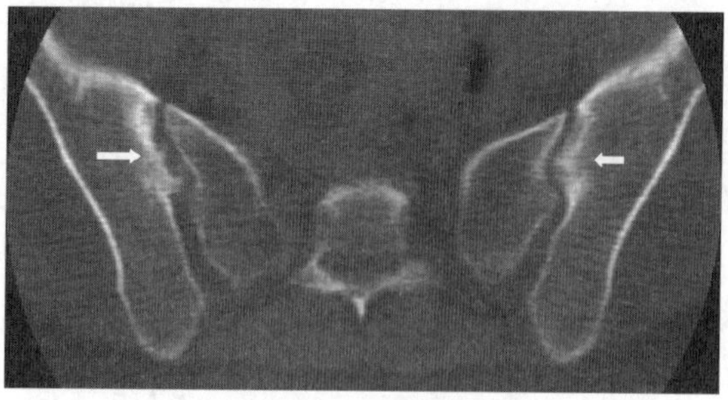

图 7-10 骶髂关节模糊，可见局限性硬化、骨侵蚀、囊性变

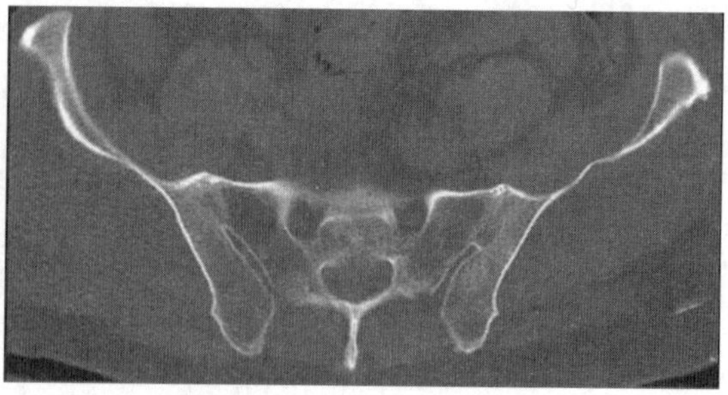

图 7-11 骶髂关节融合强直

3．磁共振成像（MRI）检查 MRI 是目前唯一可以同时检测包括骶髂关节和脊柱在内的活动性炎症性病变以及结构性病变的影像学检查，并且没有辐射暴露。因此在早期诊断中有重要价值。MRI 下骶髂关节炎、骨炎已经被纳为 ASAS（国际脊柱关节病学会）的中轴型 SpA 分类标准中重要的诊断指标。MRI 下活动性炎症性病变包括骨髓水肿、骨炎、滑囊炎、滑膜炎以及附着点炎；骶髂关节和脊柱的结构性病变包括骨侵蚀、骨质硬化、脂肪沉积、骨桥形成和关节强直（图 7-12）。

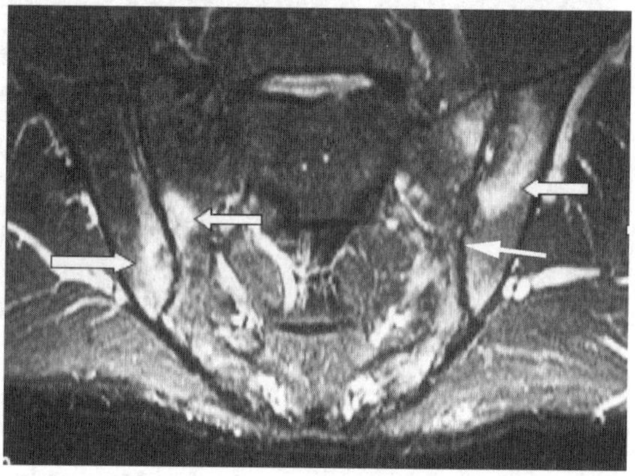

图 7-12 骶髂关节 MRI 脂肪抑制图像（冠状位）

粗箭头，软骨下骨髓炎症；细箭头，关节腔

（三）关节活检

单从诊断出发无需行病变脊柱的活检，但对可疑病例要在 CT 引导下进行骶髂关节或外周关节穿刺活检术可能有助于强直性脊柱炎的诊断。

【诊断】

（一）诊断要点

1．临床诊断线索 对本病诊断的主要线索基于患者的症状、体征、关节外表现和家族史。AS 最常见的和特征性的早期主诉为腰背下部晨僵和疼痛。由于腰背痛是普通人群中极为常见的一种症状，但大多数为机械性非炎性疼痛，而本病则为炎性疼痛。2009 年 ASAS 炎性背痛（inflammatory back pain，IBP）专家推荐诊断炎性背痛标准为以下 5 项中至少满足 4 项：①发病年龄＜ 40 岁；②隐匿起病；③症状活动后好转；④休息时加重；⑤夜间痛（起床后好转）。符合上述 5 项指标中的 4 项，诊断 AS 炎性背痛。其灵敏度为 79.6%，特异度为 72.4%。

2．体格检查 发现骶髂关节和椎旁肌肉压痛。枕壁试验阳性、胸廓扩展范围小于 2.5 cm、Schober 试验阳性、骨盆按压有疼痛、Patrick 试验阳性。

3．影像学检查 X 线变化具有确定诊断意义。对于临床早期或可疑病例，可选择 CT 或 MRI 检查，由于 CT 的辐射较普通 X 线大，应仅作为诊断使用，不应反复检查。

4．实验室检查 ESR 增快，C- 反应蛋白升高。

（二）诊断标准

近年来较多用 1984 年修订的 AS 纽约标准。对一些暂时不符合上述标准者，可参考有关脊柱关节病（SpA）的诊断标准，主要包括欧洲脊柱关节病研究组（ESSG）和2009年ASAS推荐的中轴型SpA的分类标准，后两者分述如下。

1．1984年修订的AS纽约标准　①腰背下部痛持续至少3个月，疼痛随活动改善，但休息不减轻；②腰椎在前后和侧屈方向活动受限；③胸廓扩展范围小于同年龄和性别的正常值；④双侧骶髂关节炎Ⅱ～Ⅳ级，或单侧骶髂关节炎Ⅲ～Ⅳ级。如患者具备④并分别附加①～③条中的任何1条可确诊为AS。

2．ESSG诊断标准　炎性脊柱痛或非对称性以下肢关节为主的滑膜炎，并附加以下任何1项，即：①阳性家族史；②银屑病；③炎症性肠病；④关节炎之前1个月内的尿道炎、宫颈炎或急性腹泻；⑤双侧臀部交替疼痛；⑥末端病；⑦骶髂关节炎。符合者可归入AS患者进行诊断和治疗，并随访观察。

3．2009年ASAS推荐的中轴型SpA的分类标准　起病年龄＜45岁和腰背痛超过或等于3个月的患者，加上符合下述中1种标准：①影像学提示骶髂关节炎加上1个或1个以上下述的其他SpA特征；②HLA-B27阳性加上2个或2个以上下述的其他SpA特征。其中影像学提示骶髂关节炎指的是：①MRI提示骶髂关节活动性（急性）炎症，高度提示与SpA相关的骶髂关节炎；②明确的骶髂关节炎影像学改变（根据1984年修订的纽约标准）。SpA特征包括：①炎性背痛；②关节炎；③附着点炎（跟腱）；④眼葡萄膜炎；⑤指（趾）炎；⑥银屑病；⑦克罗恩病、溃疡性结肠炎；⑧对非甾体抗炎药（NSAIDs）反应良好；⑨SpA家族史；⑩HLA-B27阳性、CRP升高。标准灵敏度为82.9%，特异性度为84.4%。新标准在临床研究中能可靠分类患者，利于有慢性腰背疼痛的中轴型SpA患者的诊断。

【疾病评价】

（一）AS疾病活动度评价

1．AS疾病活动指数（BASDAI）　采用VAS评分法对以下项目进行评分：①颈部、背部或髋关节的整体疼痛程度；②除颈部、背部或髋关节外，其他关节疼痛或肿胀的整体程度；③身体的触痛或压痛部位的整体不适程度；④起床时腰背部的整体僵硬程度；⑤从起床开始计算，腰背部僵硬的持续时间。每项以完全没有为0分，非常严重为10分，让患者根据自身情况按0～10分评价，最后结果为5项得分的平均值。

2．AS疾病活动度评分（ASDAS）　ASDAS是ASAS最近推荐的复合评分系统，分为含CRP与含ESR两种。含CRP的公式为：ASDAS=0.121×腰背痛+0.058×晨僵持续时间+0.110×患者总体不适程度+0.073×外周关节疼痛或肿胀程度+0.579×ln（CRP+1）。含ESR的公式为：ASDAS=0.079×腰背痛+0.069×晨僵持续时间+0.113×患者总体不适程度+0.086×外周关节疼痛或肿胀程度+0.293×$\sqrt{ESR}$。其中腰背痛、患者总体评价、晨僵持续时间、外周关节疼痛或肿胀及疲倦的评分均使用VAS法。含CRP的ASDAS是专家推荐的首选方法，而含ESR的ASDAS是当CRP无法获得时的替代。

（二）强直性脊柱炎功能指数

强直性脊柱炎功能指数（Bath AS Function Index，BASFI）的简写。用来评价AS患者的综合功能状况。采用10 cm目视模拟标尺法进行记录，每个问题得0～10分，共以下10个问题，最高得100分，总得分越高，功能越差。在临床试验中，BASFI可在短期内发生明显的变化，是用来评价药物治疗对患者功能改善程度的敏感指标。10个问题为：①无需借助帮忙而能穿上袜子或紧身衣；②能自己弯腰从地上拾起钢笔；③无需借助帮助而能触及比自己高的地方；④不用手支撑或借助帮助从无扶手的椅子上站起来；⑤躺在地板上，无需他人帮助而能站起来；⑥独立站立 10 分钟无不适感；⑦不扶栏杆也不依靠工具而能爬 12 ～ 15 级楼梯（每步一梯级）；⑧不转动躯干即能望向检查者的肩部；⑨能进行体能活动，如物理训练、散步或其他体育运动；⑩能完成一整天的活动（包括做家务活或上班）。

【鉴别诊断】

1．椎间盘突出　引起腰背痛的常见原因之一。该病限于脊柱，无疲劳感、消瘦、发热等全身表现，多为急性发病，多只限于腰部疼痛。活动后加重，休息缓解；站立时常有侧曲。触诊发现在脊柱骨突有 1 ～ 2 个触痛扳机点。所有实验室检查均正常。它和 AS 的主要区别可通过 CT、MRI 或椎管造影检查得到确诊。腰部 X 线发现椎间隙狭窄、前窄后宽或前后等宽，椎体缘后上或下角屑样增生或有游离小骨块；CT 可证实。

2．弥漫性特发性骨肥厚（diffuse idiopathic skeletal hyperostosis，DISH）综合征　发病多在 50 岁以上男性，也有脊椎痛、僵硬感以及逐渐加重的脊柱运动受限。其临床表现和 X 线所见常与 AS 相似。但是，该病 X 线可见韧带钙化，常累及颈椎和低位胸椎，经常可见至少相连的 4 节椎体前外侧的钙化与骨化，而骶髂关节和脊椎骨突关节无侵蚀，晨起僵硬感不加重，ESR 正常及 HLA-B27 阴性。

3．髂骨致密性骨炎　多见于中、青年女性，尤其是有多次怀孕、分娩史或长期从事站立工作的女性。主要表现为慢性腰骶部疼痛，劳累后加重，有自限性。临床检查除腰部肌肉紧张外无其他异常。诊断主要依靠正位 X 线片，典型表现为在髂骨的骶髂关节的中下 2/3 部位有明显的骨硬化区，呈三角形、尖端向上，密度均匀，不侵犯骶髂关节面，无关节狭窄或糜烂，界限清楚，骶骨侧骨质及关节间隙正常。

4．其他　AS 是 SpA 的原型，在诊断时必须与骶髂关节炎相关的其他 SpA 如银屑病关节炎、肠病性关节炎或赖特综合征等相鉴别。此外，脊椎骨关节炎、RA 和结核累及骶髂关节或脊柱时，需进一步根据相关的其他临床特征加以鉴别。

【治疗目标、方案及原则】

（一）AS 患者治疗目标

AS 患者的治疗目标包括：①缓解症状和体征，消除或尽可能最大程度地减轻症状，如背痛、晨僵和疲劳；②恢复功能，最大程度地恢复患者身体功能，如脊柱活动度、社会活动能力和工作能力；③防止关节损伤，要防止累及髋、肩、中轴关节和外周关节的患者的新骨形成、骨质破坏、骨性强直和脊畸形；④提高患者生活质量，包括生活的社会经济学因素，如是否可以工作等；⑤防止脊柱疾病的并发症，防止脊柱骨折、屈曲挛缩（特别是颈椎）。

（二）治疗方案及原则

AS 尚无根治方法。但是患者如能及时诊断及合理治疗，可以控制症状并改善预后。应通过非药物、药物和手术等综合治疗，缓解疼痛和僵硬、控制或减轻炎症；患者要保持良好的姿势，防止脊柱或关节变形；必要时矫正畸形关节，以达到改善和提高患者生活质量的目的。

（三）非药物治疗

对患者及其家属进行疾病知识的教育是整个治疗计划中不可缺少的一部分，有助于患者主动参与治疗并与医生合作。长期计划还应包括患者的社会心理支持和满足康复的需求。劝导患者要合理和坚持进行体育锻炼，以取得和维持脊柱关节的最好位置，增强椎旁肌肉功能和增加肺活量。游泳是很好的有效辅助治疗方法之一。站立时应尽量保持挺胸、收腹和双眼平视前方的姿势。坐位也应保持胸部直立。应睡硬板床，多取仰卧位，避免促进屈曲畸形。枕头要低，一旦出现上胸或颈椎受累应停用枕头。对疼痛或关节或软组织炎症给予必要的物理治疗。建议吸烟者戒烟，患者吸烟是功能预后不良危险因素之一。定期测量身高，保持身高记录是防止不易发现的早期脊柱弯曲的一个好措施。减少或避免引起持续性疼痛的体力活动。

（四）药物治疗

1．NSAIDs　是传统的治疗 AS 的主要对症药物之一，这类药通过抑制环氧合酶的活性阻止前列腺素的合成，进而产生抗炎的效应，迅速改善患者腰背部疼痛和晨僵，减轻关节肿胀和疼痛及增加活动范围，对早期或晚期 AS 患者的症状治疗都是首选的。其种类繁多。对 AS 的疗效大致相当。NSAIDs 不良反应中较多见的是胃肠不适，少数可引起溃疡；其他较少见的有引起心血管疾病，如高血压等，可伴头痛、头晕、肝肾损伤、血细胞减少、水肿及过敏反应等。医生应针对每例患者的具体情况选用一种 NSAIDs 药物。同时使用超过 2 种或 2 种的 NSAIDs 不仅不会增加疗效，反而会增加药物不良反应，甚至带来严重后果。为了达到改善症状的目的，同时希望延缓或控制病情进展时，不管使用何种 NSAIDs，通常建议较长时间持续在相应的药物治疗剂量下使用。要评估某个特定 NSAIDs 是否有效，应持续规律使用同样剂量至少 2 周。如一种药物治疗 2 ～ 4 周疗效不明显，应改用其他不同类别的 NSAIDs。在用药过程中应监测药物不良反应并及时调整。

2．生物制剂　抗肿瘤坏死因子（TNF）-α 拮抗药包括依那西普、英利昔单抗和阿达木单抗。其治疗 AS 已经过多项随机双盲安慰剂对照试验评估，总有效率达 50% ～ 75%。依那西普的推荐剂量是 25 毫克 / 次、皮下注射、每周 2 次或 50 毫克 / 次、每周 1 次。英利昔单抗的推荐剂量为每次按体重 5 mg/kg，第 0、2、6 周各 1 次，之后每 6 周 1 次。阿达木单抗的推荐剂量为 40 毫克 / 次，皮下注射，每 2 周 1 次。TNF-α 拮抗药治疗 6 ～ 12 周有效者建议可继续使用。1 种 TNF-α 拮抗药疗效不满意或不能耐受的患者可能对另一种制剂有较好的疗效。但其长期疗效及对 AS 患者中轴关节病变的 X 线片表现的影响，尚待继续研究。研究提示最初的反应好的患者似乎可持续至少 2 年疗效。使用 TNF-α 拮抗药也可以减少葡萄膜炎的复发频率。虽然建议 TNF-α 拮抗药应用于按照分类标准“诊断明确”的 AS 患者，有研究提示对于临床缺乏放射学典型改变，符合 AS 分类标准中“可能诊断”或 SpA 标准的患者，出现下列情况下也可选用：①已应用 NSAIDs 治疗，但仍有中重度的活动性脊柱病变；②尽管使用 NSAIDs 和一种其他病情控制药，仍有中重度的活动性外周关节炎。TNF-α 拮抗药最主要的不良反应为输液反应或注射部位反应，从恶心、头痛、瘙痒、眩晕到低血压、呼吸困难、胸痛均可见。其他的不良反应有感染风险增加，包括常见的呼吸道感染和机会性感染（如结核），但与安慰剂对比差异无统计学意义。治疗前筛查结核分枝杆菌可明显减少 TNF-α 拮抗药治疗相关的结核病发病率，现已常规使用。脱髓鞘病、狼疮样综合征，以及充血性心力衰竭的加重也有报道，但发生率很低。用药期间要定期复查血常规、尿常规、肝功能、肾功能等。

3．柳氮磺吡啶　可改善 AS 的关节疼痛、肿胀和发僵，并可降低血清 IgA 水平及其他实验室活动性指标，特别适用于改善 AS 患者的外周关节炎症。至今，本品对 AS 的中轴关节病变的治疗作用及改善疾病预后的作用均缺乏证据。通常推荐用量为 2.0 g/d，分 2 ～ 3 次口服；剂量增至 3.0 g/d 时，疗效虽可增加，但不良反应也明显增多。本品起效较慢，通常在用药后 4 ～ 6 周起效。为了增加患者的耐受性，一般以 0.25 g、每日 3 次开始，以后每周递增 0.25 g，直至 1.0 g、每日 2 次。也可根据病情或患者对治疗的反应调整剂量和疗程，维持 1 ～ 3 年。为了弥补柳氮磺吡啶起效较慢及抗炎作用欠缺的缺点，通常选用 1 种起效快的

NSAIDs 与其并用。本品的不良反应包括消化系统症状、皮疹、血细胞减少、头痛、头晕，以及男性精子减少及形态异常（停药可恢复）。磺胺过敏者禁用。

4．糖皮质激素　一般不主张口服或静脉应用皮质激素治疗 AS。因其不良反应大，且不能阻止 AS 的病程。顽固性末端病和慢性滑膜炎可能对局部皮质激素治疗反应好。前葡萄膜炎可以通过扩瞳和激素点眼得到较好控制。难治性虹膜炎可能需要全身用激素或免疫抑制剂治疗。对全身用药效果不佳的顽固性的外周关节炎伴关节腔积液可行关节腔内注射糖皮质激素治疗，重复注射应间隔 3 ～ 4 周，一般不超过 2 ～ 3 次 / 年。同样，对顽固性的骶髂关节痛患者，可选择 CT 引导下的骶髂关节内注射糖皮质激素。表现为足跟痛样症状的末端病也可局部注射糖皮质激素来进行治疗。

5．其他药物　部分难治性男性 AS 患者应用沙利度胺后，临床症状、ESR 及 CRP 指标均明显改善。初始剂量为 50 mg/d，晚上服用，每 10 ～ 14 日递增 50 mg，至 150 ～ 200 mg/d 维持；国外用 300 mg/d 维持。用量不足则疗效不佳，停药后症状易迅速复发。本品的不良反应有嗜睡、口渴、血细胞下降、肝酶增高、镜下血尿及指端麻木刺痛感等。因此在用药初期应定期查血常规、尿常规和肝功能、肾功能。对长期用药者应定期做神经系统检查，以便及时发现可能出现的周围神经炎。若上述治疗缺乏疗效，外周关节受累的 AS 患者可使用甲氨蝶呤和纯植物制剂的抗风湿药等，但它们对中轴关节病变的疗效不确定，还需进一步研究。甲氨蝶呤（MTX）口服、肌内注射、关节腔内或静脉注射均有效，每周给药 1 次，常用剂量为 7.5 ～ 20 mg/w。常见的不良反应有恶心、口腔炎、腹泻、脱发、皮疹及肝损害，少数出现骨髓抑制，偶见肺间质病变。是否引起流产、畸胎和影响生育能力尚无定论。服药期间应适当补充叶酸，定期查血常规和肝功能。纯植物制剂的抗风湿药包括雷公藤多苷、白芍总苷、青藤碱等。

6．外科治疗　髋关节受累引起的关节间隙狭窄、强直和畸形是本病致残的主要原因。人工全髋关节置换术是最佳选择，置换术后绝大多数患者的关节疼痛得到控制，部分患者的功能恢复正常或接近正常。置入关节的寿命 90% 可达 10 年以上。

【疗效评价】

1．疗效评价核心指标　AS 的疗效评价主要用于物理治疗、DMARD 治疗、控制病情的抗风湿治疗的疗效评价和日常的临床记录。ASAS 推荐的 AS 疗效评价核心指标及其相应评价方法如下：①生理功能，采用 BASFI 或 Dougados 功能指数评价；②疼痛，采用视觉模拟评分法（VAS）评价最近 1 周 AS 所致的夜间脊柱疼痛和 AS 所致的疼痛（不论昼夜）；③脊柱活动度，应用胸廓扩展范围和改良 Schober 试验、枕壁试验评价；④患者总体评价，使用 VAS 评价最近 1 周疼痛程度；⑤僵硬，记录过去一周脊柱晨僵时间；⑥外周关节和（或）附着点病，记录 44 个外周关节中肿胀关节的数量，以及经验证的附着点病指数；⑦急性期反应，以 ESR 为代表；⑧脊柱 X 线片，包括正位和侧位的腰椎、侧位的颈椎和骨盆；⑨包括骶髂关节和髋关节的骨盆 X 线片；⑩疲劳，评价参照 BASDAI 关于疲劳的部分。对控制病情的抗风湿治疗的评价应观察所有 10 项；对 DMARD 或物理治疗的评价，应观察前 5 项；作为临床记录，则应观察前 7 项。

2．AS 病情改善和部分缓解评价标准　ASAS 20 改善指 BASFI、晨僵、患者总体评价、疼痛中 3 项至少有 20% 及 10 单位的改善，另一项无 20% 和 10 单位以上的恶化。ASAS 40 改善指 BASFI、晨僵、患者整体评估、疼痛 4 项中 3 项至少有 40% 及 20 单位的改善，另一项无任何加重。ASAS 5/6 改善指 BASFI、晨僵、患者整体评估、疼痛、急性期反应、脊柱活动度中有 5 项至少改善 20%。ASAS 分缓解指 ASAS 20 改善标准的 4 项均有 20 单位以下的改善。

【病程和预后】

应强调指出的是，本病在临床上表现的轻重程度差异较大，有的患者病情反复，有的患者长期处于相对稳定状态。仅局部受累的轻症 AS 患者可以保持几乎全部的身体功能和就业能力。然而，部分患者会发展成严重的骨骼活动受限或危及生命的肌肉骨骼外并发症。疾病活动度通常存在个体差异。症状通常持续几十年。少数可出现疾病活动的“平息（burnout）”期，并随后达到长期缓解。一项由美国、加拿大和欧洲 10 个国家 AS 患者参与的问卷调查评价了 AS 活动度与妊娠的关系，没有发现疾病活动对生育、妊娠结局或新生儿有不利影响。AS 患者罹患淋巴瘤的风险似乎没有显著增加。研究证明有多个指标对判断 AS 的预后有参考价值，包括髋关节炎、腊肠样指或趾、NSAIDs 疗效差、ESR 升高（> 30 mm/h）、腰椎活动度受限、寡关节炎和发病年龄< 16 岁。其他一些因素也可能与 AS 患者预后不良相关，如吸烟、进行性加重的影像学改变、活动性病变（由疾病活动指数评定）、功能障碍（自我报告评估）、受教育程度较低、存在其他与 SpA 相关的疾病（例如银屑病、炎症性肠病）、男性、有葡萄膜炎病史和各种涉及动柔度（能够快速、反复弯曲、扭转和伸展）或身体震动的职业活动（如驾驶卡车或操作重型设备）。另外诊断延迟、治疗不及时和不合理，以及不坚持长期功能锻炼者预后差。应强调应在专科医生指导下长期随诊。

（陈　洁　何成松）

参考文献

[1] 中华医学会风湿病学分会．强直性脊柱炎诊断及治疗指南．中华风湿病学杂志，2010，14（8）：557-559．

[2] 蒋明，余得恩，林孝义，等．中华风湿病学．北京：华夏出版社，2004：1010-1025．

[3] 吕青，林智明，许漫龙．强直性脊柱炎和脊柱关节病的诊断参数、诊断和评价方法摘录．新医学，2011，42（3）：193-195，202．

[4] Firestein GS，Budd RC，Kelley WN，et al．Kelley's Textbook of Rheumatology．Washington：Saunders/Elsevier，2008，7：1039-1054．

[5] Sieper J，Rudwaleit M，Baraliakos X，et al．The Assessment of Spondyloarthritis international Society（ASAS）handbook：a guide to assess spondyloarthritis．Annals of the rheumatic diseases，2009，68（Suppl 2）：1-44．

[6] Rudwaleit M，Jurik AG，Hermann KGA，et al．Defining active sacroiliitis on magnetic resonance imaging（MRI）for classification of axial spondyloarthritis：a consensual approach by the ASAS/OMERACT MRI group．Annals of the rheumatic diseases，2009，68（10）：1520-1527．

[7] Dougados M，Baeten D．Spondyloarthritis．Lancet，2011，377（9783）：2127-2137．

[8] Ambarus C，Yeremenko N，Tak PP，et al．Pathogenesis of spondyloarthritis：autoimmune or autoinflammatory?Current Opinion in Rheumatology，2012，24（4）：351-358．

多发性肌炎和皮肌炎的诊断与治疗

特发性炎性肌病（idiopathic inflammatory myopathies，IIM）是一组以四肢近端肌肉受累为突出表现的异质性疾病。其中以多发性肌炎（polymyositis，PM）和皮肌炎（dermatomyositis，DM）最为常见，两者都是横纹肌非化脓性炎症过程。临床上以对称性肢带肌、颈肌及咽肌无力为特征，常累及多种脏器，亦可伴发肿瘤和其他结缔组织病。我国 PM 和 DM 的发病率尚不十分清楚，国外报告的发病率为 0.6/10 000 ～ 1/10 000，女性多于男性，DM 比 PM 更多见。

【病因】

本病的确切病因尚不清楚，一般认为与遗传和病毒感染有关。

（一）遗传因素

多发性肌炎和皮肌炎的发病有明显种族差异。在美国成年人中，日裔美国人发病率最低，非裔美国人发病率最高，黑人与白人的发病比例为 3 ～ 4 ： 1。儿童皮肌炎的发病率亚洲、非洲较欧洲、美洲高。本病在同卵孪生子和一级亲属中出现也提示它有遗传倾向性。

对 HLA Ⅱ类抗原的研究显示，携带 HLA-DR3 的个体易患多发性肌炎和幼年型皮肌炎。在白种人中 HLA-DQAI*0501，在黑人中 HLA-DQAI*0501 和 HLA-DQAI*0401 与多发性肌炎相关。在包涵体肌炎患者中，HLA-DR1 的检出率比对照组高 3 倍。HLA 与炎性肌病的自身抗体关联更为紧密。有抗 Jo-1 抗体的患者的 HLA-DRw52 检出率明显增高，几乎所有抗 PM-Scl 抗体阳性的患者都携带 HLA-DR3 或 HLA-DRw52 抗原。

（二）感染因素

不同亚型的炎性肌病发病季节不同（上半年抗合成酶综合征，下半年有抗信号识别颗粒抗体阳性的亚型发病多），间接提示病毒感染可能在发病中起作用。某些微小 RNA 病毒可作为氨酰基 -tRNA 合成酶的底物，并且可和相应氨基酸结合。进一步研究发现，在大肠杆菌组氨酰基 -tRNA 合成酶活性部位附近、肌肉蛋白和脑心肌炎病毒（encephalomy-ocarditis virus）的衣壳之间，存在着类似的氨基酸序列。尽管人和大肠杆菌的组氨酰基 -tRNA 合成酶之间没有相似之处，但起初针对病毒或病毒 - 酶复合物的抗体可与人的类似部位起反应，通过模拟其分子产生自身抗体。还有一些证据支持病毒引起特发性炎性肌病这一假说，某些病毒，如柯萨奇病毒 A9，可从肌肉培养中获得，能够引起肌炎；在某些幼年型皮肌炎患者的血清中，抗柯萨奇病毒抗体滴度增高；在包涵体肌炎患者的肌肉中可检出腮腺炎病毒抗原；在多发性肌炎、皮肌炎患者的肌肉中可检出肠病毒基因组。动物模型为特发性肌炎的病毒致病学说提供了有力的证据，给新生 Swiss 小鼠注射柯萨奇病毒 B_1 或给成年 BALB/c 小鼠注射脑心肌炎病毒 221A，小鼠会产生一种慢性肌炎。在组织中已经测不出病毒后，这种肌炎仍存在很长时间。

【发病机制】

用免疫技术对肌活检标本进行检查，结果显示细胞免疫和体液免疫在肌肉的破坏中起着重要作用。皮肌炎与多发性肌炎和包涵体肌炎的免疫病理不同，提示两者可能是不同病因引起的不同疾病。

多发性肌炎和包涵体肌炎可能由细胞介导的抗原特异性细胞毒所致。免疫病理检查可见到 CD8+ 的单个核细胞包围和侵入肌纤维，其中大部分为细胞毒性 T 细胞，它与抑制性 T

细胞的比例为 3 ∶ 1。肌肉中 1/3 的淋巴细胞携带有活化标志的 HLA-DR，侵入肌纤维的淋巴细胞携带 HLA-DR 的比例更高，达 1/2。B 淋巴细胞和自然杀伤细胞在多发性肌炎和包涵体肌炎的发病中似乎并不重要。

在多发性肌炎和包涵体肌炎中，肌纤维表达细胞间黏附分子 -1（intercellular adhesion-molecule-1，ICAM-1），而 CD8+ T 淋巴细胞表达相应的淋巴细胞功能性抗原 -1（lymphocyte function antigen-1，LFA-1）。此外，肌纤维 HLA Ⅰ类抗原的表达也上调。这就为细胞毒性 T 细胞攻击肌细胞提供了必要的条件。

肌肉中的淋巴细胞表达 CD45RO，说明它们已经过抗原预处理（antigen-primed）。浸润和侵入肌肉的淋巴细胞有 aβT 细胞受体利用的限制，提示这些细胞亚群被某种未知抗原驱动而扩增。大约 10% 的浸润淋巴细胞携带 Ki-67 核抗原，提示一部分淋巴细胞是在原位增殖的。

在电子显微镜下可见到 CD8+ T 淋巴细胞黏附在肌纤维上，伸出突触穿过外表正常的肌内膜（endomysium），提示这些细胞黏附在肌膜（sarcolemma）的特殊抗原上。

引起肌细胞死亡的原因不明，可能是细胞凋亡或渗透性溶解（osmotic lysis）。发现 CD8+ T 淋巴细胞内有穿孔素和颗粒酶，而且这些颗粒偏向与肌细胞接触的一边。此外，T 细胞上有 Fas 配体，肌纤维上表达 Fas 抗原，具备细胞凋亡的必备条件。但细胞膜上未发现穿孔素引起的孔样结构，也没有找到细胞凋亡的证据。

与上述相反，体液免疫似乎在皮肌炎的发病中起更大的作用。细胞浸润主要在血管周围，浸润细胞为 B 细胞和 CD4+ T 细胞，CD8+ T 细胞、活化的 T 细胞和穿孔素颗粒少见。肌细胞表面表达 HLA Ⅱ类抗原。

这些发现提示在皮肌炎中，抗原所驱动 CD4+ T 细胞辅助 B 细胞产生抗体，抗体在补体的参与下损伤微血管。在皮肌炎中，可能首先出现毛细血管损伤，继而导致肌束膜萎缩。血管的 ICAM-1 和血管细胞黏附分子 -1 表达上调，炎性细胞浸润，有免疫球蛋白和膜攻击复合体（C5 ~ C9）的沉着。

在炎性肌病中，肌无力是肌坏死、肌纤维化的结果；但在一些患者中，组织检查未发现炎性细胞浸润或肌肉坏死，却也存在肌无力，提示肌肉收缩或细胞膜缺陷可能是肌无力的原因之一。肌肉收缩和细胞膜完整性的维持都是依赖能量的过程，能量代谢紊乱可能会引起肌无力。使用核磁波谱分析法（magnetic resonance spectroscopy）的研究显示，与正常对照相比，炎性肌病患者的 ATP 耗竭得快、恢复得慢，有效治疗后这些参数可以改善。这些研究结果为上述假说提供了有利的证据。

【临床表现】

PM 主要见于成人，儿童罕见。DM 可见于成人和儿童。PM、DM 常呈亚急性起病，在数周至数月内出现对称性的四肢近端肌无力，仅少数患者（特别是 DM）可急性起病。PM、DM 常伴有全身性的表现，如乏力、厌食、体重下降和发热等。

（一）骨骼肌受累的表现

对称性的四肢近端肌无力是 PM 或 DM 的特征性表现，肌无力程度可分为 5 级：0 级，完全瘫痪；1 级，肌肉能轻微收缩不能产生动作；2 级，肢体能做平面移动，但不能抬起；3 级，肢体能抬离床面（抗地心引力）；4 级，能抗阻力；5 级，正常肌力。约 50% 的患者可同时伴有肌痛或肌肉压痛。上肢近端肌肉受累时，可出现抬臂困难，不能梳头和穿衣。下肢近端肌肉受累时，常表现为上台阶困难、蹲下或从座椅上站起困难。PM 或 DM 患者远端肌无力不常见，但在整个病程中患者可有不同程度的远端肌无力表现。随着病程的延长，可出现肌萎缩。约一半的患者有颈屈肌无力，表现为平卧时抬头困难，头常后仰。眼轮匝肌和面肌受累罕见，这有助于与重症肌无力鉴别。

（二）皮肤受累的表现

DM除了肌肉受累外，还有特征性的皮肤受累表现。皮肤病变可出现在肌肉受累之前，也可与肌炎同时或在肌炎之后出现。DM常见的皮肤病变包括：①眶周皮疹（heliotrope rash），这是DM特征性的皮肤损害，发生率为60%～80%。表现为上眼睑或眶周的水肿性紫红色皮疹，可为一侧或双侧，光照加重。这种皮疹还可出现在两颊部、鼻梁、颈部、前胸V形区和肩背部（称为披肩征）。② Gottron征，出现在关节的伸面，特别是掌指关节、指间关节或肘关节伸面的红色或紫红色斑丘疹，边缘不整齐或融合成片，常伴有皮肤萎缩、毛细血管扩张和色素沉着或减退，偶有皮肤破溃，发生率约为80%。此类皮损亦可出现在膝关节伸面及内踝等处，表面常覆有鳞屑或有局部水肿，这是DM另一特征性的皮肤损害。③甲周病变，甲根皱襞处可见毛细血管扩张性红斑或瘀点，甲襞及甲床有不规则增厚，局部出现色素沉着或色素脱失。④“技工手”，在手指的掌面和侧面皮肤过度角化、有裂纹、粗糙，类似于长期从事手工作业的技术工人手，故名“技工手”。还可出现足跟部的皮肤表皮增厚，粗糙和过度角化，此类患者常常血清抗Mi-2抗体阳性。⑤其他皮肤、黏膜改变，皮肤血管炎和脂膜炎也是DM较常见的皮肤损害；另外还可有手指的雷诺现象、手指溃疡及口腔黏膜红斑。部分患者还可出现肌肉硬结、皮下小结或皮下钙化等改变。

（三）皮肤和骨骼肌外受累的表现

1．肺部受累　间质性肺炎、肺纤维化、胸膜炎是PM或DM最常见的肺部表现，可在病程中的任何时候出现。表现为胸闷、气短、咳嗽、咳痰、呼吸困难和发绀等。少数患者有少量胸腔积液，大量胸腔积液少见，喉部肌肉无力可造成发音困难和声嘶等。膈肌受累时可表现为呼吸表浅、呼吸困难或引起急性呼吸功能不全。肺部受累是影响PM或DM预后的重要因素之一。

2．消化道受累　PM或DM累及咽、食管上端横纹肌较常见，表现为吞咽困难，饮水发生呛咳、液体从鼻孔流出。食管下段和小肠蠕动减弱与扩张可引起反酸、食管炎、吞咽困难、上腹胀痛和吸收障碍等，这些症状同硬皮病的消化道受累相似。

3．心脏受累　PM或DM累及心脏的概率为6%～75%，但有明显临床症状者较少见，最常见的表现是心律不齐和传导阻滞。较少见的严重表现是充血性心力衰竭和心包压塞，这也是患者死亡的重要原因之一。

4．肾受累　少数PM或DM患者可有肾受累的表现，如蛋白尿、血尿、管型尿。罕见的暴发型PM可表现为横纹肌溶解、肌红蛋白尿及肾衰竭。

5．关节表现　部分PM或DM患者可出现关节痛或关节炎表现，通常见于疾病的早期，可表现为RA样关节症状，但一般较轻，重叠综合征者关节症状较多见。幼年型DM患者关节症状相对较多见。

【辅助检查】

（一）一般检查

患者可有轻度贫血、白细胞增多，约50%的PM患者ESR和C-反应蛋白可以正常，只有20%的PM患者活动期ESR＞50 mm/h。因此，ESR和C-反应蛋白的水平与PM、DM的活动度并不平行。血清免疫球蛋白、免疫复合物以及α_2-球蛋白和γ-球蛋白可增高，补体 C3、C4 可减少。急性 PM 患者血中肌红蛋白含量增加，血清肌红蛋白含量的高低可估测疾病的急性活动程度。活动加重时增高，缓解时下降。当有急性广泛的肌肉损害时，患者可出现肌红蛋白尿，还可出现血尿、蛋白尿、管型尿，提示有肾损害。

（二）肌酶谱检查

PM 或 DM 患者急性期血清肌酶明显增高，如肌酸激酶（CK）、醛缩酶、谷草转氨酶（aspartate transferase，AST）、谷丙转氨酶（ALT）及乳酸脱氢酶（LDH）等，其中临床最常用的是 CK，它的改变对肌炎最为敏感，升高的程度与肌肉损伤的程度平行。PM、DM 血清 CK 值可高达正常上限的 50 倍，但很少超过正常上限的 100 倍。肌酶改变先于肌力和肌电图的改变，肌力常滞后于肌酶改变 3 ~ 10 周；相反，在疾病好转时，CK 降至正常或接近正常几周后才出现肌力改善。少数患者可先有 AST、ALT 升高，以后才出现 CK 升高。少数患者在肌力完全恢复正常时 CK 仍然升高，这可能与病变引起的肌细胞膜渗漏有关。相反，少数患者疾病活动期 CK 水平可以正常，这种情况 DM 比 PM 更常见。CK 正常的 PM 或 DM 患者应做仔细的鉴别诊断，一般而言炎性肌病活动期，特别是 PM 患者，其 CK 水平总是升高的，否则诊断的准确性值得怀疑。

（三）自身抗体

PM、DM 的抗体可分为肌炎特异性自身抗体（myositis-specific autoantibodies，MSAs）和肌炎相关性抗体 2 大类。

1．MSAs　MSAs 主要包括抗氨酰 tRNA 合成酶（aminoacyl-tRNA synthetase，ARS）抗体、抗信号识别颗粒（signal recognition particle，SRP）抗体和抗 Mi-2 抗体 3 大类。目前发现的抗 ARS 抗体有针对组氨酸（抗 Jo-1 抗体）、苏氨酸、丙氨酸、氨基乙酰等氨酰 tRNA 合成酶的抗体 10 余种，其中抗 Jo-1 抗体最常见也最具临床意义。抗 Jo-1 抗体在 PM、DM 中阳性率为 10% ~ 30%。抗 ARS 抗体阳性的患者常有发热、肺间质病变、关节炎、雷诺现象和“技工手”等临床表现，被称为“抗合成酶综合征（antisynthetase syndrome，ASS）”患者。但部分 ASS 患者并不会出现上述所有症状，也有的 ASS 患者可以无肌炎的表现。

抗 SRP 抗体主要见于 PM，阳性率为 4% ~ 5%。以往认为抗 SRP 抗体阳性者常在秋冬季发病，表现为急性发作的严重肌炎，且常伴有心脏受累，无肺间质病变和关节炎，对激素及免疫抑制剂治疗反应差，预后较差。但最近不少研究证明抗 SRP 抗体阳性的患者发病并无明显季节性，心脏受累也不明显，可有肺间质病变，临床表现呈异质性。他们的预后及生存率与抗 SRP 抗体阴性患者相比也无明显差别（甚至好于阴性患者）。因此抗 SRP 阳性患者确切的临床特点及预后尚需要更大样本的观察分析。但抗 SRP 抗体阳性患者的病理特点常较一致，表现为明显的肌纤维坏死，但常无炎性细胞的浸润。肌细胞表达 MHC-Ⅰ分子也不明显，这种表现非常类似免疫介导的坏死性肌炎。抗 SRP 还可偶见于非 IIM 的萎缩性肌疾病患者。

抗 Mi-2 抗体在 PM、DM 患者中的阳性率为 4% ~ 20%。多见于 DM，而 PM 中较少见，故有人认为这是 DM 的特异性抗体，与 DM 患者的皮疹有关。

2．肌炎相关性抗体　PM、DM 还存在一些非特异性的肌炎相关性抗体。60% ~ 80% 的患者可出现抗核抗体（ANA）。约 20% 的患者类风湿因子（RF）呈阳性，但滴度较低。另外部分患者血清中还可检测出针对肌红蛋白、肌球蛋白、肌钙蛋白或原肌球蛋白等抗原的非特异性抗体。抗 Scl-70 抗体常出现在伴发系统性硬化病的 DM 患者中；抗 SSA 抗体和抗 SSB 抗体见于伴发干燥综合征或系统性红斑狼疮（SLE）的患者中；抗 PM-Scl 抗体见于

10% 的肌炎患者，其中一半合并有硬皮病；另外，约 1/3 的患者可出现抗 Ku 抗体。

（四）肌电图

肌电图检查对 PM 和 DM 而言是一项敏感但非特异性的指标。90% 的活动性患者可出现肌电图异常，约 50% 的患者可表现为典型三联征改变：①时限短的小型多相运动电位；②纤颤电位，正弦波，多见于急性进展期或活动期，经过激素治疗后这种自发电位常消失；③插入性激惹和异常的高频放电，这可能为肌膜的弥漫性损害所致。另有 10% ～ 15% 的患者肌电图检查可无明显异常，少数患者即使有广泛的肌无力，而肌电图检查也只提示有椎旁肌肉的异常。另外，晚期患者可出现神经源性损害的表现，呈神经源性和肌源性损害混合相表现。

（五）肌肉病理学特征

1．PM 的病理学特征　肌活检的病理学检查是 PM、DM 诊断和鉴别诊断的重要依据。PM 肌活检标本的普通苏木素 - 伊红（HE）染色常表现为肌纤维大小不一、变性、坏死和再生，以及炎性细胞的浸润。这种表现并不具有特异性，可见于各种原因引起的肌肉病变。不能用之将 PM 与其他肌病相鉴别，免疫组织化学检测可见肌细胞表达 MHC- Ⅰ分子，浸润的炎性细胞主要为 CD8+ T 细胞，呈多灶状分布在肌纤维周围及肌纤维内，这是 PM 较特征性的表现，也是诊断 PM 最重要的病理标准。它可以用来区分药物性、代谢性等非特发性炎性肌病。这些非特发性炎性肌病主要表现为巨噬细胞而非 CD8+ T 细胞的浸润，且肌细胞不表达 MHC- Ⅰ分子。

2．DM 的病理学特征　DM 的肌肉病理学特征是炎症分布于血管周围或在肌束间隔及其周围，而不在肌束内。浸润的炎性细胞以 B 细胞和 CD4+ T 细胞为主，与 PM 有明显的不同，但肌纤维表达的 MHC- Ⅰ分子也明显上调。肌内毛细血管密度降低，但剩余的毛细血管管腔明显扩张。肌纤维损伤和坏死通常涉及部分肌束或束周，导致束周肌肉萎缩。束周肌肉萎缩是 DM 的特征性表现，有学者认为如果肌活检见束周肌肉萎缩的表现，即使未见明显的炎症表现也可诊断 DM。

【诊断】

（一）诊断标准

目前临床上大多数医生对 PM 或 DM 的诊断仍然采用 1975 年 Bohan 和 Peter 建议的诊断标准（简称 B/P 标准），具体内容见表 7-9。

表7-9　Bohan和Peter建议的PM、DM诊断标准

1．对称性近端肌无力表现：肩胛带肌群和颈前伸肌对称性肌无力，持续数周至数月，伴或不伴食管或呼吸道肌肉受累。
2．肌肉活检异常：肌纤维变性、坏死，细胞吞噬、再生、嗜碱变性，核膜变大，核仁明显，筋膜周围结构萎缩，纤维大小不一，伴炎性渗出。
3．血清肌酶升高：血清肌酶升高，如 CK、醛缩酶、ALT、AST 和 LDH。
4．肌电图示肌源性损害：肌电图有三联征改变，即时限短、小型的多相运动电位；纤颤电位，正弦波；插入性激惹和异常的高频放电。
5．典型的皮肤损害：①眶周皮疹，眼睑呈淡紫色，眶周水肿；② Gottron 征，掌指及近端指间关节背面的红斑性、伴有鳞屑皮疹；③膝、肘、踝关节、面部、颈部和上半身出现的红斑性皮疹

（二）判定标准

确诊 PM 应符合 1 ~ 4 条中的任何 3 条标准，拟诊 PM 符合 1 ~ 4 条中的任何 2 条标准。确诊 DM 应符合第 5 条加 1 ~ 4 条中的任何 3 条标准拟诊 DM 应符合第 5 条加 1 ~ 4 条中的任何 2 条标准，可疑 DM 应符合第 5 条加 1 ~ 4 条中的任何 1 条标准。

B/P 标准会导致对 PM 的过度诊断，它不能将 PM 与包涵体肌炎（inclusion body myositis，IBM）等其他炎性肌病相鉴别。因此欧洲神经肌肉疾病中心（ENMC）和美国肌肉研究协作组在 2004 年提出了另一种特发性炎性肌病（idiopathic inflammatory myopathies，IIM）分类诊断标准，见表 7-10。该标准与 B/P 标准最大的不同是：①将 IIM 分为 5 类，PM、DM、IBM、非特异性肌炎（nonspecitlc myosifis，NSM）和免疫介导的坏死性肌炎（immune-mediated necrotizing myopathy，IMNM），其中 NSM 和 IMNM 是首次被明确定义，②对无肌病性皮肌炎（amyopathic dermatomyositis，ADM）提出了较明确的诊断标准。但应注意的是 ADM 并不是固定不变的。部分患者经过一段时间可发展成典型的 DM。另外，ADM 患者可出现严重的肺间质病变及食管病变，也可伴发肿瘤性疾病。

表7-10　国际肌病协作组建议的IIM分类诊断标准

诊断要求	诊断标准
1．临床标准	PM
包含标准	确诊 PM
A．常大于 18 岁发作，非特异性肌炎及 DM 可在儿童期发作	1．符合所有临床标准，除外皮疹 2．血清 CK 升高
B．亚急性或隐匿性发作	3．符合肌活检标准的 A，除外 C、D、H、I
C．肌无力：对称性近端重于远端，颈屈肌重于颈伸肌	拟诊 PM（probable PM）
D．DM 典型的皮疹：眶周水肿性紫色皮疹、Gottron 征、前胸 V 形区出现皮疹（V 型征）、披肩征	1．符合所有临床标准，除外皮疹 2．血清 CK 升高 3．其他实验室标准中的 1 条 4．符合肌活检标准的 B，除外 C、D、H、I
排除标准	DM
A．IBM 的临床表现：非对称性肌无力。腕 / 手屈肌与三角肌同样无力或更差，伸膝和（或）踝背屈与屈髋同样无力或更差	确诊 DM 1．符合所有临床标准 2．符合肌活检标准的 C
B．眼肌无力，特发性发音困难，伸颈较屈颈更无力	拟诊 DM
C．中毒性肌病、内分泌疾病（甲状腺功能亢进、甲状旁腺功能亢进、甲状腺功能减退）、淀粉样变、遗传性肌营养不良病或近端运动神经病	1．符合所有临床标准 2．符合肌活检标准的 D 或 E，或有血清 CK 升高，或其他实验室标准的 1 条
2．血清 CK 水平升高	ADM
3．其他实验室标准	1．DM 典型的皮疹：眶周皮疹或水肿、Gottron 征、V 型征、披肩征
A．肌电图检查 包含标准：①纤颤电位的插入性和自发性活动增加，正弦波或复合的重复放电；②形态测定分析显示存在短时限、小幅度、多相 MUAPs；	2．皮肤活检证明毛细血管密度降低、沿真皮 - 表皮交界处有 MAC 沉积、MAC 周围伴大量角化细胞

续表

诊断要求	诊断标准
排除标准：①肌强直性放电提示近端肌强直性肌营养不良或其他传导通道病变；②形态分析显示为长时限、大幅度、多相 MUAPs；③用力收缩所募集的 MUAP 类型减少 B．磁共振成像：STIR 显示肌组织内弥漫或片状信号增强（水肿） C．肌炎特异性自身出现抗体 4．肌活检 A．炎性细胞（T 细胞）包绕和浸润至非坏死肌内膜 B．CD8+ T 细胞包绕非坏死肌内膜，但是否浸润至非坏死肌内膜不确定，或有明显的 MHC-Ⅰ分子表达 C．束周肌肉萎缩 D．小血管 MAC 沉积，或毛细血管密度降低，或光镜见内皮细胞中有管状包涵体，或束周纤维 MHC-Ⅰ表达 E．血管周围、肌束膜有炎性细胞浸润 F．肌内膜散在的 CD8+ T 细胞浸润，但是否包绕或浸润至肌纤维不确定 G．大量的肌纤维坏死为突出表现，炎性细胞不明显或只有少量散布在血管周围，肌束膜浸润不明显 H．MAC 沉积于小血管或电镜下见烟斗柄状毛细管，但内皮细胞中是否有管状包涵体不确定 I．可能是 IBM 表现：存在镶边空泡、碎片性红纤维，细胞色素过氧化物酶染色阴性 J．MAC 沉积于非坏死肌内膜，及其他与免疫病理有关的肌营养不良	3．没有客观的肌无力 4．CK 正常 5．肌电图正常 6．肌活检无典型的 DM 表现 可疑无皮炎性皮肌炎（possible DM sine dermatitis） 1．符合所有临床标准，除外皮疹 2．血清 CK 升高 3．其他实验室标准的 1 条 4．符合肌活检标准的 C 或 D 非特异性肌炎： 1．符合所有临床标准，除外皮疹 2．血清 CK 升高 3．其他实验室标准的 1 条 4．符合肌活检标准的 E 或 F，并除外所有其他表现 免疫介导的坏死性肌病 1．符合所有临床标准，除外皮疹 2．血清 CK 升高 3．其他实验室标准的 1/3 条 4．符合肌活检标准的 G，除外所有其他表现

注：MAC，膜攻击复合体；EMG，肌电图；MUAP，运动单位动作电位；STLR，短时间反转恢复序列。

2015 年中国 PM 的诊治共识包括以下几点。

（1）起病年龄大于 18 岁。亚急性或隐匿起病，数周至数月内进展。临床主要表现为对称的肢体无力和颈肌无力，近端重于远端，颈屈肌重于颈伸肌。

（2）血清肌酸激酶升高。

（3）肌电图提示活动性肌源性损害。

（4）肌肉病理提示肌源性损害，肌内膜多发散在和（或）灶性分布的、以淋巴细胞为主的炎性细胞浸润。炎性细胞大部分为 T 淋巴细胞，肌膜有 MHC-I 异常表达。CD8+ T 细胞围绕在形态正常的表达 MHC-I 的肌纤维周围，或侵入和破坏肌纤维。

（5）无皮肌炎引起的皮疹、无相关药物及毒物接触史、无甲状腺功能异常等内分泌疾病病史、无肌营养不良的家族史。

（6）肌肉病理除外常见类型的代谢性肌病和肌营养不良等非炎性肌病。

【鉴别诊断】

多种疾病可引起皮肤及肌肉病变。如果有典型的皮疹和肌无力的表现，DM 一般不难诊断。临床上最容易误诊的是 PM，它需要与多种类型的肌病作鉴别。应与 PM 鉴别的肌病类型主要包括以下几种。

1．运动、创伤引起的肌病　急性的高强度的运动锻炼可引起肌肉损伤，临床上表现为急性发作的肌痛、肌无力和血清 CK 的升高，肌活检病理学检查可见到肌纤维的变性、坏死以及炎性细胞的浸润，但免疫组织化学检查无 PM 特征性的免疫病理改变。因此详细的病史调查及肌肉免疫组化病理检查是鉴别运动、创伤引起的肌病和 PM 的重要依据。

2．感染性肌病　多种病毒、真菌、细菌及寄生虫感染均可诱发肌病的发生，其中以病毒感染最常见，主要包括人免疫缺陷病毒（human immunodeficiency virus，HIV）、人 T 淋巴细胞病毒、腺病毒、柯萨奇病毒、巨细胞病毒、EB 病毒、乙型肝炎病毒、流感病毒、腮腺炎病毒、风疹病毒和带状疱疹病毒等。约 30% 的 HIV 感染者可发生 HIV 感染性肌病，而且少数以肌病为首发表现，容易误诊为 PM，因此拟诊 PM、DM 的患者，均应检测血清 HIV 抗体。HIV 感染性肌病可表现出与 PM 十分相似的临床症状；肌电图检查可为肌源性损害；患者病变的肌组织中一般不能检测到 HIV 病毒的存在；肌活检常表现为肌细胞的变性和坏死，以及炎性细胞的浸润；免疫组化染色可见大量的 CD8+ T 细胞浸润，但 CD4+ T 细胞浸润很少见，同时肌细胞表达 MHC-Ⅰ分子也明显上调。这些表现与 PM 的病理改变十分相似，但 HIV 感染性肌病可见有大量的巨噬细胞的浸润，这与 PM 不同，PM 中巨噬细胞的浸润并不明显。另有部分 HIV 感染性肌病患者肌活检并无明显的肌细胞的变性和坏死，炎性浸润也不明显，但可见到类似线粒体肌病中的特征性的碎片性红纤维（ragged red fibers，RRF）。

3．IBM　临床上最易被误诊为 PM 的肌病是 IBM。但在病理学上 IBM 除了与 PM 有类似的表现以外，在肌细胞胞质和（或）核内还可见到包涵体，这是本病的特征性改变。光镜下，在肌纤维内可见刚果红染色阳性的淀粉样镶边小泡（rimmed vacuoles）。免疫组化染色在有小泡的肌纤维内可见 β- 淀粉样蛋白等沉积。电镜显示在肌细胞胞质或核内有 15 ～ 18 nm 的管状或丝状包涵体，这是确诊 IBM 的主要依据。IBM 多见于老年人，是年龄＞ 50 岁患者最常见的肌病，男性多见。它隐袭起病，进展缓慢，病程＞ 6 个月，常同时累及四肢的近端和远端肌肉，且具备以下特点：①手指屈肌无力、萎缩；②腕屈肌无力比腕伸肌无力更明显；③股四头肌萎缩、无力明显；④血清 CK 只有轻度升高，一般在正常上限的 5 倍左右，很少超过正常上限的 10 倍。IBM 被认为是最难治疗的一类肌病，激素及免疫抑制剂治疗常无效。

4．与离子代谢紊乱相关的肌病　多种离子代谢紊乱均可诱发肌病，临床上最常见的是低钾性肌病，可表现为明显的肌无力，下肢更为多见，同时血清 CK 可明显增高。低钾纠正后 CK 可快速恢复正常，但肌力恢复相对滞后。因此临床上所有拟诊 PM、DM 的患者均应检测血清离子的浓度。

5．与甲状腺疾病相关的肌病　10% ～ 32% 的 PM 患者可合并甲状腺病变，病变的类型主要包括：①甲状腺功能减退症（甲减）；②甲状腺功能亢进（甲亢）；③甲状旁腺功能亢进三种类型，其中最常见的是合并甲减，因此临床上拟诊 PM 的患者还应同时检查甲状腺功能。甲减本身可出现甲减性肌病，表现为肌肉无力，以近端肌无力明显，伴有肌肉疼痛、痉挛和肌酶的升高，肌肉的表现可以是甲减患者的主要临床症状之一。甲减患者即使骨骼肌的症状不严重也会出现 CK 升高（两者不平行），其升高的程度大多在 5 000U/L 以下。甲减性肌病与 PM 在临床上不易区别，肌电图可呈肌源性损害，肌肉活检也可见肌纤维的变性、萎缩和坏死以及炎性细胞的浸润。即使用甲状腺素替代治疗后，临床症状与肌酶指标均已恢复正常，但肌活检的异常仍可以持续较长时间。但单纯的甲减性肌病在免疫病理学上无 PM 的特征性表现，可以依此鉴别。

6．药物引起的肌病　多种药物可引起肌痛、肌无力的表现，常见的药物包括他汀类降脂药、秋水仙碱、青霉胺、胺碘酮、阿司匹林、西咪替丁、雷尼替丁、环孢素、达那唑、依那普利、羟氯喹、酮康唑、青霉素和利福平等。随着近年来降脂药应用的增多，他汀类药物相关的肌病发生率明显增加，应当引起足够的重视。

7．激素性肌病　PM、DM 患者长期使用激素可引起激素性肌病，常呈隐匿性发病，主要表现为下肢的肌无力加重，但血清 CK 正常或与之前比无明显变化。在 PM、DM 的治疗过程中，有时很难区别肌无力加重是激素性肌病，还是疾病活动还是其他系统性疾病所致。分析患者近 1 ～ 2 个月的情况可能提供一定的帮助，如患者近 1 ～ 2 个月内 CK 增加，但无新的明显的激素不良反应出现，以及无新的其他系统性疾病或感染发生，此时肌无力加重很可能是疾病活动所致（需要加大激素的剂量）或出现了激素抵抗。少数患者如果疾病加重，其颈屈肌无力加重，而激素性肌病一般无此表现。肌电图显示自发性活动增加也提示疾病的活动。激素性肌病主要见于大剂量长期使用激素的患者，有报道约 10% 的使用地塞米松的患者在第 9 ～ 12 周间可出现激素性肌病。肌活检普通 HE 染色对鉴别激素性肌病和 PM 价值不大，激素性肌病也可出现类似 PM 的改变。但油红 O 染色和 ATP 酶染色可以提供有价值的依据，激素性肌病主要表现为Ⅰ型肌纤维内见到脂肪小滴聚集及Ⅱ型肌纤维的萎缩。需要注意的是激素性肌病并不常见。如果临床上不能肯定是 PM 活动还是出现激素性肌病，可通过增加或减少激素的治疗剂量治疗 2 ～ 8 周，观察临床表现及血清学的变化再做判定，如果是激素性肌病，激素减量后肌力应有改善。

8．肌营养不良（muscular dystrophy）　肌营养不良是一组原发于肌肉的遗传性疾病，主要临床特征为缓慢进行的对称性骨骼肌肉无力和萎缩。根据遗传方式、发病年龄、萎缩肌肉的分布可主要分为下述三种：① Duchenne 肌营养不良（Duchenne muscular dystrophy）：是一种 X 伴性隐性遗传病，患者多为男性，女性罕见。幼时即患病，3 ～ 5 岁出现明显肌无力，一般在 15 岁以前丧失独立行走能力，多数在 25 ～ 30 岁前死于呼吸道感染、心力衰竭或消耗性疾病。② Becker 肌营养不良（Becker muscular dystrophy），也是 X 伴性隐性遗传，由抗肌萎缩蛋白（dystrophin）基因突变所引起，但影响较轻，也称良性假肥大性肌营养不良（benign form of pseudohypertrophic muscular dystrophy）。多在 5 ～ 15 岁发病，25 ～ 30 岁左右不能行走，50 ～ 60 岁死亡。良性假肥大性肌营养不良的肌活检标本用免疫组化染色可见抗肌萎缩蛋白大量缺失，对诊断有决定性意义。③肢带型肌营养不良（limb-girdle dystrophy）较复杂，常为非单一疾病，有的呈常染色体隐性遗传，两性均可患病。发病年龄为 10 ～ 40 岁，平均发病 20 年后丧失活动能力。辅助检查显示肌酸激酶升高；肌电图为肌源性损害；光学显微镜下肌肉呈灶性坏死，肌纤维粗细不均，肌细胞核内移，纤维内横纹消失、空泡形成或有淀粉颗粒沉积，肌细胞间质内大量脂肪和结缔组织增生。电镜下可见肌细胞膜锯齿状变，线粒体肿胀、变性，肌质网内有散在淀粉颗粒。

9．嗜酸性粒细胞增多性肌炎　常呈亚急性发病，可有近端肌无力和肌痛。血清 CK 水平升高，肌电图呈肌源性损害。组织病理学除有肌肉炎性改变外，嗜酸性粒细胞浸润是其特点。该病可有几种不同的亚型：①肌痛综合征（嗜酸性粒细胞增多）；②嗜酸性筋膜炎；③复发性嗜酸性粒细胞增多性肌炎。

10．与恶性肿瘤相关的肌病　老年肌病患者，伴发恶性肿瘤的危险性明显增加，以卵巢癌和胃癌最常见，其他肿瘤亦可出现，如肺癌、乳腺癌、消化道肿瘤、血液系统恶性肿瘤、甲状腺癌、鼻咽癌、肾癌等。肌病可出现在肿瘤被确诊之前，也可发生在肿瘤出现之后。对于老年肌病患者，应首先排除肿瘤性疾病的可能。

11．重症肌无力　重症肌无力患者有肌肉乏力的症状，但他们常有眼外肌运动障碍、延髓麻痹症状、面肌无力等。注射新斯的明可使肌无力症状得到暂时好转。血清 CK、AST 水平正常，重复电刺激试验也与炎性肌病表现不同，可资鉴别。

12．风湿性多肌痛　风湿性多肌痛多见于 50 岁以上的老人，ESR 大于 50 mm/h，血清 CK、AST 水平正常，肌肉活检显示正常或有Ⅱ型肌纤维萎缩，可资鉴别。

【病情评估】

确诊之后，应对疾病的基础值有一个全面的了解，它有助于判定疗效、监测不良反应及调整治疗方案。这些基础值应包括以下几个方面。

1．监测肌力　已有几个关于肌力严重程度的分级方法（表 7-11、表 7-12）。Rose 及 Walton 的方法适于评定患者的整体功能，简便易行，表 7-13 的方法从不同侧面测定患者肌力，可操作性好，但若患者病情严重，不能行走，它就失去作用。

表7-11　肌力分级（Rose及Walton评分法）

分级	内容
1 级	检查无异常
2 级	检查无异常，但易疲劳，出现运动耐力下降
3 级	一个或多个肌群萎缩，但无功能损害
4 级	蹒跚步态，不能跑步，但可以爬楼且无需借助臂托
5 级	明显的蹒跚步态，严重脊柱前凸，不借助臂托不能上楼梯或从座椅上站起来
6 级	无帮助不能行走

表7-12　肌力分级（国内常用方法）

分级	内容
0 级	完全瘫痪
1 级	肌肉能轻微收缩，但不能产生动作
2 级	肢体能做平面移动，但不能抬起
3 级	肢体能抬离床面（抗地心引力）
4 级	能抗阻力
5 级	正常肌力

表7-13 肌肉功能评分表

1．从卧位坐起	6．穿衣
2．从坐位站起	穿上衣
3．行走	穿裤子
4．登楼梯	7．伸臂将物体举过肩
上楼梯	从事轻家务劳动
下楼梯	从事重家务劳动
5．梳头、刷牙、洗脸	

注：评分标准：0 分，不能做；1 分，能做，但需要别人帮助；2 分，虽不需别人帮助，但自己做有困难，需使用辅助物，如手杖、栏杆、机械装置等；3 分，能独立做，无困难。共 10 项，最高积分为 30 分。

2．监测有关实验室指标　用来监测肌病活动性的肌酶有 CK、醛缩酶、AST 和 ALT，特别是前两者更为常用。有的患者先有 AST 和 ALT 升高，稍后出现 CK 增高，并伴有疾病发作的临床表现。还有一些指标，如血常规、肝功能、血糖等用来监测药物的不良反应，也应获得基线值。

3．其他检查　除肌肉以外，了解其他脏器受累的范围和程度，必要时做相关检查如 X 线胸片、肺功能检查、钡餐消化道造影、心电图等。

【治疗】

PM、DM 是一组异质性疾病。临床表现多种多样且因人而异，治疗方案也应遵循个体化的原则。

（一）糖皮质激素

到目前为止，糖皮质激素仍然是治疗 PM 和 DM 的首选药物。但激素的用法尚无统一标准，一般初始剂量为泼尼松 1 ~ 2 mg/（kg · d）（60 ~ 100 mg/d）或使用等效剂量的其他糖皮质激素。常在用药 1 ~ 2 个月后症状开始改善，然后开始逐渐减量。激素的减量应遵循个体化原则，减药过快出现病情复发，则需重新加大剂量控制病情。对于严重的肌病患者或伴严重吞咽困难、心肌受累或进展性肺间质病变的患者，可加用甲泼尼龙冲击治疗，方法是甲泼尼龙 500 ~ 1 000 mg/d，静脉滴注，连用 3 日。激素治疗无效的患者首先应考虑诊断是否正确，诊断正确者应加用免疫抑制剂治疗；另外，还应考虑是否为初始治疗时间过短或减药太快所致、是否出现了激素性肌病。

（二）免疫抑制剂

1．甲氨蝶呤（MTX）　MTX 是治疗 PM、DM 最常用的二线药。MTX 不仅对控制肌肉的炎症有帮助，而且对改善皮肤症状也有益处，且起效比硫唑嘌呤（AZA）快。常用的剂量为 7.5 ~ 20 mg、口服，每周 1 次。

2．硫唑嘌呤（AZA）　AZA 治疗 PM、DM 的剂量为口服 1 ~ 2 mg/（kg · d）。AZA 起效时间较慢，通常应在用药 6 个月后才能判断是否对 PM、DM 有明显的治疗效果。

3．环孢素（CsA）　目前环孢素用于 PM、DM 的治疗逐渐增多，主要用于 MTX 或 AZA 治疗无效的难治性病例。环孢素起效时间比 AZA 快。常用的剂量为 3 ~ 5 mg/（kg· d）。用药期间主要应监测血压及肾功能，当血清肌酐增加超过 30% 时应停药。

4．环磷酰胺（CTX）　CTX 在治疗肌炎中不如 MTX 和 AZA 常用，且单独使用对控制肌肉炎症无效，主要用于伴有肺间质病变的病例。用法为口服 2 ~ 2.5 mg/（kg · d），或每月静脉滴注按体表面积 0.5 ~ 1.0 g/m^2，后者更为常用。

5．抗疟药　对 DM 的皮肤病变有效，但对肌肉病变无明显作用。羟氯喹治疗剂量为 300 ~ 400 mg/d。应注意的是抗疟药可诱导肌病的发生，患者出现进行性肌无力，易与肌炎进展混淆。此时肌活检有助于鉴别。

（三）静脉内注射免疫球蛋白

对于复发性和难治性的病例，可考虑加用静脉注射免疫球蛋白（IVIG）。常规治疗剂量是 0.4 g/（kg·d），每月用 5 天，连续用 3 ~ 6 个月以维持疗效。对于 DM 患者的难治性的皮疹加用小剂量的 IVIG［0.1 g/（kg·d），每月连用 5 天，共 3 个月］可取得明显效果。总的来说 IVIG 不良反应较少，但可有头痛、寒战、胸部不适等表现，对于有免疫球蛋白缺陷的患者应禁用 IVIG。

（四）生物制剂

近年来有不少用抗肿瘤坏死因子单抗、抗 B 细胞抗体或抗补体 C5 单抗治疗难治性 PM 或 DM，可能有效。但大部分研究都是小样本或个案报告。确切的疗效有待于进一步的大样本研究。

（五）血浆置换疗法

有研究表明血浆置换疗法对 PM、DM 治疗无明显效果，可能只有生化指标的改善，即出现短暂的肌酶下降，而对整体病程无明显的作用。

（六）免疫抑制剂的联合应用

2 种或 2 种以上免疫抑制剂联合疗法主要用于复发性或难治性 PM、DM 病例，但目前只见于个案报告，无系统性临床研究结果。有报道 MTX+CsA 联合治疗激素抵抗性肌病有效，CYC+CsA 治疗 DM 的肺间质病变有效，激素 +CsA+IVIG 联合治疗比激素 +CsA 治疗更易维持肌病的缓解状态。

【预后】

随着免疫抑制治疗的出现，特发性炎性肌病的预后不断改善。近几年 5 年生存率为 80%。中日友好医院风湿免疫科对 1986—1998 年的 59 例特发性炎性肌病患者进行了随访，发现他们的 1 年生存率为 90%，2 ~ 5 年生存率为 80%。前 5 年死亡原因可能为肺感染、肺纤维化、肿瘤等。发病前 3 年病情较重，激素用量大，激素减量或停用时病情易复发；发病 5 年后病情趋于稳定，有 1/3 的患者脱离激素，病情仍保持稳定。除使用免疫抑制剂外，早诊断早治疗，以及有效控制并发症也有助于预后的改善。

（陈　洁　何成松）

参考文献

[1] 中华医学会风湿病学分会 . 多发性肌炎和皮肌炎诊断及治疗指南 . 中华风湿病学杂志，2010，14（12）：828-831.

[2] 蒋明，余得恩，林孝义，等 . 中华风湿病学 . 北京：华夏出版社，2004：1090-1105.

[3] Firestein GS，Budd RC，Kelley WN，et al.Kelley's Textbook of Rheumatology. Washington：Saunders/Elsevier，2008：1273-1298.

[4] Limaye VS，Blumbergs P，Roberts TPJ. Idiopathic inflammatory myopathies. Internal medicine journal，2009，39（3）：179-190.

[5] 中华医学会神经病学分会，中国多发性肌炎诊治共识，中华神经科杂志，2015，48（11）：946-949.

干燥综合征的诊断与治疗

干燥综合征（Sjögren syndrome，SS）是一种主要累及外分泌腺体的慢性炎症性自身免疫病。由于其免疫性炎症主要表现在外分泌腺体的上皮细胞，故又名自身免疫性外分泌腺体上皮细胞炎或自身免疫性外分泌病。临床除有涎腺和泪腺受损功能下降而出现口干、眼干外，尚有其他外分泌腺及腺体外其他器官受累而出现多系统损害的症状。其血清中存在多种自身抗体和高免疫球蛋白。

本病分为原发性和继发性两类，前者指不具有其他诊断明确的结缔组织病（CTD）的 SS。后者是指继发生于另一诊断明确的 CTD，如系统性红斑狼疮（SLE）、类风湿关节炎（RA）、系统性硬化（SSc）、皮肌炎（DM）、混合性结缔组织病（mixed CTD，MCTD）等的干燥综合征。本文叙述的是原发性干燥综合征（primary SS，pSS）。pSS 属全球性疾病，有不同的诊断标准。我国人群的患病率为 0.29% ～ 0.77%。老年人群的患病率为 3% ～ 4%。本病女性多见，男女比为 1 ： 9 ～ 20。发病年龄多为 40 ～ 50 岁，也见于儿童。因此，pSS 的诊治应引起人们的高度重视。

【病因和发病机制】

确切的病因和发病机制尚不明确。一般认为是个体在遗传易感基础上，由环境因素触发。在遗传、病毒感染和性激素异常等多种因素共同作用下，导致机体细胞免疫和体液免疫的异常反应，通过各种细胞因子和炎症介质造成组织损伤。

1．遗传因素　流行病学调查显示 pSS 具有明显的家族聚集倾向，该病患者的亲属易发生自身免疫性疾病。一级亲属中确定和可能患有 pSS 的占 4.4%，患者均为老年女性。其家族成员大多数呈现某种自身抗体阳性。临床发现 HLA 基因与 pSS 患者产生自身抗体以及病情严重程度相关，如具有 HLA-DQ 的患者有高滴度的抗 SSA/SSB 抗体，这些区别可能与 HLA-DQA1 本身存在 DR3 和 DR5 的连锁不平衡有关。另外还发现 Fas 基因 670 处核苷酸的多态与 SS 显著相关，*Ro52* 基因本身第 3 内含子 C/T 基因型和 TAP2*Bky2 基因型也与抗 Ro52 抗体相关。此外，*Caspase3* 基因、*Cathepsin* 基因、*Ly-6C* 基因、*Mel-14* 基因的多态性也可能与 SS 相关。研究证实，HLA 位点以外的其他基因也可增加 pSS 发病的危险性，如 IL-10 启动子的多态性与 pSS 相关；IL-10 的分泌可影响辅助性 T 细胞的平衡，导致细胞免疫损伤，引起外分泌腺破坏。总之，SS 的易感性是由多基因组成的。

2．环境因素　病毒感染可能诱发本病。EB 病毒、丙型肝炎病毒（HCV）、人类免疫缺陷病毒（HIV）和人类 T 淋巴细胞白血病病毒可能与 SS 发病相关。其致病机制可能为病毒直接感染人的淋巴细胞，将病毒 DNA 整合到宿主的染色体上而持续存在，诱导 T 细胞功能失调、缺乏识别正常组织的能力，或因外来病毒与自身抗原相似，出现分子模拟和交叉反应而导致自身免疫反应。

3．性激素　由于 SS 多发于女性，故雌激素水平高可能参与了 SS 的发生和病情进展。近年来的研究提示，雌激素能活化多克隆 B 淋巴细胞，同时增加血清催乳素水平，增加免疫活性，加快自身免疫反应的进展。

4．免疫系统异常 在辅助性T细胞的作用下，B淋巴细胞功能异常，产生多种自身抗体（如抗SSA抗体、抗SSB抗体、抗α-胞衬蛋白抗体、抗毒蕈碱受体3抗体等）、多克隆免疫球蛋白以及免疫复合物，使唾液腺和泪腺等组织发生炎性和破坏性病变。同时NK细胞功能下降，导致机体细胞免疫和体液免疫的异常反应，进一步通过各种细胞因子和炎症介质造成组织损伤。此外，局部产生的细胞因子、自身抗体和金属蛋白酶等通过影响水通道蛋白转运，造成残余腺体分泌功能障碍。干燥综合征的发病可分为两部分：①在易感基因的背景下，外部因素（如病毒等）的参与导致外分泌腺上皮细胞过度凋亡并表达自身抗原；②自身抗原吸引淋巴细胞侵入靶器官导致器官明显和持久的损伤。SS患者体内有许多免疫异常表现，以体液免疫异常为主。

【病理】

本病有两类主要的病理改变：①受累腺体间淋巴细胞的进行性浸润，腺体上皮先增生，随后萎缩，被增生的纤维组织所取代；②血管炎。

淋巴细胞浸润最常受累的是唾液腺和泪腺等外分泌腺，并可累及肺、肾、肝以及血管等多个脏器。浸润灶由单核细胞聚集形成，起始与于唾液腺管周围，并向整个唾液腺小叶发展。随着淋巴细胞的浸润，唾液腺导管上皮增生，导致腺体增生。常见的病理改变在柱状上皮细胞组成的外分泌腺体间有大量淋巴细胞、浆细胞以及单核细胞浸润，并形成淋巴滤泡样结构。腺体导管的上皮细胞增生和肥大，形成肌上皮岛，即在充满大量炎性细胞的基质中导管的肌上皮细胞增生形成岛状，成为pSS特征性病理改变。其他病变包括腺管狭窄、扩张、萎缩和纤维化，后期炎症细胞浸润不明显。这种病理改变可影响中小血管发生血管炎，如白细胞型或淋巴细胞型血管炎、急性坏死性血管炎和闭塞性血管炎等，是本病出现肾损害、神经系统病变、皮疹、雷诺现象及皮肤溃疡等的病理基础。免疫组化研究发现，在疾病初期，主要为唾液腺的T淋巴细胞浸润，大约75%的细胞为T淋巴细胞，其中2/3为CD4+辅助性T淋巴细胞，1/3为CD8+细胞毒性T细胞，即主要为辅助/诱导CD4亚型以及表达黏附分子LFA-1的亚型。唾液腺上皮细胞可能是在局部表达针对CD4+ T细胞及HLA Ⅱ型分子的上皮细胞。在淋巴细胞浸润明显的组织可见到HLA-DR和B7共刺激分子表达增强。

【临床表现】

本病起病多隐匿。大多数患者很难说出明确的起病时间，临床表现多样，病情轻重差异较大。

（一）局部表现

1．口干燥 因涎腺病变，使涎粘蛋白缺少而引起下述常见症状：①有70%～80%患者诉有口干，但不一定都是首发症状或主诉，严重者因口腔黏膜、牙齿和舌发粘以致在讲话时需频频饮水，进固体食物时必需伴水或流食送下，有时夜间需起床饮水等。②猖獗龋是本病的特征之一。约50%的患者出现多个难以控制发展的龋齿，表现为牙齿逐渐变黑，继而小片脱落，最终只留残根。③腮腺炎，50%患者表现有间歇性交替性腮腺肿痛，累及单侧或双侧。大部分在10天左右可以自行消退，但有时持续性肿大。少数有颌下腺肿大，舌下腺肿大较少。有的患者伴有发热。对部分有腮腺持续性肿大者应警惕有恶性淋巴瘤的可能。④舌部表现为舌痛。舌面干、裂，舌乳头萎缩而光滑。⑤口腔黏膜出现溃疡或继发感染。

2．干燥性角膜炎和干燥性结膜炎 因泪腺分泌的黏蛋白减少而出现眼干涩、异物感、泪少等症状，严重者有无泪表现。部分患者有眼睑缘反复化脓性感染、结膜炎、角膜炎等。

3．其他浅表部位　如鼻、硬腭、气管及其分支、消化道黏膜、阴道黏膜的外分泌腺体均可受累，它们分泌较少而出现相应症状。

（二）系统表现

除口、眼干燥表现外，患者还可出现全身症状如乏力、发热等。约有 2/3 患者出现系统性损害。

1．皮肤　皮肤病变的病理基础为局部血管炎。有下列表现：①过敏性紫癜样皮疹，多见于下肢，为米粒大小边界清楚的红丘疹，压之不褪色，分批出现。每批持续时间约为 10 天，可自行消退而遗有褐色色素沉着。②结节红斑较为少见。③雷诺现象，多不严重，不引起指端溃疡或相应组织萎缩。

2．骨骼肌肉　关节痛较为常见。仅小部分表现有关节肿胀，但多不严重，且呈一过性。关节结构的破坏非本病的特点。肌炎见于约 5% 的患者。

3．肾　国内报道称有 30% ～ 50% 患者有肾损害，主要累及远端肾小管，表现为因 I 型肾小管酸中毒而引起的低钾性周期性麻痹，严重者出现肾钙化、肾结石及软骨病。表现为多饮、多尿的肾性尿崩症亦常出现于肾小管酸中毒患者。通过氯化铵负荷试验可以看到约 50% 患者有亚临床型肾小管酸中毒。近端肾小管损害较少见。对肾小管酸中毒的患者在有条件的情况下最好做肾病理检查，以了解肾病变，包括肾小管和肾小球受损的程度，是以细胞浸润为主还是纤维化和硬化为主，通过对病理的了解可以正确地指导治疗。在这些患者中，小部分出现较明显的肾小球损害，临床表现为大量蛋白尿、低白蛋白血症，甚至肾功能不全。

4．肺　大部分患者无呼吸道症状。轻度受累者出现干咳，重者出现气短。肺部的主要病理为间质性病变，部分出现弥漫性肺间质纤维化。少数人可因此导致呼吸功能衰竭而死亡。早期肺间质病变在胸部 X 线片上并不明显，只有高分辨率胸部 CT 方能发现。另有小部分患者出现肺动脉高压。有肺纤维化及重度肺动脉高压者预后不佳。

5．消化系统　胃肠道可因黏膜层的外分泌腺体病变而出现萎缩性胃炎、胃酸减少、消化不良等非特异性症状。约 20% 患者有肝损害，特别是部分患者合并自身免疫性肝炎或原发性胆汁性肝硬化。肝病理呈多样，以肝内小胆管壁及其周围淋巴细胞浸润、界板破坏等慢性活动性肝炎的改变较为突出。慢性胰腺炎亦非罕见。

6．神经系统　累及神经系统的发生率约为 5%，以周围神经损害为多见，不论是中枢或周围神经损害均与血管炎有关。表现为多灶、复发、进展性神经系统疾病，如轻偏瘫、横贯性脊髓病、轻度感觉缺失、癫痫发作等，亦有无菌性脑膜炎和多发性硬化的报道。

7．血液系统　本病可出现白细胞减少或（和）血小板减少，血小板低下严重者可伴出血现象。本病患者淋巴系统肿瘤的发生率约为健康人群的 44 倍。国内已有 pSS 患者出现血管免疫母细胞性淋巴结病（伴巨球蛋白血症）、非霍奇金淋巴瘤、多发性骨髓瘤等报道。

【辅助检查】

（一）血、尿常规及其他检查

血常规变化不特异，20% 的患者出现贫血，多为正细胞正色素型；16% 的患者出现白细胞减少；13% 出现血小板减少。通过氯化铵负荷试验可见到约 50% 患者有亚临床型肾小管酸中毒。60% ～ 70% 患者 ESR 增快，只有 6% 患者 C- 反应蛋白增高。

（二）免疫学检查

1．自身抗体　本病多种自身抗体阳性（大多为颗粒型）。45.7% 的患者抗核抗体滴度升高，抗 SSA、抗 SSB 抗体的阳性率分别为 70% 和 40%，抗 U1RNP 抗体和抗着丝点抗体的阳性率均为 5% ~ 10%，43% 的患者 RF 阳性，约 20% 的患者抗心磷脂抗体阳性。抗 SSA 及抗 SSB 抗体对本病诊断有意义，前者对本病的诊断灵敏度高，后者则诊断特异度较高，尤其在有系统性损害的患者，两者阳性率更高。近年来可测定抗胞衬蛋白抗体，协助诊断可疑患者，但少数 SLE 继发 SS 患者亦可出现。抗毒蕈碱受体 3（M3）抗体是诊断 pSS 和继发性 SS 的新抗体，可能参与 pSS 眼干燥症发生。

2．高免疫球蛋白血症　90% 以上的患者有高免疫球蛋白血症，其特点是多克隆性，3 种主要免疫球蛋白皆可增高，以 IgG 最明显，可引起皮肤紫癜、ESR 加快等症状。少数患者出现巨球蛋白血症或单克隆性高免疫球蛋白血症，出现这些情况需警惕淋巴瘤的可能。

3．器官特异性抗体　抗唾液腺导管上皮细胞抗体的阳性率在 pSS 患者中为 25%，在干燥综合征合并类风湿关节炎的患者中高达 70% ~ 80%。抗甲状腺球蛋白抗体和抗胃壁细胞抗体阳性率各为 30%，抗线粒体抗体和 Coombs 试验（抗人球蛋白试验）的阳性率各为 10%。

（三）唾液腺检查

1．唾液流率测定　是测定口干燥症的敏感指标。方法一：此法最常用。置小杯于腮腺导管口，在舌的边缘滴数滴柠檬汁，5 分钟后分别收集两侧腮腺分泌液。一侧腺体于 10 分钟内分泌少于 5 ml 为阳性结果。方法二：含糖试验。即将蔗糖压成片，每片 800 mg，放在舌背中央，记录完全溶解时间，大于等于 30 分钟为阳性。

2．腮腺造影　于腮腺导管内注入造影剂（40% 碘油）。显像可见各级导管不规则，有不同程度的狭窄和扩张，碘液可淤积于腺体末端呈葡萄状。有学者将本病的 X 线造影分为肿大型、感染型、占位型和向心性萎缩型四类，反映腮腺病变情况。给予酸性物质刺激后可了解腮腺功能情况。

3．腮腺闪烁扫描和放射性核素测定　常用放射性核素为 ^{99m}Tc，静脉注射后做腮腺正位扫描，可了解腮腺病变程度。同时由于唾液腺能浓缩 ^{99m}Tc 至唾液内，收集唾液标本测定其放射性计数，可反映腮腺功能。

4．腮腺活检　此法敏感而且特异。由于小的唾液腺如唇、硬腭、鼻黏膜等处的腺体与腮腺、颌下腺相似，因此前者的活检能反映后者的情况。取表面正常、至少包含 4 个腺体小叶的唇黏膜活检，有病变者可见成簇的淋巴细胞、浆细胞浸润。记录腺泡组织内淋巴细胞聚集程度，细胞数在 50 以上为 1 个病灶，若在 4 mm^2 内能见到 1 个以上病灶即为阳性。此外还可见到腺体萎缩和导管狭窄等。

5．唾液蛋白检查　血清和唾液中 β_2- 微球蛋白（β_2-M）水平增高，后者更高。而且两者均与唾液腺病变程度和疾病活动度呈正相关，可作为监测指标。

（四）泪腺检查

1．Schirmer 试验（滤纸试验）　本试验假阳性和假阴性颇多。用 5 × 35 mm 滤纸 1 片，距一端 5 mm 处折成直角，将该端置入眼睑结膜囊内。5 分钟后取下滤纸，自折叠处测量潮湿长度，少于 10 mm 为阳性。

2．眼部染色评分　眼部染色评分（ocular staining score，OSS）采用角膜荧光素染色和结膜丽丝胺绿染色进行综合评分。每个眼眼表分为 3 部分，即鼻侧结膜、角膜和颞侧结膜。其中鼻侧和颞侧结膜按照睑裂区结膜着染点的数量评分（表 7-14），OSS 评分 ≥ 3 分即为阳性。OSS 受试者在试验前不能使用滴眼液，5 年内未行角膜手术或眼睑整容手术。van Bijsterveld 于 1969 年提出了一种染色评分方法，应用孟加拉红对角膜和结膜进行染色，将鼻侧、颞侧结膜和角膜染色按轻、中、重的程度分为 1 ~ 3 分，将总分≥ 4 分定为阳性标准。

3．泪膜破碎时间测定（BUT 测定） 凡短于 10 秒者为阳性。

4．结膜活检 与腮腺活组织检查类似，凡结膜组织中出现灶性淋巴细胞浸润为异常。

表7-14 眼OSS染色评分标准

	角膜染色		结膜染色	
染色剂	0.5% 荧光素钠溶液		1% 丽丝胺绿溶液	
评分标准	分数	着染点数量（或其他情况）	分数	着染点数量
	0 分	0	0 分	0 ~ 9
	1 分	1 ~ 5	1 分	10 ~ 32
	2 分	6 ~ 30	2 分	33 ~ 100
	3 分	＞ 30	3 分	＞ 100 个
	+1	着染点融合成片		
	+1	着染点出现在瞳孔区		
	+1	出现丝状角膜炎		

注：① OSS 评分 = 鼻侧结膜评分 + 角膜评分 + 颞侧结膜评分；②鼻侧、颞侧结膜染色最高评分各为 3，角膜最高评分为 6，因此角膜和鼻侧、颞侧结膜染色评分最高为 12；③双眼分别评分，评分结果不相加。

【诊断】

（一）症状及体征

1．口腔症状 ①持续 3 个月以上每日感到口干，需频频饮水、半夜起床饮水等；②成年期后有腮腺反复或持续性肿大；③吞咽干性食物有困难，必须用水辅助；④有猖獗龋、舌干裂，口腔往往继发有真菌感染。

2．眼部症状 ①持续 3 个月以上的每日不能忍受的眼干；②感到反复的“沙子”吹进眼内的感觉或磨砂感；③每日需用人工泪液 3 次或 3 次以上；④阴道干涩、皮肤干痒、临床或亚临床型肾小管酸中毒或上述其他系统症状。

（二）辅助检查

1．眼部 ① Schirmer（滤纸）试验（+），即距离等于或不到 5 mm（健康人为大于 5 mm）；②角膜染色试验（+），双眼各自的着染点＞ 10 个；③泪膜破碎时间测定（+），即等于或不到 10 s（健康人大于 10 s）。

2．口腔 ①涎液流率测定（4–），即 15 分钟内收集到自然流出涎液≤ 1.5 ml（健康人涎液＞ 1.5 ml）；②腮腺造影可见末端腺体造影剂外溢呈点状、球状的阴影；③涎腺放射性核素测定发现即涎腺吸收、浓聚、排出核素功能差；④唇腺活检组织学检查发现在淋巴细胞灶≥ 1。

3．尿 尿 pH 多次高于 6 则有必要进一步检查肾小管酸中毒相关指标。

4．外周血检测 可以发现血小板低下，或偶有的溶血性贫血。

5．血清免疫学检查 ①抗 SSA 抗体，是本病中最常见的自身抗体，约见于 70% 的患者；②抗 SSB 抗体，是本病的标志性抗体，约见于 45% 的患者；③类风湿因子，见于 70% ~ 80% 的患者，且滴度较高，常伴有高免疫球蛋白血症；④高免疫球蛋白血症，均为多克隆性，约见于 90% 患者。

6．其他　如肺影像学，肝、肾功能测定可以发现有相应系统损害的患者。

（三）诊断标准

1．2002 年干燥综合征国际分类（诊断）标准见表 7-15、表 7-16。

表7-15　2002年干燥综合征国际分类诊断标准

Ⅰ．口腔症状：3 项中有 1 项或 1 项以上
1．每日感到口干，持续 3 个月以上
2．成年后腮腺反复或持续肿大
3．吞咽干性食物时需用水帮助
Ⅱ．眼部症状：3 项中有 1 项或 1 项以上
1．每日感到不能忍受的眼干，持续 3 个月以上
2．有反复的沙子进眼或磨砂感觉
3．每日需用人工泪液 3 次或 3 次以上
Ⅲ．眼部体征：下述检查有 1 项或 1 项以上阳性
1．Schirmer 试验（+）
2．角膜染色（+）（van Bijsterveld 评分≥ 4）
Ⅳ．组织学检查：下唇腺病理检查示淋巴细胞灶≥ 1（4 mm^2 组织内至少有 50 个淋巴细胞聚集于唇腺间质者为 1 灶）
Ⅴ．涎腺受损：下述检查有 1 项或 1 项以上阳性
1．涎液流率（+）
2．腮腺造影（+）
3．涎腺放射性核素检查（+）
Ⅵ．自身抗体：抗 SSA 抗体或抗 SSB 抗体阳性（双扩散法）

表7-16　2002年干燥综合征国际分类诊断标准的具体分类

1．原发性干燥综合征：无任何潜在疾病的情况下，有下述 2 条则可诊断
a．符合表 7-15 中 4 条或 4 条以上，但必须含有条目Ⅳ（组织学检查）和（或）条目Ⅵ（自身抗体）
b．条目Ⅲ、Ⅳ、Ⅴ、Ⅵ 4 条中任意 3 条阳性
2］继发性干燥综合征：患者有潜在的疾病（如其他结缔组织病），而符合表 7-15 的Ⅰ和Ⅱ中任意 1 条，同时符合条目Ⅲ、Ⅳ、Ⅴ中任意 2 条
3］必须除外：颈头面部放疗史、丙型肝炎病毒感染、HIV 感染、淋巴瘤、结节病、Graves 病、抗乙酰胆碱药的应用（如阿托品、莨菪碱、溴丙胺太林、颠茄等）

2016 年美国风湿病学会（ACR）和欧洲抗风湿病联盟（EULAR）联合推出了原发性干燥综合征最新标准。

适用于任何满足入选标准，并除外排除标准者，且下列 5 项评分总和≥ 4 者诊断为 pSS：①唇腺灶性淋巴细胞浸润，并且 4 mm^2 中灶性指数≥ 1 个灶（应由擅长灶性淋巴细胞浸润和灶计数的病理学家依照 Daniels 等的方案进行评分），3 分；②抗 SSA（Ro）抗体阳性，1 分；③至少单眼 OSS 染色评分≥ 5 或 van Bijsterveld 评分≥ 4，1 分；④至少单眼 Schimer 试验中，≤ 5 mm 5 min 的明显距离，1 分；⑤未刺激的涎液流率≤ 0.1 ml/min（Navazesh 和 Kumar 测定方法），1 分。常规使用抗胆碱能药物的患者应充分停药后再进行上述③④⑤项评估口、眼干燥的客观检查。

入选标准为至少有眼干或口干症状其一的患者，即下列至少一项阳性：①每日感到不能忍受的眼干，持续3个月以上；②眼中反复磨砂感；③每日需用人工泪液3次或3次以上；④每日感到口干，持续3个月以上；⑤吞咽干性食物时需频繁饮水帮助。或在EULAR的SS患者疾病活动度指标（ESSDAI）问卷中至少一个系统阳性的可疑SS者。

排除标准为下列疾病因为可能有重叠的临床表现或干扰诊断试验结果，其患者应予以排除，并且不可再纳入SS研究或治疗试验：①头颈部放疗史；②活动性丙型肝炎病毒感染（由PCR确认）；③AIDS；④结节病；⑤淀粉样变；⑥移植物抗宿主病；⑦IgG4相关的疾病。

【鉴别诊断】

1．SLE　pSS多见于中老年妇女。发热，尤其是高热的不多见，无颧部皮疹，口、眼干燥明显，肾小管酸中毒为其常见而主要的肾损害，高球蛋白血症明显，低补体血症少见，预后良好。

2．RA　pSS的关节炎症状远不如RA明显和严重，极少有关节破坏、畸形和功能受限。RA者很少出现抗SSA抗体和抗SSB抗体。

3．非自身免疫病引起的口干　如老年人外分泌腺体功能下降、糖尿病或药物导致的口干则有赖于病史及各个病的自身特点以鉴别。

【治疗】

目前对pSS的治疗目的主要是缓解患者症状、阻止疾病的发展和延长患者的生存期。尚无可以根治疾病的方法。

对pSS的理想治疗不但是要缓解患者口、眼干燥的症状，更重要的是终止或抑制患者体内发生的异常免疫反应，保护患者脏器功能，并减少淋巴瘤的发生。pSS的治疗包括3个层次：①涎液和泪液的替代治疗，以改善症状；②增强pSS外分泌腺体的残余功能，刺激涎液和泪液分泌；③系统用药改变pSS的免疫病理过程，最终保护患者的外分泌腺体和脏器功能。

（一）对症治疗

1．口干燥　减轻口干燥较为困难，人工涎液的效果很不理想，实用的措施是保持口腔清洁、勤漱口、减少龋齿和口腔继发感染的可能，并且停止吸烟、饮酒及避免服用引起口干的药物，如阿托品等。人工涎液有多种制剂，含羧甲基纤维素、黏液素、聚丙烯酸、黄原胶或亚麻子聚多糖等成分。人工涎液作用时间短、口感较差，一般在夜间使用。另外患者还可以使用含氟的漱口液漱口，以减少龋齿的发生。

2．干燥性角膜炎、干燥性结膜炎予人工泪液滴眼可以减轻眼干症状、预防角膜损伤、减少眼部并发症。人工泪液，有多种非处方制剂，它们的黏度不同，有的含有透明质酸。应鼓励患者根据自己的情况使用，最大限度地缓解症状。另外在夜间患者还可以使用含羧甲基纤维素的润滑眼膏，以保护角膜、结膜。国外有人以自体的血清经处理后滴眼。含有皮质激素的眼药水对眼干疗效不佳且能引起角结膜上皮细胞的变性和穿孔，故不宜应用。某些药物如利尿剂、抗高血压药、雷公藤多苷可以加重口、眼干燥，应尽量避免使用。

3．肾小管酸中毒合并低钾血症　钾盐的代替疗法可用于肾小管酸中毒合并有低钾血症者。有低钾性麻痹宜静脉补充氯化钾，缓解期可口服枸橼酸钾或缓释钾片，大部分患者需终身服用。多数患者低钾血症纠正后尚可正常生活和工作。

4．肌肉、关节痛　可用非甾体抗炎药，如布洛芬、吲哚美辛等治疗，由于侵蚀骨质的关节病变罕见，所以没有必要常规使用改善病情的抗风湿药物，但羟氯喹 6 ~ 7 mg/（kg·d），（每日最大剂量≤ 400 mg）可用于缓解 pSS 患者的疲劳、关节痛和肌痛等症状。在少见的情况下，可能需要短程使用小剂量糖皮质激素（例如泼尼松 5 ~ 10 mg/d）以缓解关节剧痛等症状。

（二）改善外分泌腺体功能的治疗

当使用涎液或泪液替代治疗效果不满意时，可使用毒蕈碱型胆碱能受体激动剂刺激外分泌腺分泌。目前常用的药物有毛果芸香碱（匹罗卡品，pilocarpine）和西维美林（cevimeline）。毛果芸香碱是乙酰胆碱类似物，可刺激胆碱能受体，对 M3 受体作用较强。毛果芸香碱 5 mg，每日 3 次（10 ~ 20 mg/d）可以增加涎液流率。不良反应包括出汗、尿频、肠激惹，消化性溃疡、哮喘和闭角型青光眼患者禁用。在临床使用的剂量范围内，患者的不良反应并不多，耐受性良好。西维美林较毛果芸香碱更特异地作用于外分泌腺体中的 M3 受体。西维美林 20 ~ 30 mg，每日 3 次，治疗 SS 的口、眼干燥效果良好，不良反应与毛果芸香碱相似。此外，茴三硫片（正瑞）、溴己新片（必嗽平）和盐酸氨溴索片（沐舒坦）等也可以增加外分泌腺体的分泌功能。

（三）免疫抑制和免疫调节治疗

系统损害者应根据受损器官及严重程度进行相应治疗。对于有重要脏器受累的患者，应使用糖皮质激素治疗，对于病情进展迅速者可合用免疫抑制剂如环磷酰胺、硫唑嘌呤等。出现恶性淋巴瘤者宜积极、及时地进行联合化疗。

pSS 疾病早期以 B 细胞增生为主，因此高免疫球蛋白血症是 pSS 免疫学异常的一个重要特点。pSS 中高免疫球蛋白血症常提示疾病可能处在活动进展期，所以很多医生认为对于高免疫球蛋白血症，无系统性损害的患者同样应给予全身积极的免疫抑制治疗，包括糖皮质激素和免疫抑制剂的治疗，以免疾病进展出现系统性损害。但是血清免疫球蛋白达到什么样的水平才给予治疗无法达成一致。

1．糖皮质激素　对合并有神经系统、肾小球肾炎、肺间质病变、肝损害、血细胞减少尤其是血小板减少、肌炎患者等要给予糖皮质激素治疗。糖皮质激素剂量应根据病情轻重决定，剂量与治疗其他结缔组织病相同。肾小管酸中毒的患者主要是替代疗法，但是如果是新发病例，或者是肾病理显示为肾小管及其周围以炎性病变为主，也可以考虑激素疗法或激素加免疫抑制剂的治疗，如泼尼松按体重 0.5 ~ 1 mg/（kg·d）。

2．羟氯喹　羟氯喹 200 ~ 400 mg/d [6 ~ 7 mg/（kg·d）]，可以降低 SS 患者免疫球蛋白水平。在一些研究中它也可以改善涎腺功能。根据目前的临床资料，当患者除口、眼干燥的症状外，还出现关节肌痛、乏力以及低热等全身症状时，羟氯喹是一个合理的治疗选择。

3．其他免疫抑制剂和免疫调节剂　对合并有重要脏器损害者，宜在应用糖皮质激素的同时加用免疫抑制剂，常用的免疫抑制剂包括甲氨蝶呤 0.2 ~ 3 mg/（kg·w）、硫唑嘌呤 1 ~ 2 mg/（kg·d）、环孢素 2.5 ~ 5 mg/（kg·d）、环磷酰胺 1 ~ 2 mg/（kg·d）或 4 周 0.5 ~ 1 g/m^2，其中环磷酰胺最常用。对于出现神经系统受累或血小板减少的患者可用大剂量 IVIG0.4g/（kg·d），连用 3 ~ 5 日，需要时可以重复使用。如果出现由 pSS 导致的中枢神经系统病变，应该采用大剂量糖皮质激素静脉冲击治疗，同时应用环磷酰胺。对于合并原发性胆汁性肝硬化的患者应使用熊去氧胆酸治疗。

除上述治疗外，局部用环孢素乳化剂滴眼和小剂量干扰素口腔含服，口和眼干燥症状均有缓解，而没有出现明显的不良反应，目前国内尚未得到应用，需要进一步研究。

（四）生物制剂

自身反应性 B 细胞的异常激活是 SS 发病的重要因素之一。目前有越来越多的临床试验表明，使用抗 CD20 和抗 CD22 抗体进行 B 细胞清除治疗可以改善 SS 病情。

利妥昔单抗（Rituximab）最早被用于 B 细胞淋巴瘤的治疗，后在自身免疫病治疗中也取得了一定的疗效。它对 pSS 常规治疗效果不佳的患者，且有严重的关节炎、严重的血细胞减少、周围神经病变以及相关的淋巴瘤均有较好的疗效。研究报道，利妥昔单抗 375 mg/m^2，每周 1 次治疗 SS 患者，12 周后患者主观症状显著缓解，涎腺有残余功能的患者涎液流率也有明显增加。SS 患者使用利妥昔单抗发生血清病样不良反应的概率较高，同时使用较大剂量的糖皮质激素有可能减少这种不良反应的发生。

利妥昔单抗能否最终改变 SS 病程，消除 SS 外分泌腺体中的异常免疫反应，还需要更长时间、更大样本的观察。根据 SS 发病机制有针对性地采用新的生物制剂、免疫治疗以及基因治疗，将为 SS 的治疗带来希望。

【预后】

本病预后较好，有内脏损害者经恰当治疗后大多可以控制病情达到缓解，但停止治疗又可复发。内脏损害中出现进行性肺纤维化、中枢神经病变、肾小球受损伴肾功能不全、恶性淋巴瘤者预后较差，其余系统损害者经恰当治疗大多病情缓解，甚至恢复日常生活和工作。

（陈　洁　何成松）

参考文献

[1] 中华医学会风湿病学分会．干燥综合征诊断及治疗指南．中华风湿病学杂志，2010，14（11）：766-768．

[2] 蒋明，余得恩，林孝义，等．中华风湿病学．北京：华夏出版社，2004：840-854．

[3] Firestein GS，Budd RC，Kelley WN，et al．Kelley's Textbook of Rheumatology．Washington：Saunders/Elsevier，2008：1027-1038．

[4] Saraux A．The point on the ongoing B-cell depleting trials currently in progress over the world in primary Sjögren's syndrome．Autoimmunity reviews，2010，9（9）：609-614．

[5] Fox R，Saito I．Sjögren's syndrome．Autoimmune Diseases of the Skin，2005，3（24）：261-289．

[6] Shiboski CH，Shiboski SC，Seror R，et al．2016 American College of Rheumatology/European League against rheumatism classification criteria for primacy sjogren' s syndrome：a consensus and data-driven methodology involving three international patient cohorts．Ann Rheum Dis，2017，76（1）：9-16．

[7] Daniels TE，Cox D，Shiboski CH，et al．Associations between salivary gland histopathologic diagnoses and phenotypic features of Sjögren's syndrome among 1726 registry participants．Arthritis Rheum，2011，63（7）：2021-2030．

[8] Whitcher JP，Shiboski CH，Shiboski SC，et al．A simplified quantitative method for assessing keratoconjunctivitis sicca from the Sjogren’s Syndrome International Registry．Am J Ophthalmol，2010，149（3）：405-415．

[9] Van Bijsterveld OP．Diagnostic tests in the Sicca syndrome．Arch Ophthalmol，1969，82（1）：

10-14.
[10] Navazesh M，Kumar SK. Measuring salivary flow：challenges and opportunnies. J Am Dent Assoc，2008，139（Suppl 2）：35S-40S.

成人斯蒂尔病的诊断与治疗

成人斯蒂尔病（adult onset Still's disease，AOSD）是一组原因不明的临床综合征，临床特征主要为发热、关节痛和（或）关节炎、一过性皮疹、咽痛和白细胞计数升高，常伴有肝、脾、淋巴结肿大。由于无特异性的诊断方法和标准，诊断及鉴别诊断较为困难。诸多资料证明某些疾病的早期阶段，如肿瘤、感染性疾病、类风湿关节炎（RA）、强直性脊柱炎（AS）、系统性红斑狼疮（SLE）、皮肌炎/多肌炎（PM/DM）、干燥综合征（SS）等风湿性疾病，有 AOSD 样的特征。故需排除肿瘤、感染以及其他结缔组织病后才考虑其诊断。某些患者即便诊断为 AOSD，也需要在治疗中密切随诊，以进一步除外上述疾病的可能。本病可见于任何年龄阶段，女性稍多于男性，好发年龄为 16 ～ 35 岁，也可见到高龄发病。发病率和患病率在不同人种中不一致。约 34% 的成人斯蒂尔病可自发缓解，24% 呈间歇性发作，36% 转为慢性。

【病因与发病机制】

本病的确切病因和发病机制尚不完全清楚。一般认为与感染、遗传和免疫异常有关。

（一）感染

由于本病的临床征象类似于感染性疾病，因而推测其病因可能与感染因素相关。有作者发现，多数患者（约占 63%）发病前有上呼吸道感染病史，发病时有咽炎或龈炎，血清抗“O”滴度升高，咽拭子培养有链球菌生长。Fanconi 还从患者感染齿槽中培养出链球菌，并将其制备成疫苗做自身注射后而获痊愈，提示成人斯蒂尔病与链球菌感染有关。另外，有研究者在部分患者血清检测到抗肠耶尔森菌、流产布鲁杆菌、风疹病毒、腮腺炎病毒、柯萨奇病毒、埃可病毒、副流感病毒、EB 病毒、巨细胞病毒、乙型肝炎病毒、丙型肝炎病毒、细小病毒、肺炎支原体或鼠弓形体的抗体，部分患者血清中存在葡萄球菌 A 免疫复合物，故认为成人斯蒂尔病的发病与这些微生物的感染有一定关系。本病患者外周血白细胞及中性粒细胞增高并见核左移现象，骨髓象粒细胞增生活跃，细胞内见中毒颗粒，均提示本病的发生与细菌感染有密切关系。但除咽拭子培养外，在其他病变组织中从未分离出细菌和病毒，且至今不能确认特定的感染因子，也未见有集体发病及家族性发病的报道，故尚不能确定感染在发病中的作用。

（二）遗传

据报告成人斯蒂尔病与人类白细胞抗原Ⅰ类抗原和Ⅱ类抗原有关，包括 HLA-B8、HLA-Bw35、HLA-B44、HLA-DR4、HLA-DR5 和 HLA-DR7 等，提示本病与遗传有关，但上述 HLA 阳性位点与临床表现及诊断的相关性均缺乏资料。

（三）免疫异常

有研究认为，成人斯蒂尔病患者存在细胞免疫和体液免疫异常：①病变滑膜中有淋巴细胞和浆细胞浸润伴滤泡形成，滑膜内层有 IgG、IgM、RF 和补体的存在，滑液中有可溶性抗原抗体复合物存在伴有补体减少。滑液中白细胞增高而无细菌存在，高度提示免疫反应。②

活动期患者血清 TNF-α、IL-1、IL-2、sIL-2R 及 IL-6 水平升高，缓解期 sIL-2R 和 IL-6 水平仍高于正常，说明缓解期仍有 T 细胞、B 细胞的活化。③辅助性 T（Th1）细胞减少，抑制性 T（Th2）细胞增高，Th1 型免疫应答主要以 IL-2、IFN-γ 和 TNF-α 等细胞因子的水平升高为标志，Th2 型免疫应答则表现为 IL-4、IL-5 和 IL-10 等细胞因子的水平升高。Th1 型免疫反应的异常提示单核 - 巨噬细胞系统可能参与 AOSD 发病机制的中心环节；T 淋巴细胞总数减少，淋巴细胞转化率、E- 玫瑰花结试验和结核菌素试验反应下降。疾病活动时，T 细胞受体 γδ 表型阳性的 T 淋巴细胞（TCRγδ-gamma delta T cells）升高，并与血清铁蛋白和 C- 反应蛋白密切相关。T 细胞受体 γδ 型阳性的 T 淋巴细胞是一种新发现的 T 细胞亚群，具有分泌多种细胞因子的功能和细胞毒活性。④疾病活动时部分患者存在一些自身抗体，如抗组蛋白抗体和抗心磷脂抗体等，还有部分患者存在抗红细胞抗体和抗血小板抗体等。⑤血清总补体、C3 可降低。⑥血清循环免疫复合物可升高。在疾病活动时，血清中免疫球蛋白 IgG、IgA、IgM 和（或）IgE 升高，并出现高球蛋白血症。⑦细胞间黏附分子（ICAM）-1 表达上调。

以上研究提示 AOSD 可能是由于易感个体对某些外来抗原如病毒或细菌感染的过度免疫反应，造成机体细胞和体液免疫调节异常，从而引发发热、皮疹和关节炎等一系列临床表现。

【病理】

本病无特异性病理改变，诊断价值不大。滑膜表现为非特异性滑膜炎，滑膜细胞轻度到中度增生，血管充血，淋巴细胞和浆细胞浸润伴滤泡形成，滑膜内层细胞 IgG、IgM 和类风湿因子染色阳性。淋巴结为非特异性炎症，部分淋巴结显示 T 淋巴细胞瘤样免疫原性增生，有时有淋巴结坏死。皮肤表现为真皮出现轻度或中度的毛细血管周围多形核白细胞或单核细胞浸润、胶原纤维水肿，极个别为非特异性脂膜炎。肌肉呈水肿及非特异性炎症。肝活检多为门静脉区的炎性浸润，主要由淋巴细胞和浆细胞组成，少数病例显示为轻度间质性肝炎、局灶性肝炎样坏死或淀粉样变。心脏表现为间质性心肌炎、纤维素渗出性心包炎和心瓣膜的炎性病变。肾活检显示肾小球基底膜增厚，肾小管萎缩和间质炎细胞浸润，少数有淀粉样变。

【临床表现】

根据病程特点可分为 3 种类型：单周期型或自限型，此类患者发作一次后不再复发；多周期型，此类患者在多次发作后可达到完全缓解；慢性过程型，此类患者病情处于持续活动的状态，多导致关节破坏。

1．发热　是本病最常见、最早出现的症状。80% 以上的患者呈典型的弛张热，体温常达 39℃以上。

2．皮疹　是本病的另一主要表现，约见于 85% 以上患者，典型皮疹为橘红色斑疹或斑丘疹。有时皮疹形态多变，可呈荨麻疹样皮疹，也有水疱、脓疱等不典型皮疹。皮疹主要分布于躯干、四肢，也可见于面部。本病皮疹的特征是常与发热伴行，常在傍晚开始发热时出现，次日晨热退后皮疹亦消失。

3．关节及肌肉症状　几乎 100% 患者有关节疼痛，关节炎在 90% 以上。膝、腕关节最常累及，其次为踝、肩、肘关节，近端指间关节、掌指关节及远端指间关节亦可受累。发病早期受累关节少，以后可增多呈多关节炎。不少患者受累关节的软骨及骨组织可出现侵蚀性破坏，故晚期有可能出现关节僵直、畸形。肌肉疼痛常见，约占 80% 以上。多数患者发热时出现不同程度肌肉酸痛，部分患者出现肌无力及肌酶轻度增高。

4．咽痛 多数患者在疾病早期有咽痛，有时存在于整个病程中，发热时咽痛出现或加重，退热后缓解。可有咽部充血，咽后壁淋巴滤泡增生及扁桃体肿大，咽拭子培养阴性，抗生素治疗无效。

5．其他临床表现 可出现周围淋巴结肿大、肝脾大、腹痛（少数似急腹症）、胸膜炎、心包积液、心肌炎和肺炎。较少见的有肾损害、中枢神经系统异常、周围神经系统损害。少数患者可出现急性呼吸衰竭、充血性心力衰竭、心包填塞、缩窄性心包炎、弥散性血管内凝血、噬血细胞综合征（haemophagocytic syndrome，HS）、严重贫血、鼻中隔穿孔、暴发性肝功能衰竭及坏死性淋巴结病。

【辅助检查】

（一）实验室检查

1．血常规及红细胞沉降率 在疾病活动期，90% 以上患者中性粒细胞增高，80% 左右的患者血白细胞计数≥ 15×10^9/L。约 50% 的患者血小板计数升高，嗜酸性粒细胞无改变。可合并正细胞正色素性贫血。几乎 100% 患者红细胞沉降率（ESR）增快。

2．氨基转移酶 部分患者转氨酶轻度增高。

3．血液细菌培养 阴性。

4．类风湿因子（RF）和抗核抗体（ANA） 阴性，仅少数患者可呈低滴度阳性。血补体水平正常或偏高。

5．血清铁蛋白（SF）和糖化铁蛋白（glycosylated ferritin，GF） SF 升高和糖化铁蛋白比值下降对诊断 AOSD 有重要意义。本病 SF 水平增高，且其水平与病情活动呈正相关。因此 SF 不仅有助于本病诊断，而且对判断病情是否活动及评价治疗效果有一定意义。糖化铁蛋白比值下降是本病的另一个实验室特征，比 SF 更具特异性。为了防止铁蛋白被蛋白水解酶降解，健康人铁蛋白的 50% ～ 80% 被糖基化。本病由于糖基化的饱和作用使糖化铁蛋白下降至＜ 20%，但是糖化铁蛋白不能作为评价疾病活动和疗效的指标，因为它在疾病缓解很多个月后仍然是减低的。GF ≤ 20% 且 SF 高于正常值上限对 AOSD 诊断的灵敏度达 70.5%，特异度达 83.2%；GF ≤ 20% 且 SF 高于正常值 5 倍对 AOSD 诊断的灵敏度达 43.2%，特异度达 92.9%。

6．滑液和浆膜腔积液 白细胞增高，呈炎性改变，其中以中性粒细胞增高为主。

（二）放射学表现

在关节炎者可有关节周围软组织肿胀，关节骨端骨质疏松。随病情发展，关节软骨可破坏，关节间隙变窄，在腕关节最易见到这种改变。软骨下骨也可破坏，最终可致关节僵直、畸形。

【诊断与鉴别诊断】

（一）诊断标准

本病无特异性诊断方法，是建立在排除性诊断的基础上，所以目前本病的误诊率仍然比较高。国内外曾制定了许多诊断或分类标准，但至今仍未有公认的统一标准。推荐应用较多的是美国 Cush 标准和日本标准（即 Yamaguch 标准）。

1．Cush 标准 必备条件：①发热≥ 39℃ ；②关节痛或关节炎；③ RF 滴度＜ 1 ：80；④ ANA 滴度＜ 1 ：100。另需具备下列任何 2 项：①血白细胞≥ 15×10^9g/L；②皮疹；③胸膜炎或心包炎；④肝大或脾大或淋巴结肿大。

2．日本标准 主要条件：①发热≥ 39℃并持续 1 周以上；②关节痛持续 2 周以上；

③典型皮疹；④血白细胞≥ $15 \times 10^9/L$。

次要条件：①咽痛；②淋巴结和（或）脾大；③肝功能异常；④ RF 和 ANA 阴性。

此标准需排除：感染性疾病、恶性肿瘤、其他风湿性疾病。符合 5 项或更多条件（至少含 2 项主要条件），可做出诊断。

（二）诊断要点

如出现下列临床表现及阳性的实验室检查结果，应疑及本病：①发热是本病最突出的症状，出现也最早，典型的热型呈弛张热，一般每日 1 次；②皮疹于躯干及四肢多见，也可见于面部，呈橘红色斑疹或斑丘疹，通常与发热伴行，呈一过性；③通常有关节痛和（或）关节炎，早期呈少关节炎，也可发展为多关节炎。肌痛症状也很常见；④外周血白细胞显著增高，主要为中性粒细胞增高，血培养阴性；⑤血清学检查，多数患者 RF 和 ANA 均阴性；⑥多种抗生素治疗无效，而糖皮质激素治疗有效。

（三）鉴别诊断

在诊断 AOSD 之前应注意排除下列疾病。

1．恶性肿瘤　白血病、淋巴瘤、恶性组织细胞病等血液系统肿瘤。AOSD 患者 65% 可出现淋巴结病。骨髓穿刺检查及淋巴结活检虽然在 AOSD 中无特异性，但本病诊断需排除其他疾病，对于反复发作、治疗效果不明显者，一定要多次行骨髓穿刺及淋巴结活检，以减少误诊、漏诊。尤其应注意淋巴瘤。还有随访报道支气管肺癌、纵隔肉瘤样癌、腹膜后网织细胞肉瘤等。常规体检基础上可予胸部 X 线片、腹部及妇科超声、胸腹部 CT、肿瘤标志物检测等筛查肿瘤，骨髓穿刺、骨扫描是排除肿瘤的有效手段，必要时辅以胃镜及肠镜等内镜、PET、淋巴结活检及皮肤活检等病理组织检查。

2．感染性疾病　在感染性疾病中要特别注意败血症、组织器官的脓肿和某些病毒感染，如病毒感染（乙型肝炎病毒、风疹病毒、微小病毒、柯萨奇病毒、EB 病毒、巨细胞病毒、人类免疫缺陷病毒等）、亚急性细菌性心内膜炎、脑膜炎奈瑟球菌菌血症，淋球菌菌血症及其他细菌引起的菌血症或败血症、结核病、莱姆病（Lyme 病）、布鲁菌病、梅毒和风湿热等。

3．其他结缔组织病　类风湿关节炎（RA）、SLE、原发性 SS、PM、混合性结缔组织病等，还有血管炎，如结节性多动脉炎、韦格纳肉芽肿病、血栓性血小板减少性紫癜、大动脉炎等。这些疾病有各自特点，对于持续有关节炎症状的患者，定期行 X 线片，类风湿因子（RF）、抗核周因子（anti-peri nuclear factor，APF）、抗角蛋白抗体（AKA）、抗环瓜氨酸肽（CCP）抗体等自身抗体检查除外 RA，并观察 AOSD 是否向 RA 转化。抗核抗体谱（ANAs）、抗中性粒细胞胞质抗体（ANCA）等自身抗体的检查有助于鉴别诊断。到目前为止尚未发现 AOSD 有相对特异的自身抗体出现，这对于与其他结缔组织病鉴别极为重要。

【治疗】

本病尚无根治方法，但如能及早诊断、合理治疗，可以控制发作、防止复发。急性炎症期（发热）的治疗可首先单独使用非甾体抗炎药（NSAIDs）；对单用 NSAIDs 不缓解者，加用糖皮质激素，常用泼尼松按体重 0.5 ～ 1 mg/（kg · d）；仍不缓解或激素减量时复发，加用改善病情的抗风湿药物（DMARDs），首选甲氨蝶呤（MTX）；若病情控制仍不满意，在 MTX 基础上，联合其他 DMARDs。部分难治或重症患者，可配合糖皮质激素冲击治疗，必要时予生物制剂。缓解后逐个减停 DMARDs，到予 MTX 维持，同时减激素用量，过渡到仅予 NSAIDs，然后停药观察。

1．NSAIDs　急性发热炎症期的治疗可首先单独使用 NSAIDs，约有 1/4 的 AOSD 患者，经合理使用 NSAIDs 可以控制症状，使病情缓解，通常这类患者预后良好。一般 NSAIDs 需用较大剂量，病情缓解后应继续使用 1 ～ 3 个月，再逐渐减量。定期复查肝功能、肾功能及血常规，注意不良反应。

2．糖皮质激素 对单用 NSAIDs 无效，症状控制不好者，常用泼尼松 0.5 ～ 1 mg/（kg · d），待症状控制、病情稳定 1 ～ 3 个月以后可逐渐减量，然后以最小有效量维持。有系统性损害、病情较重者应使用中到大量糖皮质激素。病情严重者如顽固性发热、重要器官损害、严重血管炎、ESR 极快、常规 DMARDs 联合治疗半年以上效果差，需用大剂量激素［泼尼松 ≥ 1 mg/（kg · d）］；也可用甲泼尼龙冲击治疗，通常剂量每次 500 ～ 1 000 mg，缓慢静脉滴注，可连用 3 天。必要时 1 ～ 3 周后可重复使用，间隔期和冲击后继续口服泼尼松。长期服用激素者应注意感染、骨质疏松症等并发症。及时补充防治骨质疏松的相关药物，如抑制破骨细胞的双膦酸盐、活性维生素 D。

3．DMARDs 激素仍不能控制发热或激素减量即复发者，或关节炎表现明显者，应尽早加用 DMARDs。使用 DMARDs 时首选 MTX；单用 MTX 仍不缓解，或转入以关节炎为主要表现的慢性期时，在此基础上，采用联合其他 DMARDs 策略。如患者对 MTX 不能耐受或疗效不佳可改用或联合使用来氟米特（LEF），在使用 LEF 基础上还可与其他 DMARDs 联合。常用的 DMARDs 如下。

（1）MTX 口服、肌内注射或静脉注射均有效。口服 60% 吸收，每日给药可导致明显的骨髓抑制和毒性作用。临床多采用每周 1 次给药。常用剂量为 7.5 ～ 20 mg/w，个别重症患者可以酌情加大剂量。常见的不良反应有恶心、口腔炎、腹泻、脱发、皮疹，少数出现骨髓抑制、肝功能受损和肺间质病变，也可引起流产、畸胎，影响生育能力。服药期间，应定期查血常规和肝功能。

（2）LEF 剂量为 10 ～ 20 mg/d。主要不良反应有腹泻、瘙痒、高血压、肝酶增高、皮疹、脱发和一过性白细胞、血小板下降等。也有引起间质性肺炎的报道，服药期间应定期查肝功能和血常规。有致畸作用，故孕妇禁服。

（3）抗疟药（antimalarials 有氯喹（每片 250 mg）和羟氯喹（每片 100 mg 或 200 mg）两种。该药起效慢，服用后 3 ～ 4 个月疗效达高峰，至少连服 6 个月后才能宣布无效，有效后可减量维持。用法为氯喹 250 mg/d，羟氯喹 200 ～ 400 mg/d。本药有蓄积作用，服药半年左右应查眼底。另外，为防止心肌损害，用药前应常规查心电图，有窦房结功能不全、心率缓慢、传导阻滞等心脏病患者应禁用。其他不良反应有头晕、头痛、皮疹、瘙痒和耳鸣等。国外报道羟氯喹安全性较氯喹明显提高。

（4）硫唑嘌呤（AZA） 口服后约 50% 吸收。常用剂量 1 ～ 2 mg/（kg · d），一般 100 mg/d，维持量为 50 mg/d。不良反应有脱发、皮疹、骨髓抑制（包括白细胞及血小板减少、贫血），胃肠道反应有恶心、呕吐，可有肝损害等。服药期间应定期查血常规和肝功能等，用药最初 8 周，应每周至少复查全血细胞计数 1 次。

（5）柳氮磺吡啶（sulfasalazine，SASP） 一般服用 4 ～ 8 周后起效。从小剂量逐渐加量有助于减少不良反应。使用方法为 250 ～ 500 mg/d 开始，之后每周增加 500 mg，直至 2.0 g/d，如疗效不明显可增至 3.0g/d，如 4 个月内无明显疗效，应改变治疗方案。主要不良反应有恶心、呕吐、厌食、消化不良、腹痛、腹泻、皮疹、无症状性转氨酶增高和可逆性精子减少，偶有白细胞减少、血小板减少，对磺胺过敏者禁用。服药期间应定期查血常规和肝功能。

（6）环孢素　口服起始量为 3 ～ 5 mg/（kg・d），维持量为 2 ～ 3 mg/（kg・d）。常见的不良反应包括肝毒性、肾毒性，产生高血压神经系统损害、继发感染及胃肠道反应等。

此外，重症患者还可使用环磷酰胺（CTX）治疗。CTX 有冲击疗法及小剂量用法，两者相比较，冲击疗法不良反应较小。冲击疗法为按体表面积 500 ～ 1 000 mg/m^2 给药，每 3 ～ 4 周 1 次，均经静脉滴注。小剂量为 1 ～ 2 mg/（kg・d），一般 100 mg/d，维持量为 50 mg/d。常见的不良反应包括恶心呕吐、骨髓抑制、出血性膀胱炎及膀胱癌（我国较少见）、肝损害及黄疸、脱发、感染、致畸和性腺抑制。

DMARDs 用药过程中，应密切观察所用药物的不良反应，如定期观察血常规、ESR、肝功能、肾功能。还可定期观察血清铁蛋白，如临床症状和体征消失，血常规正常，ESR 正常，血清铁蛋白降至正常水平，则提示病情缓解。病情缓解后首先要将激素减量，但为继续控制病情，防止复发，DMARDs 应继续应用较长时间，剂量可酌减。

4．生物制剂　是难治、复发、重症和高度活动的 AOSD 的治疗新途径，国外已开始用抗肿瘤坏死因子 -α、抗白细胞介素（IL）-1 受体制剂和抗 IL-6 受体制剂来治疗 AOSD。

5．其他　部分植物制剂，如雷公藤多苷、青藤碱、白芍总苷已应用于多种风湿性疾病的治疗。在本病慢性期，以关节炎为主要表现时亦可使用。国外也有应用血浆置换或干细胞移植治疗激素抵抗的、反复发作的、严重的、急进性的 AOSD 成功的报道。

【AOSD 与妊娠】

早在 1971 年，Bywaters 就认识到雌激素与 AOSD 的易感性有着密切的关系。近年有学者分析了 17 例 AOSD 患者共 22 次的妊娠，发现首发表现多出现在妊娠第 5 ～ 6 个月，这些表现包括发热、关节炎和（或）痛、皮疹、咽痛、淋巴结肿大、肝脾大、肌痛、浆膜炎等。病情加重多发生在分娩后或自发性流产后 3 天～ 5 个月。同一次妊娠中多次病情加重并不多见。多数患者对单用 NSAIDs 无效，而经中等剂量泼尼松龙［≤ 0.5 mg/（kg・d）］及大剂量泼尼松龙［1 mg/（kg・d）］治疗后获得完全或部分缓解。甲泼尼龙冲击、静脉内注射人免疫球蛋白、静脉用环磷酰胺（终止妊娠后）也是有效的。羟氯喹、金制剂、MTX、硫唑嘌呤等改善病情药用于分娩后的维持治疗。总之，妊娠可能导致 AOSD 病情加重，终止妊娠也不能缓解病情，糖皮质激素的治疗是安全有效的，长期的资料有待进一步研究和随访。

【预后】

AOSD 患者的病情、病程呈多样性，少部分患者 1 次发作缓解后不再发作，有自限倾向；而多数患者缓解后易反复发作。还有慢性持续活动的类型，最终表现为慢性关节炎，出现软骨和骨质破坏，酷似 RA。早期即出现多关节炎者，或累及肩、髋关节者，幼年即有斯蒂尔病且需糖皮质激素治疗超过两年者，皆提示慢性病程。需强调指出的是 AOSD 是一种排除性诊断的疾病，至今仍无特定的统一诊断标准。即使在确诊后，仍要在治疗、随访过程中随时调整药物，以改善预后；且长期观察随访，注意转化为诸如肿瘤、感染和其他疾病等，从而修订诊断，改变治疗方案。

（陈　洁　何成松）

参考文献

[1] 中华医学会风湿病学分会．成人斯蒂尔病诊断及治疗指南．2010，14（7）：487-489．

[2] 黄轩，赵东宝，戴生明．成人斯蒂尔病发病机制的研究进展．中华风湿病学杂志，2008，12（4）：269-271．
[3] 蒋明，余得恩，林孝义，等．中华风湿病学．北京：华夏出版社，2004：828-839．
[4] Kontzias A，Efthimiou P．Adult-onset stills disease：pathogenesis，clinical manifestations and therapeutic advances．drugs，2008，68（3）：319-337．
[5] Bagnari V，Colina M，Ciancio G，et al．Adult-onset Still's disease．Rheumatology International，2010，30（7）：855-862．

混合性结缔组织病的诊断与治疗

混合性结缔组织病（MCTD）是一种血清中有高滴度的斑点型抗核抗体（ANA）和抗U1RNP抗体，临床上有雷诺现象、双手肿胀、多关节痛或关节炎、肢端硬化、肌炎、食管运动功能障碍、肺动脉高压等特征的临床综合征。部分患者随疾病的进展可成为某种确定的弥漫性结缔组织病，如系统性硬化病（SSc）、系统性红斑狼疮（SLE）、多发性肌炎/皮肌炎（PM/DM）、类风湿关节炎（RA）。MCTD发病年龄为4～80岁，大多数患者在30～40岁出现症状，平均年龄37岁。女性多见约占80%。我国发病率不明，但并非少见。

【病因及发病机制】

该病病因及发病机制至今尚不明确。目前认为与遗传、免疫功能异常和环境因素相关。

（一）遗传因素

很多研究发现，MCTD与HLA基因密切相关。主要和结缔组织病相关的HLA抗原的部分基因存在于6号染色体上。这些基因分别是HLA-DR4，HLA-DR3、HLA-DR5、HLA-DR2，它们分别同RA、PM/DM、SSc和SLE相关。多数研究提示MCTD中HLA-DR4占优势，另外HLA-DRBl*04/HLA-DRBl*15的遗传学相关因素参与MCTD发病。据报道，HLA-DR5阳性的MCTD患者容易进展为SSc，而MCTD患者的肺纤维化和HLA-DR3有关。HLA-DR基因可能与自身抗体反应的特异性相关，而不是与疾病的分类相关。换言之，尽管目前还不清楚MHC以何种形式与疾病的进展相关，MHC相关性似乎代表的是特异的抗原，而不是疾病。

据推测T细胞受体和HLA分子同抗体的生成相关。有一种假说认为具有抗原性的多肽能呈递给同源的T细胞受体，这体现了HLA亚型在发病机制中是一种特异性基因。许多研究指出68kD的抗U1RNP抗体生成与HLA-DR4、HLA-DR2表型相关。MCTD患者中HLA类型有DRB1*0401、DRB4*0101、DQA1*0103、DQB1*0301，而SLE患者有DRB1*1501、DRB5*0101、DQA1*0102、D2B1*0602。基因的DNA序列提示HLA-DR2和HLA-DR4阳性的患者在氨基酸β链上26、28、30、31、32、70、73位点上有共同序列，因此可形成一个抗原结合位点的“口袋”。U1RNA本身也是一自身抗原，68kD的多肽有几个不同的表位，最常见的序列是KDK DRD RKR RSS RSR，这一区域优先针对MCTD而不是SLE。另一个针对MCTD的自身抗原是剪接体颗粒33kD hnRNP-A2，针对这一蛋白质的抗体是抗RA33抗体。

（二）免疫功能异常

MCTD是一种免疫功能紊乱的疾病，MCTD患者的体液免疫和细胞免疫均出现异常。

目前认为B细胞的高反应性导致高滴度的抗U1RNP抗体及抗U1-70000抗体、外周血中抗U1-70000反应性T细胞的存在及T细胞的活化。U1-70000抗原的凋亡修饰和针对修饰抗原的自身免疫参与了发病。另外，研究表明，MCTD中抑制性T细胞缺陷，辅助性T细胞（Th）接受抑制性T细胞（Ts）细胞的抑制信号减少，或抗U1RNP抗体通过Fc受体穿透单核细胞，造成Ts细胞缺陷。MCTD患者有循环Ts细胞数目减少和抑制功能降低，而NK细胞功能正常，IL-1、IL-2、B细胞生长因子和分化因子升高或正常。与SLE相比，多数MCTD患者的网状内皮系统的清除免疫复合物功能正常。滑膜、小肠、心脏、肝、肌肉、唾液腺、肺等组织均有淋巴细胞和浆细胞浸润。缺陷性细胞凋亡导致的自身反应性淋巴细胞的延期存活是免疫活化和产生抗体（包括抗U1-snRNP抗体）的原因，但目前并无证据提示MCTD有缺陷性细胞凋亡。此外，MCTD患者存在高丙球蛋白血症，高滴度的抗RNP抗体，可检测出循环及肾免疫复合物，有淋巴细胞毒性抗体，组织活检可发现血管壁、肌纤维内、肾小球基底膜和表皮真皮交接处有IgG和补体沉积。

（三）环境因素和分子模拟

环境诱发因子是产生免疫反应的起始因子，这些环境诱发因子不一定持续存在，但是分子模拟使得免疫反应得以继续。感染是最常见的环境诱发因子。例如，如果一种病毒具有类似于自体蛋白的氨基酸序列，就可能诱发自身免疫反应。已有报道，许多感染相关的表位可以模拟不同剪接体颗粒的多肽域。小鼠的逆转录 $P30^{GAG}$ 抗原、人类流感B病毒和U1-snRNP的68kD多肽具有同源性，EB病毒抗体（抗EBNA-1）、Ⅱ型腺病毒的72kD表位抗体和hn-RNP有交叉反应，Ⅰ型人类免疫缺陷病毒（HIV-1）的 $P35^{GAG}$、$P24^{GAG}$ 蛋白刺激产生的抗体和U1-RNP有交叉反应。HIV糖蛋白p120/41的B3环和68kD的表位有33%的同源性。由于分子模拟的作用，一旦针对某种感染因子的免疫反应产生，蛋白质上其他的表位即可以因为表位播散而产生抗原性，从而使诱发的免疫反应得以持续。

【病理】

MCTD主要组织病理改变是广泛的增殖性血管病变，包括动脉和小动脉内膜的增殖和中层肥厚，导致大中血管如主动脉肺动脉、肾动脉、冠状动脉和许多脏器小血管的狭窄但无明显炎症细胞浸润。5%～25%有肾受累，儿童较成年人多见。受累肾的病理变化也具有混合病变的特点，肾小球、肾血管及肾间质均可出现病变。肾小球病变表现为细胞增生、局灶性基底膜增厚、系膜增生，可有系膜增生性肾小球肾炎、局灶性肾小球肾炎、增生性肾小球肾炎、膜性肾小球肾炎、膜增生性肾小球肾炎的表现；有小动脉显著内膜增生及闭塞，有血管炎病变；肾间质常见淋巴细胞、单核细胞和浆细胞大片浸润。皮肤组织学无特征性改变、真皮层胶原成分增多，但很少有真正硬皮样改变。有些患者在表皮与真皮交界处有免疫球蛋白沉积。肌活检有肌纤维退化性变。唇腺活检显示淋巴细胞及浆细胞浸润。另外可有小血管炎，血管周围和间质有浆细胞和淋巴细胞浸润。

【临床表现】

患者可表现出组成本疾病的各种结缔组织病（SLE、SSc、PM/DM或RA）的临床症状。然而MCTD具有的多种临床表现并非同时出现，重叠的特征可以相继出现，不同的患者表现亦不尽相同。在该病早期与抗U1RNP抗体相关的常见临床表现是双手肿胀、关节炎、雷诺现象、炎性肌病和指端硬化等，典型的临床表现是多关节炎、雷诺现象、手指肿胀或硬化、肺部炎性改变、肌病和肌无力、食管功能障碍、淋巴结肿大、脱发、颧部皮疹以及浆膜炎等。

1．早期症状　大多数患者有易疲劳、肌痛、关节痛和雷诺现象。若患者出现手或手指肿胀、高滴度斑点型 ANA 时，应仔细随诊。未分化结缔组织病患者若出现高滴度抗 U1RNP 抗体预示以后可能进展为 MCTD；急性起病的 MCTD 较少见，表现包括 PM、急性关节炎、无菌性脑膜炎、指（趾）坏疽、高热、急性腹痛和三叉神经病。

2．发热　不明原因发热可能是 MCTD 最显著的临床表现和首发症状。发热常同时伴有肌炎、无菌性脑膜炎、浆膜炎等。

3．关节　关节疼痛和僵硬几乎是所有患者的早期症状之一。60% 的患者最终发展成典型的关节炎。常易受累的关节为掌指关节，伴有与 RA 相似的畸形，如尺侧偏移、天鹅颈畸形和纽扣花畸形。放射学检查缺乏严重的骨侵蚀性病变，但有些患者也可见关节边缘侵蚀和关节破坏。50% ～ 70% 患者的类风湿因子（RF）阳性。

4．皮肤、黏膜　大多数患者在病程中出现皮肤、黏膜病变。雷诺现象是 MCTD 最常见和最早期的表现之一，常伴有手指肿胀或全手肿胀。手指皮肤紧缩、变厚，但不发生挛缩。有些患者表现为狼疮样皮疹，尤其是面颊红斑和盘状红斑。约 25% 的患者有脱发、指（趾）硬化、色素减退、光过敏、荨麻疹，面部和甲周毛细血管扩张。面部皮肤可有硬皮症样改变，但真正硬皮病面容则少见。少数 MCTD 患者可有典型的皮肌炎皮肤改变，如紫红色眼睑，指、肘和膝关节处出现红斑。黏膜损害包括颊黏膜溃疡，干燥的复合性口、生殖器溃疡，青斑血管炎，皮下结节和鼻中隔穿孔。前臂屈肌，手、足伸肌和跟腱可出现腱鞘周围及皮下结节。

5．肌肉病变　肌痛是 MCTD 常见的症状，但大多数患者没有明确的肌无力、肌电图异常或肌酶的改变。MCTD 相关的炎性肌病在临床和组织学方面与特发性炎性肌病（IIM）相似，兼有累及血管的皮肌炎（DM）和细胞介导的多发性肌炎（PM）病变特点。大多数患者的肌炎往往在全身性疾病活动的背景下急性发作，这些患者对短疗程大剂量糖皮质激素治疗反应良好。而轻症炎性肌病者常隐匿起病，对糖皮质激素治疗的反应较差。一些伴发 MCTD 相关多发性肌炎的患者可出现高热。

6．心脏　心脏全层均可受累。20% 的患者心电图（ECG）不正常，最常见的改变是右心室肥厚、右心房扩大和心脏传导异常。心包炎是心脏受累最常见的临床表现，见于 10% ～ 30% 的患者，出现心包压塞少见。心肌受累日益受到重视，一些患者的心肌受累继发于肺动脉高压，而肺动脉高压在早期阶段常无症状。对存在劳力性呼吸困难的患者，应注意筛查肺动脉高压。多普勒超声估测右室收缩压能检测到亚临床的肺动脉高压，下列 6 条标准中如果具备 4 条或更多，则可诊断肺动脉高压：①劳力性呼吸困难；②胸骨左缘收缩期有搏动；③肺动脉区第一心音增强；④ X 线胸片示肺动脉增宽；⑤心电图示右心室肥厚；⑥超声心动图示右心室增大。确定诊断需要通过右心导管显示休息时平均舒张期肺动脉压 ＞ 25 mmHg（1 mmHg=0.133 kPa）。

7．肺　75% 的患者有肺部受累，早期通常没有症状。30% ～ 50% 的患者可发生间质性肺疾病，早期症状有干咳、呼吸困难、胸膜炎性胸痛。高分辨率 CT（HRCT）是诊断间质性肺疾病最敏感的检查方法，^{99}mTc- 二乙烯三胺戊乙酸（DTPA）肺扫描用于筛查和观察疗效。HRCT 的最常见早期征象是小叶间隔增厚、周边和下肺叶为主的磨砂玻璃样改变。未经治疗的间质性肺疾病通常会进展，4 年随访中 25% 的患者可发展为严重肺间质纤维化。如前所述。肺动脉高压是 MCTD 最严重的肺并发症，常常是 MCTD 死亡的主要原因之一。不同于硬皮病，在 MCTD 中肺动脉高压通常继发于肺间质纤维化，是由于肺小动脉内膜增生和中膜肥厚所致。

8．肾　25% 的患者有肾损害。高滴度的抗 U1RNP 抗体对弥漫性肾小球肾炎的进展有相对保护作用。弥漫性肾小球肾炎和肾间质病变很少发生，通常为膜性肾小球肾炎，有时也可引起肾病综合征，但大多数患者没有症状。有些患者出现肾血管性高血压危象，与硬皮病肾危象类似。长期肾病变可引起淀粉样变和肾功能不全。

9．消化系统　胃肠道受累见于 60% ～ 80% 患者，表现为上消化道运动异常、食管上段和下段括约肌压力降低、食管远端 2/3 蠕动减弱，症状为进食后噎涨感和吞咽困难，并可有腹腔出血、胆道出血、十二指肠出血、巨结肠、胰腺炎、腹腔积液、蛋白丢失性肠病、原发性胆汁性肝硬化、自身免疫性肝炎、吸收不良综合征等。腹痛可能是由于肠蠕动减弱、浆膜炎、肠系膜血管炎、结肠穿孔或胰腺炎等所致。

10．神经系统　中枢神经系统病变并不是本病显著的临床特征，与 SSc 一样最常见的表现是三叉神经病。头痛是常见症状，多数可能是血管性头痛。有些患者头痛伴发热、肌痛，有些表现类似病毒感染的症状。这些患者中有些出现脑膜刺激征，脑脊液检查显示无菌性脑膜炎。无菌性脑膜炎也可能是一种对非甾体抗炎药（尤其是舒林酸和布洛芬）的超敏反应。一种新的但非常罕见的与抗 U1RNP 抗体相关的中枢系统疾病是脑出血。其他神经系统受累表现包括癫痫样发作、器质性精神综合征、多发性周围神经病变、脑栓塞和脑出血等。

11．血管　雷诺现象几乎是所有患者的一个早期临床特征。中小血管内膜轻度增生和中层肥厚是 MCTD 特征性的血管病变，也是本病肺动脉高压和肾血管危象的特征性病理改变。血管造影显示 MCTD 患者中等大小血管闭塞的发生率高，且大多数患者的甲襞毛细血管显微镜检查所见的血管袢扩张和缺失的模式与 SSc 患者的表现相同，是 MCTD 与 SLE 的特征性区别。73% 的患者可见“灌木丛型”（bushy pattern）的形态。45% 的患者抗内皮细胞抗体阳性，携带此抗体的患者易发生肺部病变和自发流产。抗 U1RNP 抗体可诱导内皮细胞释放致炎细胞因子，在血管病变中起致病作用。

12．血液系统　75% 的患者有贫血，60% 的患者 Coombs 试验阳性，但溶血性贫血并不常见。75% 的患者可有以淋巴细胞系为主的白细胞减少，这与疾病活动有关。血小板减少、血栓性血小板减少性紫癜、红细胞发育不全相对少见，低补体血症可见于部分病例。50% 的患者 RF 阳性，尤其是同时伴有抗 hn-RNP-A2/RA33 抗体存在者，常与严重的关节炎相关。抗心磷脂抗体（aCL）或狼疮抗凝物出现均有报道。大多数患者有高丙球蛋白血症，33% 的 IgG 分子有抗 U1RNP 的特异性。

13．其他　患者可有干燥综合征（SS）、慢性淋巴细胞性甲状腺炎（桥本甲状腺炎）和持久的声音嘶哑。1/3 患者有发热、全身淋巴结肿大、肝脾大。

【辅助检查】

1．一般检查　部分患者有贫血、白细胞减少及血小板减少，红细胞沉降率增快，Coombs 试验阳性。约 3/4 患者有高丙球蛋白血症。活动期患者可有肌酸激酶、醛缩酶、乳酸脱氢酶及转氨酶显著升高。肾受累时可见蛋白尿、血尿、肾病综合征或不同程度肾功能不全。

2．血清免疫学异常　大多数患者的抗 UlRNP 抗体在早期出现，并贯穿病程始终。有时抗体出现较晚，其抗体滴度可以波动，但和病情活动无关。另外还可有抗单链 DNA 抗体、抗组蛋白抗体、抗心磷脂抗体、抗内皮细胞抗体等。大约 30% 的患者 RF 和抗 RA33 抗体阳性。15%MCTD 患者的抗心磷脂抗体和狼疮抗凝物阳性，但与 SLE 不同，其抗心磷脂抗体是非 β_2-GP1 依赖性的，这或许可解释为何 MCTD 患者很少有高凝现象。

3．影像学　伴有关节炎的患者其关节 X 线检查可发现有类风湿关节炎样表现，关节局部的 CT 或 MRI 能发现更早期、更细微的关节结构改变。MCTD 患者肺部无论是否合并感染，都要进行常规 X 线或 CT 扫描，力争及时发现肺部病变如肺间质病变等，以便尽早进行免疫干预治疗及尽早对疾病进行预后判断。有消化道症状的患者应进行食管钡餐造影或内镜检查，判断患者的吞咽肌群、食管及十二指肠是否有异常，胃部是否有蠕动异常。

4．肌电图　MCTD 伴有肌炎者，除了血清中的肌酶可检测到升高以外，少数患者的肌电图亦可出现典型的肌源性损害表现，可出现多相波、纤颤波及肌肉收缩时限变短、重度收缩呈现干扰相等改变。

5．组织病理学　虽然 MCTD 患者常出现皮疹、硬皮病样改变、肌肉疼痛无力及肌肉压痛，但皮肤、肌肉的病理检查常无特征性改变。皮肤可表现有真皮胶原成分增多，肌活检有肌纤维变性，血管周围和肌质有浆细胞和淋巴细胞浸润，几个部位均可见免疫球蛋白的沉积。

6．超声心动图　约 20% 患者超声心动图有异常表现，可见右室肥厚、右房增大、二尖瓣前叶出现疣状增厚、肺动脉收缩压力增高等表现。

7．肺功能　当患者出现肺间质病变时，应及时进行肺功能检测。MCTD 合并肺间质病变患者，肺功能检查指标中最易出现一氧化碳（CO）弥散能力的下降，部分患者可出现潮气量受损。

【诊断及鉴别诊断】

（一）诊断及标准

对有雷诺现象、关节痛或关节炎、肌痛、手肿胀的患者，如果有高滴度斑点型 ANA 和高滴度抗 U1RNP 抗体阳性，而抗 Sm 抗体阴性者，要考虑 MCTD 的可能。高滴度抗 U1RNP 抗体是诊断 MCTD 必不可少的条件。如果抗 Sm 抗体阳性，应首先考虑 SLE。目前尚无 MCTD 的美国风湿病学会（ACR）诊断标准，1986 年在日本东京举行的 MCTD 会议上，Sharp、Kasnkawa 和 Alarcon-Segovia 宣布了各自的诊断标准，1991 年 Kahn 提出了新的标准。然而至今在世界范围内还没有统一的诊断标准，以下 4 种均被广泛应用表 7-17、表 7-18、表 7-19、表 7-20。对照研究显示 Alarcon-Segovia 标准和 Kahn 标准灵敏度和特异度最高（分别为 62.5% ~ 81.3% 和 86.2%）。部分患者起病时倾向 MCTD 诊断，进一步发展的临床表现更符合 SLE 或 RA。在长期随诊中仍有 50% 以上的患者符合 MCTD 的诊断标准。

表7-17　结缔组织病Alarcon-Segovia标准（墨西哥）

项目	标准
血清学标准	抗 U1RNP ≥ 1 ∶ 1600（血凝法）
临床标准	①手肿胀；②滑膜炎；③肌炎（生物学或组织学证实）；④雷诺现象；⑤肢端硬化
确诊标准	血清学标准及至少 3 条临床标准，必须包括滑膜炎或肌炎

表7-18　结缔组织病Kahn标准（法国）

项目	标准
血清学标准	存在高滴度 U1RNP 抗体，相应斑点型 ANA 滴度≥ 1 ∶ 1200
临床标准	①手肿胀；②滑膜炎；③肌炎；④雷诺现象
确诊标准	血清学标准及至少 3 条临床标准，必须包括滑膜炎或肌炎

表7-19　结缔组织病Sharp标准（美国）

项目	标准
主要标准	①严重肌炎；②肺受累，CO 弥散能力＜正常预计值的 70% 和（或）肺动脉高压和（或）肺活检提示血管增殖性损害；③雷诺现象或食管功能障碍；④手肿胀或指端硬化；⑤高滴度的抗可溶性抗原抗体滴度＞ 1 ： 10 000（血凝法）和抗 U1RNP 抗体阳性，而抗 Sm 抗体阴性
次要标准	①脱发；②白细胞减少；③贫血；④胸膜炎；⑤心包炎；⑥关节炎；⑦三叉神经病变；⑧颊部红斑；⑨血小板减少；⑩轻度肌炎；手肿胀

肯定诊断：4 条主要指标，同时抗 U1RNP 抗体滴度＞ 1 ： 4 000（血凝法），而抗 Sm 抗体阴性。可能诊断：符合 3 条主要标准，而抗 Sm 抗体阴性；或 2 条主要标准和 1 条次要标准，并伴有抗 U1RNP 抗体滴度＞ 1 ： 1 000（血凝法）。可疑诊断：符合 3 条主要标准，但抗 U1RNP 抗体阴性；或 2 条主要标准；或 1 条主要标准和 3 条次要标准，伴有抗 U1RNP 抗体滴度＞ 1 ： 100。

表7-20　结缔组织病Kasukawa标准（日本）

项目	标准
常见症状	①雷诺现象；②手指或手肿胀
抗 snRNP 抗体阳性	
混合症状	（1）SLE 样表现：①多关节炎；②淋巴结病变；③面部红斑；④心包炎或胸膜炎；⑤白细胞或血小板减少 （2）SSc 样表现：①指端硬化；②肺纤维化，限制性通气障碍或弥散功能障碍；③食管蠕动减少或食管扩张 （3）PM 样表现：①肌肉无力；②血清肌酶水平升高（CPK）；③肌电图（EMG）示肌源性损害
确诊标准	至少 2 条常见症状中的 1 条阳性，抗 snRNP 抗体阳性及 3 种混合表现中，任何 2 种内各具有 1 条以上的症状。

（二）鉴别诊断

MCTD 首先应与 SLE、SSc、PM、DM、RA、SS6 种弥漫性结缔组织病鉴别。依据 ACR 或传统分类标准，对典型的弥漫性结缔组织病诊断并不困难。MCTD 患者存在高滴度斑点型 ANA 和抗 U1RNP 抗体，并有雷诺现象、滑膜炎或肌炎、手肿胀，可与弥漫性结缔组织病鉴别。把临床上具有 SLE，SSc，PM、DM 等重叠症状，无肾损害，血清学检查有高滴度斑点型 ANA 及高滴度抗 U1RNP 抗体的，且又不能诊断为某一明确的结缔组织病患者从那些尚未分化为典型的、表现得十分混杂的结缔组织病中区分出来，有着一定的临床意义。此外，MCTD 可能在某一时期以 SLE 样症状为主要表现，在另一时期又以 SSc 或 PM、DM、RA 样症状为主要表现，或最终转为某一特定的结缔组织病。因此，即使对已确诊为 MCTD 的患者，仍要密切观察病情发展。

MCTD 还应与其他重叠综合征鉴别，如未分化结缔组织病（UCTD）、硬皮病重叠综合征、肌炎重叠综合征。结缔组织病早期阶段仅表现出 1 ～ 2 个可疑的临床和实验室特征，如有雷诺现象，伴有或不伴有不可解释的多关节痛和 ANA 阳性，通常不足以诊断一种明确的弥漫性结缔组织病和 MCTD。在这种情况下，诊断为 UCTD 较为适当。硬皮病重叠综合征患者存在 SSc（可发生在没有明显皮肤受累的患者或局限型 SSc）与其他结缔组织病的重叠表现和 SSc 相关自身抗体。肌炎重叠综合征则具有符合炎性肌病加至少 1 种或多种如多关节炎、雷诺现象、指端硬化、近掌指关节硬化、手指典型 SSc 样钙质沉着、食管下端或小肠运动减弱等疾病特征或特异性自身抗体（包括抗合成酶抗体和硬皮病相关自身抗体）。

【治疗】

本病的治疗以 SLE，PM、DM，RA 和 SSc 的治疗原则为基础。

1．疲劳、关节和肌肉痛 可应用非甾体抗炎药、抗疟药、小剂量泼尼松（< 10 mg/d）。

2．以关节炎为主要表现 轻者可应用非甾体抗炎药，重症者加用抗疟药、甲氨蝶呤或肿瘤坏死因子（TNF）抑制剂。

3．雷诺现象 注意保暖，避免手指外伤，避免使用振动性工具工作和使用 β 受体阻滞药、戒烟等。应用抗血小板聚集药物，如阿司匹林；二氢吡啶类钙通道阻断药，如硝苯地平（nifedipine），每日 30 mg；α 受体阻滞药，如哌唑嗪（prazosin）。局部可试用前列环素软膏。如出现指端溃疡或坏死，可使用静脉扩血管药物（如前列环素）。

4．急性起病的手指坏疽 局部药物性交感神经阻断［受累指（趾）基底部利多卡因浸润］；抗凝治疗；局部应用硝酸盐类药物；输注前列环素；可使用内皮素受体拮抗剂，如波生坦（bosentan）。

5．肌炎 以肌炎为主要表现者，选用糖皮质激素和免疫抑制剂治疗。给予泼尼松 1 ~ 1.5 mg/（kg · d），难治者加用甲氨蝶呤、静脉滴注免疫球蛋白（IVIG）治疗。

6．肺动脉高压 肺动脉高压是 MCTD 患者致死的主要原因，应该早期、积极治疗原发病。无症状的肺动脉高压可用糖皮质激素和环磷酰胺、小剂量阿司匹林和 ACEI（如卡托普利 12.5 ~ 25 mg，每日 2 ~ 3 次）。酌情使用内皮素受体拮抗药（口服波生坦）；有症状的肺动脉高压可静脉注射前列环素、应用 ACEI、抗凝治疗、使用内皮素受体拮抗药（口服波生坦），酌情使用西地那非。

7．膜性肾小球肾病 轻型不需要处理；进展性蛋白尿者试用 ACEI 或小剂量阿司匹林联合双嘧达莫；严重者酌情使用泼尼松 15 ~ 60 mg/d，加环磷酰胺冲击治疗，每月 1 次或苯丁酸氮芥（chlorambucil）、每日给药。肾病综合征者单独应用肾上腺皮质激素通常效果不佳；应用小剂量阿司匹林联合双嘧达莫预防血栓形成并发症；应用 ACEI 减少蛋白质丢失；应用泼尼松 15 ~ 60 mg/d，加环磷酰胺冲击治疗、每月 1 次或苯丁酸氮芥、每日给药。必要时可进行透析。

8．食管功能障碍、吞咽困难 轻者无需治疗；伴反流者应用质子泵抑制剂；严重者使用抑酸与消化道促动力药联和治疗；内科治疗无效者，可采取手术治疗。肠蠕动减退者使用胃肠促动药，如甲氧氯普胺。小肠细菌过度繁殖可应用四环素、琥乙红霉素。胃灼热、消化不良者应升高床的头部，戒烟，减轻体重，避免使用咖啡因，应用 H_2 受体阻断药、质子泵抑制剂，酌情使用甲氧氯普胺和抗幽门螺杆菌药物。

9．心肌炎 试用糖皮质激素和环磷酰胺，避免应用地高辛。心脏不完全性传导阻滞者，避免应用氯喹。

在治疗过程中，无菌性脑膜炎、肌炎、浆膜炎、心包炎和心肌炎对糖皮质激素反应好，而肾病综合征、雷诺现象、毁损型关节病变、指端硬化和周围神经病变对激素反应差。为减少激素的不良反应，应加用免疫抑制剂如抗疟药、甲氨蝶呤和环磷酰胺等。在使用上述药物时应定期查血、尿常规，肝、肾功能，避免不良反应。

【MCTD 与妊娠】

1．MCTD 对妊娠的影响　本病患者多为生育期女性，因此妊娠问题越来越受到重视。文献报道 MCTD 患者的生育能力并未因疾病而降低，与正常对照比较，总的胎儿丢失（包括自然流产、死胎、死产和治疗性流产）增加 2 ~ 3 倍，早产、胎儿生长受限发生率分别高达 37% 及 63%。

2．妊娠对 MCTD 的影响　国外学者回顾性分析认为，妊娠不会导致 MCTD 的恶化，47% 的患者会经历孕期短暂的病情发作，一般较轻，多数未出现母体并发症。但有个案报告控制良好的 MCTD，在妊娠期间有发展为进行性肺动脉高压的可能性。伴随病情恶化，个别患者会发生妊娠期高血压，但部分患者可能为 MCTD 患者的肺动脉高压同时存在的肾间质增生，导致的继发性高血压，但 MCTD 患者较普通人群发生子痫前期或子痫的概率并未显著升高。妊娠 32 ~ 34 周、分娩期、产后 3 天是孕产妇血容量和血流动力学变化最为剧烈的时期。这段时期，如果孕产妇合并肺动脉高压，这些变化无疑将加重肺动脉高压所致的右心功能不全。因此上述三个阶段是 MCTD 继发肺动脉高压患者在妊娠期和围生期最易发生心衰、严重心律失常和猝死的危险时段。

3．孕前准备　孕前已经明确诊断的 MCTD 患者，准备妊娠时，应经风湿免疫专科医生系统检查，全面评估。经治疗病情平稳，肾上腺糖皮质激素——泼尼松治疗量已经降至等于或少于 10 mg/d，免疫系统各项指标均在基本正常范围内，各重要脏器功能正常，尤其是心血管系统经超声心动图检查无明显受累，肺功能、肾功能检查无异常时，可以慎重怀孕。

【预后和转归】

既往认为 MCTD 预后相对良好且对皮质激素治疗显效。目前已明确，携带高滴度抗 U1RNP 抗体者较少发生严重肾并发症和危及生命的神经系统病变。因此，MCTD 比 SLE 预后良好。但进展性肺动脉高压和心脏并发症是 MCTD 患者死亡的主要原因。心肌炎、肾血管性高血压、脑出血亦可导致死亡。Sharp 研究组随访 47 例 MCTD 患者 29 年，62% 的患者预后良好，38% 的患者疾病持续活动，死亡的 11 例（23%）患者中 9 例与肺动脉高压相关，2 例与 MCTD 无关。这表明，大多数 MCTD 患者预后相对良好，与早期诊断、早期治疗有关，重要脏器受累者预后差。

国内随诊 50 例 MCTD 患者，5 年生存率为 80%。其中 13 例（26.0%）发展为其他结缔组织病，包括 7 例 SLE，6 例 SSc。23 例符合 Sharp 标准的 MCTD 患者中 1 例（4.3%）发展为 SSc，23 例符合 Kasukawa 标准的患者中 7 例（30.4%）发展为其他结缔组织病，27 例符合 Alarcon-Segovia 标准的患者中 12 例（44.4%）发展为其他结缔组织病。

（陈　洁　何成松）

参考文献

[1] 中华医学会风湿病学分会．混合性结缔组织病诊断及治疗指南．中华风湿病学杂志，2011，15（1）：42-45.

[2] 蒋明，余得恩，林孝义，等．中华风湿病学．北京：华夏出版社，2004：1074-1080.

[3] Firestein GS，Budd RC，Kelley WN，et al．Kelley's Textbook of Rheumatology. Washington：Saunders/Elsevier，2008：1241-1260.

[4] Venables P J W.Mixed connective tissue disease.Lupus，2006，15（3）：132-137.

[5] Hoffman R W.Mixed connective tissue disease．A Clinician's Pearls and Myths in Rheumatology. New York：Springer，2010：169-172.

重叠综合征的诊断与治疗

目前已确定有6种弥漫性结缔组织病（diffuse connective tissue diseases，DCTDs），包括系统性红斑狼疮（SLE）、系统性硬化病（SSc）、多发性肌炎（PM）、皮肌炎（DM）、类风湿关节炎（RA）、干燥综合征（SS）。这些病都是描述性综合征，尚缺乏诊断的金标准。典型的DCTD容易诊断，但在疾病早期阶段，常存在一些非特异性共同表现，如雷诺现象、关节痛、肌痛、食管功能失调和抗核抗体（ANA）阳性等，通常称为未分化结缔组织病（undifferentiated connective tissue disease，UCTD），其中只有35%进展为某种DCTD。某些情况下，一种DCTD亦可转变为另一种DCTD。而疾病向典型的DCTD或持续性重叠状态发展的倾向常与某些特征性自身抗体和主要组织相容性复合物（MHC）连锁相关联。因此，联合分析临床特征和血清学特征，将有助于对这一类高度异质的综合征的及时准确的诊断、治疗和预后判断。重叠综合征包括UCTD、硬皮病重叠综合征、肌炎重叠综合征和MCTD，其临床表现各异，并常随病情的发展而变化。因此，应定期重新评价诊断和调整治疗策略。

一、未分化结缔组织病

结缔组织病患者在疾病的早期阶段，可能仅表现出1、2个可疑的临床和实验室特征，通常不足以确诊。如许多患者有雷诺现象，伴有或不伴有不可解释的多关节痛和ANA阳性。在这种情况下，诊断为UCTD较为适当。1项对665例UCTD患者的5年随访研究报道，只有34例患者发展为确诊的CTD，其中RA为13.1%，SS为6.8%，SLE为4.2%，MCTD为4.0%，硬皮病为2.8%，系统性血管炎为3.3%，PM/DM为0.5%；在起病的最初2年内发展为确诊的CTD的概率最高。症状完全缓解者达12.3%。

诊断UCTD应首先排除骨关节炎、滑囊炎/腱鞘炎、肌筋膜疼痛综合征和纤维肌痛综合征。出现持续性关节炎者，需与RA、脊柱关节病（SpA）、风湿热、SLE、MCTD等鉴别；具有一过性关节炎者，需与痛风、焦磷酸盐关节病、感染性关节炎、莱姆病等鉴别；有肌痛、肌无力和雷诺现象者则需分别与炎性肌病、血管炎、代谢性肌病和原发性雷诺病、SSc、MCTD、SLE、CREST综合征等鉴别。

UCTD出现某些复合特征常预示疾病有向某种DCTD发展的可能，如多关节炎加抗U1RNP抗体预示MCTD，干燥症状加抗SSA/SSB抗体预示SS，雷诺现象加核仁型ANA预示硬皮病，多关节炎加高滴度类风湿因子（RF）预示RA，发热或浆膜炎加均质型ANA或抗ds-DNA抗体则预示可能进展为SLE。

二、硬皮病重叠综合征

SSc的临床表现有很大的异质性，涵盖从预后较差的弥漫性皮肤病变到预后良好的局限性皮肤病变。一些患者与其他结缔组织病还有重叠表现。许多病例中，这些重叠综合征发生在没有明显皮肤受累的患者或局限性硬皮病，如CREST综合征（C为钙质沉着，R为雷诺现象，E为食管运动障碍，S为指端硬化，T为毛细血管扩张）或不完全型CREST综合征。大约90%的SSc患者ANA阳性。SSc相关抗体包括针对拓扑异构酶1（Scl-70）、着丝点、hnRNP-1、RA33、p23、p25、RNA聚合酶Ⅰ（RNA polymerase Ⅰ，RNAP Ⅰ）、RNAP-Ⅲ、U1RNP、PM-Scl、核仁纤维蛋白、组蛋白、Ku、内皮细胞和Th/To等的自身抗体。

特异性抗体类型与疾病的发病率、病死率相关。抗着丝点抗体（anti-centromere antibody，ACA）、抗U3 snRNP抗体和抗Th/To抗体阳性的患者易患局限性硬皮病。而抗Scl-70抗体、ACA、抗RNAP抗体阳性与弥漫性皮肤受累和系统性疾病相关。携带抗PM-Scl抗体的患者可有肌炎、硬皮病重叠综合征，并易患间质性肺疾病。大约60%的硬皮病患者有明显的滑膜炎，35%的患者RF阳性。侵蚀骨质的关节炎患者症状者与抗RA33抗体相关。SSc血管病变的特征是内膜增生，坏死性血管炎罕见。

局限性SSc常与原发性胆汁性肝硬化（PBC）重叠，称雷诺综合征，其特异性抗体是抗线粒体抗体（antimitochondrial antibody，AMA）。10%～29% PBC患者ACA阳性，其中几乎一半患者具有CREST综合征的临床表现。

50%～80%的硬皮病重叠综合征患者可有轻度肌肉受累。患者可有PM-Scl抗体阳性、PM或DM表现和双手致畸性关节炎，具有慢性和良性的病程，多数对激素敏感。SSc与SLE的重叠综合征相对少见，但SSc出现ANA阳性的概率较ACA和抗Scl-70抗体要高。一般研究中，25%的SLE患者出现抗Scl-70抗体阳性。

三、肌炎重叠综合征

PM、DM包括包涵体肌炎（IBM）是经典的特发性炎性肌病（IIM），相同的临床和血清学特征亦可出现在SLE、SSc、MCTD和SS患者中。肌炎重叠综合征特别是与SSc的重叠较典型的PM更常见，相关的特异性自身抗体包括抗PM-Scl抗体、抗Ku抗体和抗U1RNP抗体、抗Jo-1抗体、抗信号识别颗拉（SRP）抗体和抗氨酰转移酶-tRNA合成酶抗体。与PM相关的关节病易形成关节半脱位畸形（尤其是远端指/趾间关节），仅伴随轻度侵蚀性病变。另一种肌炎重叠综合征出现在ARS抗体阳性患者，病情反复缓解和加重，临床表现包括炎性肌病、发热（80%）、雷诺现象和皮肤病变（70%有技工手），50%～90%的患者有关节病，50%～80%的患者有间质性肺疾病。间质性肺疾病可能是ARS抗体阳性患者的特征性临床表现，并可在病程晚些时候出现肌病。肌炎与抗U1RNP抗体关联通常见于MCTD，但是，一些患者表现炎性肌病，没有雷诺现象，却有抗U1RNP抗体联合间质性肺疾病、关节病和神经系统症状。抗SRP抗体阳性患者通常有严重、迅速进展的肌炎伴有显著的肌纤维坏死，而炎症细胞浸润却不明显。

肌炎重叠综合征的诊断，应符合炎性肌病加至少1种或多种下列疾病特征或特异性自身抗体。疾病特征包括多关节炎、雷诺现象、指端硬化、近掌指关节硬化、手指典型SSc样钙质沉着、食管下端或小肠运动减弱、肺一氧化碳弥散量（DLCO）低于正常预计值的70%、胸部X线片或CT显示间质性肺疾病、盘状红斑狼疮、抗ds-DNA抗体阳性加低补体血症、美国风湿病学会（ACR）的SLE诊断标准11条中4条或4条以上特征、抗磷脂综合征。此病的特异性自身抗体包括抗合成酶（Jo-1、PL-7、PL-12、OJ、EJ、KS）抗体、硬皮病相关自身抗体（硬皮病特异性自身抗体，包括ACA、抗Scl-70、抗RNA聚合酶Ⅰ抗体、抗RNA聚合酶Ⅲ抗体、抗Th抗体、硬皮病重叠综合征相关自身抗体，包括抗U1RNP抗体、抗U2RNP抗体、抗U3RNP抗体、抗U5RNP抗体、抗PM-Scl抗体、抗Ku抗体和抗 SRP 抗体、抗核孔蛋白抗体)。它们可区别典型的 PM 和 DM 与重叠综合征，在判断疾病预后和治疗上有重要意义。典型的 PM 常呈慢性病程，50% 的患者对糖皮质激素治疗无效。单纯的 DM 几乎（92%）都是慢性病程，但 87% 的患者对糖皮质激素治疗有效。肌炎重叠综合征（通常伴有硬皮病特征）几乎都对糖皮质激素有应答（约 90% 的重叠综合征可根据自身抗体分亚型，抗合成酶抗体、抗 SRP 抗体和抗核孔蛋白抗体标志对治疗抵抗，而抗 U1RNP 抗体、抗 PM-Scl 抗体或抗 Ku 抗体则标志对糖皮质激素有应答)。

（陈　洁　何成松）

参考文献

[1] 中华医学会风湿病学分会．混合性结缔组织病诊断及治疗指南．中华风湿病学杂志，2011，15（1）：42-45．

[2] 蒋明，余得恩，林孝义，等．中华风湿病学．北京：华夏出版社，2004：1081-1082．

[3] Firestein GS，Budd RC，Kelley WN，et al．Kelley's Textbook of Rheumatology．Singapore：Saunders/Elsevier，2008．

[4] Floreani A，Rizzotto ER，Ferrara F，et al．Clinical course and outcome of autoimmune hepatitis/primary sclerosing cholangitis overlap syndrome．The American journal of gastroenterology，2005，100（7）：1516-1522．

[5] Marie I，Levesque H，Tranvouez JL，et al．Autoimmune hepatitis and systemic sclerosis：a new overlap syndrome?Rheumatology，2001，40（1）：102-106．

[6] Suzuki Y，Arase Y，Ikeda K，et al．Clinical and pathological characteristics of the autoimmune hepatitis and primary biliary cirrhosis overlap syndrome．Journal of gastroenterology and hepatology，2004，19（6）：699-706．

[7] Maddison PJ．Mixed connective tissue disease：overlap syndromes．Best Practice & Research Clinical Rheumatology，2000，14（1）：111-124．

[8] 杨欣，李学义．2019 年欧洲抗风湿病联盟对系统性红斑狼疮治疗推荐更新意见的解读．世界临床药物，2019，06：375-382．

系统性硬化病的诊断与治疗

系统性硬化病（systemic sclerosis，SSc）又称硬皮病，是一种以皮肤变硬和增厚为主要特征的结缔组织病。女性多见，多数发病年龄在 30 ～ 50 岁。根据皮肤受累的情况将 SSc 分为 5 种亚型：①局限性皮肤型 SSc（limited cutaneous SSc)，皮肤增厚限于肘（膝）的远端，但可累及面部、颈部。② CREST 综合征（CREST syndrome)，局限性皮肤型 SSc 的一个亚型，表现为钙质沉着（calcinosis，C)、雷诺现象（Raynaud’s phenomenon，R)、食管功能障碍（esophageal dysmotility，E)、指端硬化（sclerodactyly，S）和毛细血管扩张（telangiectasia，T)；③弥漫性皮肤型 SSc（diffuse cutaneous SSc)，除面部、肢体远端外，皮肤增厚还累及肢体近端和躯干；④无皮肤硬化的 SSc（SSc sine scleroderma)：无皮肤增厚的表现，但有雷诺现象、SSc 特征性的内脏表现和血清学异常；⑤重叠综合征（overlap syndrome），弥漫或局限性皮肤型 SSc 与其他诊断明确的结缔组织病同时出现，包括系统性红斑狼疮、多发性肌炎 / 皮肌炎或类风湿关节炎。

一、病因和发病机制

系统性硬化病的病因及发病机制目前尚不清楚。一般认为与遗传易感性和环境等多因素有关。目前认为是免疫系统功能失调，多种细胞因子激活、分泌，产生多种自身抗体等引起血管内皮细胞损伤和活化，刺激成纤维细胞合成过多的胶原，导致血管壁和组织纤维化。

1．遗传　有研究显示与 HLA Ⅱ类基因相关，尤其是与 HLA-DR1 相关性明显。

2．环境因素　一些化学物质，如长期接触聚氯乙烯、有机溶剂、环氧树脂、L- 色氨酸、博来霉素、喷他佐辛等可诱发硬皮样皮肤改变与内脏纤维化。

3．性别　育龄期妇女发病率明显高于男性，雌激素与本病发病可能有关。

4．免疫异常　SSc 存在广泛的免疫异常。近年研究发现病毒抗原与自身抗原的交叉反应促使本病的发生。本病可能存在遗传基础上的反复慢性感染，引起结缔组织代谢及血管异常。

二、病理特点

受累组织广泛的血管病变、胶原增殖、纤维化是本病的病理特点。

三、临床表现

1．早期症状　SSc 最多见的初期表现是雷诺现象和隐袭性肢端和面部肿胀，并有手指皮肤逐渐增厚。约 70% 的患者首发症状为雷诺现象，雷诺现象可先于硬皮病的其他症状（手指肿胀、关节炎、内脏受累）1 ~ 2 年或与其他症状同时发生。多关节病同样也是突出的早期症状。

2．皮肤　几乎所有病例皮肤硬化都从手开始，手指、手背皮肤发亮、紧绷，手指褶皱消失，汗毛稀疏，继而面部、颈部受累。临床上皮肤病变可分为水肿期、硬化期和萎缩期。水肿期皮肤呈非凹陷性肿胀，触之有坚韧的感觉；硬化期皮肤呈蜡样光泽，紧贴于皮下组织，不易捏起；萎缩期浅表真皮变薄变脆，表皮松弛。面部皮肤受累可表现为正常面纹消失，使面容刻板、鼻尖变小、鼻翼萎缩变软，口周出现放射性沟纹，口唇变薄，称“面具脸”。受累皮肤亦可有色素沉着或色素脱失相间，形成“椒盐征”。

3．骨和关节　多关节痛和肌肉疼痛常为早期症状，也可有明显的关节炎，约 29% 的患者可有侵蚀骨质的骨关节病。由于皮肤增厚且与其下关节紧贴，致使关节挛缩和功能受限。由于腱鞘纤维化，当受累关节主动或被动运动时，特别在腕、踝、膝处，可觉察到皮革样摩擦感。SSc 早期可有肌痛、肌无力等非特异性症状，晚期可出现肌肉萎缩。当 SSc 与多发性肌炎或皮肌炎重叠时患者可有明显近端肌无力，血清肌酸激酶持续增高。长期慢性指（趾）缺血，可发生指端骨溶解。X 线表现为关节间隙狭窄和关节面骨硬化。由于肠道吸收不良、失用及血流灌注减少，常有骨质疏松。

4．消化系统　消化道受累为 SSc 的常见表现。消化道的任何部位均可受累，其中食管受累最为常见。纤维化和肌肉萎缩是产生消化道症状的主要原因。食管下部括约肌功能受损可导致胸骨后灼热感、反酸，长期可引起糜烂性食管炎、出血、食管下段狭窄等并发症。下

2/3 食管蠕动减弱可引起吞咽困难、吞咽痛。1/3 的硬皮病患者食管发生 Barrett 化生，这些患者发生狭窄和腺癌等并发症的危险性增高。肝病变不常见，但原发性胆汁性肝硬化的出现往往都与局限性皮肤型 SSc 有关。胰腺外分泌功能不全可引起吸收不良和腹泻。

5．肺部　在硬皮病中肺受累普遍存在。初期最常见的症状为运动时气短、活动耐受量降低，后期出现干咳。肺间质纤维化和肺动脉血管病变常同时存在，但往往是其中一个病理过程占主导地位。在弥漫性皮肤型 SSc 伴拓扑异构酶Ⅰ（Scl-70）阳性的患者中，肺间质纤维化常常较重；在 CREST 综合征的患者中，肺动脉高压常较为明显。肺间质纤维化常以嗜酸细胞性肺泡炎为先导。在肺炎期，高分辨率 CT 可显示肺部呈毛玻璃样改变，支气管肺泡灌洗可发现灌洗液中细胞增多。

6．心脏　病理检查中 80% 的患者有片状心肌纤维化，临床表现为气短、胸闷、心悸、水肿。临床检查可有室性奔马律、窦性心动过速、充血性心力衰竭，偶可闻及心包摩擦音。

7．肾　SSc 肾病变临床表现不一，部分患者有多年皮肤及其他内脏受累而无肾损害的临床表现；即有些患者在病程中出现肾危象，即突然发生严重高血压、急进性肾衰竭。如不及时处理，常于数周内死于心力衰竭及尿毒症。虽然肾危象初期可无症状，但大部分患者感疲乏加重，出现气促、严重头痛、视物模糊、抽搐、神志不清等症状。实验室检查发现肌酐正常或增高、蛋白尿和（或）镜下血尿，可有微血管溶血性贫血和血小板减少。

8．其他表现　本病口干、眼干很常见，与外分泌腺体结构破坏有关，如能满足干燥综合征的诊断标准，可诊断重叠综合征。在弥漫性皮肤型 SSc 的早期阶段可出现正中神经受压、腕管综合征及周围神经病变等。20% ～ 40% 的患者有甲状腺功能减退，这与甲状腺纤维化或自身免疫性甲状腺炎有关。

四、实验室检查

1．常规实验室检查　一般无特殊异常。ESR 可正常或轻度增加。可有轻度血清白蛋白降低、球蛋白增高。

2．免疫学检查　血清抗核抗体（ANA）阳性率达 90% 以上，核型为斑点型、核仁型和抗着丝点型。抗 Scl-70 抗体是 SSc 的特异性抗体，阳性率为 15% ～ 20%，该抗体阳性与弥漫性皮肤硬化、肺纤维化、指（趾）关节畸形、远端骨质溶解相关。抗着丝点抗体在 SSc 中的阳性率是 15% ～ 20%，是局限性皮肤型 SSc 的亚型 CREST 综合征较特异的抗体，常与严重的雷诺现象、指端缺血、肺动脉高压相关。抗 RNA 聚合酶Ⅰ/Ⅲ抗体的阳性率为 4% ～ 20%，常与弥漫性皮肤损害、SSc 相关肾危象相关。抗 U3RNP 抗体阳性率为 8%，在男性患者中更多见，与弥漫性皮肤受累相关。抗纤维蛋白 Th/T0 抗体阳性率约 5%，与局限性皮肤受累和肺动脉高压相关。抗 PM/Scl 抗体阳性率为 1%，见于局限性皮肤型 SSc 和重叠综合征（多发性肌炎 / 皮肌炎）。抗 SSA 抗体和（或）抗 SSB 抗体存在于 SSc 与干燥综合征重叠的患者。约 30% 的患者类风湿因子阳性。

3．病理及甲襞检查　硬变皮肤活检见网状真皮致密胶原纤维增多、表皮变薄、表皮突消失、皮肤附属器萎缩。真皮和皮下组织内（也可在广泛纤维化部位）可见 T 细胞大量聚集。甲襞毛细血管显微镜检查显示毛细血管袢扩张与正常血管消失。

五、影像学检查

放射学检查可见两肺纹理增强，也可见网状或结节状致密影，以肺底为著，或有小的囊状改变。高分辨率CT是检测和随访间质性肺疾病的主要手段。钡餐检查可显示食管、胃肠道蠕动减弱或消失、下端狭窄、近侧增宽，小肠蠕动亦减少，近侧小肠扩张，结肠袋可呈球形改变。无创性超声心动检查可发现早期肺动脉高压，确诊需要右心导管检查。

六、诊断及鉴别诊断

1．目前临床上常用的标准是1980年美国风湿病学会（ACR）提出的SSc分类标准，该标准包括以下条件。

（1）主要条件　近端皮肤硬化，如手指及掌指（跖趾）关节近端皮肤增厚、紧绷、肿胀。这种改变可累及整个肢体、面部、颈部和躯干（胸、腹部）。

（2）次要条件　①指端硬化，上述皮肤改变仅限手指；②由于缺血导致指尖凹陷性瘢痕或指垫消失；③双肺基底部纤维化，在立位胸部X线片上，可见条状或结节状致密影，以双肺底为著；也可呈弥漫斑点或蜂窝状肺，但应除外原发性肺病所引起的这种改变。

具备主要条件或2条或2条以上次要条件者，可诊为SSc。雷诺现象，多发性关节炎或关节痛，食管蠕动异常，皮肤活检示胶原纤维肿胀和纤维化，血清有抗核抗体、抗Scl-70抗体和抗着丝点抗体阳性均有助于诊断。

2．2013年美国风湿病学会/欧洲风湿病联盟制定的SSc分类标准新标准（表7-21）适用于任何可疑患有SSc的患者，但不适用于除手指外皮肤增厚或临床表现用硬皮病样病变解释更为合理的患者。患者总分≥9分可诊断为SSc。

表7-21　2013年美国风湿病学会/欧洲风湿病联盟制定的SSc分类标准

项目	亚项	权重/分数
向掌指关节近端延伸的双手手指皮肤增厚（充分条件）	—	9
手指皮肤增厚（只计算较高分）	手指肿胀	2
	手指指端硬化（掌指关节远端，但近端指间关节近端）	4
指尖变尖（只计算较高分）	指尖溃疡	2
	指尖凹陷性瘢痕	3
毛细血管扩张	—	2
甲襞毛细血管异常	—	2
肺动脉高压和（或）间质性肺疾病（最高分得2分）	肺动脉高压	2
	间质性肺疾病	2
雷诺现象	—	3
SSc相关自身抗体		3
抗着丝点抗体、抗拓扑异构酶Ⅰ（抗Scl-70）抗体、抗RNA聚合酶Ⅲ抗体（最高得分3分）	抗着丝点抗体	
	抗拓扑异构酶Ⅰ抗体	
	抗RNA聚合酶Ⅲ抗体	

3．鉴别诊断　本病应与假性硬皮病，如硬肿病、硬化性黏液水肿、嗜酸性筋膜炎及肾性系统性纤维化、肾源性纤维化皮肤病相鉴别。

七、治疗

皮肤受累范围及程度、内脏器官受累的情况决定其预后。早期治疗的目的在于阻止新的皮肤和脏器受累。而晚期的目的在于改善已有的症状。治疗措施包括抗炎及免疫调节治疗、针对血管病变的治疗及抗纤维化治疗 3 个方面。

1．抗炎及免疫调节治疗

（1）糖皮质激素　糖皮质激素对本质效果不显著。通常对于皮肤病变的早期（水肿期）、关节痛、肌肉病变、浆膜炎及间质性肺疾病的炎症期有一定疗效。剂量为泼尼松 30 ～ 40 mg/d，连用数周，渐减至维持量 5 ～ 10 mg/d。

（2）免疫抑制剂　常用的有环磷酰胺、环孢素 A、硫唑嘌呤、甲氨蝶呤等。有报道称它对皮肤、关节或肾病变可能有效，与糖皮质激素合用，常可提高疗效和减少糖皮质激素用量。甲氨蝶呤可能对改善早期皮肤的硬化有效，而对其他脏器受累无效。环磷酰胺被推荐用于治疗 SSc 的间质性肺疾病，环磷酰胺冲击治疗对控制活动性肺泡炎有效。

2．血管病变的治疗

（1）SSc 相关的指端血管病变（雷诺现象和指端溃疡）　应戒烟，手足避冷保暖。常用的药物为二氢吡啶类钙通道阻断药，如硝苯地平（10 ～ 20 毫克 / 次，每日 3 次），可以减少 SSc 相关的雷诺现象的发生和严重程度，常作为 SSc 相关的雷诺现象的一线治疗药物。静脉按体重注射伊洛前列素 0.5 ～ 3 μg/（kg・min）、连续使用 3 ～ 5 d，或口服 50 ～ 150 μg、每日 2 次，可用于治疗 SSc 相关的严重的雷诺现象和局部缺血。

（2）SSc 相关的肺动脉高压　主要措施包括：①氧疗，对低氧血症患者应给予吸氧。②利尿剂和强心剂，地高辛用于治疗收缩功能不全的充血性心力衰竭；此外，右心室明显扩张、基础心率＞ 100 次 / 分钟、合并快速心房颤动等也是应用地高辛的指征。对于合并右心功能不全的肺动脉高压患者，初始治疗应给予利尿剂，但应注意肺动脉高压患者有低钾倾向，补钾应积极且需密切监测血钾。③肺动脉血管扩张剂，目前临床上应用的血管扩张剂有钙通道阻断药、前列环素及其类似物、内皮素 -1 受体拮抗剂及 PDE5 抑制剂等。

3．SSc 相关肾危象　肾危象是 SSc 的重症，应使用 ACEI 控制高血压。即使肾功能不全透析的患者，仍应继续使用 ACEI。激素与 SSc 肾危象风险增加相关，使用激素的患者应密切监测血压和肾功能。

4．其他脏器受累的治疗　SSc 的消化道受累很常见。质子泵抑制剂对胃食管反流性疾病、食管溃疡和食管狭窄有效。胃平滑肌萎缩可导致胃轻瘫和小肠运动减弱，促动力药物如甲氧氯普胺和多潘立酮可用于治疗 SSc 相关的功能性消化道动力失调，如吞咽困难、胃食管反流性疾病、饱腹感异常等。胃胀气和腹泻提示小肠细菌过度生长，治疗可使用抗生素，但需经常变换抗生素种类，以避免耐药。

5．预后　SSc 一般是慢性病程，预后与确诊的时间密切相关，出现器官的并发症影响预后。最近的数据显示 SSc 的 5 年生存率超过 80%，但一些亚型的预后仍较差，如进展性的肺动脉高压 2 年生存率低于 50%。病死率最高的是合并肾危象的 SSc，1 年生存率低于 15%，早期使用 ACEI 可能改善预后。SSc 病变仅限于皮肤，没有内脏受累者预后较好。

（唐　敏　何成松）

参考文献

[1] 中华医学会风湿病学分会．系统性硬化病的诊断与治疗指南．中华风湿病学杂志，2011，4（15）：256-259.

ANCA 相关血管炎的诊断与治疗

抗中性粒细胞胞质抗体（ANCA）相关血管炎是一组血清中能检测到 ANCA 为突出特点的系统性小血管炎，主要累及小血管（小动脉、微小动脉、微小静脉和毛细血管），但也可有中小动脉受累。包括显微镜下多血管炎（microscopic polyangiitis，MPA）、肉芽肿性多血管炎（granulomatosis with polyangiitis，GPA）和嗜酸性肉芽肿性多血管炎（eosinophilic granulomatosis with polyangiitis，EGPA）。

一、病因发病机制

遗传因素、感染，尤其是细菌感染与发病关系密切。在发病机制中，除 ANCA 抗体外，感染对血管壁的直接损害也起了很重要的作用。

二、病理

以小血管全层炎症、坏死、伴或不伴肉芽肿形成为特点，可见纤维素样坏死和中性粒细胞、淋巴细胞、嗜酸性粒细胞等多种细胞浸润，这是诊断 ANCA 相关血管炎的金标准。

三、临床表现

1．全身症状　可有发热、乏力、厌食、肌痛、关节痛和体重减轻。

2．皮肤表现　可出现各种皮疹，可有网状青斑、皮肤溃疡、皮肤坏死、坏疽以及肢端缺血、坏死性结节、荨麻疹，多发的指端溃疡多见。

3．肾损害　是本病最常见的临床表现，多数患者出现蛋白尿、血尿、各种管型尿、水肿和肾性高血压等，部分患者出现肾功能不全，可进行性恶化，致肾衰竭。

4．肺部损害　出现咳嗽、咯血，大量的肺出血导致呼吸困难，甚至死亡。部分患者可在弥漫性肺泡出血的基础上出现肺间质纤维化。一些患者会出现支气管哮喘的表现。部分有肺部损害的患者发生肺泡壁毛细血管炎，部分患者有弥漫性肺泡出血。

5．神经系统　部分患者有神经系统损害的症状，出现多发性单神经炎或多发性神经病，还可有中枢神经系统受累，常表现为癫痫发作。

6．消化系统　消化道也可被累及。表现为消化道出血、胰腺炎以及由肠道缺血引起的腹痛，严重者可出现穿孔等，这是由于胃肠道的小血管炎和血栓形成造成缺血所致。

7．心血管系统　部分患者还有胸痛和心力衰竭症状，临床可见高血压、心肌梗死以及心包炎。

8．其他　部分患者也有耳鼻喉的表现，如鼻炎、鼻窦炎、鼻息肉，少数患者还可有睾丸炎所致的睾丸痛。眼部症状包括眼部红肿和疼痛以及视力下降，眼科检查表现为视网膜出血、巩膜炎以及葡萄膜炎。

四、实验室检查

反映急性期炎症的指标如ESR、CRP升高，部分患者有贫血、白细胞和血小板增多。累及肾时出现蛋白尿、镜下血尿和红细胞管型，血清肌酐和尿素氮水平升高。ANCA阳性是重要诊断依据，也是监测病情活动和预测复发的重要血清学指标，其滴度通常与血管炎的活动度有关。胸部CT检查可有肺间质病变、肺部结节及肺泡出血等表现。

五、诊断与鉴别诊断

1．MPA　平均发病年龄为50岁，男女比例为1.8：1。肾是MPA最常受累的脏器，见于约78%的患者，常表现为镜下血尿和红细胞管型尿、蛋白尿，不经治疗病情可急剧恶化出现肾功能不全。57.6%的患者有神经系统受累，约50%的患者肺部受累。2017年ACR与欧洲抗风湿病联盟（EULAR）联合制定了MPA的分类标准（表7-22），通过权重得分和减分来进行分类诊断，总分在6分或以上者可以诊断为MPA。

表7-22　2017年ACR/EULAR联合制定的MPA分类标准

条目	定义	得分
临床标准	鼻腔血性分泌物、溃疡、鼻痂或鼻窦-鼻腔充血/不通畅、鼻中隔缺损或穿孔	–3
实验室标准	P-ANCA或MPO-ANCA抗体阳性	6
	胸部影像检查提示肺纤维化或肺间质病变	5
	极少或没有免疫复合物沉积的肾小球肾炎	1
	C-ANCA或PR3-ANCA抗体阳性	–1
	嗜酸性粒细胞计数≥ 1×10^9/L	–4

注：P-ANCA，核周型ANCA；MPO-ANCA，髓过氧化物酶ANCA；C-ANCA，胞质型ANCA；PR3-ANCA，蛋白酶3-ANCA。

2．EGPA　以过敏性哮喘、嗜酸性粒细胞增多、发热和肉芽肿性血管炎为特征，既往称为变应性肉芽肿性血管炎、Churg-Strauss综合征，其病理特点是坏死性小血管炎，组织中有嗜酸性粒细胞浸润和肉芽肿形成。可发生于任何年龄，平均发病年龄为44岁，男女之比为1.3：1。在3种ANCA相关血管炎中，EGPA引起神经病变系统病变者最多，可表现为周围神经系统病变和中枢神经系统受累，以周围神经系统病变最常见；肺部受累仅次于神经系统，多变的肺组织浸润影伴有咳嗽、咳痰。

成人如出现变应性鼻炎和哮喘、嗜酸性粒细胞增多及脏器受累，应考虑EGPA的诊断。1990年ACR制定的EGPA分类标准为：①哮喘；②外周血嗜酸性粒细胞增多＞10%；③单发或多发性神经病变；④游走性或一过性肺浸润；⑤鼻窦病变；⑥血管外嗜酸性粒细胞浸润。凡具备上述4条或4条以上者可诊断。

3．GPA　过去称为韦格纳肉芽肿（Wegener granulomatosis，WG），任何年龄均可发病，30～50岁多见，男女比例为1.6：1，早期病变有时只局限于上呼吸道某一部位，常易误诊。在3种ANCA相关血管炎中，GPA出现上呼吸道和肺部受累最常见。70%以上的患者呼吸道受累起病，表现为鼻咽部溃疡、鼻咽部骨与软骨破坏引起鼻中隔或软腭穿孔，甚至“鞍鼻”畸形。气道受累常导致气管狭窄。肺病变见于70%～80%的患者，出现咳嗽、咳痰、咯血、胸痛和呼吸困难。70%～80%的患者在病程中出现不同程度的肾病变。

1990 年 ACR 有关 GPA 分类诊断标准为：①鼻或口腔炎症，痛或无痛性口腔溃疡、脓性或血性鼻分泌物；②胸部 X 线异常，X 线胸片示结节、固定浸润灶或空洞；③尿沉渣异常，镜下血尿（> 5RBC/HP）或红细胞管型；④病理，动脉壁、动脉周围或血管外部区域有肉芽肿性炎症。有 2 项阳性即可诊断 GPA。

这组系统性血管炎临床表现多样，无特异性诊断标准，需要结合临床表现、血清 ANCA 检查、特征性的病理改变与影像学检查综合做出诊断（表 7-23）。除了三种血管炎之间需相互鉴别，还需与感染、其他系统性结缔组织病和恶性肿瘤相鉴别，尤其要警惕恶性肿瘤和感染。

表7-23　ANCA相关血管炎的鉴别诊断

特征	MPA	EGPA	GPA	解释
肺浸润或结节	++	+++	+++	EGPA 常伴哮喘和嗜酸性粒细胞增多
肺泡出血	++	+	++	
肾小球肾炎	+++	++	+++	进行性肾衰竭在 EGPA 不常见
上呼吸道疾病	+	++	+++	耳鼻喉疾病在 GPA 常见
皮肤出现紫癜	+++	++	+	
周围神经系统受累	+	+++	++	常为 EGPA 的一个突出特征
中枢神经系统受累	+	++	+	

六、治疗方案及原则

治疗可分 3 个阶段：诱导期、维持缓解期和治疗复发。

1．诱导期和维持缓解期的治疗

（1）糖皮质激素　泼尼松（泼尼松龙）1 mg/（kg・d），晨顿服或分次服用，一般服用 4 ~ 8 周后减量，等病情缓解后以维持量治疗，维持量有个体差异。建议小剂量泼尼松（泼尼松龙）（10 ~ 20 mg/d）维持 2 年或更长。对于重症患者和肾功能进行性恶化的患者，可采用甲泼尼龙冲击治疗，每次 0.5 ~ 1.0 g 静脉滴注，每日或隔日 1 次，3 次为 1 个疗程，1 周后视病情需要可重复。激素治疗期间注意防治不良反应。不宜单用泼尼松治疗，它会使缓解率下降，复发率升高。

（2）环磷酰胺　可采用口服，剂量一般 2 ~ 3 mg/（kg・d），持续 12 周；也可采用环磷酰胺静脉冲击疗法，剂量为按体表面积 0.5 ~ 1 g/m^2，每月 1 次，连续 6 个月，严重者用药间隔可缩短，以后每 3 个月 1 次，至病情稳定 1 ~ 2 年（或更长时间）可停药观察。口服药物的不良反应高于冲击治疗。用药期间需监测血常规和肝功能、肾功能。

（3）硫唑嘌呤　由于环磷酰胺长期使用不良反应多，诱导治疗一旦达到缓解（通常 4 ~ 6 个月后）就可以改用硫唑嘌呤，1 ~ 2 mg/（kg・d）口服，维持至少 1 年。应注意骨髓抑制及肝功能损害的不良反应。

（4）霉酚酸酯　用于维持缓解期和治疗复发的 MPA，有一定疗效，但资料较少，且停药可能引起复发。

（5）甲氨蝶呤　有报告甲氨蝶呤 5 ~ 25 mg，每周 1 次，口服或静脉注射治疗有效，应注意不良反应。

(6) 丙种球蛋白　采用大剂量静脉内注射丙种球蛋白（IVIG）0.4 mg/（g·d），3 ~ 5 d 为 1 个疗程，部分患者有效。在合并感染、体弱、病重等原因导致无法使用糖皮质激素和细胞毒性药物时可单用或合用。

(7) 血浆置换　对于就诊时即已需要透析的患者可能有益。由于目前资料尚不充分，应用血浆置换主要根据临床经验，需要谨慎权衡血浆置换可能带来的风险（如深静脉置管相关并发症、感染等）与其潜在获益之间利弊。同时有抗肾小球基底膜抗体、严重肺泡出血者或病程急性期存在严重肾病变者可考虑血浆置换。

(8) 生物制剂　针对肿瘤坏死因子（TNF）、CD20 等的单克隆抗体，主要应用于难治性患者或经常规治疗多次复发患者，部分患者取得较好疗效，但最终疗效还需要更多的临床资料证实。

2. 透析和肾移植　少数肾衰竭者进入终末期。需要依赖维持性透析或进行肾移植，肾移植后仍有很少数患者会复发，复发后仍可用糖皮质激素和免疫抑制剂治疗。

3. 其他　对有肾损害的患者应严格将血压控制在正常范围内。推荐使用 ACEI 或 ARB，对有肺间质纤维化的患者进行抗纤维化治疗。

（唐　敏　何成松）

参考文献

[1] 中华医学会风湿病学分会. 显微镜下多血管炎的诊断与治疗指南. 中华风湿病学杂志，2011，4（15）:259-261.

抗磷脂综合征的诊断及治疗

抗磷脂综合征（antiphospholipid syndrome，APS）是一种反复动静脉血栓形成、习惯性流产、血小板减少以及抗磷脂抗体持续中高滴度阳性为主要特征的非炎性自身免疫性疾病。APS 患者血中检出抗磷脂抗体（antiphospholipid antibody，aPL）是诊断 APS 的必要条件。临床上常用的 aPLs 包括抗心磷脂抗体（anticardiolipin，aCL）、狼疮抗凝物（lupus anticoagulant，LA）、抗 β_2 糖蛋白Ⅰ（β_2 glycoprotein，β_2GPⅠ）抗体及梅毒血清学假阳性。

一、病因

病因尚不明确，可能与遗传、感染等因素有关，部分患者继发于其他弥漫性结缔组织病。抗磷脂抗体的主要抗原并非磷脂，而是血浆中一种磷脂结合蛋白——β_2GPⅠ。

β_2GPⅠ在人体循环中的正常浓度为 200 mg/ml，属于补体调控蛋白家族成员。在生物体内，β_2GPⅠ与活化或者凋亡细胞（包括滋养层细胞、血小板和内皮细胞）的细胞膜上磷脂酰丝氨酸结合，从而能清除凋亡细胞以及在生理抗凝中发挥作用。

二、发病机制

aPLs 通过对内皮细胞、血小板、单核细胞和中性粒细胞的多种作用而引起疾病。这些抗体促进补体活化，抑制活性蛋白C、抗凝血酶及膜联蛋白A5等生理抗凝血剂，并可损害纤溶作用。此外，aPL还能增强血小板、内皮细胞和白细胞等的促凝功能。最近的研究表明氧化应激都在血栓形成机制中起作用，包括对氧化酶活性的降低、内皮型一氧化氮合酶的影响、血浆脂质过氧化反应的增加、抗体直接介导的载脂蛋白E受体2的交联和活化。

三、病理

皮肤、肾和其他组织病理检查可见各大小管径的血管非炎性闭塞、急性或慢性血管内皮损伤等一系列表现以及慢性闭塞性血管再通。胎盘活检提示胎盘滋养层变薄、绒毛血管明显减少、胎盘血管血栓形成和胎盘梗死，主要病理改变包括血栓形成、急性粥样硬化、合胞体血管膜数目增加和微动脉闭塞。孕妇母体胎盘螺旋动脉常有显著病变：血管内膜增生、管壁纤维蛋白样物质沉积、泡沫细胞浸润。

四、临床表现

临床表现从无症状aPLs阳性到恶性抗磷脂综合征程度不一。

1．病态妊娠　以自发性流产和死胎最常见。APS合并病态妊娠被称为产科抗磷脂综合征（obstetric antiphospholipid syndrome，OAPS），其在APS患者中发生率为51%～68%。习惯性流产和宫内死胎是APS的主要特征之一，可发生于妊娠的任何阶段，但多发生于妊娠的10周以后，以妊娠4～9个月最多。病态妊娠的危险性随着抗磷脂抗体滴度增高而增加，高滴度IgG型抗磷脂抗体（特别是IgG2亚型）对妊娠危险性最大。APS患者早期3个月妊娠多正常，之后发生胎儿生长缓慢和羊水减少。患者可以发生严重的早期先兆子痫或HELLP综合征（溶血、肝酶升高、血小板降低）。胎盘梗死和（或）非血栓性胎盘功能不全会造成胎儿宫内生长受限或死胎。

2．血栓形成　本病血管内血栓形成可发生于所有大、中、小动静脉；血栓可反复发生，可单一发生也可泛发。主要临床表现为深静脉血栓和脑卒中。微血管受累可表现为肾衰竭和皮肤梗死。肾血栓性微血管病变、肾小球毛细血管内皮损伤以及肾血管血栓形成可引起蛋白尿而不伴细胞尿或低补体血症，可导致严重高血压和（或）肾衰竭。

3．恶性抗磷脂综合征　恶性抗磷脂综合征（catastrophic antiphospholipid syndrome，CAPS）是一种罕见的突发的威胁生命的并发症，于数天内出现中、小动脉广泛血栓，形成血管闭塞，引起脑卒中，心、肝、肾、肾上腺和肠梗死，以及周围组织坏疽，出现多器官功能衰竭而死亡。

4．非特异性表现　网状青斑为APS常见的非特异性表现。心脏瓣膜病（赘生物、增厚）是APS的晚期表现，可能需要瓣膜置换。弥漫性肺出血可发生于极少数aPL阳性患者。

五、辅助检查

常规检查可见血小板减少、中性粒细胞减少、溶血性贫血，特异性检查指标包括如下几项。

1．抗心磷脂抗体　它是目前最常检测的指标，酶联免疫吸附测定（ELISA）用于诊断APS灵敏但不特异。

2．狼疮抗凝物　与抗心磷脂抗体比较，LA对预示血栓形成具有较高的特异性，但灵敏度不高。狼疮抗凝物实验要求以下4个步骤：①筛查实验，磷脂依赖的凝血初筛实验延长，如活化部分促凝血酶原激酶时间（APTT）、稀释的蝰蛇毒磷脂时间测定、硅凝固时间法、大斑蛇凝血时间法及蛇静脉酶时间法等；②混合实验，将患者血浆与正常血浆 1 ∶ 1 进行混合，以证实凝血时间延长并不是由于凝血因子缺乏导致；③确证实验，采用改变磷脂的浓度或组成（LA1 为少磷脂，LA2 为多磷脂）来确证 LA 的存在；④排除临床上其他凝血抑制因素。

3．抗 β_2GPⅠ抗体　ELISA 法为常规检测方法。该抗体与血栓相关性强，假阳性率低，目前在临床上广泛应用。

4．约 45% 的原发性抗磷脂综合征患者可出现抗核抗体和抗 DNA 抗体阳性。

5．对于静脉栓塞和习惯性流产患者，建议同时检测蛋白 C、蛋白 S、抗凝血酶Ⅲ、凝血因子Ⅴ Leiden 因子和凝血酶原的突变等。

6．MRI 可以显示与临床表现一致的血管闭塞和梗死灶，但除了在年轻患者可出现多发的、无法解释的脑梗死外，其他结果对 APS 诊断无特异性。组织病理学检查对确认非炎症性的血管闭塞有帮助。

六、诊断

抗磷脂综合征的诊断同时需要依靠临床表现和实验室检查。根据 2006 年悉尼 Sapporo APS 分类标准，至少满足一条临床标准和一条实验室标准方可诊断（表 7-24）。产科抗磷脂综合征分类标准见表 7-25，恶性抗磷脂综合征见表 7-26，不同风险抗磷脂抗体的特征见表 7-27。

表7-24　抗磷脂综合征的分类标准

临床标准
血栓形成
任何器官 / 组织发生的 1 次或 1 次以上动静脉或者小血管血栓形成（浅表静脉血栓不作为诊断指标）；必须有客观证据（如影像学、组织病理学等）；组织病理学如有血栓形成，必须是血栓部位的血管壁无血管炎表现。
病理妊娠
1 次或多次无法解释的形态学正常的胎龄≥ 10 周胎儿死亡，必须经超声检查或对胎儿直接体检表明胎儿形态学正常。
在妊娠 34 周前，因重度子痫或重度先兆子痫或严重胎盘功能不全所致 1 次或多次形态正常的新生儿早产。
连续 3 次或 3 次以上无法解释的胎龄＜ 10 周的自然流产，需除外母亲生殖系统解剖学异常，或激素水平异常，或因母亲或父亲染色体异常等因素所致。
实验室标准
狼疮抗凝物阳性：需按照国际血栓与止血学会（ISTH）的指南在血浆中测得狼疮抗凝物至少 2 次，每次间隔至少 12 周。
采用标准化的 ELISA 法检测血清或血浆中 aCL：IgG/IgM 型 aCL 中、高滴度（IgG 型 aCL 大于 40 GPL，IgM 型 aCL 大于 40 MPL，或滴度大于第 99 百分位数）。
采用标准化的 ELISA 法检测血清或血浆抗 β_2GPⅠ。

注：上述检测均要求间隔 12 周以上，至少 2 次或 2 次以上阳性，如果 aPLs 结果阳性与临床表现之间间隔＜ 12 周，或间隔超过 5 年，则不能诊断。GPL，1μg/ml 纯化的 IgG 型 aCL 的结合抗原活性；MPL，1μg/ml 纯化的 IgM 型 aCL 的结合抗原活性。

表7-25　2015年“非标准化”的产科抗磷脂综合征诊断分类标准

临床标准	实验室标准
2 次不明原因的流产	低滴度的抗心磷脂抗体或抗 $β_2$GP Ⅰ 抗体阳性
3 次不连续的流产	经典的产科抗磷脂综合征表现，间断出现 aPLs 阳性
胎盘早剥，妊娠晚期早产	
≥ 2 次不明原因的体外辅助生殖失败	

注：“非标准化”的产科抗磷脂综合征诊断分类标准：①“非标准化”临床标准 + 修订的 Sapporo 标准的实验室标准；②“非标准化”实验室标准 + 修订的 Sapporo 标准的临床标准。

表7-26　恶性抗磷脂综合征的初步分类诊断标准

1．有 3 个或 3 个以上组织、器官或系统受累 *
2．症状同时或于 1 周内进行性发展
3．组织病理学证实至少 1 处组织或器官的小血管闭塞 **
4．抗磷脂抗体阳性（狼疮抗凝物、抗心磷脂抗体或抗 $β_2$GP Ⅰ 抗体）***

确诊恶性抗磷脂综合征需具备上述 4 个标准。

可疑恶性抗磷脂综合征

1．具备标准 2 至 4，并累及 2 个组织、器官或系统。
2．具备标准 1 至 3，且由于患者在疾病发作前为检测抗体或在疾病早期死亡，未能间隔 6 周重复检测抗体。
3．具备标准 1、2 和 4。
4．具备标准 1、3 和 4，抗凝治疗情况下，于首次发作后 1 周至 1 个月内发生 3 次血栓事件。

* 一般通过适当影像学检查可发现血管闭塞，而血肌酐升高 50%、严重高血压、蛋白尿或这些表现同时出现时提示肾受累。

** 组织病理学可见明确血栓形成的证据，有时还可见血管炎并存的证据。

*** 根据 APS 初步分类标准，如果患者之前未被诊断为 APS，实验室检测抗磷脂抗体必须是间隔 6 周的 2 次或 2 次以上阳性（不一定为恶性血栓事件发生时）。

表7-27　关于中、高滴度aPL，低、高风险抗磷脂抗体特征

分类	特征
中高滴度 aPL	IgG 型 aCL ＞ 40GPL，IgM 型 aCL ＞ 40MPL；或滴度＞正常人群滴度的第 99 百分位数；检测到 IgG 或 IgM 型 $β_2$GPⅠ 抗体，滴度＞正常人群滴度的第 99 百分位数（以标准化的 ELISA 方法检测）
高风险抗磷脂抗体征	出现狼疮抗凝物（间隔 12 周检测，不少于 2 次阳性，检测符合国际血栓与止血学会的指南标准）；任意 2 种抗磷脂抗体阳性（狼疮抗凝物、抗心磷脂抗体、抗 $β_2$GP Ⅰ 抗体），或 3 种抗磷脂抗体均阳性；持续存在高滴度的抗磷脂抗体。
低风险抗磷脂抗体	独立的低中滴度抗磷脂抗体、抗 $β_2$GPⅠ 抗体，尤其当中一过性出现时。

七、鉴别诊断

1．感染引起的抗心磷脂抗体通常是一过性的，常为 IgM 型而不是 IgG 型。

2．单次流产发生在10周以前，抗心磷脂抗体低滴度，多为胎儿染色体异常、感染、母体激素分泌或解剖学异常。

3．静脉血栓需要与遗传性或者获得性凝血功能异常（如蛋白C、蛋白S、凝血因子V Leiden因子缺乏）、抗凝血酶缺乏症等鉴别。

4．血栓性血小板减少性紫癜、心源性或血管源性感染性或无菌性栓子形成、败血症、同型半胱氨酸血症、黏液瘤、大动脉炎、结节性多动脉炎和严重的雷诺病等均可发生动脉闭塞。

八、治疗

APS的治疗目的主要包括预防血栓形成和避免妊娠失败。治疗应做到个体化，即根据患者的不同临床表现、病情严重程度和对药物治疗的反应等制定恰当的治疗方案。治疗方案包括抗凝治疗，糖皮质激素、免疫抑制剂治疗及对症支持治疗。充分抗凝是治疗APS的关键。一般情况下激素和免疫制剂在APS患者中无需使用，但当合并严重的血小板减少、溶血性贫血或者cryopyrin相关周期性综合征（cryopyrin-associated periodic syndromes，CAPS）或有严重的神经系统损害，尤其继发SLE等其他弥漫性结缔组织病时可以使用（表7-28）。

1．血栓形成　肝素用于APS患者急性血栓的治疗；华法林（维生素K拮抗剂；vitamin K antagonist，VKA）是长期抗凝治疗时最广泛应用的药物，是治疗aPL导致血栓形成的基础用药。单一小剂量阿司匹林不能有效预防血栓再发，华法林加用小剂量阿司匹林（low-dose aspirin，LDA）可用于预防血栓再发。

2．病理妊娠　既往因抗磷脂综合征而有过流产史的妇女，再次妊娠时可以使用肝素抗凝治疗。由于华法林有致畸性，怀孕时只能使用普通肝素或者低分子量肝素。有过10周后流产史的患者应预防性使用肝素（依诺肝素30～40 mg，每日1次，皮下注射），联合使用小剂量阿司匹林，这样可以使胎儿存活率从50%（未治疗）上升至80%。之前有过血栓形成的妇女妊娠期必须全程抗凝治疗（依诺肝素1 mg/kg，每日2次，皮下注射；或依诺肝素1.5 mg/kg，每日1次，皮下注射），这是因为妊娠期间及产后再发血栓的风险显著增高。

3．恶性抗磷脂综合征　本病通常突然发生，可迅速危及生命。该病的治疗包括抗凝治疗和糖皮质激素治疗，必要时联合多次血浆置换、免疫吸附和静脉内注射免疫球蛋白，极端情况下可使用环磷酰胺或利妥昔单抗。即使使用了各种积极治疗，该病死亡率仍高达48%。

表7-28　2019年EULAR成人抗磷脂综合征的管理建议

临床表现	建议
aPL阳性，无症状SLE患者	推荐LDA 75～100 mg/d：高危者推荐LDA小剂量预防性治疗，低危者可考虑LDA小剂量预防性治疗
首次静脉血栓形成	VKA控制INR为2～3
反复静脉血栓形成	依从性调查和教育，VKA+LDA控制INR为3～4
首次动脉血栓形成	VKA控制INR为2～3或3～4；或考虑VKA控制INR为2～3，加用LDA
反复动脉血栓形成	VKA控制INR为3～4，加用LDA；或改用低分子肝素
3个aPL阳性和动脉事件	不应使用利伐沙班，若在VKA良好依从下INR不达标或有VKA禁忌，才可考虑使用直接口服抗凝剂

续表

临床表现	建议
产科 APS	妊娠期间使用肝素治疗的患者，应延续至产后6周
有产科 APS 史的非妊娠期妇女	建议使用 LDA 预防性治疗
aPL 高滴度的妇女妊娠期	应考虑 LDA 75 ～ 100 mg/d 治疗
有胎儿丢失史（妊娠10周后）或妊娠10周前复发性自发性流产≥3次的妇女妊娠期	LDA+ 肝素治疗
子痫或胎盘功能不全致分娩小于34周胎龄儿	推荐 LDA 或 LDA+ 肝素预性治疗
临床“非标准化”产科 APS，如妊娠10周前2次复发性自发性流产，或因严重子痫前期或子痫分娩大于等于34周胎龄儿	单独使用 LDA 或联合肝素治疗
有血栓形成史的 APS 妇女妊娠期	LDA+ 肝素治疗
预防使用 LDA+ 肝素仍有并发症复发	肝素增加剂量或妊娠前3个月开加用羟氯喹或泼尼松，必要时静脉内注射免疫球蛋白
恶性抗磷脂综合征	糖皮质激素 + 肝素 + 血浆置换或静脉内注射免疫球蛋白
难治性恶性抗磷脂综合征	可考虑使B细胞消耗（如利妥昔单抗）或补体抑制剂（如依库珠单抗）

注：INR，国际标准化比率

九、预后

肺动脉高压、神经病变、心肌缺血、肾病、肢体坏疽和恶性抗磷脂综合征患者预后较差。长期随访发现，存在大血管事件、未能早期诊断和治疗的原发性抗磷脂综合征患者，疾病的严重程度升高，致残率明显增加。因此原发性抗磷脂综合征患者长期预后较差，10年中，1/3的患者出现永久性器官损害，1/5的患者日常生活不能自理。

（唐　敏　何成松）

参考文献

[1] Vila P，Hernandez MC，Lopez-Fernandez MF，et al．Prevalence，follow-up and clinical signficance of the aCL in normol subjects．Thromb Haemost，1994，72：209-213．

[2] Petri．Epidemiolog of the antiphospholipid antibody syndrome．J Autoimmun，2000，15：145-151．

[3] Olech E，Merrill JT．The prevalence and clinical significance of antiphospholipid antibodies in rheumatoid arthritis．Curr Rheumatol Rep，2006，8：100-108．

[4] The Antipholipid Antibody Stroke Study（APASS）Group．Anticardiolipin antibodies are an independent risk factor for first ischemic stroke．Neurology，1993．43：2069-2073．

[5] Levine SR，Brey RL，Sawaya KL，et al．Recurrent stroke and thromboocclusive events in

the antiphospholipid syndrome. Ann Neurol. 1995, 38: 119-124.

[6] Stephenson MD. Frequency of factors associated with habitual abortion in 197 couties. Fertil Steril. 1996, 66: 24-29.

[7] Ginsberg JS, Wells PS, Brill-Edwards, et al. Antiphosphospholipid antibodies and venous thromboembolism. Blood: 1995, 86: 3685-3691.

[8] Casciola-Rosen L, Rosen A, Petri M, er al. Surface blebs on apoptotic cells are sites of enhanced procoagulant activity: implications for coagulation events and antigenic spread in systemic lupus erythematosus. Proc Natl Acad Sci USA, 1996, 93: 1624-1629.

[9] Mori T, Takeya H, Nishioka J, et al. Beta 2-glycopotein I modulates the anticoagulangt activity of activated protein C on the phospholipid surface. Thromb Haemost, 1996, 75: 49-55.

[10] Gharavi AE, Pierangeli SS, Harris EN. Origin of antiphospholipid antibodies. Rheum Dis Clin North Am, 2001, 27: 551-563.

第八章　抗菌药物的临床应用概述

抗菌药物的临床应用概述

抗菌药物是临床应用最为广泛的一类药物，自青霉素应用于临床以来，抗菌药物在治疗感染性疾病方面发挥了重要作用，然而，如何合理使用抗菌药物一直是人们普遍谈论的问题和关注的焦点。

一、抗菌药物的发展简史

1928 年 Fleming 发现青霉素，1939 年 Domagk 因发现百浪多息的抗菌作用获得诺贝尔生理和医学奖，1940 年 Flory 和 Chair 等发明了可供人体注射的青霉素，1946 年 Waksman 研发链霉素，1948 年头孢菌素研发上市，1952 年大环内酯类开始应用于临床，1954 年四环素研发上市，1961 年研发了氨苄西林，1962 年喹诺酮上市，1986 年头孢哌酮 / 舒巴坦上市，1987 年第一个碳氢霉烯亚胺培南 / 西司他丁应用于临床，1988 年氟康唑应用于临床，1991 年阿奇霉素应用于临床，2000 年利奈唑胺上市，2002 年伏立康唑上市，2005 年替加环素应用于临床。进入 21 世纪以来，新的抗菌药物的研发和上市速度明显减缓，细菌耐药的形式日益严峻。需合理使用抗菌药物抵御细菌耐药，今天不行动，明天将无药可用。

二、常用的基本概念

1．抗感染药物（anti-infective agents）　包括用以治疗各种病原体（病毒、衣原体、支原体、立克次体、细菌、螺旋体、真菌、原虫、蠕虫）所致感染的各种药物。

2．抗微生物药物（anti-microbial agents）　是用于治疗病原微生物感染性疾病的药物，能抑制或杀灭病原微生物，包括抗菌药、抗真菌药和抗病毒药。

3．抗生素（antibiotics）　是指由微生物（包括细菌、真菌、放线菌属）或高等动植物在生活过程中所产生的具有抗病原体或其他活性的一类次级代谢产物，是能干扰其他生活细胞发育功能的化学物质。

4．抗菌药物（antibacterial agents）　是指对细菌、支原体、衣原体、立克次体、螺旋体、真菌等病原微生物具有杀灭或抑制作用的各种抗生素和人工合成药物。

5．化学治疗药物（chemotherapeutic agents）　是应用于临床的一切具有化学结构的药物的统称。包括抗微生物药、抗寄生虫药和抗肿瘤药。

6．化学治疗（chemotherapy）　对病原体（微生物、寄生虫、恶性肿瘤细胞）所致疾病的药物治疗统称为化学治疗。

7．抗菌谱（antibacterial spectrum）　是指一种或一类抗生素（或抗菌药物）所能抑制（或杀灭）微生物的科、属、种范围。

8．抑菌药（bacteriostatic drugs）　抑制细菌生长繁殖的药物。

9．杀菌药（bactericidal drugs）　不仅能抑制细菌生长繁殖，而且能杀灭细菌的药物。

10．最小抑菌浓度（minimum inhibitory concentration，MIC）　抑制细菌生长所需药物

的最低浓度，通常用 MIC_{50} 和 MIC_{90} 来表示实验中某种抗菌药物抑制 50% 和 90% 受试菌株生长所需的 MIC。

11．最小杀菌浓度（minimum bactericidal concentration，MBC） 杀死 99.9% 的供试微生物所需的最低药物浓度。

12．亚抑菌浓度（sub-MIC）效应 细菌直接暴露于低 MIC 的抗菌药物浓度时，细菌生长仍可受到一定程度抑制的效应。MBC 与 MIC 值比较接近时说明该药可能为杀菌剂。

13．抗菌药物后效应（post antibiotic effect，PAE） 细菌与抗生素短暂接触，当清除药物后，细菌生长仍然受到持续抑制的效应。

14．防耐药突变浓度（mutant prevention concentration，MPC） 是指防止耐药突变菌株被选择性富集扩增所需的最低抗菌药物浓度。用于评价抗菌药物抗菌活性，反映药物抑制耐药突变菌株选择的能力。

15．选择指数（selection index，SI） MPC 与 MIC 之比。用于比较抗菌药物选择耐药突变菌株的能力，指数越小，抑制耐药突变菌株选择的能力越强。

16．耐药突变选择窗（mutant selection window，MSW） MIC 与 MPC 之间的浓度范围。MIC、MPC、MSW 三者的关系见图 8-1。

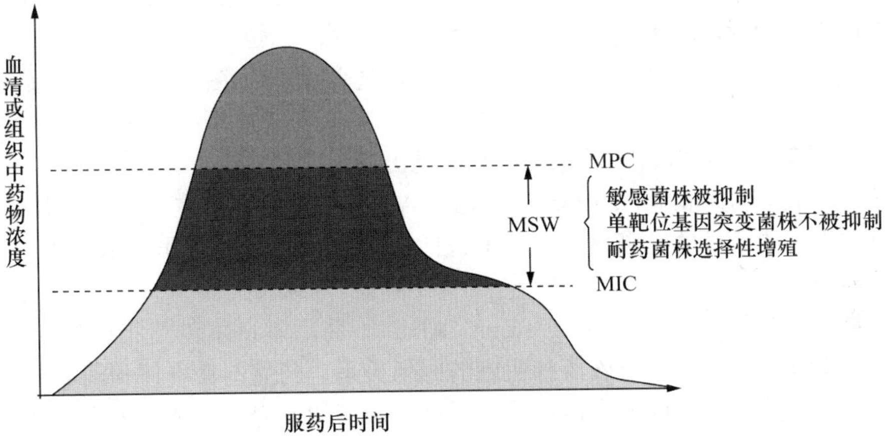

图 8-1 MIC、MPC、MSW 的关系

17．时间依赖性抗菌药物 药物的抗菌效应和临床疗效主要与药物和细菌接触时间密切相关，而与浓度升高关系不密切。当血药浓度高于致病菌 MIC 的 4 ~ 5 倍以上时，其杀菌效能几乎达到饱和状态，继续增加血药浓度，其杀菌效应不增加。评估此类药物的药代动力学 / 药效学参数主要是 %T > MIC，即药物浓度高于 MIC 的时间占给药间期的百分比。对于时间依赖性抗菌药物，以提高 %T > MIC 来增加临床疗效，因此一般推荐日剂量分多次给药和（或）延长滴注时间的给药方案，代表药物有 β- 内酰胺类、林可霉素、部分大环内酯类。

18．浓度依赖性抗菌药物 药物对致病菌的杀菌效应和临床疗效取决于峰浓度（Cmax）而与作用时间关系不密切，即血药 Cmax 越高，清除致病菌的作用越强。提高此类药物的策略是提高血药 Cmax，一般推荐日剂量单次给药方案。代表药物有喹诺酮类、氨基糖苷类。

19．β- 内酰胺酶 由细菌产生，是一大类能够催化水解 β- 内酰胺类抗生素的灭活酶的总称。细菌产生 β- 内酰胺酶是大多数细菌产生耐药的主要原因。

20．β-内酰胺酶抑制剂 能抑制β-内酰胺酶的抗生素，目前主要有克拉维酸、舒巴坦、他唑巴坦和阿维巴坦。

21．耐药性（drug resistance，DR） 耐药性又称抗药性，一般指病原体对药物反应降低的一种状态。这是在长期使用抗菌药物或应用剂量不足时，病原体通过产生使药物失活的酶、改变膜通透性阻滞药物进入、改变靶结构或改变原有代谢过程而产生的。耐药性严重者可使多种抗菌药物失效。

22．多重耐药（multiple drug resistance，MDR） 一种微生物对三类或三类以上抗菌药物同时耐药，而不是同一类抗生素中的三种。

23．广泛耐药（extensively drug resistance，XDR） 是指细菌仅对1～2种抗菌药物敏感，对其余所有抗菌药物均耐药。比如XDR鲍曼不动杆菌，主要指仅对多黏菌素和（或）替加环素敏感，对氨基糖苷、青霉素、头孢菌素、碳氢酶烯、四环素类、氟奎诺酮及磺胺类等均耐药的菌株。

24．全耐药（pan drug resistance，PDR） 是指细菌对目前所能获得的所有抗菌药物均耐药。

25．抗生素选择压力（selective pressure） 长期使用某种抗菌药物，抑制了正常菌群中敏感菌，耐药菌大量繁殖或从一个敏感菌群中选择出一个耐药亚群细菌。这种由于使用某种抗生素而选择出来的耐药性细菌常能导致机体菌群失调。

26．序贯疗法（sequential therapy） 序贯疗法通常是指抗菌药物治疗中重度感染性疾病时，初期采用胃肠外给药（一般为静脉给药）。当患者的病情一旦改善（通常在用药后3～7天），迅速转换为口服抗菌药物的一种给药方法。

27．药品不良反应（adverse drug reaction，ADR） 合格药品在正常用法用量时所产生的与用药目的无关或意外的有害反应。它不包括无意或故意超剂量用药引起的反应以及用药不当引起的反应。

28、药品不良事件（adverse drug event，ADE） 药品不良事件是指药物治疗过程中出现的不良临床事件，它不一定与该药有明确的因果关系。药品不良事件和药品不良反应含义不同。一般来说，药品不良反应是指因果关系已经确定的反应，而药品不良事件是指因果关系尚未确定的反应。

三、目前感染性疾病的特点

1．感染性疾病起病急，病情重，原发病灶不明确，并发症多的特点；老年人还有临床症状、体征不典型，有效药物选择具有一定困难。

2．细菌耐药性高，混合感染多见，使感染的控制更为困难。

3．不断有新发现的感染性疾病，如严重急性呼吸综合征（severe acute respiratory syndromes）、禽流感等，危害极大。

4．目前临床上检出率增高并治疗困难的病原菌包括耐甲氧西林金黄色葡萄球菌（Methicillin-resistant staphylococcus aureus，MRSA）、肠球菌属、嗜麦芽窄食单胞菌、黄杆菌属等。近年来提到的“超级细菌”，更为科学的称谓应该是“产NDM-1耐药细菌”，即携带有NDM-1基因，能够编码Ⅰ型新德里金属β-内酰胺酶（New Dalhi metallo-beta-lactamase-1，NDM-1），对绝大多数抗生素（替加环素、多黏菌素除外）不再敏感的细菌。

四、人体正常菌群和临床常见致病菌

（一）人体不同部位的正常菌群

1．皮肤　葡萄球菌属、八叠球菌、JK 群棒状杆菌、铜绿假单胞杆菌、痤疮丙酸杆菌、革兰氏阳性厌氧球菌等。

2．口腔　表皮葡萄球菌、溶血性链球菌、肺炎链球菌、肠球菌、卡他球菌、大肠杆菌、流感嗜血杆菌、乳杆菌、类白喉杆菌、真细菌属、革兰氏阴性厌氧球菌等。

3．鼻咽腔　葡萄球菌属、溶血性链球菌、肺炎链球菌、流感嗜血杆菌、大肠杆菌、变形杆菌、白念珠菌、厌氧 C 等。

4．眼结膜　表皮葡萄球菌、JK 群棒状杆菌、丙酸杆菌等。

5．阴道　乳杆菌、JK 群棒状杆菌、大肠杆菌、类杆菌、肠球菌、奈瑟球菌、厌氧球菌等。

6．肠道　大肠杆菌、产气杆菌、变形杆菌、绿脓杆菌、葡萄球菌属、肠球菌、消化球菌属、产气荚膜杆菌、类杆菌、白念珠菌、埃可病毒、腺病毒等。

7．前尿道　表皮葡萄球菌、JK 群棒状杆菌、非致病抗酸杆菌、肠球菌等。

（二）临床常见的致病菌

1．革兰氏阳性需氧球菌　金黄色葡萄球菌、表皮葡萄球菌、α- 溶血链球菌、β- 溶血链球菌、非溶血性链球菌、肺炎链球菌、肠球菌等。

2．革兰氏阴性需氧球菌　脑膜炎双球菌、淋球菌、卡他莫拉菌等。

3．革兰氏阴性需氧杆菌　不动杆菌属、假单胞菌属、军团菌属等。

4．革兰氏阴性兼性厌氧菌　肠杆菌科（大肠埃希菌、克雷伯杆菌、伤寒杆菌、变形杆菌、沙门菌属、志贺菌属等）、流感杆菌等。

5．革兰氏阳性杆菌　单核细胞增多性李斯特菌

6．厌氧菌　脆弱拟杆菌、艰难梭菌、产气荚膜杆菌等。

7．其他　结核杆菌、真菌、支原体、衣原体等。

五、抗菌药物的分类

抗菌药物的分类具体见图 8-2。

六、常用抗菌药物及其特点

（一）β- 内酰胺类抗菌药物

β- 内酰胺类抗菌药物是指其化学结构中具有 β- 内酰胺环的一大类抗菌药物，包括青霉素类、头孢菌素类、头霉素类、单环 β- 内酰胺类、碳青霉烯类、头孢烯类、β- 内酰胺酶抑制剂的复合剂等。该类药物均为杀菌剂，属于时间 - 依赖性抗菌药物。

1．青霉素类

（1）青霉素类抗菌药物根据抗菌谱和抗菌作用特点分为：①天然青霉素，如青霉素钠盐或钾盐，主要作用于革兰氏阳性菌；②耐青霉素酶青霉素，主要有甲氧西林、苯唑西林、氯唑西林（邻氯西林）、双氯西林等，抗菌谱与天然青霉素相仿，对青霉素酶稳定；③广谱青霉素，如氨苄西林、阿莫西林，对部分肠杆菌科细菌有抗菌活性；阿洛西林、哌拉西林、美洛西林，对多数革兰氏阴性杆菌包括铜绿假单胞菌具抗菌活性。

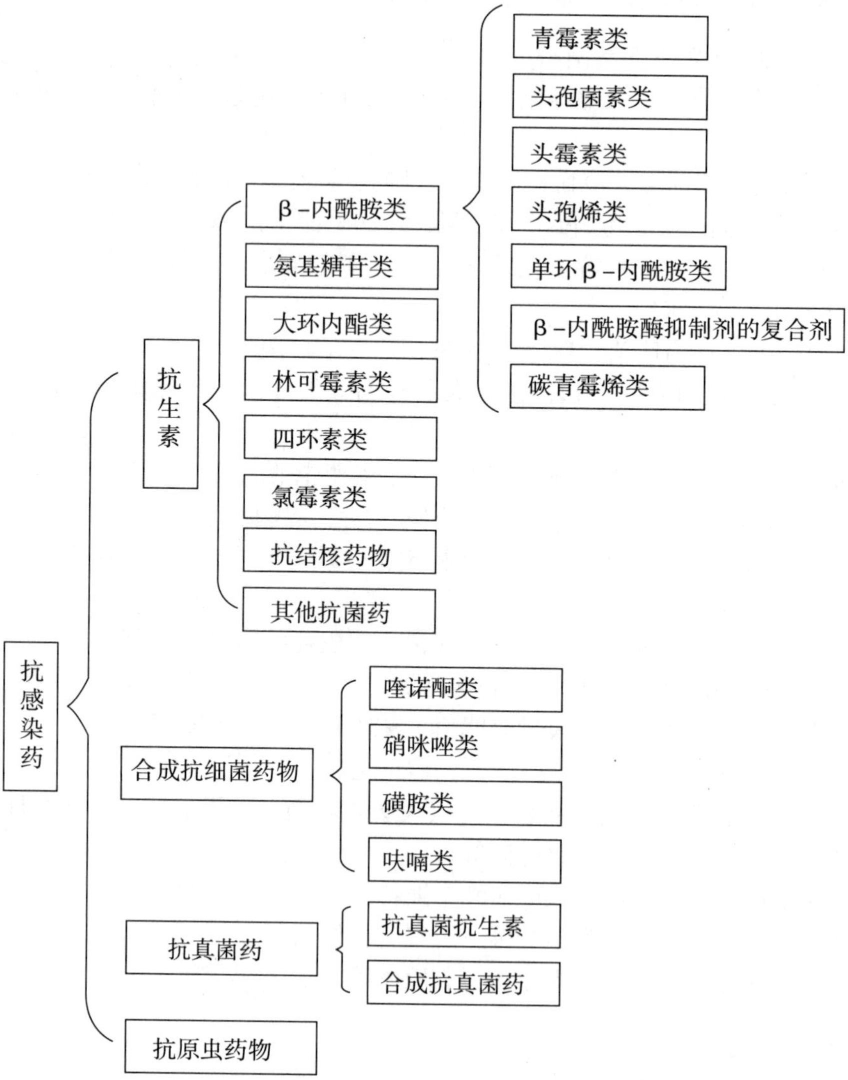

图 8-2 抗菌药物的分类

（2）青霉素类抗菌药物的特点：①属于繁殖期杀菌剂；②作用机制为抑制细菌细胞壁的合成，因为人的细胞无细胞壁，对人类的不良反应小；③易引起变态反应，甚至可发生致死性的过敏性休克；④易被β内酰胺酶所水解、灭活。

（3）青霉素类抗菌药物的合理应用：①对静止期细菌几乎无抑制作用，一般不宜与抑菌剂合用；②用药前应常规做皮试；③时间依赖性杀菌剂。

（4）青霉素类的不良反应：①过敏反应，较常见，包括荨麻疹等各类皮疹，偶见过敏性休克，用药前应进行青霉素皮试；②胃肠道反应，胃炎、恶心、呕吐、腹泻等；③肝功能异常，轻者为一过性转氨酶升高，严重可发生淤胆型肝炎；④青霉素脑病；⑤血液系统异常，可引起溶血性贫血、中性粒细胞减少症等；⑥二重感染。

2．头孢菌素类　它是一类广谱半合成抗生素，其母核为头孢菌素C裂解而获得的7-氨基头孢烷酸。根据药物研发时间、抗菌谱、抗菌活性、对β-内酰胺酶的稳定性以及肾毒性的不同，目前分为五代。

（1）代表品种：①第一代头孢菌素类，如头孢唑啉、头孢硫脒、头孢拉定、头孢氨苄、头孢羟氨苄等；②第二代头孢菌素类，如头孢呋辛、头孢替安、头孢克洛、头孢丙烯等；③第三代头孢菌素类，如头孢噻肟、头孢曲松、头孢唑肟、头孢他啶、头孢哌酮、头孢克肟、头孢地尼、头孢泊肟酯等；④第四代头孢菌素类，主要有头孢吡肟、头孢匹罗；⑤第五代头孢菌素类，主要有头孢洛林、头孢比罗。

（2）抗菌谱　五代头孢素的比较见表8-1。

表8-1　五代头孢菌素抗菌作用的比较

细菌种类	第一代	第二代	第三代	第四代	第五代
G^+ 菌	++++	+++	+	++	++++
G^- 菌	+	++	+++	++++	++++
铜绿假单胞菌	−	−	头孢他啶、头孢哌酮	+	−
酶稳定性	−	+	++	+++	++++
肾毒性	++	+	±	−	−

注：第三代头孢菌曲松、头孢噻肟、头孢唑肟无抗铜绿假单胞菌活性。

1）第一代头孢菌素的特点：主要作用于革兰氏阳性需氧球菌，仅对少数革兰氏阴性杆菌有一定抗菌活性。其中，头孢唑啉对革兰氏阴性菌的作用较强，常作为外科手术预防用药。

2）第二代头孢菌素的特点：对革兰氏阳性球菌的活性与第一代相仿或略差，对部分革兰氏阴性杆菌亦具有抗菌活性。其中，头孢呋辛可透过血脑屏障，也是常用围术期预防药物。

3）第三代头孢菌素特点：对肠杆菌科细菌等革兰氏阴性杆菌具有强大抗菌作用。其中，头孢曲松、头孢噻肟、头孢唑肟无抗铜绿假单胞菌活性，头孢他啶和头孢哌酮对铜绿假单胞菌具较强抗菌活性。

4）第四代头孢菌素特点：对革兰氏阳性球菌的作用较第三代头孢菌素略强，对肠杆菌科细菌作用与第三代头孢菌素大致相仿，对铜绿假单胞菌的作用与头孢他啶相仿。

5）第五代头孢菌素特点：对革兰氏阳性菌包括MRSA等耐药菌株具有良好的抗菌活性，同时对革兰氏阴性菌的抗菌活性也较好。

（3）不良反应

1）过敏反应：第一代头孢菌素与青霉素类的交叉过敏反应发生率约为4%；第二代头孢菌素与青霉素类的交叉过敏反应发生率约为1%；第三、第四代头孢菌素与青霉素类侧链不同，交叉过敏反应罕见。主要表现为皮疹、发热、哮喘，严重者可致过敏性休克。

2）肾毒性：第五代（几乎没有）=第四代（几乎没有）＜第三代（小）＜第二代（较小）＜第一代（大）。头孢菌素类抗生素主要经肾排泄，中度以上肾功能不全患者应根据肾功能适当调整剂量。第一代头孢菌素肾毒性较大，与利尿药、氨基糖苷类合用可能加重前者的肾毒性，应注意监测肾功能。中度以上肝功能减退时，头孢哌酮、头孢曲松可能需要调整剂量。

3）胃肠道反应：恶心、呕吐、腹泻、上腹部不适等。可通过肝胆系统排泄的药物胃肠道不良反应较为常见。

4）双硫仑样反应：抑制乙醛脱氢酶的活性，使血液中的乙醛积聚，可出现双硫仑样反应，出现面部潮红、头痛、眩晕、腹痛、胃痛、恶心、呕吐、心跳加快、气急、胸闷、血压降低、嗜睡、幻觉等。可引起双硫仑样反应的代表药物有：a. 结构中含有甲基四氮唑基团的头孢菌素类抗生素，如头孢孟多、头孢尼西、头孢替安、头孢哌酮、头孢甲肟、头孢匹胺、头孢美唑、头孢拉宗、头孢替坦、头孢米诺、拉氧头孢、氟氧头孢等。b. 分子中没有硫甲基四氮唑基团的头孢菌素抗生素，如头孢曲松、头孢唑啉、头孢噻肟、头孢他啶、头孢氨苄、头孢克洛等也可引起双硫仑样反应。作用机制需要进一步研究。

5）对血液系统的影响：表现为白细胞与血小板下降、急性溶血性贫血等，还可引起凝血功能障碍等。

6）头孢菌素脑病：主要与拮抗抑制性递质 γ- 氨基丁酸与受体结合有关。表现为兴奋多语、幻觉、躁狂、肢体震颤，甚至诱导癫痫或精神病发作。慢性肾功能不全患者易出现头孢菌素脑病。头孢噻肟和头孢他啶 90% 经肾排泄，慢性肾功能不全患者应避免使用。头孢哌酮经肝肾双通道排泄，很少引起头孢菌素脑病；头孢曲松虽经肝肾双通道排泄，但因组织渗透性好，易通过血脑屏障，也易引起头孢菌素脑病。

7）对肝功能影响：可引起 ALT、AST 一过性增高。

8）二重感染。

（4）注意事项　①防止过敏反应，与青霉素类药物有交叉过敏现象（10% 左右），对头孢菌素过敏者中有 90% 的人对青霉素过敏，对青霉素过敏者中有 5% ～ 10% 的人对头孢菌素过敏。因此，用药前可用原药做皮试，有青霉素过敏性休克者不宜用头孢菌素类药物；②可能引起二重感染，用药期间若出现腹泻，考虑假膜性肠炎的可能，须及时停药，并给予相应的治疗；③注射溶液要现配现用。

3. 非典型 β- 内酰胺类

（1）碳青霉烯类　目前在临床应用的包括有抗非发酵菌作用的亚胺培南 / 西司他丁、美罗培南、帕尼培南 / 倍他米隆和比阿培南，以及不具有抗非发酵菌作用的厄他培南。其中亚胺培南 / 西司他丁在我国应用相对较早，西司他丁具有抑制亚胺培南在肾内被水解的作用，从而减轻其肾毒性。其特点为：①抗菌谱极广，抗菌活性极强，对绝大多数酶都稳定。②主要适用于院内获得性重度耐药菌感染，尤其是免疫缺陷患者或需氧菌与厌氧菌混合感染者。③与青霉素和头孢菌素之间有一定的交叉过敏反应，对 β 内酰胺类药物过敏者慎用。④老年人、中枢神经系统感染、肾功能不全或伴有其他可诱发癫痫因素的患者慎用；肾功能减退者，应调整剂量。⑤严格掌握应用指征，以减少和延缓细菌耐药性的增加。⑥不良反应有过敏反应、胃肠反应、中枢神经系统反应、二重感染等。

（2）单环 β- 内酰胺类　代表药物为氨曲南，抗菌谱狭窄，仅对肠杆菌科、铜绿假单胞菌等革兰氏阴性需氧菌有很强的抗菌活性，对革兰氏阳性需氧菌和厌氧菌无抗菌活性。对于病原菌未明的严重感染，不能排除革兰氏阳性菌或厌氧菌混合感染时，宜联合应用，不宜单独用作肺炎的经验疗法。不良反应少而轻微，无出血反应、无神经系统反应，也无肾毒性。本药物与青霉素和头孢菌素类药物无交叉过敏反应，二重感染发生率明显地低于第二至四代头孢菌素。

（3）头霉素类　头孢西丁、头孢美唑。其抗菌谱和抗菌活性与第二代头孢菌素类似，但对脆弱拟杆菌等厌氧菌抗菌作用较头孢菌素类强。对大多数超广谱β-内酰胺酶作用稳定，可用于需氧菌与厌氧菌的混合感染。

（4）头孢烯类　氟氧头孢、拉氧头孢。其抗菌谱和抗菌活性与第三代头孢菌素类似。但拉氧头孢可引起凝血功能障碍和出血现象，应用拉氧头孢期间应每日补充维生素K进行预防。

（5）β-内酰胺酶抑制剂的复合剂　主要有阿莫西林/克拉维酸、氨苄西林/舒巴坦、替卡西林/克拉维酸、头孢哌酮/舒巴坦、哌拉西林/他唑巴坦等。β-内酰胺酶抑制剂可保护β-内酰胺类抗生素免受酶的攻击而使原来的耐药菌转呈敏感。它可治疗各种由产酶细菌引起的感染。

（二）喹诺酮类药物

1．喹诺酮类药物是化学合成抗菌药，它抑制细菌的DNA促旋酶，使DNA不能控制mRNA和蛋白质的合成，属于杀菌剂。关于喹诺酮类药物的分类，目前存在一定的争议：①第一代喹诺酮类药物，抗菌谱窄，口服吸收差，不良反应多，如奈啶酸、西诺沙星。②第二代喹诺酮类药物，与第一代喹诺酮类药物相比，其抗菌谱扩大、活性更强，包括环丙沙星、依诺沙星、洛美沙星、诺氟沙星和氧氟沙星。其中环丙沙星对铜绿假单胞菌的活性是喹诺酮中最强。③第三代喹诺酮类药物，对革兰氏阳性菌的抗菌谱更宽，包括左氧氟沙星、加替沙星、莫西沙星、司帕沙星。④第四代喹诺酮类药物，曲伐沙星，本品不仅保持了第三代喹诺酮类药物对革兰氏阳性菌和革兰氏阴性菌的优秀活性，而且对厌氧菌也有较强活性。

2．不良反应　轻微可耐受的不良反应包括：①胃肠道反应；②头晕、头痛等神经系统反应；③皮疹、皮肤瘙痒等过敏反应，偶发过敏性休克；④少数患者可发生肌痛、无力、关节肿痛、心悸等；⑤可发生一过性的白细胞较少，血清转氨酶、血尿素氮和肌酐等轻度增高。严重不良反应包括：①神志改变、抽搐、癫痫样发作；②短暂性幻觉、幻视、复视等；③结晶尿；④心电图QT间期延长；⑤光敏性皮炎；⑥肝功能损害；⑦血糖异常；⑧肌腱炎；⑨视网膜病变。引起中枢毒性作用的可能性排序：氟罗沙星＞莫西沙星＞环丙沙星＞氧氟沙星＞左氧氟沙星。

3．注意事项　①不宜用于孕妇、哺乳期妇女 、儿童（18岁以下）；②不宜应用于既往有中枢神经系统疾病患者，尤其是有癫痫史的患者；③避免与茶碱类、咖啡因、丙磺舒、环孢素和口服抗凝药（华法林）等药物同时应用；④不宜与抗酸剂和含钙、镁、铝等金属离子的药物合用；⑤肾功能减退患者应用时，需根据肾功能减退程度减量用药，以防发生由于药物在体内蓄积而引起的抽搐等中枢神经系统严重不良反应；⑥本类药物可能引起皮肤光敏反应、关节病变、肌腱炎、肌腱断裂（包括各种给药途径，有的病例可发生在停药后）等，并偶可引起心电图QT间期延长等。加替沙星可引起血糖波动，用药期间应注意密切观察。

（三）大环内酯类抗生素

1．大环内酯类抗生素因同具有大环内酯环基本结构而命名，按其化学结构，可分为14元环，包括红霉素、克拉霉素、罗红霉素、地红霉素等；15元环，包括阿奇霉素；16元环，包括麦迪霉素、螺旋霉素、交沙霉素等。

2．大环内酯类抗生素的作用机制　作用于细菌细胞核糖体50S亚单位，阻碍细菌蛋白质的合成。

3．是快效抑菌剂，抗菌谱窄，但比青霉素略广，主要作用于革兰氏阳性菌，对革兰氏阴性菌作用较差，易形成耐药性。

4．可治疗支原体和衣原体感染，是治疗军团菌感染的首选药物。克拉霉素可与其他药物联合应用用于幽门螺杆菌感染。

5．不良反应 ①肝毒性：主要表现为胆汁淤积、肝酶升高等，一般停药后可恢复；②有局部刺激性，不宜肌内注射，静脉滴注可引起静脉炎，故滴注液宜稀（$< 0.1\%$），滴入速度不宜过快；③胃肠道反应；④可抑制茶碱的代谢，与茶碱联合应用，可致茶碱中毒，甚至死亡。

（四）氨基糖苷类抗生素

1．抗菌机制 主要为通过阻止 mRNA 与核糖体的结合，阻断敏感菌蛋白质的合成。

2．抗菌谱主要为革兰氏阴性菌，对多数需氧革兰氏阴性杆菌和少数耐药的金黄色葡萄球菌（金葡菌）有较强的抗菌活性，部分品种对结核分枝杆菌及其他分枝杆菌属也有较好的抗菌活性。

3．浓度依赖性抗感染药物，杀菌作用与药物的峰浓度有关，具有首次接触效应和抗生素后效应，可每日给药1次。

4．变态反应发生率较低，但部分药物（如链霉素）用药前应常规做皮试。

5．与β-内酰胺类抗生素联合应用常常获得协同作用。青霉素和头孢菌素类作用于细菌细胞壁，使氨基糖苷类易于进入细菌体内，与核糖体结合而发挥其抗菌作用。

6．耳、肾毒性较大，对神经肌肉有阻滞作用，能通过血脑屏障，易透过胎盘，不宜用于老年人、婴幼儿和孕妇。

7．与强利尿药（如呋塞米等）联用可加强耳毒性。

8．与其他有耳毒性的药物（如红霉素等）联合应用，耳毒性的作用可能加强。

9．与头孢菌素类第1～2代联合应用，可致肾毒性加强；右旋糖酐可加强本类药物的肾毒性。

10．本类药物与碱性药（如碳酸氢钠、氨茶碱等）联合应用，抗菌效能可增强，但同时毒性也相应增强，必须慎重。

11．耐药菌株已明显增多。

（五）肽类抗生素

1．糖肽类抗生素主要用于耐药革兰氏阳性菌所致的严重感染，包括MRSA或甲氧西林耐药凝固酶阴性葡萄球菌、氨苄西林耐药肠球菌属及青霉素耐药所致感染；也可用于对青霉素类过敏患者的严重革兰氏阳性菌感染。

2．万古霉素、去甲万古霉素、替考拉宁属于多肽类抗生素。

3．属于杀菌剂，抗菌谱窄、抗菌作用强。临床疗效确切，但肾毒性明显，因此临床上一般不作为首选药物，只有当敏感菌引起严重感染，特别是对其他药物耐药时才考虑应用。

（六）抗真菌药物

治疗深部真菌感染的药物主要有多烯类、氟胞嘧啶、吡咯类和棘白菌素类。

1．两性霉素B

（1）抗真菌作用 属多烯类，对隐球菌、念珠菌、皮炎芽生菌、孢子丝菌、曲霉菌均具良好抗菌活性。

（2）药物代谢特点 广泛分布于肾、肝、肺、心等组织，脑脊液浓度约为血浓度的2%～4%。

（3）不良反应 本品会损害肾、肝、心、血液系统，产生过敏反应等。

（4）适应证 念珠菌、隐球菌、曲菌等真菌引起的呼吸道、尿路、肠道、中枢神经系统等感染。

（5）剂量 应用本品时开始需小剂量并同时加用激素，隐球菌性脑膜炎患者需同时予以两性霉素 B 鞘内注射。

2．氟康唑

（1）抗真菌作用 属吡咯类，对白念珠菌、隐球菌具较高抗菌活性，其他念珠菌属、曲菌作用差，体外抗菌作用略逊于酮康唑，体内作用强。

（2）药物代谢特点 口服吸收完全，血浓度高，体内分布广，组织浓度高，脑脊液药物浓度可达到血浓度的 50% ～ 60%。

（3）不良反应 半数出现消化道不良反应，其次为皮疹，少数出现头痛、头晕、失眠等，一过性 ALT 上升，患者可耐受长程治疗。

3．卡泊芬净

（1）抗真菌作用 属棘白菌素类，具有广谱抗真菌活性，但对隐球菌作用差，口服不吸收，需要静脉给药。

（2）不良反应 寒战、发热、恶心、呕吐，以及皮疹、静脉炎等。

七、抗菌药物的合理应用

合理应用抗菌药物指在明确适应证下选用适宜的抗菌药物，并采用适当的给药途径、剂量和疗程，最大限度地发挥抗菌药物的治疗和预防作用，以达到杀灭病原体和（或）控制感染的目的；同时采用各种相应措施防止和减少各种不良反应的发生。

（一）抗菌药物不合理使用的状况

1．无适应证使用抗菌药物。

2．手术预防用药使用不当。

3．选择错误。

4．给药途径、用药剂量、用药时间错误。

5．疗程错误。

6．不必要联合用药。

7．不重视病原菌及药敏结果。

8．不注意药物配伍禁忌。

9．患者自作主张地不合理使用。

10．发生严重不良反应时继续用药。

（二）抗菌药物合理使用的原则

1．严格掌握使用适应证，预防应用也应有明确的适应证。

2．及早确定病原学，根据病原种类及细菌药物敏感试验结果选用抗菌药物。

3．熟悉选用药物的适应证、抗菌谱、药物代谢动力学、不良反应。

4．根据患者的生理、病理状态用药。

5．选用适当的给药方案、剂量、途径、疗程。

（1）品种选择 根据病原菌种类及药敏结果选用抗菌药物。

（2）给药剂量 按各种抗菌药物的治疗剂量范围给药。治疗重症感染（如败血症、感染性心内膜炎等）和抗菌药物不易达到的部位的感染（如中枢神经系统感染等），抗菌药物剂量宜较大（治疗剂量范围高限）；而治疗单纯性下尿路感染时，由于多数药物尿药浓度远高于血药浓度，则可应用较小剂量（治疗剂量范围低限）。

（3）给药途径　轻症感染可使用口服给药；重症感染、全身性感染患者初始治疗应予静脉给药，以确保药效。尽量避免局部应用抗菌药物。

（4）给药次数　应根据药代动力学和药效学相结合的原则给药。

（5）疗程　抗菌药物疗程因感染不同而异，一般宜用至体温正常、症状消退后72 ~ 96小时，特殊情况，妥善处理。但是，败血症、感染性心内膜炎、化脓性脑膜炎、链球菌性咽炎和扁桃体炎、深部真菌病等需较长的疗程。

6．联合应用抗菌药物必须有明确的适应证，仅在下列情况时联合用药。

（1）病原菌尚未查明的严重感染，包括免疫缺陷者的严重感染。

（2）单一抗菌药物不能控制的需氧菌及厌氧菌混合感染，2种或2种以上病原菌感染。

（3）单一抗菌药物不能有效控制的感染性心内膜炎或败血症等重症感染。

（4）需长程治疗，但病原菌易对某些抗菌药物产生耐药性的感染，如结核病、深部真菌病。

（5）联合用药时宜选用具有协同或相加抗菌作用的药物联合、将毒性大的抗菌药物剂量减少、必须注意联合用药后药物不良反应将增多。

7．强调综合治疗的重要性　在应用抗菌药物治疗细菌感染的过程中，必须充分认识到人体免疫功能的重要性，尽最大努力使人体全身状况有所改善。各种综合性措施如纠正水、电解质和酸碱平衡失调，改善患者营养状态，纠正低蛋白血症等，均不可忽视。

（三）抗菌药物在特殊情况下的应用

1．抗菌药物在老年感染患者中的应用

（1）由于老年人免疫功能减退，人体寄生定殖细菌增多，因而发生感染的机会增多。感染一旦发生，其发展多较迅速，病情可急剧恶化，严重者可危及生命，故应尽早、准确、合理地选用抗生素，及时控制感染。一般主张联合用药。应尽可能使用杀菌剂，常用β- 内酰胺类。

（2）用药时间相对延长，有慢性阻塞性肺疾病者，因肺供血不足，抗生素用量应稍大一些。

（3）因老年人肾功能处于临界水平，要注意药物的肾毒性。

（4）老年人使用下列药物时，应做相应监测，经验用药时酌情控制剂量，以免发生毒副作用，如氨苄西林、多数头孢菌素、庆大霉素、妥布霉素、甲硝唑、万古霉素、氟胞嘧啶及部分磺胺类药物，避免使用呋喃妥因、萘啶酸、头孢噻啶及四环素类（多西环素除外）。

（5）注意肝损害　老年人由于肝酶活力下降，药物在体内积蓄往往比青壮年人多。

（6）老年人应用氯霉素、利福平、红霉素酯化物、氨苄西林酯化物、异烟肼、两性霉素B、四环素类、磺胺类、酮康唑、咪康唑、氟康唑等药物时，均应严密监测肝功能，必要时更换其他不损伤肝的抗感染药物。

（7）注意不良反应　老年人应用抗感染药物时易产生不良反应，且其临床表现往往不易被发现，如耳聋、神经系统表现等。

（8）防止二重感染　老年人机体免疫功能不全，基础病变多，加上抗感染药物的应用，易发生二重感染。

（9）注意药物之间的相互作用，老年人多同时患有多种疾病，需要同时应用多种药物治疗，认识和避免药物之间的相互作用。

2．抗菌药物在肾功能减退患者中的应用

（1）尽量避免使用肾毒性药物。

（2）根据病原菌药敏结果选用肾毒性低或无毒的抗菌药物。

（3）根据肾功能减退的程度调整给药方法和剂量。

3．抗菌药物在肝功能减退患者中的应用

（1）主要由肝清除的药物　肝功能减退时其消除明显减少，但并无明显毒性反应发生，故肝功能减退患者仍可应用，但需慎用，必要时减量给药。属此类情况者有红霉素（不包括其酯化物）、林可霉素、克林霉素等。

（2）主要经肝或有相当量经肝清除或代谢的药物　肝功能减退时药物清除及代谢减少，并可导致毒性反应发生，此类药物在肝功能减退患者宜避免使用。属此种情况者有氯霉素、利福平、红霉素酯化物、氨苄西林酯化物、异烟肼、四环素类、磺胺药、酮康唑、咪康唑、两性霉素 B 等。

（3）经肝、肾两种途径清除的抗菌药物　肝功能减退时血药浓度将升高，如同时有肾功能减退则血药浓度升高更加显著，此类药物在严重肝功能减退的患者需减量应用。属此种情况者有美洛西林、阿洛西林、哌拉西林等，以及头孢哌酮、头孢曲松、头孢噻肟、头孢噻吩等。

（4）主要经肾排泄的药物　肝功能减退时不需调整剂量。如庆大霉素、妥布霉素、阿米卡星等氨基糖苷类，青霉素，头孢唑啉，头孢他，万古霉素（去甲万古霉素），多黏菌素 B 等均属此类。

4．抗菌药物在孕妇中的应用

（1）对胎儿有致畸或明显毒性作用者，妊娠期间不可应用。属此类者有四环素类、磺胺药、甲氧苄啶和乙胺嘧啶、氯霉素、甲硝唑、利福平、金刚烷胺、碘苷和阿糖腺苷等。

（2）药物对母体和胎儿有一定毒性或影响，应避免在妊娠全过程中应用，但其中某些抗菌药物如确有应用适应证时也可在充分权衡利弊后慎用。属此类者有氨基糖苷类药物、万古霉素、去甲万古霉素，但孕妇患者必须应用该类药物时需同时进行血药浓度监测，据此调整给药剂量。如孕妇患者已有肾功能减退，则禁用该类药物。避免应用喹诺酮类、异烟肼（确有应用适应证时合用维生素 B_6）、氟胞嘧啶、呋喃妥因。

（3）药物毒性低，对胎儿无明显影响，也无致畸作用，妊娠期患者可以应用，如青霉素类、头孢菌素类、其他 β- 内酰胺类、大环内酯类（除外酯化物及克拉霉素）、磷霉素等。

（4）美国食品药品管理局（FDA）根据药物在动物和人类中研究的结果，对妊娠期药物的应用分为以下 5 类。

A 类：在妊娠妇女中进行过研究，无危险性；但令人遗憾的是，目前尚无 A 类抗菌药物可供临床使用。

B 类：实验动物中无危险性，但在人类中无足够的研究资料；或在动物中有毒性，而人类研究资料未显示危险性。

C 类：动物实验研究有毒性，人类研究资料不充分，但应用药物后可能利大于弊。

D 类：已证实对人类有危险性，但应用该药物后仍可获益。

X 类：人类中可致胎儿异常，危险性大于受益。

（四）抗菌药物的分级管理

1．分级原则　抗菌药物临床应用实行分级管理。根据安全性、疗效、细菌耐药性、价格等因素，将抗菌药物分为三级：非限制使用级、限制使用级与特殊使用级。具体划分标准如下。

（1）非限制使用级抗菌药物　是指经长期临床应用证明安全、有效，对细菌耐药性影响较小，价格相对较低的抗菌药物。

（2）限制使用级抗菌药物　是指经长期临床应用证明安全、有效，对细菌耐药性影响较大，或者价格相对较高的抗菌药物。

（3）特殊使用级抗菌药物　是指具有以下情形之一的抗菌药物：①具有明显或者严重不良反应，不宜随意使用的抗菌药物；②需要严格控制使用，避免细菌过快产生耐药的抗菌药物；③疗效、安全性方面的临床资料较少的抗菌药物；④价格昂贵的抗菌药物。

2．分级管理办法

（1）“限制使用”的抗菌药物，须由主治医师以上专业技术职务任职资格的医师开具处方（医嘱）。

（2）“特殊使用”的抗菌药物，须经抗感染或医院药事管理委员会认定的专家会诊同意后，由具有高级专业技术职称的医师开具处方（医嘱）。

（3）临床选用抗菌药物应遵循《抗菌药物临床应用指导原则》，根据感染部位、严重程度、致病菌种类以及细菌耐药情况、患者病理生理特点、药物价格等因素加以综合分析考虑，参照“各类细菌性感染的治疗原则”。一般对轻度与局部感染患者应首先选用非限制使用级抗菌药物进行治疗；严重感染、免疫功能低下者合并感染或病原菌，且只对限制使用级抗菌药物敏感时，可选用限制使用级抗菌药物治疗；特殊抗菌药物的选用应从严控制。

（4）紧急情况下临床医生可以越级使用高于权限的抗菌药物，但仅限于1日用量，并做好相关病历记录。

八、细菌感染趋势与抗菌药物应用

1．条件致病菌增加　病原体种属增加，条件致病菌，特别是非发酵菌群，已成为下呼吸道的重要病原菌，如铜绿假单胞菌（假单胞菌属）、不动杆菌（不动杆菌属）、粪产碱杆菌（产碱杆菌属）、嗜麦芽窄食单胞菌（黄单胞菌属）、脑膜败血性黄杆菌（黄杆菌属）。

2．病原体分布的变迁　随着时间的推移，重要致病菌亦在变化，如20世纪60年代以革兰氏阳性球菌为主，70年代以肠杆菌科为主，80年代条件致病菌上升为主要致病菌，90年代革兰氏阳性菌又重新成为主要致病菌，其次还有支原体、衣原体、军团菌、球孢子菌也在致病菌中占有一席之地。

3．耐药菌株不断出现　耐青霉素肺炎链球菌、MRSA、耐万古霉素金葡菌、耐万古霉素肠球菌等。

4．细菌生物被膜（biofilm，BF）给治疗带来的困难　BF是细菌为适应自然环境而形成的，是一种生存策略和保护机制。它导致难治性感染的机制为：①抗菌药物渗透障碍、被吸附，或被膜中细菌分裂迟缓、对药物不敏感；②细菌逃避机体的免疫作用，激活中性粒细胞能力下降，阻碍吞噬作用；③易反复发作，成为再发根源。

5．超广谱β-内酰胺酶（exentded-spectrum lactamases，ESBLs）出现　目前呈全球性扩散，而且蔓延很快，其危害性很大，原因为：①它常是院内感染暴发的原因；②在菌株间或菌属间传递，携带 ESBLs 基因的耐药质粒可长时间存在，可再次暴发感染。

6．碳青霉烯酶出现　是指所有能明显水解亚胺培南或美罗培南等碳青霉烯类的一类 β-内酰胺酶，属于 Ambler 分子分类中的 A 类、B 类、D 类酶。

7．细菌 L 型出现　L 型是因细菌变异而产生的细胞壁缺陷型。往往常规培养不能生长而造成漏诊。不仅在人体内恢复为具有致病力的母菌，其本身目前也认为具有一定的致病性。细菌 L 型对抗生素的敏感性与母菌不同，且可逃脱机体免疫力的攻击。细胞壁缺陷型细菌的细胞膜可增厚，是一种值得注意的耐药类型，成为感染难治与慢性化的原因。

（雷利群　钟　萍　范运斌）

参考文献

[1] 戴自英，刘裕昆，汪复．实用抗菌药物学．上海：上海科学技术出版社，1998.
[2] 王爱霞．抗菌药物临床合理应用．北京：人民卫生出版社，2011.
[3] 王睿．临床抗感染药物治疗学．北京：人民卫生出版社，2006.
[4] 卫生部．抗菌药物临床应用指导原则（2015 年版）（国卫办医发［2015］43 号附件）2015.

附录　心脏离子通道疾病

离子通道疾病（ionic channelopathy）是指离子通道的结构缺陷或功能异常所引起的疾病。具体表现在编码离子通道亚单位的基因发生突变或表达异常，或体内出现针对通道的致病性物质时，离子通道的功能发生不同程度的减弱或增强，导致机体整体生理功能紊乱，形成某些先天性或后天性疾病。

心脏离子通道疾病在心血管疾病中扮演着重要角色，几乎所有的心律失常都由离子通道本身的变化或者调控离子通道的某些因子异常所导致，是心脏猝死的主要原因。随着对各种心脏离子通道的研究逐步深入，与心律失常相关的许多突变基因已被发现。对心脏离子通道疾病的研究使心脏疾病的研究深入到微观的境界 。随着膜片钳技术、分子克隆等技术在心血管领域的广泛应用，心脏离子通道疾病的概念已不仅仅局限于基因水平，还包括了各种因素导致的离子通道表达和功能的继发性改变。心脏离子通道疾病成为近三十年来心血管领域的研究热点，开创了心血管疾病尤其是心律失常研究的新纪元。

心脏离子通道疾病根据离子通道类型可分为：①心脏钠通道疾病［如先天性长 QT 间期综合征 3 型（long QT syndrome 3，LQTS3）、Brugada 综合征］；②心脏钾通道疾病（如大部分的 LQTS）；③心脏钙通道疾病（如儿茶酚胺敏感性多形性室速、Timothy 综合征）等。根据病因又可将心血管离子通道疾病分为遗传性离子通道疾病（genetic channelopathy）和获得性离子通道疾病（acquired channelopathy）两大类：遗传性或先天性离子通道疾病（heritable channelopathy）是由特定的基因缺陷而导致的疾病。例如长 QT 间期综合征（LQTS）、短 QT 间期综合征（short QT syndrome，SQTS）、Brugada 综合征（Brugada syndrome）、特发性室颤、儿茶酚胺敏感性性多形性室速（家族性多形性室速）、致心律失常型右心室心肌病、家族性房颤等。获得性或后天性离子通道疾病为遗传因素和环境因素共同或相互作用而导致的疾病，既可以由基因表达异常引起，又可由出现抗体等物质导致。例如药物引起的 LQTS、心力衰竭和电 - 机械重构诱发的 LQTS（heart failure and electro-mechanical remodeling-induced LQTS）。根据离子通道功能的改变不同又可分为功能增强性离子通道疾病和功能减弱性离子通道疾病。离子通道的分子遗传学改变（突变）和分子生物学异常（重构）均可以导致心律失常的发生。

一、心脏钠通道疾病

钠通道是位于细胞膜上的一种跨膜糖蛋白，是引起心肌细胞膜 0 期去极化产生动作电位最主要的阳离子通道，在维持细胞兴奋性及正常生理功能上非常重要。钠通道还是药物作用的重要部位。钠通道蛋白结构及其编码基因发生改变，将引起钠通道病。已经发现的心脏钠离子通道疾病主要有 LQTS 3、Brugada 综合征等。

钠通道基因突变所引起的心律失常，其原因可分为基于通道活动的失活异常（不完全失活）、基于通道激活异常（I_{Na} 降低）、基于细胞膜上通道的数量减少（合成、运输及表达障碍）。钠通道分子结构上的有关位点发生突变时，就会严重影响钠通道的正常活动，而出现致命性心律失常。心肌细胞钠通道由 α 亚单位和 $β_1$ 和 $β_2$ 亚单位组成。大多数钠通道基因突变所引起的疾病主要与 α 亚单位的基因改变有关。

（一）钠通道异常与长QT间期综合征

LQTS是一种罕见且致死的心脏电复极化过程异常延长的心律失常，ECG上QT间期延长（超过460 ms）、T波高尖狭窄，出现室性心律失常、晕厥、甚至猝死的一种综合征。

LQTS是第一个被发现的离子通道疾病，是由于编码心脏离子通道的基因突变导致相应的离子通道功能异常而引起的一组综合征。按病因可分为遗传性LQTS和获得性LQTS两种类型。遗传性LQTS又可分为常染色体显性遗传（Romano-Ward综合征，RWS）和常染色体隐性遗传（Jervell-Lange-Nielsen综合征，JLNS）两种形式。最常见的是常染色体显性遗传（RWS），其突变遗传给后代的概率大约是50%。这类患者仅表现为心脏的症状。自1995年LQTS的3个致病基因被确认，至今，分子遗传学研究共确认了20种亚型的近千种的突变与RWS有关。这些不同亚型分别由编码钠通道、钾通道、钙通道等结构蛋白、相关蛋白（如锚定蛋白、互生蛋白）以及膜通道调节蛋白的基因突变造成。其中*KCNQl*、*KCNH2*和*SCN5A*为最常见的致病基因，这3个基因突变造成的LQTS1、LQTS2和LQTS3占所有经基因检测确诊患者的92%。中国LQTS研究的数据表明，3个主要亚型中2型最常见。KCNQl和KCNH2的辅助性β亚单位（*KCNEl*，*LQTS5*；*KCNE2*，LQTS6）的突变非常少见，但其临床表型与相关的α亚单位突变造成的临床表型相似。LQTS4和LQTS8～LQTS15仅在很少家庭或散发患者中发现。LQTS4不但表现LQTS的临床特征，大部分患者还伴有房颤。*KCNJ2*（Kir2.1，LQTS7）突变导致累及神经肌肉骨骼并伴随QT延长的Andersen-Tawil综合征（表现为周期性麻痹、骨骼发育异常、室性心律失常）。LQTSl3首先在中国发现，较为罕见，约每百万人发生1.66例。其遗传方式为常染色体隐性遗传，父母双方各带一个或者相同或者不同的突变，然后同时把突变传给子代。这类患者除了QT间期延长和致死性心律失常外，还有神经性耳聋症状，称为Jervell-Lange-Nielsen综合征（JLNS），是以两位最先发现该病的医生命名的。根据遗传缺陷的不同，JLNS可分为JLNS1、JLNS2和JLNS3三种亚型。JLNS1相关基因*KCNQ1*位于染色体11p15.5，为编码慢激活延迟整流钾电流（slowly activated delayed rectifier potassium current，Iks）IKs通道α亚单位，其突变使IKs电流减弱；JLNS2相关基因*KCNQ1*位于染色体21q22，为编码IKs通道β亚单位，其突变使IKs电流减弱；JLNS3目前尚不清楚其相关基因。遗传性LQTS病死率高，未经治疗的患者10年病死率约50%，是儿童和年轻人发作性晕厥和心脏性猝死的主要原因。JLNS患者由于携带2个突变存在累加效应，其临床症状更为严重，发生致命性心脏事件的概率更高。获得性LQTS通常与心力衰竭、心室肥大、动脉粥样硬化、心肌缺血、心动过缓、电解质紊乱（低钾血症、低镁血症）、高胆固醇血症、代谢异常，以及应用某些药物（抗心律失常药物、抗生素、抗组胺药、麻醉剂）有关。

根据LQTS致病的20种基因型的不同，将LQTS分为20型，其中与钠通道活动异常的至少有4种。LQTS的基因型已经成为LQTS危险程度分层的主要指标。基因型、性别和QT间期是LQTS的危险分层和预后的决定因素。

钠通道活动形成使心肌细胞膜去极化的快速内向钠电流（sodium current，INa）。这种钠通道不仅在正常心律的启动、传播、维持中起重要作用，同时还可产生动作电位晚期的去极化电流，从而延长动作电位时程（action potential duration，APD）。*SCN5A*基因编码钠离子通道（Nav1.5）的α亚单位，该基因突变通过功能获得（gain-of-function mutation）机制导致Nav1.5增强、INa增加、使动作电位延长，而发生LQTS3。在心肌细胞中，位于染色体3p21–24上的*SCN5A*基因与钠通道（hH1）的组成有关。该基因突变是造成LQTS3的根本原因。与正常结构相比，在由突变 *SCN5A* 形成的钠通道 α 亚单位上，位于Ⅲ和Ⅳ结构域之间的 4 和 5 号片段有脯氨酸、赖氨酸和谷氨酰胺缺失现象，破坏了通道连接肽链与通道的相互作用，使部分通道变为非失活的形式。通道失活的延迟导致持续的 Na^+ 内流，延长心肌复极时间，导致 QT 间期延长。这种突变造成晚钠电流（late INa，INa L）反复开放、膜去极化水平增加，延缓电流衰减，使 APD 平台期延长。LQTS3 的心脏事件多发生在睡眠或安静状态下。

LQTS9 是位于染色体 3p25 上的 CAV3 基因突变所致，其所编码的 *caveolin 3* 蛋白质为细胞膜上的陷窝蛋白（又称窖蛋白），是参与细胞信号转导和胞内吞噬作用的一种蛋白质。在心脏中，*caveolin 3* 与钠通道蛋白相互作用。LQTS9 基因突变引起 SCN5A 相关的钠通道延迟失活，钠通道持续开放，晚钠电流增加，QT 间期延长，引起 LQTS。 LQTS10 的致病基因在目前所有检出突变的致病基因中约占 1%。

LQTS10 非常罕见，是位于染色体 11q23.3 上的 *SCN4B* 基因突变所致。*SCN4B* 基因编码心脏钠通道的 $β_4$ 亚单位。$β_4$ 亚单位是钠通道的调节亚单位，此基因突变使得钠通道延迟失活，引起晚钠电流增加，使 QT 间期延长，引起 LQTS。

这些变异均造成钠通道功能获得性突变，使钠通道持续开放、通道关闭延迟、钠离子在动作电位后期异常地持续进入细胞内，导致细胞膜复极时间延长，所以动作电位时程延长，临床表现为 QT 间期延长。

LQTS12 十分罕见，与 *SNTA1* 基因突变有关。*SNTA1* 基因定位于染色体 20ql1.2，编码心脏 α 互生蛋白（$α_1$ syntrophin）。这种蛋白是通过大分子复合物连接细胞外基质和细胞内骨架的蛋白。*SNTA1* 基因突变通过细胞膜的 Ca^{2+}-ATP 酶（PMCA4b）释放了抑制物——一氧化氮合酶，通过心脏钠通道亚硝基化导致钠离子流峰值增加和后移、晚钠电流增加、细胞膜复极时间延长，使 QT 间期延长。

心律失常事件的诱因在很大程度上与基因型相关，LQTS1 和 LQTS5 患者约 90% 的症状发生在运动或情绪激动时，LQTS2 患者主要发生在睡眠中突然有声音刺激，LQTS3 患者约 90% 的猝死发生在休息或睡眠中。ECG 是诊断患者 LQTS 的有效工具。ECG 上 LQTS 的特征表现为 QT 间期延长以及可能存在的 T 波在振幅和形状上变化。LQTS1 患者通常在心电图上有高峰 T 波且 T 波基底部增宽；而 LQTS2 患者表现出 T 波低平而有切迹（或双峰）；LQTS3 患者 ST 段延长，T 波延迟出现，长时间窦性停搏较为常见。然而，很多 LQTS 患者可能没有心电图异常，事实上，休息状态下大约 10% 的 LQTS3 和 37% 的 LQTS1 且基因型阳性患者心电图 QT 间期正常，但存在未来发生心律失常发作的风险。

（二）Brugada 综合征

1992 年，西班牙心脏病学家 Josep Brugada 两兄弟首次报道 8 例心脏猝死幸存的患者，这些患者的心电图显示进行性右束支传导阻滞（RBBB）模式和持续性 V1—V3 胸导联 ST 段抬高，QT 间期正常。然而这些患者无心肌缺血，无电解质和心脏结构异常。Brugada 兄弟认为这是特发性室速的一种特殊类型，故命名为 Brugada 综合征（BrS）。

Brugada 综合征的临床特征为患者多为男性（目前尚不明确此病患者性别差异的原因），男女比例 8 ∶ 1，发病年龄多在 20 ~ 40 岁，以 40 岁为高峰。部分患者有明显的晕厥、致命性多形性室速、室颤，以及有可疑心脏性猝死家族史。其猝死通常发生在休息或睡眠时，大多在晚上 10 点至早上 8 点之间。心电图检查发现特征性 V1—V3 导联 ST 段呈穹隆型或马鞍型抬高，伴或不伴 RBBB。主要心电图表现为右侧胸前导联（V1—V3）出现一个显著的 J 波，伴有 ST 段抬高，紧随一个负向 T 波。常常出现偶联间期很短的室性早搏和快速的多性形性室速、反复自发性室颤，而患者心脏结构完全正常。此疾病了心脏性猝死病例中的占 4% ～ 12%，占无器质性心脏病猝死中的 20% 以上。

BrS 是一种编码心肌离子通道基因异常所致的家族性遗传性心电生理疾病，遗传方式为常染色体显性遗传伴不完全外显遗传，在亚洲和东南亚国家发病率明显高于其他国家，发病率为 0.5‰～ 1‰，是 50 岁以下亚洲年轻男性自然死亡的最常见原因。自 1998 年发现编码钠通道 *SCN5A* 基因突变与 BrS 有关以来，目前已经证实钠通道、钾通道、钙通道中至少有 19 个基因突变与 BrS 发生有关，其中有 4 个基因与钠离子通道有关，分别为 BrS1、BrS2、BrS5 和 BrS7。心脏钠通道 *SCN5A* 基因的突变，是导致 BrS 的病理基础，因此是 BrS 的主要遗传致病基因。BrS1 是位于染色体 3p21—3p24 上的心脏钠通道 *SCN5A* 基因突变所致。*SCN5A* 发生功能丧失性（lose of function mutation）突变时，钠通道功能减弱，导致动作电位 1 期末期 Na^+ 内流减弱，而瞬时外向钾离子流（transient outward potassium current，Ito）显著增强，使得动作电位平台期明显缩短。这导致动作电位平台期的不均一性，引起明显的去极化和不应性的离散，形成 2 相折返，诱发多形性室速或室颤。患者表现为晕厥或猝死。在小鼠模型上已证明 BrS 发病机制既有心肌细胞去极化的异常，又有复极化的异常。

SCN5A 也参与了 LQTS3 的发生，表明 BrS 虽然为一种独立的疾病，但和 LQTS3 是带有共同基因基础的等位基因疾病。两者在 *SCN5A* 突变后功能改变不同而已。在 BrS 患者中，*SCN5A* 突变引起钠通道功能的丧失；而在 LQTS3 患者中，*SCN5A* 突变引起过度内向钠电流。

BrS2 由染色体 3p22.3 上的 *GPD1-L* 基因突变所致。*GPD1-L* 是编码甘油 -3- 磷酸脱氢酶 1 蛋白的基因。虽然 *GPD1-L* 基因与 *SCN5A* 基因没有直接关系，但是 *GPD1-L* 基因的一个杂合错义突变（A280V）会影响 *SCN5A* 基因的表面膜蛋白密度以及有功能通道的数量，致 INa 内流减少。因为其电生理学表现类型是 *SCN5A* 基因表达减少的结果，所以提示 *GPD1-L* 基因与 BrS 有关。

BrS5 是位于染色体 19q13.1 上的 *SCN1B* 基因突变所致。*SCN1B* 基因编码具有修饰功能的心肌钠离子通道的 $β_1$ 亚单位。$β_1$ 亚单位对心肌细胞的生物功能是增加钠离子内流来改变 Nav1.5 通道的功能，而 *SCN1B* 基因突变则会使其功能减低。

染色体 11q23.3 上的 *SCN3B* 基因突变会产生 BrS7。*SCN3B* 也属于 *SCNB* 基因家族，编码心肌钠通道 $β_3$ 亚单位以传导钠离子内流。*SCN3B* 的一个突变基因与 *SCN5A*、*SCN1B* 基因共同在 TSA201 细胞中表达时，会影响 Nav1.5 通道功能，使得 INa 内流减少。

此外，钾通道 *KCNE3* 突变、L 型钙通道的 α 和 β 亚单位（*CACNA1C* 和 *CACNB2B*）突变也与 BrS 有关。

（三）进行性心脏传导障碍性疾病

进行性心脏传导障碍性疾病（progressive cardiac conduction disease，PCCD）是一种病因不明的心房和心室内传导系统异常为特征的疾病，心电图表现为房室结及室内传导时间的延长，可致严重的心脏节律异常并危及生命。发病期有 3 个危险阶段：新生儿期、青春期和中年期。发病越早其传导功能障碍越严重，新生儿期就已发病者可引起新生儿猝死，随年龄增长而进行性加重。患此病者以男性居多。可有明显的家族史，呈家族聚集性倾向。

遗传性 PCCD 以常染色显性遗传为主。最常见的形式是由于心脏传导组织原发性退行性变引起。常见的相关基因（超过 5% 的患者出现钙致病基因的突变）是钠通道基因 *SCN5A*、钙激活通道基因 *TRPM4* 和 *LMNA* 基因。*NKX2.5*、*TBX5* 和 *GATA4* 基因突变可伴随着先天性心脏疾病（如室间隔缺损等）。*PRKAG2* 基因突变的携带者也可能出现糖原贮积病和肥厚型心肌病表现。

（四）原发性心室颤动

原发性心室颤动患者表现为心跳突然加速（200 ~ 400 次 / 分钟），且无规律，导致心脏、大脑和整个机体供血障碍。大多数患者在第一次发病时猝死。

钠通道 *SCN5A* 基因突变是诱发原发性心室颤动的生物学基础。 位于Ⅲ结构域 S1 和 S2 片段间胞外连接环上的 *R1232W* 和位于Ⅳ结构域 S3 和 S4 片段间胞外连接环上的 *T1620M* 发生突变、*SCN5A* 基因的剪接过程遭到破坏、*SCN5A* 基因的密码子缺失会导致翻译终止。

此外，*SCN5A* 基因缺陷还可导致婴儿猝死综合征（sudden infant death syndrome，SIDS）、药物诱导性尖端扭转型室速（drug induced torsades de pointes，DITdP）。

二、心脏钾通道疾病

钾通道是广泛存在的、种类和亚型最多、结构最为复杂的一大类离子通道。钾通道在所有可兴奋性和非兴奋性细胞的膜电位产生、兴奋性维持、动作电位复极化过程以及信号传导过程中具有重要作用，其家族成员在调节神经递质释放、心率、胰岛素分泌、上皮细胞电传导、肌肉收缩、细胞容积保持等方面发挥重要作用。钾通道蛋白的异常可导致遗传性和获得性疾病，涉及神经细胞、骨骼肌细胞和心肌细胞的功能改变，从而导致相关系统的疾病。心肌细胞钾通道包括延迟整流钾通道、瞬时外向钾通道、内向整流钾通道、ATP 敏感钾通道和 Ach 敏感钾通道等多种类型。

（一）钾通道与长 QT 综合征（LQTS）

先天性 LQTS 是一种遗传性心脏病，是第一个被肯定的由基因缺陷引起复极化异常的心肌细胞离子通道疾病，也是第一个从分子水平解释心律失常发生机制的疾病。LQTS 患者的心电图表现为心室复极时间延长，QT 间期往往大于 460 ms，T 波和 U 波异常。临床特征是反复发作的晕厥（常在运动或情绪紧张时发作），伴有心律失常发作，产生尖端扭转型室速，后者可转变为心室颤动，重者致心脏性猝死。

目前发现遗传性 LQTS 中至少有 7 个基因型与钾通道有关，分别为 LQTS1、LQTS2、LQTS5、LQTS6、LQTS7、LQTS11 和 LQTS13 型，其中 LQTS1 和 LQTS2 是主要的心脏钾通道疾病。这些钾通道疾病的共同特点是相关基因突变导致通道功能缺失，使得钾离子从细胞内外流减少，导致复极化时间延长。在心肌复极化过程过度延长时，心脏可产生早后去极化异常电活动，从而诱发致死性扭转型室性心律失常。LQTS15 和 LQTS19 虽然是药物引起的 LQTS，但影响的却是钾通道的功能，LQTS15 导致快激活延迟整流钾电流（rapidly activated delayed rectifier potassium current，IKr）功能的下降，LQTS19 则导致内向整流钾电流（inward rectifier potassium current，IK1）的功能下降。

延迟整流钾电流（delayed restitier potassium，IK）在调节心肌细胞动作电位复极化过程中起着非常重要的作用。IK 可以分为超快激活延迟整流钾电流（ultra rapidly activate delayed rectifier potassium，IKur）、IKr 和缓慢激活延迟整流钾电流（slowly activated delayed rectifier potassium，IKs）IKs 三个成分。IKs 是心肌细胞复极化 3 期的主要外向离子流，是对抗 L 型钙通道的内向离子流以终止平台期并最终完成复极的重要离子流。1996 年 Wang 等用原位克隆的方法证实了 与 LQTS 有关的基因位于染色体 llp15.5 位点，命名为*KCNQ1*（也被命名 *KvLQT1*），至今已在 100 多个家系中 确 定了 70 多个 *KCNQ1* 突变。在心脏，KCNQ1 与

KCNE1 蛋白组合成 Kv7.1，产生 IKs。其突变多为错义突变，有负显性与功能丧失的特点。LQTS1、LQTS5 和 LQTS11 相关的 *KCNQ1*、*KCNE1* 和 *AKAP9* 基因突变导致缓慢延迟整流钾通道功能受损，IKs 被抑制，心室复极过程减慢，动作电位时程延长，心电图上表现出 QT 间期延长。钾通道的失活、心肌细胞的复极时间延长，使得原本正常的兴奋传导过程由于部分细胞不应期的延长而出现异常，为心律失常的发生提供了条件。

IKr 是心肌细胞复极化 2、3 期主要复极电流之一，它在动作电位起始时很小，而在动作电位 2、3 期时明显增加。IKr 增加，动作电位时程缩短；反之，IKr 减弱，使心肌动作电位平台期延长和产生早后去极化，引起心律失常。Jiang 等确定了 LQTS2 的致病基因是 *KCNH2* 基因，定位于染色体 7q35、7q36。后来发现了 80 多种 HERG 突变。这些突变类型有错义突变、无义突变、缺失 / 插入突变、移码突变和剪接突变。*KCNH2* 基因编码 HERG 通道，此通道活动产生 IKr、该基因突变通过干扰 HERG 通道运输，导致到达细胞膜的通道蛋白减少，出现 HERG 通道功能障碍而致病。 LQTS2 和 LQTS6 中 *KCNE2* 和 *HERG* 基因突变导致 IKr 通道蛋白质分子结构异常、结构域跨膜段 S1 和 S3 上多个氨基酸缺失、通道数目减少、复极化电流减弱；同时使通道空间结构变化，复极电流受到抑制。两者均使动作电位时程延长，产生 LQTS。在 LQTS2 患者中，心律失常事件可能是由情绪或听觉触发引起的（例如，振铃闹钟）。由于性激素产生的变化，青春期少女和产后妇女发生心律失常事件的风险较高。

无论何种突变机制都会导致 IK 电流减小、心肌复极时间延长，发生心律失常的危险性增加。只是不同的基因突变类型导致的 IK 通道功能异常的程度不同。通常，LQTS1 患者在运动或体力消耗，特别是游泳时会出现心律失常发作，其中青春期男性往往比青春期女性发生心脏事件者更多。然而，在成人中，女性比男性经历更多的心脏事件。这种现象的原因可能是睾酮的心脏保护作用，这可能会缩短 QT 间期；而相反，雌激素可能会影响钾通道功能，导致 QT 间期延长，引起成年期女性心律失常风险增加。 此外，女性患者的基线 QTc 间期倾向于比男性患者更长，使女性患者易患药物诱导的 LQTS 心律失常发作。月经和怀孕可能会显著改变女性激素水平，并影响心肌细胞的离子通道功能。

KVLQT1、*HERG*、*SCN5A* 基因突变的分子机制不同，但在心肌细胞上产生的结果是相同的。不适时钠通道再次开放（增强内向电流）和延迟整流钾电流下降都导致心肌细胞复极化过程延迟。因此，遗传性 LQTS 是由于多基因突变导致心肌细胞膜离子通道功能障碍而产生的心室复极化延长的一组症候群。

Andersen-Tawil综合征（AS）是常染色体显性遗传病，以长 QT 间期综合征伴室性心动过速、周期性瘫痪和形态学异常“三联征”为特征。这 种疾病的其他表现还有单侧肾发育不全、心血管畸形（如主动脉瓣分裂，或伴发主动脉缩窄、肺动脉瓣狭窄）等心脏节律异常通常是致命性的，往往表现为长 QT 间期，也有研究者将这一疾病归类为 LQTS7。研究发现，AS 的基因变异在常染色体 17q23 处，该病发病主要与编码内向整流钾通道 Kir2.1 的 *KCNJ2* 基因突变有关，包括 *KCNJ2* 基因的错译突变（R67W）等 9 个不同位点的突变。长 QT 间期是最主要的心脏表现，有此症状者占 *KCNJ2* 变异携带者的 71%，室性心律失常者占 64% 。*KCNJ2* 突变通过通道的运输和组装障碍导致 Kir2.1 通道功能异常。此外，Kir2.1 突变体可与 Kir2.2 组装成不同的异源四聚体，这可能是临床表现多样的分子基础。

LQTS13 是通过一个携带 *KNCJ5* 基因突变的中国家族证实的。*KNCJ5* 基因定位于

11q23.3—24.3，编码的是Ach敏感钾通道（acetylcholine sensitive potassium current，IKAch）Kir3.4的亚单位，其突变使IKAch的功能下降，钾电流减小，复极化时程延长，QT间期延长。

HERG通道变异除了会产生LQTS，还可引起SQTS，也可导致骤死，并降低HERG通道阻断药对通道的亲和力 。

IKur主要分布在心房肌细胞上。IKur的发现虽然较晚，但由于它在心房肌特别是人心房肌细胞上的重要意义，它的研究已成为一个热点。

（二）钾通道与短QT间期综合征

短QT间期综合征（SQTS）是指遗传性因素造成基因突变而引起的心电图QT间期过短，并伴发恶性心律失常的一组病症。它是Gussak等在2000年首先发现的一种罕见的心脏离子通道疾病，患者心电图QT间期缩短，并且伴有室性或房性心律失常、晕厥以及猝死。男女均可发病，猝死多见于年轻人。通常表现为特征性的QT间期小于320 ms、T波高尖，症状为短时间阵发晕厥、阵发性房颤以及危及生命的心律失常。家族史尤其是猝死家族史为阳性。

SQTS是一种由单基因突变引起的心肌离子通道功能异常，从而导致恶性心律失常的遗传性疾病。它是常染色体显性遗传病，目前已经发现SQTS的7种基因型（分别为*KCNH2*、*KCNQ1*、*KCNJ2*、*CACNA1C*、*CACNB2b*、*CACNA2D1*和*SCN5A*）。其中有3种基因突变导致钾离子通道的异常，分别为*KCNH2*、*KCNQl*和*KCNJ2*，与之相对应的分为SQTS1、SQTS2和SQTS3。位于染色体7q35—36的*KCNH2*基因（HERG）的*N588K*突变导致SQTS1。*KCANH2*基因的赖氨酸替代了天冬氨酸，导致*KCNH2*编码的HERG通道功能增强，动作电位平台期IKr电流的明显增加，使动作电位时程缩短，表现为QT间期缩短和不应期缩短。位于染色体11p15.5上的*KCNQ1*基因突变引起SQTS2。*KCNQ1*基因的V307L发生错义突变，导致*KCNQ1*编码*KVLQT1*钾离子通道（IKs）功能增强，动作电位复极期IKs电流增加，使APD缩短，表现出短QT间期。位于染色体17q23.1—24.2上的*KCNJ2*基因（Kir2.1）突变引起SQTS3。Kir2.1通道的天冬氨酸^{172}残基突变为天冬酰胺^{172}残基，使通道的内向整流功能缺失，产生更强的外向IK1电流。这导致心室肌动作电位后期复极化的加速，使动作电位时程（action potential duration，APD）缩短，QT间期缩短。动作电位时程缩短、有效不应期缩短与不均匀性增加是心律失常发生的机制。这3种致病基因也与3种LQTS有关（分别是LQTS1、LQTS2和LQTS7），只是突变所产生的钾离子通道功能不同。与LQTS突变抑制钾离子通道相反，在SQTS中，3种基因的突变均为功能获得性突变，使钾离子外流增加，复极化时程缩短。

除了SQTS1、SQTS2、SQTS3是钾通道基因突变所致外，编码L型钙离子通道α_1和β_2b亚单位的*CACNA1C*、*CACNB2b*和*CACNA2D1*基因突变所致的L型钙通道功能的丧失，也可引起APD及QT间期缩短，从而导致SQTS4、SQTS5和SQTS6。SQTS7是*SCN5A*基因突变所致。SQTS4—7常常呈现Brugada样心电图表现。

（三）钾通道与Brugada综合征

BrS中有2个基因型与钾离子通道有关，分别为BrS6和BrS8。BrS6是位于染色体11q13—14上的*KCNE3*基因突变所致。*KCNE3*基因编码电压门控钾离子通道Kv4.3的β亚单位，可调节多种钾离子通道电流，如Ito和IKs等。*KCNE3*基因错义突变R99H，使Ito和IKs电流增大。BrS8是位于染色体15q24—25上的*HCN4*基因突变所致。*HCN4*基因编码的HCN4蛋白参与构成超极化激活阳离子电流（hyperpolarization-activated cation channels，

If）通道，该基因是周期性核苷酸超极化电压依赖钾离子通道成员，该基因突变可致 If 减少。

三、心脏钙通道疾病

钙离子通道几乎存在于所有可兴奋细胞中，主要功能为调节细胞内 Ca^{2+} 浓度，参与神经、肌肉、内分泌、生殖等系统的生理过程。迄今发现的人类遗传性疾病如家族性偏瘫型偏头痛、低钾型周期性瘫痪、发作性共济失调 2 型、脊髓小脑共济失调 6 型、不完全性连锁夜盲症、恶性高热和联合免疫缺陷等均与钙通道基因突变有关。

钙离子参与调控机体许多生物学功能，是维持心脏正常节律及兴奋 - 收缩偶联的关键离子，心肌细胞存在电压门控型钙通道和钙释放通道。钙通道作为一种重要的阳离子内流通道，其开放可以引起动作电位 2 期（平台期）形成及钙释放通道的激活。心脏钙通道功能直接影响到心肌电兴奋的传导及收缩功能，也往往是抗心律失常及抗心力衰竭药物作用靶点。

钙离子通道相关蛋白的基因突变，可导致严重的心律失常。特别是对雷诺 J（RyR）受体的研究发现，它直接参与许多病理条件下室速、房颤和心力衰竭病理过程的发生与发展。

（一）钙通道与长 QT 综合征

LQTS8（Timothy 综合征）是一种罕见的、多系统、多器官损害的遗传性 L 型钙通道病。由 Timothy 在 1989 年首先报道而命名为 Timothy 综合征。患者表现为 QT 间期明显延长，伴有并趾、房室传导阻滞、先天性心脏病、孤独症、免疫缺陷、精神障碍、神经系统疾病和发育迟缓等其他症状。LQTS8 是由于 *CACNA1C* 基因发生功能放大性突变所致病。*CACNA1C* 基因定位于染色体 12q13.3，编码 L 型钙通道的 α 亚单位。*CACNA1C* 基因突变导致电压依赖钙通道时间依赖性失活功能障碍，导致平台期产生持续钙内流增加，使复极过程延迟，QT 间期显著延长。钙内流的增加又可触发肌浆网释放更多的钙，进一步造成细胞内钙超载，从而发生严重心律失常和猝死。这些变异的 L 型钙通道广泛表达在心脏和大脑，导致智力障碍和心脏 QT 间期延长。因 L 型钙通道重组基因位于外显子 8a，该型 LQTS 命名为 LQTS8，常在婴幼儿时期发病，为常染色体显性遗传。

近年来发现定位于染色体 7q21.3 的 *CACNA1C* 基因突变亦导致电压依赖钙通道失活、功能障碍，引起平台期持续钙内流增加，使复极过程延迟、QT 间期显著延长。该型 LQT 命名为 LQTS18。

LQTS4 相关基因定位在染色体 4q25—27。LQTS4 为编码锚定蛋白 AnkyrinB 的 *E1245G* 突变引起钠 - 钙交换体和钠 - 钾泵功能异常、钙离子内流增加、心肌细胞复极化异常，导致 QT 间期延长的一种疾病。

（二）钙通道与短 QT 间期综合征

已发现 SQTS 有 3 个基因型与钙离子通道有关。SQTS4 是位于染色体 12q13.3 上的 *CACNA1C* 基因突变所致，其编码 Cav1.2 通道的 α 亚单位。SQTS5 是位于染色体 10p12 上的 *CACNB2b* 基因突变所致，其编码 Cav1.2 通道的 β 亚单位。SQTS6 是位于染色体 10p12 上的 *CACNA2D1* 基因突变所致，其编码 Cav1.2 通道的 $\alpha_2\delta_1$ 亚单位。SQTS4、SQTS5 和 SQTS6 的基因突变均导致 L 型钙离子通道功能丧失，使内向钙离子流减少、动作电位时程缩短、QT 间期缩短。

（三）钙通道与 Brugada 综合征

BrS3 由染色体 12q13.3 上的 *CACNA1C* 基因突变所致。此基因功能丧失性突变影响电压门控钙通道（Cav1.2），使得钙内流减少。位于染色体 10p12 上的 *CACNB2b* 编码心脏钙通道（Cav1.2）的β亚单位，其功能丧失性突变形成BrS4。基因突变使电压门控钙通道（Cav1.2）功能减弱，导致钙内流减少是其发病机制。

此外，编码钙离子通道的基因突变会既有BrS又有SQTS的混合型表现。*CACNA2D1*基因突变导致BrS9。BrS与SQTS6可能是等位基因突变所致。

（四）钙通道与儿茶酚胺敏感性多形性室性心动过速

儿茶酚胺敏感性多形性室性心动过速（catecholaminergic polymorphic ventricular tachycardia，CPVT）是一种心脏结构正常而对儿茶酚胺敏感的严重的家族遗传性心律失常疾病，由Reid等于1975年首次报道。CPVT以多形性或双向室性心动过速（bidirectional ventricular tachycardia，bVT）为特征，多发于儿童和年轻人。患病儿童首次出现症状的年龄平均为7.8岁，未经治疗的患者80%在40岁之前就发生室速、室颤、晕厥或猝死，死亡率达30%～50%。年龄越小，预后越差。这种患者的心肌肌质网易受肾上腺素刺激，尤其是疲劳或情绪激动易引发bVT或室性心动过速。

目前发现有5种基因变异与CPVT有关，其中以心肌细胞肌质网中控制细胞内钙稳态的钙释放通道雷诺丁受体2（RyR2）和肌质网蛋白中集钙蛋白（*CASQ2*）的两个基因变异与CPVT最有关。CPVT中约有65%的患者以*RyR2*突变为主，而*CASQ2*变异的患者占3%～5%。*RyR2*基因突变引起的CPVT为常染色体显性遗传，而心肌细胞集钙蛋白（*CASQ2*）基因突变引起的CPVT为罕见的常染色体隐性遗传，这两种突变均与肌质网钙离子释放增多有关。*RyR2*位于染色体1q42—43，编码心肌细胞肌质网上的Ca^{2+}释放受体（RyR碱受体）、它是一种钙离子诱导的Ca^{2+}释放受体基因，调节细胞内钙离子水平，维持细胞正常的生理功能。在心脏的兴奋-收缩耦联过程中，肌质网对胞质游离Ca^{2+}浓度的调节发挥重要作用。如果β受体过度激活，cAMP增多以致生成过多的蛋白激酶A（protein kinase A，PKA），使RyR2处于过度磷酸化状态。此时，稳钙蛋白（FKBP12.6，或称calstabin）便从RyR2大分子上解离而游离到胞质中，使RyR2处于不稳定状态，在舒张期内钙释放通道不能紧闭而形成钙渗漏（calcium leak）。RyR2通道突变或被强心苷作用后，通道钙激活的阈值改变，通道功能发生异常，舒张期肌质网释放过多的Ca^{2+}，胞浆内Ca^{2+}浓度增加，诱发迟后去极化（delayed dfter depolarization，DAD）和触发活动增强，导致恶性心律失常，在心电图上表现为双向性室性心动过速。所以RyR2的Ca^{2+}渗漏增加是引起CPVT心律失常的机制。*CASQ2*基因定位于染色体1p11—13.3，编码399个氨基酸的钙结合蛋白，是在心肌细胞中唯一表达的CASQ2蛋白。CASQ2蛋白位于心肌细胞肌质网终末池腔内，是心肌细胞内主要的钙离子库。CASQ2蛋白在肌质网对Ca^{2+}的储存、降低肌质网内游离Ca^{2+}浓度、易化Ca^{2+}ATP酶向肌质网腔内主动转运Ca^{2+}上发挥重要的作用。*CASQ2*基因的高度保守区的*D307H*突变使CASQ2蛋白结合Ca^{2+}的能力、肌质网储存和释放钙离子的能力降低、肌质网腔中有效Ca^{2+}浓度降低和（或）Ca^{2+}释放通道复合物对肌质网腔中Ca^{2+}的反应性改变，导致Ca^{2+}介导的Ca^{2+}释放过程破坏、细胞质内Ca^{2+}浓度增加，诱发快速性心律失常发生。当交感神经系统兴奋时，出现了膜电位的剧烈振荡，并伴有迟后去极化，可导致有严重临床表现的CPVT发生。研究表明迟后去极化是CPVT的发生机制。近年来，研究者发现导致LQTS7的致病基因*KCNJ2*和导致LQTS4的致病基因*Ank2*存在的患者临床可表现为儿茶酚胺敏感性CPVT。

其他如CPVT3是编码钙调蛋白的*CALM1*基因突变所致。CPVT4是编码连接蛋白的三

联蛋白的 *TRDN* 基因突变所致。CPVT5 由编码的 Kir2.1 通道蛋白的 *KCNJ2* 基因突变所致。

（五）钙通道与致心律失常型右心室发育不良 / 心肌病

致心律失常型右心室发育不良 / 心肌病（arrhythmogenic right ventricular dysplasia / cardiomyopathy，ARVD/C）是罕见的遗传性离子通道疾病，可导致心脏电传导系统的改变，以及结构改变和扩张的心肌病。致心律失常型右心室发育不良 / 心肌病因结构异常和脂肪浸润而闻名，心律失常是 ARVD/C 最重要的临床表现，通常发生在右心室内，是 35 岁以下患者发生室性心律失常的主要原因。它的机制在于结构异常使功能改变和右心室变薄，导致心脏内的异常活动。随着时间的推移，右心室壁运动异常、出现扩张、出现室性动脉瘤等；ARVD/C 可能导致炎症和心肌细胞凋亡，影响正常的电传导。在疾病进展之前，ARVD/C 可能没有初始症状或没有心电图或超声心动图的异常。Hallmark 研究发现，右心室扩张伴右心室壁逐渐变薄可能导致房颤、心脏壁异常、心室功能完全丧失、室性心律失常和心脏性猝死。

在 ARVD/C 患者中，*RyR2* 基因多态性（polymorphism）的发生率明显增高。目前已明确 ARVD/C 的致病基因为位于染色体 1q42、1q43 的 RyR2，导致 KBP12 蛋白抑制、活性减弱，RyR2 通道开放增强，Ca^{2+} 外漏增加。其结果为肌质网 Ca^{2+} 耗竭，最终引起心脏扩大、心力衰竭。

目前发现 12 个致病基因与 ARVD/C 发病有关。其中 4 个主要基因是 *PKP2*、*DSG2*、*DSP* 和 *DSC2*，所有这 4 种基因都编码桥粒蛋白。它们负责细胞内结构和黏附功能。研究发现，大约 70% 的 ARVD/C 家族患者存在 *PKP2* 基因突变，但是 ARVD/C 的诊断并非仅仅基于基因检测。研究发现，*PKP2* 和 *DSG2* 基因的突变不一定会导致 ARVD/C 的症状，所以环境因素在 ARVD/C 发生发展中起重要作用。运动可加剧疾病的进程，控制环境因素有减缓疾病进展的作用。

四、获得性心脏离子通道疾病

获得性心脏离子通道疾病较多见，是离子通道异常与遗传因素、环境因素共同作用而导致的疾病，其病因多种多样，包括药物、电解质紊乱、缺血性心脏病、结构性心脏发育不全、心力衰竭、代谢异常等。在获得性心脏离子通道疾病发生和发展过程中，离子通道往往受累，并可能是心脏离子通道疾病最终发病的关键环节。

（一）获得性 LQTS

获得性 LQTS 和遗传性 LQTS 有相同的发病机制：即由任何导致外向延迟钾电流减小和（或）内向钠电流增强的因素所致。其临床案例与遗传性 LQTS 十分相似。获得性 LQTS 可见于心衰、心室肥大、心肌缺血、动脉粥样硬化、心动过缓、电解质紊乱（如低血钾症、低血钙症、低血镁症）、高胆固醇血症及应用某些药物（抗心律失常药物、抗生素、抗组胺药、麻醉剂）治疗。

药物引起的 LQTS 综合征是临床上最常见的获得性 LQTS，有研究表明 LQTS 患者中有 5% ~ 15% 的受累个体首次发病是由于服用了某些药物，通常与抗心律失常药、抗组胺药和抗精神病药有关。许多药物包括抗心律失常药都有致心律失常作用，药物通过阻断 KCNH2（HERG）通道，导致心肌细胞动作电位复极化过程延迟、QT 间期延长，诱发心律失常。少数人群对药物特别敏感，更容易发生 QT 间期延长，可能与基因遗传易感性有关。特别是阻断 IKr 通道的药物，如 E-4031 、多非利特等与通道的结合点位于通道前庭的内侧，只有通道开放后药物才能进入通道而起到阻断作用，是开放通道阻断药。但当通道关闭时，药物分子仍陷在通道内不能释放，使通道的复活速度明显减慢而诱发 LQTS。某些非心血管类药物如抗精神病药、抗菌 药以及一些无机化合物等也可引起获得性 LQTS。临床上，Ⅲ类抗心律失常药物索他洛尔、E-4031，Ⅰ类抗心律失常药物奎尼丁、普鲁卡因胺，它们的主要心肌不良反应是可能导致后天获得性 LQTS。药物诱发的 LQTS 的主要影响因素包括年龄增长、女性、心室肥大、心力衰竭、持续性心律失常病史、低钾血症、低镁血症、隐性长 QT 间期、猝死家族史，以及药物剂量过大等。

（二）钾通道与心力衰竭

心力衰竭是多种心血管疾病的终末期表现，大多数患者死于恶性心律失常。心衰时即存在心脏器官水平的结构重构，也存在心肌细胞离子通道的电学重构，两者互为因果。心衰时心肌细胞的电生理特性改变包括动作电位时程延长、复极离散度增加，易诱发早后去极化或迟后去极化、出现异常自律性等。

心力衰竭患者超过 50% 的死亡原因是室速和室颤，严重时可引起猝死，因此研究心力衰竭时心肌细胞电生理的变化具有十分重要的临床意义。心衰时心肌多种离子通道表达和功能发生改变，其中包括 Ito 的改变。Ito 主要参与心肌细胞动作电位复极化 1 期。其电流的大小决定了动作电位1期的电位幅度，是影响心肌细胞复极的重要因素。Ito 通道是一个大分子蛋白复合物，包括 α 亚单位、β 亚单位和其他调节蛋白，其中 Kvl.4 和 Kv4（如 Kv4.2、Kv4.3 等）构成通道孔道的 α 亚单位。Kaab 等在犬心衰模型中发现心衰环境下 Ito 密度显著下调（IK、IK1 也降低），复极化过程减慢，从而动作电位时程延长，引起心肌细胞复极化异常和早后去极化。Beuckelmann 发现心衰时 Ito 的电流密度显著降低，动作电位时程延长，容易发生室性心律失常，导致心脏性猝死的发生。此外，有研究者发现人和犬心室中 Ito 的 mRNA 表达和蛋白质表达都显著下降。钾电流下调导致衰竭的心脏复极化过程中不稳定性增加，出现早后去极化及室性心律失常，也增加衰竭的心脏对缺血、低钾血症以及Ⅲ类抗心律失常药物的敏感性。

心衰时 IK1 的下调可导致静息膜电位不稳定，从而引起迟后去极化、自发去极化（If 加强）等异常电活动，诱发室性心律失常。心力衰竭时常伴有 ICaL 电流密度下降，致明显的 Ca^{2+} 稳态异常及心脏收缩障碍。还有研究发现心衰时 IK 密度也降低。心肌细胞的 Ito、IK1、IK 相关基因表达下调，Ito、IK1、IK 电流减弱，结果 QT 间期延长，诱发早后去极化，导致获得性 LQTS。心力衰竭时多种离子通道的电重构引起多种室性心律失常发生。心衰时以所有离子通道的稳态调节为靶点的整体调节，有望改善心衰时的电重构。

（三）钾通道与心肌缺血和心肌梗死

急性心肌梗死后可发生各种心律失常，特别是恶性室性心律失常，是急性心肌梗死早期最严重的并发症之一，也是急性心肌梗死发生心脏性猝死的主要原因。研究表明，多种离子通道参与了心肌缺血的病理生理过程，其中 ATP 敏感的钾通道（ATP-sensitive potassium channel，KATP）是对心肌缺血最具影响的离子通道。心肌缺血时发生能量供应障碍，ATP 减少，激活细胞膜上 KATP，导致外向钾电流，动作电位时程随之缩短。同时膜超极化程度增高，致使钙内流减少，减轻了细胞的钙负荷，起到保护心肌的作用。对心肌梗死的大鼠模型研究发现，梗死区 IK1 减少了 20%。对心肌缺血的犬模型研究发现，IK1 减小还可诱发心内膜下浦肯野纤维静息电位降低。梗死周边区存活心肌的 INa、ICaL、Ito 和 IK1 电流下降，引起膜电位降低，动作电位 0 期上升速率下降，早后去极化及复极化异常，这些均是急性心肌梗死后发生室性心律失常可能的离子通道机制。有研究显示慢性心肌梗死的大鼠模型,造模后3 天内左室的非梗死心肌细胞的 Ito 下调，Kv4.2 和（或）Kv4.3 蛋白水平也下调，同时动作电位延长。梗死后 3 ～ 8 周左心室和右心室的非梗死区的 Ito 表达水平进 一步下调，且一直持续到梗死后 4 ～ 6 个月，与对照组相比有显著降低。亦有研究发现，缺氧可使犬心室肌细胞 Ito 下调 30%。当细胞的微环境恢复正常后，微环境失调诱发的 Ito 失调便可纠正，表明心肌梗死后出现的缺氧、酸中毒等不同微环境改变，可诱导 Ito 下调，这种下调也是急性心肌梗死后发生心律失常的重要危险因素。强心苷可通过对 RyR2 的直接作用导致通道的开放概率增加和舒张期肌质网释放过多的 Ca^{2+}，引起迟后去极化，这可能是再灌注心律失常离子通道机制之一。

（四）离子通道与心肌肥厚

心肌肥厚是心肌细胞对压力和容量负荷的增加所产生的代偿反应，并伴有 APD 的延长，最 终引起心肌不应期离散度增加，诱发多种心律失常。 Lee 等在右心肥大的大鼠模型，观察到 Ito 通道的变化随心肌肥厚的进展而不同，表现为早期代偿阶段 Ito 通道密度增加，心衰时反而减少。这一结果提示心肌细胞 Ito 通道在心肌肥大的不同阶段变化不尽一致，其中晚期 APD 的延长与 Ito 通道密度下降直接关联。中等程度的心肌肥厚就有 Ito 电流的下降，严重时该电流几乎完全消失，主要表现在 Kv4.2 和 Kv4.3 表达的下降。

肥厚型心肌病及心力衰竭时心肌 IK1 电流密度减少，线粒体功能障碍会导致细胞的 pH 下降及 Kir2.1 电流的 pH 依赖性上调，从而导致 IK1 电流的抑制。

ABCC9 突变破坏心肌细胞 KATP 通道，改变 KATP 通道的调节亚单位 SUR2A。通过 SUR2A 的水解，造成代谢信号解码，从而破坏心脏耐受应激的能力。

随着心肌肥厚的进展，会伴 随有 L 型钙通道的数量和功能的下调 。L 型钙通道功能影响更多的是电流水平的调节。当心肌肥厚和心衰进展伴随有肾上腺素受体信号转导通路中特定组成部分的异常时，可能会使肾上腺素受体介导 Ca 离子通道的增加受到抑制。同时 L 型钙通道本身的磷酸化过程的内在缺陷不能排除。

五、心脏离子通道重构与心房颤动

心房颤动（atrial fibrillation，AF），简称房颤，是临床上最常见的心律失常，已成为全球关注的热点和最活跃的研究领域之一，被喻为 21 世纪最难治性的心律失常。心房颤动的发生机制复杂，目前存在多种学说，包括：①异位冲动学说；②兴奋折返学说；③异位局灶学说；④ 多发子波折返学说等。但是无论哪一种学说，均不能完整的解释房颤发生的所有现象。

心房电重构（atrial electrical remodeling，AER）或称电重塑，是指房颤的反复发作所导致的心房肌有效不应期（effective refractory period，ERP）进行性缩短、离散度增加、频率适应性下降、消失或反向变化等。心房电重构的后果使心房颤动趋向于一种自我维持的状态，即所谓的“房颤致房颤”理论。电重构的基础是离子通道重构，因此离子通道的功能活动与房颤存在密切的关系。房颤时心房肌多种离子通道发生重构，包括 ICaL 和瞬时外向钾通道下调、内向整流钾通道上调等。

房颤既有先天性（遗传性）的，也有后天性（获得性）的。家族性心房颤动是一种遗传性疾病。研究表明，原因不明的房颤占全部房颤的 36%，具有家族遗传背景的房颤是各种房颤的 5%。所以，遗传因素在房颤发生中起着重要的作用。陈义汉等在心脏钾通道基因

KCNQ1 中发现了一个改变氨基酸编码的错义突变，并证明该变异体是致病突变，*KCNQ1* 基因为房颤致病基因。他们随后又发现在房颤家系患者 21 号染色体上的 *KCNQ2* 发生了错义突变，该突变体对背景钾电流具有“功能放大”性效应。这种“功能放大”性突变最终缩短心房肌细胞 APD 和 ERP，启动和维持房颤。

（一）钠通道与房颤

钠通道电流是快反应心肌细胞 0 期去极化的主要离子通道电流。钠通道电流与心房颤动的关系目前尚无定论。Bosch 等发现慢性房颤患者的钠通道电流没有明显改变。而钠通道与房颤的关系主要表现在钠通道基因突变导致心房颤动的发生，但钠通道突变占遗传性心房颤动中的比例较小。钠通道包括两种成分即快钠电流（fast sodium current，INaF）和晚钠电流（late sodium current，INaL）。其中 INaF 在房颤的发生和维持中并未发现明显的改变。针对 INa 与房颤有关的观点主要基于 Nav1.5 功能缺失突变可减慢传导和促进折返。近年来，INaL 在房颤中的作用逐渐被认识。INaL 是在 INaF 后仍有少数钠通道不完全失活，呈部分开放状态，形成一个很小的内向电流。这种峰钠电流后的持续性内向钠流称为晚钠电流。晚钠电流具有缓慢失活的特征，INaL 增加导致的 APD 延长在心率减慢时更为明显，提示 INaL 增加可能通过促进早后去极化（early after depolarization，EAD）的产生而具有潜在的致心律失常作用。某些病理情况下（LQTS）会引起心肌的 INaL 增强，导致内向电流增大，APD 延长，进而出现 EAD，诱发心律失常。有研究提示晚钠电流抑制剂能够减少房颤，包括术后房颤的发生率。而选择性的晚钠通道阻断药对峰钠电流、钾电流无明显影响，因此减少了致心律失常作用，提示晚钠通道阻断药在抗心律失常中具有重要的潜在应用价值。

（二）钾通道与房颤

研究证实，多种钾通道在房颤时发生重塑，参与了房颤的发生和维持。

1．IK1　IK1 是维持心肌细胞静息电位水平的主要离子通道电流。IK1 的反转电位决定了快反应心肌细胞的静息电位水平（接近在 –90 mV）。但是 IK1 在窦房结细胞和房室结细胞等慢反应细胞上表达极少，所以这些细胞的静息电位不是由 IK1 所决定的（在 –40 mV 左右）。此外，IK1 的内向整流特性还在维持心肌细胞的平台期（2 期）和动作电位复极化（3 期）时发挥了重要作用。该通道的内向整流特性与细胞内 Mg^{2+}、多胺等有关。研究发现，IK1 在房颤时表现为明显的上调，与其编码的基因和蛋白（Kir2.1）上调一致。夏等在一个房颤家系的所有患者均发现 *KCNJ2* 基因第 277 位鸟嘌呤核苷酸变为腺嘌呤核苷酸，相应的其所编码的 IK1 Kir2.1 的第 93 位缬氨酸被异亮氨酸所替代（*V931*）。家系中正常人及其他正常对照组中则不存在这一突变。功能研究发现 K ir2.1 的 V93I 突变使得通道功能增强。这提示 *KCNJ2* 是家族性 AF 的致病基因，内向整流 钾通道的功能获得性改变可能是家族性 房颤发生的细胞电生理基础。IK1 通道电流加强，加快心房肌细胞动作电位 3 期复极化，可使心肌细胞动作电位复极化时程缩短，从而导致 ERD 和 APD 缩短，使得心房更易发生折返，进而诱发房颤的发生。研究表明，房颤时 IK1 的表达上调与 Kir2.1 通道 Cys76 残端巯基亚硝基化和调控 Kir2.1 的 miRNA-1 表达下调有关。Ba^{2+} 是 IK1 通道的阻断药，而临床上使用的抗房颤药物如胺碘酮对 IK1 也具有一定的阻断作用。

2．IKAch　IKAch 在窦房结、心房肌及房室结细胞上表达最为明显。因此，只有房室结及以上的细胞才对 ACh 刺激产生明显的钾离子电流。IKAch 的活动是由乙酰胆碱作用于细胞膜的 M_2 受体，进而通过激活 G 蛋白的 βγ 亚单位，从而与 IKAch 通道结合导致通道的开放。

有关IKAch在房颤时的变化和重塑机制，学者倾向于认为在房颤情况下IKAch增强，表现为APD和不应期的缩短，有利于折返的形成和维持。而IKAch相对于心室肌而言在心房肌的表达更为特异的离子通道，被认为可以作为房性心律失常的治疗靶点。已有针对IKAch通道药物（AVE0118和AVE1231）的临床前研究提示其可能具有抗房颤作用。然而，迄今而知，没有一个以针对IKAch为靶点的药物表现出对房颤等明显的治疗效果。因此，IK-Ach是否能够作为房性心律失常的靶点还存疑，有待进一步的研究。

3．Ito　Ito是动作电位复极化1期的主要离子流。包括两种成分快Ito（fast Ito，ItoF）和慢Ito（slow Ito，ItoS）。瞬时外向钾通道在心肌各处分布的不均一性是心脏不同部位动作电位形态、时程不同的原因之一。针对房颤时瞬时外向钾通道重塑的研究发现，快速起搏诱发的房颤犬模型和慢性房颤患者心房肌Ito电流密度均明显下调。房颤时，编码Ito的Kv4.3通道的mRNA和蛋白质水平均明显下调。Grammer等发现房颤患者右心房中Kv4.3的mRNA表达较正常减少了61%。Ito的下调导致房颤患者ERP和APD的缩短，这是维持房颤的一个重要因素。

4．IK　IK是另一类在心肌细胞复极化发挥重要作用的外向钾离子电流，包括IKur、IKr和IKs。

由于IKur在心房肌表达相对特异，是心房肌细胞APD较心室肌短的原因之一。同时，近年来以IKur为靶点的房性心律失常的药物治疗的筛选一直在进行。研究提示，绝大部分阻断IKur的药物也对Ito和IKAch通道电流有阻断作用，进而延长心房ERP、减少房颤的发生，对QT间期没有影响。在对房颤患者心房肌的研究中发现IKur的电流密度明显减小，而IKur的阻断药能够抑制房性心律失常，这引起大家对IKur阻断药治疗房颤疗效的质疑。因为房颤时，IKur减少不足以对抗房颤的发生，继续使用药物效果是可疑的，因此，这有待进一步的研究。

IKr与其他电压依赖性离子电流有明显的差异。在去极化电位下，它很快激活，但是继续增加去极化电压，电流幅度反而下降。由于IKr电流的特殊性，IKr若抑制50%，则心电图、动作电位和其他离子流都会发生相应的变化，通过延长APD从而产生抗心律失常的作用。如临床上常用的多非利特、伊布利特等Ⅲ类抗心律失常药物可以通过抑制IKr，预防和终止房颤。但是值得注意的是若过度抑制IKr，可能使APD过度延长，从而导致EAD的发生，引起尖端扭转型室性心动过速的发生，产生严重的致心律失常的副作用。目前研究发现，编码IKr的基因*HERG*或其辅助亚单位突变与多种心律失常有关，包括LQTS1、LQTS2、LQTS6等。

5．小电导钙激活钾通道　小电导钙激活钾通道（small conductance Ca-activated K^+ channels，SK）是近年来才在心肌细胞上发现的钙激活钾通道之一。SK包括SK1、SK2、SK3三种亚型，其中心房肌的SK蛋白主要由SK2所携带。SK在动作电位复极化过程中发挥重要作用，同时，作为钙激活钾通道，SK通道将胞内钙浓度与膜电位的变化相偶联，并且SK通道在心房的表达及功能明显强于心室，预示以SK为靶点的药物在房性心律失常（如房颤）治疗中可能具有独特的应用前景。SK活性的过度增加或者抑制都可能通过不同的机制使AF的易感性增加。于是，推测SK蛋白的表达量趋于平衡才是重要的。单纯过度抑制或者促进SK的功能并非明智之举。

6．IK-ATP　IK-ATP在正常情况下处于关闭状态，而当细胞内ATP浓度降低时通道开放，使膜电位复极化，引起APD缩短。IK-ATP对于应激情况下细胞膜内环境稳态起重要作用。电刺激诱导的房颤由于心房耗氧量增加、血流储备减少、心肌缺血而激活 IK-ATP 通道，缩短 APD。但是由于在血管平滑肌等也表达 IK-ATP 通道，因此，筛选选择性作用于心房肌的 IK-ATP 通道更有意义。

（三）钙通道与房颤

钙电流在心肌细胞活动中发挥重要作用，是维持心肌细胞动作电位较长平台的主要内向电流，为心肌细胞动作电位有较长的不应期提供电压条件。钙通道的另一个生理功能是细胞外 Ca^{2+} 的流入，通过一系列的细胞内机制，完成兴奋 - 收缩偶联。钙电流不仅对动作电位产生重要影响，对兴奋 - 收缩偶联过程也发挥至关重要的调节作用。

心肌细胞膜上含有两种功能不同的 L 型和 T 型钙通道。L 型钙通道 ICa-L 属于 Cav1.2，而 T 型钙通道 ICa-T 属于 Cav3.1 及 Cav3.2。

在不同的疾病条件下，ICa-L 发生不同程度的改变。在房颤时，ICa-L 下调。房颤时钙电流变化表现为以下几个特征：① 钙离子内流增加导致钙超载是房颤心房肌细胞的主要钙离子流变化；② 钙离子内流增加是诱发房颤的始动因素；③ 钙离子内流增加或钙超载引起 ICa-L 的适应性变化，房颤时 ICa-L 电流密度的下调是抑制钙离子内流和钙超载的代偿机制。因此，钙通道重塑和钙电流的异常是房颤发生和维持的重要电学基础。

另一类在细胞器上表达的钙通道在调控胞内钙掌控中发挥着重要的作用。兴奋 - 收缩偶联中，细胞内钙稳态的调节称为钙掌控（Ca^{2+} handling）。细胞膜钙通道是钙掌控的第一个环节。而在心肌细胞内，钙掌控中最重要的一环就是肌质网，它是细胞内的主要钙库，储存了大量的 Ca^{2+}。在肌质网上调节钙进出的主要通道是通过 RyR 受体（钙释放通道）和 SERCA2（钙摄取通道）。肌质网上的 RyR2 主要分布在横管系统的浆膜下，与横管上的 L 型钙通道之间距离非常近，约为 12 nm。因此，Ca^{2+} 经钙通道进入后所形成的 Ca^{2+} 微区，可以激发偶联的 RyR2 受体，促进肌质网的 Ca^{2+} 释放，呈现钙火花的形式。房颤时，钙掌控的异常主要表现为 RyR2 的 Ca^{2+} 外溢增加，进一步增加细胞内钙水平，造成钙超载，促进房颤的维持和进展。

（四）氯通道与房颤

氯通道是分布较为广泛的一种阴离子通道，存在于各种细胞。与其他阳离子通道相比，氯电流对细胞膜电位的影响是相反的。在生理条件下，氯离子的平衡电位为 –65 ~ –40 mV，因此，在动作电位期间，氯电流主要是外向电流。

研究发现，持续性房颤患者的心房肌电压门控氯通道（voltage-gated chloride channel-3，CIC-3）mRNA 表达较窦性心律这明显增高，并与房颤持续时间呈明显正相关。房颤时容积调节性氯通道（volume-regulaine chlorine channel，VRCC）电流密度增加使动作电位 ERP 缩短，参与折返性心律失常的发生，从而促进房颤的发生和维持。最新研究发现，CIC-1、CIC-4，CIC-5 表达在房颤时也明显增加，并与Ⅳ型胶原蛋白相互作用，促进房颤的发生和维持。

（五）钠 - 钙交换体与房颤

钠 - 钙交换是维持细胞内 Ca^{2+} 稳态的主要机制之一，而钠 - 钙交换并非通过离子通道而实现的，是通过一个载体。钠钙交换是将细胞外的 3 个钠离子泵入到细胞内和将 1 个钙离子泵出到细胞外，是将细胞内多余的 Ca^{2+} 排出到细胞外的主要机制。每次的钠 - 钙交换都是产电性的。正常生理情况下，在动作电位期间，除了在 1 期有短暂的外向电流和钙内流外，其余均为外向电流和钙外流。房颤时，由于胞内钙超载，钠 - 钙交换体表达增加，更多的

Ca^{2+}泵出。

心房颤动发生机制复杂，众多离子通道参与了心房颤动的发生和维持。而房颤与多种离子通道的“因果”关系还有待深入的研究。房颤电重构机制除离子通道重塑外，还包括自主神经系统重塑、缝隙连接功能异常、肾素-血管紧张素系统异常等。在房颤的进展过程中，心房的电生理特性、解剖结构及收缩功能均发生改变，即发生了电重塑、结构重塑及收缩功能重塑，最终使得房颤得以发展和维持。目前对于离子通道重塑与房颤的关系不仅仅只关注了其电流改变，还包括离子通道转运过程调节、离子通道相互偶联等机制的研究。

六、总结

随着以膜片钳为代表的电生理技术和分子克隆为代表的分子生物学技术的发展，患者相继发现多种编码离子通道亚单位的基因可发生突变，出现了大量以分子缺陷点命名的离子通道疾病。目前已经发现，离子通道疾病可出现在全身各处，例如基因突变导致的氯离子通道的缺陷使外分泌腺导管上皮细胞膜对氯离子的通透性减低，从而导致囊性纤维化的出现。与信号传导相关的离子通道获得性或遗传性的结构和功能改变，均可能导致相应的信号传导异常，引起某种疾病或参与疾病的发病过程。例如，肌肉型 Ach 受体自身免疫性损害致重症肌无力，骨骼肌氯通道 CIC-1 基因缺陷致先天性肌强直，雷诺丁受体缺陷致恶性高热易感性，中枢神经系统 P 型钙通道缺陷致脊髓小脑共济失调，肾氯通道 CIC-5 基因缺陷致先天性钙质沉着症，中枢神经系统 Q 型钙通道缺陷致家族性偏瘫伴偏头痛。已有的发现表明，许多遗传性疾病实质上就是离子通道疾病。

心脏离子通道疾病是一类基因型和表型多样化的疾病，可由单基因单个突变或多个基因突变引起。表型和基因型并非一一对应，一部分突变基因携带者心电图可表现正常。同样的表型可由多种基因突变引起，而同一种基因的不同突变或同一突变又可导致不同的临床表型。此外修饰基因、环境因素、心脏结构改变均参与基因型与表型间关系，而离子通道表达自身稳定性调节（正、负反馈机制）在生长过程、病理环境及药物作用下维持心肌细胞稳定电生理表型中起重要作用。随着离子通道疾病致病基因越来越多地被发现，一因多病、一病多因、离子通道结构-功能关系、复合离子通道的生物物理学特性、离子通道模式生物学、离子通道分子药理学等的研究正在成为新的研究生长点。

人是一个复杂整体中，离子通道疾病的研究涉及分子、细胞、整体等多个层次。上一层次是以下一层次结构为单元所组成的系统，下一层次又是上一层次的基础。只有整合所有层次的特点才能更全面具体了解系统的特点，因此整合不同层次、多学科交叉并进的思路已成为离子通道疾病研究的方向。

自 1995 年 Keating 研究组确定了 LQTS 与心脏离子通道基因突变有关以来，离子通道异常与心血管疾病的关系无论是在深度还是广度都取得了令人鼓舞的进展。它不仅阐明了离子通道的分子结构突变可导致某种疾病，而且还明确了某些疾病可影响某种离子通道功能与结构。进一步加强分子生物学、生物物理学、遗传学、药理学等多学科交叉以深入研究离子通道的结构和功能、探讨离子通道疾病的基因结构和功能异常、加强特异性离子通道协同或拮抗药物开发和特异性离子通道亚单位基因干预治疗研究。这将对探讨究离子通道疾病及与离子通道调节缺陷有关疾病的病理生理机制、早期诊断及发现特异性治疗药物或措施具有十分重要的理论和实际意义。这可从根本上阐明离子通道在内的心律失常的发生机制，为临床药物防治提供新的理念和靶点，促进向临床医学转化，实现心律失常治疗策略的转变，大大提高预防和诊疗水平。

（曾晓荣）

参考文献

[1] Abriel H，Zaklyazminskaya EV. Cardiac channelopathies：genetic and molecular mechannisms. Gene，2013，517：1-11.

[2] Keating MT. Molecular genetics of long QT syndrome. Soc Gen Physiol Ser，1995，50：53-60.

[3] Schwartz PJ，Spazzolini C，Crotti L，et al. The Jervell and Lange-Nielsen syndrome：natural history，molecular basis，and clinical outcome. Circulation，2006，113（6）：783-790.

[4] Curran ME，Splawski I，Timothy KW，et al. A molecular basis for cardiac arrhythmia：HERG mutations cause long QT syndrome. Cell，1995，80（5）：795-803.

[5] Schwartz PJ，Crotti L，Insolia R. Long-QT syndrome：from genetics to management. Circ Arrhythm Electrophysiol，2012，5（4）：868-877.

[6] Kapplinger JD，Tester DJ，Salisbury BA，et al. Spectrum and prevalence of mutations from the first 2500 consecutive unrelated patients referred for the FAMILION long QT syndrome genetic test. Heart Rhythm，2009，6（4）：1297-1303.

[7] Mizusawa Y,Wilde AAM. Brugada Syndrome. Circ Arrhythm Electrophysiol,2012,5（3）：606-616.

[8] Shashank PB，Steven NW. The cardiac channelopathies. Ann Pediatr Card，2015，8：10-20

[9] Kang G，Giovannone SF，Liu N，et al. Purkinje cells from RyR2 mutant mice are highly arrhythmogenic but responsiwe to targeted therapy. Circ Res，2010，107（4）：512-519.

[10] Templin C，Ghadri JR，Rougier JS，et al. Identification of a novel loss-of-functioncalcium channel gene mutation in short QT syndrome（SQTS6）. Eur Heart J，2011，32（9）：1077-1088.

[11] 胡大一、郭继鸿. 遗传性原发性心律失常综合征诊断与治疗中国专家共识. 中华心血管病杂志，2015，43（1）：5-21.

[12] Bosch RF，Zeng X，Grammer JB，et al. Ionic mechanisms of electrical remodeling in human atrial fibrillation. Cardiovasc Res，1999，44（1）：121-31.

[13] Olson TM，Michels VV，Ballew JD，et al. Sodium channel mutations and susceptibility to heart failure and atrial fibrillation. JAMA，2005，26，293（4）：447-454.

[14] Nattel S，Burstein B，Dobrev D. Atrial remodeling and atrial fibrillation：mechanisms and implications. Circ Arrhythm Electrophysiol，2008，1（1）：62-73.

[15] Ravens U，Wettwer E. Ultra-rapid delayed rectifier channels：molecular basis and therapeutic implications. Cardiovasc Res，2011，89（4）：776-85.

[16] Vandenberg JI，Perry MD，Perrin MJ，et al. HERG K^+ channels：structure，function，and clinical significance. Physiol Rev，2012，92（3）：1393-1478.

[17] Zhang XD, Lieu DK, Chiamvimonvat N. Small-conductance Ca^{2+} -activated K^+ channels and cardiac arrhythmias. Heart Rhythm, 2015, 12 (8): 1845-1851.
[18] Jiang YY, Hou HT, Yang Q, et al. Chloride channels are involved in the development of atrial fibrillation-a transcriptomic and proteomic Study. Sci Rep, 2017, 7 (1): 10215.
[19] Balse E, Eichel C. The cardiac sodium channel and its protein partners. Handb Exp Pharmacol, 2018, 246: 73-99.

彩 图

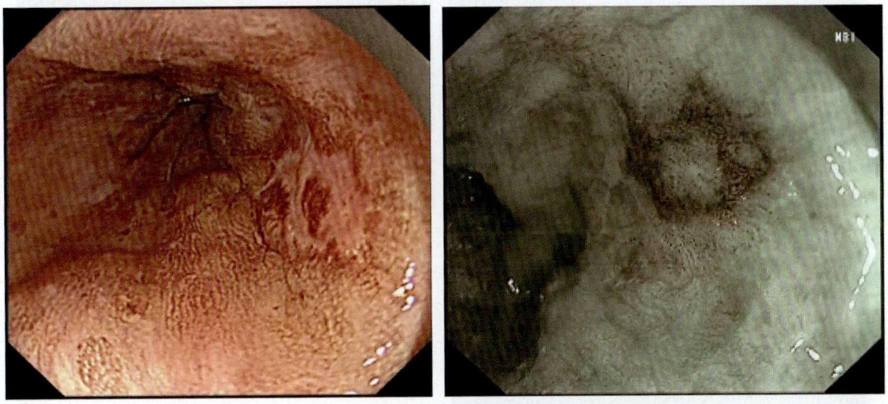

彩图 3-1 碘染色

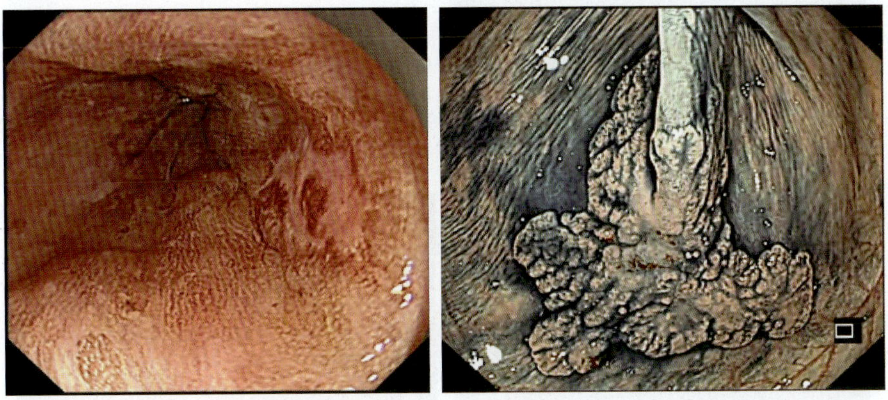

彩图 3-2 靛胭脂染色

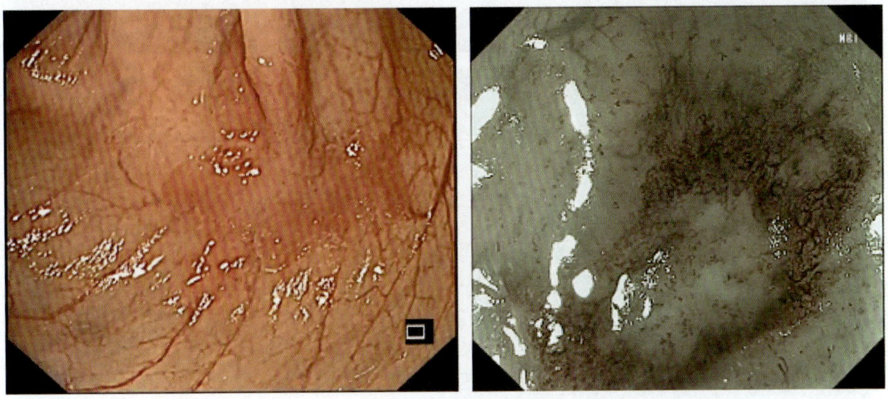

彩图 3-3 电子染色内镜

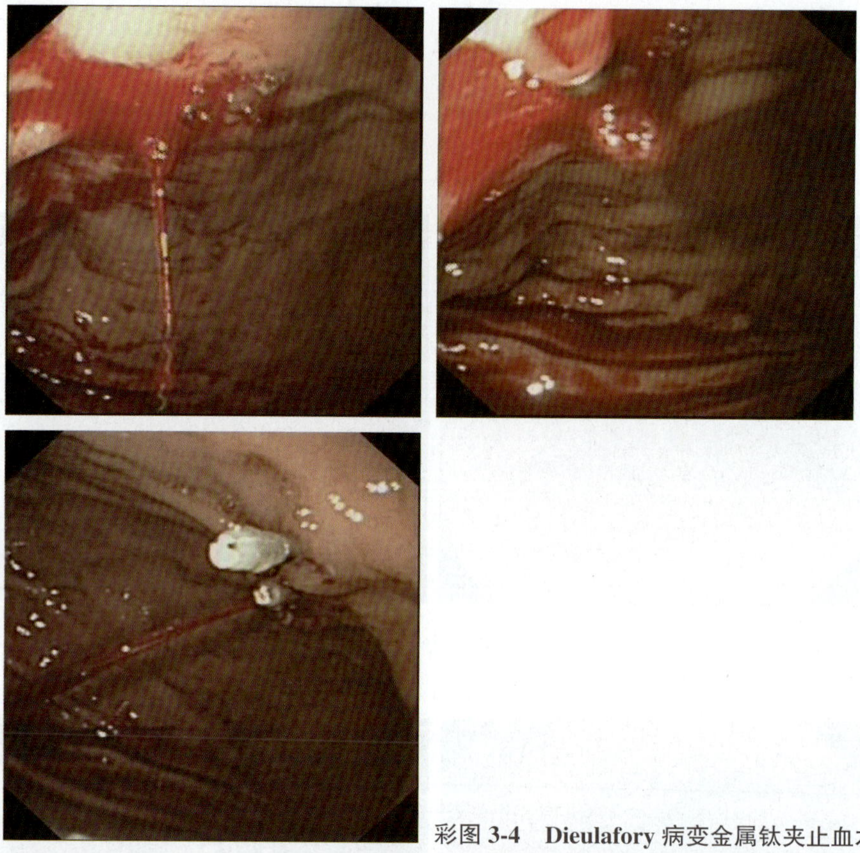

彩图 3-4 **Dieulafory** 病变金属钛夹止血术

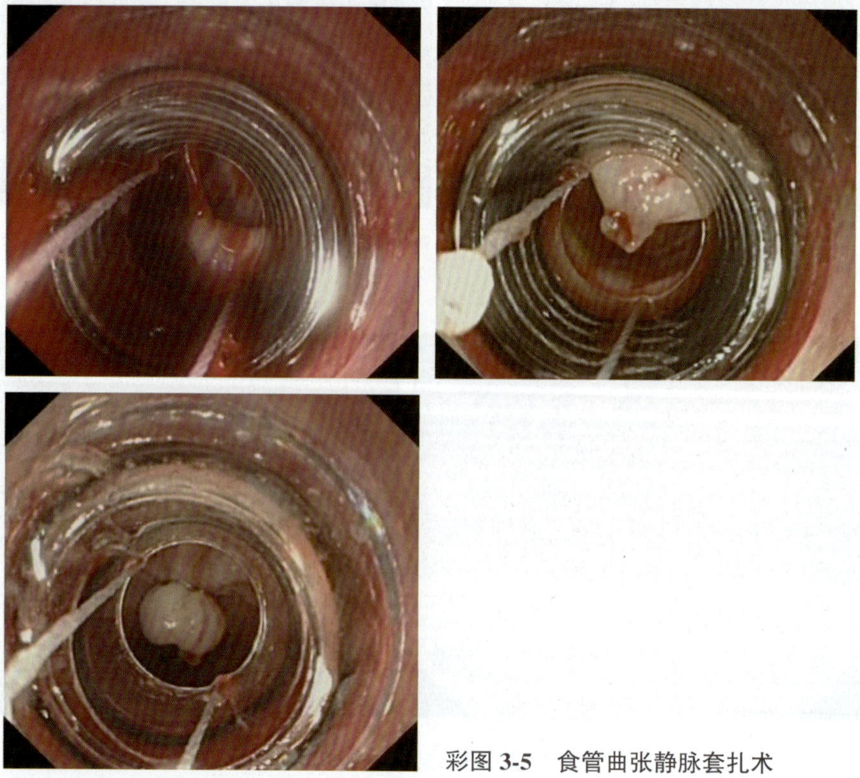

彩图 3-5 食管曲张静脉套扎术

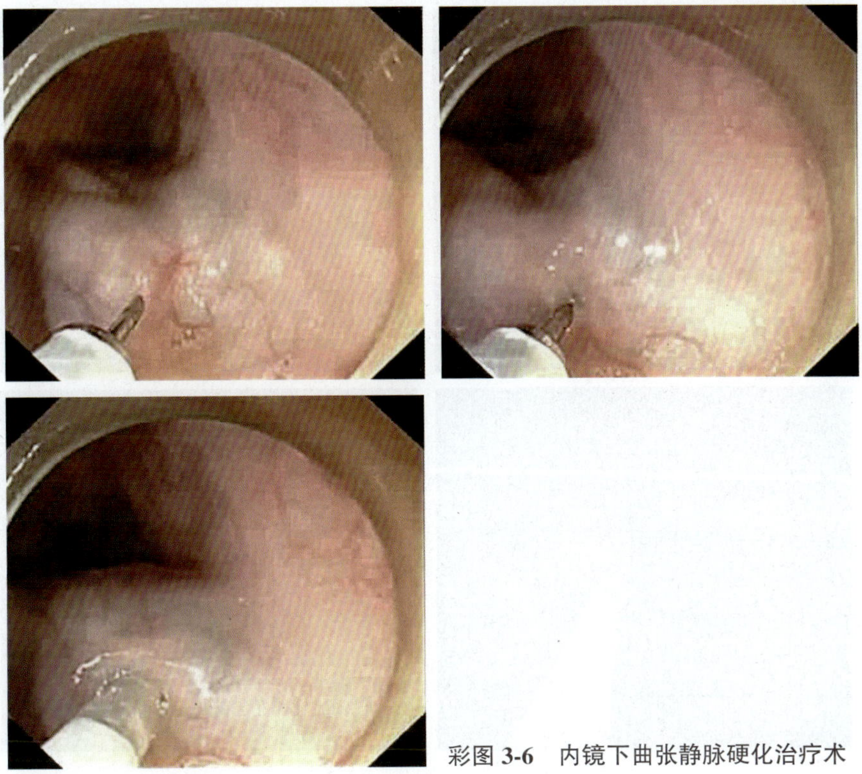

彩图 3-6　内镜下曲张静脉硬化治疗术

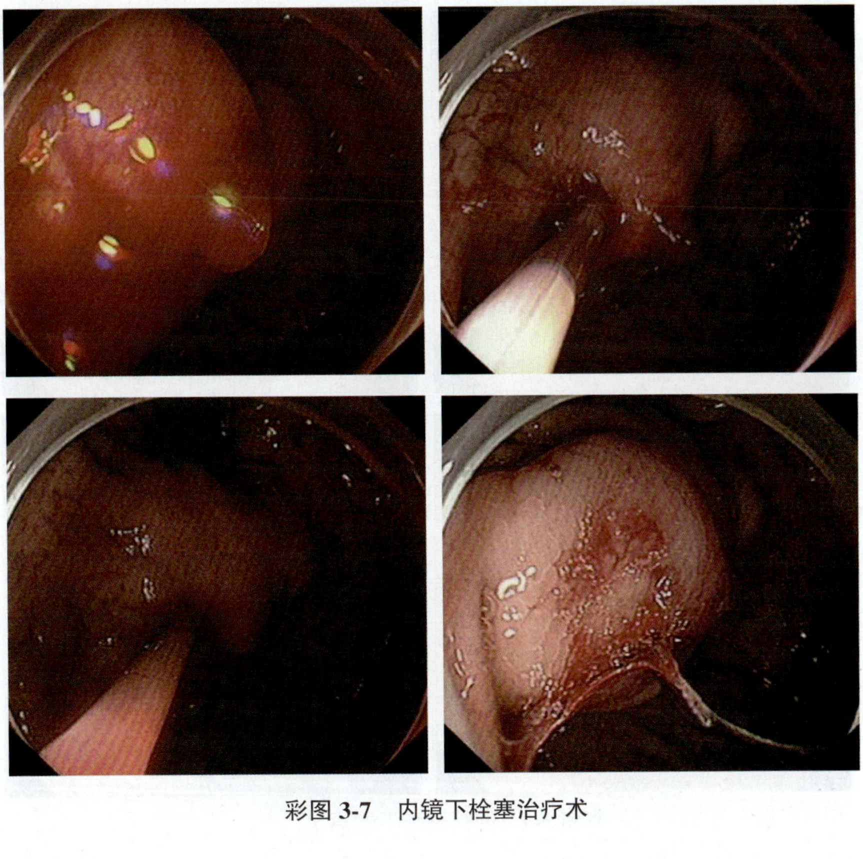

彩图 3-7　内镜下栓塞治疗术

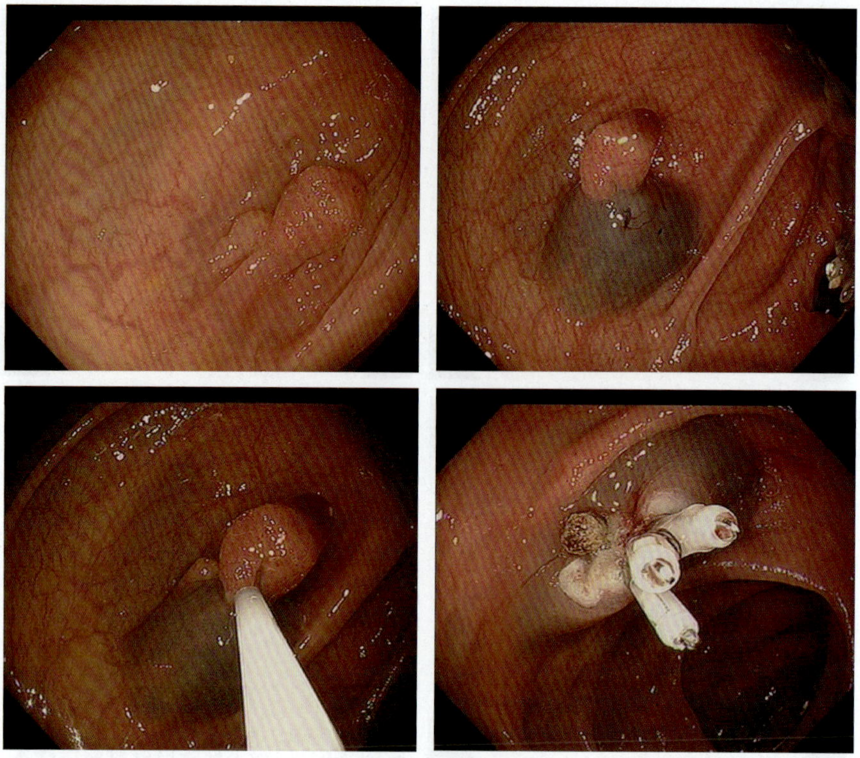

彩图 3-8　内镜下黏膜切除术

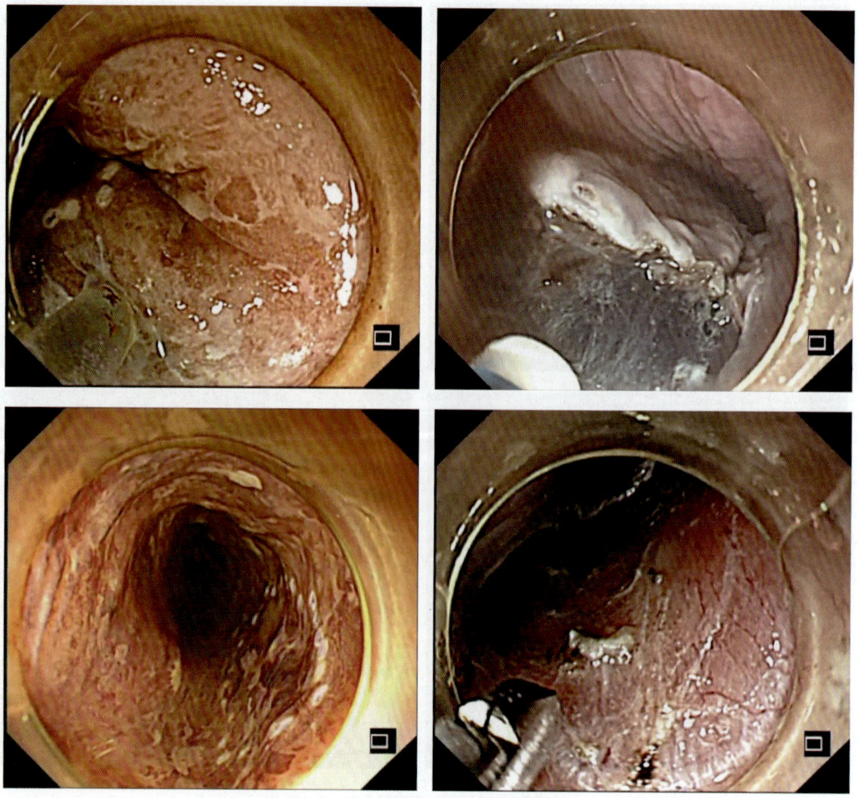

彩图 3-9　内镜黏膜下剥离术

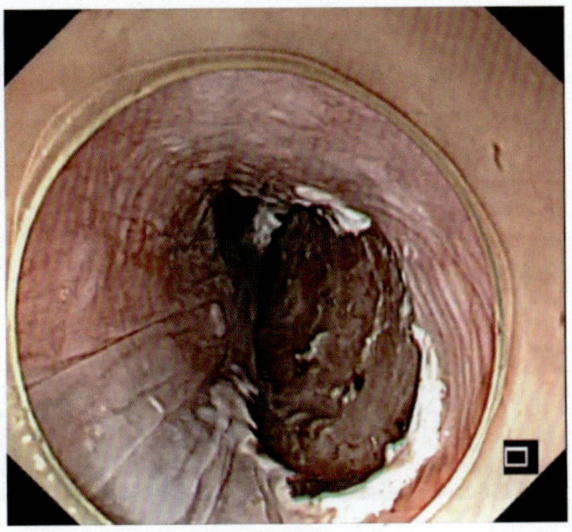

彩图 3-9（续） 内镜黏膜下剥离术

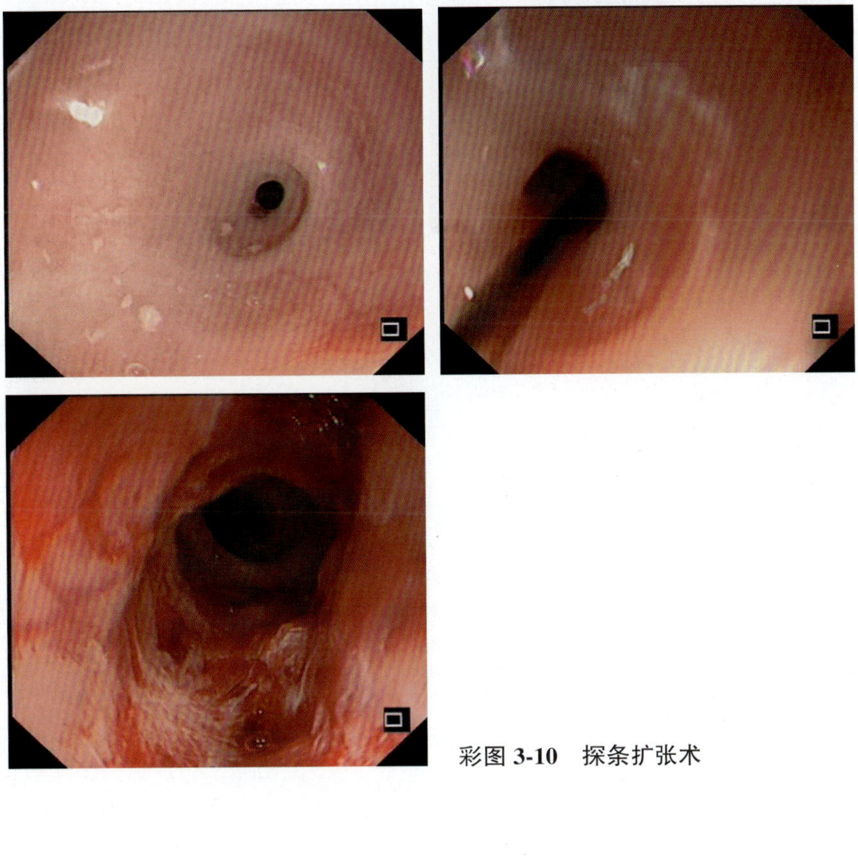

彩图 3-10 探条扩张术

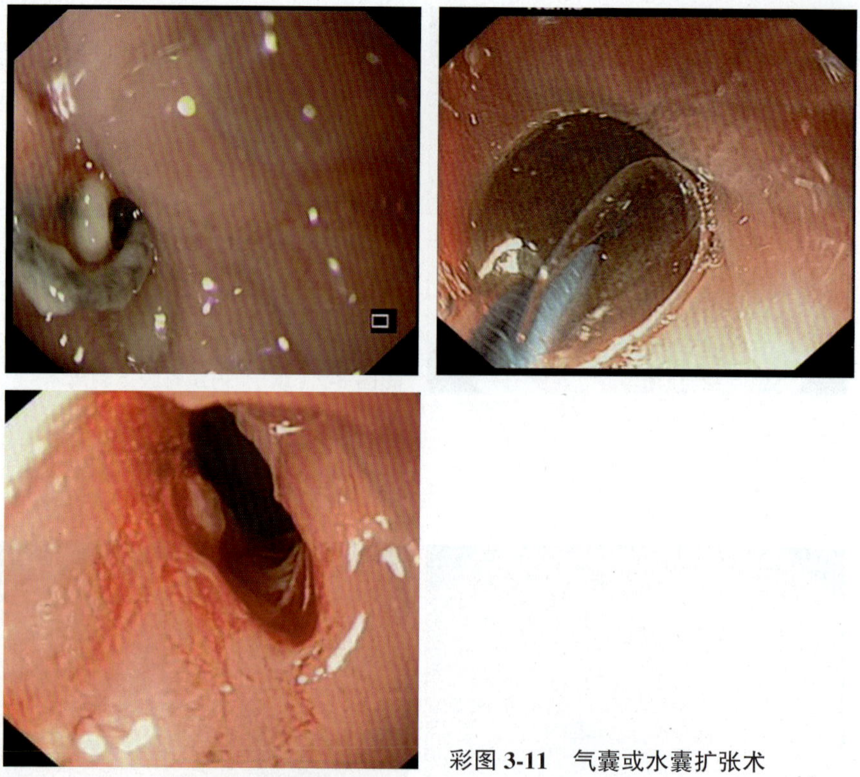

彩图 3-11　气囊或水囊扩张术